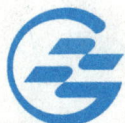

全国中医药行业高等职业教育"十二五"规划教材

外 科 学

（供临床医学、针灸推拿、中医骨伤等专业用）

主　编　冉　宏（重庆三峡医药高等专科学校）
副主编　朴成哲（沈阳医学院）
　　　　赵淑明（河北中医学院）
　　　　赵　军（漯河医学高等专科学校）
　　　　郭伟光（黑龙江中医药大学）
　　　　赵　文（江西中医药大学）
编　委　（以姓氏笔画为序）
　　　　王　荡（山西省大同市第三人民医院）
　　　　朱雪峰（邵阳医学高等专科学校）
　　　　向　波（四川省人民医院）
　　　　刘文芳（沧州医学高等专科学校）
　　　　刘占鳌（西安医学高等专科学校）
　　　　孙立明（厦门医学高等专科学校）
　　　　肖名力（重庆三峡医药高等专科学校）
　　　　宋　毅（重庆三峡中心医院）
　　　　陈京来（四川中医药高等专科学校）
　　　　周毕军（南阳医学高等专科学校）
　　　　赵　敦（山西医科大学汾阳学院）
　　　　胡　凯（襄阳职业技术学院）
　　　　郭云翮（大同大学医学院）
　　　　曹礼荣（湖北中医药高等专科学校）
编写秘书（兼）　肖名力（重庆三峡医药高等专科学校）

中国中医药出版社
·北　京·

图书在版编目（CIP）数据

外科学/冉宏主编. —北京：中国中医药出版社，2016.12
全国中医药行业高等职业教育"十二五"规划教材
ISBN 978 - 7 - 5132 - 3588 - 4

Ⅰ. ①外… Ⅱ. ①冉… Ⅲ. ①外科学 - 高等职业教育 - 教材 Ⅳ. ①R6

中国版本图书馆 CIP 数据核字（2016）第 202650 号

中国中医药出版社出版
北京市朝阳区北三环东路 28 号易亨大厦 16 层
邮政编码 100013
传真 010 64405750
廊坊市晶艺印务有限公司印刷
各地新华书店经销

＊

开本 787×1092 1/16 印张 39.5 字数 900 千字
2016 年 12 月第 1 版 2016 年 12 月第 1 次印刷
书 号 ISBN 978 - 7 - 5132 - 3588 - 4

＊

定价 88.00 元
网址 www.cptcm.com

全国中医药职业教育教学指导委员会

张美林（成都中医药大学附属医院针灸学校党委书记、副校长）

张登山（邢台医学高等专科学校教授）

张震云（山西药科职业学院副院长）

陈　燕（湖南中医药大学护理学院院长）

陈玉奇（沈阳市中医药学校校长）

陈令轩（国家中医药管理局人事教育司综合协调处副主任科员）

周忠民（渭南职业技术学院党委副书记）

胡志方（江西中医药高等专科学校校长）

徐家正（海口市中医药学校校长）

凌　娅（江苏康缘药业股份有限公司副董事长）

郭争鸣（湖南中医药高等专科学校校长）

郭桂明（北京中医医院药学部主任）

唐家奇（湛江中医学校校长、党委书记）

曹世奎（长春中医药大学职业技术学院院长）

龚晋文（山西职工医学院/山西省中医学校党委副书记）

董维春（北京卫生职业学院党委书记、副院长）

谭　工（重庆三峡医药高等专科学校副校长）

潘年松（遵义医药高等专科学校副校长）

秘　书　长　周景玉（国家中医药管理局人事教育司综合协调处副处长）

前　言

中医药职业教育是我国现代职业教育体系的重要组成部分，肩负着培养中医药多样化人才、传承中医药技术技能、促进中医药就业创业的重要职责。教育要发展，教材是根本，在人才培养上具有举足轻重的作用。为贯彻落实习近平总书记关于加快发展现代职业教育的重要指示精神和《国家中长期教育改革和发展规划纲要（2010—2020 年）》，国家中医药管理局教材办公室、全国中医药职业教育教学指导委员会紧密结合中医药职业教育特点，充分发挥中医药高等职业教育的引领作用，满足中医药事业发展对于高素质技术技能中医药人才的需求，突出中医药高等职业教育的特色，组织完成了"全国中医药行业高等职业教育'十二五'规划教材"建设工作。

作为全国唯一的中医药行业高等职业教育规划教材，本版教材按照"政府指导、学会主办、院校联办、出版社协办"的运作机制，于 2013 年启动了教材建设工作。通过广泛调研、全国范围遴选主编，又先后经过主编会议、编委会议、定稿会议等研究论证，在千余位编者的共同努力下，历时 1 年半时间，完成了 84 种规划教材的编写工作。

"全国中医药行业高等职业教育'十二五'规划教材"，由 70 余所开展中医药高等职业教育的院校及相关医院、医药企业等单位联合编写，中国中医药出版社出版，供高等职业教育院校中医学、针灸推拿、中医骨伤、临床医学、护理、药学、中药学、药品质量与安全、药品生产技术、中药生产与加工、中草药栽培与加工、药品服务与管理、药品经营与管理、中医康复技术、中医养生保健、康复治疗技术、医学美容技术等 17 个专业使用。

本套教材具有以下特点：

1. 坚持以学生为中心，强调以就业为导向、以能力为本位、以岗位需求为标准的原则，按照高素质技术技能人才的培养目标进行编写，体现"工学结合""知行合一"的人才培养模式。

2. 注重体现中医药高等职业教育的特点，以教育部新的教学指导意见为纲领，注重针对性、适用性及实用性，贴近学生、贴近岗位、贴近社会，符合中医药高等职业教育教学实际。

3. 注重强化质量意识、精品意识，从教材内容结构、知识点、规范化、标准化、编写技巧、语言文字等方面加以改革，具备"精品教材"特质。

4. 注重教材内容与教学大纲的统一，教材内容涵盖资格考试全部内容及所有考试要求的知识点，满足学生获得"双证书"及相关工作岗位需求，有利于促进学生就业。

5. 注重创新教材呈现形式，版式设计新颖、活泼，图文并茂，配有网络教学大纲指导教与学（相关内容可在中国中医药出版社网站 www.cptcm.com 下载），符合职业院校学生认知规律及特点，以利于增强学生的学习兴趣。

在"全国中医药行业高等职业教育'十二五'规划教材"的组织编写过程中，得到了国家中医药管理局的精心指导，全国高等中医药职业教育院校的大力支持，相关专家和各门教材主编、副主编及参编人员的辛勤努力，保证了教材质量，在此表示诚挚的谢意！

我们衷心希望本套规划教材能在相关课程的教学中发挥积极的作用，通过教学实践的检验不断改进和完善。敬请各教学单位、教学人员及广大学生多提宝贵意见，以便再版时予以修正，提升教材质量。

国家中医药管理局教材办公室

全国中医药职业教育教学指导委员会

中国中医药出版社

2015 年 5 月

编写说明

《外科学》是"全国中医药行业高等职业教育'十二五'规划教材"之一。本教材是依据习近平总书记关于加快发展现代职业教育的重要指示和《国家中长期教育改革和发展规划纲要（2010—2020年)》精神，为充分发挥中医药高等职业教育的引领作用，满足中医药事业发展对于高素质技术技能中医药人才的需求，由全国中医药职业教育教学指导委员会、国家中医药管理局教材办公室统一规划、宏观指导，中国中医药出版社具体组织，全国中医药高等职业教育院校及相关医院联合编写，供中医药高等职业教育临床医学、针灸推拿、中医骨伤等专业教学使用的教材。

随着医学科学的不断发展和医学教育的不断进步，涌现出的新知识需要纳入医学教学的课堂。本次《外科学》教材编写定位为：继承与创新，岗位对接，紧贴行业准入考试，打造引领国内中医药高等职业教育院校教育教学的精品教材。在编写过程中，强调本书不是医学专著，而是培养基层医药卫生实用型人才的教学用书，坚持以学生为中心，突出"三基"（基本理论、基本知识、基本技能）、"五性"（思想性、科学性、先进性、启发性、适用性）。遵照国家临床助理医师考试大纲和《外科学》教学大纲的要求，在广泛征求教师和学生的意见基础上，进行有针对性的编写。本教材在编写形式上也有所创新，正文内容增设了学习目标、知识拓展、目标检测等版块，更适合学生的学习习惯和需求，体现教学研究的最新成果，符合当今医学发展的实际情况。

本教材采取分工编写、集体审定、主编把关的原则，按照集体编写计划，先由各编委完成各自所负责的初稿，然后各位编委交叉审稿，再由各副主编一审，最后由主编统稿审定。本次编写人员主要为高等职业教育院校承担《外科学》课程教学的专家、教师，并邀请了部分临床一线专家参与编写工作。编写分工如下：第一、十八章由冉宏编写；第二章由肖名力编写；第三、五、六、二十四章由周毕军编写；第四、十、十六章由宋毅编写；第七、八章由郭云翻编写；第九、二十七章由赵淑明编写；第十一、十二章由陈京来编写；第十三、十四、二十五章由王荡编写；第十五章由赵文编写；第十七章由孙立明编写；第十九至二十三章由向波编写；第二十六、二十九、五十二、五十三章由赵军编写；第二十八、三十五章由郭伟光编写；第三十章由曹礼荣编写；第三十一、三十二章由刘占整编写；第三十三、三十四、三十九章由刘文芳编写；第三十六至三十八章由朱雪峰编写；第四十至四十二章由胡凯编写；第四十三至四十六章由朴成哲编写；第四十七至五十一章由赵敦编写。

尽管所有编写人员付出了很大的努力，但限于我们的水平和能力，书中不足之处在所难免，希望各院校师生在使用过程中提出宝贵意见和建议，以便再版时修订提高。

《外科学》编委会
2016年9月

目 录

第一章 绪 论

第一节 外科学的范畴及发展

外科学是一门重要的临床医学学科，主要研究外科疾病的病因、发病机制、临床表现、诊断、治疗和手术方法，其研究范畴随着医学科学的发展而不断变化、发展。

一、外科学的发展历史

外科学（surgery）是临床医学发展过程中逐步建立起来的一门学科。外科一词来源于拉丁语 chirurgia，由希腊语 cheir（手）和 ergon（操作）组合而成。由此可见，早期的外科主要是依靠简单的手工操作来治疗疾病。大约在公元前 1600 年已经有了关于外伤的病例记载。公元前 400 年，希腊医学家 Hippocrates 的医学著作中就有关于骨折、复位等外科疾病的论述。中世纪的希腊和罗马时代，已经出现专门的外科医生，但其社会地位低下，而职责也仅仅是进行手术，接合骨折，治疗意外伤害、皮肤病及妇科疾病；患者只是在药物治疗无效时才找外科医生诊治。外科医生的培养不是通过正规的医学教育完成，而只能是未受过教育、地位低微的人通过学徒方式学得手艺。1540 年，外科医生和理发师成立了统一的行会，约定理发师的外科业务仅限于牙科，而外科医生不再理发。直至 1745 年，外科医生才拥有自己的独立团体。1800 年英国国王乔治三世特许成立了伦敦皇家外科学院，1843 年维多利亚女王特许改称为英国皇家外科学院。此后，外科学才真正进入持续发展的轨道。

（一）解剖学的发展

外科学的发展曲折坎坷，其根本原因在于没有解剖学作为基础。随着外科的不断进步，解剖学在外科中的作用愈显重要，医学家 Galen 评论说：要求不懂解剖的外科医生对人体的操作不犯错误，就像要求瞎子雕刻出一个完美的雕像一样。最早的解剖手册于 1316 年由 Mondino de Luzzi 所著。文艺复兴时期著名的外科医生 Ambrose Pare，特别强调解剖学对外科的重要性。对解剖学贡献较大的还有 Andreas Vesalius，他于 1543 年出版的《人体结构》一书是当时最好的和流传时间最长的解剖学专著。18 世纪著名外科医生 William Chesilden 编写的《解剖学》使用了将近一百年。1859 年，Henry Gray 发表了他的《格雷氏解剖学：描述与外科》，成为至今仍在应用的参考书。

（二）病理学和实验外科学

18 世纪医学界的大事之一是意大利解剖学家 Giovanni Battista Morgagni 在 1761 年出版了不朽之作《疾病之定位与起因》，他坚持临床观察和尸体解剖相结合，极大地提高了临床外科基础的认识。但最具影响的应是 John Hunter，他对外科学的发展做出了划时代的贡献，被称为现代外科学的奠基者。Hunter 1728 年生于英格兰，由于他对解剖学的特殊兴趣，使他潜心于外科学的研究中，成为一名解剖学家、实验外科学家。他强调外科学中解剖学、生理学和病理学三者结合的作用。他对炎症的认识被认为是"外科的第一个原则"，他还通过实验解决外科临床中的问题，是实验外科的开拓者。他的成就正如医学史学家 Fielding H. Garrison 在其墓碑上写的："J. Hunter 的降临使外科不再仅是一种治疗手段，而开始立足于生理学和病理学，成为医学科学的一个分支。"

（三）麻醉与止血

19 世纪早期，因为疼痛影响了外科手术的施行，手术病例极少，外科医生只能是以最快的手术速度来减轻手术的痛苦。1842 年美国乡村医生 Crawford W. Long 应用乙醚吸入式麻醉方法，成功地为一个颈背部肿瘤患者进行了切除手术。这是人类历史上第一次运用乙醚麻醉病人并进行手术，但当时未被公开报道。1846 年，William Morton 在麻省总医院首先公开成功使用乙醚施行麻醉。19 世纪中叶，John Snow 率先成为专业麻醉师，打破了外科医生兼职麻醉师的局面。20 世纪出现的气管内麻醉、静脉麻醉、神经阻滞麻醉等，使外科学的发展进入了一个崭新的阶段。

手术出血是外科发展的另一障碍。英国的 Wells 医生 1872 年介绍了止血钳，1873 年德国的 Ismarch 使用止血带用于截肢，使手术中主动止血成为可能。1901 年和 1907 年相继由 Landsteiner 和 Jam Jansky 发现了血型并首次完成异体输血，使外科手术出血问题得以解决。

（四）无菌术与抗菌法、抗生素

伤口"化脓"是困扰外科医生近百年的难题，甚至在患者的心目中，化脓就等同于外科手术。1865 年前后，法国科学家 Louis Pasteur 发现发酵和腐败是由一种活的、能繁殖的小生物造成的，他推断脓的形成、伤口感染及一些发热可能也是由小生物造成的，此即初期的细菌理论。1867 年，Joseph Lister 采用苯酚（石炭酸）溶液冲洗手术器械，并用苯酚溶液浸湿的纱布覆盖伤口，成为抗菌外科学的先驱。1877 年德国外科医生 F. von Bergmann 创用蒸汽灭菌法对敷料进行灭菌，1889 年德国的 Furbringer 提出手臂消毒，1890 年美国 William S. Halsted 创用灭菌橡皮手套，由此奠定了外科无菌术的基础。尽管无菌术和抗菌法得以推广，但细菌感染发生率仍较高，直到 1929 年 Fleming 发现了青霉素、1935 年 Domagk 推广应用磺胺药物（百浪多息），以及此后不断出现的新的抗生素应用于临床，终致外科感染明显减少。

二、我国外科学的发展

（一）我国古代外科的发展

中医外科在我国有着悠久的历史。早在公元前 14 世纪商代的甲骨文中就有"疥""疮"的记载。在公元前 1066—公元前 481 年的周代，外科已经是独立的专科，称为疡科，外科医生称为疡医。我国现存最早的医学典籍《黄帝内经》中已有"痈疽篇"，详细介绍了 20 多种外科疾病及其治疗方法。汉代杰出的外科名医华佗施行死骨剔除术、剖腹术，尤其创用酒服"麻沸散"作为麻醉药，对外科的发展做出了巨大的贡献。南北朝时龚庆宣所著《刘涓子鬼遗方》，是我国最早的外科专著，其中的金疡专论是战伤治疗的总结。隋代巢元方的《诸病源候论》介绍了断肠缝连、腹疝脱出等手术采用丝线结扎血管，该书还对炭疽病、单纯性甲状腺肿等外科疾病做了详细的描述。唐代孙思邈的《千金要方》记述下颌关节脱位手法整复的方法，与现代采用的手法相类似；蔺道人所著《理伤续断方》，是我国第一部伤科专著，对骨折、脱位的处理做了完整的描述。宋代王怀隐的《太平圣惠方》记载了用砒剂治疗痔核。金元时代齐德之所著的《外科精义》卷首"论疮肿诊候"中，强调了外科诊疗的辨证论治和整体观法则。同期的危亦林著《世医得效方》，比西方国家早 600 余年提出对脊柱骨折用悬吊复位法，同时，他还主张先用乌头、曼陀罗等药物麻醉后再做骨折或关节脱臼的整复手术。明代更是外科名医辈出，如薛己、汪机、王肯堂等，他们对破伤风的预防，脓疡、炭疽的诊治、局部麻醉的应用等做了如实的叙述；陈实功的《外科正宗》一书中收集了明代以前的外科有效汤药方，而且主张急用缝线缝合自刎的气管刀口，对乳腺炎、乳癌也有清晰的描述。清初有专治骨折和脱臼的医生，《医宗金鉴》中的"正骨心法"总结了传统的正骨疗法；清末高文晋所著《外科图说》，是一部以图释为主的中医外科学专著。以上例证充分说明，中医外科具有悠久的历史和丰富的临床经验，在中医学历史上占有重要的地位。

（二）当代外科的发展

虽然中医外科学历史悠久，西医外科学传入我国也约有 150 年的历史，但旧中国的外科学发展十分缓慢，医疗水平低下、设施设备落后。新中国成立后，外科学的发展逐渐跟上了国际发展的步伐，随着外科的专业化建设，外科医生队伍不断扩大，专业学科设置逐渐齐全，如麻醉科、心胸外科、神经外科、骨科、整复外科、泌尿外科、普通外科、移植外科等，在中西医结合治疗急腹症、骨折、大面积烧伤及断肢（指）再植、肝癌治疗、肝胆管结石诊治、食管癌治疗等方面均已达到国际先进水平。

微创外科、移植外科技术引领着当今外科学的发展方向，随着近年与国外交流的增多，加速了我国外科的发展，各种新设备、新技术得以广泛推广、应用。医学科学研究越来越受到重视，生物医学工程技术对医学正起着革命性的影响，日新月异的免疫学、医学分子生物学的进展，特别是对癌基因的研究，已渗透到外科学的各个领域，深刻地影响到我国的外科学发展。

三、外科学的分类

（一）按病因分类

1. 损伤　各种致伤因素导致的人体组织结构破坏或功能障碍，如腹部实质性脏器的破裂、骨折、关节脱位、烧伤与冻伤、咬伤等，一般需要手术或其他外科处理，以修复组织和恢复功能。

2. 感染　外科感染主要包括感染性疾病和发生在创伤、手术、介入性诊疗操作后并发的感染。局限的感染病灶适宜手术治疗，如疖、痈等浅部化脓性感染及肝脓肿的切开引流等。

3. 肿瘤　绝大多数的肿瘤需要手术处理。良性肿瘤通过手术切除可有良好的预后；对恶性肿瘤，手术能达到根治、延长生存时间或者缓解症状的效果。

4. 畸形　先天性畸形，如唇裂腭裂、先天性心脏病、肛管直肠闭锁等，均需施行手术治疗。后天性畸形，如烧伤后瘢痕挛缩，也多需手术整复，以恢复功能和改善外观。

5. 内分泌功能失调　如甲状腺和甲状旁腺功能亢进症。

6. 寄生虫病　如胆道蛔虫病。

7. 其他性质的疾病　常见疾病有器官梗阻如肠梗阻、尿路梗阻等，血液循环障碍如下肢静脉曲张、门静脉高压症等。

（二）按人体的部位或系统分类

根据人体的部位或系统，可分为普通外科、神经外科、心胸外科、泌尿外科、骨科、血管外科等。

（三）按年龄分类

根据年龄，可分为小儿外科、老年外科等。

（四）按手术方式分类

根据手术方式，可分为整复外科、微创外科、腔镜外科、移植外科等。

第二节　如何学习外科学

一、培养良好的医德

每一位外科医生从学习外科开始就应注意培养良好的医德。医德不是抽象的概念，而是贯穿于整个医疗活动的行为准则。医生的治疗对象是人，同情患者、体谅患者的痛苦、切实为患者着想，是对外科医生的基本要求。

外科医生直接服务于患者，良好的服务态度是做好工作的前提，否则难以取得患者的理解与合作，有辱自己的使命。要提供良好的服务必须要体会服务对象的感受和要求。外科手术是一种有创的治疗方法，会给患者带来新的创伤和痛苦，只有具备高度责任感的医生，才会认真切下每一刀、缝好每一针；与此同时，精湛的技术又是达到高度负责的保证。外科疾病的治疗通常需要团队协作完成，因而，外科医生应具备良好的社会沟通能力，通过与患者沟通、与同事沟通，努力构建一个和谐的工作环境。一名合格的外科医生应视患者的利益高于一切，勇于牺牲自己的个人利益，包括自己的休息时间和精力，以满足患者的需求；同时，还应在维护患者健康的前提下，不断进行研究、总结，在工作中提高自己的诊治能力和水平。

二、培养浓厚的兴趣和进取心

外科学的内容博大精深、内涵丰富，每一个患者的病情都可能千变万化，在医疗实践中，不断对自己提出"为什么"，能使自己体会到学识的浅薄，需要不断地学习，如此才能使自己持久地保持学习的兴趣，不断追求新的目标。丰富的外科临床实践为每一位外科医生提供了学习和提高的机会，通过对每一例患者的诊治过程和治疗结果，医生可以不断验证自己的分析判断，总结经验和教训，同时，结合学习前人的经验和新的知识，不断提高自己的临床诊治水平，逐步向成熟的外科医生迈进。外科医生的学习和提高永无止境，始终保持一颗积极的进取心，是外科医生成长的动力。

三、培养精湛的技术

（一）掌握全面的知识

外科学是医学的一个分支，外科医生不能只局限于外科学课程的学习，而需要不断更新和深入学习心理学、法律、统计学、分子生物学等学科的新概念、新技术、新方法，特别是解剖学、病理学等外科学的基础学科，要不断重复学习，直至运用自如。外科学的学科建设不断向专业化发展，这种细化的分科在促进外科学发展的同时，也增加了学习外科学的难度。一个外科医生不可能熟练掌握所有的外科专科知识，但基本的外科知识必须掌握。在进入外科专科以前，应适当轮转外科的基本学科，如骨科、泌尿外科、神经外科、心胸外科、普通外科等。

（二）重视临床及基础研究

临床医学是由经验医学发展而来的，经验的总结对医学的发展至关重要；但临床经验又带有很大的主观性，不能全面、客观地反映事物的本质。按照循证医学的要求，临床医学的数据应该是通过科学设计、实践和总结得出的结果。医学研究应采信客观性的结果，即经过科学设计而获得的临床实践结果，并用以指导临床工作。疾病的病因、病理变化及诊断、治疗方法的发现与提出，均须基础研究加以证实和验证。因此，外科医生需要掌握一定的基础研究方法，如实验动物的方法、对组织细胞形态学的观察、分子生物学方法、实验设计和数据处理等，以利于科学研究的开展。

（三）注重临床技能训练

外科手术是外科治疗疾病的主要手段，外科医生既需要动脑，还需要动手，这就要求外科医生必须有扎实的临床基本功，包括病历书写、体格检查及临床资料的归纳、分析和判断，同时，外科的基本操作如无菌术、切开、缝合、止血、结扎、引流、换药等要不断地训练和强化。只有在规范操作的基础上，才能形成自己的特点，在熟悉基本手术方法的基础上，才能不断改进、创新。

21世纪是外科学飞速发展的新阶段，许多先进技术不断融入外科领域。立志献身外科事业的医学生，必须与时俱进，大胆创新，勇于开拓，努力学习并掌握先进的医学理论及技术，为成为德才兼备、适应新时期岗位需求的合格外科医生打下扎实的基础。

第二章　无菌术和手术基本操作

■ 学习目标

1. 掌握：无菌术、灭菌、消毒的概念；手术无菌原则。
2. 熟悉：手术用品的灭菌、消毒法；手术的基本操作技术。
3. 了解：手术室的管理制度；外科手术的特殊设备。
4. 具备运用无菌知识，完成术前准备工作和外科手术基本操作的能力。

第一节　无菌术

无菌术是临床医学的一个基本操作规范。其意义对外科工作尤为重要。微生物普遍存在于人体和周围环境中，在手术、穿刺、插管、注射及换药等诊疗操作过程中，微生物能够通过直接或间接途径进入伤口或组织引起感染。无菌术就是针对微生物及感染途径所采取的一系列预防措施，它由灭菌法、消毒法、一定的操作规则及管理制度所组成。

从理论上讲，灭菌是指杀灭一切活的微生物，包括芽胞。消毒则是指杀灭病原微生物和其他有害微生物，但并不要求杀灭所有微生物。在临床工作中，通常对应用于手术区域或伤口的物品按灭菌要求处理，而手术人员的手臂、患者的皮肤、某些特殊手术器械、手术室空气等则运用消毒的标准进行处理。灭菌法是指使用物理方法（如高温）或化学方法（如戊二醛），将手术区或伤口接触的物品上的一切活的微生物彻底消灭掉。抗菌法即消毒法，是应用化学药物来杀灭病原微生物和其他有害微生物。

有关的操作规则和管理制度则是为了防止已经灭菌和消毒的物品、已行无菌准备的手术人员、无菌区域再被污染的保障措施。医务人员在实施医疗实践过程中必须严格遵守无菌原则。

科学技术的发展不断推动医学理念、医疗设备的更新。层流手术室的建立、环氧乙烷和过氧化氢灭菌的广泛使用，以及一次性医用材料的制备提高了灭菌、消毒的效果，为临床外科工作提供了有力的保障作用。

一、无菌术的方法及其应用

（一）灭菌法

1. 高压蒸汽灭菌法 最为普遍应用，效果可靠。高压蒸汽灭菌器类型和样式较多，较常用的有下排气式和预真空式两种（表2-1）。①下排气式压力蒸汽灭菌器：压力达到 104~137.3kPa 时，温度可达 121~126℃，维持 20~30 分钟，可杀灭一切微生物。②预真空式压力蒸汽灭菌法：现已被多数医院采用。其特点是先抽吸灭菌器内的空气使其呈真空状态，然后由中心供气系统将蒸汽直接输入灭菌室，这样可以保证灭菌室内的蒸汽分布均匀，整个灭菌过程所需时间可缩短，对物品的损害也最轻微。蒸汽压力达到 205.8kPa 时，温度可达 132~134℃，维持 4 分钟，可杀灭包括细菌芽胞在内的一切微生物。

表 2-1 压力蒸汽灭菌器灭菌参数

设备类型	物品类别	温度（℃）	所需最短时间（min）	压力（kPa）
下排气式	敷料	121	30	102.9
	器械	121	20	102.9
预真空式	器械、敷料	132~134	4	205.8

高压蒸汽灭菌法适用于大多数医用物品，包括手术器械、消毒衣巾及布类敷料的灭菌。使用高压蒸汽灭菌法的注意事项：①应有专人负责。②灭菌物品包扎件不要包得过紧，不用绳扎，体积控制在长 40cm、宽 30cm、高 30cm 以内。③灭菌器内的包裹不宜排得过密，下排气式蒸汽压力灭菌器的装载量为柜室容积的 10%~80%，预真空压力蒸汽灭菌器的装载量为柜室容积的 5%~90%，以免妨碍蒸汽透入，影响灭菌效果。④灭菌包内、外各预置一条灭菌指示条带，按要求灭菌完毕，指示带上出现黑色条纹，表示已达到灭菌要求。⑤已灭菌的物品应注明灭菌日期，并与未灭菌的物品分开放置；灭菌后的物品有效期为 2 周。⑥易燃、易爆物品，如碘仿、苯类等禁用高压蒸汽灭菌法。⑦瓶装液体灭菌时，用玻璃纸或纱布扎紧瓶口，如用橡皮塞，则应插入针头排气。

2. 化学气体灭菌法 这类方法适用于不耐高温、湿热的医疗材料的灭菌，如电子仪器、光学仪器、内镜及其专用器械、心导管、导尿管，以及其他橡胶制品等物品。目前主要采用环氧乙烷气体灭菌法、过氧化氢等离子体低温灭菌法和甲醛蒸气灭菌法等。

3. 煮沸灭菌法 金属器械、玻璃、搪瓷制品及橡胶类耐热耐湿，适用此法。在水中煮沸至100℃并持续20分钟，可杀灭一般细菌；而带芽胞的细菌，如破伤风、气性坏疽杆菌污染者，必须每日至少煮沸 1~2 小时，连续 3 日。若在水中加入碳酸氢钠，使之成为 2% 的碱性溶液，温度可提高至 105℃，这样灭菌时间可缩短至 10 分钟。既增强灭菌效果，又有除污防锈作用。高原地区水的沸点低，煮沸灭菌的时间须延长。海拔高度每增高 300m，煮沸时间延长 2 分钟。高原地区可应用压力锅煮沸灭菌。压力锅的蒸汽压力一般为 127.5kPa，温度可达 124℃，10 分钟即可灭菌。

4. 火烧法 只适于金属器械在紧急情况下应用。使用 95% 酒精燃烧杀灭细菌。此法对器械损害较大。

（二）消毒法

包括药液浸泡、甲醛熏蒸和紫外线照射三种。用于皮肤消毒和不耐高温灭菌的物品。

1. 药液浸泡 药液浸泡法目前常用的化学消毒剂有：

（1）**2% 戊二醛消毒液** 具有广谱、高效杀菌的作用，是目前首选的化学消毒剂。一般手术器械浸泡 30 分钟可达消毒作用，浸泡 10 小时可达灭菌作用。适用于畏热不怕湿的物品消毒，如内镜、刀片、剪刀等。

（2）**碘伏** 是单质碘与聚乙烯吡咯烷酮的不定型结合物，含碘 1%。用于皮肤消毒，杀菌作用可维持 2~4 小时，对皮肤的暂存和常存细菌均有效果。

（3）**酒精** 75%（容量计）浓度杀菌力最强，能使微生物的蛋白质变性、凝固。常用于皮肤消毒，并有脱碘作用。各种金属器械及锐刃器械消毒时，可用其浸泡 30~60 分钟。

（4）**苯扎溴铵溶液** 可用于皮肤和金属器械的消毒，也可用于内镜消毒。常用浓度为 0.1%，浸泡时间为 30 分钟。如在 0.1% 苯扎溴铵溶液（新洁尔灭）1000mL 中加入医用亚硝酸钠 5g，则有预防金属生锈的作用。

（5）**氯己定溶液** 主要用于浸泡金属器械。浸泡时间为 30 分钟，也可用作皮肤和黏膜消毒，毒性刺激较小，杀菌力较强，使用的溶液浓度为 0.1%。

使用药物浸泡法的注意事项：①浸泡前，器械应去污、擦净油脂；②消毒物品应全部浸泡在溶液内，有关节的器械应张开关节，管瓶类物品内外均应浸泡在溶液中；③使用前，需用灭菌盐水将消毒液冲洗干净以免损伤组织；④定期检测消毒液的浓度，更换消毒液。

2. 甲醛熏蒸 手术用线的熏蒸是用 40% 甲醛溶液 2mL 与高锰酸钾 1g 之比例计算，将甲醛溶液倒入高锰酸钾内，产生蒸汽进行熏蒸 1 小时，即可达到满意的消毒效果。甲醛具有强烈刺激作用，此法已逐渐被淘汰。

3. 紫外线照射 适用于手术室、治疗室、隔离病房或必须进行消毒清洁的病房。它可以杀灭悬浮在空气中和依附于物体表面的微生物。

二、手术人员和患者手术区域的准备

（一）手术人员的术前准备

1. 一般准备 入手术室后换穿手术室准备的清洁鞋和衣裤，戴好口罩及帽子，遮住鼻孔和头发。剪短指甲，去除甲缘下积垢。手臂皮肤破损或有化脓性感染时，不能参加手术。

2. 手臂消毒法 肥皂刷手法应用已久，并经实践证实安全可靠。

肥皂刷手法的操作方法：先用肥皂及清水将手臂按普通洗手方法清洗一遍，再用无菌刷蘸煮过的肥皂水刷手及臂，从指尖到肘上 10cm 处，两臂交替刷洗。尤其注意甲缘、甲沟、指蹼等处的刷洗。第一次刷完后，手指向上，肘向下用清水冲洗手臂上的肥皂水，如此重复 3 次，时间约 10 分钟。再用无菌毛巾从手到肘部擦干手臂，将手和前臂浸泡在 75% 酒精内 5 分钟，浸泡范围到肘上 6cm 处。如用苯扎溴铵浸泡手者，则刷手时间可缩短至 5 分钟。刷手完毕后，浸入 0.1% 的苯扎溴铵溶液中，用桶内小毛巾轻擦手，5 分钟后提起手臂，待其自然干燥。配制的苯扎溴铵每桶使用 40 次。因苯扎溴铵为一种阴离子除污剂，肥皂能明显降低其杀菌效果，因此在浸泡前尽可能将手臂上的肥皂冲洗干净，并擦干。

洗手消毒完毕后，保持拱手姿势，手臂不能下垂，不可接触未经消毒的物品。

3. 外科"六步洗手法" 手臂消毒包括清洁和消毒两个步骤；先用皂液或洗手液，按"六步洗手法"彻底清洗手臂。"六步洗手法"流程如下：①掌心相对，手指并拢，相互揉搓；②手心对手背，沿指缝相互揉搓；③掌心相对，双手交叉，沿指缝相互揉搓；④一手握着另一手大拇指，旋转揉搓，交换进行；⑤弯曲各手指关节，在另一手掌心旋转揉搓，交换进行；⑥依次揉洗手腕、前臂、上臂下 1/3。流动水冲洗手及手臂，手部高于手臂。再用消毒手刷，接取适量外科手消毒液，继续刷洗。刷洗顺序：指尖→各指缝→手掌→手背→手腕→前臂→肘部→上臂下 1/3。刷洗交替进行，3 分钟后用流动水冲洗手及手臂上的消毒液，双手保持拱手姿势，用无菌巾将手及前臂上的水擦干，注意保护手及手臂。

4. 穿无菌手术衣和戴无菌手套的方法

(1) 穿传统式手术衣 应先穿手术衣，后戴手套。将手术衣轻轻抖开，提起衣领两角，注意勿将衣服外面对向自己或触碰到其他物品，稍掷起手术衣，将两手插入衣袖内，两臂向前伸，让巡回护士协助穿衣，最后双臂交叉提起腰带向后递，由巡回护士在身后系紧（图 2 - 1）。

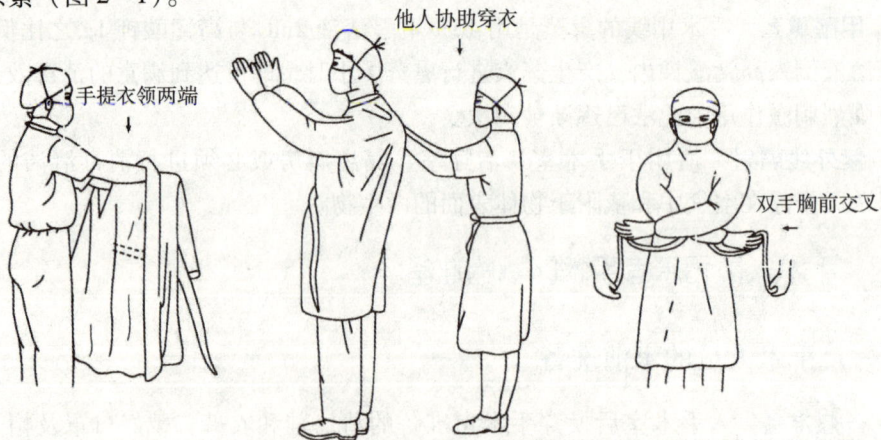

图 2 - 1 穿无菌手术衣的方法

（2）**戴无菌手套**　没有戴无菌手套的手，只允许接触手套内面部分，不应碰到手套的外面，从手套夹内将手套取出，用左手自手套夹内捏住手套翻折部，先用右手插入手套内，注意勿触手套外面，再用已戴好手套的右手指插入左手手套的翻折部，帮助左手插入手套内。已戴手套的右手不可触碰左手皮肤，将手套翻折部翻回盖住手术衣袖口，生理盐水或无菌用水洗净手套外面的滑石粉（图2-2）。

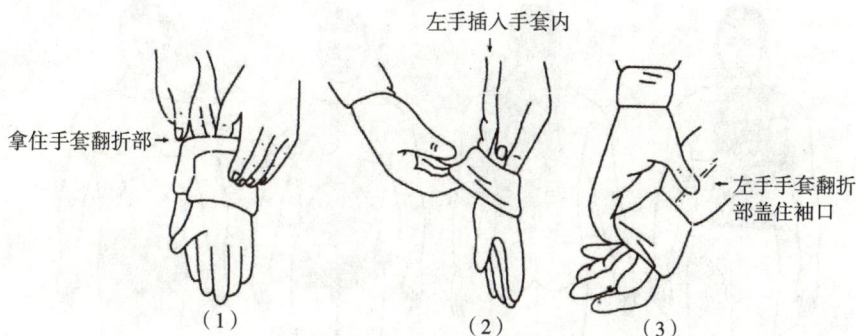

图2-2　戴无菌手套的方法

（3）**穿包背式手术衣及戴无菌手套**　在手术中，手术人员的背部往往会触及手术器械台，且手术人员相互接触而造成无菌区的污染。包背式手术衣是在普通手术衣的背部增加了一块三角巾，穿妥后可将术者背部包裹，减少了手术中污染的机会。

穿手术衣的方法如下：取出无菌手术衣，站在较宽敞的地方。认清衣服的上下、正反面，并注意衣服的折法。手术衣的衣襟（开口）对前方，袖筒口对自己，提住衣领，向两边分开，轻轻抖开手术衣。将手术衣轻轻向前上方抛起，两手臂顺势伸入袖内，手向前伸。巡回护士从身后抓住两侧的衣领角向后拉，双手前伸出袖口。戴好无菌手套。解开胸前衣带的活结，右手捏住三角部相连的腰带，递给巡回人员或已穿戴好手术衣和手套的手术人员，巡回人员应用消毒钳夹住腰带的尾端，穿衣者原地自转一周，接传递过来的腰带于胸前系好。

（二）患者手术区域的准备

目的是消灭拟做切口处及其周围皮肤上的细菌。对手术区皮肤上较多的油脂或胶布粘贴剂残迹，可用松节油和75%酒精擦净，也可用0.1%苯扎溴铵涂擦2次。对婴儿、面部皮肤、口腔、肛门、外生殖器等部位可选用刺激性小、作用时间较持久的0.75%碘伏消毒。在植皮时，供皮区的消毒可用70%酒精涂擦2~3次。

注意事项：①消毒皮肤应由手术区中心部向四周涂擦。如为感染伤口或肛门和会阴区手术，则应自手术区外周涂向感染伤口或肛门和会阴处。已经接触污染部位的药液纱布不能再擦拭清洁处。②手术区皮肤消毒范围应包括手术切口周围15cm的区域。如手术时有延长切口的可能，则应适当扩大消毒范围，不同手术的皮肤消毒范围见图2-3。

手术区消毒后，铺盖无菌布单。其目的是只显露手术切口所必需的最小皮肤区域，遮盖其他部位，以免和尽量减少术中污染。现在更多的是粘贴无菌塑料薄膜，切开后薄

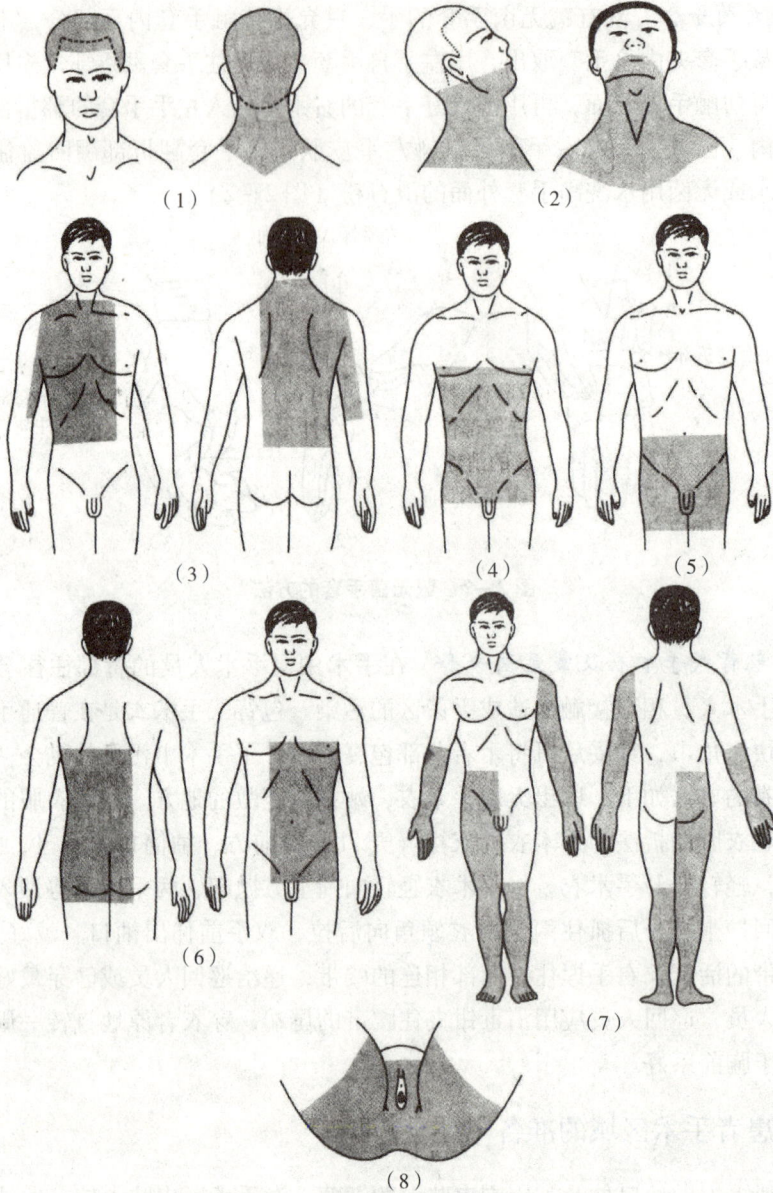

图 2 - 3 患者不同手术的皮肤消毒范围

（1）颅脑手术的皮肤消毒范围；（2）颈部手术的皮肤消毒范围；（3）右侧胸部手术的皮肤消毒范围；
（4）腹部手术的皮肤消毒范围；（5）腹股沟和阴囊部位手术的皮肤消毒范围；（6）左肾手术的皮肤消毒范围；
（7）四肢不同部位手术的皮肤消毒范围；（8）会阴和肛门部位手术的皮肤消毒范围

膜仍黏附在伤口边缘，有效地防止皮肤尚存细菌进入伤口。小手术仅铺盖一块小孔巾即可，较大手术须铺盖无菌巾和其他必要的布单。原则是除手术野外，至少要有两层无菌布单遮盖。要求如下：用四块无菌巾，每块的一边双折少许，遮盖手术切口周围，每侧铺盖一块无菌巾；通常先铺操作者对面，或铺相对不洁区（如会阴、下腹），最后铺靠近操作者一侧，并用布巾钳夹住交角处，以防止移位。一经铺巾，不可移动。如位置不准确，也只能是由手术区向外移动，然后根据实际情况，再铺中单、大单。大单的头端应盖过麻醉架，两侧和足端部应垂下超过手术台边 30cm 以上。

三、手术进行中的无菌原则

1. 手术人员一经"洗手"，手臂即不可接触未经消毒的物品。穿无菌手术衣和戴无菌手套后，背部、腰部以下和肩部以上都应认为是有菌区域，不可接触。手术台边缘以下的布单也不可接触。

2. 不可在手术人员背后传递器械及手术用品，坠落到无菌巾或手术台边以外的器械、物品，应视为有菌物品，不能拾回再用。

3. 手术中手套破损或碰到了有菌的地方，应立即更换手套。无菌巾、布单如湿透，其无菌隔离作用不再完整，要加盖干的无菌单。

4. 为防止污染，手术中同侧人员调换位置时，应先退后一步，转过身，背对背地转向另一位置。

5. 做皮肤切口及缝合皮肤前，需用 75% 酒精或 0.5% 碘伏再消毒皮肤一次。

6. 切开空腔脏器前，先用纱布垫保护周围组织，以防止和减少污染。对于没有粘贴无菌塑料薄膜的手术切口，其边缘也应以布垫遮盖，并用布巾钳或缝线固定，仅显露手术切口，以利于防止和减少污染。

四、手术室的无菌管理

凡进入手术室人员必须换上手术室专用衣、裤、帽、口罩、鞋，无关人员禁止入内。参观手术人员每手术间不超过 2 人。患有急性呼吸道感染和其他急性感染者不得进入手术室。同一手术间同一天内应先实施无菌手术，后实施污染手术，术毕应立即清除污物，洗刷地面。HBsAg 阳性的患者手术后，以 0.05% 过氧乙酸或 0.1% 次氯酸钠水溶液喷洒手术台和地面。手术室内的物品清洁整理时可用 0.1% 苯扎溴铵或 0.05% 氯己定擦洗，每周应彻底大扫除一次。室内空气消毒包括紫外线消毒、空气过滤除菌和化学药品蒸熏。

1. 乳酸消毒法 在一般清洁工作后，开窗通风 1 小时，每 100m³ 空间用 80% 乳酸 12mL 倒入锅内，再加等量水，放在三脚架上，架下点一只酒精灯，蒸发完后将灯熄灭，密闭 30 分钟后再打开门窗通风。

2. 甲醛消毒法 在每立方米空间用 2mL 40% 甲醛溶液和 1g 高锰酸钾，将甲醛溶液倒入高锰酸钾内，即沸腾产生甲醛蒸汽，密闭房间 12 小时。只适用于破伤风、气性坏疽手术后。

> ### 知识拓展
>
> #### 层流手术室
>
> 层流手术室是采用空气洁净技术对微生物污染采取程度不同的控制，以达到控制空间环境中空气洁净度适于各类手术之要求；并提供适宜的温、湿度，创造一个洁净舒适的手术空间环境。先进的层流洁净手术室装有空气过滤

器，按其效能分为 100 级、1000 级、10000 级三个等级的层流净化装置，主要用于空气净化消毒。其中 100 级为最高效。100 级层流手术室的标准为每立方米空气中 ≥0.5μm 的尘粒数 350～3500 颗，≥5μm 的尘粒数为 0；1000 级为每立方米空气中 ≥0.5μm 的尘粒数 3500～35000 颗；并以此类推。

第二节　手术的基本操作

尽管手术复杂程度、操作范围和种类不尽相同，但其基本操作都是由下列几项组成。

一、组织切开和分离

（一）组织切开

1. 选择切口的基本原则　理想的切口应符合下列要求：①接近病变部位，显露充分，有利于手术操作，便于延长切口；②减少组织创伤，尽可能避开重要的神经、血管，有利于组织愈合；③适合局部解剖和生理特点，例如关节切口，要考虑保护关节的生理功能。

2. 手术刀的正确执法　包括以下 4 种：

（1）**执弓式**　用于胸腹部较大的切口。

（2）**抓持法**　用示指压住刀背，下刀有力，用于坚韧组织的切开。

（3）**执笔法**　动作和力量放在手指，使操作轻巧、精细。

（4）**反挑法**　刀刃向上挑开组织，以免损伤深部组织及器官，常用于浅表脓肿的切开。

切割前固定皮肤，小切口由术者用拇指和示指在切口两侧固定。较长切口由术者及助手在切口两侧或上下手指固定。刀腹与皮肤垂直，用力均匀地一次性切开皮肤至皮下组织。

（二）组织分离

分离是显露病灶的基本操作，包括锐性和钝性两种。锐性分离是用刀或剪对组织进行切开、剪开，适于较致密的组织，必须在直视下进行。钝性分离是利用血管钳、刀柄、剥离纱球甚至是术者手指在组织间隙和疏松组织间进行分离，忌粗暴，避免组织撕裂。

二、止血

常用的止血方法有以下 4 种：

1. 压迫止血　用纱布压迫出血处，使血管破口缩小、闭合，血小板、纤维蛋白和红细胞迅速形成血栓而止血。对于较广泛的渗血，利用湿热盐水纱布压迫有助于止血。

2. 结扎止血 包括单纯结扎和缝合结扎。单纯结扎是用血管钳尖端钳夹活动出血点，再用丝线结扎止血。缝合结扎用于大血管和重要部位的止血，方法是在血管钳与单纯结扎线之间贯穿血管缝合，先结扎一侧组织，再绕过另一侧打结，撤去血管钳后继续拉紧线再打结。

3. 电凝止血 高频电流通过电刀使组织接触电产热，起凝固气液作用，在手术过程中应用最多。本法对于小的出血能迅速止血，节省时间；但对于较大血管的出血，止血效果不太理想。

4. 其他止血物的应用 如吸收性明胶海绵、骨蜡、生物胶等。

三、打结

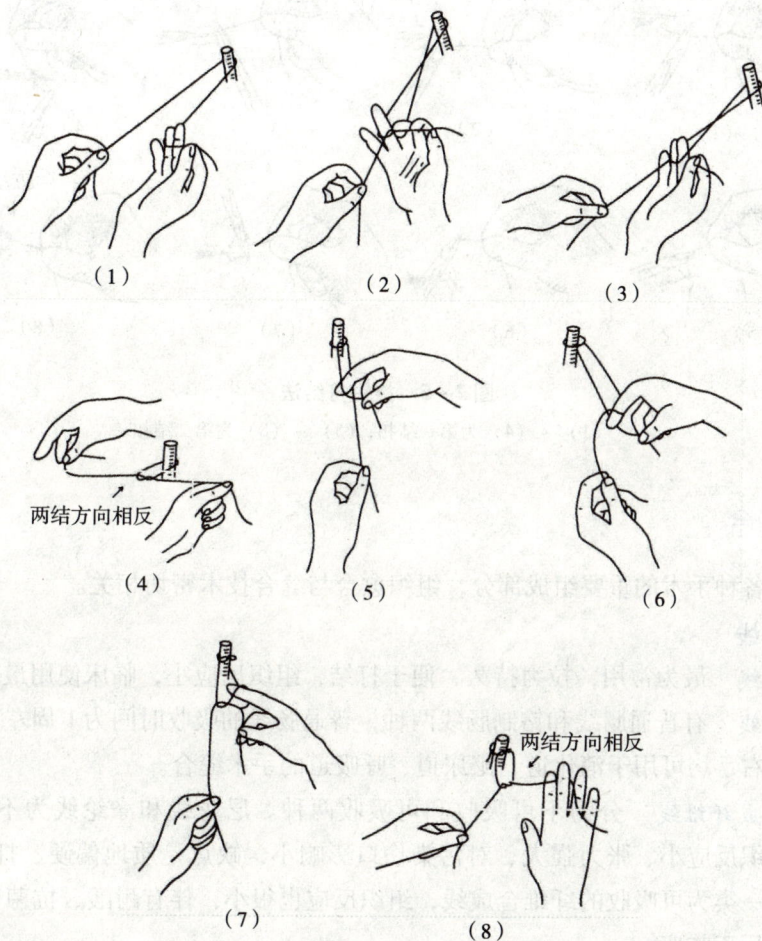

图 2-4 单手打结法

(1) ~ (4) 为第一结扣；(5) ~ (8) 为第二结扣

1. 结的种类

（1）方结 由方向相反的两个单结组成，适用于各种结扎或缝合后的打结。

（2）三重结 是在方结基础上再加一个单结，第三个单结应与第二个结方向相反。在手术操作过程中使用较多。

（3）外科结 在打第一个单结时多绕一扣，使之摩擦面增大，打第二个结时第一个结不易松开，用于组织张力大的打结。

2. 打结方法

（1）单手打结法 左右手均可打结，在手术中最为常用，方法简单迅速（图2-4）。

（2）持钳打结法 适用于线头过短或小手术仅术者一人操作（图2-5）。

打结时应掌握的要点：①两手用力要相等，两手用力点及结扎点三点成一线，原位打结，避免用力向上提拉，造成结扎点撕脱；②打第二个结时，第一个线结不能松扣。

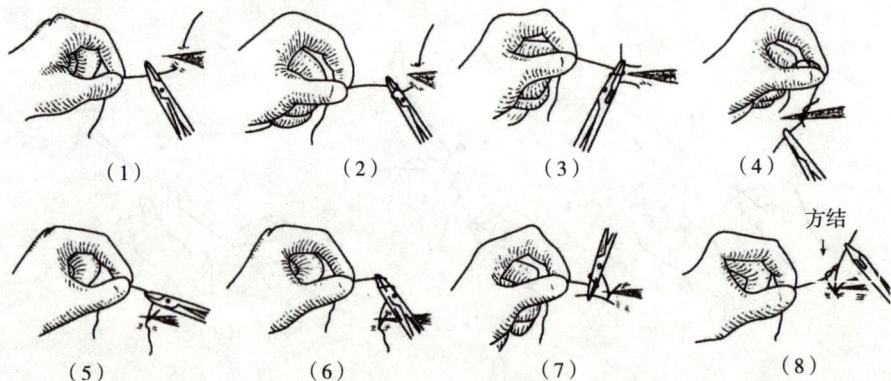

图2-5 持钳打结法
（1）～（4）为第一结扣；（5）～（8）为第二结扣

四、缝合

缝合是各种手术的重要组成部分，组织愈合与缝合技术密切相关。

1. 缝合线

（1）丝线 最为常用，拉力持久，便于打结，组织反应小，临床使用最多。

（2）肠线 有普通肠线和铬制肠线两种，普通肠线的吸收时间为1周左右，铬制肠线为2周左右，均可用于消化道、泌尿道、呼吸道的手术缝合。

（3）合成纤维线 分为不可吸收和可吸收两种。尼龙线和涤纶线为不可吸收线，其特点是组织反应小、张力强大、对污染伤口影响小，缺点是质地偏硬、打结手感差、易松扣。另一类为可吸收的纤维合成线，组织反应也很小，伴有耐酸、抗菌作用，近年来已广泛应用于临床。

2. 缝合方法 根据缝合后切口边缘的形态分为单纯缝合、内翻和外翻缝合三类。各类缝合又有间断或连续缝合之分。

（1）单纯缝合（图2-6） 切口边缘对合，间断缝合用于皮肤、皮下和腱膜的缝合。8字缝合为双间断缝合,用于张力大的组织、肌腱及韧带的缝合。连续缝合多用于腹膜和胃肠道后壁的内层吻合。锁边缝合用于胃肠道后壁内层的吻合,并有较明显止血效果。

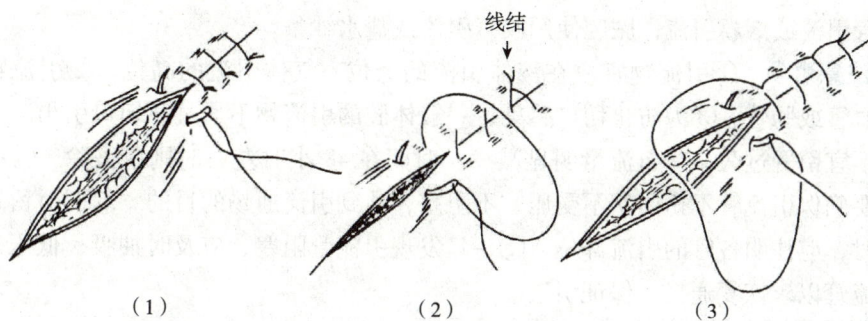

图2-6 单纯缝合法
(1) 间断式;(2) 连续式;(3) 连续交锁式(毯边缝合)

(2) 内翻缝合(图2-7) 缝合后边缘内翻,外面光滑,可减少污染,促进愈合。连续全层内翻缝合法又称Connell缝合法,用于胃肠道吻合的前壁全层缝合。间断内翻缝合常用于包埋组织,也属于浆肌层缝合。

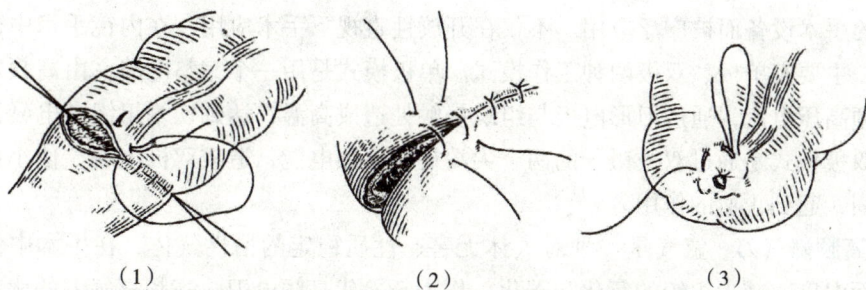

图2-7 内翻缝合法
(1) 连续内翻缝合法;(2) 间断内翻缝合法;(3) 荷包缝合法

(3) 外翻缝合(图2-8) 亦称褥式缝合。缝合后,边缘外翻,里面光滑,在血管吻合中常用。间断外翻缝合为U字形缝合,用于减张缝合或血管吻合。连续外翻缝合为连续的U字形缝合。

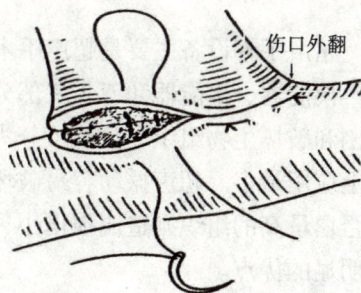

图2-8 褥式外翻缝合法

五、引流

引流是指通过手术操作的方式,将体腔、器官或组织间隙中的积液、脓液、坏死液化物、残留积血等引出体外。

1. 适应证 包括:①脓肿、积液等部位切开后需要放置引流;②污染严重的外伤、不能彻底清创者;③手术创面较大,术后有渗血、积液的可能者;④肝、胆、胰、泌尿道手术后为防止由于瘘造成局部积液；⑤肠梗阻的一期造瘘、胆总管探查后的留置"T"管均属于引流之列。

2. 引流物的选择 浅部伤口渗液较少的宜用橡皮条引流；腹腔、胸腔或深部组织选用胶管引流或烟卷引流；脓腔使用胶管引流或盐水纱条。

3. 注意事项 ①引流物宜放在液体引流的低位、气体引流的高位。②引流物最好不跨过血管或肠管。③为防止切口感染，一般体腔的引流物不通过原切口引出。④引流物一般不宜留置过久，当引流量明显减少，时间在 48 小时左右时则应去除。⑤在引流过程中要确保引流管不扭曲、不受压、不阻塞，达到引流通畅的目的。⑥同时留置多条引流管时，应注明各管的引流部位。⑦一旦发现引流管阻塞，应及时抽吸，低压冲洗或转动引流管以求恢复通畅、保证引流。

第三节 外科手术的特殊设备

一、高频电刀与高频氩气刀

1. 高频电刀 又称电刀。用于手术过程中的组织切割和电凝止血，目前已基本成为常规的手术设备而被广泛应用。不仅在开放性直视下手术应用，在内镜手术中也已广泛应用。主要有单极、双极两种工作模式。单极模式是用一个完整电路，由高频发生器输出高频高压电流，通过刀形电极与组织接触处造成高温，达到切割组织和电凝止血的目的。双极模式是通过双极镊子的两个尖端提供高频电能，造成双极电凝，使小血管脱水、凝固，起到止血的作用。

2. 高频氩气刀 氩气是一种对人体无害、性质稳定的惰性气体，在手术中使用可降低创面温度，减少组织的氧化和碳化。作为新一代高频电刀，高频氩气刀的优势在于对点状或大面积出血都有良好的止血效果。

二、超声手术设备

超声手术设备主要是超声手术刀，由超声电功率源和超声振动系统组成。后者包括超声换能器、聚能器和刀头三部分。超声刀主要是利用超声空化和强烈的机械效应进行切割和破坏生物组织。目前可分为切割型、抽吸型、去脂型三种超声手术刀，前两种临床上应用最多。超声振动容易破坏含水量高的组织，而对血管、淋巴、神经纤维等含胶原蛋白量高的组织则造成损伤小，因此具有保留重要组织结构、术野出血少、术野清晰等明显的优点。

三、微波固化器械

在外科领域，利用微波的热效应做肿瘤微波热疗已成为恶性肿瘤综合治疗的重要组成部分，其应用也日益广泛。微波治疗设备的种类较多，但原理都是利用频率 300 ~ 3×10^5MHz、波长 0.001 ~ 1m 的电磁波。其热疗方法包括体表局部加热、腔内加热和肿瘤组织内植入加热三种。微波体表局部加热因透热深度限制，应用范围不广；腔内加热治疗已广泛应用于食管肿瘤、子宫肿瘤、膀胱和直肠肿瘤，效果尚佳；肿瘤组织间插微波热疗是将微波设备的辐射器直接插入肝癌组织中进行多点的微波固化，有效、确切地破坏肿瘤。目前已成为不能手术的肝癌有效的治疗手段。

四、激光器

激光是各种激光器发射的光束，对生物体产生的作用有热效应、电磁场效应、光化效应、压强效应，以及生物刺激作用。

1. 种类　目前外科领域应用的激光器主要有：

（1）二氧化碳（CO_2）激光器　能输出约 $10.6\mu m$ 波长的激光束，其穿透深度约 $0.02mm$，只会产生局部组织破坏，周边组织损伤少，治疗应用上易于控制。

（2）氩离子（Ar）激光器　能选择性地被血液吸收，临床用于皮肤血管瘤和通过内镜做组织内腔的凝固止血。

（3）掺钕的钇铝石榴石（Nd：YAG）激光器　性能与 Ar 激光器相似，但穿透性更强，止血效果好，可用光导纤维将激光引到需要治疗的部位。

2. 应用　激光器在外科临床的应用主要包括以下几个方面：

（1）激光切割　同时具有气化切割和凝固止血的作用，可减少手术出血。

（2）激光烧灼　可使组织细胞因高温而脱水、凝固至坏死。

（3）激光气化　高功率 CO_2 激光有很强的穿透破坏力，被照射的病变部位可碳化和气化。

（4）激光纤维内镜进入内腔　主要用于上消化道出血的凝固止血。目前已经扩展到经各种内镜进行气管、泌尿道、结肠和直肠等病变的治疗。

（5）照射治疗　用小功率氦氖（He－Ne）激光对病变部位进行散焦照射，有促进组织生长、加速创面愈合的作用。用于慢性溃疡、压疮等。

五、内镜与腔镜

内镜目前已广泛地应用于外科临床。如胸外科的支气管镜、胸腔镜，泌尿外科的膀胱镜，骨科的关节镜，普外科的纤维胆道镜、纤维胃镜、腹腔镜等。这些内镜大多是通过脏器管道的自然开口入路，在管道内直接观察和鉴别疾病，取活检及做对应治疗。

腹腔镜、胸腔镜技术目前已广泛地应用于外科临床。近年来已扩展至妇科、小儿外科、泌尿外科等领域。其优点在于创伤小、疼痛轻、术后恢复快。其基本的设备装置有腹（胸）腔镜、冷光源、摄像系统、气腹装置、电刀电凝器、冲洗抽吸装置和各种专用器械。其工作原理是以导引套针为腹腔与外界的通道，以人工气腹提升腹壁，产生观察和完成手术的空间。腹腔镜与摄像系统结合，将腹腔内的图像传送到电视监视器上，以专用手术器械进行远距离的电灼、电烧、钳夹、结扎等操作，完成手术。

六、吻合器

吻合器主要用于胃肠道手术过程中的管腔吻合，比手工操作吻合更快、更牢靠，吻合效果优越而安全。胃肠道吻合器主要有三种，包括管型吻合器、残端吻合器和侧侧吻合器。其中以管型吻合器应用最为广泛。其主要部位包括吻合器器身、打钉座、钉架等，有反复使用和一次性使用两种，目前逐渐以一次性使用的为多。

七、手术显微镜

手术显微镜的种类是根据不同的专科而设计的，应用的专科主要有手外科、整形外科、骨科、血管外科、眼科、耳鼻喉科、神经外科等。主要用于断肢再植手术、吻合血管的组织移植手术、周围神经的显微修复、显微淋巴管手术、小管道的显微修复、吻合血管的小器官移植手术等。

目标检测

一、选择题

A1 型题

1. 消毒是消灭并清除停留在环境中的 （ ）

    A. 细菌   B. 芽胞   C. 细菌加病毒

    D. 病原体   E. 所有生物

2. 关于高压蒸汽灭菌法，不正确的描述是下列哪项 （ ）

    A. 灭菌效果最可靠

    B. 适用于对耐高温和耐湿物品的灭菌

    C. 可杀灭包括细菌芽胞在内的所有微生物

    D. 通常灭菌压力为 $2.05kg/cm^2$

    E. 通常灭菌温度为 121.3℃

3. 杀灭细菌芽胞所需温度和时间是 （ ）

    A. 温度 95℃，持续 10 分钟   B. 温度 100℃，持续 20 分钟

    C. 温度 125℃，持续 25 分钟   D. 温度 125℃，持续 30 分钟

    E. 温度 125℃，持续 60 分钟

4. 下列哪项不符合无菌操作规则 （ ）

    A. 手术进行时，不可开窗通风或用电扇

    B. 同侧手术人员换位，一人应先退一步，然后平移换位

    C. 术中手不能接触背部、腰部以下及肩部以上的部位

    D. 在切开皮肤切口之前，需用 70% 乙醇再消毒皮肤一次

    E. 切开空腔脏器前，要用纱布垫保护周围皮肤

5. 手术中的无菌原则，下列哪项是错误的 （ ）

    A. 碘酊、乙醇涂擦皮肤应包括手术切口周围 15cm

    B. 同侧手术人员换位，一人应先退一步，然后平移换位

    C. 铺巾顺序：先铺操作者对面或相对不洁区，最后铺靠近操作者的一侧

    D. 手术巾放置不准确时，只能由手术区向外移动，不应向内移

E. 大单头端应盖过麻醉架，两侧和足端应垂下超过手术床 30cm

B1 型题

（6~8 题共用备选答案）

　　A. 医用缝合线　　　　　　B. 刀片及剪刀　　　　　C. 橡胶管
　　D. 乳胶手套　　　　　　　E. 输尿管导管

6. 10% 的甲醛消毒液浸泡 30 分钟适用于（　　）

7. 40% 的福尔马林熏蒸 60 分钟适用于（　　）

8. 0.1% 的苯扎溴铵浸泡 1 小时适用于（　　）

（9~10 题共用备选答案）

　　A. 高压蒸汽灭菌法　　　　B. 煮沸法　　　　　　　C. 火烧法
　　D. 药液浸泡法　　　　　　E. 甲醛蒸气熏蒸法

9. 适用于金属器械、玻璃制品及橡胶物品的是（　　）

10. 适用于内镜等器械的是（　　）

二、问答题

1. 简述灭菌法和消毒法在外科临床工作中的具体应用。

2. 简述外科打结的种类及操作技术要点。

第三章 外科患者的体液失调

学习目标

1. 掌握：等渗性脱水、低钾血症、高钾血症、代谢性酸中毒的临床表现、诊断和治疗。
2. 熟悉：高渗性脱水、低渗性脱水、代谢性碱中毒的临床表现、诊断和治疗。
3. 了解：低血钙和低血镁的原因、临床表现及治疗。
4. 具备运用水、电解质、酸碱平衡知识，纠正外科患者体液失衡的能力。

第一节 概 述

新陈代谢是生命活动的基本特征，是一系列极其复杂而又互相关联的生物化学反应，而这些反应都是在体液中进行的。体液广泛分布于细胞内外，其主要成分是水和电解质，且具有相对稳定的酸碱度。体液的比例既维持相对恒定，又不断转变，各部分体液之间处于动态平衡。外科手术、创伤、感染等因素均可能导致体内水、电解质和酸碱平衡的失调。

一、体液的组成、含量与分布

体液由水、电解质、葡萄糖和蛋白质等组成。体液的含量随年龄、性别与胖瘦而异。成年男性的体液约占体重的60%；成年女性的体液约占体重的55%；小儿脂肪含量较少，故体液含量所占体重的比例较高，新生儿的体液约占体重的80%；14岁以上的儿童，体液含量所占体重的比例接近成人。体液分细胞内液和细胞外液两部分。细胞内液占体重的40%，相对比较稳定。细胞外液包括血浆和组织间液；细胞外液占体重的20%，其中血浆占体重的5%，组织间液占体重的15%，组织间液又分为功能性细胞间液和非功能性细胞间液。

正常成人每日水的摄入量和排出量相对稳定，为2000~2500mL。经大小便排出的为显性失水；经皮肤和呼吸蒸发的水是不可见的，称为非显性失水。非显性失水中呼吸道蒸发的约350mL，为调节体温体表蒸发的约500mL。成人每日经肾脏排出的尿液约

1500mL。正常成人每日分泌胃肠消化液约 8200mL，多数被胃肠道吸收，仅有约 150mL 随粪便排出。

二、电解质的平衡

细胞外液的电解质中，主要的阳离子是 Na^+，主要的阴离子是 Cl^-、HCO_3^- 和蛋白质。细胞内液中主要的阳离子是 K^+ 和 Mg^{2+}，主要的阴离子是 HPO_4^{2-} 和蛋白质。体液的渗透压主要由电解质维持，正常为 $290 \sim 310mmol/L$，渗透压的稳定对维持细胞内、外液体的平衡具有非常重要的意义。

人体主要通过神经-内分泌系统调节水和电解质的代谢，维持体液的平衡，保持内环境的稳定。肾脏的调节功能受神经和内分泌反应的影响。体液正常渗透压通过下丘脑-神经垂体-抗利尿激素系统恢复和维持，血容量的维持则是通过肾素-血管紧张素-醛固酮系统。以上两个系统共同作用于肾，调节水及钠等电解质的吸收及排泄，从而维持体液平衡。当体内水分丧失时，细胞外液渗透压增高，刺激下丘脑-垂体后叶素-抗利尿激素系统，致使抗利尿激素（ADH）分泌增多，产生口渴感，增加饮水，并促使肾回收水分来恢复和维持体液的正常渗透压。另一方面，细胞外液减少，特别是血容量减少时，血管内压力下降，刺激肾素-血管紧张素-醛固酮系统，使肾对钠和水分的重吸收增加以恢复和维持血容量。

与渗透压相比，血容量对机体更为重要。所以当血容量降低又兼有血浆渗透压降低时，前者对抗利尿激素的促进分泌作用远远强于低渗透压对抗利尿激素分泌的抑制作用，这样就保持了血容量，维持了最重要的生命体征相对稳定。

三、酸碱的平衡

机体在代谢过程中，不断有酸和碱的生成。机体通过体液缓冲体系和肾、肺功能的调节，维持体液的酸碱度（pH 值）在 $7.35 \sim 7.45$ 的范围内。

血液中的 HCO_3^-/H_2CO_3 是最主要的缓冲对。HCO_3^- 的正常值平均为 $24mmol/L$，H_2CO_3 平均为 $1.2mmol/L$，两者比值 $HCO_3^-/H_2CO_3 = 20/1$。只要此比值保持在 20：1，则血浆的 pH 值能维持为 7.40。肾脏是主要的酸碱平衡调节器官，通过排出固定酸和过多的碱性物质维持血浆中 HCO_3^- 浓度的稳定。肺通过排出 CO_2 调节血液中 H_2CO_3 的浓度。故肾、肺功能障碍时，均可影响机体对酸碱平衡的调节能力，直接引起酸碱平衡失调。

第二节 水、电解质平衡失调

一、水和钠的平衡失调

在细胞外液中，水和钠的关系密切，因此，水、钠的代谢紊乱常同时发生。由于引起水和钠代谢紊乱的原因不同，其紊乱的性质和程度也各异。根据缺水和缺钠导致细胞外液渗透压的改变，临床上将其分为高渗性脱水、低渗性脱水、等渗性脱水三种类型。

（一）高渗性缺水

高渗性缺水又称原发性缺水，是指机体缺水多于缺钠，血清钠 >150mmol/L。细胞外液呈高渗状态，细胞内的水移向细胞外，结果使得细胞内液、细胞外液均减少，而以细胞内液减少为主。最后，由于脑细胞缺水而导致脑功能障碍的严重后果。机体对高渗性缺水的代偿机制是高渗透压刺激位于视丘下部的口渴中枢，患者感到口渴而饮水；另外，细胞外液的高渗可引起抗利尿激素分泌增多，使肾小管对水的再吸收增加，尿量减少；如缺水加重致循环血量显著减少，为维持血容量，可引起醛固酮分泌增加，增加肾脏对钠和水的再吸收以维持血容量。

【病因】

1. 水分摄入不足 常见于各种吞咽困难的患者，如食管癌、食管严重狭窄等；亦见于危重患者给水不足、鼻饲高浓度要素饮食或静脉注入大量高渗盐水等。

2. 水分丧失过多 常见于大量出汗、高热、大面积烧伤暴露疗法、尿崩症、糖尿病或使用大量利尿剂等。

【临床表现】缺水程度不同，症状亦不同。根据缺水多少，高渗性脱水可分为轻、中、重三度（表 3 - 1）。

表 3 - 1 高渗性脱水程度的判断

程度	主要症状	失水占体重之比（%）
轻度	口渴	2 ~ 4
中度	极度口渴，唇舌干燥，皮肤弹性差，眼窝凹陷，尿少且比重高，精神萎靡	4 ~ 6
重度	除以上症状外，还有神志不清、躁狂、幻觉、谵妄，甚至昏迷	≥6

【诊断】诊断要点：①有缺水的相关病史；②有口渴、皮肤弹性差、眼窝凹陷等临床表现；③尿比重高；④红细胞计数、血红蛋白量、血细胞比容轻度升高；⑤血清钠浓度在 150mmol/L 以上。

【治疗】

1. 积极处理病因 积极治疗原发病，尽早解除缺水的原因。

2. 静脉补液 不能经口服补液者，应及时静脉滴注 5% 葡萄糖溶液或 0.45% 氯化钠溶液。补液量可根据临床表现进行估计。轻度按体重的 2% ~ 4%，中度按 4% ~ 6% 计算；重度按血 Na^+ 浓度计算：

补水量（mL）= ［血钠测得值（mmol/L）- 血钠正常值（mmol/L）］× 体重（kg）× 系数（男性4、女性3、儿童5）

计算所得的补水量，一般当日补给 1/2 量，治疗 1 日后再根据全身状况及血钠浓度，酌情调整次日的补给量。此外，还应补给每日生理需要量 2000mL。

（二）低渗性缺水

低渗性缺水又称慢性缺水或继发性缺水。水、钠同时丢失，缺钠多于缺水，血清钠

<135mmol/L。此时细胞外液呈低渗状态，机体减少抗利尿激素的分泌，使肾小管减少对水的再吸收，增加尿的排出，从而使细胞外液渗透压回升，但细胞外液量更加减少。当血容量明显减少时，机体将不再顾及渗透压而尽量保持血容量。通过肾素－血管紧张素－醛固酮系统，使肾脏增加钠的再吸收，Cl^-和水的再吸收也随之增加。此外，血容量的下降又会刺激垂体后叶，使抗利尿激素分泌增加，水的再吸收增加，结果是尿钠减少，尿量减少，血容量回升。如果血容量持续减少，机体上述代偿功能不能维持有效循环血量时，将出现休克。

【病因】

1. 胃肠道消化液持续大量丢失 如反复呕吐、长期胃肠减压以致钠随着消化液而大量丧失。

2. 大面积慢性渗出 如大面积烧伤后期创面长期慢性渗出等。

3. 大量使用排钠性利尿剂 如长时间使用依他尼酸（利尿酸）、氯噻酮等。

【临床表现】根据缺钠的程度，低渗性缺水可分为三度（表3－2）。

表3－2 缺钠程度的判断

程度	临床表现	血清 Na^+（mmol/L）	缺 NaCl（g/kg）
轻度缺钠	乏力、头晕、手足麻木、口渴和尿少不明显，尿 Na^+ 减少	130～135	<0.5
中度缺钠	恶心呕吐、皮肤干皱，眼窝凹陷、视物模糊、血压不稳或下降、站立性晕倒	120～130	0.5～0.75
重度缺钠	以上症状加重，神志不清、腱反射减弱或消失、木僵，严重者出现昏迷或休克	<120	0.75～1.25

【诊断】诊断要点：①有体液丢失病史及其临床表现。②血清钠测定：血钠浓度低于135mmol/L。③红细胞计数、血红蛋白量、血细胞比容及血尿素氮值均有增高。④尿液检查：尿比重常在1.010以下，尿 Na^+ 和 Cl^- 常明显减少。

【治疗】

1. 积极处理病因 积极治疗原发疾病。根据细胞外液缺钠程度和血容量不足的情况，可应用含盐溶液或高渗盐水静脉滴注，以纠正体液的低渗状态和补充血容量的不足。

2. 补钠量的估计

（1）**轻度或中度缺钠** 可按每公斤体重丢失钠0.5～0.75g估计补充，先补充1/2量，另加每日需要量4～5g。

（2）**重度缺钠** 可按以下公式计算：

需补充的钠量（mmol）=［血钠的正常值（mmol/L）－血钠测得值（mmol/L）］×体重（kg）×系数（男性0.6、女性0.5）

所得结果以17mmol Na^+ 相当于1g的钠盐计算。将计算所得补钠量的1/2加上日均需钠量转换成含钠液体量进行补充，次日视纠正情况酌情再补。

3. 休克的处理 如重度缺钠出现休克，应先补足血容量，可按胶体溶液（羟乙基淀粉、右旋糖酐和血浆）和晶体液（平衡液、等渗盐水），按1：（2～3）的比例快速输注，以改善微循环和脏器组织的血流灌注。必要时可静脉滴注高渗盐水（一般为5%氯化钠溶液）200~300mL，尽快纠正血钠过低，但应严格控制滴速，每小时不能超过100~150mL，再根据病情及血钠浓度再继续输给高渗盐水或改用等渗盐水。

（三）等渗性缺水

等渗性缺水又称急性缺水或混合性缺水，是外科患者最易发生的一种缺水，所以又叫外科缺水。水和钠等比例地丧失，血清钠浓度为135~150mmol/L。细胞外液渗透压保持正常，故称等渗性缺水。等渗性缺水可造成细胞外液量的减少，引起肾素－血管紧张素－醛固酮系统兴奋，醛固酮分泌增加，促使肾远曲小管对钠和水的再吸收增加，从而代偿性地使细胞外液量回升。

【病因】

1. 消化液急性丢失　见于大量呕吐、腹泻、肠瘘等的患者，如急性肠梗阻、急性肠炎等。

2. 大量体液外渗　如大面积烧伤初期创面大量渗液、急性弥漫性腹膜炎腹腔内大量渗液等。

【临床表现】患者既有缺水的表现，如口舌干燥、眼窝凹陷，皮肤干燥、弹性差、少尿等；又有缺钠的表现，如厌食、恶心、乏力，可无明显口渴。若在短期内体液丧失达到体重的5%（细胞外液的25%），患者则会出现脉搏细速、肢端湿冷、血压不稳或下降等血容量不足的症状。若体液继续丧失达到或超过体重的6%~7%（细胞外液的30%~35%）时，则可出现严重的休克，并导致酸性代谢产物的大量产生和积聚。因此，常伴有代谢性酸中毒。

【诊断】诊断要点有：①有消化液或其他体液大量急性丧失的病史；②实验室检查：红细胞计数、血红蛋白量和血细胞比容均明显增高；③血清Na^+、Cl^-等一般无明显变化；④尿比重增高。

【治疗】

1. 积极处理病因　原发病的治疗十分重要，若能消除病因，则缺水将很容易纠正。

2. 液体的选择　纠正细胞外液减少，可补充平衡盐溶液，常用的平衡盐溶液是碳酸氢钠和氯化钠溶液（1.25%碳酸氢钠溶液和0.9%氯化钠溶液之比为1：2）的混合液，补液量较小时也可用0.9%氯化钠溶液，使血容量得到尽快补充。0.9%氯化钠溶液中Cl^-含量为154mmol/L，比血清Cl^-含量（103mmol/L）高，大量输入会导致Cl^-过高，而引起高氯性酸中毒。

3. 补液量　按失水占体重的百分比来估计，当日只补充估计量的1/2，其中补水（5%~10%葡萄糖溶液）和补盐（0.9%氯化钠溶液或平衡液）各半，首先所输注的液体应该是含钠的等渗液，如果输注不含钠的葡萄糖溶液则会导致低钠血症。

二、钾的代谢异常

血清钾的正常浓度为3.5~5.5mmol/L。钾代谢异常在临床上相当常见，分低钾血症和高钾血症两种类型，以前者为多见。

（一）低钾血症

血清钾浓度<3.5mmol/L时，称低钾血症。临床上常见。

【病因】

1. 钾摄入不足　如长期禁食，或静脉补液中钾盐补充不够。

2. 钾丢失过多　消化液的大量丢失，如频繁呕吐、持续胃肠减压、小肠瘘等；应用利尿药、肾小管病变、长期应用皮质激素等。

3. 钾体内分布异常　见于大量输注葡萄糖和胰岛素、碱中毒等，钾离子转移至细胞内，造成细胞外液钾离子浓度下降。

【临床表现】

1. 神经－肌肉兴奋性的改变　早期表现为肌肉无力，一般先发生于四肢，以后发展到躯干，最后影响呼吸肌，严重者表现为软瘫、腱反射减弱或消失。平滑肌兴奋性下降，出现恶心、呕吐、腹胀、肠鸣音减弱或消失、尿潴留；骨骼肌兴奋性下降，出现肌肉无力、腱反射减弱或消失、呼吸困难、甚至软瘫；心肌兴奋性提高，出现心悸、心动过速，心律不齐，严重时发生室颤而心搏骤停。

2. 中枢神经抑制症状　轻者烦躁不安、倦怠，重者嗜睡、谵妄、昏迷。

3. 循环系统　表现为心律失常，多为房性或室性早搏，心动过速，血压下降。

4. 心电图改变　典型的心电图改变是早期出现T波降低、变宽、双相或倒置，随后出现ST段降低、QT间期延长和U波，但低钾血症患者不一定都有心电图改变。

【诊断】有低血钾的病史和临床表现，检验血清钾<3.5mmol/L和心电图检查有助于诊断。有时血清钾受到酸中毒等因素的影响并不能反映机体缺钾情况，要综合分析。

【治疗】

1. 积极治疗原发疾病　去除病因，以防钾的继续丧失。

2. 补充钾盐　临床上判断缺钾的程度很难。虽有根据血钾测定结果来计算补钾量的方法，但其实用价值很小，通常是采取分次补钾，边治疗边观察的方法。给钾盐的注意事项：①口服钾是安全有效的方法，富含钾的食物有蛋、肉、牛奶和新鲜水果。②对无尿和少尿的患者不输钾盐，应先恢复血容量，待尿量超过每小时40mL后，才能经静脉补钾。③静脉滴注钾盐，每500mL液体中含钾不宜超过1.5g，速度每分钟不宜超过60滴；严禁将10%氯化钾作静脉推注。④限制总量，一般禁食患者每日补充氯化钾3g；严重腹泻、幽门梗阻引起的呕吐、急性肾衰多尿期等严重缺钾患者，每日补充氯化钾也不宜超过6~8g。⑤经静脉补钾过程中，应监测血清钾和心电图的变化，以防造成高钾血症。

（二）高钾血症

血清钾浓度>5.5mmol/L时，称高钾血症。

【病因】

1. 钾摄入过多　大量输注库存血、口服或静脉补钾过多等。

2. 排钾障碍 钾主要经肾脏排出体外，急、慢性肾功能衰竭是高钾血症的常见原因。此外，长期应用保钾性利尿剂（如螺内酯、氨苯蝶啶等）及盐皮质激素不足等也可引起高钾血症。

3. 钾由细胞内转出 当酸中毒时，钾离子由细胞内移到细胞外；细胞破坏时，释放大量钾离子到细胞外，如挤压综合征、溶血、大面积烧伤等均可引起高血钾。

【临床表现】

1. 神经–肌肉兴奋性改变 骨骼肌兴奋性上升，出现手足麻木和异常感觉，当血清钾高于 7mmol/L 时，可出现腱反射减弱或消失、严重呼吸困难和软瘫。

2. 循环系统 血压下降，心律失常如心动过缓、心律不齐，严重者在舒张末期出现心搏骤停。

3. 心电图改变 早期出现 T 波高而尖，QT 间期延长，随后出现 QRS 增宽，PR 间期延长。

知识拓展

高钾血症的处理与预防

高钾血症有致心搏骤停的危险，所以高钾血症的预防与处理极为重要。临床应严格掌握用钾盐的适应证、剂量和方法，正确认识体内钾的分布状况与代谢途径。确需补充钾盐时，首选口服法，经静脉给药必须遵循补钾的原则。①静脉补钾务必遵守"尿量不少、浓度不高、滴速不快、总量不超"的原则。②大量输血时，不用库存血。③积极控制原发疾病。如改善肾功能；对严重创伤者给予彻底清创，控制感染。④保证患者有足够热量供给，避免体内蛋白质、糖原的大量分解而释放 K^+。

【诊断】有高血钾的病史和临床表现，检验血清钾 >5.5mmol/L 和心电图检查有助于诊断。部分高钾血症缺乏典型的临床表现，出现一些不能用原发病解释的症状，又有引起高钾血症的病因，即应考虑有高钾血症的可能，测定血钾浓度后可确诊，并应做心电图检查。

【治疗】高钾血症有导致心搏骤停的危险，在尽快处理原发病和改善肾功能的同时，应作如下处理：

1. 停止一切含钾食物和药物的摄入 包括青霉素钾盐，并避免输入库存血。

2. 降低血钾浓度 ①静脉输入高渗碱性溶液、碱化血液，使 K^+ 转移至细胞内，以降低血清钾的浓度。一般先静脉注射 5% 碳酸氢钠溶液 60～100mL，然后以 100～200mL 静脉滴注维持。②25% 葡萄糖溶液 100～200mL，每 3～4g 葡萄糖加入 1U 胰岛素静脉滴注，可使 K^+ 转入细胞内，暂时降低血清钾浓度；必要时，每 3～4 小时重复给药。③肾功能不全因不能输液过多而受到限制时，可使用 10% 葡萄糖酸钙溶液 100mL、11.2% 乳酸钠溶液 50mL、25% 葡萄糖溶液 400mL，加入胰岛素 30U，每分钟 6 滴，24 小时持续静脉滴注。

3. 对抗心律失常　钙与钾有对抗作用，能缓解 K^+ 对心肌的毒性作用。一般可静脉注射 5% 氯化钙 5mL 或 10% 葡萄糖酸钙 20mL。

4. 阳离子交换树脂　可从消化道带走较多的钾离子，用法为每日口服 4 次，每次 15g。为防止发生粪块性肠梗阻，应同时口服山梨醇或甘露醇导泻。

5. 透析疗法　有腹膜透析和血液透析，一般用于上述疗法仍无法降低血清钾浓度时。

三、低钙血症

血清钙浓度 <2mmol/L 引起神经肌肉兴奋性增高所产生的症状称低钙血症。正常血清钙浓度为 2.25 ~ 2.75mmol/L，相当恒定。钙离子在机体代谢过程中发挥重要作用。体内总钙量的 99% 以磷酸钙和碳酸钙的形式存在于骨骼中，细胞外液钙仅是总钙量的 0.1%。不少外科患者可发生钙代谢紊乱，低钙血症临床上较常见。

【病因】急性重症胰腺炎、坏死性筋膜炎、甲状旁腺损害、肾衰竭、胰瘘或小肠瘘均可使血钙降低。

【临床表现与诊断】临床主要表现为神经肌肉兴奋性增强的症状，如易激动、唇指麻木、手足抽搐、腱反射亢进等。耳前叩击试验（Chvostek 征）阳性和束臂试验（Trousseau 征）阳性。根据上述病因及临床表现，血清钙低于 2mmol/L，可确定诊断。

【治疗】积极治疗原发病的同时，需补充钙剂。临床常将 10% 葡萄糖酸钙 10 ~ 20mL 或 5% 氯化钙 10mL 做静脉注射。需要长期治疗者可服乳酸钙，同时补充维生素 D 或双氢速甾醇。如补充钙盐后仍有抽搐，应注意有无低镁的可能，以便纠正；如有碱中毒，应同时处理。

四、低镁血症

血清镁浓度 <0.6mmol/L（正常值为 0.70 ~ 1.10mmol/L）称低镁血症。镁是体内含量占第四位的阳离子。体内约半数的镁存在于骨骼内，其余几乎都在细胞内，细胞外液中仅有 1%。镁在对神经活动的控制、神经肌肉兴奋性的传递、肌收缩及心脏激动性等方面均具有重要作用。低血镁较少单独发生，常在其他电解质紊乱纠正后，由于镁补充不足引起。

【病因】长期消化液丢失，如肠瘘或小肠大部切除术后，加上进食少，是造成低镁血症的主要病因。其他可见于急性胰腺炎、过长时间哺乳、甲状旁腺功能亢进或减退等。

【临床表现与诊断】临床表现与低钙血症相似，有肌肉震颤、手足抽搐、大汗，严重时出现谵妄、定向力障碍、神志不清、惊厥、癫痫样发作乃至昏迷。

凡有上述引起低镁血症的病因并有症状者，应怀疑镁缺乏存在，测定血清镁浓度可确定诊断。镁负荷试验具有诊断价值，正常人在静脉输注氯化镁或硫酸镁 0.25mmol/kg 后，注入量的 90% 很快从尿中排出，而镁缺乏者注入量的 40% ~ 80% 被保留在体内，尿镁很少。

【治疗】首先去除病因。缺镁常与缺钾、缺钙同时存在，当低钾血症或低钙血症的患者，经补钾或补钙后情况无改善时，应考虑缺镁的可能。补镁一般用量为每日 5 ~ 10mmol，可采用 25% 硫酸镁溶液 5 ~ 10mL 加入 5% ~ 10% 葡萄糖溶液 500mL 中缓慢静脉滴注，输注速度不可过快，量大而快易造成镁中毒，导致心脏骤停。发生镁中毒可用氯化钙或葡萄糖酸钙对抗。

第三节　酸碱平衡的失调

过多的酸或碱超过人体的调节能力即导致酸碱失衡。血清 pH 值 < 7.35 为酸中毒，> 7.45 为碱中毒。原发的酸碱平衡失调有代谢性酸中毒、代谢性碱中毒、呼吸性酸中毒、呼吸性碱中毒四种类型。有时可同时出现两种或两种以上的酸碱平衡失调，称为混合型酸碱平衡失调。不论哪种类型的酸碱平衡失调，机体都会有代偿机制以减轻酸碱紊乱，维持内环境的相对稳定。

一、代谢性酸中毒

代谢性酸中毒是临床最为常见的酸碱失衡类型，是由于酸性物质的积累或产生过多，或 HCO_3^- 丢失过多而引起。

【病因】

1. 碱性物质丢失过多　多见于腹泻、肠瘘、胆瘘、胰瘘、肠梗阻等，经粪便、消化液丢失的 HCO_3^- 超过血浆中的含量。

2. 酸性物质生成过多　多见于组织细胞缺氧、休克、重度感染、糖尿病酮症酸中毒、心脏骤停等。此外，还有大量应用酸性药物如氯化铵、精氨酸等也会引起代谢性酸中毒。

3. 排酸障碍　由于肾小管功能障碍，内生性 H^+ 不能排出或 HCO_3^- 吸收减少，均可导致酸中毒。

【临床表现】轻度代谢性酸中毒的症状常不明显，易被原发疾病所掩盖，重症患者常有精神不振、疲乏、嗜睡、迟钝或烦躁。最突出的表现是呼吸深而快，呼气带有酮味。患者面色潮红、口唇樱红、心率加快、血压偏低、对称性肌张力下降、腱反射减弱或消失，严重者可出现神志不清或昏迷，常同时伴有严重的缺水和电解质紊乱。代谢性酸中毒可降低心肌收缩力和周围血管对儿茶酚胺的敏感性，患者易发生休克和心、肾功能不全。

【诊断】有相应的病史，呼吸深而快，应怀疑有代谢性酸中毒。做血气分析可明确诊断及了解其严重程度。诊断指标：血清 pH 值 < 7.35，二氧化碳结合力（$CO_2 - CP$）降低，血中 [HCO_3^-] 低于 23mmol/L，动脉血二氧化碳分压（$PaCO_2$）低于 40mmHg，碱缺失（$-BE$）< -3mmol/L。

【治疗】病因治疗最为重要。一般轻度代谢性酸中毒（$CO_2 - CP > 18$mmol/L），由于肺加速通气，排出 CO_2；肾排出 H^+、保留 Na^+ 和 HCO_3^- 的调节作用，只要去除病因，辅以补液纠正缺水，酸中毒常可自行纠正。较重时，应用碳酸氢钠溶液，如可给 5% 碳酸氢钠 100 ~ 250mL 静脉滴注，然后再测 HCO_3^- 或 CO_2-CP 后酌情补充。静脉滴注碳酸氢钠不宜输入过快，以免血浆 HCO_3^- 过多，使血中离子化的钙减少，引起手足抽搐和惊厥。计算所需 $NaHCO_3$ 量的公式为：

碳酸氢钠需要量（mmol）=（HCO_3^- 正常值 - 测定值）mmol/L × 体重（kg）× 0.4（如需要换算成 5% 碳酸氢钠毫升数，则再除以 0.6）

一般均为先输入计算量的 1/2，边治疗边观察，视患者纠正程度再决定是否继续输入计算量的余下部分。

二、代谢性碱中毒

代谢性碱中毒是体内 H^+ 丢失或 HCO_3^- 增多，使血清 pH 值 > 7.45 的酸碱平衡失调状态。

【病因】

1. 胃液丢失过多 此为外科患者发生代谢性碱中毒最常见的原因。如严重呕吐、幽门梗阻、长期胃肠减压等，使胆汁、胰液、肠液中的 HCO_3^- 未能充分被胃液的盐酸中和，吸收后使血中 HCO_3^- 浓度增高，导致碱中毒。

2. 碱性物质摄入过多 如长期服用某碱性药物、过量输入碳酸氢钠、全胃肠道营养等。

3. 其他因素 如低钾血症、某些利尿剂的不规范使用等。低血钾时，K^+ 从细胞内进入细胞外，而 Na^+ 和 H^+ 进入细胞内，引起细胞内酸中毒和细胞外碱中毒，肾排 H^+ 增加，可出现反常性酸性尿；呋塞米（速尿）和依他尼酸能抑制近曲肾小管对 Na^+ 和 Cl^- 的再吸收，但不影响远曲肾小管内 Na^+ 与 H^+ 的交换，使 Na^+ 和 HCO_3^- 的再吸收增多，因而随尿排出的 Cl^- 比 Na^+ 多，导致低氯性碱中毒。

【临床表现】一般无明显症状，有时有呼吸变浅变慢和神经精神方面的异常，如嗜睡、谵妄，严重时发生昏迷等。可有低钾血症和脱水的临床表现。

【诊断】根据病史和症状可做出初步诊断。血气分析显示血清 pH 值和 HCO_3^- 增高，也可能存在血 K^+ 或 Cl^- 减少，据此可以诊断。

【治疗】

1. 首先应积极治疗原发疾病，充分扩充血容量，发挥肾脏调节酸碱平衡的能力。对丢失胃酸过多者，可输注等渗盐水，以恢复细胞外液量并补充 Na^+、Cl^-，以纠正低氯性碱中毒。代谢性碱中毒时几乎都伴发低钾血症，故同时应注意补钾。

2. 严重代谢性碱中毒时（血浆 HCO_3^- 45 ~ 50mmol/L，pH 值 > 7.65），为迅速中和细胞外液中过多的 HCO_3^-，可应用稀释的盐酸溶液。具体方法是：将 1mol/L 盐酸 150mL 溶入 0.9% 氯化钠 1000mL 或 5% 葡萄糖溶液 1000mL 中（盐酸浓度成为 0.15mol/L），经中心静脉导管缓慢滴入（每小时 25 ~ 50mL）。此溶液若经周围静脉输入，一旦溶液渗漏会导致软组织坏死的严重后果。

三、呼吸性酸中毒

呼吸性酸中毒是指肺泡通气及换气功能减弱，不能有效排出体内的 CO_2，使 CO_2 蓄积，导致 $PaCO_2$ 增高，引起高碳酸血症。

【病因】

1. 呼吸道因素　如窒息、上呼吸道分泌物或异物阻塞、血气胸、急性肺水肿、支气管痉挛等。

2. 慢性阻塞性肺部疾病　如肺气肿、哮喘持续状态等。

3. 医源性因素　如全身麻醉过深、镇静剂过量、呼吸机使用不当等。

4. 外科患者术后不适　切口疼痛、腹胀等因素，也可使换气量减少。

【临床表现与诊断】患者可有呼吸困难，换气不足和全身乏力；有时有气促、发绀、头痛和胸闷，严重者血压下降、谵妄、昏迷。血气分析显示血 pH 值降低，血 $PaCO_2$ 增高，CO_2-CP 由于代偿也略增高。

【治疗】尽快治疗原发病和改善肺泡通气功能，迅速排出蓄积的 CO_2。必要时可行气管插管或气管切开，使用呼吸机以改善换气。因呼吸机使用不当引起呼吸性酸中毒时，应调整呼吸机频率、压力和容量。至于慢性肺部疾病引起者可针对性地采取控制感染、扩张小支气管、促进排痰等措施，改善换气功能和减轻酸中毒程度。

四、呼吸性碱中毒

呼吸性碱中毒是指因肺泡通气过度，体内生成的 CO_2 排出过多，引起血 $PaCO_2$ 降低、血 pH 值大于 7.45 的酸碱平衡失调状态。

【病因】多见于甲状腺危象、高热、癔症、低氧血症、轻度肺水肿、肺栓塞、呼吸机使用不当等。急性呼吸窘迫综合征（ARDS）的早期常有呼吸性碱中毒。

【临床表现与诊断】呼吸性碱中毒无典型表现。有时有手足抽搐。有出现眩晕、手足和口周麻木、肌肉震颤、呼吸急促、心率加快者，血气分析显示血 pH 值增高，$PaCO_2$ 降低，CO_2-CP 由于代偿略降低，结合病史可做出诊断。

【治疗】应积极处理原发病。可用面罩或纸袋罩住口鼻，以增加呼吸道无效腔，减少 CO_2 呼出。如系呼吸机使用不当造成的通气过度，应调整呼吸频率及潮气量。出现手足抽搐者可静脉推注 10% 葡萄糖酸钙。

第四节　体液平衡失调的综合疗法

体液平衡失调是某种疾病或损伤的伴发现象和结果。治疗应根据其类型和程度而决定，输液的种类和量原则上"缺什么，补什么；需多少，补多少"。应首先处理的是：①积极恢复患者的血容量，保证循环状态良好，充分发挥自身调节机制；②积极纠正缺氧状态；③纠正严重的酸中毒或碱中毒；④治疗重度高钾血症；⑤保护重要脏器的功能。

液体疗法是指通过补液来防治体液平衡失调和供给营养物质的方法，主要包括三个方面：液体总量（补多少）、液体种类（补什么）、补液方法（怎么补）。

一、液体总量

患者住院 24 小时的补液量是纠正体液失衡的关键，一般包括日生理需要量、累积丧失量、继续损失量三个部分。

1. 日生理需要量 成人每日需要量 2000～2500mL（40ml/kg），其中生理盐水 500～1000mL，10% 氯化钾溶液 30mL（不占液体总量），其余补给 5%～10% 葡萄糖溶液。

2. 累积丧失量 指患者从发病到就诊时已经累计丧失的体液量。依据脱水原因和表现判定失水的性质及程度，从而决定补充量。由于机体本身有调节体液的能力，所以一般先按估计量的半量补给，其余半量可于次日再酌情补给。

3. 继续损失量 指治疗过程中非生理状态的丢失量，即额外损失量。如呕吐、高热、腹泻、瘘、渗液、出汗和各种管道引流液等。对发热患者，体温每升高 1℃，每日每公斤体重额外补充水 3～5mL；大量出汗，如出汗湿透一身衬衣裤时约丢失水 1000mL；对于气管切开的患者，呼吸丢失水是正常人的 2～3 倍，所以成人气管切开的患者应额外补充水 800～1000mL；腹泻、瘘、渗液和各种管道引流液，量出为入，以补充生理盐水为主。

输液量的计算公式：

第 1 日补液量＝生理需要量＋1/2 累积丧失量

第 2 日补液量＝生理需要量＋前 1 日继续丧失量＋部分累积丧失量（根据病情及时调整）

第 3 日补液量＝生理需要量＋前 1 日继续丧失量

输液量还应根据病情进行调整。

二、液体种类

根据体液失衡的性质，依据"缺什么，补什么"的原则，选用电解质、非电解质、胶体和碱性溶液。

1. 基础需求量 即生理需要量，10% 葡萄糖 1500～2000mL，0.9% 生理盐水 500mL，10% 氯化钾 3.0～4.0g。

2. 累计损失量 根据脱水的性质补液。如高渗性脱水以 5% 葡萄糖溶液为主，以后再给予盐，糖与盐之比大约为 3∶1；低渗性脱水以盐为主，必要时给予高渗性盐水；等渗性脱水补给盐和糖各半量。

3. 额外损失量 根据实际丢失的液体成分补充，发热、出汗及气管切开患者，补充 5% 葡萄糖等渗溶液。如呕吐、渗出，则补充 0.9% 氯化钠或平衡盐液。

三、补液方法

补液原则是：先盐后糖、先晶后胶、先快后慢、见尿补钾、晶胶结合，并根据患者的具体情况适当调整。

即先输入电解质溶液，然后输入葡萄糖溶液和胶体溶液，待尿量充足时（＞每小时40mL）再补钾。但高渗性缺水患者应先输入葡萄糖溶液，以降低血浆渗透压。严重代谢性酸中毒患者应尽早补给碱性药物。各种液体应依病情需要交替补给，避免长时间连续输入单一液体。

目标检测

一、选择题

A1 型题

1. 细胞内液绝大部分存在于（　　）
   A. 血液中　　　B. 脂肪中　　　C. 骨骼肌中　　　D. 肾脏中　　　E. 肝脏中

2. 正常血浆渗透压为（　　）
   A. 290～310mmol/L　　　　　B. 180～310mmol/L　　　　　C. 290～400mmol/L
   D. 60～100mmol/L　　　　　E. 100～200mmol/L

3. 等渗性脱水细胞外液的渗透压（　　）
   A. 增高　　　B. 不变　　　C. 下降　　　D. 低钾　　　E. 高钾

4. 低钾血症时，尿量超过每小时_____后再静脉补钾（　　）
   A. 20mL　　　B. 30mL　　　C. 40mL　　　D. 50mL　　　E. 60mL

5. 代谢性酸中毒最明显的临床表现是（　　）
   A. 呼吸变得又浅又快　　　B. 呼吸变得又浅又慢　　　C. 呼吸变得又深又慢
   D. 呼吸变得又深又快　　　E. 呼吸变得时浅时深

B1 型题

（6~9 题共用备选答案）
   A. Na^+　　　　　　B. Cl^-、HCO_3^- 和蛋白质　　　C. K^+、Mg^{2+}
   D. HPO_4^{2-} 和蛋白质　　　E. H^+

6. 细胞内液中的主要阳离子是（　　）

7. 细胞外液中的主要阳离子是（　　）

8. 细胞内液中的主要阴离子是（　　）

9. 细胞外液中的主要阴离子是（　　）

二、问答题

1. 试述等渗性脱水、低血钾症的病因、临床表现和治疗原则。

2. 临床上如何诊断代谢性酸中毒？

第四章　输　血

📘 **学习目标**

1. 掌握：输血的适应证和注意事项；输血的并发症及其处理；输血的途径和方法。
2. 熟悉：临床常用的血液成分制品及血液代用品。
3. 了解：自体输血及主要方式。
4. 具备通过输血救治患者的能力。

第一节　输血的基本要求

输血是一种替代性治疗，用以纠正由创伤、失血、重症感染和各种凝血功能障碍等疾病引起的血容量丢失和（或）血液成分破坏。在临床应用输血时，应严格掌握输血的适应证，正确应用血液制品，同时也应认识到输血的风险，预防并积极处理输血并发症。

知识拓展

无偿献血　安全用血

《中华人民共和国献血法》是为保证医疗临床用血需要和安全，保障献血者和用血者的身体健康，发扬人道主义精神，促进社会主义物质文明和精神文明建设而制定的法规。由中华人民共和国第八届全国人民代表大会常务委员会第二十九次会议于1997年12月29日通过，自1998年10月1日起执行。

按照法律规定，我国实行无偿献血制度。国家提倡18～55周岁的健康公民自愿献血。血站对献血者必须免费进行必要的健康检查；身体状况不符合献血条件的，血站应当向其说明情况，不得采集血液。献血者的身体健康条件由国务院卫生行政部门规定。血站对献血者每次采集血液量一般为200mL，最多不得超过400mL，两次采集间隔不少于6个月。血站采集血液必须严格遵守有关操作规程和制度，采血必须由具有采血资格的医务人员进行，一次性采血器材用后必须销毁，确保献血者的身体健康。血站应当根据国务院卫生行政部门制定的标准，保证血液质量。血站对采集的血液必须进行检测，未经检测或者检测不合格的血液，不得向医疗机构提供。

一、输血的适应证

1. 急性大出血　对于严重创伤、重大手术和大量出血的疾病，如输卵管妊娠破裂、上消化道大出血等，应及时输血治疗。一次失血量在 500～800mL，首先考虑输入晶体液或血浆代用品；失血量超过 1000mL，除输入晶体液或胶体液外，还应输入浓缩红细胞。

2. 贫血或低蛋白血症　常因慢性失血、烧伤、红细胞破坏增加或白蛋白合成不足引起，应输入浓缩红细胞纠正贫血；补充血浆或白蛋白治疗低蛋白血症。

3. 严重感染　对于经抗生素治疗无效、中性粒细胞低下的全身严重感染者，输血可提供抗体、补体，可考虑输入浓缩粒细胞以增强抗感染能力。但因输粒细胞有引起巨细胞病毒感染、肺部并发症的副作用，故使用受到限制。

4. 凝血功能障碍　根据引起患者凝血功能异常的病因，选用相关的血液成分进行治疗。如血友病患者，应输入含有凝血因子的制剂；纤维蛋白原缺乏症患者，应输入纤维蛋白原或冷沉淀制剂；血小板减少症患者，可补充浓缩血小板等。

二、输血方法

1. 输血途径　有静脉和动脉两种途径。

（1）**静脉输血**　是最常用的方法。一般选用较大的表浅静脉，如肘正中静脉、大隐静脉等。大出血急救时，应行静脉穿刺插管或使用加压输血器以保证快速输血，也可采用静脉切开输血。小儿常经头皮静脉输血。

（2）**动脉输血**　是经动脉穿刺将血液加压输入，但动脉输血操作较复杂，有发生肢体缺血、动脉栓塞等危险，现已少用。

2. 输血速度　根据出血速度、出血量及心脏功能等情况而定。一次输血时间不应超过 4 小时。一般成人输血速度为每分钟 5～10mL；老年或心功能较差者应降低输入速度，输血速度为每分钟约 1mL；小儿输血速度约为每分钟 10 滴；急性大出血时，应大量、快速输血。

第二节　自体输血

自体输血是指将患者自体的血液收集后在需要时再回输给患者的方法。自体输血可以避免血源传播的疾病和免疫抑制。目前自体输血主要有自体血液储备、血液稀释和术中血液回输三种方式。

一、回收式自体输血

回收式自体输血是指回收创伤后体腔内的积血或手术过程中的失血，经抗凝、过滤后再回输给患者。主要适用于外伤性脾破裂、异位妊娠等引起的大出血，若无污染，可行回收式自体输血。现多采用血液回收机收集失血，经自动处理后去除血浆和有害物质，可得到血细胞比容达 0.50~0.65 的浓缩红细胞，然后再回输。

二、预存式自体输血

手术前采集患者血液预存备用。择期手术患者，术前一般状态良好，无感染征象，血细胞比容≥0.30，且术中预计需血量较大者可用此法。根据需要从择期手术前的 1 个月开始采血，每 3~4 日采一次血，每次可采 300~400mL，直至术前 3 日为止。预存自体血者必须每日补充铁剂和给予营养支持。

三、稀释式自体输血

在手术当日麻醉后、手术前，从患者一侧静脉采血，同时从另一侧静脉补给采血量 3~4 倍的电解质溶液、血浆增量剂等维持患者的血容量，使血液处于稀释状态，以减少手术时血液的丢失。每次采血 800~1000mL，一般以血细胞比容≥0.25、白蛋白 >30g/L、血红蛋白 100g/L 左右为限，采血速度约为每 5 分钟 200mL。当术中失血量达到 300mL 时，可开始回输自体血液。

第三节　输血的并发症

输血可发生各种不良反应和并发症，严重者危及生命。但大多数输血并发症是可以预防的，关键是要严格掌握输血指征，遵守输血操作规程。

一、发热反应

发热反应是最常见的输血并发症。

【病因】

1. 致热原引起　致热原，如蛋白质、细菌的代谢产物或死菌等随血输入人体后引起发热反应，目前此类反应已少见。

2. 免疫反应　常见于经产妇或多次接受输血的患者，因其体内已存在白细胞或血小板抗体，当再次输血时可与输入的白细胞或血小板发生抗原抗体反应而引起发热。

【临床表现】多发生于输血开始后 15 分钟~2 小时内，主要表现为畏寒、寒战和高热，体温可达 39~40℃，伴有头痛、出汗、恶心、呕吐及皮肤潮红，多数无血压变化。症状持续 1~2 小时后逐渐缓解。少数反应严重者可出现抽搐、呼吸困难、血压下降，甚至昏迷。

【治疗】出现发热反应后，应首先分析可能的病因。对于症状较轻者可减慢输血速度，严重者则应停止输血。发热时，可服用阿司匹林，伴寒战者可肌内注射异丙嗪 25mg 或哌替啶（杜冷丁）50mg。畏寒和寒战时应注意保暖，高热不退时可用物理降温。

【预防】提倡使用一次性用品，严格处置输血用具。对于多次输血者或经产妇可输入不含白细胞和血小板成分的血液制品。

二、过敏反应

【病因】

1. 过敏体质患者对血中蛋白类物质过敏，或过敏体质的供血者随血将其体内的某种抗体转移给患者，当患者再次接触该过敏原时，即可发生过敏反应。

2. 患者因多次输入血浆制品，体内产生多种抗血清免疫球蛋白抗体，输血时发生过敏反应。

【临床表现】 多发生在输血数分钟后。轻度反应为全身性皮肤瘙痒及荨麻疹；严重时出现广泛皮疹、喉头水肿、支气管痉挛、面部血管神经性水肿，表现为喘鸣、呼吸困难、腹痛、腹泻，甚至过敏性休克乃至昏迷、死亡。

【治疗】 过敏反应轻者，减慢输血速度，口服抗组胺药如苯海拉明 25mg 对症治疗。严重者，立即停止输血，皮下注射肾上腺素（1∶1000，0.5～1mL）和（或）静脉滴注糖皮质激素（氢化可的松 100mg 加入 500mL 葡萄糖盐水）。合并呼吸困难时应做气管切开，以防窒息。

三、溶血反应

溶血反应是最严重的输血并发症，死亡率高达 20%～60%。

【病因】

1. 血型不合 多数为 ABO 血型不合引起以红细胞破坏为主的免疫反应。其次，由于输入 A 亚型不合或 Rh 及其他血型不合时也可发生溶血反应。

2. 非免疫性溶血 由输入质量不高的同型血、被过度冷藏或过度预热破坏了的红细胞，或加入了不等渗溶液的血液引起。

3. 受血者患自身免疫性贫血 其自体抗体破坏输入的红细胞而发生溶血。

【临床表现】 典型症状为患者输入血型不合的血 10～20mL 后，立即出现沿输血静脉的红肿和疼痛，并出现寒战、高热、头痛、胸痛、心前区压迫感、呼吸困难、腹痛或腰骶部痛。严重者有休克、溶血性黄疸、血红蛋白尿和急性肾衰等。手术中溶血反应最早的征象是血压下降和手术野不明原因的渗血。延迟性溶血反应多发生在输血后 7～14 日，表现为原因不明的发热、贫血、黄疸和血红蛋白尿，一般症状并不严重。

【治疗】 出现可疑症状时，应立即停止输血，核对受血者和供血者姓名及血型，并抽取患者静脉血观察血浆色泽，若为粉红色即可证实有溶血。尿潜血阳性和血红蛋白尿也有诊断意义。再次核对受血者与供血者的姓名、血型，重做血液交叉配血试验。

治疗原则是严密观察病情，及早扩容利尿，控制溶血性贫血，抗休克，保护肾功能，防治弥散性血管内凝血（简称 DIC）。对患者的治疗包括：

1. 早期应用肾上腺皮质激素 如氢化可的松或地塞米松，减轻免疫反应。

2. 抗休克 补充晶体液和胶体液，扩充血容量。对休克严重及有出血倾向的患者，应输入新鲜同型血液或补充血小板、冰冻血浆等凝血因子。

3. 保护肾功能 静脉输入 5% 碳酸氢钠溶液，碱化尿液，促进血红蛋白结晶溶解，防止肾小管阻塞。使用利尿药加快游离血红蛋白的排出。已出现肾衰竭者可行透析疗法。

严重者可考虑换血疗法，清除异形红细胞及有害的抗原抗体复合物。

【预防】加强工作责任心，严格核对患者和受血者的姓名、血袋号、血型及配血报告；严守输血操作规程，不向血液制品内加任何药物，严格掌握血液预热温度；输血前尽可能了解患者输血史；尽量输同型血。

四、细菌污染反应

细菌污染反应虽发生率不高，但后果严重。

【病因】在采血及贮存环节中无菌技术有漏洞而致血液被污染。革兰阴性杆菌在4℃环境中生长繁殖很快，并可产生内毒素。有时也可被革兰阳性球菌污染。

【临床表现】细菌经输血进入人体，患者的反应程度依细菌污染的种类、毒力大小和输入的数量而异。轻者可仅表现为发热；重者可致内毒素性休克和DIC等，出现烦躁不安、寒战、高热、呼吸困难、发绀、恶心、呕吐、全身出血点、腹痛和血红蛋白尿。急性肾衰竭、肺水肿可致患者短期内死亡。

【治疗】立即停止输血。对所输血液送检，做细菌学检查。采用抗感染、抗休克、防治DIC、保护肾功能的治疗措施（具体措施见有关章节）。

【预防】严格遵守无菌制度，按无菌要求采血、贮血和输血；输血前要检查血液，发现色泽改变、透明度变浊或气泡增多时不得使用。

五、传播疾病

误输带有病毒、细菌等的血液可传播疾病。肝炎、艾滋病、疟疾、回归热、梅毒等均可通过输血传播。其中以输血后肝炎和疟疾多见。预防措施包括：严格掌握输血适应证；对供血者进行严格体检；血液制品生产过程中有效灭活微生物；采用自体输血等。

六、循环超负荷

输血过量或过快，可引起急性心力衰竭和肺水肿。特别是心功能低下、老年、幼儿或低蛋白血症的患者。预防措施包括：对心功能低下者要严格控制输血速度及输血量，严重贫血者以输浓缩红细胞为宜。治疗包括：立即停止输血，吸氧，使用强心剂、利尿剂除去过多的体液。

七、输血相关性肺损伤

输血相关性肺损伤是一种因输血引起的致命性肺水肿，主要表现为输血后1~6小时出现急性呼吸困难、严重的双侧肺水肿及低氧血症，可伴发热和低血压。其发生与年龄、性别和原发病等无关，主要原因为所输的血液成分中含抗受血者人类白细胞抗原（HLA）的抗体。诊断时，应排除心源性肺水肿及容量过负荷。治疗措施包括气管插管、吸氧、机械通气等。预防措施包括禁止多次妊娠供血者的血浆作为血液制品等。

八、免疫抑制

输血可能改变患者的免疫反应，使受血者的免疫功能受到抑制，从而增加术后感染、肿瘤复发及潜伏病毒重新活化等方面的概率。免疫抑制与输血的量和成分有一定的关系。

九、大量输血的影响

如果 24 小时内用库存血细胞置换患者全部血容量或者数小时内输血超过 4000mL，则可能出现低体温、碱中毒、暂时性低钙血症、高钾血症等并发症。低体温损害血小板功能，也影响正常的凝血，并可加重低钙血症。当临床有出血倾向及 DIC 表现时，应输浓缩血小板。多数体温正常、无休克者可以耐受快速输血而不必补钙，提倡监测血钙下补充钙剂。合并碱中毒时，往往不出现高钾血症，除非有肾功能障碍，需注意监测血钾浓度，若高钾又合并低钙，应关注对心功能的影响。

此外，部分免疫功能低下的患者多次输血还可能引起输血相关性移植物抗宿主病等。

第四节 血液成分制品

一、血细胞成分

血细胞成分是将血液成分如红细胞、白细胞、血小板、血浆、血浆蛋白等用科学的方法分开制备成高纯度的制剂。成分输血实现一血多用，安全合理、节约血源，又能解决现代医疗的巨量需要，具有科学性、可行性和一定的先进性，已成为临床各科输血发展的必然趋势。

1. 红细胞制品 分为浓缩红细胞、洗涤红细胞、冰冻红细胞、去白细胞的红细胞等制品，临床以浓缩红细胞最为常用。浓缩红细胞容量小，疗效高，不良反应少。每袋 110～120mL，含 200mL 全血中的全部红细胞，血细胞比容为 0.7～0.8。适用于各种急性失血和慢性贫血，特别是有心功能不全的老年人或小儿。

2. 白细胞制品 主要是浓缩粒细胞。由于该制品可能对献血者和受血者产生一定的风险和并发症，目前已少用。

3. 血小板制品 有手工制备浓缩血小板和机采浓缩血小板两者。产品中红细胞和白细胞污染量低，可减少或延迟同种免疫反应。此制品适用于再生障碍性贫血和各种原因血小板低下患者，以及大量输血、体外循环后血小板锐减的患者。成人输入 2 袋血小板 1 小时后血小板数量可至少增加 5×10^9/L。

二、血浆成分

血浆成分分为新鲜冰冻血浆、冰冻血浆及冷沉淀。

1. 新鲜冰冻血浆　含有血液中的全部凝血因子。作用是补充凝血因子，扩充血容量。于 -30 ~ -20℃ 低温保存。有效期约为 1 年。

2. 冰冻血浆　新鲜冰冻血浆经过处理以后可转为冰冻血浆，并可继续保存到 5 年，可补充稳定的凝血因子和血浆蛋白。

3. 冷沉淀　为新鲜冰冻血浆融化后的沉淀物，含有凝血因子Ⅷ和纤维蛋白原。适用于甲型血友病、血管性血友病和纤维蛋白原缺乏症。

三、血浆蛋白成分

血浆蛋白成分包括白蛋白制剂、免疫球蛋白及浓缩凝血因子。

1. 白蛋白制剂　有 5%、20%、25% 三种浓度，20% 白蛋白制剂最为常用。它有纠正低蛋白血症、补充清蛋白、维持胶体渗透压、补充血容量及运输小分子物质的作用。高浓度制剂还有脱水作用。适用于治疗营养不良性水肿、肝硬化或其他原因所致的低蛋白血症。

2. 免疫球蛋白　包括正常人免疫球蛋白（肌内注射使用）、静脉注射免疫球蛋白和针对各种疾病的免疫球蛋白（抗破伤风、抗乙型肝炎等）。肌内注射免疫球蛋白多用于预防传染病，静脉注射丙种球蛋白用于低球蛋白血症而引起的重症感染。

3. 浓缩凝血因子　包括抗血友病因子、凝血酶原复合物、抗凝血酶Ⅲ、纤维蛋白原制剂等，主要用于治疗血友病及各种凝血因子缺乏症。

第五节　血液代用品

血浆代用品是指由加工或合成的高分子物质制成的胶体溶液，可以代替血浆扩充血容量。其分子量和胶体渗透压近似血浆蛋白，能较长时间在循环中保持适当浓度，一般不在体内蓄积，也极少导致红细胞聚集、凝血障碍等不良反应。临床常用的包括右旋糖酐、羟乙基淀粉和明胶制剂。

一、右旋糖酐

右旋糖酐等渗盐溶液是常用的多糖类血浆代用品。中分子量右旋糖酐渗透压较高，能在体内维持作用 6 ~ 12 小时，常用于低血容量性休克、输血准备阶段以代替血浆。低分子右旋糖酐输入后在血中存留时间短，增加血容量的作用仅维持 1.5 小时，且具有渗透性利尿作用。由于右旋糖酐有覆盖血小板和稀释血液而引起出血的倾向，本身又不含凝血因子，故 24 小时最大输入量为 1500mL。

二、羟乙基淀粉

羟乙基淀粉是由玉米淀粉制成的血浆代用品。该制品在体内维持作用时间较长（24 小时尚有 60%），被作为低血容量性休克的容量治疗及手术中扩容的常用制剂。临床上常用的 6% 羟乙基淀粉（代血浆），除能维持胶体渗透压外，还能补充细胞外液的电解质和提供碱储备。24 小时最大用量为 2000mL。

三、明胶制剂

明胶制剂是由各种明胶与电解质组合的血浆代用品。含 4% 琥珀酰明胶的血浆代用品，其胶体渗透压为 6.2kPa，能增加血容量，防止组织水肿，改善微循环和组织灌注。

目标检测

一、选择题

A1 型题

1. 一般成年人失血不超过_____可不用输血，通过人体的代偿而恢复（　）
   A. 300mL　　　　B. 500mL　　　　C. 700mL　　　　D. 800mL　　　　E. 1000mL

2. 关于输血的适应证，错误的一项是（　）
   A. 纠正贫血或低蛋白血症　　　　　　　B. 大出血时，补充血容量
   C. 增加营养素，供应能量　　　　　　　D. 凝血异常，补充各种凝血因子
   E. 抗感染，如输入补体、抗体

3. 输血后非溶血性发热反应多发生于输血后的（　）
   A. 30 分钟　　　　　　　B. 15 分钟~2 小时　　　　　C. 2~3 小时
   D. 3~4 小时　　　　　　E. 5 小时

B 型题

（4~5 题共用备选答案）
   A. 浓缩粒细胞　　　　　B. 浓缩红细胞　　　　　C. 新鲜血浆
   D. 白蛋白制剂　　　　　E. 纤维蛋白原

4. 治疗慢性贫血可输入（　）

5. 治疗脑水肿可输入（　）

二、问答题

1. 如何预防溶血反应？溶血反应的治疗重点有哪些？

2. 简述血液成分制品的分类。

3. 为什么临床输血要严格掌握适应证？

第五章 休 克

学习目标

1. 掌握：休克的概念、临床分期及各期的临床表现。
2. 熟悉：外科常见休克的诊断要点和治疗原则。
3. 了解：休克各期微循环变化的发生机制及中心静脉压的临床意义。
4. 具备能够运用相关临床资料分析病情和做出准确诊断及治疗的能力。

第一节 概 述

休克是由多种致病因素所致以机体有效循环血量减少、组织灌流不足、细胞缺氧、代谢紊乱和功能受损为主要病理生理改变的一组临床综合征，有效循环血量锐减是其共同特点。其主要临床表现为意识障碍、面色苍白、四肢湿冷、脉搏加快、血压下降、呼吸浅速、尿量减少等。

知识拓展

休克（Shock）

Shock 原意为打击或震荡。最早在 1731 年法国医生 Le Dran 首次将法语 secousseuc 翻译成 shock 并用于医学。19 世纪末，Warren 和 Crile 对休克患者的临床表现做了经典的描述：面色苍白、四肢湿冷、脉搏细数、脉压缩小、尿量减少、神志淡漠、低血压。20 世纪 60 年代，通过不断的临床研究，Lillehei 提出了休克的微循环障碍学说及难治性休克与 DIC 的有关概念。20 世纪 80 年代以来，临床学者们从低血容休克转向败血症休克，从细胞、亚细胞和分子水平对休克的发病机制进行了研究，发现休克与许多具有促炎或抗炎作用的体液因子有关，提出全身炎症反应综合征等概念。

【病因分类】

休克有多种分类方法，本章节根据休克的病因将休克分为低血容量性、心源性、感染性、过敏性、神经性休克等。外科以低血容量性和感染性休克较常见。

1. 低血容量性休克　主要因有效血容量骤减所致，在各类休克中较为常见。如上消化道大出血、外伤所致肝脾破裂或血管断裂大出血等引起的休克，称为失血性休克；大面积烧伤创面血浆渗出和因严重腹泻、呕吐等引起的休克，称为失液性休克。创伤性休克伴有大量血浆或全血丧失者，也属于低血容量性休克。

2. 感染性休克　细菌的外毒素或内毒素可造成以下变化：①心肌损害，使心搏出量下降；②细菌毒素和免疫复合物等可使机体释出组胺、5-羟色胺、激肽、前列腺素等血管活性因子，引起微循环改变和毛细血管通透性增高，导致有效循环血量减少；③多种毒素、白细胞等损坏后产物（包括酶类、氧自由基等）可直接损害正常细胞。故感染性休克为复合因素所引起。常见于败血症、重症急性胆管炎、绞窄性肠梗阻、急性腹膜炎等。

3. 心源性休克　因心排出量急剧减少所致，见于急性心肌梗死、严重心律失常等疾病。

4. 过敏性休克　由于某些药物（如青霉素）或血清制剂（如破伤风抗毒血清）所引起的过敏反应，组胺类物质释放使血管骤然扩张所致。

5. 神经性休克　由于剧烈疼痛、手术时过度牵拉内脏神经或椎管内麻醉阻断了交感神经对血管的调节作用，使血管扩张所致。

【病理生理】导致休克的原因很多，发病机理亦不尽相同，但当休克发展到一定阶段时，均存在着有效循环血容量减少、组织灌注不足及产生大量炎症介质等病理生理改变。机体通过各种代偿机制来维持内环境的稳定，相关的病理生理变化是构成临床表现的基础。

1. 有效循环血量锐减　所谓有效循环血量，是指单位时间内通过心血管系统进行循环的血量，不包括贮存于肝、脾和淋巴窦或停滞在毛细血管中的血量。机体的组织细胞主要依靠微循环的灌流来进行物质交换，而良好的微循环则取决于维持正常循环功能的三个基本要素：①充足的血容量；②有效的心排血量；③正常的周围血管张力。无论哪个因素发生改变并超出机体的代偿能力时，都可导致有效循环血量减少而发生休克。

2. 微循环改变

（1）微循环收缩期　在休克早期，由于有效循环血量显著减少、组织灌流不足，同时因循环血量的降低引起血压的下降，因而激发机体产生一系列代偿性调节的应激反应，包括主动脉弓和颈动脉窦压力感受器产生的加压反射及交感-肾上腺轴兴奋并释放大量儿茶酚胺、肾素-血管紧张素分泌增加等环节，引起心率加快、心排出量增加以维持循环相对稳定，通过选择性收缩外周和内脏的小血管使循环血量重新分布，优先保障心、脑、肾等重要器官的有效灌注。但由于小血管的收缩，特别是毛细血管前括约肌的收缩，使真毛细血管网中的血流量大为减少，大部分血液经过动-静脉短路，直接从小静脉回流，而不经过真毛细血管网，因而全身多数组织处于缺血、缺氧的状态。由于此时组织缺氧尚不严重，若能及时去除病因积极复苏，休克状态常能逆转。

（2）微循环扩张期　在休克中期，组织灌注持续减少，细胞缺氧严重，无氧代谢而产生的酸性产物（乳酸、丙酮酸等）增多，引起代谢性酸中毒；又因缺氧刺激组织中的肥大细胞释放组胺类血管活性物质等因素，这些物质可直接引起毛细血管前括约肌舒张，而后括约肌则因对其敏感性低而仍处于收缩状态，结果出现微循环内的毛细血管广泛扩张，血液滞留，毛细血管网内静水压升高及管壁的通透性增强，血浆中的小分子蛋白和水分大量外渗，结果血容量更为减少，组织缺氧也更加严重。

（3）**微循环衰竭期** 在休克后期，随着病情发展呈不可逆性。微循环内血流速度缓慢，血液黏稠度增加，使红细胞和血小板易发生凝集，并在毛细血管内形成微血栓，严重者引起 DIC，进一步加重细胞缺氧和组织、器官的损伤。由于广泛微血栓形成消耗了大量凝血因子，因而发生出血倾向或广泛出血。此期临床上可出现多器官或系统功能衰竭，使休克的纠正更加困难。

3. 细胞损害和代谢改变 休克过程中细胞因缺氧而引起代谢障碍。

（1）**能量代谢** 休克时的代谢变化首先是能量代谢异常。由于组织灌注不足和细胞缺氧，无氧糖酵解过程成为机体获得能量的主要途径。后期，由于肝糖原消耗和肝细胞功能降低，血糖也随之降低。

（2）**细胞代谢** 由于组织缺氧，三羧酸循环、氧化磷酸化耦联、电子传递等受限，三磷酸腺苷（ATP）产生不足，乳酸生成过多。继而内质网和线粒体肿胀，溶酶体膜损伤，引起细胞自身消化与破坏，最终导致器官功能障碍。

（3）**蛋白质代谢** 主要是骨骼肌蛋白质分解加速，血中支链氨基酸，如缬氨酸、亮氨酸、异亮氨酸等增多。ATP 不足又可影响内质网功能，使蛋白质合成减少，机体免疫力降低。

（4）**酸碱失衡** 细胞缺氧代谢时产生的大量乳酸和丙酮酸引起酸中毒。严重酸中毒可使细胞内溶酶体膜破裂，蛋白水解酶及脂酶等释出，造成细胞自溶，并且损害其他细胞，引起器官功能性和器质性损害。

4. 重要脏器继发性损害 休克时的器官功能变化，一部分是代偿性效应，有利于机体自身稳定；另一部分则是组织细胞较重或严重损害的结果，即临床所谓的"衰竭"。休克时由于小动脉痉挛、微循环障碍、DIC 的形成等，使器官的部分组织因严重的缺血、缺氧而发生细胞的变性、坏死，从而导致脏器的功能障碍甚至衰竭。由于机体内各脏器相关，一个重要器官发生衰竭以后，其他器官可受其影响，甚至相继发生功能障碍。因此，休克发展到后期，相继出现多器官功能障碍，受损害较多的是心、肺、肾、肝、脑等，而常以肾最先受损。

（1）**肾** 休克时因血压下降和肾血管痉挛，使肾血流量减少，肾小球滤过率降低，尿量减少。肾内血流发生再分布，近髓循环的短路大量开放，使肾皮质外层的血流量锐减，肾小管上皮变性坏死，可发生急性肾衰竭。

（2）**心** 休克时由于缺氧、酸中毒、高钾血症和胰腺产生的心肌抑制因子，尤其是失代偿期舒张压下降、冠状动脉血液灌流量不足等都可造成心肌损害，出现心力衰竭。

（3）**肺** 休克时由于肺内动 - 静脉短路大量开放，肺动脉分支血流未经肺泡氧合作用即由短路流向左心，使呼吸成为无效运动。同时，因发生肺水肿、肺不张、肺实变、肺泡内透明膜形成（渗液中蛋白质凝固）等病变，造成肺泡周围虽有血流灌注却得不到氧合。上述变化的结果是肺的通气与灌流的比例失调，加上肺内产生 DIC，出现进行性动脉血氧分压降低和呼吸困难。这种情况，人们称之为"休克肺"，或成年人呼吸窘迫综合征（ARDS）。

5. 介质在休克中的作用 诸多体液因子参与了休克的发生发展过程，如神经内分泌介质、激肽系统、补体系统、细胞因子、前列腺素类、炎性介质及氧自由基等，这些介质可引起局部或全身效应。介质或体液因子可通过影响血管舒缩，改变组织灌注，导致细胞聚集及血管内凝血，而引发微循环障碍。如 TXA_2 具有强烈的促凝和收缩血管作用；过氧化物、C5a、TXA_2、LTB_4 对细胞膜结构，过氧化物对细胞壁、蛋白质、核酸等有直接破坏作用，由此加剧了休克引发的细胞损伤乃至多器官功能不全与衰竭。

【临床表现】休克的临床表现可分为两个阶段，即休克代偿期和休克抑制期。

1. 休克代偿期 在休克早期，机体处于代偿阶段，相当于微循环收缩期。中枢神经系统兴奋性提高，交感肾上腺轴兴奋，患者主要表现为神情紧张，焦躁不安，面色苍白，四肢厥冷，呼吸、心率加快，脉压缩小，尿量正常或减少等。在此阶段，大多数患者尚未出现器官功能障碍，若能及时诊断并予以有效治疗，休克多可较快被纠正。否则，病情持续发展，则进入休克抑制期。

2. 休克抑制期 休克的抑制期相当于微循环扩张期和衰竭期，患者则处于抑制状态。患者主要表现为神情淡漠，反应迟钝，甚至出现意识模糊或昏迷；皮肤湿冷，口唇肢端发绀；脉搏细速，血压进行性下降。严重时，全身皮肤、黏膜明显发绀，脉搏触摸不清，血压检测不到，少尿甚至无尿。若皮肤、黏膜出现淤斑或消化道出血，提示 DIC 的发生。若出现进行性呼吸困难、烦躁、发绀，给予一般的吸氧不能改善呼吸状态，应考虑已发生 ARDS。

【诊断】不同类型的休克症状和体征都不尽相同。典型休克的诊断一般不难，关键在于早期诊断，并准确判断休克的严重程度。其诊断要点主要有：患者出现神志淡漠、反应迟钝、面色苍白、四肢厥冷、皮肤黏膜发绀、外周静脉塌陷，收缩压 <90mmHg、脉压 <20mmHg，脉搏细速（ >100 次/分），尿量 <25mL/h。休克不同分期和程度的临床表现见表 5 - 1。

表 5 - 1　休克不同分期和程度的临床表现

分期	程度	临床表现								失血量估计（成人低血容量性休克）
		神志	脉搏	血压	口渴	皮肤黏膜		尿量	周围循环情况	
						色泽	温度			
休克代偿期	轻度	神志清楚，精神紧张，伴有痛苦的表情	100 次/分以下，有力	收缩压正常或稍升高，舒张压增高，脉压缩小	口渴	开始苍白	正常或发凉	正常	正常	20% 以下（800mL 以下）

续表

分期	程度	临床表现								失血量估计（成人低血容量性休克）
		神志	脉搏	血压	口渴	皮肤黏膜		尿量	周围循环情况	
						色泽	温度			
休克抑制期	中度	神志尚清楚，表情淡漠	100～200次/分	收缩压70～90mmHg,脉压小	很口渴	苍白	发冷	尿少	表浅静脉塌陷，毛细血管充盈迟缓	20%～40%（800～1600mL）
	重度	意识模糊，甚至昏迷	速而细弱，或摸不清	收缩压在70mmHg以下或测不到	非常口渴，可能无主诉	显著苍白，肢端青紫	冰冷（肢端更明显）	尿少或无尿	毛细血管充盈非常迟缓，表浅静脉塌陷	40%以上（1600mL以上）

【监测】休克的监测对确定诊断，判断病情轻重及预后，以及指导抢救都具有十分重要的意义。对休克患者要争取做到早发现、早诊断、及时抢救，并在休克过程中掌握病情动态，以便采取有效的治疗措施。

1. 一般监测

（1）**意识状态** 是反映休克患者脑组织血液灌流情况是否良好的一项敏感指标。休克早期，中枢神经系统兴奋性增强，且脑组织血液灌流尚好，轻度脑缺氧时，患者出现烦躁不安。随着休克的加重，脑组织缺氧持续存在，患者开始出现神情淡漠或意识模糊，甚至昏迷。

（2）**脉率和血压** 脉率增快往往早于血压的降低，是休克早期的重要诊断指标之一。休克代偿期因心率加快和外周动脉收缩，血压可正常甚至稍升高，因收缩压变化不明显，而舒张压升高，故脉压缩小。休克抑制期，血压进行性下降，甚至无法监测，脉压更小。一般认为，收缩压 <90mmHg、脉压 <20mmHg 是休克存在的表现。

（3）**呼吸** 休克早期，患者常因机体缺氧而出现呼吸急促；若存在代谢性酸中毒时，呼吸深而快；随着休克加重，出现呼吸微弱。若患者出现呼吸急促，且血氧饱和度 <90%、动脉血氧分压（PaO_2） <60mmHg，吸入高浓度氧后仍无明显改善，提示有 ARDS。

（4）**皮肤的色泽及湿度** 休克时由于交感神经兴奋，微血管收缩，患者出现面色苍白、皮温降低、出冷汗等。若皮肤、口唇发绀，甲下毛细血管充盈和浅静脉充盈时间延长等，常提示微循环血液淤滞；若皮肤出现淤斑，常提示 DIC 发生；若皮肤由苍白、发绀转为红润，四肢湿冷转为温暖干燥，表明休克好转。

（5）**尿量** 尿量是反映肾血流灌注情况的常用指标。如尿 <30mL/h，常提示肾血管痉挛；如尿比重高，则提示血容量不足；如尿量 <20mL/h，比重低且恒定在 1.010 左右，尿中有管型，常提示有急性肾衰竭。若尿量 >40mL/h，则表明肾脏血液灌流改善，是休克好转的一个重要指标。

2. 特殊监测

（1）**中心静脉压（CVP）** 中心静脉压是指近右心房的胸腔段上、下腔静脉的压力。中心静脉压的变化是监测休克的一项灵敏指标，正常值为 $5\sim10cmH_2O$。当 CVP < $5cmH_2O$，提示血容量不足；当 CVP > $15cmH_2O$，则提示心功能不全或静脉血管床收缩。CVP 受静脉回心血量、血容量、心功能的影响，还受胸腔、心包压力及静脉血管张力等因素的影响。

（2）**肺毛细血管楔压（PCWP）** 肺动脉压（PAP）和肺毛细血管楔压（PCWP），可反映肺静脉、左心房和左心室的功能状态。PCWP 正常值为 $6\sim15mmHg$，与左心房内压接近；PAP 正常值为 $10\sim22mmHg$。PCWP 低于正常值反映血容量不足（较 CVP 敏感）；PCWP 增高反映左心房压力增高，如急性肺水肿等。

（3）**心脏指数（CI）和心排出量（CO）** CI 是单位体表面积的心排出量，正常值为 $2.5\sim3.5L/(min\cdot m^2)$。CO 是每搏排出量与心率的乘积，用 Swan-Ganz 导管由热稀释法测出，成人 CO 正常值为 $4\sim6L/min$。CO 和 CI 的监测对判断中、重度休克患者的血流动力学分型及抢救治疗有很大的帮助。

（4）**动脉血气分析** PaO_2 的正常值为 $80\sim100mmHg$，而 $PaCO_2$ 的正常值则为 $36\sim44mmHg$。休克时可因肺换气不足，出现体内二氧化碳蓄积致 $PaCO_2$ 明显升高；相反，如患者原来尚无肺部疾病，因过度换气可致 $PaCO_2$ 较低；若在通气良好的情况下，$PaCO_2$ 反而呈现增高，则提示有严重的肺泡功能不全。动脉血 pH 值反映机体总体的酸碱平衡状态，正常值为 $7.35\sim7.45$。pH 值的改变可反映体内酸碱代谢的情况，休克患者代谢性酸中毒比较常见。

（5）**动脉血乳酸盐测定** 休克时无氧代谢必然导致高乳酸血症的发生，监测其变化有助于估计休克程度及预后。正常值为 $1\sim1.5mmol/L$，危重患者可达到 $2mmol/L$。乳酸盐值越高，预后越差，若超过 $8mmol/L$，几乎无生存可能。

（6）**DIC 的检测** 对于有出血倾向的患者，需要测定血小板、凝血因子及纤溶活性等指标。当下列 5 项检查中出现 3 项以上异常，有休克及微血管栓塞症状和出血倾向时，即可诊断 DIC：①血小板计数 < $80\times10^9/L$；②凝血酶原时间比对照组延长 3 秒以上；③血浆纤维蛋白原低于 $1.5g/L$；④3P（血浆鱼精蛋白副凝）试验阳性；⑤血涂片中破碎红细胞超过 2%。

（7）**胃肠黏膜内 pH 值（intramucosal pH，pHi）监测** 胃黏膜内 pHi 能反映组织局部的灌注和供氧情况。pHi 的正常范围为 $7.35\sim7.45$，其异常也能提示休克的存在，也可提示预后。休克时的缺血和缺氧可较早反映在胃肠道黏膜。

【治疗】恢复有效循环血容量，改善组织的低灌注状况，保证各脏器的正常功能是休克治疗的主要目标。在恢复血流动力学稳定的同时，及早去除休克的病因及并发症的防治是休克治疗的重要部分。

1. 一般紧急处理 包括积极处理引起休克的原发伤、病，如止血、制动、保持呼吸道通畅等。休克患者急救时可采取头部和躯干部抬高 $20°\sim30°$、下肢抬高 $15°\sim20°$ 的体位，以利于呼吸和下肢静脉血的回流。及早建立静脉通路，并以药物维持血压。早期给予鼻管或面罩吸氧，一般可间歇给氧，氧流量为 $6 \sim 8L/min$。注意保温，酌情给予镇静或镇痛剂。

2. 恢复有效循环血量 简称扩容。休克时存在血容量不足，或者因心血管功能失常致有效循环血量不足，恢复有效循环血量是纠正休克引起的组织低灌注和缺氧的关键。一般需从静脉输液以增加静脉回心血量，增加心搏出量。临床实施时应结合患者具体情况选择输液的剂量、成分和输注速度，应以休克的类型、程度、时间、尿量和 CVP 变化作为依据。

3. 消除病因 由外科疾病引起的休克，多数存在需要手术处理的原发病变，如内脏破裂大出血的控制、坏死肠袢的切除、消化道穿孔的修补、脓液的引流，以及开放性气胸伤口的封闭和张力性气胸的胸腔排气术等。如果只采用恢复有效循环血量的措施，往往难以取得显著的效果，一般应在休克初步纠正之后进行手术。若不处理原发病变就无法纠正休克时，应在积极进行抗休克的同时，当机立断地进行手术，手术应以简单、迅速、安全、有效为原则。

4. 纠正酸碱及水电解质失衡 休克早期由于呼吸加深加快，呼出过多的 CO_2，而发生呼吸性碱中毒。一般中度以上休克，由于持续缺血缺氧，致使糖、脂肪及蛋白分解代谢亢进，大量酸性代谢产物堆积而发生代谢性酸中毒。合并呼吸衰竭者，也可因呼吸抑制，CO_2 潴留而出现呼吸性酸中毒。应根据病情合理纠正，一般成人中度以上休克应补 5%碳酸氢钠 $250 \sim 500mL$，也可根据公式计算。

5. 血管活性药物的应用 合理使用血管活性药物，改善组织的血液灌流，阻止休克的发展，是抗休克的重要措施之一。一般来说，在抗休克时经采用消除病因、补充血容量等措施之后血压仍不回升，则可使用血管活性药物，以调节血管舒缩功能，改善微循环的血液灌流。

（1）**血管收缩剂** 常用于外科休克的血管收缩剂包括：

①去甲肾上腺素：以兴奋 α 受体为主，收缩血管和升压作用很强，常用 $2 \sim 8mg$ 加入 5%葡萄糖溶液 500mL 内静脉滴注，依血压的高低调节滴速。

②间羟胺（阿拉明）：是临床最常用的升压药物。常用 $5 \sim 10mg$ 肌内注射，或 $10 \sim 20mg$ 加入 5%葡萄糖溶液 100mL 静脉滴注，注意依血压的高低调整滴速。

③多巴胺：是外科休克最常用的血管活性药。它可作用于 α 受体、β_1 受体及多巴胺受体，不同的剂量所起的效应有所不同。如 $3 \sim 5\mu g/(kg \cdot min)$ 静脉滴注，可使周围（包括肾、肠等）的血管舒张；$6 \sim 15\mu g/(kg \cdot min)$ 能使心肌收缩增强；$>15\mu g/(kg \cdot min)$ 时，主要起血管收缩作用（肾、肠等器官灌注减少）。临床可以联合应用两种血管活性药，取长补短。例如：先用中等剂量的多巴胺，以增加心搏出量和组织灌注；如血压仍偏低，则可加用间羟胺；如收缩压上升至 $>90mmHg$，但肢端循环不良、尿量很少，则可加用硝普钠，维持血压低于原有水平 $5 \sim 10mmHg$，同时仍能改善组织灌注。

（2）**血管扩张剂** 外科常用的血管扩张药有硝普钠、硝酸甘油、酚妥拉明、抗胆碱能药物等，它们的药理作用各异。硝普钠主要作用于血管平滑肌，使周围血管阻力和肺动脉楔压降低；酚妥拉明为受体阻滞剂，可使周围阻力降低和心搏增强；硝酸甘油则主要使肺动脉楔压降低；山莨菪碱为胆碱能受体阻滞剂，其血管扩张作用不如前三者，但作用时间稍长，可使心率加快。

(3) **强心药**　包括兴奋 α、β 肾上腺素能受体兼有强心功能的药物，如多巴胺和多巴酚丁胺等，其他还有强心苷如毛花苷 C（西地兰），可增强心肌收缩力，减慢心率。强心剂可防治快速补液时可能发生的心衰和肺水肿，一般如无心律失常等强心剂禁忌证，可用西地兰每次 0.2～0.4mg；或毒毛旋花素 K 每次 0.125～0.25mg 稀释后缓慢静脉注射。

为了兼顾各重要脏器的灌注水平，常将血管收缩剂与扩张剂联合应用。例如：去甲肾上腺素 0.1～0.5μg/(kg·min) 和硝普钠 1.0～10μg/(kg·min) 联合静脉滴注，可减少外周阻力 45%，增加心脏指数 30%，使血压提高到 80mmHg 以上，尿量维持在 40mL/h 以上。

6. 治疗 DIC 改善微循环　防治原则是尽早去除病因，消除促发因素，改善微循环，纠正酸中毒。对诊断明确的 DIC，可用肝素抗凝，肝素 0.5～1mg（50～100μ）/kg，加入 5% 葡萄糖溶液 250mL 中静脉滴注，每 6 小时 1 次，如凝血时间（试管法）超过 30 分钟则须停药。有时还使用抗纤溶药如氨甲苯酸、氨基己酸，抗血小板黏附和聚集的阿司匹林、潘生丁（双嘧达莫）和小分子右旋糖酐。早期可酌情应用肝素或其他抗凝解聚药物及中药（如丹参注射液）等。

7. 皮质类固醇的应用　皮质类固醇可用于感染性休克和其他较严重的休克。其作用主要是：①增加心排出量；②扩张血管，改善微循环；③稳定溶酶体膜，从而防止细胞自溶坏死；④由于改善微循环而间接增强网状内皮系统功能；⑤中和内毒素。剂量如下：地塞米松 1～3mg/kg 一次静脉滴注；甲泼尼龙 15～30mg/(kg·d)；氢化可的松琥珀酰钠 25～50mg/(kg·d)，首剂可用半量。

8. 支持和保护内脏功能　休克晚期或重度、极重度休克多有 1 个或 2 个以上器官功能不全或衰竭，救治困难。对休克合并 3 个器官以下的脏器衰竭，在有效的病因治疗、抗休克、抗 DIC 和内脏（心、肾、肺、脑、肝、胃肠等）功能支持下，部分患者仍能生存。

9. 中医中药的应用　休克在中医学中属于厥证和脱证的范畴，是人体阴阳气血逆乱的表现。根据发病原因和临床表现，可分为热厥和寒厥、血脱和气脱、亡阴与亡阳。在治疗时，应辨证求因，审因论治。感染性休克多属热厥，治则是解毒凉血、清热救阴，方用犀角地黄汤合生脉散。患者素体衰弱者多属寒厥，治则是回阳救逆、益气温阳，方用四逆汤合独参汤。失血性休克多属亡阴气脱证，治则是益气养阴，方用生脉散合增液汤。各类休克的晚期多属亡阴亡阳证，治则是回阳固阴，方用生脉散合四逆汤或参附龙牡汤。休克严重时，口服药物多有困难，可用四逆汤、生脉散、人参、增液汤等针剂注射。

第二节 低血容量性休克

低血容量性休克是外科最为常见的一种休克类型。常因大量失血、体液丢失或液体滞留在第三间隙，导致有效循环量减少而引起。临床包括失血性休克和创伤性休克，由脏器出血或大血管损伤造成血容量丢失而引起的休克称为失血性休克；若因各种严重创伤或大手术后同时具有失血及血浆丢失而发生的休克称之为创伤性休克。失血及失液性休克的原因是血容量锐减；创伤性休克的发病机制较复杂，除有血和体液丢失外，还有其他因素。

一、失血性休克

失血、失液后血容量不足是休克发生的始动因素，失血性休克在外科较为常见。主要是由于有效血容量减少和心搏出量降低，超过了机体代偿机制的限度，病情的发展与出血或体液丢失的量和速度密切相关。

【病因】出血性因素多见于大血管损伤、腹部损伤所致肝脾破裂、上消化道大出血、肝癌破裂、宫外孕出血等；体液丢失的因素如大面积烧伤引起大量血浆丧失，急性肠梗阻或幽门梗阻丢失大量消化液等。

【治疗】失血性休克的治疗主要包括补充血容量和积极处理原发病、制止出血两个方面。注意要两方面同时进行，以免病情继续发展引起器官损害。

1. 病因治疗

（1）失血性休克 创伤性出血根据出血的部位可采用局部包扎止血、压迫止血、结扎或手术等；上消化道出血大多可以用止血药、垂体后叶素、三腔二囊管（针对食管－胃底静脉曲张）或内镜局部处理，缓解出血；少数患者的出血用以上方法仍不能缓解，则需要紧急手术止血，应一边快速扩容，一边施行创伤较轻的手术处理。

（2）失液性休克 常见的病因有大面积烧伤、高温环境中脱水、急性胰腺炎、急性肠梗阻等，不同因素引起的体液丢失治疗上需要区别对待。例如：急性胰腺炎并发休克，除了扩容，应及时引流含有胰酶的腹腔液和清除坏死组织；急性肠梗阻则应设法及时解除梗阻，以免肠内有害物质继续进入血流和肠管血液循环障碍加重。

2. 补充血容量

失血性休克可根据休克指数协助判断失血量，首先补充 2～3 倍于失血量的平衡液，然后补充适量血液，维持血细胞比容在 30% 左右。通常失血量小于循环血量的 20%（800mL），胶体液中可全部用代血浆；失血量达 20%～40%（800～1600mL），或红细胞比容低于 30%、血红蛋白低于 90g/L，代血浆和全血各输一半；失血量大于 50%（2000mL），全血应占 2/3。

此外，还要根据血流动力学指标，如 CVP、P、BP、PCWP 的变化，以及每小时尿量及周围微循环情况来调节输液、输血的量及速度。临床上常以血压结合中心静脉压的测定来指导补液，详见表 5–2。

表5-2　中心静脉压及血压变化的处理原则

CVP	BP	原因	处理原则
高	低	心功能不全或血容量相对过多	给强心药，纠正酸中毒，扩张血管
高	正常	容量血管过度收缩	扩张血管
低	低	血容量严重不足	充分补液
低	正常	血容量不足	适当补液
正常	低	心功能不全或血容量不足	补液试验*

*补液试验：用生理盐水250mL，于5～10分钟内静脉注入，如血压升高而CVP不变，提示血容量不足；如血压不变而CVP升高3～5cmH$_2$O，则提示心功能不全。

二、创伤性休克

创伤性休克多见于严重外伤，如复杂性骨折、大面积挤压伤或大手术等，引起血液或血浆丧失、损伤处炎性肿胀和体液渗出，导致低血容量。一方面，机体内可出现组胺、蛋白酶等血管活性物质，引起微血管扩张和通透性增强，致有效循环血量进一步减少；另一方面，创伤能够刺激神经系统，引起疼痛和神经内分泌系统反应，影响心功能。部分创伤如胸部损伤可直接影响心、肺，颅脑损伤有时可使血压下降等。所以创伤性休克的病情往往比较复杂。

创伤性休克也属于低血容量性休克，且病情变化比较复杂，在有效扩充血容量的同时，应及时完善必要的检查，准确判断伤情，以制订全面、合理的治疗方案。创伤后疼痛刺激严重者需适当给予镇痛或镇静剂；妥善临时固定（制动）受伤部位；对危及生命的创伤如开放性或张力性气胸、连枷胸等，应做必要的紧急处理。手术和较复杂的其他处理，一般应在血压稳定后或初步回升后进行。创伤或大手术继发休克后，还应使用抗生素，避免继发感染。

第三节　感染性休克

感染性休克又称为脓毒性休克，是由脓毒症引起的低血压状态。外科感染性休克多见于烧伤、腹膜炎、化脓性胆管炎、重症胰腺炎、绞窄性肠梗阻、泌尿系感染等。相对而言，革兰阴性菌更易引发休克。培养证实：革兰阴性菌菌血症约50%发展为休克，而革兰阳性菌菌血症约25%最终出现休克。

【临床分型】外科感染性休克患者常表现为原发感染病症状和体征，白细胞增高；并伴有寒战、高热，脉细速，神志障碍（烦躁不安、表情淡漠、嗜睡、昏迷），面色苍白，皮肤发绀、湿冷，少尿或无尿，血压下降等；如并发DIC则有出血倾向，以及多器官功能障碍或衰竭。

感染性休克的血流动力学改变有高动力型和低动力型两种（表5-3）。高动力型即高排低阻型休克，表现为外周血管扩张，循环阻力降低，心排出量正常或稍增高，皮肤温暖干燥，又称暖休克；低动力型又称低排高阻型，表现为外周血管收缩，微循环淤滞，大量毛细血管渗出致血容量和心排出量减少，皮肤湿冷，又称冷休克，临床相对较多见。

表 5 – 3　感染性休克的血流动力学分型

临床表现	低排高阻型	高排低阻型
神志	烦躁，淡漠，嗜睡或昏迷	清醒
皮肤色泽	苍白，发绀或花斑样发绀	淡红或潮红
皮肤温度	湿冷或冷汗	温暖、干燥
毛细血管充盈时间	延长	1~2 秒
脉搏（次/分）	细速	较慢、有力
脉压（mmHg）	<30	>30
尿量（小时）	<25mL	>30mL

【治疗】

1. 补充血容量　感染性休克的治疗首先以输注平衡盐溶液为主，配合适当的胶体液、血浆或全血，恢复足够的循环血量。感染性休克患者除广泛微循环开放和血液淤滞必须超过正常量补液外，还要考虑感染炎性渗出、呕吐、肠麻痹肠内液体增多，以及高热出汗、不能进食等因素导致体液的额外丢失，也包括电解质的丧失。

2. 控制感染

（1）**抗感染药物的应用**　抗菌药物的选用是否合理，与感染性休克的转归密切相关。感染性休克患者应尽早做血培养或脓液、渗出物送培养，按照体外药敏结果选择敏感抗生素，可改善预后。病原菌未确定时，可依据感染部位及可能的致病菌经验性选用抗生素，或选择抗菌谱覆盖金黄色葡萄球菌与革兰阴性菌如大肠埃希菌、克雷伯菌等的第三代头孢类抗生素；对链球菌性坏死性筋膜炎、葡萄球菌性中毒性休克综合征，采用克林霉素效果较佳；对消化道穿孔引起的腹腔内感染、脓肿、坏死性蜂窝织炎等，则应加用抗厌氧菌类抗生素；烧伤患者、ICU 内的院内感染患者必须考虑耐药菌株感染的问题，抗生素的选用应根据菌属耐药的类型及抗生素敏感度来决定。

使用抗生素时，应注意休克过程中机体内药物动力学特点。休克时口服和肌内注射的药物吸收均受限，故用药途径宜为静脉用药。肾功能降低使药物从肾排出受限，较易出现药物毒性作用，所以应适当控制剂量和延长给药间隔时间。此外，还要注意抗生素的过敏反应，以及对肾、肝、骨髓、神经系统等的损害。

（2）**感染病灶的处理**　感染性休克的外科患者大都有明确的原发感染病灶。近半数的感染性休克患者可能需要紧急外科处理，治疗宜采用简捷、有效、创伤较小的措施。一般首先采取抗休克措施，争取在休克好转、生命器官稳定时处理病灶，如充分引流脓液、清除坏死组织或切除病变组织。近年来，借助 B 型超声波、CT 扫描等的定位，深部病灶的穿刺引流得以施行。这种方法如能成功，既可排出脓液，又可减轻对机体的侵袭，比较安全。

3. 纠正酸碱平衡失调　感染性休克的患者，常伴有严重的酸中毒，且发生较早，需及时纠正。一般在纠正、补充血容量的同时，经另一静脉通路滴注5%碳酸氢钠200mL，并根据动脉血气分析结果，再做补充。

4. 皮质类固醇激素治疗 糖皮质激素能抑制多种炎症介质的释放和稳定溶酶体膜，缓解SIRS。但应用限于早期，且用量宜大，可达正常用量的10~20倍，维持不宜超过48小时。否则有发生急性胃黏膜损害和免疫抑制等严重并发症的危险。

5. 强心药物的使用 根据不同血流动力学情况选用不同药物，对冷休克应用扩血管药，暖休克则用缩血管药。包括兴奋α和β肾上腺素能受体兼有强心功能的药物，如多巴胺和多巴酚丁胺等，其他还有强心苷如毛花苷C（西地兰），可增强心肌收缩力，减慢心率。

6. 其他治疗 包括营养支持、防治DIC、防治重要脏器功能衰竭等。

目标检测

一、选择题

A1型题

1. 休克治疗的主要目的是（　　）
    A. 升高血压　　　　　　B. 恢复血容量　　　　　　C. 纠正酸中毒
    D. 恢复心排出量　　　　E. 恢复组织的血流灌注

2. 休克抑制期的病理生理改变是（　　）
    A. 微动脉及毛细血管前括约肌舒张，毛细血管后的小静脉处在收缩状态
    B. 细胞内的溶酶体破裂，造成细胞自溶
    C. 肾上腺髓质和交感神经节后纤维释放大量儿茶酚胺
    D. 细胞能量来源主要是糖酵解
    E. 毛细血管内有微血栓形成

3. 下列哪项对中心静脉压的影响较小（　　）
    A. 血容量　　　　　　　B. 静脉血管张力　　　　　C. 肺动脉楔压
    D. 静脉回心血量　　　　E. 右心室排血能力

4. 在休克监测中，哪项观察结果表示预后极差（　　）
    A. 中心静脉压低于0.49kPa　　　　　B. 肺动脉楔压超过4.0kPa
    C. 乳酸盐浓度超过8mmol/L　　　　 D. 动脉二氧化碳分压高于5.33kPa
    E. 血小板计数低于8.0×10^9/L

5. 诊断休克的主要依据是（　　）
    A. 低血压　　B. 尿少　　C. 脉快　　D. 临床表现　　E. 以上都不是

B1型题

（6~10题共用备选答案）
    A. 感染性休克　　　　　B. 神经性休克　　　　　　C. 心源性休克
    D. 创伤性休克　　　　　E. 失血性休克

6. 消化性溃疡急性呕血1200mL，血压95/70mmHg（　　）

7. 绞窄性肠梗阻，体温骤升至 40℃，寒战，血压 130/96mmHg（　）

8. 双下肢碾压伤，逐渐肿胀，血压 80/60mmHg，尿量 15mL/h（　）

9. 二尖瓣狭窄，麻醉诱导前突发呼吸困难，紫绀，咳嗽，颈静脉充盈，血压 95/80mmHg，脉率 120 次/分（　）

10. 术中暴露分离腹膜后肿瘤过程中，血压突然下降至 70/50mmHg，脉率 52 次/分，面色苍白，出冷汗，恶心（　）

二、问答题

1. 简述休克的病理生理变化。

2. 如何对休克患者进行正确的监测？

3. 临床上治疗休克包括哪些措施？

第六章　多器官功能障碍综合征

■ 学习目标

1. 掌握：多器官功能障碍综合征的概念；急性肾衰竭少尿期的临床表现及治疗原则。
2. 熟悉：急性肾衰竭的诊断要点；急性呼吸窘迫综合征初期的主要临床特征。
3. 了解：急性肾衰竭的发病机制；急性呼吸窘迫综合征的病因及诊断治疗原则。
4. 具备对急性肾衰竭、急性呼吸窘迫综合征早期诊断及正确处理的能力。

第一节　概　述

多器官功能障碍综合征（MODS）是指在严重感染、创伤或重大手术等急性疾病过程中，同时或序贯继发两个或两个以上器官或系统的功能障碍。MODS 的发病具有继发性、序贯性和进行性的特点。迄今为止，对其发病机制尚未完全清楚，有效的治疗方法尚在探索中。

知识拓展

MODS 与 MSOF

1973 年，Tilney 等首次提出了多器官功能衰竭综合征（MOFS）这一名称。Carrico 与 Matusehak 等指出，MOFS 多发生在脓毒症或严重感染和创伤之后，是同时或相继出现多个器官生理功能严重障碍的临床综合征，也称为多系统器官衰竭综合征。Bone 等认为用多器官功能障碍综合征（MODS）更为妥当，这类病人其器官功能可以是动态性生理紊乱，衰竭则趋向于静态概念，不利于对治疗深入的研究。近年来，已明确除了感染外，还有一些非感染的原因，如创伤、灼伤、胰腺炎和大量输血，也会激活细胞因子或介质而引起全身炎症反应的表现。1991 年美国胸内科医师学会（ACCP）与危重医学会（SCCM）联席会议委员会提出全身炎性反应综合征（SIRS）的新术语，受到广泛关注。

【病因】

1. 严重创伤　如多发性创伤、大面积烧伤或大手术等引起心、肝、肺等多器官的功能障碍甚至衰竭。

2. 休克　各种原因的休克致使脏器血流灌注减少，组织缺血、缺氧而引起。

3. 严重感染　各种外科感染引起的脓毒症，尤其腹腔内感染（胆道感染、胰腺感染、脏器穿孔、术后感染等）。

4. 心跳呼吸骤停　心搏骤停后各脏器缺血、缺氧，而复苏后又引起缺血–再灌注损伤。

5. 医源性　如输血、输液、药物使用不当或呼吸机应用不当等。

6. 其他　患某些疾病的患者更易发生 MODS，如心脏、肝脏、肾脏的慢性疾病，糖尿病，免疫功能低下等。

【发病机制】MODS 的发病机制非常复杂，目前尚未完全清晰。根据不同的病因，发病机制略有差异。但是，已认识到各种炎症介质、细胞因子的参与加剧了 SIRS 并导致 MODS 的发生。

1. 过度炎症反应　当机体遭受强烈损害时，发生一系列剧烈的防御反应，包括各种免疫细胞、内皮细胞和单核–吞噬细胞系统被激活并产生大量的细胞因子、炎症介质及其他病理性产物。这种炎症反应一旦失控，持续发展可造成广泛的组织破坏，甚至受到重复打击，最终导致 MODS 的发生。

2. 炎症反应平衡系统失调　正常状态下机体促炎机制与抗炎机制保持一种动态平衡，维护着内环境的稳定。如果一旦促炎症介质取得优势，将出现 SIRS 及持续过度的炎症反应；如果抗炎症介质过度释放，则为代偿性炎症反应综合征（CAIS），导致免疫功能障碍。此外，单核细胞除了释放促炎症介质以外，还同时释放前列腺素（PGE_2），PGE_2 能强烈抑制 T 淋巴细胞的有丝分裂、抑制 IL–2 生成和受体表达、抑制 B 淋巴细胞合成抗体，导致细胞免疫低下，从而加重 SIRS，最终导致 MODS。此外，机体受到一次不太严重的打击也可导致免疫系统处于预激状态，当受到再次打击时，全身炎症反应过激，更容易发生 MODS。

3. 肠源性因素　肠道作为细菌的贮存库，当肠道因为缺血–再灌注损伤，肠壁屏障功能受损时，细菌或内毒素可经门静脉、体循环及淋巴系统发生移位，导致全身性内皮细胞活化，炎症介质和细胞因子释放，启动 SIRS 并引起 MODS 的发生。

【临床表现与诊断】

临床上 MODS 有两种类型：①速发型，是指原发急症在发病 24 小时后有两个或更多的器官同时发生功能障碍，如急性呼吸窘迫综合征（ARDS）+急性肾衰竭（ARF），此型发生多由于原发病为急症且甚为严重。对于发病 24 小时内因器官衰竭死亡者，一般只归于复苏失败，而不作为 MODS。②迟发型，是指先发生一个重要器官或系统的功能障碍，经过一段较稳定的维持时间，继而发生更多的器官、系统功能障碍。此型多因继发感染或存在持续的毒素或抗原。

MODS 的诊断指标目前尚未统一，初步诊断标准见表 6–1。

表 6 – 1　MODS 的初步诊断标准

器官及其他	病症	临床表现	检测或检验
心	急性心力衰竭	心动过速、心律失常	心电图异常
肺	ARDS	呼吸加快、窘迫，发绀，需吸氧和辅助呼吸	血气分析 $PaCO_2$ 降低等，检测呼吸功能失常
肾	ARF	无血容量不足的情况下少尿、无尿	尿比重持续在 1.010 ±，尿钠、血肌酐增多
脑	急性脑功能衰竭	意识障碍，对语言、疼痛刺激等反应减退	
肝	急性肝衰竭	神志异常，进展期可伴黄疸	肝功能异常
胃肠	应激性溃疡	呕血、便血、腹胀、肠鸣音减弱	胃镜检查可见病变
外周循环	休克	无血容量不足的情况下血压降低，肢端发凉，尿少	平均动脉压降低，微循环障碍
凝血功能	DIC	进展时有皮下出血淤斑、呕血、咯血等	血小板减少，凝血酶原时间和部分凝血活酶时间延长等

　　各器官或系统功能障碍的临床表现可因为障碍程度、对机体的影响、是否容易发现等而有较大差异。诊断 MODS 应详细分析患者的所有资料，尤其应该注意以下几点：①熟悉引起 MODS 的常见疾病，警惕存在 MODS 的高危因素；②及时完善检查，尽快做特异性较强的检查以便能及早做出正确的诊断和鉴别诊断；③任何危重患者应动态监测心脏、呼吸、肾功能等；④当某一器官出现功能障碍时，应根据其对其他系统器官的影响及病理连锁反应的可能性，注意观察其他器官功能的变化，及时检查有关的病理生理改变；⑤熟悉 MODS 的诊断指标。

　　【预防和治疗】由于对 MODS 的病理过程缺乏有效的遏制手段，MODS 的死亡率相对较高。因此，如何有效预防其发生是提高危重患者救治成功率的重要措施。

　　1. 积极治疗原发病　无论是否发生 MODS，首先要抢救患者的生命，并积极治疗原发病，只有控制原发病，才能有效防止和治疗 MODS。

　　2. 控制感染　对可能感染或者已经感染的患者，在未查明致病微生物以前，必须合理使用广谱抗生素和联合应用抗菌药物。对已明确的感染病灶，应采取各种措施使炎症局限化，只要可能，应及时做充分的外科引流，以减轻脓毒症。必要时可抽血做培养，采用能利用的各种辅助检查寻找隐藏的病灶。

　　3. 加强患者生命体征的监测　对发生 MODS 的高危患者，应进一步扩大监测范围，如中心静脉压、尿量及尿比重、肺动脉楔压、心电图改变等，可早期发现 MODS。

　　4. 保护肠黏膜的屏障功能　有效纠正休克，改善肠黏膜的灌注能维护肠黏膜的屏障功能，尽可能采用肠内营养，可防止肠道细菌的移位。合并应用谷氨酰胺和生长激素，包含有精氨酸、核苷酸和 ω–3 多不饱和脂肪酸的肠内营养剂等，可增强免疫功能、减少感染并发症的发生。

　　5. 全身支持和免疫调节治疗　必须纠正外科患者常见的水、电解质紊乱及酸碱失衡。短时间的肠外营养并逐渐根据病情过渡到肠内营养，使用生长激素增加蛋白合成，可补充体内的消耗。对难以控制的 SIRS，增强免疫功能有利于防止 SIRS 的加剧。

6. 及早治疗首先发生功能障碍的器官　MODS 多从一个器官功能障碍开始，连锁反应导致更多器官功能障碍。治疗单个器官功能障碍的效果优于治疗 MODS。

第二节　急性肾衰竭

急性肾衰竭（ARF）属临床危重病症，是一种由多病因引起的双肾排泄功能在短期内（数小时至数周）急剧减退，导致水、电解质代谢紊乱，酸碱平衡失调和体内含氮代谢产物迅速蓄积而出现一系列症状的临床综合征。尿量明显减少是肾功能受损的表现，成人 24 小时尿量少于 400mL 称为少尿，不足 100mL 称为无尿。如果 24 小时尿量超过 800mL，血中肌酐、尿素氮进行性升高，称为非少尿型急性肾衰竭。

【病因分类】

1. 肾前性　是指肾脏本身无器质性病变，由各种肾前因素引起肾脏血流灌注量减少而导致的急性肾衰竭。常见于脱水、大出血、严重外伤、休克、心脏及血管疾病、肾血流阻力增加等。这种情况下，肾血流灌注压不足，不能维持正常肾小球滤过率，因而引起少尿。早期属于功能性改变，肾脏本身可无器质性损害，若不及时处理，可导致肾实质损害而成为肾性急性肾衰竭。

2. 肾性　即肾实质性肾衰竭，是由于各种原因所引起的肾实质病变所致，肾缺血和中毒是主要因素。肾缺血原因很多，如大出血、感染性休克、创伤性休克及过敏性休克等。肾毒性物质有：药物、重金属、造影剂、生物性毒素、有机溶剂等。此外，肾实质弥散性病变，如急性肾小球肾炎、急性肾间质疾病及肾血管病变等，大面积烧伤、挤压综合征及溶血反应可引发肾小管阻塞等。

3. 肾后性　主要指肾脏以下尿路梗阻性病变所致的肾衰竭，病因可分为机械性梗阻和动力性梗阻。机械性梗阻如上尿路结石、泌尿系肿瘤、腹腔肿瘤压迫、前列腺增生、尿道狭窄、手术创伤等；动力性梗阻是指中枢神经系统或周围神经肌肉发育不全所致尿路功能紊乱或障碍。由于尿路梗阻，继发肾积水，使肾实质受压，肾小管及肾小囊内压升高，肾小球滤过减少甚至中断所致肾功能急剧下降。

【发病机制】急性肾衰竭的发病机制比较复杂。但肾血管收缩缺血和肾小管细胞变性坏死是主要原因。

1. 肾缺血　当机体有效循环血量不足时，肾血流量减少，肾灌注压降低，肾小球滤过率减少；当收缩压低于 60mmHg 时，肾小球滤过基本停止。持续性肾缺血造成肾小管受损，钠重吸收减少，刺激球旁细胞释放肾素，从而增加血管紧张素系统的作用，使肾小球滤过率降低，引起少尿。

2. 肾小管阻塞　肾小管上皮细胞的脱落、溶血或挤压伤后产生的血红蛋白、肌红蛋白等，在肾小管内形成结晶而阻塞肾小管。肾小管堵塞造成压力过高，影响肾小球滤过，而积累于管腔中的液体进入组织间隙，加剧肾间质水肿，使肾小球滤过率进一步下降。

3. 肾小管上皮变性坏死 持续性肾缺血或肾中毒可使肾小管上皮缺血缺氧、变性坏死，使肾细胞实质损害后代谢障碍性钙内流，基质蛋白聚集，胞质内钙离子增加，激活了钙依赖性酶，导致肾小管低氧性损伤。引起细胞内钠蓄积而钾减少，细胞变性肿胀，最后导致细胞死亡。

4. 肾缺血－再灌注损伤 氧自由基的生成和细胞内钙超载是引起缺血－再灌注损伤的两个主要因素。大量的氧自由基可以通过氧化浆膜改变其通透性、氧化含巯基的酶改变其活性和氧化核酸使 DNA 断裂等途径，最终导致肾脏细胞损伤。由于缺氧导致了细胞内 ATP 不断减少，影响了 $Na^+ - K^+ - ATP$ 酶的活性，导致细胞内 Na^+ 浓度增高；再灌注后，细胞内 Na^+ 溢出，而细胞外钙进入细胞内，使细胞内 Ca^{2+} 增多，引起钙超载；Ca^{2+} 浓度增高可损害线粒体功能，导致 ATP 产生减少、激活磷脂酶和蛋白激酶，导致细胞的不可逆性损伤，从而影响肾脏功能。

5. 非少尿型急性肾衰竭 由肾单位损伤的量和程度与液体动力学变化不一致引起。当肾单位血流灌注量并不减少，血管无明显收缩和血管阻力不高时，就会出现非少尿型急性肾衰竭。

【临床表现】

1. 少尿型急性肾衰竭 典型的临床表现可分为少尿期、多尿期和恢复期。

（1）**少尿或无尿期** 是整个病程的主要阶段，一般为 7 ~ 14 日，短则 2 ~ 3 日，也可长达 1 个月以上。少尿期越长，病情越重。

1）水、电解质紊乱和酸碱平衡失调 ①高钾血症：少尿或无尿时，肾排钾减少引起高钾血症，出现心律失常，严重时可致心搏骤停。高钾血症是 ARF 主要死亡原因之一。②高镁血症：正常情况下，60% 的镁经粪便排泄，40% 由尿液排泄。急性肾衰竭时血钾与血镁呈平行改变，高镁血症出现肌力减弱、呼吸抑制、嗜睡、昏迷甚至心脏停搏。③高磷血症和低钙血症：正常情况下，60% ~ 80% 的磷由肾脏排出。急性肾衰竭时磷转向肠道排出，与肠道内的钙结合成不溶解的磷酸钙，影响钙的吸收，出现低钙血症，并加重高血钾对心肌的毒性作用。④低钠血症和低氯血症：由于水中毒引起稀释性低钠血症，另外因代谢障碍导致"钠泵"效应下降，细胞内钠不能泵出及肾小管重吸收钠减少也可以致低钠血症，同时常伴有低氯血症。⑤酸中毒：无氧代谢增加引起代谢性酸中毒，酸性代谢产物不能排出体外，肾小管功能受损，碱基和钠盐丢失，酸中毒可以加重高钾血症。⑥水中毒：体内大量水分积蓄，引起高血压、肺水肿、脑水肿及心力衰竭，出现恶心、呕吐、头晕、心悸、呼吸困难、嗜睡和昏迷。

2）代谢产物堆积 蛋白质代谢产物（含氮类物质）不能经肾排出，蓄积于体内，称为氮质血症。表现为恶心呕吐、头痛、烦躁、倦怠乏力、腹胀、呼吸困难、意识模糊甚至昏迷等。

3）出血倾向及贫血 因血小板质量下降，凝血因子消耗和毛细血管脆性增加，常有皮下、口腔黏膜、齿龈及胃肠道出血和贫血等。消化道出血加速血钾和尿素氮的升高。也可发生 DIC。

（2）**多尿期** 尿量增多是多尿期的重要标志。此期尿量逐渐增加，可达 3000mL 以上，一般约 2 周或更长。多尿期尿量增加可表现为突然增加、逐步增加和缓慢增加。多尿期因大量尿液排出，可出现脱水、低血钾、低血钠、低血钙等现象，此时机体抵抗力低，极易发生感染，仍有危险性。低血钾和感染是多尿期的主要死因，临床约 25% 的患者因多尿期处理不当而死亡。因此，重视多尿期处理，减少并发症发生，是确保患者安全、促进早日康复的重要一环。

（3）**恢复期** 根据病因、病情轻重程度，多尿期持续时间长短不一。大多数患者经历少尿期及多尿期后，体质虚弱，出现乏力、消瘦、肌肉软弱无力等症状。当血尿素氮和肌酐明显下降时，尿量逐渐恢复正常。除少数外，肾小球滤过功能多在 3~6 个月内恢复正常。但部分患者肾小管浓缩功能不全可持续 1 年以上，若肾功能持久不恢复，提示肾脏可能遗留有永久性损害。

2. 非少尿型急性肾衰竭 每日平均尿量超过 800mL，无少尿或无尿表现。此型主要是抗生素、造影剂及利尿剂等药物蓄积引起，化验指标改变比少尿型轻，临床表现轻，进程缓慢，并发症少，预后相对较好，但临床上不可忽视。

此外，严重急性肾小管坏死导致的组织分解代谢极度旺盛、出现严重高钾血症、代谢性酸中毒及中毒症状明显者称为高分解型急性肾衰竭，常伴有多器官功能障碍综合征，死亡率很高。

【诊断】

1. 病史及体格检查 通过病史询问和详细体检，查找急性肾衰竭的相关病因。着重了解有无各种休克、心力衰竭、严重肝病等因素，有无尿路结石、盆腔内肿物及创伤、烧伤、溶血反应和肾中毒物质等。

2. 尿液分析

（1）**尿量** 准确记录每小时尿量，危重患者应留置导尿管，观察和收集尿液。

（2）**尿液常规** 尿液中有无蛋白、红细胞、血红蛋白、肌红蛋白等管型，尿颜色、比重的变化等。肾前性 ARF 尿液浓缩，尿比重和渗透压高；肾性 ARF 尿液呈等渗尿，比重固定在 1.010~1.014 之间，镜下可见宽大颗粒管型、红细胞管型和大量蛋白；肾后性尿液检查可无异常或有红细胞、白细胞。

3. 肾功能及血生化检查 测定血肌酐及尿素氮，并动态观察其变化情况。每日血尿素氮升高 3.6~7.1mmol/L，血肌酐每日升高 44.2~88.4μmol/L。若血尿素氮与血肌酐比例大于 20，提示有高分解代谢存在。同时还应做好血清钾、钠、氯、钙及血清 pH 值等测定，分析水、电解质紊乱及酸碱失衡状况，对及时治疗至关重要。

4. 相关辅助检查 可采用超声、腹平片、CT 和 MRI 等检查，确定有无肾后性因素；必要时也可采用输尿管镜，既可诊断又可做治疗。

5. 补液试验 有助于对血容量不足与肾衰竭所引起少尿的鉴别，有心肺功能不全者慎用。方法：30~60 分钟内输入 250~500mL 5% 葡萄糖或 5% 葡萄糖盐水。若血容量不足者补液后尿量可增加，而肾衰竭者尿量不增加。

6. 肾穿刺活检 通过上述检查仍不能明确诊断时，为了解肾脏病变性质，可考虑进行肾脏组织穿刺活检，对肾移植后急性肾衰更有意义。

【鉴别诊断】

1. 急性肾衰与功能性肾衰少尿的鉴别 见表6-2。

表6-2 急性肾衰与功能性肾衰的鉴别

指标	急性肾衰	功能性肾衰
尿常规	比重<1.015，蛋白、管型	比重>1.2，轻度变化
尿钠	>40mmol/L	<20mmol/L
渗透压	<400mOsm/kg·H_2O	>500mOsm/kg.H_2O
血尿素氮/肌酐	<10	>20
尿肌酐/血肌酐	<20	>40
尿/血渗比	<1.1	>2
自由水清除率	>+15mL/h	<-20mL/h
钠排泄分数	>3%	<1%
肾衰指数	>2	<1
β_2-MG	>50mg/L	<1mg/L
补液试验	尿量不增加	尿量增加

2. 急性肾衰与肾后性尿闭的鉴别 肾后性尿闭鉴别点有：①有导致尿路梗阻的原发病史，如结石、盆腔肿瘤等，而无休克、创伤、溶血；②体格检查：肾脏增大、叩压痛、前列腺增生等；③B超检查：显示肾脏肿大并伴积水；④肾图显示梗阻型曲线；⑤尿常规多无异常；⑥突然尿闭与解除梗阻后尿量增多交替出现，解除梗阻后氮质血症缓解和肾功能立即恢复。

【治疗】 急性肾衰的治疗原则：保持体液平衡，纠正电解质及酸碱平衡紊乱，防止感染，营养支持和透析疗法。

1. 少尿期治疗 治疗原则是维持内环境的稳定。高血钾和水中毒是主要致死原因，故应及时纠正水、电解质紊乱和预防尿毒症。

(1) 严格控制补液量 根据"量出为入，宁少毋多，调整平衡"的原则，严格记录24小时的出入量。每日补液量计算方法是：每日补液量=显性失水量+非显性失水量-内生水。以每日体重减少0.5kg左右为最佳，并通过中心静脉压监护血容量情况。

(2) 处理高钾血症 停止含钾药物及食物的摄入，供给足够热量，控制感染，清除坏死组织，纠正酸中毒，减少库存血输注等。若血钾大于5.5mmol/L时应及时处理，必要时透析治疗。

(3) 纠正酸中毒 血浆HCO_3^-低于15mmol/L时应用碳酸氢盐治疗，但应注意所用的液量及速度，以免导致血容量过多。血液滤过是治疗严重酸中毒的最佳方法。

(4) 控制感染 ARF常并发肺及尿路感染，10%~15%的感染并发败血症。同时还应加强各种管道的护理，如静脉通路、导尿管等，预防感染。严禁应用有肾脏毒性的药物，如氨基糖苷类抗生素。

(5) 营养支持 采用低蛋白、高热量、高维生素饮食或肠外营养，提供足够热量，减少体内蛋白分解。也可应用促蛋白合成激素等。

（6）**血液净化**　是救治急性肾衰竭有效的手段，可减少并发症，提高治愈率，但应严格遵循血液净化指征。血液净化的指征：①血肌酐大于442μmol/L或血尿素氮在21.4mmol/L以上；②高分解代谢状态，血肌酐每日升高超过176.8μmol/L或尿素氮每日升高超过8.9mmol/L，血钾每日上升1.0mmol/L以上；③CO_2 – CP低于13mmol/L，pH值小于7.25；④血钾超过6.5mmol/L。急性肺水肿、体液潴留、尿毒症症状加重者，为度过少尿期，改善症状，均应行透析治疗。常用方法有血液透析、腹膜透析、连续性肾替代治疗等。

2. 多尿期的治疗　多尿期治疗重点是维持水、电解质和酸碱平衡，积极防治各种并发症状态。肾小管功能尚未完全恢复，注意防范缺水、低钾血症、低钠血症等，随时调整治疗方案。补液量为前一日尿量的1/2～2/3，使机体呈轻度负平衡又不出现脱水。当24小时尿量超过1500mL时，应酌量口服钾盐，当24小时尿量超过3000mL时，应补充钾盐每日3～5g。适当补充胶体液，提高胶体渗透压。

3. 恢复期治疗　一般不需要特殊处理，定期复查肾功能，避免使用对肾功能有损害的药物，少数患者需终身依赖透析治疗。

【预后】急性肾衰竭是一种死亡率极高的严重疾病。在透析疗法开展之前，死亡率可达90%。近年来由于采取积极有效的预防性透析疗法，死亡率明显降低。预后与患者年龄、致病因素、严重程度、伴发疾病等因素密切相关，少尿性较非少尿急性肾衰竭预后差。

第三节　急性呼吸窘迫综合征

急性呼吸窘迫综合征（ARDS）是指以严重感染、创伤、休克等肺内、外严重疾病导致以肺毛细血管弥漫性损伤、通透性增强为基础，以广泛肺不张和透明膜形成为主要病理表现形式的一组临床综合征。以进行性呼吸窘迫、顽固性低氧血症和非心源性肺水肿为主要临床特征。该病起病急，发展快，预后差，其病死率为48%～75%，且多半不是孤立存在，常是MODS的先兆或重要组成部分。

【病因】

1. 直接原因　误吸综合征、溺水、有毒气体吸入、肺挫伤、呼吸机使用不当及弥漫性肺部感染等。

2. 间接原因　各种休克、脓毒症、重症胰腺炎、重症胆管炎、脂肪栓塞、体外循环及大血管手术等。

【病理生理】随着医学的发展，近年来学者们对ARDS的发病机制及病理生理变化的研究逐步深入。现已认识到，ARDS的发病一般都伴随全身性炎症反应，故认为ARDS是全身性炎症反应综合征在肺部的表现。非心源性肺水肿是ARDS的特征性病理改变。由于各种诱因致使肺泡上皮细胞损伤，肺泡–毛细血管通透性增加，体液和血浆蛋白渗出血管外至肺间质和肺泡腔内，形成非心源性肺水肿。肺表面活性物质减少和活性的降低是 ARDS 发生顽固性低氧血症和肺顺应性降低的主要原因。肺内分流增加及通气/血流比例失调都可引起低氧血症，肺内分流的增加进一步促使顽固性低氧血症的发生。ARDS 的肺机械性能改变表现为肺顺应性降低，肺顺应性是反映肺组织的弹性特点，顺应性降低表现为需要较高的气道压力才能维持正常的潮气量，患者呼吸困难明显。

【临床表现】ARDS 一般在原发病后 12～72 小时发生，主要临床表现如下：

1. 初期　除原发病的临床表现外，出现呼吸加快，有呼吸窘迫感，但无明显的呼吸困难和发绀，此时的呼吸窘迫感用一般的吸氧方法无法得到缓解。肺部听诊无啰音，X 线胸片一般无明显异常（除原有病变或损伤外），动脉血气分析除了 $PaCO_2$ 偏低外，其余正常。发病后短期内由于心脏增加搏出量，对低氧血症起一定的代偿作用。此时病情看似平稳，肺部 X 线摄片仍可无明显异常，而实际上肺部病变仍在进展。

2. 进展期　患者出现意识障碍如烦躁、谵妄或昏迷，明显的呼吸困难和发绀，体温可增高，呼吸道分泌物增多。肺部可闻及啰音，X 线胸片有广泛性点、片状阴影。此时缺氧状态必须行气管插管加以机械通气支持才能缓解，同时需要加强支持治疗。

3. 末期　呼吸极度困难，因缺氧引起脑功能障碍，表现为意识障碍，甚至昏迷。肺部啰音明显，可闻及管状呼吸音，心律失常，心跳变慢乃至停止等。

【诊断】充分了解 ARDS 的发病诱因，熟悉其发病基础，力争做到早期诊断、及时治疗。

1. 原发病史　多有严重创伤、感染或休克、颅脑损伤、体外循环、误吸、急性胰腺炎、肺部感染等病史。

2. 主要临床表现　在原发病抢救过程或原发病已经稳定数小时或数日后，出现呼吸急促，频率大于 28 次/分，进行性加重的缺氧，不能用原有的原发病解释，常规氧疗无效。心肺体检无异常发现。

3. 实验室检查　血气分析 $PaO_2 < 60mmHg$，$PaCO_2 < 35mmHg$（晚期可增高）；吸入纯氧 15 分钟后，$PaO_2 < 300mmHg$。

4. 辅助检查　早期 X 线多无异常发现，有时可呈轻度间质改变，表现为肺纹理增多；中晚期有斑片状阴影或大片实变。

5. 其他　排除肺部慢性疾病及心源性或其他原因引起的肺水肿。

【治疗】ARDS 目前缺乏特效的治疗，其治疗原则包括：消除原发病因，支持呼吸，改善循环，维护肺和其他器官功能，防治并发症等。

1. 呼吸支持　主要方法是机械通气，迅速纠正缺氧是抢救 ARDS 的关键环节。机械通气如呼气末正压通气（PEEP）作为抢救 ARDS 的重要举措，以维持血气交换，支持肺毛细血管膜功能的恢复。机械通气可有效纠正低氧血症，为抢救患者争取时间，以便进行病因治疗。

(1) *初期*　症状较轻时可用戴面罩的持续正压通气（CPAP），促使肺泡复张，增加交换面积，并增加吸入氧浓度。

(2) *进展期*　呼吸困难及缺氧加重，需插入气管导管或行气管切开，多选用呼气末正压通气（PEEP），一般从 3～5cmH$_2$O 开始，但最高不超过 15cmH$_2$O，过高的压力不仅可影响静脉回流，使心排血量减少，还易导致气压性肺损伤及增加颅内压。控制潮气量一般为 6～8mL/kg，气道压应<40～45cmH$_2$O。呼吸频率不宜过慢，一般每分钟 15 次左右，呼吸频率过快可致内源性 PEEP，应予注意。

2. 改善循环 维持循环系统稳定是一切治疗的基础。患者若有低血容量，必须及时输液以予纠正。输液速度不宜过快，应作尿量、中心静脉压监测，以输入晶体液为主，适当给予白蛋白或血浆，再酌情用利尿剂。

3. 药物治疗 可选用：①肾上腺皮质激素，如氢化可的松、地塞米松等，可减轻炎症反应，但宜短期内（3～4 日）使用；②低分子右旋糖酐，可减少红细胞聚集及微血栓形成，改善肺的微循环；③肺表面活性物质，经雾化吸入可降低肺泡表面张力，改善通气功能；④一氧化氮（NO），可明显降低肺动脉压，减少肺内分流，改善低氧血症。

4. 防治并发症

（1）**休克** 积极治疗休克是延缓病情进展，恢复脏器功能的重要环节，而且感染性休克是 ARDS 患者最主要的死亡原因。

（2）**DIC** 严重创伤、休克、缺氧、血栓栓塞、革兰阴性杆菌败血症等均可导致 DIC。有早期征象时，应做好血小板计数检查，可参考其他指标，一旦有 DIC 发生，及时使用抗凝治疗。

（3）**感染** ARDS 患者免疫功能受损，气道防御功能低下，易并发肺部感染。而感染又是导致 ARDS 的高危因素。因此，在有明确感染征象时，需采用针对性抗生素治疗。

（4）**心律失常** 缺氧、酸碱失衡、电解质紊乱等，均可导致心律失常，应及时纠正。

（5）**氧中毒** 纯氧和高浓度氧较长时间吸入可致氧中毒，损害肺毛细血管内皮，妨碍气体交换，引起局灶性肺泡不张与透明膜形成。在肺组织缺氧或已有损伤的情况下，氧中毒更易发生。吸入氧浓度应保持在 40%～50%。

5. 其他 肺外器官衰竭是 ARDS 最重要的死亡危险因素，因此要兼顾 MODS 的肝、肾等功能障碍的治疗。注意维持体液平衡和营养代谢。

目标检测

一、选择题

A1 型题

1. 急性肾衰竭少尿是指成人 24 小时尿量（ ）

    A. <400mL   B. <450mL   C. <500mL   D. <600mL   E. <800mL

2. 关于 ARDS 的病理改变，下列哪项是错误的（ ）

    A. 肺间质水肿和肺泡渗出增多   B. 肺泡有玻璃样物质形成和肺泡萎缩

    C. 小片肺不张并发感染   D. 肺微血管栓塞

E. 血气胸

3. ARDS 诸多治疗措施中，下列哪项不正确（　　）

　　A. 呼吸机辅助治疗　　　　　　　　　　B. 若有低血容量，应及时输液

　　C. 酌情选用心血管活性药物　　　　　　D. 抗感染治疗

　　E. 大剂量长期使用肾上腺皮质激素

4. 急性肾衰竭少尿或无尿期出现水中毒的主要原因是（　　）

　　A. 内生水多　　　　　　　B. 抗利尿激素增加　　　　　　C. 钠水潴留

　　D. 低蛋白血症　　　　　　E. 未严格限制水钠摄入

5. 急性肾衰竭少尿或无尿期，需紧急处理的电解质失调为（　　）

　　A. 低氯血症　　B. 低钠血症　　C. 低钙血症　　D. 高钾血症　　E. 高镁血症

B1 型题

（6~7 题共用备选答案）

　　A. 低血容量性休克　　　　　B. 盆腔肿瘤压迫输尿管　　　C. 感染性休克

　　D. 四氯化碳中毒　　　　　　E. X 线造影剂

6. 肾前性肾衰竭的病因是（　　）

7. 肾后性肾衰竭的病因是（　　）

（8~10 题共用备选答案）

　　A. 高钾血症　　　　　　　B. 低钾血症　　　　　　　　C. 代谢性酸中毒

　　D. 低钙血症　　　　　　　E. 高钠血症

8. 急性肾衰竭死亡的常见原因是（　　）

9. 急性肾衰竭多尿期主要并发症是（　　）

10. 加重高血钾对心肌毒性作用的是（　　）

二、问答题

1. 简述 MODS 的临床分期及特征。

2. ARDS 的治疗原则是什么？

第七章 麻 醉

🔲 **学习目标**

1. 掌握：局麻药的用药限量，毒性反应的临床表现与防治；椎管内麻醉、全身麻醉的并发症及防治。
2. 熟悉：各种麻醉的实施方法；麻醉前用药的目的和原则；疼痛治疗的原理。
3. 了解：麻醉的概念；麻醉设备的准备与检查。
4. 具备实施临床常用麻醉方法及对麻醉并发症防治的能力。

第一节 概 述

麻醉是用药物或其他方法使患者整体或局部暂时失去感觉，以达到手术或某些疼痛治疗的目的。随着外科手术及麻醉学的发展，麻醉已远远超过了单纯解决手术止痛的目的，工作范围也不局限于手术室，因而麻醉和麻醉学的概念有了更广的含义。它不仅包括麻醉镇痛，而且涉及麻醉前后整个围术期的准备与治疗，监测手术麻醉时重要生理功能的变化，调控和维持机体内环境的稳态，以维护患者生理功能，为患者安全度过手术提供保障，一旦遇有手术麻醉发生意外时，能及时采取有效的紧急措施抢救患者。此外，还承担危重患者复苏急救、呼吸疗法、休克救治、疼痛治疗等。

一、麻醉前准备

1. 麻醉前病情评估 通过询问病史及体检，查阅住院病历、体检记录、化验单及特殊检查结果，对患者一般情况及心、肺、肝、肾、脑等重要脏器功能做出判断，评估患者对麻醉的耐受力。

美国麻醉医师协会（ASA）将手术前的患者情况分为 6 级，对病情的判断有重要参考价值（表 7-1）。

表 7 - 1　ASA 病情分级

分级	标准	麻醉耐受力
Ⅰ	体格健康，发育营养良好，各器官功能正常	良好
Ⅱ	除外科疾病外，有轻度并存疾病，功能代偿健全	有一定危险
Ⅲ	并存疾病较严重，体力活动受限，但尚能应付日常活动	危险
Ⅳ	并存疾病严重，丧失日常活动能力，经常面临生命威胁	危险很大
Ⅴ	无论手术与否，生命难以维持24小时的濒死患者	异常危险
Ⅵ	确诊为脑死亡，其器官拟用于器官移植手术供体	

注：急症病例在相应 ASA 分级后加注"急"或"E"，表示风险较择期手术增加。

2. 患者的准备　营养不良可使患者耐受麻醉、手术创伤及失血的能力降低，术前应改善营养不良状态，必要时可少量多次输血，使血红蛋白达 80g/L 以上。术前有脱水、电解质紊乱和酸碱平衡失调者，麻醉期间容易发生严重低血压和心律失常，术前应予以纠正。凡有心衰史、心房纤颤或心脏明显扩大者，应以洋地黄类药物治疗，手术当日停药。长期服用 β 受体阻滞剂治疗心绞痛、心律失常和高血压者，最好术前停药24～48 小时；如因停药症状加重者，可恢复用药到手术当日。合并高血压者，控制收缩压低于 180mmHg、舒张压低于 100mmHg 较为安全，降压药可持续用到手术当日。在选择抗高血压药时，应避免使用中枢性降压药或酶抑制剂，以免麻醉期间发生顽固性低血压和心动过缓。合并呼吸系统疾病者，术前应检查肺功能、动脉血气分析和肺 X 线片，停止吸烟至少 2 周，并进行呼吸功能训练，行雾化吸入和胸部物理治疗以促进排痰，应用抗生素控制急、慢性肺部感染。合并糖尿病者，应控制空腹血糖不高于 8.3mmol/L，尿糖低于（++），尿酮体阴性。高热患者先将体温降至 38.5℃ 以下较为安全。成人择期手术于术前禁食 8 小时，禁饮 4 小时；急症患者除非病情紧迫，否则也应做必要的准备。

精神方面的准备应重点放在消除患者思想顾虑和焦虑心情上，必要时可酌情将麻醉方法、术中可能发生的不适感及应该配合的情况向患者做适当的解释，并耐心听取和解答患者提出的问题，以取得患者的理解、信任和合作。对于过度紧张而难以自控者，应以药物配合治疗。有心理障碍者，应请心理学专家协助处理。

3. 麻醉方法的选择　根据手术种类及手术方式、患者的病情特点、麻醉设备条件及麻醉者对麻醉方法的熟悉程度等来综合考虑，原则上选用既能满足手术要求又对患者生理干扰小、安全可行的麻醉方法。

4. 麻醉前用药　麻醉前用药的目的在于使患者情绪安定，减少麻醉药副作用，增强麻醉效果。

（1）镇静药和催眠药　可起镇静、催眠、抗惊厥及预防局麻药的毒性反应。常用药物为巴比妥类，如：地西泮，成人口服每次 2.5～5mg，静脉注射每次 5～10mg；咪达唑仑，成人口服每次 7.5～15mg，肌内注射每次 5～10mg，静脉注射每次 2～5mg。

（2）镇痛药　能提高痛阈。常用药物有：吗啡，肌内注射，每次 5～10mg；哌替啶，肌内注射，每次 50～100mg。呼吸功能低下和临产妇女禁用。

（3）**抗胆碱药**　能解除平滑肌痉挛、抑制腺体分泌，使气道保持通畅；还能抑制迷走神经兴奋，加快心率。常用药物有：阿托品，成人肌内注射，每次 0.5mg；东莨菪碱，成人肌内注射，每次 0.3mg。心动过速、甲状腺功能亢进、老年人及高热患者禁用阿托品。

5. 麻醉设备及药品准备　根据麻醉方法的选择，充分准备好麻醉机、监护仪、氧气、喉镜、气管导管、麻醉穿刺包等，并做好相应的性能检查。麻醉用药及抢救用药均应准备齐全，做到有备无患。

二、麻醉期间及麻醉恢复期的监测与处理

1. 麻醉期间的监测

（1）**基本监测**　以呼吸、脉搏、血压及意识为主要项目，每 5~10 分钟监测 1 次，还应注意瞳孔、皮肤与黏膜色泽、末梢循环、体温、尿量等。

（2）**特殊监测**　主要有经皮脉搏血氧饱和度（SpO_2）、动脉血气分析、心电图（ECG）、中心静脉压（CVP）、动脉穿刺直接测压（IBP）和肺动脉楔压（PAWP）等。

（3）**麻醉效应监测**　观察患者对手术操作的反应，以便控制全身麻醉深度，或调整麻醉平面。

2. 麻醉恢复期的监测及处理　麻醉处理及用药、麻醉辅助用药与肌肉松弛等，在结束后的一定时间内对人体功能将继续产生作用。重症或较大手术后，患者病情常不够稳定。因此，麻醉后必须进行相应监护或处理，以确保安全。

第二节　局部麻醉

用局部麻醉药（以下简称局麻药）暂时阻断某些周围神经的冲动传导，使受这些神经支配的相应区域产生麻醉作用，称为局部麻醉。

一、局麻药的药理

（一）局麻药的分类

局麻药按其化学结构中间链的不同，分为酯类和酰胺类两大类。常用的酯类局麻药有普鲁卡因、丁卡因等；酰胺类局麻药有利多卡因、布比卡因、罗哌卡因等。

（二）局麻药的理化性质和麻醉效能

理化性质中的解离常数、脂溶性、血浆蛋白结合率和非离子成分等，影响局麻药的麻醉性能（表 7-2）。

表7-2 常用局麻药比较

	普鲁卡因	丁卡因	利多卡因	布比卡因	罗哌卡因
pKa	8.9	8.4	7.8	8.1	8.1
脂溶性	低	高	中等	高	高
血浆蛋白结合率	5.8	76	64	95	94
相对效能	1	8	2	8	8
弥散性	弱	弱	强	中等	中等
毒性	弱	强	中等	中等	中等
表面麻醉	-	慢	中等	-	-
局部浸润	快	-	快	快	快
神经阻滞	慢	慢	快	中等	中等
作用时间（小时）	0.75~1	2~3	1~2	5~6	4~6
一次限量*（mg）	1000	40（表面麻醉） 80（神经阻滞）	100（表面麻醉） 400（神经阻滞）	150	150

*此系成人剂量，使用时还应根据具体患者、具体部位决定。

1. 解离常数（pKa） 局麻药在水溶液中经解离成为非离子状态有药理活性的自由碱基（B）和离子状态无药理活性的阳离子（BH⁺）两部分，pKa 即为碱基（B）与阳离子（BH⁺）比值为1时的 pH 值，常用局麻药都有其固定的 pKa 值。局麻药的显效快慢、弥散性能与 pKa 成反比关系，pKa 越大，则显效慢，弥散性能差；反之则显效快，弥散性能强。

2. 脂溶性 是决定其麻醉效能的决定因素，脂溶性愈高，效能愈强。

3. 蛋白结合率 局麻药的血浆蛋白结合率与作用时间关系密切，结合率高，则麻醉作用时间长。根据理化性质和麻醉性能，又可将局麻药分为三类：①麻醉效能弱和作用时间短，如普鲁卡因；②麻醉效能和作用时间均居中，如利多卡因；③麻醉效能强，作用时间长，如丁卡因和布比卡因。临床上常用两种局麻药混合使用，取长补短，更好地发挥作用。

（三）局麻药的不良反应

局麻药的不良反应主要有毒性反应和过敏反应。

1. 毒性反应 局麻药吸收入血液后，当血液浓度超过一定阈值，就发生药物毒性反应，严重者可致死。

（1）常见原因 ①一次用量超过患者的耐受量；②误注入血管内；③注射部位血管丰富，未酌情减量；④局麻药液内未加肾上腺素；⑤患者体质弱等原因而耐受力降低。临床上有患者用小剂量局麻药后即出现毒性反应症状，称为高敏反应。

（2）临床表现 主要为中枢神经系统和心血管系统的反应。轻度毒性反应时，患者常有嗜睡、眩晕、多言、寒战、恐惧不安和定向障碍等症状。这时如药物已停止吸收，一般在短时间内这些症状都能自行消失。但如继续发展，则可神志消失，并出现面部和四肢肢端震颤，这常是惊厥的前驱症状。一旦发生抽搐和惊厥，则血压上升、心率增快，继而发生全身抑制、呼吸困难、缺氧、心率缓慢、血压下降，致呼吸循环衰竭死亡。

（3）预防　针对发生原因，采取以下措施：①一次用药量不超过限量；②注射前先回抽有无血液或边进针边注药；③根据患者具体情况或用药部位酌情减量；④如无禁忌，药液中加入少许肾上腺素；⑤用地西泮或巴比妥类药物作为麻醉前用药等。

（4）治疗　①一旦发生毒性反应，应立即停药，吸入氧气；②对轻度毒性反应患者，可用地西泮 5～10mg 静脉注射或肌内注射，此药有预防和控制抽搐的作用；③已发生抽搐和惊厥，用 2.5% 硫喷妥钠 1～2mg/kg 静脉注射；④若抽搐不止，在可施行控制呼吸的条件下，静脉注射短效肌松药琥珀胆碱 1～2mg/kg，行气管插管给氧并维持呼吸；⑤出现心率慢、低血压，可用阿托品 0.5mg、麻黄碱 15～30mg 静脉注射；⑥一旦呼吸心跳停止，立即进行心肺复苏。

2. 过敏反应　罕见，其中以酯类较酰胺类为多见。

（1）临床表现　在使用很少量局麻药以后，出现荨麻疹并伴有瘙痒、咽喉水肿、支气管痉挛、呼吸困难、低血压及血管神经性水肿等，可危及生命。

（2）预防　用药前一般采用皮内敏感试验，但有假阳性和假阴性，故不很可靠。重要的是用药过程要严密观察患者。

（3）治疗　过敏反应一旦发生，立即行对症处理。对严重患者的抢救应立即静脉注射肾上腺素 0.2～0.5mg，并给予氧气吸入，继之给予肾上腺皮质激素和抗组胺药物，如地塞米松 10mg 静脉注射，苯海拉明 20～40mg 肌内注射等。低血压时可用麻黄碱等提升血压。气管痉挛可用氨茶碱或异丙肾上腺素。

（四）常用局麻药

1. 普鲁卡因　是一种麻醉效能弱、作用时间短但较安全的常用局麻药。因其毒性低，适用于局部浸润麻醉，常用浓度 0.5%。成人一次限量为 1g。目前逐渐被利多卡因取代。

2. 丁卡因　是一种麻醉效能强、作用时间长、毒性较大的局麻药，因其黏膜穿透力强，故适用于表面麻醉，常用浓度为 1%～2%，但用于滴眼的浓度为 0.5%～1%。临床上常与利多卡因混合用于神经阻滞，浓度为 0.15%～0.3%。成人一次限量为表面麻醉 40mg，神经阻滞 80mg。

3. 利多卡因　是一种效能和作用时间均属中等程度的局麻药，临床上应用广泛，可用于各种麻醉方法。用于表面麻醉的浓度为 2%～4%，局部浸润麻醉的浓度为 0.25%～0.5%；它最适用于神经阻滞，常用浓度为 1%～2%。成人一次限量为表面麻醉 100mg，局部浸润麻醉和神经阻滞 400mg。此药反复使用后可产生快速耐药性。

4. 布比卡因　是一种强效和长效局麻药。常单独或与利多卡因混合用于神经阻滞，常用浓度为 0.25%～0.5%。该药与血浆蛋白结合率高，透过胎盘的量少，故用于产科麻醉。其用于分娩镇痛，浓度为 0.125%～0.25%。成人一次限量为 150mg。

5. 罗哌卡因 是一种新型强效和长效局麻药，具有中枢神经和心血管系统毒性低、低浓度时感觉运动分离等优点。其用于神经阻滞，浓度为 0.5% ~ 1%；用于术后镇痛及分娩镇痛，常用浓度为 0.1% ~ 0.2%。成人一次限量为 200mg。

二、局麻方法

（一）表面麻醉

将穿透力强的局麻药施用于黏膜表面，使其透过黏膜而阻滞位于黏膜下的神经末梢，使黏膜产生麻醉现象，称表面麻醉。眼、鼻、咽喉、气管、尿道等处的浅表手术或内镜检查常用此法。眼部用滴入法，常用 0.5% ~ 1% 丁卡因；鼻用填敷法，咽喉气管用喷雾法，尿道用灌入法，常用 1% ~ 2% 丁卡因或 2% ~ 4% 利多卡因。气管、支气管表面麻醉也可采用环甲膜穿刺注药。

（二）局部浸润麻醉

沿手术切口线分层注射局麻药，阻滞组织中的神经末梢，称为局部浸润麻醉。一般用于身体浅表部位的小手术。常用 0.5% ~ 1% 普鲁卡因或 0.25% ~ 0.5% 利多卡因。注药方法见（图 7 - 1），先以 7 号皮内注射针在手术切口线一端进针，针尖斜面紧贴皮肤刺入皮内，推注局麻药液形成白色橘皮样皮丘。将针拔出，在第一个皮丘边缘再进针注药，形成第二个皮丘，如此连续进行下去，在切口线上形成皮丘带，然后经皮丘向皮下组织注射局麻药，完成后切开皮肤和皮下组织。若手术部位较深，可浸一层，切一层，注药和手术同时进行，也可用长 10cm 穿刺针将各层浸润阻滞后再行手术。

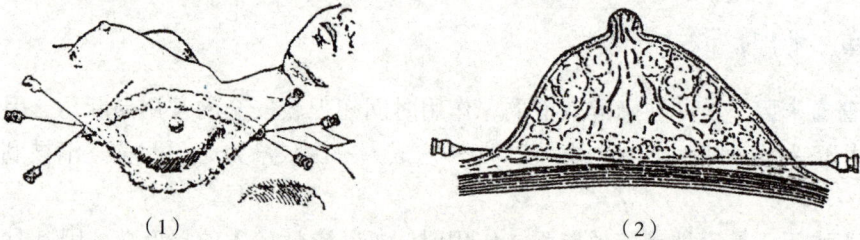

（1）　　　　　　　　　　　　　　　　（2）

图 7 - 1　局部浸润麻醉

（1）沿切口做线状皮丘及皮下浸润；（2）沿乳腺基底部浸润麻醉

（三）区域阻滞麻醉

围绕手术区域四周和底部注射局麻药，以阻滞进入手术区的神经干和神经末梢，称为区域阻滞麻醉。其主要优点在于避免穿刺病理组织，适用于门诊小手术。用药及操作要点同局部浸润麻醉。

（四）神经阻滞麻醉

将局麻药注射于神经干、丛的周围，阻滞其冲动的传导，使受其支配的区域产生麻醉作用，称为神经阻滞麻醉。临床上常用的有臂丛、颈丛神经阻滞等。

1. 臂丛神经阻滞 臂丛神经是由颈 5 ~ 8（C_5 ~ C_8）及胸 1 脊神经（T_1）的前支组成。这些神经自椎间孔穿出后，经过前、中斜角肌之间的肌间沟，相互合并成臂神经丛，然后在锁骨上方第一肋骨面上横过而进入腋窝。臂丛神经支配上肢，故臂丛神经阻滞是上肢手术的主要麻醉方法。阻滞可经肌间沟、锁骨上或腋路穿刺注药（图 7 - 2）。

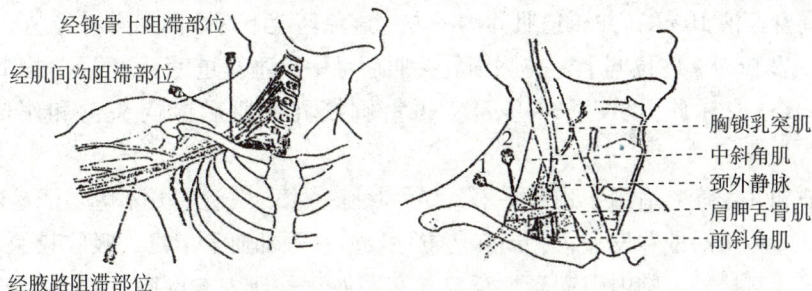

经锁骨上阻滞部位
经肌间沟阻滞部位
胸锁乳突肌
中斜角肌
颈外静脉
肩胛舌骨肌
前斜角肌
经腋路阻滞部位

图 7 - 2 臂丛神经阻滞的方法

（1）**肌间沟径路** 患者去枕仰卧，头偏向对侧，手臂贴身旁，使肩下垂。让患者略抬头以显露胸锁乳突肌的锁骨头，用手指在其后缘向外滑动，可摸到一条小肌肉即前斜角肌，以及它和中斜角肌之间的凹陷即肌间沟，选环状软骨水平线与肌间沟交点为穿刺点。用带注射器的 7 号针头与皮肤垂直进针，刺破椎前肌膜时可有突破感，然后针向内向脚方向进入少许，回抽无血或脑脊液，即可注射 1.3% 的利多卡因 25mL。

（2）**锁骨上径路** 体位同肌间沟径路，但需于患侧肩下垫一薄枕，以充分显露颈部。用带注射器的 7 号针头在锁骨中点上 1cm 处进针，并向后、内、下方向推进，当患者诉有放射到手指、腕或前臂的异感时即停止进针，回抽无血、气，注入局麻药 20 ~ 25mL。若无异感，可先将针触及第一肋，沿第一肋探索，直至引出异感后注药。

（3）**腋径路** 患者仰卧，头偏向对侧，患侧上肢外展 90°，屈肘 90°，成行军礼状。在胸大肌外侧缘触到腋动脉，直至搏动最高点。操作时左手示指和中指按住皮肤和动脉，右手持 6 号针头，在腋动脉的上缘或下缘与皮肤方向垂直进针，针尖刺入腋鞘有突破感即停止进针，松开手指，可见针头随动脉搏动而动，回抽无血后即可注入局麻药 25 ~ 30mL。

并发症：①局麻药毒性反应，三种径路均可发生；②膈神经、喉返神经阻滞及霍纳综合征，肌间沟及锁骨上可发生；③高位硬膜外或蛛网膜下腔阻滞，见于肌间沟径路；④气胸，见于锁骨上径路。

2. 颈神经丛阻滞 颈神经丛由 C_1 ~ C_4 脊神经组成。脊神经出椎间孔后，经过椎动脉后面到达横突尖端，过横突后分支形成一系列的环，构成颈神经丛。颈神经丛分深丛和浅丛，支配颈部肌组织和皮肤。深丛在斜角肌间与臂神经丛处于同一水平，并同为椎前筋膜所覆盖。浅丛沿胸锁乳突肌后缘从筋膜下穿出表面，分成许多支，支配皮肤和浅表结构。C_4 和 T_2 支配的皮肤区域相邻。C_1 主要是运动神经，故阻滞时不需考虑此脊神经。

（1）**深丛阻滞** 常用两种阻滞方法：①颈前阻滞法：常采用 C_4 横突一处阻滞法。

患者仰卧，头转向对侧，从乳突尖端至 C_6 横突做一连线，穿刺点在此线上。C_4 横突位于胸锁乳突肌和颈外静脉交叉点附近，用手指按压常可摸到横突。在此水平刺入 2 ~ 3cm 可触及横突骨质，回抽无血液和脑脊液，注入局麻药液 10mL。②肌间沟阻滞法：同臂神经丛阻滞的肌间沟径路法，但穿刺点在肌间沟尖端，刺过椎前筋膜后，不寻找异感，注入局麻药液 10mL，并压迫肌间沟下方，避免药液下行而阻滞臂神经丛。

(2) 浅丛阻滞　体位同上。在胸锁乳突肌后缘中点垂直进针至皮下，注射 1% 利多卡因 6 ~ 8mL；或在此点注射 3 ~ 4mL，再沿胸锁乳突肌后缘向头侧和尾侧各注射 2 ~ 3mL。

适应证和并发症：适用于颈部手术，如甲状腺手术、气管切开术等。浅丛阻滞并发症很少见。深丛阻滞的并发症：①局麻药毒性反应：颈部血管丰富，吸收较快，若注入椎动脉，药液直接进入脑内引起毒性反应；②药液意外注入蛛网膜下隙或硬膜外间隙；③膈神经麻痹；④喉返神经麻痹，故不能同时做双侧深丛阻滞；⑤霍纳综合征。

3. 指（趾）神经阻滞　每指有 4 根指神经，包括两根掌侧指神经和两根背侧指神经。手指（脚趾）手术可采用此法。在手指、脚趾及阴茎等处使用局部麻醉药时禁忌加入肾上腺素，注药量也不能太大，以免血管收缩或受压引起组织缺血坏死。

(1) 指根部阻滞　在指根一侧背部刺入，向前滑过指骨至掌侧皮下，术者用手指抵于掌侧可感到针尖，此时后退 0.2 ~ 0.3cm，注入 1% 利多卡因 1mL，然后退针至进针点皮下，再注入 0.5mL。

(2) 掌骨间阻滞　针头自手背部刺入掌骨间，直达掌面皮下。随着针头推进和拔出时，连续注射 1% 利多卡因 4 ~ 6mL。

第三节　椎管内麻醉

椎管内有两个可用于麻醉的腔隙，即蛛网膜下隙和硬脊膜外间隙。根据局麻药注入的腔隙不同，分为蛛网膜下隙（简称腰麻），硬膜外间隙阻滞及腰麻 – 硬膜外间隙联合阻滞，统称椎管内麻醉。

一、椎管内麻醉的解剖基础

1. 脊柱和椎管　脊柱由脊椎重叠而成。脊椎由位于前方的椎体和后方的椎弓所组成，中间为椎孔，所有上下椎孔连接在一起即成椎管。椎管上起枕骨大孔，下止于骶裂孔。正常脊柱有 4 个生理弯曲，即颈、胸、腰和骶尾弯曲（图 7 – 3），颈曲和腰曲向前突，胸曲与骶曲向后突。患者仰卧时，C_3 和 L_3 所处位置最高，T_5 和 S_4 最低。这对腰麻时药液的分布有重要影响。

2. 韧带　连接椎弓的韧带与椎管内麻醉关系密切。从外到内分别是棘上韧带、棘间韧带和黄韧带（图 7 – 4）。棘上韧带连接脊椎棘突尖端，质地较坚韧，老年人常发生钙化。棘间韧带连接上下两棘突，质地较疏松。黄韧带连接上下椎板，覆盖着椎板间孔，几乎全由弹力纤维构成，组织致密坚韧，针尖穿过时有阻力，穿过后有落空感。

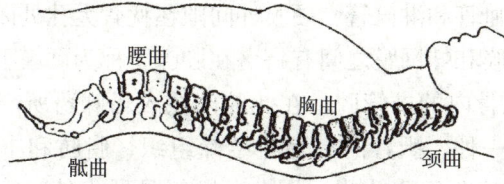

图 7-3 脊柱的四个生理弯曲

腰曲
胸曲
骶曲
颈曲

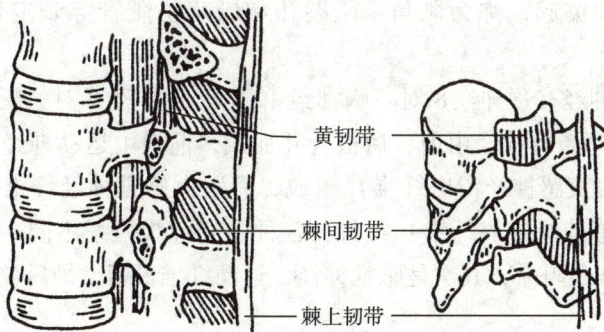

黄韧带

棘间韧带

棘上韧带

图 7-4 棘突的韧带

3. 脊髓、脊膜与腔隙 椎管内有脊髓和三层脊髓被膜。脊髓下端成人一般终止于 L_1 椎体下缘或 L_2 上缘，新生儿在 L_3 下缘，并随年龄增长而逐渐上移。故成人做腰椎穿刺应选择 L_2 以下的椎间隙，而儿童则在 L_3 以下间隙。

脊髓的被膜由内至外为软膜、蛛网膜和硬脊膜（图 7-5）。硬脊膜由坚韧的结缔组织形成，血供较少，刺破后不易愈合。软膜和蛛网膜之间的腔隙称蛛网膜下隙，上与脑蛛网膜下隙沟通，下端止于 S_2 水平，内有脑脊液。在 S_2 水平，硬脊膜和蛛网膜均封闭而成硬膜囊。硬脊膜与椎管内壁（即黄韧带和骨膜）之间的腔隙为硬膜外间隙，内有

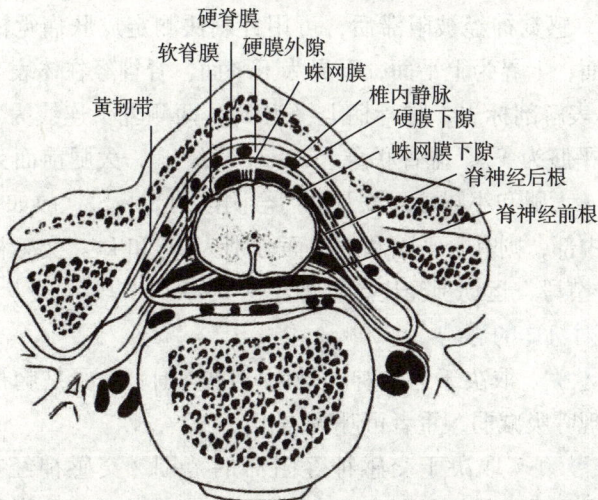

硬脊膜
软脊膜
硬膜外隙
蛛网膜
椎内静脉
硬膜下隙
蛛网膜下隙
脊神经后根
脊神经前根
黄韧带

图 7-5 脊髓被膜及被膜间隙

脂肪、疏松结缔组织、血管和淋巴管，硬膜外间隙在枕骨大孔处闭合，与颅腔不通，其尾端止于骶裂孔。硬脊膜和蛛网膜之间有一潜在腔隙，称为硬膜下间隙。

4. 骶管 骶管是骶骨内的椎管腔，在此腔内注入局麻药所产生的麻醉称骶管阻滞麻醉，是硬膜外麻醉的一种。骶管内有稀疏结缔组织、脂肪和丰富的静脉丛，容积为 25～30mL。由于硬膜囊终止于 S_2 水平，因此，骶管是硬膜外间隙的一部分，与腰段硬膜外间隙相通。骶管下端终止于骶裂孔，骶裂孔呈 V 形或 U 形，上有骶尾韧带覆盖，两旁各有一豆大骨性突起，称为骶角。骶裂孔和骶角是骶管穿刺定位时的重要解剖标志。

5. 脊神经 脊神经有颈神经 8 对、胸神经 12 对、腰神经 5 对、骶神经 5 对、尾神经 1 对，共 31 对。每条脊神经由前、后根合并而成，前根由运动神经纤维和交感神经传出纤维（骶段为副交感神经传出纤维）组成，后跟由感觉神经纤维和交感神经传入纤维（骶段为副交感神经传入纤维）组成。各种神经纤维粗细不同，交感和副交感纤维最细，最先被局麻药阻滞，其次是感觉神经，运动纤维最粗，最后被阻滞。

二、椎管内麻醉生理

1. 脑脊液 脊髓蛛网膜下腔的脑脊液为 25～30mL。蛛网膜下腔阻滞时，脑脊液起稀释和扩散局麻药的作用。

2. 药物作用部位 椎管内麻醉的主要作用部位是脊神经根。腰麻与硬膜外麻醉比较，腰麻用药的浓度较高，容量较小，剂量也小，而被脑脊液稀释后的浓度较硬膜外麻醉为低。

3. 阻滞作用和麻醉平面

（1）阻滞作用 交感神经被阻滞后能减轻内脏牵拉反应；感觉神经被阻滞后，能阻断皮肤和肌肉等的疼痛传导；运动神经被阻滞后，能产生肌肉松弛。

（2）麻醉平面 感觉神经被阻滞后，可用针刺法测定皮肤痛觉消失的范围，其上下界限统称麻醉平面，上界为上平面，下界为下平面。脊神经在体表有一定的分布区域（图 7-6），对照体表解剖标志，胸骨柄上缘为 T_2，两侧乳头连线为 T_4，剑突下为 T_6，季肋部肋缘为 T_8，平脐为 T_{10}，耻骨联合上 2～3cm 为 T_{12}，大腿前面为 L_1～L_3，小腿前面和足背为 L_4～L_5，大腿和小腿后面以及肛门会阴区为 S_1～S_5。故如痛觉消失范围上界平脐，下界平大腿中部，则其上平面和下平面分别为 T_{10} 和 L_2。交感神经的阻滞平面较感觉平面高 2～4 个节段，运动神经比感觉神经低 1～4 个节段。

4. 椎管内麻醉对机体的影响

（1）对呼吸的影响 取决于运动神经被阻滞的范围。主要是胸神经与膈神经阻滞的程度，轻者可出现呼吸减弱，重者可呼吸停止。

（2）对循环的影响 取决于交感神经阻滞的范围。交感神经被阻滞后可引起：①血管扩张，回心血量及心排血量减少而产生低血压，多发生在阻滞平面高和范围广的情况下；②迷走神经兴奋性增强，可使心率减慢；③心加速神经被阻滞后，则可引起心动过缓。

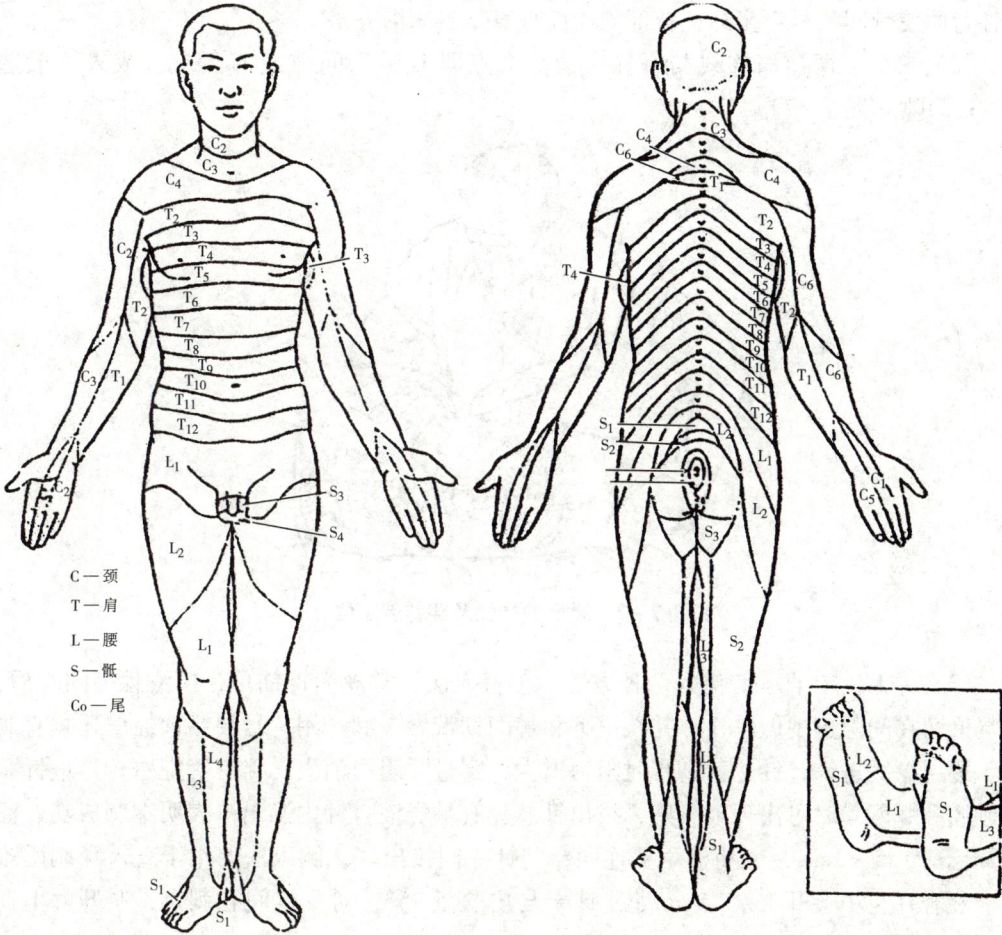

图 7-6　脊神经的体表分布

（3）**对其他系统的影响**　椎管内麻醉下，迷走神经功能亢进，胃肠蠕动增加，易诱发恶心、呕吐。骶神经阻滞后，可致尿潴留等。

三、椎管内麻醉方法

（一）蛛网膜下腔阻滞麻醉

蛛网膜下腔阻滞麻醉又称腰麻或脊麻。

1. 适应证和禁忌证　蛛网膜下腔阻滞麻醉适用于 2～3 小时以内的下腹部、盆腔、下肢及肛门会阴部的手术。禁忌证：①中枢神经系统疾患，如颅内高压，椎管内病变；②休克；③穿刺部位或周围有感染灶；④脓毒症；⑤脊柱畸形、外伤或结核；⑥急性心衰或冠心病发作；⑦难以合作者。

2. 操作方法

（1）**体位**　一般取侧卧位，也可取坐位。患者两手抱膝，大腿贴腹，下颌贴胸，脊柱背曲使棘间隙尽量张开，背部与床面垂直，与床沿齐平。

（2）定位　两髂嵴连线与脊柱中线交会点即 $L_3 \sim L_4$ 间隙或 L_4 棘突。成人一般选 $L_3 \sim L_4$ 间隙（图7-7）。

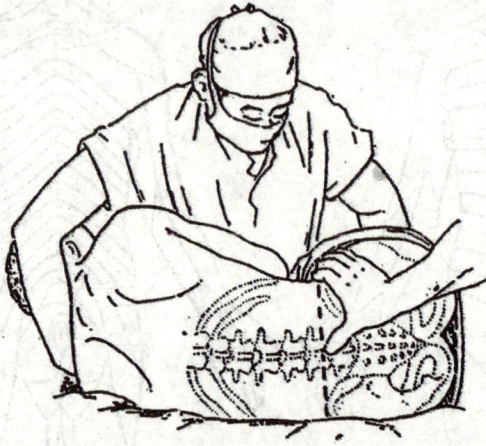

图7-7　腰麻的体位及穿刺点定位

（3）穿刺　有直入和侧入两种方法。①直入法：常规消毒铺单，摸清棘突间隙后，用局麻药在间隙正中做皮丘，并在皮下和棘间韧带做浸润。用7号腰穿针经皮丘垂直刺入，逐层徐缓进针，针达黄韧带时阻力增大，穿过时阻力消失，伴有落空感，再进针刺破硬膜和蛛网膜时可出现破膜感，拔出针芯见有脑脊液自针内滴出，表明穿刺成功，注入局麻药 $1.5 \sim 3mL$ 后，将注射器连同穿刺针一同拔出。②侧入法：用于直入穿刺困难者。在脊柱正中旁开 $1 \sim 1.5cm$ 处，针干与皮肤呈75°，对准椎间孔刺入，避开棘上韧带与棘间韧带，经黄韧带进入蛛网膜下腔。

（4）麻醉平面的调节　即在注药后短时间内使麻醉平面控制在手术所需的范围内。一般应在注药后 $5 \sim 10$ 分钟内进行。

影响麻醉平面的因素有：①穿刺间隙：由于脊柱的生理弯曲，患者仰卧时，L_3 位置最高，T_5 和 S_4 最低。故如在 $L_2 \sim L_3$ 间隙做穿刺并注入重比重局麻药液，患者转为仰卧位后，药液将在脑脊液中沿着脊柱的坡度向胸段低处流动，使麻醉平面容易偏高；如在 $L_4 \sim L_5$ 间隙穿刺注药，则患者仰卧后，大部分药液将向骶段流动，麻醉平面容易偏低。②患者体位：由于重比重药液在脑脊液中向低处扩散，故患者体位对于麻醉平面的调节起着十分重要的作用。患者注药仰卧后，应随时测定麻醉平面，并根据手术区对麻醉平面的要求，改变患者体位进行调节。若平面过低时，可调整手术台至头低脚高位，使平面上升，但此位置为时不能过长，以免平面升得过高而出现呼吸、循环抑制，当测定平面适宜时，应将手术台立即调至水平位或头高脚低15°。③注药速度：注药速度愈快，麻醉范围愈广；速度愈慢则麻醉范围愈局限，一般速度为每5秒钟注射 $1mL$。

3. 并发症

（1）麻醉期间并发症　①血压下降和心动过缓：麻醉后，因交感神经被阻滞，麻醉区域的血管扩张，回心血量减少，心排血量下降，导致血压下降。麻醉范围越广或麻醉前患者已有血容量不足、心功能不全等情况，血压下降更明显。因迷走神经张力增高，心率可减慢，尤其是麻醉平面超过 T_4 时，心加速神经被阻滞，可出现心动过缓和血压下降，应立即处理。血压下降时，首先加快输液速度，同时可静脉注射麻黄碱10～30mg；出现心动过缓，可静脉注射阿托品 0.25～0.5mg。②呼吸抑制：麻醉平面过高常出现呼吸抑制，表现为胸闷气短、说话费力，甚至呼吸停止。要根据抑制程度给予吸氧、人工辅助呼吸或气管内插管人工呼吸。③恶心呕吐：原因有迷走神经亢进使胃肠蠕动增强，手术牵拉腹腔内脏，低血压、呼吸抑制造成脑缺血缺氧而兴奋呕吐中枢等。要分析原因针对性处理。

（2）麻醉后并发症 ①头痛：多发生于麻醉后 2～7 日，常在患者术后第一次抬头或起床活动时发生，以枕额部痛明显，坐、立时加剧，平卧后减轻，约半数患者的症状在 4 日内消失，重者可持续 1 周至数周。一般可采用平卧、输液、针灸、服用镇痛药等处理。对顽固性头痛，可向硬膜外腔注入生理盐水 20～30mL，头痛可立即消失，但切忌过早下地剧烈活动，仍需卧床 6～8 小时，以免头痛重新出现。②尿潴留：常见。主要是支配膀胱的骶神经被阻滞后恢复较晚引起。可按摩、热敷下腹部，必要时导尿。

此外，偶有脊髓炎、化脓性脑膜炎、马尾综合征等。重在预防，要严格无菌操作，准确无误地使用麻醉药物。

4. 常用药物及配制 一般将局麻药配成重比重溶液。①丁卡因：1% 丁卡因、3% 麻黄碱及 10% 葡萄糖各 1mL，配成所谓的 1∶1∶1 溶液，总量 3mL；②布比卡因：0.5% 或 0.75% 布比卡因 2mL，加 10% 葡萄糖 1mL，总量 3mL。也可用无菌注射用水配成轻比重溶液。普鲁卡因因其作用持续时间短现已少用。

（二）硬膜外阻滞麻醉

与腰麻相比，硬膜外阻滞麻醉具有麻醉节段明显的特点，临床广泛应用。

1. 适应证与禁忌证 硬膜外阻滞麻醉适用于头颅以外人体各部位的手术。但以横膈以下手术最常用。禁忌证：①穿刺部位有感染；②脊柱畸形或有结核；③凝血机制障碍；④休克；⑤中枢神经系统疾病；⑥患者不合作。

2. 操作方法 有单次法和连续法两种，临床上主要用连续法。

（1）体位 同腰麻。

（2）定位 根据手术要求，选择相应的穿刺间隙。见表 7–3。

表 7–3 硬膜外阻滞穿刺棘突间隙及置管方向

手术部位	手术名称	穿刺间隙及置管方向
颈部	甲状腺、颈淋巴系手术	$C_5\sim C_6$ 或 $C_6\sim C_7$（向头）
上肢	双侧上肢各种手术	$C_7\sim T_1$（向头）
胸壁	乳房手术	$T_4\sim T_5$（向头）
上腹部	胃、胆囊、脾、胰、肝手术	$T_8\sim T_9$（向头）
中腹部	小肠手术	$T_9\sim T_{10}$（向头）

续表

手术部位	手术名称	穿刺间隙及置管方向
腰部	肾、肾上腺、输尿管上段手术	$T_{10} \sim T_{11}$（向头）
下腹部	阑尾手术	$T_{11} \sim T_{12}$（向头）
盆腔	剖宫产、宫外孕手术	$T_{12} \sim L_1$（向头）
	子宫、膀胱、直肠等手术	$T_{12} \sim L_1$（向头），$L_3 \sim L_4$（向尾）
腹股沟区	腹股沟疝、髋关节等手术	$L_1 \sim L_2$（向头）
下肢	大腿手术	$L_2 \sim L_3$（向头）
	小腿手术	$L_3 \sim L_4$（向头）
会阴部	肛门会阴部手术	$L_3 \sim L_4$（向尾）或骶管阻滞

（3）**穿刺** 和腰椎穿刺相似，也有直入法和侧入法两种。与腰麻不同的是，穿刺针用16G或18G勺状针，当穿刺针穿过黄韧带后即停止进针，不能刺破硬脊膜，然后确定是否进入硬膜外腔。方法有：①阻力消失法：当穿刺针刺入黄韧带时有坚韧感，取下针芯，接上内盛生理盐水留一小气泡的2mL或5mL注射器，推注射器时有阻力（图7-8），气泡压缩；继续进针，穿过黄韧带后阻力突然消失，表明已进入硬膜外腔。②毛细管负压法：针尖进入黄韧带后，拔出针芯，在针柱口连接盛有液体的玻璃毛细接管，继续缓慢进针，当有落空感且管内液体被吸入时，表明已进入硬膜外腔；穿刺成功后，经针管置入硬膜外导管（图7-8），根据穿刺针的深度，确定导管的留置长度，使其在硬膜外腔保留3~4cm，退出穿刺针，固定导管于背部皮肤，与盛有局麻药的注射器相接。

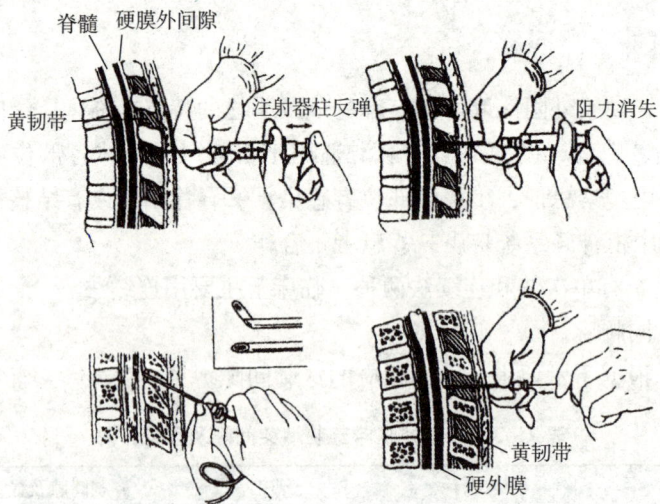

图7-8 硬膜外穿刺试验和置管

（4）**注药** 回抽注射器无血和脑脊液后注入试验量的局麻药3~5mL，观察5~10分钟。排除误入蛛网膜下腔后，根据试验量后麻醉平面出现的范围及血压变化情况，决定追加剂量，一般为3~15mL。一次或分次给予。

（5）**麻醉平面的调节** 影响硬膜外阻滞麻醉平面的因素很多，主要决定因素有：①穿刺部位：麻醉上、下平面的高低决定于穿刺间隙的高低。如果选择不当，将导致阻滞范围不能满足手术要求，故是最重要的影响因素。②局麻药容积：注入的量越多，扩散越广；相同药量，如一次集中注入则麻醉范围较广，分次注入则范围较小。③导管的位置和方向：头向置管时，药物易向头端扩散；尾向置管时，药液多向尾端扩散；如导管偏向一侧，可出现单侧麻醉；如导管误入椎间孔，则只能阻滞单个脊神经。因此，导管的位置和方向与麻醉成功和阻滞范围有密切关系。④注药速度：注药速度愈快，阻滞范围越广；反之，阻滞范围窄。⑤患者情况：老年、动脉硬化、妊娠、脱水、恶病质等患者，注药后麻醉范围较其他患者为广，故应减少用量。

3. 并发症

（1）**麻醉期间并发症** ①全脊椎麻醉：全部脊神经被阻滞称全脊柱麻醉，是硬膜外最严重的并发症。往往是硬膜被穿破而未被及时发现，使注入硬膜外腔的大部分或全部局麻药进入蛛网膜下腔所致。表现为注药后数分钟内即出现进行性呼吸困难，继而呼吸停止、血压下降、意识消失，甚至危及生命。一旦发生，立即气管内插管行人工呼吸，同时加快输液并给予升压药维持循环。②血压下降及心率减慢：其机制同腰麻。常在注药后 20 ~ 30 分钟内出现，必要时给予麻黄碱、阿托品处理。③呼吸抑制：见于颈部和上胸部阻滞，严重时可致呼吸停止。因此，高位阻滞应用低浓度、小剂量麻药。必要时给氧并行辅助呼吸。④恶心呕吐：同腰麻。⑤局麻药毒性反应：系药物用量过大或误注入血管所致。当局麻药达一定量，但麻醉效果不佳时，切勿盲目加大剂量，可改用其他麻醉方法。另外，在注药时一定要回抽，无血后方可注药。注药时应严密观察患者有无自觉症状，一旦发现，立即按局麻药中毒的治疗原则进行处理。

（2）**麻醉后并发症** ①硬膜穿破及头痛：硬膜外阻滞麻醉穿刺过程中不幸穿破硬膜可致头痛，表现及处理同腰麻后头痛。②神经损伤：偶见并发脊神经根损伤。穿刺当时患者可诉有触电感，向单侧放射，术后出现该神经分布区疼痛，感觉障碍。可采取对症治疗。③硬膜外血肿：患者有凝血机制障碍易发生血肿，一旦发生，将产生不同程度的神经功能障碍，甚至发生截瘫。典型症状是麻醉平面消失后再出现肌无力，腰背部剧痛，CT 检查可证实。确诊后 6 小时内应手术清除血肿及减压。④脊髓前动脉综合征：脊髓前动脉是一终末血管，供应脊髓截面前 2/3 的区域，如较长时间供血不足，可引起脊髓缺血性改变，甚至坏死，称脊髓前动脉综合征。患者一般无感觉障碍，主诉躯体沉重，翻身困难。部分患者能逐渐恢复，也有些患者病情不断恶化，终至截瘫。

4. 常用局麻药 一般用 1% ~ 2% 利多卡因、0.15% ~ 0.3% 丁卡因、0.25% ~ 0.75% 布比卡因及 0.5% ~ 1% 罗哌卡因。若患者无高血压，局麻药中可加入 1 : 20 万肾上腺素，以延长麻醉作用时间。

（三）骶管阻滞麻醉

经骶裂孔将局麻药注入骶管腔内，阻滞骶脊神经，称骶管阻滞麻醉。骶管阻滞麻醉是硬膜外阻滞麻醉的一种。

1. 适应证和禁忌证　骶管阻滞麻醉主要适用于直肠、肛门和会阴部手术。禁忌证为穿刺部感染和骶骨畸形。

2. 穿刺

（1）体位　侧卧或俯卧。

（2）定位　先摸清尾骨尖端，再沿中线向头端按摸 3～4cm 处有一 V 形或 U 形凹陷，其两旁各有一豆大骨质隆起的骶角，此凹陷即骶裂孔。

（3）穿刺　近年来多采用简化的垂直进针法。常规消毒铺单，以 7 号注射针于骶裂孔中央做局麻皮丘，针垂直刺过皮肤和覆盖骶裂孔的骶尾韧带，穿过后有阻力突然消失的落空感，经回吸及负压测定，确认针进入骶管腔。

（4）注药　先注入试验量 5mL，观察无异常后再给 15mL。

3. 并发症

（1）尿潴留　较多见，处理同腰麻。

（2）局麻药毒性反应　骶管内有丰富的静脉丛，若穿刺时损伤，可使局麻药吸收加快。

（3）全脊椎麻醉　穿刺针插入过深，刺破硬膜，进入蛛网膜下腔未被及时发现。

4. 常用药物　同硬膜外阻滞。

（四）蛛网膜下隙与硬脊膜外隙联合阻滞麻醉

经蛛网膜下隙与硬脊膜外隙联合阻滞麻醉又称腰麻－硬膜外联合阻滞麻醉，广泛用于下腹部及下肢手术。其特点是既有腰麻起效快、镇痛完善及肌肉松弛的优点，又有硬膜外阻滞麻醉时控调麻醉平面、满足长时间手术的需要等长处。穿刺方法有两种：①两点法：患者体位与腰麻相同，先选 T_{12}～L_1 做硬膜外隙穿刺并置入导管，然后再于 $L_{3～4}$ 或 $L_{4～5}$ 间隙行蛛网膜下隙穿刺。②一点法：经 $L_{2～3}$ 棘突间隙用特制的联合穿刺针做硬膜外隙穿刺，穿刺成功后再用配套的 25G 腰穿针经硬膜外穿刺针内行蛛网膜下隙穿刺，见脑脊液流出即可注入局麻药（腰麻）；然后退出腰穿针，再经硬膜外针向头端置入硬膜外导管，并固定导管备用。由于所用腰穿针呈圆锥形非切割型细穿刺针，故刺破硬脊膜时损伤很小，术后头痛的发生率明显减少，但注药时间需 45～60 秒钟。临床上多采用一点法。

第四节　全身麻醉

麻醉药经呼吸道吸入或经静脉、肌肉注入体内，使中枢神经受抑制，称全身麻醉。临床表现为患者意识消失、全身的痛觉丧失、遗忘、反射抑制和一定程度的肌肉松弛。对中枢神经系统抑制的程度与血中的药物浓度有关，是可控可逆的。

当药物从体内排出或被代谢后，患者的意识逐渐恢复，麻醉作用消失。

一、麻醉器械及其应用

（一）麻醉机

麻醉机可以供给患者氧气、麻醉气体和进行人工呼吸，是进行临床麻醉及急救时不可缺少的设备。

1. 气源　主要指供给氧气和氧化亚氮（N_2O）的储气设备，有装有压缩氧气和液态氧化亚氮的钢瓶或中心供气源。经压力调节器将压力减低后供给麻醉机使用。通过气体流量计调节新鲜气流量。

2. 蒸发器　为能有效地将挥发性麻醉药液蒸发为气体，并能精确调节麻醉药蒸气输出浓度的装置。蒸发器具有药物专用性，如安氟烷蒸发器、异氟烷蒸发器等。

3. 呼吸环路系统　通过呼吸环路系统将新鲜气体和吸入麻醉药送到患者的呼吸道内，并将患者的呼出气体排出到体外。常用的呼吸环路有：

（1）**紧闭式**　患者吸入和呼出的气体完全由麻醉器械控制，便于患者的呼吸管理，可行辅助或控制呼吸。呼吸环路多为循环式，回路中设有吸气、呼气活瓣及二氧化碳（CO_2）吸收装置。患者的呼出气经该装置将 CO_2 吸收后，仍有部分 CO_2 再被输送到患者呼吸道。常用的 CO_2 吸收剂为钠石灰，当钠石灰失效时可发生 CO_2 蓄积，故需定期更换。

（2）**开放式**　患者的呼吸并不受麻醉器械的控制，吸入或呼出的气体都可以自由出入于大气中，而且呼出的 CO_2 无重复吸入现象。

（3）**半紧闭或半开放式**　患者呼出和吸入的气体部分受麻醉器械的控制。呼吸环路中设有呼气活瓣。但无 CO_2 吸收器。呼气时呼出气可由呼气活瓣逸出，逸出气体量的多少，取决于活瓣的阻力和新鲜气流量的大小。新鲜气流量小时，仍有部分呼出气进入呼吸囊，再吸气时可重复吸入，重复吸入 CO_2 高于1%容积，称为半紧闭式。若新鲜气流量大时，大部分呼出气都排至大气中，重复吸入的 CO_2 低于1%容积，称为半开放式。

4. 麻醉呼吸器　在麻醉期间可用呼吸器来控制患者的呼吸。呼吸器分为定容型和定压型两种，可设置或调节潮气量（VT）或每分通气量（MV）、气道压（Paw）、呼吸频率（RR）、吸/呼时间比（I/E）等呼吸参数。有的可设置呼气末正压（PEEP），并可设置吸入氧浓度（F_iO_2）、每分通气量及气道压的报警界限，以保证麻醉的安全性。

（二）麻醉喉镜

麻醉喉镜用于气管插管时暴露声门。喉镜由镜柄及镜片两部分组成。镜柄内装有电池，当镜片与镜柄连接成直角时，镜片前端的小电珠即接通电源发光，以便清楚窥视咽喉腔。镜片分弯型及直型两种，有大小不同型号，可根据患者的情况具体选用。

（三）气管导管

气管导管为一特制的塑料导管，置入患者气管后，便于麻醉药吸入、保持呼吸道通畅，并可行控制呼吸。气管导管长短、粗细不一，有适用于各年龄组患者的不同型号。

（四）其他

除上述主要器械外，还有面罩、气管导管芯、插管钳、牙垫、喷雾器、吸痰管、吸引器等。

附：气管内插管术

气管内插管术是将特制的气管导管，经口腔或鼻腔插入到患者的气管内，是麻醉医师必须熟练掌握的基本操作技能，也是临床麻醉的重要组成部分。

1. 气管内插管的目的

（1）便于吸入全身麻醉药的应用。

（2）麻醉期间保证患者的呼吸道通畅，防止异物进入呼吸道，及时吸出气管内分泌物或血液。

（3）进行有效的人工或机械通气，防止患者缺氧和二氧化碳蓄积。

2. 适应证

（1）凡是在全身麻醉时难以保证患者呼吸道通畅者。

（2）危重患者的抢救：①呼吸衰竭需要进行机械通气治疗；②心跳呼吸停止行心肺复苏。

3. 插管方法　包括经口或鼻腔明视插管和经鼻腔盲探插管。

（1）**经口明视插管**　借助喉镜在直视下暴露声门后，将导管经口腔插入气管内。具体步骤为：患者仰卧头后仰（图7-9），操作者右手拇指对着下牙列，示指对着上牙列，借旋转力量使口腔张开；左手持喉镜由右口角放入口腔，将舌推向左侧后缓慢推进，见到悬雍垂后，继续前进直到看见会厌，挑起会厌以暴露声门；右手持气管导管，导管斜面对准声门裂，轻巧插入，当导管尖端入声门后拔出管芯，再将导管插入气管内，插入深度4~5cm，一般为气管套囊过了声门后，再进入约1cm即可，导管尖端至中切牙的距离成人为18~22cm；插管成功后，将导管与牙垫一起固定于口角边。

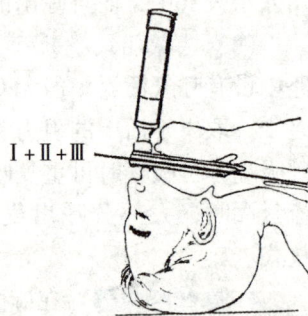

I+Ⅱ+Ⅲ

图7-9　头位改变三轴线模式图

（2）**经鼻盲探插管**　多用于口内手术或有解剖畸形等不能直接窥喉，以及术后需长时间机械通气的患者。具体步骤：右手持导管插入鼻腔，经过后鼻孔时可有一定阻力，需稍加用力便可通过；之后，边前进边侧耳听呼出气流的强弱，同时左手调整患者头部，以寻找呼出气流最强的位置；于呼气（声门张开）时将导管迅速推进，若进入声门可见到导管内有明显的呼出气流，有时患者有呛咳，接上麻醉机可见呼吸囊随呼吸而张缩，表明导管已插入气管内；若迅速推进后，导管内无呼气气流，则为进入食管的表现，应将导管退至鼻腔部，调整头部位置后再插。如果患者无解剖畸形，则可在喉镜明视下，借助插管钳将导管送入声门。

4. 导管插入气管后的判断　将气管导管与麻醉机的呼吸回路相接，挤压气囊见胸廓起伏，听诊两肺呼吸音清且对称；若用透明导管，可见到呼气时导管内明显的白雾样变化；若患者有自主呼吸，接麻醉机后可见呼吸囊随呼吸而张缩；若呼气末二氧化碳分压（$P_{ET}CO_2$）监测有显示，则确认无误。

5. 气管内插管的并发症

（1）插管过程中可因操作不规范或动作粗暴，致牙齿损伤或脱落，口腔、鼻腔、咽喉部的黏膜损伤引起出血。

（2）浅麻醉下行气管插管可引起剧烈呛咳、屏气、喉及支气管痉挛、心率增快及血压增高等气管插管不良反应。

（3）导管过粗可致喉头水肿；导管过软容易变形，或因压迫、扭折而引起呼吸道梗阻。

（4）导管插入过深进入一侧支气管内，引起通气不足、缺氧及术后肺不张；导管插入过浅，术中因体位变动易滑脱出气管，导致严重意外。

二、全身麻醉的实施过程

（一）全身麻醉的诱导

无论行静脉麻醉或吸入麻醉均有一个使患者从清醒状态转为可以进行手术操作的麻醉状态的过程，这一过程称为全身麻醉的诱导。

1. 注意事项　进行全身麻醉的诱导应注意以下事项：

（1）**监测**　在开始诱导前应安置好常用的监测设备，应在连续监测的情况下进行诱导。此外，麻醉医师对患者情况的直接观察也非常重要。

（2）**卧位**　除特殊情况外，全身麻醉诱导时患者的体位均为仰卧位，头部垫薄枕，以使患者松弛和感到舒适。在诱导前应建立好静脉通路，适当进行输液，且便于在需要时从静脉通路给予急救或治疗药物。

（3）**吸氧**　在开始诱导前，一般均用面罩给患者吸氧，在患者神志消失前不宜将面罩紧扣于患者面部，以免引起患者的不适和恐惧。在气管插管前进行控制呼吸时，所予潮气量不宜过大，以免富余气体经食管进入胃内造成胃部膨胀及胃内容物反流。

（4）**呼吸道的通畅**　在全身麻醉诱导过程中，应注意保持呼吸道的通畅。

2. 诱导方法　至于采用何种诱导方法，选用哪些药物，主要取决于患者的病情，以及对气管内插管困难程度的预计和风险的估计。麻醉医师的经验和设备条件也应考虑在内。此外，还应适当照顾患者的意愿。现多采用复合麻醉进行诱导，常用的方法有：

（1）**静脉快速诱导**　这是目前最常用的诱导方法。在患者经过充分吸氧后即可开始诱导。一般先使用催眠、安定药或静脉麻醉药使患者丧失神志，随即扣紧面罩，注意呼吸管理。可供选择的药物有：硫喷妥钠、依托咪酯、地西泮（安定）、咪达唑仑、氯胺酮、丙泊酚等。继之可给予芬太尼一类镇痛药物，接着静脉注射琥珀胆碱或非去极化肌松弛药，进行气管内插管。现常用的非去极化肌松药有维库溴铵、泮库溴铵、阿曲库铵或米库氯铵、罗库溴铵等。在完成气管内插管并确认无误予以固定后，即可与麻醉机衔接，可酌情吸入全身麻醉药或继续给予静脉麻醉药。

(2) 吸入麻醉诱导　只使用吸入麻醉药诱导必须保持患者自主呼吸，现应用较少。主要用于小儿麻醉或某些特殊情况如重症肌无力患者。用于小儿麻醉时一般用刺激性小、带甜味的强效吸入麻醉药，如氟烷、七氟烷。用于重症肌无力患者则采用具有肌松作用的强效吸入麻醉药，如恩氟烷、异氟烷，以避免肌松药的使用。

(3) 保持自主呼吸的诱导　习惯上也称为慢诱导。主要用于气道不畅或估计做气管内插管有困难者，因其不宜用肌松药停止呼吸。一般在保持自主呼吸的条件下辅用表面麻醉，静脉注射对呼吸无明显抑制的药物如羟丁酸钠，使患者入睡或丧失神志，然后做气管内插管。也可行吸入麻醉诱导再做气管内插管。

(4) 清醒插管后再诱导　此法适用于插管困难的患者，如有误吸危险的患者，或用于在麻醉下极易出现体位性低血压的患者（如截瘫患者）。可先做清醒气管内插管，然后安置于手术体位，待血流动力学稳定后再开始诱导。

(5) 其他方法　如肌内注射氯胺酮、口服咪达唑仑或经黏膜给芬太尼等，均适用于小儿的麻醉诱导。

(二) 全身麻醉的维持

在全身麻醉诱导完成后即进入全身麻醉的维持阶段，诱导与维持这两个阶段之间并没有明显的界限，维持阶段持续至停用麻醉药为止。在全身麻醉诱导完成后，血液内麻醉药浓度或分压已达到平衡，只要适当加用麻醉药即可维持和满足手术需要的水平。手术系在麻醉的维持期进行，此期需注意：

1. 全身麻醉维持应与诱导密切衔接　在诱导完成特别是静脉快速诱导后，应及早加用吸入麻醉或追加静脉麻醉药，使麻醉深度维持平稳。避免由于脱节致麻醉变浅造成血压、脉搏等的明显波动。

2. 应了解和关注手术操作的进程　务使麻醉深度与手术刺激的强弱相适应，以能满足手术要求。勿使麻醉过深或过浅，应有预见性地在合理的范围内波动，切勿等到麻醉过浅才来匆忙加深麻醉致影响手术进行或造成并发症。

3. 在维持过程中应注意不使全身麻醉的苏醒延迟　对吸入麻醉药应注意及时降低吸入浓度和停止吸入。对静脉麻醉药应结合手术进程及药物的药代动力学估计药物作用消失时间，掌握适宜的剂量和用药时机。

4. 做好呼吸管理　如用机械通气，应根据 $P_{ET}CO_2$ 和 SpO_2 或血气分析来调节通气参数或是否应用 PEEP。对通气的调节还应考虑具体的病情，如行颅内手术时 $PaCO_2$ 应偏低，如患者有冠心病，则呼吸性碱血症可导致冠状动脉收缩或痉挛而加重心肌缺血。

5. 关于肌松药的应用　一般均使用非去极化肌松药。最好使用肌松监测仪指导用药，以免剂量过大或不足，且减少或避免术后拮抗药的应用。

6. 注意及时处理术中可能出现的各种情况　如失血性休克、过敏性休克、心律失常等，尽可能保持内环境的稳定和脏器功能的正常。

7. 保持适当的麻醉深度　无论在全身麻醉的诱导或维持中，均应保持适当的麻醉深度以防止患者出现知晓，如有条件可利用仪器监测麻醉深度。

（三）全身麻醉的苏醒

全身麻醉的苏醒是指停止应用麻醉药到患者完全清醒这一时期。除某些情况（如因病情需要，在术后进行一段时间的机械通气支持等）外，全身麻醉后及早苏醒有利于患者重要器官自主调节能力的迅速恢复，有利于患者的康复和术后护理。全身麻醉后拔除气管内导管是一具有风险的时刻，必须根据患者病情、苏醒情况来决定拔管与否，并掌握好拔管的指征，过早或不恰当的拔管往往造成严重后果。

1. 拔管指征

（1）患者完全清醒，呼之有明确反应。

（2）呼吸道通气量正常，肌张力完全恢复。

（3）吞咽反射、咳嗽反射恢复。

（4）循环功能良好，血氧饱和度正常。

2. 注意事项

（1）拔管前必须先将存留在口、鼻、咽喉及气管内的分泌物吸净，注意呼吸通气量是否正常。气管内吸引时间每次不要超过 10 秒钟。

（2）拔管后应继续将口、鼻、咽腔内的分泌物吸尽，鼓励患者咳嗽，将头转向一侧以防呕吐后误吸，如有舌根下坠可放置咽通气道。

（3）拔管后要密切观察呼吸道是否通畅，通气量是否足够，血氧饱和度是否正常；若低于正常值应立即面罩吸氧，直到正常。

（四）全身麻醉深浅的判断及掌握

全身麻醉应该达到使患者充分镇静、完美镇痛、满意肌松、合理控制应激，以满足手术需要和维护患者安全。在施行麻醉中如何较准确地判断深浅和维持适当的麻醉深度便显得十分重要。不当的麻醉处理往往造成麻醉过浅或过深，例如在肌松药作用的掩盖下出现术中麻醉过浅，手术创伤刺激所致的过度应激反应未能得到有效抑制，或出现术中知晓，对患者造成精神创伤。麻醉深度应根据复合应用的药物对意识、感觉、运动、神经反射及内环境稳定性的影响程度来综合判断。目前临床通常将麻醉深度分为浅麻醉、手术期麻醉和深麻醉（表7-4），对掌握麻醉深度有一定参考意义。

表7-4　通用临床麻醉深度判断标准

麻醉分期	呼吸	循环	眼征	其他
浅麻醉期	不规则，呛咳，气道阻力增加，喉痉挛	血压增高，心率增快	睫毛反射（-），眼睑反射（+），眼球运动（+），流泪	吞咽反射（+），出汗，分泌物增多，刺激时体动

续表

麻醉分期	呼吸	循环	眼征	其他
手术麻醉期	规律，气道阻力增加	血压稍低但稳定，手术刺激无改变	眼睑反射（−），眼球固定中央	刺激时无体动，黏膜分泌物消失
深麻醉期	膈肌呼吸，呼吸增快	血压下降	对光反射（−），瞳孔散大	

（五）全身麻醉的常见并发症及其处理

1. 反流与误吸 各种原因引起的胃排空时间延长，使胃内存积大量胃液或空气，容易引起反流。全麻诱导期因患者意识消失，咽喉部反射消失，一旦有反流容易发生误吸。全麻恢复期患者尚未完全清醒时，吞咽呛咳反射未恢复，也易发生胃内容物的反流及误吸。误吸胃液可引起肺损伤，其程度与误吸胃液的量和 pH 值相关，吸入量愈大，肺损伤愈重。一旦发生呕吐，应立即将患者置头低位，头偏向一侧，以利呕吐物从口中流出。若发生误吸，可行气管内插管反复吸引。

2. 呼吸道梗阻 以声门为界，呼吸道梗阻可分为上呼吸道梗阻和下呼吸道梗阻。

（1）**上呼吸道梗阻** 常见原因为舌后坠、口腔内分泌物及异物阻塞、喉头水肿和喉痉挛。不全梗阻表现为呼吸困难并有鼾声；完全梗阻者有鼻翼扇动和三凹征，虽有强烈的呼吸动作而无气体交换。舌后坠时可将头后仰、托起下颌、置入口咽或鼻咽通气道，同时清除咽喉部的分泌物及异物。喉头水肿多发生于婴幼儿及气道内插管困难者，可静脉注射皮质激素或雾化吸入肾上腺素，严重者应行紧急气管切开。喉痉挛常因浅麻醉下或缺氧时刺激喉头而诱发，患者表现为呼吸困难，吸气时有喉鸣音，可因缺氧而发绀。轻度喉痉挛者经加压给氧即可解除，完全梗阻者可经环甲膜穿刺置管行加压给氧，无效时可静脉注射琥珀胆碱后行气管内插管。

（2）**下呼吸道梗阻** 常见原因：①气管导管扭折；②导管斜面过长而紧贴在气管壁上；③分泌物或呕吐物误吸后堵塞气管及支气管。下呼吸道梗阻也可因支气管痉挛引起，多发生于有哮喘史或慢性支气管炎患者。维持适当的麻醉深度和良好的氧合是缓解支气管痉挛的重要措施，必要时可静脉注射氨茶碱 0.25mg 或氢化可的松 100mg。

3. 低血压 指麻醉期间收缩压下降超过基础值的 30% 或绝对值低于 80mmHg。麻醉过深可导致低血压，麻醉前已有血容量不足者表现更为明显，应在减浅麻醉的同时补充血容量。术中失血过多可引起低血容量性休克，应监测尿量、血红蛋白及血细胞比容，必要时监测中心静脉压或肺动脉楔压以指导输血输液。变态反应、肾上腺皮质功能低下等均可引起血管张力降低而导致低血压，治疗包括补充血容量，恢复血管张力（应用血管收缩药）及病因治疗。术中牵拉内脏时常可引起反射性血压下降，同时发生心动过缓，应及时解除刺激，必要时给予阿托品治疗。

4. 高血压 指麻醉期间舒张压高于 100mmHg 或收缩压高于基础值的 30%。常见原因有：①与并存疾病有关，如原发性高血压、甲状腺功能亢进、嗜铬细胞瘤、颅内压增高等；②与手术、麻醉操作有关，如手术探查、压迫腹主动脉、气管内插管等；③通气不足引起二氧化碳蓄积；④药物所致血压升高，如泮库溴铵、氯胺酮常可引起一过性血压升高。应针对原因进行治疗，如在插管前静脉注射芬太尼 3~5ug/kg，可减轻气管内插管时的心血管反应；对于顽固性高血压者，可行控制性降压。

5. 心律失常　窦性心动过速多因麻醉过浅、低血容量、贫血及缺氧引起，应针对病因进行治疗。手术牵拉内脏（如胆囊）或眼心反射时，可因迷走神经反射致心动过缓，严重者可致心搏骤停，应暂停手术操作，必要时静脉注射阿托品。

6. 高热、抽搐和惊厥　常见于小儿麻醉。由于婴幼儿的体温调节中枢尚未发育完善，体温极易受环境温度的影响。如对高热处理不及时，可引起抽搐甚至惊厥。因此，小儿麻醉时应重视体温的监测，尤其是手术时间长者。一旦发现体温升高，应积极进行物理降温，特别是头部降温以防发生脑水肿。治疗恶性高热的特效药物是丹曲林。

第五节　疼痛治疗

一、疼痛与疼痛治疗概述

1986 年，国际疼痛研究会将疼痛定义为：疼痛是一种令人不愉快的感觉和情绪体验，并伴随有组织损伤或潜在组织损伤。疼痛包含了生理和心理因素，不同的人或同一个人在不同环境、不同的生理和心理状态下，其对疼痛的感觉和疼痛反应必然存在差异。因此，疼痛治疗存在复杂性。

疼痛治疗学是一门研究疼痛的发生机制及临床治疗的学科。近年来，疼痛治疗已成为现代医学的一个重要组成部分。

1. 疼痛的分类　由于疼痛的复杂性，对其分类至今尚无统一标准。

根据疼痛的来源，可将疼痛大致分为：①躯体痛：为锐痛，一般定位明确，由皮肤、皮下组织及深层组织内的痛觉感受器激活而发生，如术后痛等；②内脏痛：通常为钝痛，定位不明确，可能牵涉其他部位，如胆囊炎引起的肩痛；③神经源性疼痛：源于中枢或外周神经的损伤。在慢性灼痛的基础上可有放射痛、电击样疼痛的感觉，如带状疱疹后神经痛等。

也可根据疼痛的临床表现，分为急性疼痛和慢性疼痛。

2. 疼痛生理

(1) 痛觉感受器和致痛物质　痛觉感受器是游离神经末梢，可能是一种化学感受器。致痛物质有钾离子、氢离子、组胺、5-羟色胺等。在某种伤害性刺激下，受损组织释放致痛物质，作用于游离神经末梢而引起疼痛。

(2) 痛觉的传入神经纤维　痛觉信息自感受器发出，在周围神经中沿着两种不同类型的纤维向中枢传导。一种是有髓鞘的 Aδ 类纤维，传导速度较快，与产生快痛有关；另一种是无髓鞘的 C 类纤维，传导速度较慢，与产生慢痛有关。

(3) 痛觉冲动在中枢内的传导途径　其通路大致分为两种：一种为传导快痛的新脊丘束；另一种为传导慢痛的旧脊丘束和旁中央上行系统。

（4）**内脏痛与牵涉痛**　内脏痛多属于慢痛，由机械牵拉、缺血、痉挛、炎症和化学刺激产生疼痛，传入神经主要是交感神经干的传入纤维。例如，心肌缺血可引起心前区、左肩、左上臂疼痛。牵涉痛的部位与患病内脏部位有一定解剖关系，它们都受同一脊髓节段的后根神经所支配。

3. 疼痛治疗的范围　慢性疼痛性疾病，如腰背痛、颈肩痛等；神经痛与神经炎，如三叉神经痛、舌咽神经痛、肋间神经痛、周围神经炎等；自主神经功能障碍引起的疼痛，如交感神经营养不良、雷诺病等；血液循环不畅引起的疼痛，如血栓闭塞性脉管炎、肌肉痉挛性疼痛；创伤后疼痛，如手术后伤口痛；癌痛，包括良性肿瘤引起的疼痛；内脏性疼痛，如急性胰腺炎、心肌梗死、胆绞痛、心绞痛、泌尿系统与胆道结石疼痛、痛经等；其他如头痛、某些原因不明性疼痛。

4. 疼痛治疗的基本方法　疼痛的性质、程度及表现形式各异，决定了治疗手段的多样性。疼痛治疗的重要特征是综合治疗，最基本、最常用的方法是药物治疗，重要手段是神经阻滞。

5. 疼痛治疗应引起注意的几个问题

（1）神经阻滞，特别是椎管内阻滞使用的药物应慎重选择，禁止滥用。

（2）疼痛，特别是慢性疼痛的患者往往合并有焦虑甚至抑郁等，不应忽视这些表现，可同时给予氟哌啶醇、安定等辅助药及抗抑郁药。

（3）神经源性疼痛，包括幻肢痛、带状疱疹后神经痛等，目前尚没有特效的治疗方法，需使用不同药物及方法试验治疗。

（4）对出现的并发症应做好抢救药物和设备上的准备。

二、慢性疼痛

慢性疼痛在病因学、发病机制、病理生理、临床表现、治疗等多方面与急性疼痛之间有明显差异。可以认为急性疼痛是疾病的一个症状，而慢性疼痛本身就是一种疾病。

三、手术后疼痛

手术后疼痛属于急性疼痛的一种，与手术创伤的大小，侵袭内脏器官的强度及手术时间的长短有密切关系，同时也与患者的精神状态有关。

1. 术后疼痛的原因

（1）**切口创伤疼痛**　主要由皮肤感觉引起，疼痛表浅而局限。安静时表现为钝痛。当患者深呼吸、咳嗽或翻身时切口收到牵引，产生强烈的疼痛，这时的疼痛为钝性痛和锐性痛并存的混合性痛。这种疼痛在皮下血肿、切口感染存在时更为剧烈。

（2）**内脏痛**　由手术对内脏器官的牵拉造成，表现为深在的、弥散的疼痛。开腹手术后胃肠内气体的潴留，开胸手术后引流不畅，胸腔内积血、积液都可使疼痛加剧。

2. 术后疼痛的不良影响

（1）**通气不足**　术后痛，特别是开胸及上腹部手术后的疼痛可以影响呼吸运动。肺活量平均减少 25% ~ 30%，有时可以达 50%，是造成术后缺氧、二氧化碳蓄积的原因。

（2）**肺部并发症的发生**　通气不足的同时，因疼痛使患者尽量避免变换体位、深呼吸、咳嗽等，妨碍了气道内分泌物的排出和肺泡的扩张，是术后肺不张、肺内感染的原因。开胸术后痛还能反射性地引起支气管痉挛，增加气道内的分泌物。

（3）**循环抑制**　因疼痛引起的通气不足、肺不张等造成机体缺氧、二氧化碳蓄积，可发生循环抑制。儿茶酚胺、血管紧张素等增加，可致心动过速、心律失常、血压升高、心脏氧耗增加、心绞痛、脑血管意外等。当患者术前合并其他心肺疾病时，尤为危险。

（4）**消化系统**　平滑肌张力减低，括约肌张力增加，致胃肠绞痛、恶心、呕吐、麻痹性肠梗阻。

3. 术后疼痛的处理

（1）**镇痛药的使用**　以阿片类镇痛药（如可待因、哌替啶、吗啡、芬太尼等）为主，还有非甾体类抗炎药（如阿司匹林）。传统给药方式多为单次肌内注射或静脉注射。近年开始应用的患者自控静脉镇痛（IPCA）技术，遵循个体化的原则，使用最小的剂量达到镇痛效果。

> **知识拓展**
>
> **患者自控静脉镇痛**
>
> 　患者自控静脉镇痛（IPCA）是让患者在感觉疼痛时通过由计算机控制的微量泵自行向体内注射既定剂量的药物，被认为是阿片类镇痛剂的最佳给药方式。与传统按需镇痛相比，静脉 PCA 能提供更好的镇痛效果，提高患者的满意度。静脉 PCA 的药物以阿片类药物为主，适当配合镇静药、止吐药。可用的阿片类药物有吗啡受体激动剂吗啡、芬太尼、舒芬太尼、美沙酮、氢吗啡酮和吗啡受体激动 – 拮抗剂丁丙诺啡、纳布啡和喷他佐辛。但最常用的是吗啡、芬太尼。镇静药主要有咪达唑仑。此外，曲马多、氯胺酮都可联合阿片类药物用于静脉 PCA。

（2）**神经阻滞的应用**　采用硬膜外穿刺置管，给予麻醉性镇痛药和局部麻醉药。例如，硬膜外腔注入 2mg 吗啡和 0.25% 布比卡因，是比较安全、理想的术后镇痛方法。

四、产科镇痛

产妇在分娩时，由于疼痛，给产妇生理、心理带来了极大的伤害。目前主要采用全身用药（如镇静剂、阿片类药物、分离麻醉等）、吸入性止痛药、区域性阻滞麻醉止痛（如会阴局部麻醉、阴部神经阻滞、宫颈旁局麻、硬膜外小剂量药物镇痛）等方法。

五、癌痛

我国每年有新发癌症患者 200 万，80% 晚期癌症患者有剧烈疼痛，严重影响了患者的生存质量。癌症疼痛本身不是一种简单的单纯的疼痛，而是由多种原因造成、多方面因素影响的复杂反应。癌痛是临床医师经常面对的问题。

1. 癌痛的病因

（1）*肿瘤的浸润或压迫*　①肿瘤压迫神经根、神经干；②肿瘤浸润神经本身；③肿瘤引起骨折；④肿瘤浸润内脏使其腔隙堵塞；⑤肿瘤浸润血管使其堵塞，造成末梢灌注不足，产生致痛物质引起疼痛；⑥肿瘤浸及骨膜、筋膜等对疼痛敏感的组织。

（2）*肿瘤治疗过程中产生的疼痛*　肿瘤患者的疼痛有15%～25%发生在外科手术、化学治疗、放射治疗的过程中。

2. 癌痛的治疗

（1）*药物疗法*　1986年世界卫生组织（WHO）提出了癌痛的三级阶梯治疗方案，按此方案给药，70%～80%的患者疼痛可以得到缓解。具体方案如下：①第一级阶梯，采用非阿片类镇痛药，如阿司匹林、扑热息痛等，必要时加辅助药如安定、三环抗抑郁药等；②第二级阶梯，对第一级阶梯治疗无效的患者改用弱阿片类镇痛药如可待因，一般加用非阿片类药物，必要时加辅助药；③第三级阶梯，对第二级阶梯治疗效果不好的中度至重度癌痛，则选用强阿片类如吗啡，加弱阿片类药物及必要的辅助药物。总之，三级用药阶梯原则是根据疼痛程度的轻重，选用不同镇痛强度的药物，根据不同患者的不同情况选用辅助药，最后达到完全或基本解除疼痛的目的。

（2）*癌痛的非药物治疗*　癌痛的神经阻滞治疗是癌症镇痛中常用的方法，其疗效确切并可避免长期使用麻醉性镇痛药而产生耐药、成瘾和中毒。应用利多卡因、丁哌卡因等局麻药或小剂量麻醉性镇痛药进行神经阻滞，可获得数小时至数十小时的镇痛；而应用酒精、酚甘油等神经破坏药物，破坏神经从而阻断癌变区的疼痛向中枢的传导通路，可得到长时间的疼痛缓解，对于晚期癌症患者的顽固性疼痛，是一种十分有效的方法。

目标检测

一、选择题

A1 型题

1. 有关局麻药中毒的预防，下列哪项不正确（　　）

　　A. 一次用量不超过最大剂量

　　B. 注药前先回抽，无血再注药

　　C. 根据患者的具体情况或用药部位酌情减量

　　D. 术前使用适当的镇静催眠药

　　E. 趾（指）手术麻药液内加入少量肾上腺素

2. 局部麻醉药的全身效应以哪个系统最敏感（　　）

　　A. 心血管系统　　　　　　B. 中枢神经系统　　　　　C. 呼吸系统

　　D. 泌尿系统　　　　　　　E. 消化系统

3. 发生反流误吸时不必要的处理是（　　）

   A. 取右侧卧头低足高位　　　B. PEEP 通气　　　　　　C. 支气管冲洗

   D. 激素治疗　　　　　　　　E. 呼吸兴奋剂

4. 椎管内麻醉术前用阿托品的目的是（　　）

   A. 预防呕吐　　　　　　　　B. 减少胃肠道腺体分泌　　C. 减弱迷走神经反射

   D. 减轻内脏牵涉痛　　　　　E. 镇静

5. 关于气管插管的操作，下列说法哪项不正确（　　）

   A. 套囊是气管导管的防漏装置，为避免漏气，套囊内注气力越多越好

   B. 成年男性通常选 ID8.0 的气管导管

   C. 成年女性通常选 ID7.0 的气管导管

   D. 弯喉镜片沿舌背置入会厌谷，不刺激喉上神经，很少出现喉痉挛

   E. 直喉镜片需挑起会厌，刺激大，操作稍难

6. 全麻时引起呼吸道梗阻的最常见的原因是（　　）

   A. 舌后坠　　　　　　　　　B. 喉痉挛　　　　　　　　C. 支气管痉挛

   D. 喉部分泌物积蓄　　　　　E. 气管导管阻塞

7. 全身麻醉诱导常用下列方法（　　）

   A. 吸入性麻醉药　　　　　　　　　　　　B. 静脉麻醉药

   C. 局部麻醉药（如普鲁卡因）　　　　　　D. 肌松剂

   E. 麻醉前用药

8. 颈神经丛是由哪些神经构成的（　　）

   A. $C_{1\sim4}$　　　　B. $C_{2\sim4}$　　　　C. $C_{3\sim4}$　　　　D. $C_{1\sim8}$　　　　E. $C_1\sim T_1$

A2 型题

9. 某患者在硬膜外麻醉下行子宫全切术，手术开始前测麻醉平面，术中切皮时效
   果不满意，30 分钟内反复硬膜外腔注射 1% 利多卡因、0.2% 丁卡因复合液
   20mL，2% 利多卡因 10mL。患者开始诉伤口痛，逐渐转为神态淡漠，然后呼之
   不应，心搏骤停。其最可能的原因是（　　）

   A. 低血压　　　　　　　　　B. 全脊椎麻醉　　　　　　C. 局麻药中毒

   D. 药物对心肌抑制　　　　　E. 牵拉反射

10. 患者，女，45 岁。反复右上腹胀痛 5 年，加重 1 个月。诊断为胆囊结石，在硬
   膜外麻醉下行胆囊切除术。既往曾患肾盂肾炎，术前肾功能检查未见异常，术
   后行硬膜外患者自控镇痛术（PCEA），配方如下：0.15% 布比卡因 150mL，内
   含吗啡 10mg，氟哌利多 5mg。术后第 1 日出现少尿，排尿困难。最可能的原因
   是（　　）

   A. 急性肾衰　　　　　　　　B. 尿潴留　　　　　　　　C. 血容量不足

   D. 局麻药引起膀胱麻痹　　　E. 肾盂肾炎急性发作

11. 患者，男，70 岁。左肺癌手术后反复胸痛，伴轻度呼吸功能不全，服用解热消
   炎镇痛药效果不佳。拟用中枢性镇痛药治疗，应选用下列哪种治疗方法（　　）

   A. 口服吗啡控缓释片　　　　　　　　　　B. 皮肤贴用多瑞吉

C. 二氢埃托啡舌下含服　　　　　D. 经口腔黏膜用芬太尼喷雾止痛剂

E. 口服曲马多胶囊

A3 型题

(12 ~ 14 题共用题干)

患者，男，60 岁。拟行胃癌根治术。除偶有胸闷外，无其他特殊病史。BP 135/65mmHg，P 97 次/分。术前检查：Hb110g/L，WBC8.9 × 10^9/L，ECG 示 Ⅱ、Ⅲ、aVF 导联 S – T 段下移超过 0.05mV。

12. 老年人的术前评估包括（　　）

A. 全身状况及重要脏器的功能　　　B. 体格检查

C. 心电图及 X 线片　　　　　　　D. 肺功能检查

E. 以上都是

13. 若该患者烟龄 40 年，伴有慢性支气管炎，术前准备可不必进行的是（　　）

A. 停止吸烟　　　　　B. 治疗肺部感染　　　　C. 训练呼吸

D. 改善机体营养状况　　E. 止咳药

14. 术前禁烟需多长时间才有意义（　　）

A.1 ~ 2 日　　　B.3 ~ 5 日　　　C.2 ~ 4 周　　　D.6 ~ 8 周　　　E.8 周以上

二、问答题

1. 气管内插管的适应证和禁忌证是什么？

2. 试述全麻诱导过程中的注意事项。

3. 局麻药中毒的临床表现及防治要点是什么？

4. 预防全脊麻的主要措施有哪些？

5. 何为癌痛的三级阶梯治疗方案？

第八章　外科重症监测治疗与复苏

第一节　重症监测治疗

一、概述

重症监护病房（ICU）是医院集中监护和救治重症患者的专业科室。这种集中对重症病例进行监测治疗的方式，有利于提高医疗质量，降低死亡率和（或）致残率。因此，ICU 是现代医院中的重要组成部分。

ICU 收治标准与 ICU 的功能定位相关。麻醉科 ICU 一般主要收治围术期的危重患者。ICU 收治对象主要包括以下 3 类：①急性可逆性疾病的患者，如严重创伤或严重烧伤患者等。这类患者是 ICU 的肯定受益者，若没有 ICU 的加强医疗，这类患者的病死率很高。②严重的中晚期器官功能衰竭患者，如脓毒性休克患者。如没有 ICU 的加强治疗，这类患者生存的可能性小。但经 ICU 积极治疗，并不能肯定改善预后。③病情并非危重的高危患者，如围术期高危患者。主要是为了防止发生严重并发症，或一旦出现并发症，能够得到及时处理。围术期高危患者主要包括以下情况：

1. 术前高危患者　①术前有严重心肺疾病的患者，如急性心肌梗死、严重慢性阻塞性肺疾患；②有多于 3 个器官或多于 2 个系统创伤的患者，有 2 个体腔开放创伤的患者，有多发性长骨和骨盆骨折的患者；③估计失血超过 1000mL；④有一个以上重要脏器生理功能损害的 70 岁以上的老年患者；⑤各种类型休克患者；⑥血培养阳性的脓毒症患者；⑦急性胰腺炎、内脏穿孔、消化道出血、肠梗阻、肠坏死患者；⑧急性肾衰竭患者；⑨昏迷患者。

2. 术后高危患者　①出现病情重大变化，如发生急性心肌梗死、肺栓塞、术后大出血；②生命体征不稳定，如低血压、心律失常；③任何一个生命器官出现功能衰竭；④术中失血 4000mL 左右，输血或输红细胞在 1600mL 以上；⑤发生水、电解质与酸碱失衡，每日输液量在 5000mL 以上；⑥严重感染、内脏穿孔、肠坏死、胰腺炎、吸入性肺炎、血液培养阳性，体温升高 >38.3℃超过 2 日。

二、重症监测技术

重症病例的监测包括呼吸、循环、氧传递、水电解质和酸碱平衡、血液学等，监测已发展为从基本生命监测到器官系统功能的监测，从器官水平功能监测到组织水平的监测。

1. 血压（BP） 为最基本的心血管监测项目。血压可以反映心排血量和外周血管总阻力，同时与血容量、血管壁弹性、血液黏滞度等因素有关，是衡量循环功能的重要指标之一。可根据患者具体情况选择无创或有创动脉压监测。

2. 脉搏血氧饱和度（S_PO_2） 主要用于监测机体氧合功能，早期发现低氧血症，从某种角度来看也可反映循环功能。S_PO_2 监测在重危患者中常规使用，大大提高了重危患者抢救及呼吸治疗的安全性。其优点为无创、连续、不需定标、准确可靠。成人正常值为大于或等于 95%，小于 90% 为低氧血症。

3. 呼气末二氧化碳 包括呼气末二氧化碳分压（$P_{ET}CO_2$）、波形及其趋势图，是重要的无创呼吸功能检测指标，安全无并发症。$P_{ET}CO_2$ 正常值为 35 ~ 45mmHg。

4. 血气分析 血气分析能全面精确地判断患者的呼吸功能，包括通气、换气、组织供氧与氧耗，是重症患者诊治中的一项重要检测项目。一般取动脉血进行血气分析。基本指标有：①pH 值：是表明血液偏酸或偏碱的强度指标，正常值为 7.35 ~ 7.45。一旦 pH 值超出正常范围，说明有酸碱紊乱。②$PaCO_2$：指血液中物理溶解的二氧化碳所产生的分压，为反映呼吸性酸碱状态紊乱的指标。正常值为 35 ~ 45mmHg。$PaCO_2$ 对早期呼吸衰竭的诊断价值较大。③PaO_2：表示血浆中物理溶解的氧分子所产生的分压，正常值为 80 ~ 100mmHg，随年龄的增加呈进行性下降。PaO_2 是反映机体氧合状态的重要指标。

5. 心电图（ECG） 重危患者常规监测心电图，目的是观察心率和心律，及时发现和诊断心律失常、心肌缺血、传导阻滞及电解质紊乱等，并可判断心脏起搏器的功能和药物治疗的效果。

6. 中心静脉压（CVP） 中心静脉穿刺插管测压常用于脱水、失血和血容量不足、各类重症休克、心力衰竭和低血排出量综合征，以及体外循环心内直视手术等心脏大血管手术和其他重危患者。正常值为 6 ~ 12cmH_2O；小于正常范围，表示心脏充盈欠佳或血容量不足；大于正常范围，提示右心功能不良或血容量超负荷。

7. 肺动脉压（PAP） 用 Swan - Ganz 导管，从右颈内静脉、左肘静脉或股静脉插入，经上、下腔静脉→右心房→右心室→肺动脉及其分支，可测量右房压（RAP）、右室压（RVP）、肺动脉收缩压（PASP）、肺动脉舒张压（PADP）、肺动脉平均压（PAP）及肺动脉楔压（PAWP）。通过其监测可估价左、右心室功能，区别心源性和非心源性肺水肿，以及为扩容和使用强心药、血管活性药等心血管治疗提供依据；同时，还可以判断治疗效果和患者预后。由于此监测属创伤性监测方法，有一定的并发症和危险性，且所耗材料费用和监测仪器价格昂贵，故应有选择性地应用，严格掌握适应证。

三、重症治疗方法

重症治疗的目的在于维持呼吸、循环功能的稳定，改善机体的缺氧状态，维护脑功能，纠正水、电解质、酸碱平衡紊乱及代谢障碍，改善凝血功能，控制感染等。要在积极治疗原发病的基础上，加强对各重要器官功能的支持治疗。

1. 液体疗法　为重症患者最基本、最常用的治疗方法。可根据患者的病情，选用不同种类的液体，包括晶体液、胶体液和血液等。通过输液，可以补充血容量、电解质、凝血因子、营养物质，以及给予各种静脉用药，如血管活性药、抗生素等。

2. 氧疗　指通过吸入不同的氧浓度，以缓解或纠正机体缺氧状态，是治疗低氧血症的方法之一。氧疗只能预防低氧血症所致的并发症，而不能消除其病因。因此，氧疗只是预防或改善组织低氧的一种暂时性措施，不能代替对根本病因的治疗。

3. 机械通气　为应用呼吸机进行人工通气治疗呼吸功能不全的一种有效方法。其主要作用是增加肺泡通气，减少患者呼吸做功和改善氧合，支持呼吸和循环功能。机械通气是抢救重危患者的重要措施。

（1）**适应证**　凡是通气不足或/和氧合欠佳，面罩吸氧后 $PaO_2 < 60mmHg$ 和（或）$PaO_2/FiO_2 > 150$，呼吸急促（RR > 30~35 次/分钟）或缓慢（RR < 5 次/分钟），肺活量 < 15mL/kg，VT 小于正常的 1/3，VD/VT（生理无效腔量/潮气量）> 0.6 及最大吸气负压 < 25cmH_2O，结合临床，患者需要应用机械通气者。主要用于：①外科疾病及手术后呼吸支持如严重肺部外伤、多发性肋骨骨折和连枷胸、颅脑、腹部及四肢多发性创伤引起的呼吸功能不全；②术后呼吸功能支持及呼吸衰竭的治疗；③气体交换障碍，常见于 ARDS、新生儿肺透明膜病、心力衰竭、慢性肺部疾病；④严重急性肺部感染。

（2）**常用的通气模式**　①控制通气：其潮气量和频率完全由呼吸机产生，适用于呼吸停止、神经肌肉疾病引起的通气不足、麻醉和手术过程中应用肌松药后做控制呼吸及大手术后呼吸支持治疗。②辅助/控制通气：患者的吸气力量可触发呼吸机产生同步正压呼吸。当自主呼吸频率超过预置频率时，起辅助通气作用；若自主呼吸频率低于预置值时，则转为控制通气。③间歇指令通气：机械通气与自主呼吸相结合，在两次正压通气之间允许患者自主呼吸。④压力支持通气：患者自主呼吸的吸气力可触发呼吸机送气，并使气道压迅速上升到预置值。当吸气流速降低到一定程度时，则由吸气转为呼气。主要呼吸参数由患者控制，潮气量增加取决于预置压力值，可明显降低自主呼吸时的呼吸做功。⑤呼气末正压：应用 PEEP 时使呼气末的气道压及肺泡内压维持高于大气压的水平，可使小的开放肺泡膨大，使萎陷的肺泡再膨胀。结果使肺内分流量降低，低氧血症得到纠正。

第二节　心肺脑复苏

心搏骤停是指心脏机械活动停止，收缩功能衰竭导致心脏突然丧失有效排血能力，自主血液循环停止的病理生理状态。心搏骤停可导致细胞缺氧死亡。脑组织发生缺氧或氧供应减少，立即引起患者意识消失和呼吸停止。针对呼吸和心搏骤停所采取的一切紧急治疗措施，称为"心肺复苏"。由于衡量心肺复苏成功与否的最终标准是患者生活质量，因此，从 20 世纪 60 年代开始又把"心肺复苏"（CPR）发展为"心脑肺复苏"（CPCR）。由于近年来 CPCR 的广泛普及，挽救垂危濒死患者取得了重大的成就。

一、基本生命支持

基本生命支持（BLS）又称初期复苏或心肺复苏，是挽救患者生命的基本急救措施。在确认患者发生心搏骤停后，要立即向急救医疗服务系统（EMSS）求助，同时立即开始 CPR。2010 年 AHA 复苏指南将成人 CPR 的顺序由 A－B－C 改为 C－A－B，即在现场复苏时，首先进行胸外心脏按压 30 次，随后再开放呼吸道并进行人工呼吸。实际上，在心搏骤停的最初时段仍有氧存留在患者肺内和血液中，及早开始胸外心脏按压可尽早建立血液循环，将氧带到大脑和心脏。胸外心脏按压和人工呼吸（包括呼吸道的管理）是 BLS 的主要措施。成年患者 BLS 的主要内容包括：

1. 人工循环

（1）**胸外心脏按压**　胸部按压术是急救现场维持人工循环的首选方法。

施行胸外心脏按压时，患者必须平卧，背部垫一木板或平卧于地板上，术者立于或跪于患者一侧。按压部位在胸骨下 1/2 处或剑突以上 4～5cm 处。将一手掌根部置于按压点，另一手掌根部覆于前掌之上，手指向上方翘起，两臂伸直，凭自身重力通过双臂和双手掌，垂直向胸骨加压。胸外心脏按压应有力而迅速，每次按压后应使胸廓完全恢复原位，否则可导致胸内压升高，冠状动脉和脑的灌注减少。根据 2010 年 AHA 复苏指南，高质量的复苏措施包括：①胸外按压频率至少 100 次/分；②按压深度至少为胸部前后径的 1/3 或至少 5cm，大多数婴儿约为 4cm，儿童约为 5cm；③每次按压后胸部充分回弹；④维持胸外按压的连续性，尽量避免或减少因人工呼吸或电除颤而使心脏按压中断。在心脏按压过程中，容易发生疲劳而影响心脏按压的频率和深度。因此，如果有两人以上进行心脏按压时，建议每 2 分钟（或 5 个按压呼吸周期）就交换一次。交换时一人在患者一旁按压，另一人在对侧做替换准备，当对方手掌一离开胸壁，另一方立即取代进行心脏按压。心脏按压与人工呼吸比为 30：2，直到人工气道的建立。婴幼儿双人施行 CPR 时，按压呼吸比为 15：2。人工气道建立后可每 6～8 秒进行一次人工呼吸，或 8～10 次/分，而不中断心脏按压。

临床上心脏按压有效的标志是：①大动脉处可触及搏动；②发绀消失，皮肤转为红润；③测得血压；④散大的瞳孔开始缩小，甚至出现自主呼吸，说明脑血流灌注已经重建。

　　胸外心脏按压的禁忌证：①重度二尖瓣狭窄和心脏瓣膜置换术后；②心包压塞；③严重张力性气胸；④胸廓或脊柱严重畸形；⑤晚期妊娠或有大量腹水者。

　　(2) 胸内心脏按压　切开胸壁直接挤压心脏者，称胸内心脏按压。对胸廓畸形、胸外伤、多发性肋骨骨折、心脏填塞或胸外心脏按压效果不佳并超过 10 分钟者，应首选胸内心脏按压。但胸内心脏按压对技术条件要求较高，在手术室内应在胸外按压的同时，积极准备开胸心脏按压。

　　2. 保持呼吸道通畅　如果患者神志消失，抢救者需立即确认患者呼吸是否足够有效。评估呼吸状态时，应将患者置于仰卧位并保持呼吸道通畅。心搏骤停患者发生呼吸道梗阻最常见的原因是舌后坠。保持呼吸道通畅是施行人工呼吸和 CPR 的首要条件，其常用的方法有：

　　(1) 仰头抬颏法　此法解除舌后坠效果最佳，且安全、简单易学，适用于无头、颈外伤的患者。急救者一手置于患者前额，向后加压使头后仰。另一手的第二、三指置于患者颏部的下颌角处，将颏上抬，但应避免压迫颈前部及颏下软组织，且抬高程度以患者唇齿未完全闭合为限（图 8-1）。

　　(2) 下颌前推法（托下颌法）　急救者将其拇指（左右手均可）放在患者颧骨上作支点，用同一手的示指或中指放在患者耳垂下方的下颌角处作力点，将下颌向前向上托起，使下颌牙超过上颌牙，此时舌根便离开咽后壁，从而解除了气道阻塞。如单手无力，也可将另一手放在对侧相同部位用双手托举（图 8-2）。

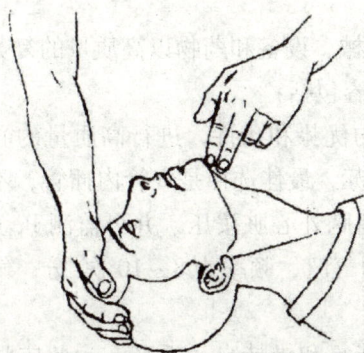

　　　　图 8-1　仰头抬颏法　　　　　　　　　图 8-2　下颌前推法

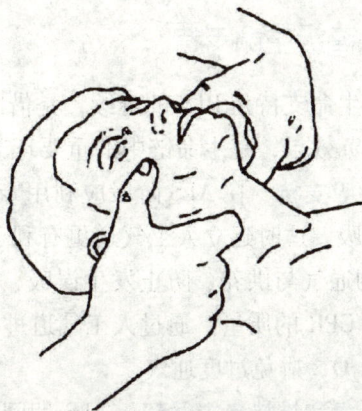

　　(3) 清洁呼吸道　为排出呼吸道内异物或口腔内的分泌物、血液、呕吐物等，在应用上述手法的基础上，最好使用吸引器予以吸除；如现场无此设备，则可将头部后仰并转向一侧，以利于分泌物离开喉头或流出口外。对于口内浅部的固体异物，可用示指抠出。口腔深部甚至声门附近的气管内异物，可先试冲击患者的中、下胸部，继之以捶背、头转向一侧及用手指在口腔内抠出。

　　3. 人工呼吸

　　(1) 徒手人工呼吸　以口对口（鼻）人工呼吸最适于现场复苏。施行口对口人工呼吸时，应先保持呼吸道通畅。操作者一手保持患者头部后仰，并将其鼻孔捏闭，另一手置于患者颈部后方并向上抬起。深吸一口气并对准患者口部用力吹入；每次吹毕即将口移开，此时患者凭胸廓的弹性收缩被动地自行完成呼气。进行人工呼吸时，每次送气时间应大于1秒，以免气道压过高；潮气量以可见胸廓起伏即可，500～600mL（6～7mL/kg）为宜，尽量避免过度通气；不能因人工呼吸而中断心脏按压。

（2）**简易人工呼吸器和机械通气** 凡便于携往现场施行人工呼吸的呼吸器，都属简易呼吸器。面罩-呼吸囊人工呼吸器由面罩、呼吸活瓣和呼吸囊组成。使用时将面罩扣于患者口鼻部，挤压呼吸囊即可将气体吹入患者肺内；松开呼吸囊时，气体被动呼出，并经活瓣排到大气。人工气道建立后，也可将其与人工气道相连接进行人工呼吸。呼吸囊远端还可与氧气源连接，提高吸入氧浓度。利用机械装置（呼吸机）辅助或取代患者的自主呼吸，称机械通气。进行机械通气必须有人工气道，主要用于医院内、ICU或手术室等固定医疗场所。

4. 除颤 除颤是以一定能量的电流冲击心脏终止室颤的方法。现场使用自动体外除颤器（AED），携带方便而实用。AED是电脑化装置，可以识别需要电击的心脏节律并施以电击，允许非专业人员和医务人员安全地尝试除颤。但AED的到达时间取决于EMSS的启动速度。胸外除颤时将一电极板贴于胸骨右缘第2肋间，另一电极板置于左侧心尖部。首次除颤电能≤200J（焦耳），第二次可增至200～300J，第三次可增至360J。小儿开始能量为2J/kg，第二次为4J/kg，最大不超过10J/kg。操作时要遣散周围人并不与患者有身体接触。

二、高级生命支持

高级生命支持是BLS的继续，是借助复苏器械、设备和药物以高质量的复苏技术争取最佳复苏效果，是生命链中的重要环节。其内容包括：

1. 呼吸支持 在ALS阶段应利用专业人员的优势和条件，进行高质量的心脏按压和人工呼吸。适时建立人工气道更有利于心脏复苏，最佳选择是气管内插管，不仅可保证CPR的通气与供养、防止发生误吸、避免中断胸外心脏按压，并可监测$P_{ET}CO_2$，有利于保证CPR的质量。通过人工气道进行正压通气时，频率为8～10次/分，气道压低于$30cmH_2O$，避免过度通气。

2. 恢复和维持自主循环 ALS期间应着力恢复和维持自主循环，为此应强调高质量的CPR和对室颤及无脉室者进行早期除颤。对室颤者早期CPR和迅速除颤可显著增加患者的成活率和出院率。对于非室颤者，应该采取高质量的复苏技术和药物治疗以迅速恢复并维持自主循环，避免再次发生心搏骤停，并尽快进入复苏后治疗以改善患者的预后。

3. CPR期间的监测 在不影响胸外按压的前提下，CPR时应建立必要的监测方法和输液途径，以便于对病情的判断和药物治疗。主要监测内容包括：心电图、呼气末CO_2（$P_{ET}CO_2$）、动脉血压、中心静脉血氧饱和度（$S_{CV}O_2$）等。

4. 药物治疗 复苏时用药的目的是为了激发心脏恢复自主搏动并增强心肌收缩力，防治心律失常，调整急性酸碱失衡，补充体液和电解质。复苏期间给药途径首选为经静脉或骨内注射，如经中心静脉或肘静脉穿刺给药。建立骨内通路可用骨髓穿刺针在胫骨前、粗隆下 1～3cm 处垂直刺入胫骨，注射器回吸可见骨髓即穿刺成功。经骨内可以输液、给药，其效果与静脉给药相当。此外，还可以经气管内插管给药，肾上腺素、利多卡因和阿托品可经气管内给药，而碳酸氢钠、氯化钙不能经气管内给药。一般将药物常规用量的 2～2.5 倍量以生理盐水稀释到 10mL，经气管内插管迅速注入，然后立即行人工呼吸，使药物弥散到两侧支气管。由于心内注射引起的并发症较多，如张力性气胸、心脏压塞、心肌或冠状血管撕裂等，一般不采用。

三、复苏后治疗

心搏骤停使全身组织器官立即缺血缺氧。心脏缺氧损害是否可逆，决定患者能否存活；中枢神经功能的恢复取决于脑缺氧损伤的程度；而肺、肾和肝功能的损害程度，决定整个复苏和恢复过程是否平顺。进行系统的复苏后治疗不仅可以降低因复苏后循环不稳定引起的早期死亡率，以及因多器官功能障碍和脑损伤引起的晚期死亡率，而且可改善患者的生存质量。因此，一旦自主循环恢复，应立即转运到有 ICU 条件的医疗单位进行复苏后治疗。

目标检测

一、选择题

A1 型题

1. 双人复苏时，心脏按压次数和口对口人工呼吸次数的比为（　）
   A. 1∶1　　　　B. 1∶2　　　　C. 2∶1　　　　D. 15∶1　　　　E. 6∶1

2. 胸外心脏按压并发肋骨骨折更易发生于（　）
   A. 新生儿　　B. 老年人　　C. 青壮年　　D. 儿童　　E. 妇女

3. 心跳停止时间是指从循环停止到（　）
   A. 重建有效人工循环　　　B. 自主呼吸恢复　　　C. 心脏自动节律恢复
   D. 意识恢复　　　　　　　E. 呼吸心跳恢复正常

4. 复苏后治疗，病变最复杂也治疗最难的器官为（　）
   A. 心脏　　B. 肺　　C. 脑　　D. 肾　　E. 肝

5. 复苏时用药途径首选（　）
   A. 心内注射　　　　　　　B. 静脉注射　　　　　　C. 气管内给药
   D. 肌内注射　　　　　　　E. 皮下注射

A2 型题

6. 患者，男，45 岁。在硬膜外麻醉下行急性阑尾切除术，术中需向上延口探查，麻醉医生未更改麻醉，却给予大量的镇痛及镇静剂，造成呼吸、心跳停止。下述哪项不是呼吸、心跳停止复苏后应积极采取的措施（　）
   A. 用低温脱水等方法防治缺氧性脑损伤
   B. 用输血补液与升压药维持正常血压

C. 纠正电解质失调与酸中毒

D. 维持循环稳定，保证肾的灌注压

E. 用呼吸兴奋剂使自主呼吸迅速恢复

7. 患者，男。行右肺叶下叶切除术，全身麻醉清醒后，不能自主呼吸，S_pO_2在吸纯氧时在90%以下，ICU治疗。该患者应该最先采取什么治疗（　　）

A. 根据监测的结果评估循环功能和决定治疗原则

B. 呼吸功能监测与机械通气

C. 肾功能的监测与保护

D. 水、电解质和酸碱平衡的调控

E. 使用抗生素

A3 型题

（8 ~ 10 题共用题干）

患者，女，20 岁。胸部外伤伴呼吸困难急诊入院。临床确诊右支气管断裂，右肺完全不张，未做胸腔闭式引流处理，即在快速诱导全身麻醉下行剖胸探查术。手术开始10 分钟，尚未进胸即突发心跳停止。

8. 发现下列哪项可诊断心跳停止（　　）

A. S_pO_2 小于 90%　　　　　　　　B. 患者呼吸停止

C. 血氧饱和度监测仪无脉搏波形　　D. 血压突然测不到

E. 手术区停止出血

9. 首要的治疗措施是（　　）

A. 开胸心脏按压　　　　B. 使用异丙肾上腺素　　　C. 胸外心脏按压

D. 加大每分通气量　　　E. 快速输液

10. 该患者心脏复跳后，应立即进行什么治疗措施（　　）

A. 正确的控制呼吸　　　B. 注意脑复苏　　　　　　C. 循环支持

D. 纠正酸中毒　　　　　E. 胸腔闭式引流

二、问答题

1. 初期复苏的主要任务是什么？

2. 常用的通气模式有哪些？

3. 后期复苏药物治疗的目的有哪些？

4. 复苏后治疗的主要内容是什么？

第九章　围术期处理

🔖 学习目标

1. 掌握：手术前准备的相关知识；手术后的监测、常见不适及并发症的预防与处理。
2. 熟悉：围术期处理的重要性；围术期与患者、家属的沟通技巧。
3. 了解：围术期患者的心理及生理变化。
4. 具备手术前准备及手术后处理的基本能力。

第一节　手术前准备

手术前准备指患者确定需要手术到实施手术前所做的检查及处理措施。手术前准备应尽可能充分完善，使手术的相关各方以最佳状态进入手术，确保手术过程顺利，术后尽早康复。但外科手术有很多种，依据其缓急程度，可分为以下 3 类：①择期手术，指在较长的时期内选择手术时机，对手术效果影响不大。例如一般良性肿瘤切除术、腹股沟疝修补术等，可在充分的术前准备后选择合适的手术时机进行手术。②限期手术，指在有限一段时间内选择手术时机，但不宜过久延迟，否则影响手术效果。例如各种恶性肿瘤的根治术，应在尽可能短的时间内做好术前准备。③急症手术，指病情危急，需要在最短的时间内进行必要的准备后立即手术。例如外伤性脾破裂大出血、胃肠道穿孔等，明确诊断后应尽早手术，以免延误手术时机。

一、对手术耐受力的评估

手术前通过详细询问病史、仔细全面的体格检查、必要的化验检查等手段，对患者的全身情况足够了解，掌握病情。并依据患者一般情况、外科疾病严重程度、重要器官（心、肺、肝、肾等）功能状态，再结合麻醉、手术对全身的影响等，整体评估患者对手术的耐受力。依据其对手术的耐受力不同，术前准备的内容亦有所不同。

1. 耐受力良好　指全身状况良好，重要脏器功能正常，或功能处于代偿状态；且外科病变局限，麻醉手术对全身影响较小。这类患者只需进行一般准备后便可施行手术。

2. 耐受力不良　指全身情况欠佳，重要脏器有器质性病变，其功能濒于失代偿或者已失代偿；外科疾病、麻醉手术对全身影响较大。这类患者除一般准备以外，还需做相关的特殊准备后才能施行手术，从而降低手术的危险性。

二、一般准备

所有做手术的患者术前均需要一般准备，包括心理和生理两个方面的准备。

1. 心理准备　包括医生、患者及家属三方的准备。医生作为手术的主导者，要全面掌握病情，选择最佳手术方式，对手术中、手术后可能出现的不良反应、并发症等，医生要心中有数，并且做好充分的准备。手术对患者来说是一把双刃剑，既可以治疗疾病，亦可因手术引起并发症甚至意外，因而手术前患者和家属出现适度焦虑、紧张等负面情绪是正常的，但过度的负面情绪可能影响手术效果。因此，手术前医生与患者及家属通过恰当的沟通，了解其心理变化，对过度反应者做好解释安慰工作，消除患者及家属的疑虑，取得其信任，使患者对战胜疾病充满信心，并主动配合手术治疗。同时也要向患者及家属介绍手术的必要性，手术中、手术后可能出现的不良反应、并发症及防治措施等，正确认识手术，并履行麻醉、手术、输血治疗知情同意手续。对疑难、复杂的病例，术前还应就手术方式、可能发生的并发症及预防措施等进行充分研究讨论，制定手术方案。

总之，手术前医生、患者及家属三方通过恰当的沟通了解，做好充分心理准备是手术成功的前提之一，也是减少医患纠纷的重要措施。

2. 生理准备　纠正改善患者的各种病理状态，使之恢复或接近生理状态，从而使患者更好的耐受手术的创伤，减少术后并发症。

(1) 适应术后变化的训练　患者手术后不能正常体位排便，手术前可适当训练；胸、腹部的大手术，患者往往因伤口疼痛不敢咳嗽、咳痰，容易引发肺部并发症，术前可适当练习卧床时咳痰及排痰。

(2) 呼吸系统准备　吸烟的患者术前2周应停止吸烟，练习正确的深呼吸，并注意口腔卫生。

(3) 循环系统准备　对手术较大的患者，估计术中出血较多，手术前应准备好适量血液制品；对存在体液失调的患者术前应予以纠正，保证手术过程循环血量的稳定。

(4) 胃肠道准备　为防止麻醉、手术中因呕吐误吸引起并发症，一般于术前12小时禁食，4小时禁饮水；胃肠道手术病人术前1~2日开始进流食，必要时应置胃管胃肠减压；结肠、直肠手术的病人在手术前2~3日口服肠道抗菌药物，手术当日清晨清洁肠道，减少术后并发感染机会。

(5) 预防感染　术前积极准备，增加机体的抗感染能力，预防感染。同时严格的无菌操作（包括备皮）、手术操作轻柔、减少组织损伤等措施，亦是预防手术野感染的重要环节。如有下列情况可预防性应用抗生素：①涉及感染灶或切口接近感染区域的手术；②肠道手术；③操作时间长、创伤大的手术；④开放性创伤，损伤广泛、创面污染重，难于彻底清创者；⑤恶性肿瘤手术；⑥植入人工制品的手术；⑦涉及大血管的手术；⑧器官移植。

（6）其他　手术前晚因紧张入睡困难者，可酌情给予镇静剂，保证充分休息；手术当日若发现体温升高、咳嗽、腹泻、女性病人月经来潮等，需推迟手术日期；进入手术室前应排空膀胱；预计手术时间较长或施行下腹盆腔部手术，应留置导尿管，使膀胱处于空虚状态。如果患者有活动性义齿，术前应取下，以免麻醉手术过程中脱落或造成误吸误咽。

三、特殊准备

对手术耐受力不良的患者除做好上述一般准备以外，还需依据患者的具体情况，做好相应的特殊准备。

1. 营养不良　低蛋白血症、贫血等营养不良患者，对手术的耐受力差，手术后影响伤口愈合，免疫力低下，容易发生感染。因此，术前应尽可能给予纠正。如果血浆白蛋白值低于 30g/L，需术前肠内或肠外营养支持，或成分输血。

2. 高血压　血压低于 160/100mmHg 者可不做特殊准备；血压过高者，麻醉和手术中容易引发脑血管意外或心力衰竭，术前应适当应用药物控制血压，使血压平稳在一定水平，但不要求将血压降至正常。

3. 心脏疾病　心脏疾病患者施行手术的死亡率是无心脏病者的 2.8 倍。非紫绀性先天性心脏病和风湿性心脏病患者如果心律正常而又无心衰者手术耐受力较好，可不做特殊准备。冠心病、房室传导阻滞、急性心肌炎患者易发生心搏骤停，心律失常，手术耐受力较差，除急症手术外，手术前须做好充分的术前准备，手术中心电监测。任何心脏病患者如果出现心力衰竭，必须在心衰控制 3~4 周后方可手术，并在术中密切监测心脏功能。急性心肌梗死患者手术耐受力很差，6 个月内最好不施行择期手术，6 个月以上没有心绞痛发作，可在心电监测下施行手术。

4. 肺部疾病　尤其是老年吸烟患者，合并有慢性阻塞性肺部疾病、哮喘、肺气肿、呼吸道感染等，可导致不同程度的呼吸功能不全，术后容易引发肺不张、肺部感染，甚至呼吸功能衰竭。因此凡有上述病症患者，术前均应行 X 线胸片及肺功能检查，了解肺部病变情况，术前积极准备。

吸烟者应戒烟 1~2 周，减少痰量，并鼓励患者深呼吸训练，改善肺功能，减少肺部并发症；有支气管肺部感染者，抗生素抗感染，痰液黏稠不易咳出者可行超声雾化吸入，低流量吸氧，改善肺功能，并尽可能避免吸入性麻醉。

5. 肝脏疾病　凡是有慢性肝炎、肝硬化病史者，术前要常规检查肝功能，凡是肝功能不全患者，择期手术前应充分准备，给予护肝、补充蛋白及维生素 K，以期改善肝功能。

6. 肾脏疾病　患有慢性肾炎、肾结核、糖尿病、高血压病可引起肾功能障碍，因手术中肾缺血、手术后的感染及肾毒性药物的应用可诱发肾衰竭，故术前应检查血肌酐、尿素氮，评价肾功能。肾功能损害者术前应积极改善，给予低盐高糖饮食，维持水、电解质、酸碱平衡，严重损害需透析后手术。

7. 糖尿病　糖尿病患者围术期并发症及死亡率较无糖尿病患者高50%，并且影响术后伤口的愈合，感染并发症增多。因此，对糖尿病患者术前需评估有无糖尿病并发症及血糖控制情况，并做相应的准备：①糖尿病患者、老年患者术前应查血糖、尿糖，以判断糖尿病及程度；②仅以饮食即能控制病情者，不需特殊准备；③口服降糖药物者服用至手术前一晚停药，服用长效降糖药者术前2~3日停药，改用静脉输注葡萄糖和胰岛素，控制血糖在轻度升高状态（5.6~11.2mmol/L）；④手术当日应尽早安排手术，以缩短禁食时间，术晨停用胰岛素；⑤如手术持续时间较长，术中应监测血糖，血糖低者可适当补充葡萄糖和胰岛素，维持血糖在适当水平，因为严重的低血糖对机体危害更大。

第二节　手术后处理

指手术结束后，依据患者病情及手术的具体情况，采取必要的处理措施。目的是尽可能减轻或消除病人手术后各种不适，预防术后并发症的发生，使病人顺利康复。

一、一般处理

1. 病情观察　手术结束后常规监测生命体征直至病情平稳，较大手术后需每15~30分钟记录血压、脉搏、呼吸等。心、肺功能不良者应监测心电图及中心静脉压（CVP）的变化。有气管插管患者，及时吸痰保持气道通畅。

2. 卧位　手术后的卧位需根据麻醉及患者全身状况、手术部位的不同来选择，使患者处于舒适和便于活动的体位。全麻未清醒者，均应去枕平卧位，头偏向一侧直到清醒，以免呕吐物或口腔分泌物误吸导致窒息或肺部并发症；蛛网膜下腔阻滞麻醉的患者去枕平卧或头低卧位6~12小时，防止因脑脊液外渗导致头痛。全麻清醒后、蛛网膜下腔阻滞麻醉12小时后、硬脊膜外腔阻滞麻醉及局麻患者，没有休克、昏迷等特殊情况，应根据手术部位选择卧位：①颅脑手术后可取头高脚低的斜坡（15°~30°）卧位；②颈、胸部手术后多采取高半坐卧式，有利于呼吸及有效引流；③腹部手术后多取低半坐卧位，减少腹壁张力；④脊柱、臀部手术后采取俯卧或仰卧位；⑤肢体手术后应抬高患肢（略高于病人的心脏水平）并固定；⑥脓肿切开引流术后一般按切口位置而定，宜经常卧向患侧，以利于引流。任何卧位都应保证患者舒适，并有利于内脏生理功能。

3. 活动　手术后除有休克、心肺功能不全、严重感染、潜在出血、极度衰弱等情况者，以及手术后需特殊固定或制动体位者不宜早期活动外，原则上应鼓励患者早期活动。早期可床上活动，如深呼吸、四肢活动、翻身等，根据患者的耐受程度，逐步增加活动量，离床活动多在术后2~3日，先在床旁站立、行走，逐步增加活动范围和次数。早期活动的优点：①有利于增加肺活量，减少肺部并发症；②促进全身血液循环，减少下肢深静脉血栓形成，有效预防褥疮；③有利于肠道和膀胱功能的恢复，减少腹胀和尿潴留；④早期活动可使病人体会到病情好转，增强康复的信心。

4. 饮食与输液　手术后何时开始进食，要根据手术部位及病情而定。非腹部手术根据手术大小、麻醉方式和病人的反应，来决定开始进食的时间。局部麻醉的小手术在术后即可进食；蛛网膜下腔阻滞和硬膜外腔阻滞麻醉者在术后 3~6 小时可少量进食；全身麻醉下较大手术者需在全麻清醒后，无恶心、呕吐出现方可少量进食，逐步增加过渡到普食。腹部手术者，特别是消化道手术后，因胃肠功能受到抑制，一般术后 24~48 小时禁食水；术后第 3~4 日，胃肠蠕动恢复、肛门排气后，可进少量流质饮食，逐渐增加食量；第 5~6 日开始进半流质饮食；一般术后第 7~9 日可恢复普通饮食。禁食期间，可通过静脉输液来补充水、电解质和营养物质，维持体液及营养代谢的平衡。大手术后，长期禁食的危重病人可采用胃肠外营养支持。

二、常见不适及处理

1. 疼痛 麻醉作用消失后，患者开始感觉伤口疼痛，术后 24 小时内疼痛最为剧烈，随后逐渐减轻，术后第 3 日基本消失。如果手术后 3 日疼痛不见减轻反而更加剧烈，需查明原因，是否有切口感染发生。若疼痛较重，影响睡眠休息者，可酌情给予地西泮及一般镇痛剂；剧痛难忍又无禁忌者，可肌内注射哌替啶或吗啡，必要时 4~6 小时后可重复使用。有条件者术后可用止痛泵缓解疼痛。切口感染者应伤口换药。

2. 发热 是术后最为常见的症状。因手术创伤可致体温升高 1℃ 左右，多在 2~3 日恢复正常，属正常的手术后吸收热。如手术后体温升幅过大，或恢复正常后再度发热，或发热持续不退，则要寻找发热的原因，警惕感染、致热源、脱水等。术后 24 小时内发热，常常是由于代谢性、肺不张和输血反应引起。术后 3~6 日仍发热，检查是否有感染的发生。对发热的处理，应明确原因后，针对病因治疗。

3. 恶心呕吐 手术后恶心呕吐多为麻醉药物反应，随着麻醉药物作用消失即可停止；也有少数患者更趋严重，可能与颅内压增高、糖尿病酮症酸中毒、尿毒症、低血钾、低血钠等有关；如腹部手术后反复呕吐，有可能是急性胃扩张或肠梗阻引起。应分析查明原因，针对病因及时治疗。

4. 腹胀 多见于腹部手术后，因麻醉、手术的刺激，使胃肠道功能抑制引起。一般手术后 2~3 日肠蠕动逐渐恢复，肛门排气后腹胀即可自行缓解。如手术后 3 日肛门仍未排气，腹胀较重，应查找原因，是否伴发腹膜炎、肠麻痹、低钾血症、肠梗阻等。腹胀严重时应酌情处理，可局部热敷、胃肠减压、肛管排气等一般处理；腹腔感染者积极抗感染治疗；肠麻痹者可用新斯的明 0.5mg 足三里封闭；低钾血症者应补钾纠正电解质紊乱。

5. 尿潴留 引起尿潴留的原因：①全麻或蛛网膜下腔阻滞麻醉后排尿反射受到抑制；②盆腔及肛门部手术切口疼痛引起膀胱和后尿道括约肌反射性痉挛；③病人不习惯床上排尿等。尿潴留是引起尿路感染的重要诱因，因此病人术后 6~8 小时未排尿者需详细检查。如耻骨上可触及膨胀的膀胱，叩诊呈浊音，即可做出诊断。首先在精神上给予安慰鼓励，增强自行排尿的信心，可诱导排尿；膀胱区热敷，或用镇痛镇静药减轻切口疼痛；如无禁忌证，可帮助病人取半卧位或床边立位排尿。上述处理无效时，可行无菌导尿术。导尿量超过 500mL 者，考虑留置尿管 1~2 日，利于膀胱逼尿肌张力恢复。

三、导管及引流管的观察与处理

1. 导尿管 手术时间较长，尤其是腹部手术，常需留置导尿管，避免术中、术后尿潴留。导尿管分为普通橡胶管和 Foley 导尿管两种，留置尿管多选用 Foley 导尿管，易于固定。术后导尿管的管理包括：①导尿管保持通畅，避免脱落，扭曲、受压、阻塞；②观察尿量，了解肾功能及肾灌注情况；③长期留置尿管者要保持尿道口清洁，每周更换导尿管；④恢复自行排尿者，应及时拔除导尿管。

2. 胃肠减压管 胃肠减压管的使用目的是防止因麻醉、手术、腹部疾病引起的胃肠胀气而影响手术。胃肠减压管的管理包括：①保持胃肠减压管的通畅，避免阻塞、扭曲不通；如有阻塞，可用注射器抽取生理盐水冲洗管腔，使之恢复通畅。②如有腹胀，可通过减压管抽吸减压，缓解腹胀。③胃肠减压管的拔除，一般在术后 2~3 日，胃肠蠕动恢复、肛门排气后。

3. 腹腔引流管 手术后腹腔内有坏死物无法清除，或病灶切除局部仍渗血渗液，或有可能发生消化道瘘者，或腹腔内已形成局限性脓肿者，需要留置腹腔引流管。腹腔引流物包括烟卷引流、橡胶管引流、双套管引流等。手术后引流管的管理包括：①引流管要保持通畅，固定牢固，避免脱落、受压、扭曲、阻塞不通；②观察引流物的颜色及引流量，判断腹内病变情况；③引流管周围保持清洁，每日消毒；④无引流物继续流出，可拔除引流管。

4. 静脉导管 大手术、危重病人经常经锁骨下静脉、颈内静脉插入静脉导管，导管头端达到腔静脉。经腔静脉导管可快速输入液体或静脉营养液，同时可监测中心静脉压，指导补液及用药。但长期留置静脉导管及应用静脉营养液可引起多种并发症，因此，必须精心护理、严密监测，及时处理腔静脉导管可能产生的并发症。

四、伤口处理

1. 伤口换药 伤口周围保持干燥清洁，如有渗血渗液、污染，应随时更换敷料。多数伤口术后第 3 日更换敷料，俗称"换药"。更换敷料的同时检查伤口有无红肿、渗出、压痛等感染征象，如无感染迹象，消毒后无菌敷料覆盖伤口；如发生感染应正确处理伤口，脓性分泌物较多时需拆除缝线、引流等。

2. 拆除缝线 拆除缝线时间应依据切口部位、局部血液供应情况，再结合患者年龄、营养状况不同而区别对待。一般头、面、颈部拆线时间在术后 4~5 日，下腹部、会阴部 6~7 日，胸部、上腹部、背部、臀部 7~9 日，四肢 10~12 日，关节附近或减张缝合处可延长至手术后 14 日。青少年可适当缩短拆线时间，高龄体弱、营养不良者需酌情延迟拆线时间。如在拆线时伤口愈合不牢，可以暂缓拆线或间断拆线。

3. 切口类型及愈合情况 拆线时应记录切口类型及愈合情况。切口分为三种类型：①清洁切口：用"Ⅰ"表示，指缝合的无菌切口，如甲状腺大部切除术、疝修补术的切口；②可能污染切口：用"Ⅱ"表示，指手术时可能污染的缝合切口，如胃肠道的手术切口，外伤 6 小时内的伤口经过清创术缝合、新缝合的切口再度切开者亦属此类；

③污染切口：用"Ⅲ"表示，指邻近感染区或组织直接暴露于感染区的切口，如阑尾穿孔的阑尾切除术、肠梗阻肠坏死的手术切口等。

切口愈合也分为三级记录：①甲级愈合：用"甲"字代表，指伤口愈合良好，没有不良反应发生，呈线性瘢痕；②乙级愈合：用"乙"字代表，指伤口愈合不佳，愈合处有炎性反应，如红肿、硬结、血肿、积液等，但未化脓；③丙级愈合：用"丙"字代表，指切口感染化脓，需要切开引流、换药处理，愈后留有瘢痕。

具体记录方法：如疝修补术后切口愈合优良，记录为"Ⅰ/甲"；胃大部切除术后切口发生血肿，记录为"Ⅱ/乙"。

第三节　手术后并发症的防治

手术并发症的防治，是围术期处理的重要内容。手术后可能发生多种并发症，可分为两大类：一类是各种手术都可能发生的一般并发症，在本章叙述；另一类是某些特定手术后可能发生的特殊并发症，如胃大部切除术后的倾倒综合征、甲状腺大部切除术后的甲状腺危象等，将在相关章节叙述。

一、手术后出血

手术后出血是常见的并发症，尤其是术后 24 小时内，可发生在手术切口、空腔脏器或体腔内。常见原因有：①手术中止血不完善，创面渗血未能完全控制；②原痉挛的小动脉断端舒张，或结扎线脱落；③凝血功能障碍等。外出血较易被发现，而体腔内出血比较隐蔽，保留引流管者可通过观察引流内容物判断，如胸腔引流管持续数小时引流血液较多，提示胸腔内出血。如无引流管，则需密切地临床观察，出现面色苍白、心搏过速、血压下降、中心静脉压低于正常、尿量减少等休克征象者，在输入足够液体和血液后，休克征象亦无好转，或继续加重，或一度好转后又恶化的，警惕内出血发生，必要时可行 B 超检查或体腔穿刺，以明确诊断。

防治：①术前明确无凝血障碍。②术中严格止血，结扎规范牢固，关闭切口前详细检查手术野有无活动性出血点等，都是预防术后出血的措施。③术后密切观察，一旦明确术后出血，应积极补液、止血、输血治疗；如症状无改善者，需再次手术止血。

二、手术后感染

1. 切口感染　指清洁切口或可能污染的切口出现了感染，发生率 3% ~ 4%。切口感染的发生与切口内细菌污染、局部血肿和异物存留、切口局部抵抗力低等因素有关。表现为术后 3~4 日切口疼痛不减轻或反而加重，或一度减轻后又加重，伴体温升高，白细胞计数升高。应首先考虑到切口感染的可能，换药发现局部红、肿、热、痛、压痛、渗出等典型症状，可明确诊断。

防治：术前积极准备，加强营养增强机体抵抗力；术中严格无菌操作，操作仔细、减少损伤、止血彻底、缝合不留死腔；术后密切观察，及时换药，正确使用抗生素。确定切口感染化脓，需拆除缝线，通畅引流、换药，亦可结合理疗促进炎症吸收。

2. 肺部感染　常发生在胸、腹部大手术后，尤其是伴有慢性支气管炎、肺气肿、哮喘的老年吸烟患者，肺的顺应性较差，手术后呼吸活动受到一定限制，再加上术后伤口疼痛，不能有效咳嗽排痰，使肺底部、肺泡和支气管内分泌物积聚、变黏稠而堵塞支气管。外界空气不能进入肺泡，肺泡内原有的空气被循环血液所吸收，造成肺不张，易引发肺部感染。表现为手术后早期发热、呼吸急促、心率加快、咳嗽频繁、痰不易咳出。病侧叩诊呈浊音或实音，听诊呼吸音减弱或消失，或闻及湿性啰音。胸部 X 线检查有助于诊断。

预防措施：①对吸烟或慢性支气管炎患者，术前 2 周开始禁烟，注意口腔卫生，做深呼吸锻炼，咳嗽排痰，控制感染；②术中随时清除呼吸道分泌物，防止呕吐物吸入；③术后避免有碍呼吸的固定体位，适当使用止痛剂，并协助病人翻身拍背、咳嗽排痰（双手压紧季肋部或腹壁两侧，嘱患者深吸一口气后再用力咳痰）。

治疗方法：①首先是鼓励并协助患者咳嗽排痰，作间断深呼吸，使塌陷的肺泡重新膨胀，同时使用足量有效的抗生素；②若不能有效咳嗽排痰，痰液黏稠者可用祛痰剂或雾化吸入；③痰液阻塞气道严重者，可行气管内插管吸痰、间歇给氧，甚至考虑做气管切开。

3. 泌尿系感染　手术后易引起尿潴留，多次导尿或留置导尿管可致细菌感染引起急性膀胱炎，主要表现为尿频、尿急、尿痛，偶有排尿困难，尿液检查可见红细胞、脓细胞。上行感染可引起急性肾盂肾炎，多见于女性，表现为寒战发热，肾区疼痛，白细胞计数升高，尿培养可有细菌。

防治：①预防和及时处理尿潴留；②留置尿管应严格遵守无菌原则；③选择有效的抗生素；④维持充足的尿量。

三、切口裂开

切口裂开多发于腹部手术后一周左右。主要原因有：①患者营养不良，组织愈合能力差；②术者缝合技术缺陷，如组织对合不良，缝线结扎不紧，留有无效腔异物等；③术后有咳嗽、呃逆、呕吐及用力排便等使腹腔压力突然增加；④长期进行激素治疗、化疗、放疗妨碍组织修复；⑤切口感染、拆线过早等。

切口裂开临床表现为患者在起床、用力大小便，或咳嗽、呕吐等突然腹肌用力时，自觉切口崩裂。切口裂开可分为两种：一种为部分裂开，除皮肤缝线完整而未裂开外，肌层及腹膜完全裂开，可见肿物隆起，有时可见肠蠕动波，如脱出的肠管夹在切口两侧组织之间，可发生肠梗阻或肠绞窄，或日后呈切口疝；另一种为完全裂开，可见敷料被血性液体浸湿，并有肠袢或大网膜脱出。

针对引起切口裂开的原因，应积极预防，包括：①术前纠正营养不良；②手术操作技术熟练，止血彻底，缝合不留死腔；③切口缝合张力过大者可减张缝合；④病人术后咳嗽最好平卧，患者或医护人员用双手保护切口协助排痰，可减轻疼痛并预防切口裂开；⑤常规腹带包扎；⑥及时处理引起腹内压增高的各种因素，腹胀明显者胃肠减压；

⑦适时拆线，预防感染。

腹部切口完全裂开者，要立刻用无菌敷料覆盖伤口，送手术室在无菌条件下用尼龙线或合金线做腹壁全层间断缝合。术后以腹带加压包扎，加强营养，防治感染，拆线延迟至 12～14 日。部分裂开者视具体情况而处理。

四、下肢深静脉血栓形成

下肢深静脉血栓形成的高危因素包括年龄在 40 岁以上、肥胖、吸烟、高黏血症，尤其是大手术后长期卧床或制动的患者。因下肢深静脉回流受阻，表现为下肢肿胀、疼痛、压痛，浅静脉扩张，患肢皮温升高等。一旦血栓脱落，随血流进入肺动脉可引起急性肺栓塞。

因此对有静脉血栓形成高危因素者，应积极预防，适当给予抗凝、祛聚药物，术后鼓励患者及早主动活动，促进血液回流。

下肢深静脉血栓形成后，需卧床休息，抬高患肢以减轻水肿，给予祛聚、抗凝、溶栓等治疗。

目标检测

一、选择题

A1 型题

1. 手术前不需要预防性使用抗生素的手术是（　　）
   A. 先天性心脏病手术　　　　B. 乳腺癌根治术　　　　C. 肾移植术
   D. 甲状腺腺瘤切除术　　　　E. 胃大部切除术

2. 预防术后肺不张最主要的措施是（　　）
   A. 应用大量抗生素　　　　　　　　B. 蒸汽吸入
   C. 多翻身多做深呼吸，鼓励咳嗽排痰　　D. 应用祛痰药物
   E. 氧气吸入

3. 重症糖尿病患者施行择期手术前，血糖和尿糖应控制在（　　）
   A. 血糖 5.6～11.2mmol/L，尿糖（＋）～（＋＋）
   B. 血糖 5.6mmol/L 以下，尿糖阴性
   C. 血糖 11.2mmol/L 以下，尿糖阴性
   D. 血糖小于 5.6mmol/L，尿糖（＋）
   E. 血糖大于 11.2mmol/L，尿糖（＋）

4. 行颈、胸手术后，病人应采取的体位是（　　）
   A. 平卧位　　　　　　　　B. 侧卧位　　　　　　　　C. 高坡卧位
   D. 低半坐位　　　　　　　E. 15°～30°头高脚低斜坡卧位

5. 常见于麻醉反应的术后不适是（　　）
   A. 疼痛　　　　　　　　　B. 发热　　　　　　　　　C. 恶心、呕吐
   D. 腹胀　　　　　　　　　E. 呃逆

6. 手术后最常见的不适或并发症是（　　）

    A. 疼痛　　　　B. 呕吐　　　　C. 出血　　　　D. 感染　　　　E. 发热

A2 型题

7. 王某，男，18 岁。因急性阑尾炎穿孔行阑尾切除术，术后 3 日切口红肿，有脓性分泌物，将缝线拆除后引出 20mL 脓液，10 日后再次缝合而愈合。该病人切口愈合类型应记为（　　）

    A. Ⅱ/乙　　　B. Ⅱ/丙　　　C. Ⅲ/甲　　　D. Ⅲ/乙　　　E. Ⅲ/丙

8. 李某，男，45 岁。因腹股沟斜疝要求手术，一般情况尚好，血压 140/95mmHg。针对血压偏高的处理选择下列哪项（　　）

    A. 用降压药物，使血压降至正常　　　　B. 可不用降压药物

    C. 用降压药物使血压稍有下降　　　　D. 用降压药物使血压明显下降

    E. 用降压药物使血压降至略低于正常

A3 型题

（9～10 题共用题干）

    赵某，男，18 岁。因转移性右下腹痛 12 小时入院，诊断为"急性阑尾炎"，当晚行阑尾切除术，病理报告为坏疽性阑尾炎。自术后次晨起，患者表现为腹痛、烦躁不安、未解小便。查体：面色较苍白，皮肤湿冷，HR 110 次/分，较弱，BP 80/60mmHg，腹稍胀，全腹压痛，轻度肌紧张，肠鸣音减弱。

9. 该患者目前情况应考虑为何种可能（　　）

    A. 术后肠麻痹　　　　B. 术后疼痛所致　　　　C. 术后尿潴留

    D. 术后腹腔内出血　　　　E. 机械性肠梗阻

10. 为明确诊断，最好选择采取何种措施（　　）

    A. 继续观察病情变化　　　　B. 腹部 X 线透视　　　　C. 腹部 B 超

    D. 诊断性腹腔穿刺　　　　E. 导尿

二、问答题

1. 简述手术前一般准备与特殊准备的相关内容。

2. 简述术后常见不适的原因及处理措施。

3. 简述术后常见并发症的原因及防治措施。

第十章　外科患者的营养支持

　　临床营养支持治疗是 20 世纪临床医学的重大发展成果之一，已经成为危重患者救治中不可缺少的重要措施。代谢紊乱和营养不良会影响组织和器官的功能，进而减低患者对手术和感染的耐受力，影响治疗效果。因此，合理的营养支持应充分了解机体各种代谢变化，正确评价营养状态，选择合理的营养支持途径，并尽可能地避免或减少并发症的发生。

第一节　外科患者的营养代谢和营养支持的适应证

一、外科患者的代谢改变

　　外科患者的代谢改变，根据代谢特征可分为饥饿时代谢变化和应激时代谢变化两种类型。

　　1. 饥饿时的代谢改变　外科患者常因食欲下降、吞咽困难、胃肠道梗阻或因治疗需禁食等特殊情况不能进食，即处于饥饿状态，人体必须利用自身组织供能。单纯饥饿状态下，机体通过减少活动，降低基础代谢率，减少能量消耗以维持生存。葡萄糖是体内各脏器组织普遍利用的能量物质，但储备量小，仅能维持 12～24 小时的代谢需要。饥饿状态下的主要内源性供能物质来自脂肪组织。脂肪动员可使脂肪组织中的甘油和脂肪酸释放入血增加，甘油经糖异生成糖，脂肪酸不但氧化供能，而且其代谢中间产物还成为糖异生原料和促进糖异生的有关代谢。蛋白质主要是为各脏器维持特定功能而存在，并非能量储备。

　　2. 应激时的代谢改变　在遭受创（烧）伤、手术及感染等应激情况下，机体产生应激反应，出现一系列神经内分泌应激反应，表现为交感神经系统兴奋，胰岛素分泌减少，肾上腺素、去甲肾上腺素、胰高糖素、抗利尿激素等分泌均增加，机体处于高分解和高代谢状态，使机体的静息能量消耗增加，代谢率增高。正常状态下蛋白质合成速率和分解速率基本相同，氮的摄入和排出相等，即处于氮平衡状态。应激时蛋白质分解速率随应激水平增加而明显增加，而蛋白质合成也有所增加，但明显低于蛋白质分解速率的增加，机体出现明显的负氮平衡。糖异生明显增加，而葡萄糖的利用减少，特别是有氧氧化障碍，而无氧酵解明显增加，导致血糖浓度明显升高。应激时机体脂肪组织动员加速，血中甘油和脂肪酸水平增高，机体利用脂肪酸氧化供能增加。

二、能量需要量及其营养物质的代谢

生物体内物质（主要是糖、脂肪和蛋白质）在代谢过程中所伴随的能量释放、转移和利用等，通常称为能量代谢。开展合理的营养支持，进行有关营养方面的研究，必须熟悉各种营养物质的代谢过程及其生理作用。

1. 能量需要量　临床上可根据患者体重，结合其活动及应激情况估计能量的需要量。一般情况下，最简易的估计方法是按 $105 \sim 125 kJ$（$25 \sim 30 kcal$）/（$kg \cdot d$）计算。在疾病的危重期，特别是处于应激状态时，营养支持的原则已转变为代谢支持，目的是维持能量平衡。在疾病的恢复期，营养支持的目的是储备能量，即获得正常能量平衡，能量需要量可增加。

机体可利用的能源物质有 3 类，即碳水化合物、脂肪和蛋白质。碳水化合物和脂肪是机体所需能量的主要来源，占总热量消耗的 $80\% \sim 85\%$，称为非蛋白质能源；其余由蛋白质提供。

2. 营养物质的代谢　食物中所含的人体所必需的营养物质包括碳水化合物、脂肪、蛋白质、无机盐或矿物质（包括电解质和微量元素）、维生素等。糖、脂肪及蛋白质这三大营养物质常被称为巨营养物质，主要作用是支持生长、维持细胞群、组织修复及宿主防御。矿物质特别是微量元素和维生素常被称为微营养素，主要用于维持生存所必需的生理代谢过程。此外，尚需足够的水分。

(1) **碳水化合物的代谢**　碳水化合物是我国居民膳食的主要成分，为热量的主要来源，占总能量的 $50\% \sim 60\%$，占非蛋白质能量的 $50\% \sim 70\%$。较易获取且最符合人体生理需求和代谢利用的是葡萄糖，葡萄糖主要功能是通过无氧酵解和有氧氧化供能，1g 葡萄糖可提供 $16.7 kJ$（$4.0 kcal$）的能量。葡萄糖主要经小肠上部吸收后经门静脉入肝，一部分在肝内转变为肝糖原储存，大部分经肝静脉入血循环成血糖。血糖流经各组织，一部分被直接氧化利用，另一部分转成组织糖原，主要是肌糖原。糖原贮存是相当有限的，总量约500g，其中200g是肝糖原，可以转化成葡萄糖为身体所利用；其余300g是肌肉糖原，不能直接变成葡萄糖被身体利用，24 小时的饥饿状态就可把肝糖原耗尽。

(2) **脂肪代谢**　脂肪是人体能量的主要贮存形式。脂肪所提供的能量占总能量的 $25\% \sim 35\%$，占非蛋白质能量的 $30\% \sim 50\%$。脂肪在体内的主要功用是氧化供能。1g 脂肪可提供 $38.9 kJ$（$9.0 kcal$）的能量，远较葡萄糖为多。脂肪酸为含双数碳原子的脂肪族羧酸，按碳原子多少分为长链、中链（$6 \sim 12$ 个碳）及短链脂肪酸，按含双链与否分为饱和脂肪酸与不饱和脂肪酸；不饱和脂肪酸又根据含单个或多个双链，分成单不饱和脂肪酸和多（聚）不饱和脂肪酸。大多数饱和及单不饱和脂肪酸可在体内自行合成，称非必需脂肪酸；而亚油酸和亚麻酸则完全不能在体内合成，必须从食物中的植物成分获取，称为必需脂肪酸。

（3）**蛋白质（氨基酸）代谢**　蛋白质是构成机体的主要成分，占人体体重的15%，平均成人每日需要蛋白质为1g/kg，蛋白质所提供的能量占总能量的15%～20%。1g蛋白质或氨基酸氧化可产生18kJ（4.3kcal）的能量。事实上，蛋白质的供能作用是次要的，其主要功能是作为氮源，是组织细胞生长、更新、修复和一系列生物活动所需的物质基础。氨基酸是组成蛋白质的成分，根据是否由机体合成，分为必需氨基酸和非必需氨基酸。必需氨基酸需从食物获取，包括亮氨酸、异亮氨酸、赖氨酸、苯丙氨酸、蛋氨酸、苏氨酸、色氨酸和缬氨酸；因生长发育等的特殊需要，组氨酸、半胱氨酸、牛磺酸及酪氨酸对婴幼儿是必需的；某些氨基酸在创伤、手术、感染或其他疾病等情况下，消耗量或需要量明显增加，必须由外源增加供给，称为条件必需氨基酸，如精氨酸、谷氨酰胺等。组氨酸在肾脏功能受损时也必须由外源供给。支链氨基酸是唯一能在肝外肌肉组织中代谢的氨基酸，芳香族氨基酸在肝性脑病发病中发挥作用，精氨酸对蛋白质合成和免疫功能有促进作用，谷氨酰胺对小肠黏膜细胞和淋巴细胞代谢具有重要影响。

（4）**电解质和微量元素**　电解质主要用于维持血液的酸碱和水电解质平衡，以维持机体有恒定的内环境。钾、钠、氯、钙、镁、磷是人们已比较熟知的几种电解质，与营养代谢关系更为密切的是钾和磷。钙和镁是许多生物代谢酶的辅酶或激活剂。人体需要的主要微量元素有近10种。包括铁、锌、铜、硒、锰、钼、碘及铬等。体内微量元素虽含量很少，但却是机体所不可缺少的，每一种微量元素都有其特殊功能。

（5）**维生素**　包括水溶性和脂溶性两大类。维生素在机体生长发育、物质代谢和调节生理功能方面起重要作用。危重患者由于有额外丢失、摄入不足及需要量增加等因素，常致维生素缺乏，故在进行营养支持时应注意补充。

三、患者营养状态的评定

对患者营养状态的评定，既可判别其营养不良程度，又是营养支持治疗效果的客观指标。

1. 人体测量　体重变化可反映营养状态，但应排除脱水或水肿等影响因素。体重低于标准体重的15%，提示存在营养不良。三头肌皮褶厚度是测定体脂储备的指标，上臂周径测定可反映全身肌肉及脂肪的状况。上述测定值若低于标准值的10%，则提示存在营养不良。

2. 实验室检查

（1）**血浆蛋白**　血浆蛋白在肝脏合成，是反映营养状况的重要指标。较常用的有白蛋白、转铁蛋白、前白蛋白、纤维连接蛋白等。血浆白蛋白浓度降低是营养不良最明显的生化特征，但由于半衰期较长（20日），只有在长期摄入不足或营养不良时才有较显著的下降，难以评价短期营养支持的效果。前白蛋白、纤维连接蛋白半衰期各为2～3

日和 20 小时，是营养不良早期诊断和评价支持效果的敏感指标。

（2）肌酐身高指数（CHI） 肌酐是肌肉蛋白质的代谢产物，尿中肌酐排泄量与体内骨骼肌群基本成正比，CHI =（实测 24 小时尿肌酐量/标准尿肌酐量）×100%（正常值 >1）。CHI <80% 提示有营养不良，<60% 为严重营养不良。

（3）免疫功能测定 机体免疫体系包括细胞免疫和体液免疫两大部分，营养不良时多以细胞免疫系统受损为主。总淋巴细胞计数（TLC）是反映细胞免疫状态的一项简易参数。TLC <1500/mm^3 为异常，800 ~ 1200/mm^3 为中度营养不良，<800/mm^3 为重度营养不良。还可接种抗原观察皮肤迟发超敏反应（SDH），以了解细胞免疫功能。此外，T 细胞亚群和自然杀伤细胞活力均可作为判断细胞免疫功能的指标。

3. 营养支持的适应证 营养支持方式可分为肠外营养与肠内营养两种。肠内营养的可行性主要决定于小肠是否具有吸收各种营养素的功能。当患者因原发疾病、治疗与诊断的需要而不能经口摄食，或摄食量不足以满足机体需要时，如胃肠道功能允许，首先应考虑采用肠内营养。麻痹性肠梗阻和机械性肠梗阻、消化道活动性出血及休克均系肠内营养的禁忌证。严重腹泻及极度吸收不良时也当慎用。凡是需要营养支持，但又不能或不宜接受肠内营养治疗的患者均为肠外营养的适应证。但休克、重度败血症、重度肺功能衰竭、重度肝功能衰竭、重度肾衰竭等患者不宜应用或慎用。

第二节　肠外营养

肠外营养指通过静脉给予适量氨基酸、脂肪、糖类、电解质、维生素和微量元素，供给患者所需的全部营养或部分营养，以达到营养治疗的一种方法。根据输入途径可分为经中心静脉肠外营养和经周围静脉肠外营养。

一、肠外营养的供应量

一般成人肠外营养的供应量如下：

1. 热卡量 100 ~ 134kJ（24 ~ 32kcal）/kg。

2. 氮入量 0.15 ~ 0.20g/kg。

3. 热氮比 418.6 ~ 627.9J（100 ~ 150kcal）∶1g。

4. 钠 50 ~ 100mmol。

5. 钾 60 ~ 80mmol。

二、肠外营养液的配制

肠外营养液配制过程中严格遵守无菌操作技术，最好在有空气层流装置的净化台上进行。近年来采用 3L 袋全营养混合液（TNA）的输注方法，即将上述成分不间断地一次完成混合，充入 3L 袋中混合后在室温下 24 小时内匀速滴注，暂不用者置于 4℃保存。

三、肠外营养液的输注

肠外营养液可经周围静脉或中心静脉途径给予。中心静脉插管常经锁骨下静脉途径或颈内静脉途径，一般情况下每根导管都可保留 3 个月以上，如管理得当可保留 1 年以上。如从周围静脉做中心静脉插管，更加安全。肠外营养液的输注方法有持续输注法和循环输注法，循环输入较持续输入更接近生理要求。

四、肠外营养的监测

1. 全身情况 有无脱水、水肿、发热、黄疸等。

2. 血清电解质、血糖及血气分析 开始时每日测定，3 日后若情况稳定，可改为每周 1~2 次。

3. 肝肾功能测定 每 1~2 周 1 次。

4. 营养指标 包括体重、淋巴细胞计数、血白蛋白、转铁蛋白、前白蛋白测定，1~2 周 1 次。有条件时测氮平衡。

5. 中心静脉导管穿刺部位的变化 注意有无红肿、压痛、渗出，每周 1 次做局部细菌培养。

第三节 肠内营养

肠内营养是经胃肠道用口服或管饲的方法提供营养基质及其他各种营养素的临床营养支持方法。"只要胃肠道允许，应尽量采用肠内营养"已成为临床营养支持时应遵守的基本原则。

一、肠内营养制剂的种类和选择

可用于肠内营养的制剂很多，包括匀浆膳、管饲混合膳、管饲膳制品和要素膳。选择时要考虑患者的年龄、疾病种类、消化吸收功能、给予途径、患者的耐受力，必要时调整配方。由于临床研究的进展，渗透压不高的、低黏度的要素营养已有多种商品供应，基本上分为以氨基酸为氮源、以水解蛋白为氮源、以酪蛋白为氮源三大类。各种经肠营养商品的维生素与矿物质含量，尤其是电解质的量相差较大，通常配成热量密度为 4.18kJ（lkcal）/mL 的溶液。

知识拓展

要素饮食

要素饮食是一种化学精制食物，含有全部人体所需的易于消化吸收的营养成分，包含游离氨基酸、单糖、主要脂肪酸、维生素、无机盐类和微量元素。与水混合后可以形成溶液或较为稳定的悬浮液。它的主要特点是：无需经过消化过程即可直接被肠道吸收和利用，为人体提供热能及营养。要素饮食适用于严重烧伤及创伤等高代谢、消化道瘘、手术前后需营养支持、非感染性严重腹泻、消化吸收不良等患者。

二、肠内营养的给予途径

除少数人可经口服外，多数需经管饲进行肠内营养。用以输注胃肠内营养液的管道有鼻胃管、鼻十二指肠管、鼻腔肠管、胃造口插管、空肠造口插管或经肠瘘口置管。其途径可经鼻插管或手术造口置管于胃内、十二指肠或空肠内。近年来可通过胃镜经皮进行胃造口。

三、肠内营养的给予方式

能口服的患者每日饮用 6~8 次，每次 200~300mL，必要时加用调味剂。口服不足的能量和氮量即可经周围静脉营养补充。经鼻饲的患者可有下列给予方式：

1. 按时分次给予 将配好的胃肠内营养液用注射器缓缓注入，每日 4~8 次，每次 250~400mL。此方式易引起患者腹胀、腹痛、腹泻、恶心、呕吐等胃肠道反应，尽量不采用。

2. 间歇重力滴注 用间歇重力滴注装置，在 12~24 小时内持续滴注全日量的营养液。采用输液泵可保持恒定滴数，便于监控管理，尤其适用于病情危重经十二指肠或空肠造口管饲的患者。输注时应注意营养液的浓度、速度及温度。经胃管给予时开始即可用全浓度（20%~24%），量约每小时 50mL，每日给予 500~1000mL，3~4 天内逐渐增加滴数至每小时 100mL，达到一日所需总量 2000mL。经空肠管给予时先用 1/4~1/2全浓度（即等渗液），滴速宜慢（每小时 25~50mL），从每日 500~1000mL 开始，逐日增加滴速、浓度，5~7 日达到患者能耐受和需要的最大输入量。

四、肠内营养的监测

1. 生命体征 每日观察患者脉搏、呼吸和体温。

2. 生化指标 每周 1 次测定肝肾功能、血浆蛋白、电解质、血糖、血脂及尿糖值。血糖异常者应勤于复查，随时调节肠内营养液及胰岛素的用量。

3. 临床指标 观察记录患者每日的出入水量、体温、喂养管位置、腹部体征，以及排便次数、量及性状。

第四节　外科营养支持的并发症及其防治

一、肠外营养支持的并发症及其防治

认识肠外营养可能发生的并发症，并注意预防和及时治疗，是保证肠外营养支持实施的重要环节。

1. 技术性并发症 这类并发症大都与中心静脉导管的放置或留置有关。最常见的是穿刺损伤肺，产生气胸；损伤血管时可致血胸、纵隔血肿或皮下血肿；也可能因穿刺而损伤臂丛神经或胸导管。空气栓塞是最严重的并发症，空气可在穿刺过程中、体液走空或导管接头脱开时逸入静脉，一旦发生，后果严重，可因心脏空气填塞而致死。为此，中心静脉导管接头应保证不致脱开，体液走空也应绝对避免。

2. 代谢性并发症

(1) **补充不足**　①血清电解质紊乱：接受肠外营养支持的患者往往病情重，还常伴有电解质的额外丢失（如胃肠减压、肠瘘），若按常规量补充，常易发生电解质紊乱，故应严密定期监测血电解质水平，随时纠正补充量。②必需脂肪酸缺乏症：多见于长期做肠外营养而不注意补充脂肪乳剂者。表现为皮肤干燥、鳞状脱屑、脱发及伤口延迟愈合等。每周输注脂肪乳剂 1～2 次，可有效地预防必需脂肪酸缺乏症。③微量元素缺乏：见于长期行肠外营养者，锌缺乏最多见，表现为口周围及肢体皮疹、皮肤皱痕及神经炎等。长期肠外营养还可因缺铜而产生小细胞性贫血，因铬缺乏而导致难治性高血糖等。为此，长期行肠外营养者应每日补充微量元素注射液。

(2) **糖代谢异常**　①低血糖或高血糖：外源性胰岛素用量过大可致低血糖，调整胰岛素用量后即可纠正。突然停止输注高浓度葡萄糖（内含胰岛素时），可因胰岛素的延迟作用而导致严重的低糖血症，在肠外营养时溶液中应酌情补充胰岛素，并随时监测血糖水平。②肝功能损害：肠外营养时肝功能受损的因素很多，其中葡萄糖用量过大是最主要原因；可出现轻度黄疸及酶值升高。为此，宜采用脂肪和糖的双能源供应，以减少糖用量。

(3) **肠外营养本身所致**　①胆囊内胆泥沉积和胆石形成；②胆汁淤积及胆酶谱升高；③肠屏障功能减退。尽早将肠外营养改为肠内营养可有效预防。

3. 感染性并发症

即导管性败血症。其发病与置管技术、导管使用及导管护理有密切关系。临床表现为突发的寒战、高热，重者可致感染性休克。在找不到其他感染灶时即应考虑导管性败血症的可能。应暂停肠外营养，并取输液袋内液体及血样做细菌培养，更换输液器后改输其他液体，观察 8 小时。若发热仍不退，应拔出导管，做导管头培养。一般在拔管后发热自退，不必用抗生素。若发热继续，或血培养阳性，应选用敏感的抗生素。导管性败血症的预防措施有：①置管时应严格掌握无菌技术；②避免中心静脉导管多用途使用（不输注血制品，不用于抽血、测压）；③应用全封闭的输注系统；④定期做导管护理等。

二、肠内营养支持的并发症及其防治

肠内营养较肠外营养更安全易行，但也可因营养剂选择或配制不合理，营养液污染及护理不当等，产生一系列与之相关的并发症，包括机械性的、胃肠道的和代谢性的。机械性并发症主要与喂养管的柔软度、放置、所处的位置和护理有关。胃肠道并发症是肠内营养时最多见的并发症，包括恶心、呕吐、胃排空延迟、腹胀、肠痉挛、便秘及腹泻等，其中以腹泻最为常见，占应用肠内营养者的 5%～30%。导致腹泻的原因有：①伴用药物的副作用：如抗生素可改变胃肠道正常菌群；西咪替丁和其他 H_2 受体阻滞剂改变胃液的 pH 值；某些药物、电解质和含镁的抗酸剂等未经完全稀释即经喂养管注入，可致肠痉挛和渗透性腹泻。②营养剂的类型：其中乳糖、脂肪、纤维含量都可能影响肠道对营养液的耐受性。当脂肪含量＞20％时，腹泻发生率明显增高。③营养液的高渗透压：高渗透压易引起类似倾倒综合征的腹泻。④低蛋白血症：大量液体因渗透压差而进入肠腔，引起腹泻。⑤营养液污染：污染可能来自营养制剂的生产、配制或输注管道，营养液过久地置于室温中易致变质。⑥营养液输注的速度和温度：过快地输注高渗营养液或温度太低均可刺激肠道，出现胃肠道并发症。

经空肠造瘘输入过快或浓度过高，可发生倾倒综合征或腹泻等。尤其依赖重力滴注而不用输液泵，因受腹腔压力影响，滴入不均匀而时快时慢，有些患者难以适应。故最好用输液泵保持恒速输入。

配得的营养液在温度高的条件下易滋生细菌和霉菌，输入后也易引起腹泻等，故需放在冰箱内，用时取出，并需适当加温。要想到并发症的可能，并给予注意。肠内营养的并发症不难预防和处理。

目标检测

一、选择题

A1 型题

1. 肠内营养输入时，下列哪项不合适 （   ）

   A. 可一次大量推注

   B. 为使肠道适应，初用时可稀释，缓慢输入

   C. 可经胃管、造口管等注入胃肠道

   D. 3～4 日逐渐达到全量

   E. 可以输液器控制匀速输入

2. 下列关于营养状态的评定指标，哪项是错误的 （   ）

   A. 白蛋白测定　　　　　　B. 淋巴细胞计数　　　　　　C. 转铁蛋白测定

   D. 血糖测定　　　　　　　E. 氮平衡实验

3. 肠外营养的并发症不包括 （   ）

   A. 空气栓塞　　　　　　　B. 高血糖　　　　　　　　　C. 低血糖

   D. 不利于切口愈合　　　　E. 微量元素缺乏

4. 下列哪种情况不需要考虑肠内营养 （   ）

   A. 脑外伤昏迷　　　　　　B. 双下肢多发骨折　　　　　C. 消化道瘘

   D. 短肠综合征　　　　　　E. 大面积烧伤

B 型题

（5～7 题共用备选答案）

   A. 1kcal　　　　B. 4kcal　　　　C. 7kcal　　　　D. 9kcal　　　　E. 11kcal

5. 每克碳水化合物能产生的能量约为 （   ）

6. 每克蛋白质能产生的能量约为 （   ）

7. 每克脂肪能产生的能量约为 （   ）

（8～10 题共用备选答案）

　　A. 气胸　　　　　　　　B. 肢体外伤性失血　　　　C. 营养不良

　　D. 电解质紊乱　　　　　E. 误吸

8. 肠外营养可能发生的代谢性并发症是（　　）

9. 肠外营养可能发生的技术性并发症是（　　）

10. 肠内营养可能发生的并发症是（　　）

二、问答题

1. 肠外营养支持的并发症有哪些？如何防治？

2. 简述营养状态的评定指标及意义。

第十一章　外科感染

学习目标

1. 掌握：皮肤和软组织化脓性感染的临床表现；破伤风的临床表现、预防和治疗要点。

2. 熟悉：手部急性化脓性感染和全身性感染的临床表现、治疗原则及方法。

3. 了解：手部急性化脓性感染的特点和临床表现、治疗原则及方法。

4. 具有能正确诊断及处理化脓性感染的能力。

第一节　概　　述

外科感染是指需要外科治疗的感染疾病和并发于创伤、手术、烧伤、器械检查的感染。外科感染的特点为：①常为多种细菌所致的混合感染；②以内源性感染为主，即致病菌多来自于自身皮肤、口咽鼻腔、肠道和前泌尿生殖道；③有明显而突出的局部症状；④局部有组织化脓坏死，常需手术处理。

【分类】

1. 按致病菌种类和病变性质分类

（1）非特异性感染　亦称为化脓性感染或一般性感染，此类感染由化脓性细菌所引起，占外科感染的大多数。其特点为：可由一种致病菌导致感染，也可由多种细菌所致形成混合感染；感染后一般常有急性炎症反应，继而形成局部化脓。常见有疖、痈、急性淋巴结炎、急性手部感染、急性乳腺炎、急性骨髓炎、急性腹膜炎等。致病菌有金黄色葡萄球菌、溶血性链球菌、大肠杆菌、变形杆菌、铜绿假单胞菌等。

（2）特异性感染　特异性感染在致病菌、病程演变及临床治疗方法上不同于一般的化脓性感染。如结核病、破伤风、气性坏疽、炭疽及念珠菌病等，分别由所属细菌引起较为独特的病变。

2. 按病程分类　根据病程不同，外科感染可分为急性、亚急性和慢性感染等三种。病变以急性炎症为主，病程在 3 周之内，为急性感染，一般化脓性感染大多数属此类；病程超过 2 个月或更久的为慢性感染；而介于急性与慢性感染之间的称为亚急性感染。

3. 其他分类　按病原体来源及入侵时间，分为原发性感染、继发性感染。病原体来源于体表或外部环境造成的感染称外源性感染；原已存体内的病原体，经胃肠道、胆道等造成的感染称内源性感染。感染还可按发生条件归类，如条件性（机会性）感染、二重感染（菌群交替症）、医院内感染（医院获得性感染）等。

【病因】外科感染是否发生，取决于机体抵抗力和病原菌数量及细菌毒力等因素的综合影响。

1. 机体抗御感染的能力削弱

（1）局部状况　①皮肤黏膜病变或缺损致使屏障破坏，病菌易于侵入人体。②侵入性操作留置的导管处理不当，使病菌有了入侵的通道。③管腔阻塞，内容物淤积，细菌乘机繁殖侵入人体。④局部血液障碍或水肿、积液妨碍吞噬细胞和抗体等，使其无法抵达病原体入侵部位，使组织防御和修复能力下降；局部缺血缺氧除影响吞噬细胞功能外，还有利于致病菌的繁殖。⑤异物或坏死组织留存，阻碍吞噬细胞发挥功能。

（2）全身因素　①严重的创伤、大面积烧伤或休克，使机体抗感染能力降低；②糖尿病、尿毒症、肝功能损害等，可降低机体免疫力；③长期使用免疫抑制剂、肾上腺皮质激素及抗癌的化疗药物和放射疗法等，均可抑制和削弱抗感染的能力；④长期营养不良、维生素缺乏、贫血和低蛋白血症及白细胞减少症等易遭受感染；⑤高龄老人、婴幼儿免疫力不足，属易感染人群；⑥先天性或后天获得性免疫缺陷（艾滋病）等极易发生各类感染。

2. 致病菌因素　在外科感染的发生及发展中，致病菌起着主导作用。一般来说，侵入机体致病菌的种类越多、数量越大、毒力越强，感染的机会也就越高。

（1）黏附因子和荚膜　病菌的黏附因子有荚膜或微荚膜，能抵抗吞噬细胞的作用在组织内生存繁殖，或在被吞噬后抗拒杀灭而在细胞内繁殖，致使组织细胞损伤和病变。

（2）入侵组织病菌数量与增殖速率　如果健康个体伤口污染的细菌数超过 10^5 通常会引起感染，低于此数量则感染较少发生。

（3）病菌毒素　多种病菌释放出蛋白酶、磷脂酶、胶原酶等胞外酶，可侵蚀组织细胞；透明质酸酶可分解组织而使感染扩散。外毒素是在菌体内产生释放出来或在菌体崩解后生成的，有很强的毒性作用。如溶血毒素可破坏血细胞、破伤风毒素作用于神经而引起肌痉挛等。内毒素是革兰阴性菌细胞壁的脂多糖成分，可引起发热、代谢改变、休克、白细胞增多或减少等全身反应。

【病理】

1. 非特异性感染

（1）炎症好转　通过有效药物的治疗，吞噬细胞和免疫成分能较快地杀灭病原体，清除组织细胞崩解产物与死菌，炎症消退，感染治愈。

（2）局部化脓　人体抵抗力占优势，感染被局限化，组织细胞崩解物和渗液形成脓液，积聚在创面或组织间隙，或形成脓肿。炎症病变或小的脓肿可以被吸收；比较大的脓肿破溃或经手术引流脓液后感染情况好转。局部肉芽组织生长，形成瘢痕愈合。

（3）**炎症扩散**　病菌毒性大、数量多或（和）宿主抵抗力低下，感染迅速扩展，病菌可定植于血液中出现菌血症；机体对于感染的过度反应还可引起全身炎症反应综合征造成脓毒症，给宿主带来很大的损害。

（4）**转为慢性炎症**　病菌大部分被消灭，但还有少量残存；持续存在组织炎症，中性粒细胞浸润减少而成纤维细胞和纤维增加，演变为慢性炎症。在人体抵抗力减低时，病菌可重新繁殖，感染可再次急性发作。

2. 特异性感染

（1）**破伤风和气性坏疽感染**　虽都呈急性经过，但病变完全不同。破伤风杆菌主要在伤口局部繁殖，产生大量毒素（痉挛毒素为主），引起全身肌肉强直痉挛。局部不造成明显炎症，甚至不影响伤口愈合。气性坏疽杆菌则产生多种毒素，可使肌细胞、血细胞迅速崩解，使组织水肿并有气泡，病变发展迅速，全身中毒严重。

（2）**结核杆菌感染**　由于结核杆菌产生的毒素为磷脂、糖脂、结核菌素等，不引发急性炎症而在局部形成浸润结节、肉芽肿、干酪样坏死等。

（3）**真菌感染**　常发生在患者抵抗力低下时，可侵及皮肤、黏膜和深部组织。局部可有炎症或形成肉芽肿、溃疡、脓肿、空洞。病变分布广而严重时，出现全身中毒反应。

【临床表现】

1. 局部症状　炎症局部有红、肿、热、痛和功能障碍的典型表现。病变位置表浅的感染，局部疼痛、触痛明显，皮肤肿胀、色红、温度增高，可发现肿块或硬结。浅部感染形成脓肿时，触诊可有波动感。如为气性坏疽则表现为伤部剧痛，局部进行性肿胀并有气泡；结核病患者可发生寒性脓肿；真菌感染者局部可发生溃疡、脓肿、瘘管，其分泌物奇特。

2. 全身症状　感染轻者可无全身症状。感染较重者，常有畏寒、发热、头痛、乏力、全身不适、食欲减退等表现。病程长者，可出现营养不良、贫血、消瘦或低蛋白水肿。严重脓毒症时，极易引起水、电解质平衡失调和代谢性酸中毒，甚至出现休克和多器官功能障碍。

3. 其他表现　泌尿系感染时，可有尿频、尿急；肝脓肿可出现肝区疼痛、黄疸；腹腔内脏器感染时，常有恶心、呕吐等；破伤风表现为全身肌肉强直痉挛；气性坏疽因皮下积气可出现局部捻发感等。

【诊断】

1. 临床检查　认真询问病史和细致体格检查，根据临床表现和检查结果做出初步诊断，再结合必要的辅助检查进一步明确诊断。浅部脓肿的主要诊断依据为波动感。深部脓肿波动感可不明显，但局部组织肿胀、压痛明显，诊断性穿刺有利于明确诊断。

2. 实验室检查　①白细胞计数明显增加，细胞内出现中毒颗粒；②取脓液、血液、尿、分泌物或穿刺液做细菌涂片检查或细菌培养，以及药物敏感试验；③采用免疫学、分子生物学等特殊检查明确诊断，如结核、包虫病、巨细胞病毒感染等。

3. 影像学检查　①对机体深部组织或内在感染的诊断，X线摄片可发现骨关节感染病变及胸部病变；②肝、胆、肾等脏器病变可采用超声波探测；③CT 或 MRI 等可发现体内脓肿、炎症等多种病变，诊断率较高。

【治疗】治疗原则是消除感染病因和毒性物质（脓液、坏死组织等），增强人体的抗感染和修复能力。

1. 局部处理

（1）**保护患部和制动休息**　保护患部不受挤压损伤，局部制动、抬高、休息，必要时加以固定，能减轻疼痛和有利于炎症局限。

（2）**物理疗法**　有改善局部血液循环，增强局部抵抗力，促进炎症吸收或局限化的作用。可酌情采用热敷、红外线、超短波等治疗。

（3）**外敷药物**　有改善局部血液循环、消炎止痛、加速感染局限化及促进肉芽组织生长等作用。浅部组织肿胀明显者，用 50% 硫酸镁溶液湿热敷；未成脓肿阶段用鱼石脂软膏、金黄膏等敷贴；感染伤口创面则需换药处理。

（4）**手术疗法**　急性化脓性感染，一旦形成脓肿应及时切开引流；某些位置较深在的脓肿，可在 B 型超声波或 X 线引导下穿刺置管引流；脓肿虽已破溃但引流不畅者，可行扩大引流术，亦可将炎变或坏疽的脏器切除。

2. 全身治疗　适用于感染较重，特别是全身性感染的患者。主要包括改善患者的全身情况和应用抗菌药物控制感染等两个方面。

（1）保证患者有充分的休息和睡眠，必要时用镇静、止痛药物。

（2）维持体液及酸碱平衡，补充机体所需的热量、维生素、蛋白质，并纠正水、电解质代谢和酸碱平衡失调。高热患者，宜用物理降温法（冷敷、冰袋、酒精擦浴）或针刺曲池穴降温，以减少身体的过多消耗。

（3）有贫血、白细胞减少或低蛋白血症者，应予成分输血。

（4）对严重感染，可考虑应用肾上腺皮质激素或炎症抑制剂。严重感染的患者免疫功能低下时可给予胸腺肽、丙种球蛋白、干扰素等增加免疫能力。

3. 应用抗菌药物　对炎症较轻或较局限的感染，一般可不用或口服抗菌药物。对炎症较重、范围广或有扩展的感染，需全身用药。一般应根据细菌培养和药物敏感实验的结果，有针对性地选择有效药物；如无条件做细菌培养或培养尚无结果时，可根据临床表现、脓液特点、感染来源和脓液涂片检查等来判断致病菌的种类，并根据药物的抗菌谱选择有效的抗菌药物。

第二节　皮肤和软组织的急性化脓性感染

一、疖

【病因病理】疖是单个毛囊及其周围组织的急性化脓性感染。致病菌大多为金黄色葡萄球菌，偶可由表皮葡萄球菌或其他病菌致病。疖好发于毛囊、皮脂腺丰富的头面、颈、背和臀部。多个疖同时反复发生于身体不同部位，称为疖病，常见于营养不良的患儿或糖尿病患者。因为金黄色葡萄球菌产生的毒素含凝固酶，其感染的一个特征就是形成脓栓。

【临床表现】初起局部皮肤出现红肿、疼痛的小硬结，逐步肿大呈锥形隆起，有时可自行吸收消散。数日后，结节中央因组织坏死而变软，顶部出现黄白色的小脓栓，结节周围伴有炎症反应；继而表面皮肤自行破溃，脓栓脱落，排出脓液，炎症逐渐消失而愈。疖一般无明显的全身症状，但有时可引起淋巴管（结）炎。

面部疖特别是鼻、上唇部"危险三角区"的疖有一定危险性，如挤压或挑刺，病菌可经内眦静脉和眼静脉进入颅内海绵状静脉窦，引起化脓性海绵状静脉窦炎，表现为眼部及其周围的组织进行性红肿、硬结和压痛，并出现头痛、寒战、高热，甚至昏迷等，死亡率极高。

【诊断】根据临床表现，疖的诊断不难。如全身症状明显者，白细胞计数增高；对疖病患者还应酌情测定尿糖和血糖，以及做脓液或血液细菌培养及药物敏感试验，以利于指导治疗。

【治疗】疖以局部治疗为主，早期局部可采用热敷或其他物理疗法，外敷鱼石脂软膏或中草药制剂等，以促进炎症吸收消退。已有脓头时，可在其顶部点涂苯酚烧灼，并用针头或刀尖将脓栓剔出；若有脓肿形成应切开引流，但面部疖应尽量避免做切开引流；禁忌挤压病灶部位，以免造成感染扩散。

面部疖或有全身症状的疖及疖病患者，均应给予抗菌药物治疗。如有糖尿病或免疫力低下者应同时积极治疗。

【预防】改善环境，避免汗渍过多；注意卫生，勤洗澡和及时更换衣服；保持皮肤清洁和避免表皮损伤。

二、痈

【病因病理】痈是多个相邻毛囊及其周围组织的急性化脓性感染，或由多个疖融合而成。

致病菌以金黄色葡萄球菌为主。感染的发生多与皮肤不洁、损伤、糖尿病等免疫力降低有关。感染常先从一个毛囊底部开始，由于皮肤的阻碍，此时的感染仅能沿着阻力较小的皮下组织向四周扩散，然后再向上侵及周围的毛囊群而形成多个脓头的痈。

【临床表现】患者年龄一般在中年以上，老年人多见。痈好发于皮肤厚韧的颈、背部（俗称"对口疖"和"搭背"），也可发生于上唇和腹壁等处。初发时皮肤表面呈现小片暗红色炎症浸润区，略高出皮肤，质地坚韧，界限不清，水肿及触痛明显；继而在中心部位出现多个脓栓，破溃后状似"蜂窝"；进而中央部皮肤坏死溶解、塌陷形成溃疡，溢出脓血性分泌物。患处剧痛，区域性淋巴结肿大，全身症状也较为明显。炎症扩散极易并发全身性感染。发生在上唇的痈危险性更大，可发展为致命的颅内化脓性海绵状静脉窦感染。

【诊断】诊断主要依靠临床表现。血常规和尿常规是必要的化验检查。脓液或血液的细菌培养和药物敏感试验，以及尿糖和血糖测定是诊断和指导临床治疗的重要方法。

【治疗】

1. 局部治疗　初期仅有局部红肿时，可用 50% 硫酸镁湿敷，亦可用鱼石脂软膏、金黄散等敷贴。多数痈都因病变范围较大、坏死组织多、引流不畅、感染不易控制而需要及早做切开引流术。一般采用"＋"字或"＋＋"字切开，切口的长度应超过病变皮肤边缘，清除坏死组织；然后填以碘伏或等渗盐水纱布，绷带包扎（图 11－1）。较大的创面，可在肉芽组织形成后进行植皮术以加快修复。

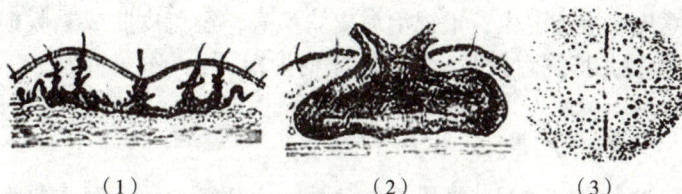

（1）　　　　　　　　　（2）　　　　　　　（3）

图 11－1　痈的切开引流

（1）切口深达筋膜；（2）盐水纱条填塞；（3）痈的"＋"切口

2. 全身治疗　采用全身支持疗法和选用足量有效的抗菌药物。有糖尿病或白细胞减少症者，给予相应治疗。

【预防】痈的预防措施与疖相同。应重视对抗感染能力低下的糖尿病、白细胞减少症等病症的积极治疗。及时治疗疖，以防感染扩散，也是痈预防的重要环节。

三、急性蜂窝织炎

【病因病理】急性蜂窝织炎是指疏松结缔组织的急性弥漫性化脓性感染，常发生在皮下、筋膜下、肌间隙或深部蜂窝组织。致病菌主要为溶血性链球菌、金黄色葡萄球菌及大肠杆菌或厌氧细菌。感染可由皮肤、黏膜或软组织损伤后引起，也可由化脓性感染扩散，或经血液或淋巴传播而发生。病菌释放的溶血素、透明质酸酶、链激酶，以及厌氧类杆菌所产生的胶原酶等，使炎症易于扩散则少有局限倾向。本病扩展迅速，有时可并发脓毒症等严重的全身性感染。

【临床表现】常因致病菌的种类、毒力、患者身体状况和感染部位不同而有差异。浅表急性蜂窝织炎，局部明显红肿、剧痛，并迅速向四周扩散，与正常组织界限不清，中央部位因缺血常出现组织坏死；位置深在者，局部红肿多不明显，但局部水肿和深压痛却较为明显，患者常有畏寒、发热、头痛、乏力及白细胞计数增加等全身症状；口底、颌下和颈部的蜂窝织炎，可发生喉头水肿或压迫气管，引起呼吸困难甚至窒息；厌氧类杆菌及多种肠道杆菌所致的蜂窝织炎，因局部产气，可有捻发音，又称为产气性皮下蜂窝织炎，本病多发生于被胃肠内容物污染的腹部或会阴部伤口，局部组织进行性坏死，脓液恶臭，全身中毒症状明显；新生儿因背部、臀部受压易感染，病变局部皮肤与皮下组织分离，触诊时皮肤有浮动感，皮肤逐渐坏死变黑，称为新生儿皮下坏疽。

【诊断】根据病史、临床表现可做出诊断。局部穿刺检查可帮助明确诊断。必要时可做 B 型超声波检查，以便明确病变部位和范围；有脓性分泌物时可涂片检查病菌种类，病情严重时，可做脓液或血液细菌培养和药物敏感试验。

【治疗】局部制动休息，防止受压，炎症早期可以 50% 硫酸镁湿敷或物理疗法，酌情外敷中西药膏，以促进炎症吸收或局限。加强全身支持，使用足量有效的抗菌药物，疑有厌氧菌感染加用甲硝唑。如为皮下蜂窝织炎，为缓解皮下炎症扩展和减少皮肤坏死，可在病变处做多个散在小切口，以药液纱条引流；对产气皮下蜂窝织炎，伤口以 3% 过氧化氢液冲洗、湿敷，并采取隔离治疗措施；口底、颌下、颈部的急性蜂窝织炎，应及早切开减压，以防发生喉头水肿或压迫气管。

【预防】注意皮肤清洁卫生；重视治愈皮肤疾病，避免皮肤或黏膜损伤，受伤后及早医治。老年人和婴儿抵抗力较弱，要重视生活护理。

四、丹毒

【病因病理】丹毒是皮内网状淋巴管的急性炎症感染，致病菌主要为乙型溶血性链球菌。好发于下肢（小腿）和面部。致病菌常从先有的皮肤、黏膜破损处或糜烂处入侵而致病，如皮肤损伤、足癣、口腔溃疡等。发病后淋巴管网区域的皮肤出现炎症反应，并累及汇流区域的淋巴结，病变蔓延极快，全身反应重，但很少有组织坏死或化脓。治愈后易复发。

【临床表现】丹毒起病急，患者常有畏寒、发热、头痛、全身不适等。初起时局部表现为片状红疹，微隆起，色鲜红、中央稍淡、境界清楚。局部有灼热及疼痛。病变向四周蔓延，中央红肿消退而呈棕黄色。常有轻度脱屑，有时可起血性水疱，附近的淋巴结肿大、触痛。下肢丹毒反复发作可导致淋巴管阻塞，引起下肢水肿，在含高蛋白淋巴液刺激下局部皮肤增厚，发展成"象皮肿"。

【治疗】卧床休息，患肢抬高制动。局部可以 50% 硫酸镁溶液湿热敷。全身应用抗菌药物。全身和局部症状消失后，仍需继续应用抗生素 3～5 日，以免复发。注意治疗足癣或其他相关病症。

【预防】注意皮肤清洁，积极处理小创口；在与丹毒患者接触或换药后，应洗手消毒，以防接触传染。

五、急性淋巴管炎与急性淋巴结炎

【病因病理】病菌从皮肤及黏膜破损处或其他感染病灶侵入淋巴流，导致淋巴管与淋巴结的急性炎症。致病菌有乙型溶血性链球菌和金黄色葡萄球菌。

【临床表现】急性淋巴管炎分网状淋巴管炎（丹毒）和管状淋巴管炎。管状淋巴管炎好发于四肢，下肢较常见。炎症使淋巴管内淋巴液回流受阻，引起淋巴管周围组织炎症变化。浅层急性淋巴管炎在表皮下可见红色线条，中医称红丝疔，病变部位有触痛；深层急性淋巴管炎不出现红线，表现为患肢肿胀，有条形触痛区。两种淋巴管炎常伴有全身炎症反应，如畏寒、发热、头痛、食欲减退等，病情取决于病菌的毒性和炎症程度，常与原发感染有关。

急性淋巴结炎发病时先有局部淋巴结肿大、疼痛和触痛。轻者多能自愈，炎症加重时局部可红肿、发热，疼痛加重，并伴有明显的全身症状。淋巴结发炎可发展形成脓肿，少数可自行破溃出脓。

【治疗】患肢抬高休息，积极治疗原发感染。发现皮肤有红线时，用呋喃西林液等湿热敷；如红线向近侧蔓延快，可于皮肤消毒后用粗针头，沿红线分点垂直刺入皮下，再用抗菌药液湿敷。全身感染症状明显者，应用足量有效的抗菌药物控制感染。一旦脓肿形成，及时切开引流。如忽视原发病灶的治疗，急性淋巴结炎症则反复发作，转变成为淋巴结慢性炎症。

【预防】积极治疗手足癣和预防皮肤及黏膜损伤或感染，可防止和减少急性淋巴管（结）炎的发生。

第三节　手部急性化脓性感染

手部急性化脓性感染较常见，且大多由手部外伤引起，即使微小损伤如擦伤、刺伤、逆剥新皮或倒刺等，也可引起手的严重感染。因手的解剖关系复杂，感染可向深部蔓延，治疗引流困难，常致肌腱与腱鞘的缩窄或瘢痕形成而影响手部功能。

手的解剖精细，动作灵活，感觉敏锐。手部感染的病变和临床表现与局部的解剖生理密切相关，具有以下特征：

1. 掌面皮肤的表皮层厚，角化明显，故掌面皮下感染的脓液可穿透真皮内层在表皮角化层下形成"哑铃状"脓肿。手部淋巴液回流经手背皮下组织内淋巴管，故手掌部感染时手背肿胀更加明显。

2. 手的掌面真皮与深部末节指骨骨膜，中、近指节腱鞘及掌深筋膜之间，有垂直的条索状纤维连接，将皮下组织分隔成许多相对封闭的腔隙，感染后不易向周围扩散，腔隙内压力较高而致剧烈疼痛。

3. 手部腱鞘、滑液囊、掌深间隙及前臂肌间隙等解剖结构之间互相关联，掌面感染常可向深部、向近侧蔓延（图11-2）。手部感染在局部化脓前就可向深部组织蔓延至末节指骨、屈指肌腱鞘、掌部滑液囊与掌深间隙，引起指骨骨髓炎、腱鞘炎、滑囊炎、掌深间隙感染。

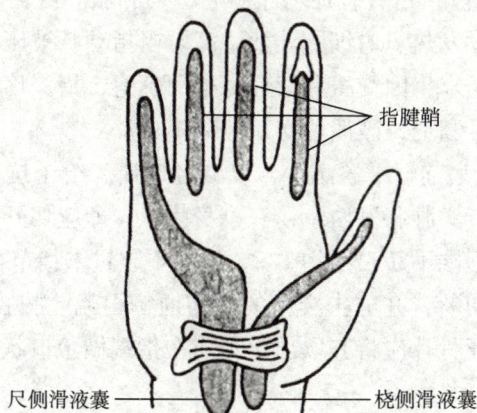

指腱鞘

尺侧滑液囊　　　　　　　　桡侧滑液囊

图11-2　手掌侧的腱鞘、滑液囊及掌深间隙

一、甲沟炎

【病因】甲沟炎是甲沟及其周围组织的感染，多因微小创伤而引起。致病菌多为金黄色葡萄球菌。

【临床表现】甲沟炎常先发生在一侧甲沟皮下，局部红肿、疼痛。如病变发展，便疼痛加剧。组织化脓后局部出现波动感及白色脓点。炎症可蔓延至甲根或扩展到对侧甲沟，形成半环形脓肿。甲沟炎多无全身症状。脓肿可向甲下蔓延形成甲下脓肿，亦可向深部蔓延形成指头炎。本病急性期处理不当可成为慢性甲沟炎。

【治疗】炎症初期，可选用鱼石脂软膏、金黄散糊等敷贴或超短波、红外线等理疗，口服头孢拉定等抗菌药物。已成脓时应纵行切开引流（图 11-3）；感染累及甲根部时，需分离切除部分指甲或全部指甲。手术时应注意避免损伤甲床，影响指甲生长。慢性甲沟炎治疗则多行拔甲或削甲处理。

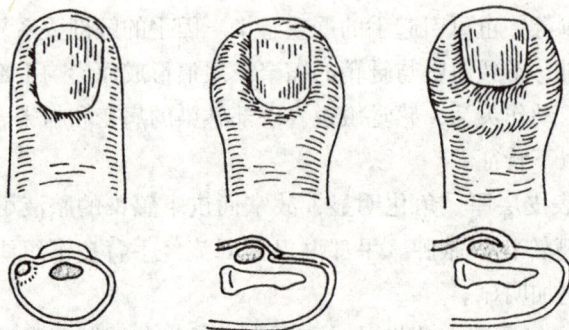

图 11-3 甲沟炎与切开引流

二、脓性指头炎

【病因】脓性指头炎是手指末节掌面皮下组织化脓性感染。致病菌多为金黄色葡萄球菌。

【临床表现】初起阶段，指头有针刺样疼痛，稍肿胀。继而指头肿胀加重，出现剧烈疼痛，伴有全身不适、发热、白细胞计数增高。当指动脉被压，持续疼痛转为搏动性跳痛。炎症加重时，神经末梢因受压和营养障碍而麻痹，指头疼痛反而减轻。可因指骨缺血性坏死，形成慢性骨髓炎，破溃后伤口经久不愈。

【治疗】初发时，悬吊前臂平置患手，以减轻疼痛。给予抗菌药物，以金黄散糊敷贴。若患指剧烈疼痛，指头肿胀发白，伴有全身症状，即应切开减压、引流。切口选末节指侧面做纵形切口，远端不超出甲沟 1/2，近端不超过末指节横纹（图 11-4）。将皮下组织内的纤维索分离切断，并剪去突出的脂肪通畅引流。脓腔较大则宜做对口引流，内置乳胶引流片，如有死骨片应将其取出。不应在指端做鱼口状切口，以免术后瘢痕形成影响手指触觉。

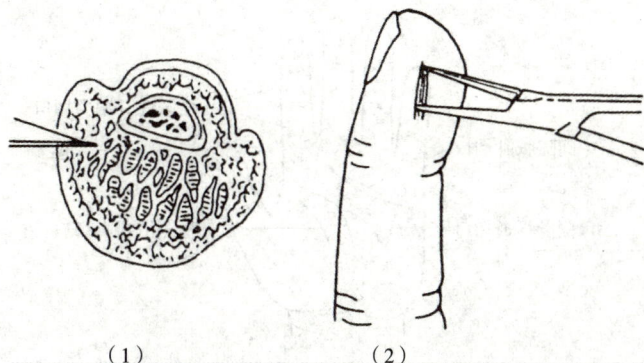

图 11 - 4 脓性指头炎切开引流
（1）手指侧面纵行切开；（2）撑开切口

三、掌侧急性化脓性腱鞘炎与急性化脓性滑囊炎

手的 5 个屈指肌腱，各被同名的腱鞘所包绕。拇指、小指的腱鞘分别与桡侧、尺侧滑液囊相通。尺侧、桡侧滑液囊在腕部有时经一小孔互相沟通。因此，拇指和小指的腱鞘感染可蔓延到桡侧、尺侧滑液囊。示指、中指和无名指的腱鞘感染，常局限在各自的腱鞘内，但可扩散到手掌深部间隙，甚至到腕部和前臂肌间隙。

【病因】手的掌面腱鞘炎多因深部刺伤感染后引起，亦可由附近组织感染蔓延而至，致病菌多为金黄色葡萄球菌。手背伸指肌腱鞘的感染少见。

【临床表现】病情发展迅速，24 小时后，局部及全身反应即很明显，患者常有发热、头痛、全身不适症状，白细胞计数增高。

1. 化脓性腱鞘炎 其典型体征为：患指除末节外，中、近节呈均匀性肿胀，皮肤极度紧张、苍白；患指各关节轻度弯曲，任何被动的伸屈指运动均能引起剧烈疼痛；沿患指整个腱鞘均有压痛。腱鞘内感染，如不及时切开引流或减压，鞘内脓液积聚，压力增高，致使肌腱坏死，患指功能丧失。

2. 化脓性滑囊炎 尺侧和桡侧滑液囊的感染，分别由小指和拇指腱鞘炎引起。尺侧滑液囊感染时，小鱼际处和小指腱鞘区肿胀、压痛，以小鱼际隆起与掌侧横纹交界处最为明显。小指及无名指呈半屈位，如试着将其伸直，则引起剧烈疼痛；桡侧滑液囊感染时，拇指肿胀微屈、不能外展和伸直，拇指及大鱼际处压痛。

【治疗】早期治疗与脓性指头炎相同。如经治疗仍无好转且局部肿胀明显时，应切开引流减压，以防止肌腱受压而坏死。在肿胀腱鞘的两端各做一纵行小切口，分别插入一根细塑料管，从一根塑料管持续滴注加有利多卡因的抗生素药，另一根作引流管。注意切口应避开手指及掌横纹。脓性指头炎也可行切开引流，切口应在中、近指节侧面，纵行切开腱鞘。手术时认清腱鞘，避免伤及血管和神经。

尺侧滑液囊炎在小指侧面和小鱼际掌面各做一小切口，桡侧滑囊炎时，在拇指中节侧面和大鱼际掌面各做约 1cm 的切口（图 11 - 5），排出脓液后，分别置入细塑料管进行灌洗引流，效果较好。

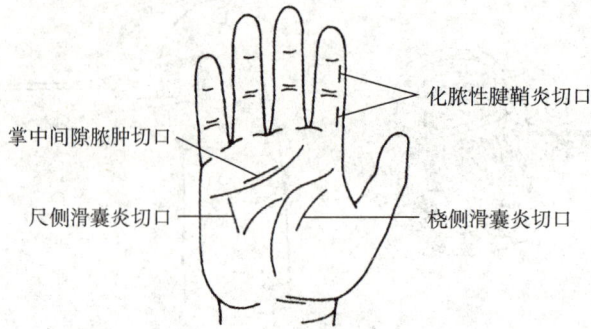

图 11-5　手指屈肌腱鞘炎、滑囊炎、掌深间隙感染的切口

四、掌深间隙感染

手掌深部的间隙是位于手掌屈指肌腱和滑液囊深面的疏松组织间隙。桡侧与尺侧分别为大、小鱼际肌。掌腱膜与第三掌骨相连形成纤维中隔，将其分隔成尺侧的掌中间隙和桡侧的鱼际间隙。示指腱鞘炎可蔓延至鱼际间隙；中指、无名指腱鞘感染，可蔓延至掌中间隙。

【病因】　手掌深部间隙感染可因腱鞘炎蔓延引起或因直接刺伤而引发。致病菌多为金黄色葡萄球菌。

【临床表现与治疗】　患者常伴有全身症状，如高热、头痛、脉搏快、白细胞计数增加等，也可继发肘内或腋窝淋巴结肿大、触痛。

掌中间隙感染时掌心隆起，正常凹陷消失，皮肤紧张、发白、压痛明显。中指、无名指和小指处于半屈位，被动伸屈可引起剧痛。手背和指蹼的肿胀更明显。

鱼际间隙感染时掌心凹陷仍在，大鱼际和拇指指蹼明显肿胀、压痛。拇指外展略屈，示指半屈，活动受限，不能对掌。

【治疗】　掌深间隙感染应用大剂量抗生素静脉滴注。局部早期处理与化脓性腱鞘炎相同。如无好转应及时切开引流。掌中间隙感染，手术于掌面纵行切开中指与无名指间的指蹼，切口不应超过手掌远侧横纹，以免伤及掌浅动脉弓。亦可在无名指相对的掌远侧横纹处做一小横切口，进入掌中间隙。鱼际间隙感染时引流切口可直接做在大鱼际最肿胀和波动最明显处。亦可拇指、示指间指蹼缘做切口，或在第二掌骨桡侧做纵切口（图 11-5）。因手掌部感染常表现为手背肿胀，引流切口均应在掌面进行，不可在手背部切开。

第四节　全身性外科感染

病原菌侵入人体血液循环，并在其内生长繁殖和产生大量毒素，引起严重的全身性感染和中毒症状者，称全身性感染。临床上可分为脓毒症和菌血症两种。脓毒症是指由病原菌入侵引起的全身性炎症反应，体温、循环、呼吸、神志有明显改变。菌血症是脓毒症中的一种，即血培养检出病原菌者。目前多指临床有明显感染症状的菌血症。

【病因】全身性外科感染常继发于严重创伤后的感染和各种化脓性感染，如大面积烧伤的创面感染、开放性骨折合并感染、急性弥漫性腹膜炎、急性胆道感染和尿路感染等。致病菌多为革兰阴性杆菌和金黄色葡萄球菌。导致全身性外科感染的主要原因是致病菌数量多、毒力强、机体防御能力低下等。临床上还可存在一些潜在的感染因素，如：静脉导管长期留置引起的感染；肠道内致病菌和毒素经肠道移位而导致的肠源性感染；糖尿病、尿毒症、长期使用激素或抗生素等使得免疫力低下导致的全身性感染。

【病理】全身性感染不仅由于致病菌及其产生的毒素对机体造成损害，而且可介导多种炎症介质及细胞因子释放，如肿瘤坏死因子、氧自由基、白介素（IL-1、IL-6、IL-8）、一氧化氮等。这些炎症介质适量时可起防御作用，过量则造成组织损害。如超出机体调控能力，即可引起全身性炎症反应综合征（SIRS），导致体液平衡失调，进而影响组织微循环血液灌注，使组织细胞缺血、缺氧，脏器受损和功能障碍，严重者可致感染性休克、多器官功能障碍综合征（MODS）。

【临床表现】脓毒症主要表现为：①起病急、发展快、病情重，骤起寒战，继而高热，体温可达40~41℃，或低体温。②头痛、恶心、呕吐、腹胀、面色苍白或潮红、大量出汗。表情淡漠或烦躁、谵妄和昏迷。③心率加快、脉搏细速，呼吸急促或困难。④肝脾可肿大，严重者出现黄疸或皮下出血淤斑等。⑤实验室检查：白细胞计数明显增高，可达（20~30）×10^9/L，或降低，出现核左移、幼稚型增多和毒性颗粒。尿中出现蛋白、血细胞、酮体等；可伴有不同程度的酸中毒、氮质血症，以及肝、肾功能受损征象。寒战发热时抽血做病原菌培养多为阳性。

全身性外科感染的致病菌种类，可分为以下三大类型：

1. 革兰阴性杆菌 较常见，多为大肠杆菌、绿脓杆菌、变形杆菌、克雷伯菌、肠杆菌等。感染常继发于泌尿生殖道、胆道、肠道疾病和大面积烧伤等。由革兰阴性杆菌所致的脓毒症一般比较严重，可出现"三低现象"（低温、低白细胞、低血压），易致感染性休克。

2. 革兰阳性球菌 主要致病菌为金黄色葡萄球菌、表皮葡萄球菌、肠球菌等。常继发于严重浅部软组织化脓性感染、骨与关节化脓性感染等。其临床特点为：高热无寒战；常有皮疹、呕吐、腹泻；可在体内形成转移性脓肿；易并发心肌炎。

3. 真菌 常见的致病菌为白色念珠菌、曲霉菌、毛霉菌、新型隐球菌等，属条件性感染：①在长期大量应用广谱抗生素的基础上，真菌得以过度生长，导致机体发生"二重感染"；②基础疾病重，加之应用免疫抑制剂、激素等，使机体免疫功能进一步削弱；③长期留置静脉导管，临床特点为突然发生寒战高热，病情迅速恶化，普通血培养基培养无病原菌生长，血液、脓液、痰液涂片可见真菌，外周血象呈现类白血病反应。

【诊断】根据病史、原发感染灶的表现和脓液特点，一般不难做出初步诊断。要明确何种病原菌所致，应做血液、脓液和分泌物细菌培养，但多数患者在发生脓毒症之前已经抗菌药物治疗，以致细菌培养得不到阳性结果。因此，应多次且最好在发生寒战、高热时抽血做细菌培养，可提高阳性率。对多次血液细菌培养阴性者，应警惕厌氧菌或真菌性脓毒症，可抽血做厌氧菌培养，或做尿液、血液真菌检查和培养。

【治疗】积极处理原发感染病灶，增强机体抵抗力和消除致病菌。

1. 原发感染病灶的处理 明确原发感染病灶并及时、彻底地处理。彻底清除伤口内的坏死组织和异物，消灭无效腔，脓肿引流。及时解除绞窄性、梗阻性疾病。注意潜在的感染因素，如留置导管一旦发生感染，应立即拔除。

2. 抗菌药物的应用 严重感染不能等待细菌培养结果，可先根据原发感染病灶的性质、部位、脓液的特点初步估计致病菌的种类，选用广谱抗生素联合应用，再根据细菌培养和药物敏感试验的结果，调整抗菌药物。对真菌性脓毒症，应停用广谱抗生素，或改用必需的窄谱抗生素，并全身应用抗真菌药物。

3. 支持疗法 卧床休息，加强营养；补充血容量，必要时可输入适量新鲜血，纠正贫血和低蛋白血症。

4. 对症处理 疼痛明显时应镇静止痛，控制高热或体温过低，纠正水、电解质紊乱和维持酸碱平衡等。

第五节 厌氧菌感染

一、破伤风

【病因】破伤风是由破伤风杆菌侵入人体伤口，并在伤口内繁殖而产生毒素所引起的以局部或全身肌肉痉挛和抽搐为特征的一种急性特异性感染。破伤风杆菌为革兰染色阳性的专性厌氧性梭状芽胞菌，平时存在于人畜的肠道内，随粪便排出，广泛存在于自然环境中。其芽胞抵抗力极强，能耐煮沸，一般不易杀灭。创伤伤口易被破伤风杆菌污染，但破伤风发病率只占被污染者的1%~2%，提示发病尚存其他因素，主要因素是缺氧环境。如果局部伤口窄而深、缺血、坏死组织多或异物存留，以及合并其他需氧菌感染时，则极易发生破伤风。破伤风也可发生于烧伤、冻伤、虫蛇咬伤、木刺或锈钉刺伤后。此外，可发生在不洁分娩的产妇和新生儿或摘除异物、直肠或会阴部手术后。

【病理生理】在缺氧环境中，破伤风杆菌的芽胞发育成增殖体，在伤口内迅速繁殖产生大量外毒素，引起临床发病的主要是痉挛毒素。菌体和外毒素在局部并不引起炎症的病理改变，甚至伤口已经愈合。但痉挛毒素与神经组织具有特别的亲和力，进入血液循环后即与脊髓、脑干运动神经核的联络神经细胞的突触结合，抑制突触释放抑制性传递介质。运动神经元因失去中枢抑制而兴奋性增强，致使全身随意肌紧张与痉挛。破伤风毒素亦可阻断脊髓对交感神经的抑制，使交感神经兴奋，引起心率增快、血压增高、出汗、体温增高等。

【临床表现】

1. 潜伏期 一般为7~14日，短者可在1~2日发病。潜伏期越短，其症状越重，愈后越差。个别可在伤后数月或数年因清除病灶或异物而发病。

2. 前驱期 一般经历 1～2 日。前驱症状表现为全身乏力、头痛、烦躁不安，咀嚼无力，局部肌肉有牵拉感，继之有咀嚼肌酸胀不适、张口不便等。

3. 典型表现 是在肌肉强直性收缩的基础上，再发生阵发性痉挛。肌肉强直性收缩最先受累肌群是咀嚼肌，以后顺序为面肌、颈项肌、背肌、腹肌、四肢肌，最后是膈肌。出现相应的征象为：张口困难，随后牙关紧闭；口角下缩、蹙眉、咧嘴"苦笑"；颈部强直，头略后仰；因背腹肌同时收缩，背肌收缩力强大，致使躯干后屈，形似背弓，称为"角弓反张"；四肢形成屈膝、弯肘、半握拳等痉挛姿态；膈肌受影响时，可出现口唇青紫、呼吸困难或暂停。上述发作可因任何轻微刺激，如光、声、触碰身体、饮水等而诱发。每次发作可持续数秒钟甚至数分钟，间歇期长短不等，病情重者发作频繁，持续时间长，间歇期短。发作时患者口吐白沫，大汗淋漓，神志始终清楚，表情极为痛苦。持续的呼吸肌和膈肌痉挛，可造成呼吸骤停。强烈的肌痉挛收缩，可使肌、肌腱断裂，甚至骨折。膀胱括约肌痉挛可引起尿潴留。破伤风患者的体温一般在 38℃ 左右，如体温过高提示肺部感染。患者死亡原因多为窒息、心力衰竭、肺部感染等并发症。

破伤风病程一般为 3～4 周，如无特殊并发症发生，发作的次数渐进减少，程度有所减轻，缓解期平均约 1 周。但肌紧张和反射亢进仍可持续一段时间。恢复期间患者还可出现一些精神异常表现，如幻觉、言行错乱等，多能自行恢复。少数患者可仅表现为受伤局部肌肉持续性强直的局部破伤风。

【诊断和鉴别诊断】根据患者受伤史和典型的临床表现，一般诊断不难。但有时需要与下列疾病鉴别。

1. 化脓性脑膜炎 虽有"角弓反张"和颈项强直等症状，但无阵发性痉挛抽搐；有剧烈的头痛、高热、喷射状呕吐，有时神志不清；脑脊液检查压力增高，血白细胞计数增多等。

2. 狂犬病 有疯狗、猫咬伤史，以咽肌痉挛为主。患者喝水不能咽下，大量流涎。听见水声或看见水，咽肌即发生痉挛，又称"恐水病"。

3. 颞颌关节炎 无外伤史，病程较长，局部肿胀压痛。表现为张口受限，无牙关紧闭、苦笑面容和全身抽搐。

4. 癔病 无外伤史，与情绪变化有关，症状变化多端，不因声、光、风等刺激而抽搐发作，张口不困难。

【预防】

1. 正确处理伤口 破伤风是可以预防的疾病。破伤风杆菌需在缺氧环境才能生长繁殖，因此伤后及时彻底清创，清除坏死组织和异物，改善局部循环，是预防破伤风的关键环节。

2. 被动免疫 多用于伤前未接受过自动免疫注射的患者。伤后尽早皮下注射破伤风抗毒素（TAT）1500～3000U，有一定的预防作用，但仅能维持 10 日左右。因此，对深部伤口或潜在厌氧细菌感染的患者，可在 1 周后追加注射 1 次。注射前应常规做皮内敏感试验。过敏者，可按脱敏法注射。

知识拓展

脱敏注射法

脱敏注射法即原液为1500U的破伤风抗毒血清分别以0.1mL、0.2mL、0.3mL、0.4mL用稀释液稀释至1mL，分次肌内注射，每次间隔20分钟。如出现过敏现象，应停止继续注射。注射结束后需要观察30分钟，了解有无不适反应发生。

【治疗】包括清除毒素来源，控制和解除痉挛，中和游离毒素，确保呼吸道通畅和防治并发症等。

1. 伤口的处理 凡能确定为原发伤口，伤口内存留坏死组织、引流不畅者，应在抗毒血清治疗后，在良好的麻醉、控制痉挛情况下，对伤口进行处理、充分引流，采用3%过氧化氢溶液或0.1%高锰酸钾溶液冲洗或湿敷伤口。

2. 控制和解除痉挛 患者入院后，应住隔离病室，保持环境安静，避免声、光等外界刺激；酌情使用镇静、解痉药物。可选的有：10%水合氯醛，每次20~40mL保留灌肠；苯巴比妥钠肌内注射，每次0.1~0.2g；地西泮10~20mg，每日1次，肌内注射或静脉滴注。病情较重者，可用冬眠合剂1号（氯丙嗪、异丙嗪各50mg，哌替啶100mg）加入5%的葡萄糖溶液250mL中，静脉缓慢滴注，但血容量过低的患者忌用；痉挛抽搐频繁难以控制者，可用2.5%硫喷妥钠0.25~0.5g，加入5%葡萄糖溶液中静脉滴注，但要警惕发生喉肌痉挛和呼吸抑制。

3. 应用破伤风抗毒素 目的是中和游离毒素。只在早期使用有效，因痉挛毒素一旦与神经组织结合，则无中和作用。一般用量为1万~6万U，分别由肌内注射或静脉滴注。静脉给药时应加入5%葡萄糖溶液中缓慢滴入。用药前应做皮内过敏试验。连续或超剂量用药并无意义，且可发生过敏反应或血清病。人体破伤风免疫球蛋白在早期应用有效，一般用3000~6000U，深部肌内注射1次即可。

4. 应用抗生素 大剂量抗生素既可杀灭破伤风杆菌，又可防治肺部感染。首选青霉素，每次80万~160万U，肌内注射，每4~6小时1次，或大剂量静脉滴注。也可用甲硝唑每日2.5g，分次口服或静脉滴注，持续7~10日。如伤口为混合感染，则相应选用抗菌药物。

5. 支持疗法 注意营养，补充维生素和富含营养液，维持体液平衡；重症患者可输给全血或血浆，必要时可给以管饲，或采用深静脉肠外营养。还可利用高压氧舱辅助治疗。

6. 防治并发症 对频繁抽搐，可能发生窒息者，应尽早行气管切开，改善通气；防止发生坠床、骨折、咬伤舌头等。

二、气性坏疽

【病因】气性坏疽是厌氧性梭状芽胞杆菌感染引起的肌坏死或肌炎。本病发病急骤，预后严重。病原菌种类较多，引起发病的主要有产气荚膜杆菌（魏氏杆菌）、水肿杆菌、腐败杆菌、溶组织杆菌等。临床所见到的气性坏疽，通常是两种以上致病菌的混合感染。

梭状芽胞杆菌广泛存在于泥土和人畜粪便中，故伤后该类病菌污染伤口的机会较多，但不一定发病。气性坏疽的发生，需要一个缺氧的环境。因此，伤口有大片组织坏死、挤压造成深层肌肉损毁，异物残留、开放性骨折或伴有主要血管损伤，使用止血带时间过长或局部包扎过紧，邻近肛门、会阴部的严重创伤，容易继发此类感染。

【病理生理】气性坏疽的病原菌主要在伤口内生长繁殖，在局部产生多种对人体有害的外毒素和酶。有的酶是通过脱氮、脱氨、发酵等作用而产生大量不溶性气体，如硫化氢、氮等，积聚在组织间，使组织膨胀；有的酶能溶解组织蛋白，使组织细胞坏死、渗出，引起组织水肿、溶血、血红蛋白尿。由于气、水夹杂，局部张力迅速增加，皮肤紧绷如"木板样"，肌肉组织发黑，伤口恶臭。由于局部缺血，血浆渗出，以及各种毒素的作用，组织进一步坏死和腐化，更利于细菌的繁殖，形成恶性循环。这类病菌还可产生卵磷脂酶、透明质酸酶等，使细菌易于穿透组织间隙，快速扩散。大量的组织坏死和外毒素的吸收，可引起严重的毒血症。某些毒素可直接侵犯心、肝和肾，造成局灶性坏死，引起器官的功能减退。

【临床表现】潜伏期一般为 1～4 日，亦可短至 8～10 小时。

1. 全身症状 病情急剧恶化，出现高热、脉搏快速、烦躁不安、呼吸急促；患者表情淡漠，有头晕、头痛、恶心、呕吐、出冷汗；病情进一步发展，可发生进行性贫血、黄疸、血红蛋白尿、休克等。

2. 局部表现 患者自觉患部沉重或疼痛，持续加重，随后出现患部"胀裂样"剧痛，止痛剂不能缓解。局部肿胀明显，压痛剧烈，迅速沿肢体上下蔓延，肉眼可见明显变化。伤口周围皮肤水肿、紧张、苍白、发亮，逐渐变为紫红色，或紫黑色，并出现大小不等的水疱。伤口内肌肉由于坏死，呈暗红色或土灰色，失去弹性，刀割时不收缩，不出血。伤口周围按压时可有捻发音，常有气泡（硫化氢气体）从伤口逸出，并有稀薄、恶臭的浆液样血性分泌物流出。渗出物涂片染色可见革兰染色阳性粗大杆菌。X 线摄片检查可显示软组织间有积气。

【诊断和鉴别诊断】根据临床表现、伤口分泌物检查有革兰阳性染色粗大杆菌和 X 线检查组织间有积气，是诊断气性坏疽的重要依据。但需与下列疾病相鉴别。

1. 芽胞菌性蜂窝织炎 感染局限于皮下蜂窝组织内，沿筋膜间隙迅速扩散，不侵犯肌肉。起病较慢，潜伏期为 3～5 日。虽然也有伤口疼痛及捻发音，但局部疼痛和全身症状较轻，皮肤很少变色，水肿也很轻。

2. 厌氧性链球菌感染 本病发展较缓慢，伤后 3 日才出现症状。毒血症、疼痛、局部肿胀和皮肤改变均较轻。有气肿和捻发音出现，但气肿仅局限于皮下组织和筋膜。伤口周围仅有一般的炎性表现。渗出液呈浆液脓性，涂片检查有链球菌。

3. 大肠杆菌性蜂窝织炎 可出现组织间气肿，且有高热和谵妄等中毒症状，但局部肿胀发展较慢，脓液具有大肠杆菌感染的脓液特征，呈浆液性。脓液涂片检查可发现革兰染色阴性杆菌。

【预防】预防创伤后发生气性坏疽的最可靠方法是及时彻底清创，清除坏死组织和伤口内异物。对疑有气性坏疽的伤口，可用3%过氧化氢或1∶1000高锰酸钾溶液冲洗、湿敷；对深而不规则的伤口，应充分敞开引流，避免封闭形成无效腔；筋膜下张力高者，应及早进行筋膜切开减压等；对腹腔穿透性损伤，特别是结肠、直肠、肛门部创伤，应及早使用大量抗生素或甲硝唑预防其发生。

【治疗】本病一旦确诊，应立即积极治疗。主要措施有：

1. 紧急手术处理　手术前静脉滴注大剂量抗生素、输血等。在病变区做广泛、多处切开，包括伤口及其周围水肿或皮下气肿区，手术中应充分显露探查，切除已坏死的肌组织。伤口内用大量3%过氧化氢溶液或1∶5000高锰酸钾溶液反复冲洗。术后保持伤口开放，用氧化剂冲洗、湿敷，每日更换敷料。

2. 应用抗生素　应首选青霉素，但剂量需大，每日用量应在1000万U以上。对青霉素过敏者，可改用红霉素、甲硝唑等。

3. 高压氧疗法　可提高组织的氧含量，抑制气性坏疽杆菌的生长繁殖，并提高治愈率，减少伤残发生。

4. 全身支持疗法　可少量多次输血；及时纠正水与电解质代谢失调；给予高蛋白、高热量饮食；止痛、镇静、退热等。

目标检测

一、选择题

A1 型题

1. 非特异性感染不包括（　　）
 A. 多菌混合感染　　　　　　　　　　B. 伤口金黄色葡萄球菌感染
 C. 急性阑尾炎　　　　　　　　　　　D. 肺部隐球菌感染
 E. 结核杆菌感染

2. 急性感染是指（　　）
 A. 病变在2周以内的感染　　　　　　B. 5～10日的感染
 C. 急性炎症为主，发病3周以内　　　D. 数小时至1周的感染
 E. 病程在1个月以内

3. 外科感染的特点，下列哪项是错误的（　　）
 A. 常有明显的局部症状　　　　　　　B. 不会引起严重的全身感染
 C. 一般需要外科治疗　　　　　　　　D. 可以是几种细菌的混合感染
 E. 临床表现相似

4. 面部"危险三角区"的危险在于（　　）
 A. 侵入上颌窦　　　　B. 引起颅内化脓性感染　　　C. 导致内眦静脉炎
 D. 演变成痈　　　　　E. 常自行破溃

5. 痈切开引流与一般脓肿的切开不同在于（　　）

A. 切口较大　　　　　　B. 要多个小切口　　　　C. 切口深

D. 做"＋"或"＋＋"切口　　E. 可破溃后呈"火山口"

6. 脓性指头炎切开引流的指征是（　　）

A. 掌指功能障碍　　　　B. 红肿热痛　　　　　C. 有波动感

D. 搏动性跳痛　　　　　E. 疼痛突然消失

7. 破伤风最早出现强烈收缩的肌肉是（　　）

A. 上肢肌　　B. 背肌　　C. 咀嚼肌　　D. 颈项肌　　E. 呼吸肌

8. 不属于全身性外科感染的原因的是（　　）

A. 致病菌数量多　　　　　　　　B. 致病菌毒力强

C. 机体抗感染能力低下　　　　　D. 致病菌种类多

E. 体内长时间留置导管

A2 型题

9. 刘某，女，18 岁。上唇红肿伴剧痛 2 日。查体：上唇隆起呈紫红色，有多个脓栓，中央坏死破溃。实验室检查：WBC 26×10^9/L，中性粒细胞 0.9。下列治疗措施哪项是错误的（　　）

A. 全身应用抗生素

B. 立即采用"＋"或"＋＋"形切口切开引流

C. 适当休息

D. 加强营养

E. 局部理疗

10. 王某，男，28 岁。因"破伤风"入院治疗。抽搐频繁，呼吸道分泌物多，有窒息的可能。应首先采取的措施是（　　）

A. 肌内注射苯巴比妥钠　　　　B. 水合氯醛保留灌肠

C. 静脉滴注破伤风抗毒素　　　D. 气管切开

E. 应用大剂量青霉素

A3 型题

(11 ~ 14 题共用题干)

李某，女，30 岁。4 日前不慎刺伤中指末节指腹，当时仅有少量出血，未做特殊处理。1 日前发现手指明显肿胀、皮肤苍白，自感有搏动性跳痛，尤以夜间为甚。全身不适。

11. 目前应考虑该患者发生了（　　）

A. 甲沟炎　　　　　B. 甲下脓肿　　　　C. 脓性指头炎

D. 急性化脓性腱鞘炎　　E. 化脓性滑囊炎

12. 对患者的首要处理措施是（　　）

A. 鱼石脂软膏敷贴指头　　B. 拔除指甲　　　C. 切开引流

D. 应用抗生素　　　　　E. 局部热敷和理疗

13. 若治疗不及时，患者易发生（　　）

A. 指骨坏死   B. 肌腱坏死   C. 慢性甲沟炎

D. 掌中间隙感染   E. 鱼际间隙感染

14. 对本病的处理措施中哪项不正确 （   ）

A. 抬高患肢   B. 局部制动

C. 无菌生理盐水浸湿敷料后换药   D. 换药前应用镇痛剂

E. 局部按摩促进炎症消散

二、问答题

1. 简述全身性外科感染的治疗原则。

2. 简述破伤风的预防措施。

3. 气性坏疽的治疗措施有哪些？

第十二章 损 伤

📖 **学习目标**

1. 掌握：创伤的分类和创伤的急救；烧伤的伤情判断。
2. 熟悉：创伤的修复、治疗要点；化学烧伤的处理方法。
3. 了解：创伤的局部和全身反应。
4. 具有正确地对伤口清创、换药及对伤员现场急救的能力。

第一节 概 述

损伤是指人体受各种致伤因子作用后发生组织结构破坏和功能障碍。无论平时或战时，损伤均多见，故在外科领域中占有重要地位。

【病因与分类】

1. 按致伤因素分类 ①机械性损伤：包括刃器伤、挤压伤、火器伤、冲击伤、爆震伤；②物理性损伤：如烧伤、冻伤、电击伤、放射伤；③化学性损伤：由强酸、强碱、黄磷、军用毒气致伤；④生物性损伤：因毒蛇、狂犬、毒虫咬螫致伤等。

2. 按受伤部位分类 一般分为颅脑伤、颌面部伤、颈部伤、胸（背）部伤、腹（腰）部伤、骨盆伤、脊柱脊髓伤、四肢伤和多发伤等。

3. 按伤后皮肤完整性分类 伤部皮肤黏膜保持完整者称闭合伤，如挫伤、扭伤、挤压伤、冲击伤、震荡伤等。伤部皮肤黏膜破损者称开放伤，如擦伤、刺伤、切割伤、撕裂伤和火器伤等。

4. 按伤情轻重分类 可分为轻、中、重和特重伤。

【病理】 损伤后机体迅速发生各种局部和全身性防御性反应，这些反应有利于机体对抗致伤因子的有害作用，维持内环境的稳定和促进机体的康复。但如反应过于强烈，对机体也会造成损害，需在治疗中加以调整。

1. 局部反应 局部组织、细胞破坏或病原微生物入侵及异物存留等，使局部出现炎症反应。其反应的轻重与致伤因素的种类、作用时间、组织损害程度和性质，以及污染轻重和是否有异物存留等有关。创伤性炎症反应属非特异性的防御反应，有利于清除坏死组织、杀灭细菌及组织修复。

2. 全身反应　损伤后全身反应与损伤性质、程度、机体状态和治疗等因素有关，主要是伤后引起机体神经内分泌活动增强，由此而引发一系列功能和代谢改变，是一种非特异性应激反应。在损伤初期由于疼痛、精神紧张、失血等，使下丘脑－脑垂体－肾上腺皮质轴和交感神经－肾上腺髓质轴产生大量的儿茶酚胺、促肾上腺皮质激素（ACTH）、抗利尿激素（ADH）、生长激素（GH）和胰高血糖素；肾素－血管紧张素－醛固酮系统也被激活。由于神经内分泌系统效应，机体能量代谢、蛋白质和脂肪分解代谢均明显增加，糖异生作用加强，血糖升高，尿素氮排出增加，从而出现负氮平衡。机体消化系统功能暂时受抑制，免疫功能紊乱。这些反应大约持续数日，此后逐渐恢复至正常状态。

3. 组织修复和创伤愈合　修复的基本方式是由伤后增生的细胞和细胞间质充填、连接或替代损伤后缺损的组织。理想的修复是组织缺损完全由原来性质的细胞来修复，恢复原有的结构和功能，称为完全修复。然而，伤后组织修复多是由其他性质细胞（常是成纤维细胞）增生替代来完成。

组织修复过程大致可分为3个阶段：

（1）**局部炎症反应阶段**　伤后立即发生，持续3～5日。主要是血管和细胞反应、免疫应答、血液凝固和纤维蛋白的溶解。其作用在于清除损伤或坏死的组织，为组织再生和修复奠定基础。

（2）**细胞增殖和肉芽组织生成阶段**　局部炎症开始不久，即可有新生细胞出现。成纤维细胞、内皮细胞等增殖、分化、迁移，分别合成、分泌组织基质（主要为胶原）和形成新生毛细血管，共同构成肉芽组织。

（3）**组织塑形阶段**　修复的新生组织如纤维组织，在数量和质量上不能达到结构和功能的要求，需进一步改构和重建。对增生的胶原纤维交联、强度增加；多余的胶原纤维被胶原蛋白酶降解；过度丰富的毛细血管网消退和伤口的黏蛋白及水分减少等。

4. 创伤愈合的类型　可分为以下两种：

（1）**一期愈合**　组织修复以原来细胞为主，仅含少量纤维组织，如上皮细胞修复皮肤和黏膜、内皮细胞修复血管等。其特点是再生修复过程迅速，结构和功能修复良好。

（2）**二期愈合**　以纤维组织修复为主，不同程度地影响结构和功能恢复。多见于损伤程度重、范围大、坏死组织多，且常伴有感染而未经合理的早期外科处理伤口。

5. 影响创伤愈合的因素　主要有局部和全身两个方面。

（1）**局部因素**　最常见的原因是伤口感染。其他如损伤范围大、坏死组织多，或有异物存留的伤口，局部血液循环障碍使组织缺血缺氧，或局部制动不足、包扎或缝合过紧等也不利于愈合。

（2）**全身因素**　主要有营养不良、大量使用细胞增生抑制剂（如皮质激素等）、免疫功能低下及全身性严重并发症（如多器官功能不全）等。

6. 创伤并发症　严重创伤后，常见的并发症有感染、休克、脂肪栓塞综合征（常见于多发性骨折，主要病变部位是肺，可造成肺通气功能障碍甚至呼吸功能不全）、应激性溃疡（多见于胃、十二指肠）、凝血功能障碍、器官功能障碍。

【诊断】诊断主要应明确损伤部位、损伤性质、受伤程度、全身变化和并发症。

1. 详细询问病史　包括致伤原因、受伤时间、受伤地点、受伤时的姿势、伤后局部和全身表现（有无昏迷、抽搐等）、处理经过等。

2. 体格检查　先检查伤员的神志、呼吸、脉搏、血压等生命体征，然后对各系统做全面、仔细的检查，确定有无休克、重要脏器伤或多发伤。如伤员有危及生命的严重损伤或并发症，应先采取相应的急救措施，待伤情好转后再做全面检查；注意局部形态改变、解剖差异、功能丧失等情况，确定损伤部位、性质、程度和范围。对闭合伤要查明深部重要组织器官有无损伤。对开放伤要了解伤口的形状、大小、深度、出血情况、污染程度、有无异物存留，以及深层重要组织器官损伤情况等。

3. 辅助检查　包括实验室检查、X 线透视或照片、CT 检查、超声波检查、各种穿刺和导管检查等，根据伤员的具体情况及条件选择应用。

4. 创伤检查的注意事项　①发现危重情况如窒息、大出血等，必须立即抢救，不应单纯为了检查而耽误抢救时机；②检查步骤应尽量简捷，询问病史和体格检查可以同时进行，检查动作必须谨慎轻巧，切忌在检查中加重损伤；③重视症状明显的部位，同时应仔细寻找比较隐蔽的损伤；④接收多个患者时，不可忽视不出声的患者，因为有窒息、深度休克或昏迷等的患者已不能表述；⑤一时难以诊断清楚的损伤，应在对症处理过程中密切观察，争取及早诊断。

【治疗】损伤的治疗原则是：①确保伤员生命安全；②尽可能保存或修复损伤的组织与器官，并恢复其功能；③积极防治全身与局部各种并发症。

1. 全身治疗　着重维持伤员的循环及呼吸功能，补充血容量，保持呼吸道通畅，维持体液及电解质平衡和能量代谢，保护重要组织器官的功能等。

（1）**体位和局部制动**　较重损伤后伤员应卧床休息。半卧位利于呼吸，抬高受伤的肢体可减轻肿胀，受伤的局部适当制动、固定，可缓解疼痛，且利于组织修复。有骨折、血管损伤、神经损伤、肌腱损伤等，更应重视制动。

（2）**积极抗休克，维持体液平衡和营养代谢**　伤后有口渴和尿少提示体液不足，应及时检查和输液补充；失血较多者应考虑适当输血；伤后初期机体能量消耗增加和分解代谢加速，导致体质下降、组织修复迟滞和免疫功能降低，容易出现并发症。因此，如果伤后患者不正常进食，就应选用要素饮食或静脉营养法支持。

（3）**镇痛、镇静和心理治疗**　适当选用药物镇痛、镇静，使伤员可以安静休息和恢复生活起居。由于伤员可有恐惧、焦虑等，个别可发生伤后精神异常，适当进行心理治疗，利于康复。

（4）**预防和治疗感染**　凡有开放性创伤，均需重视感染的防治。腹内、胸内组织器官受损的闭合性创伤，以及沾染较多和组织破坏较重的开放性损伤需选用有效抗生素，并注射破伤风抗毒血清。

（5）**防治并发症**　包括全身和局部的并发症，如休克、肾衰、感染等。重型损伤或限制功能时间过久者还应进行必要的功能训练，才能达到完全康复。

2. 局部处理

（1）闭合伤处理　除合并有重要脏器伤或血管伤需紧急手术处理外，多不需要特殊处理。早期局部冷敷以减轻肿胀，1～2日后用热敷、理疗等，以促进消肿和损伤愈合。可口服或局部外敷活血化瘀消肿止痛的中草药等。

（2）开放伤处理　见本章第二节清创术。

3. 急救　为使损伤急救更加有效，需不断提高抢救技术。在整个急救过程中强调应争分夺秒，最重要的是评估和处理危及生命的紧迫问题。损伤急救的原则是先挽救生命、防止再损伤、及早转送。急救中体现"三快"，即快抢、快救、快送。灵活应用通气、止血、包扎、固定、搬运五大救护技术。

（1）快抢　应迅速祛除致伤因素，避免继续损伤，如衣服着火应立即灭火；对因塌方或建筑物倒塌而受挤压的伤员，应立即移去挤压的物体，并迅速搬离现场至较安全的地方等。

（2）快救　在具体的处理中，首先抢救心搏骤停、窒息、大出血、开放气胸、休克、内脏脱出等，以挽救生命。

伤口止血与包扎：①对开放伤用消毒敷料或干净布类覆盖包扎伤口，以防进一步污染；②对一般伤口出血，用较多敷料加压包扎即可；③只有在四肢大动脉损伤用加压包扎无效时才慎重采用止血带止血，止血带结扎在伤口近心侧，不宜过紧，并标明结扎时间，应每隔1小时放松1～2分钟，且结扎总时间不超过4小时；④妥善固定，对有骨折或关节损伤的肢体用夹板或就地取材做临时固定。

（3）快送　及时安全地护送伤员，根据伤情采用适当运输工具迅速转送到就近的医疗单位进行后续治疗。

第二节　清创术

清创术是指用外科手术的方法清除伤口内的异物，切除坏死或严重污染的组织，缝合关闭伤口，减少伤口污染，甚至将其变成清洁伤口，达到一期愈合。清创术有利于受伤部位功能和形态的恢复。

一、伤口分类及处理原则

1. 清洁伤口　通常是指"无菌手术"（如甲状腺手术、腹外疝修补术等）的切口，缝合后一般都能达到一期愈合。

2. 污染伤口　是指伤口沾染有细菌，但尚未发展成感染的伤口，一般伤后8小时以内进行伤口处理。如伤口污染严重或细菌毒性强，在4～6小时即可变成感染，此时不宜按污染伤口处理。头面部伤口，因局部血循环良好，伤后12小时或更多时间仍可按污染伤口处理。如果沾染较少、失活组织不多（如刀刃切伤）、较早使用抗生素，伤后处理时间稍迟，仍可按污染伤口处理。

3. 感染伤口　包括延迟处理的开放性创伤、脓肿切开、手术切口感染等，有渗出液、脓液、坏死组织，周围皮肤常有红肿。伤口须经过换药逐渐达到二期（瘢痕组织）愈合。

二、手术前准备

清创术手术前的准备包括：①清创前应对伤员进行全面评估，如有休克，应先抢救，待休克好转后争取时间进行清创。②如颅脑、胸、腹部有严重损伤，应先予处理。如四肢有开放性损伤，应注意是否合并骨折，摄 X 线片协助诊断。③根据伤情和部位，选用合适的麻醉，术前可酌情应用镇痛药物。④较大伤口或污染严重者，应在术前、术中分别预防性应用抗生素。⑤常规注射破伤风抗毒素。

三、手术方法

清创术的手术步骤是：①麻醉后，用无菌纱布覆盖伤口，用无菌刷蘸皂液刷洗周围皮肤；②揭开覆盖伤口的纱布，除去伤口内的污物、血凝块和异物，以生理盐水反复冲洗；③常规消毒铺巾；④沿伤口切除创缘皮肤 1～2mm，切面止血；⑤逐层切除失活组织，清除血凝块和异物，对损伤的肌腱和神经酌情进行修复或仅用周围组织覆盖；⑥彻底止血后再次用生理盐水清反复冲洗创腔，污染严重者可用 3% 过氧化氢液清洗，再用生理盐水冲洗；⑦再根据污染程度、伤口大小和深度等决定伤口是否缝合，是一期还是延期缝合，缝合不应留有无效腔，不宜过密、过紧；⑧消毒皮肤，覆盖敷料包扎，必要时固定制动。

未超过 12 小时的清洁伤口可一期缝合；大而深的伤口，在一期缝合时应放置引流条；污染重的或特殊部位不能彻底清创的伤口，应延期缝合，即在清创后先于伤口内放置凡士林纱布条引流，待 4～7 日，如伤口组织红润，无感染或水肿时，再做缝合；头、面部血运丰富，愈合力强，损伤时间虽长，只要无明显感染，仍应力争一期缝合。对重要的血管损伤应修补或吻合；对断裂的肌腱和神经干应修整缝合；暴露的神经和肌腱应以皮肤覆盖；开放性关节腔损伤应彻底清洗后缝合；胸腹腔的开放性损伤应彻底清创后，关闭体腔，放置引流管或引流条。

第三节 战伤分类与急救

战伤是指战时武器及战争环境直接或间接所致损伤。"间接损伤"是指爆炸性武器使工事、壕沟及建筑物倒塌而致的创伤，如挤压伤等。

战伤与平时创伤比较，主要有以下特点：①伤员成批发生，战时环境又不稳定，流动性大，因此治疗方法不可能按平时那样进行；②战争中，特别是现代战争中，杀伤武器种类繁多，威力大，致使战伤变得复杂、严重、广泛、多发；③伤道内污染及周围组织挫灭严重，加之战时难以及时施行外科处理，故更易发生严重感染。

一、战伤分类

1. 按致伤武器和致伤因素分类 可分为：

（1）冷兵器伤　指利刃或锐利武器（如刀、剑、戟等）所致的损伤。

（2）火器伤　如枪、炮等所致的损伤。

（3）其他战伤　如燃烧性武器所致的烧伤，低温环境下所致的冷伤，冲击波所致的冲击伤，化学武器所致的化学伤，以及核武器所致的放射损伤等。

2. 按伤道形态分类　可分为：

（1）切线伤　指投射物沿体表切线方向通过，致使出入口连在一起，形成一沟槽状伤道的损伤。

（2）反跳伤　指动能较小或已接近耗尽的投射物，击中人体后被弹回，形成出入口集中于一点的损伤。

（3）盲管伤　指投射物穿入体内后，因能量耗尽而存留于体内，形成只有入口而无出口的损伤。

（4）贯通伤　指动能大的投射物贯通身体，形成既有入口又有出口的损伤。

二、战伤急救

由于战时伤员数量大，野战环境下基本救治条件得不到保障，因此不可能将伤员留在战区附近治疗，也不可能自始至终完成全部治疗过程。战伤救治应根据不同条件由许多救治机构分级进行，并且做到相互衔接和前后继承。可以说，分级救治是战时伤员救治的特点。

战伤急救除了与平时救护技术和要求相同外，还应注意以下几点：

1. 火线抢救和自救互救　火线（杀伤区、染毒区）是战伤救治工作的开始，及时准确地进行火线抢救，不仅能直接抢救伤员的生命，而且为以后的各级救治打下良好的基础。在火线，除由部队专业救护人员搞好火线抢救外，更要广泛开展战斗人员间的自救互救工作，其主要内容有包扎、止血、固定、防窒息和搬运等急救技术。伤口的处理原则是尽早清创，除头、面、手和会阴部外，一般禁止初期缝合。

2. 积极防治休克　休克是战伤常见的严重并发症之一，在救治的全过程中都要密切注意。对失血性休克的伤员，应及时补充血容量。在战时，若无条件输注足量的血液和血浆代用品，可快速输注大量的平衡盐液。

3. 处理多发伤　战伤往往是多部位或多脏器损伤，处理时应先做紧急手术，再做对后期疗效有重大影响的手术，然后做一般手术。术后的重伤员，需留治一段时间，待伤情稳定后再后送。

4. 分类后送　伤员后送是指将伤员送至救护条件更好的机构做进一步处理，是为了实现分级救治所必需的手段。当伤员过多，伤情过重而本级不能施行救治或战斗情况紧张时，则需迅速组织后送。后送前，先要做好分类工作，根据伤情确定急救、留治、后送及其次序。后送时，应注意选择适于伤情的运送工具，各级分治机构之间应相互衔接，确保伤员得到及时有效的处治。

第四节　火器伤和冲击伤

一、火气伤

火器伤是指以火（炸）药为动力发射的投射物（如枪弹、炮弹、手榴弹、地雷、炸弹等）所致的损伤，战时最常见。高速的弹丸、弹片等投射物击中人体后，形成不同于一般创伤的"创伤弹道"。投射物的前冲力能直接挤碎组织，形成原发伤道；行进中的弹丸侧冲力挤压周围组织，使其形成比原发伤道直径大数倍至数十倍的瞬时性空腔，随后周围组织回缩，此过程可挤压和牵拉周围组织形成挫伤区；挫伤区外为震荡区。此外，投射物运动中在组织内还可出现冲击波，或使受伤组织（如骨片）起继发性投射物作用，造成更广泛的损伤。弹道往往污染严重，因为弹丸、弹片可将体外的衣物碎片带入伤口，而且弹道形成瞬时性空腔时有负压，可吸入污物。

火器伤的处理要点：①判断伤情，了解受伤史及处治经过，认真检查局部和全身情况，特别要检查头皮、腋下、会阴等隐蔽部位。②积极防治休克，迅速消除休克病因（如出血、张力性气胸等），输液、输血、给氧等，及早施行手术处理。③为防治感染，迟早给予抗生素和破伤风抗毒血清。④及时清创，应在伤后 8～12 小时内施行；如早期用抗菌药物，无明显感染征象，伤后 24～72 小时仍可清创。清创时充分暴露伤道，清除坏死和失活组织，清创后不宜一切缝合，因初期伤道周围组织挫伤区和震荡区难以确定，3～5 日后酌情进行延期缝合。伤口已经感染，则只宜引流、清除显见易取的坏死组织和异物，进行敷料交换。火器伤道大多数复杂，需扩大伤口并充分切开深筋膜、肌膜等。尽量取出伤道内泥沙、弹片、碎片等异物。有的金属异物部位深、小而数目多，摘取困难或可能损伤重要器官，不可勉强取出。⑤术后监护伤员的呼吸、脉搏、血压、意识状态等。伤员应取适当的体位，伤肢须抬高，注意敷料包扎的松紧度，外表有无渗血、渗液，以及肢端血液循环情况。

二、冲击伤

冲击伤是冲击波的超压和负压引起的损伤，又称为"爆震伤"。机体受其高压作用，听器、肺、胃肠等含气器官易发生损伤，体表一般无伤口。此外，人体被推动或物体被抛掷，可造成其他组织的机械性创伤。超强压还可导致内脏破裂和肋骨骨折等。冲击伤的特点为多处受伤、复合伤多、伤情重、发展快、死亡率高。单纯冲击波致伤时，可表现为外轻内重的特点，即体表完好无损，内脏有不同程度的损伤；如合并其他损伤时，可出现相反表现，处治时应警惕。

1. 听器冲击伤　主要表现为耳聋、耳鸣、眩晕、耳痛、头痛和流液等征象；外耳道可流出浆液或血性液体；中耳可出现鼓膜充血、内陷、出血和破裂；严重损伤时可发生听小骨脱位和骨折；内耳可发生耳蜗出血和毛细胞损害，少数情况下可发生前庭损伤。

处理：中耳冲击伤治疗的关键在于防止感染和促进鼓膜愈合，禁止填塞、冲洗耳道和灌注药液，切勿用力擤鼻。

2. 肺冲击伤 主要病理改变为肺出血、肺水肿和肺破裂。轻者仅有短暂的胸痛、胸闷和憋气感；重者可出现呼吸困难、发绀和咳血性痰，甚至口鼻喷出血液或血性泡沫液。

胸部 X 线检查：轻者仅见病变部纹理增粗，边缘模糊；稍重者可见有散在性斑点状或小片状阴影；更重者则出现大片密度增高的阴影，也可同时出现大片云雾状阴影或磨砂玻璃样改变。

处理：伤情轻者经休息和对症治疗后数日内即可恢复；较重者或合并有其他损伤时，需进行积极的综合治疗。

3. 腹部冲击伤 以肝脾损伤最为多见。主要病理改变为被膜下出血、血肿、破裂以至碎裂；胃肠道损伤时多为浆膜下出血，其次是黏膜层出血、浆膜面撕裂、胃破裂、肠壁穿孔；肠系膜出血或血肿较常见；膀胱充盈时因冲击受压而破裂。伤者症状和体征因受伤部位和伤情不同而表现各异。主要有腹痛、恶心、呕吐、失血性休克、腹膜刺激征、血尿、血便等。

处理：暂禁食、禁饮；持续胃肠减压；休克时，应边抗休克边手术止血，手术时要仔细全面探查，防止遗漏。

第五节 热力烧伤

由热力如火焰、热液（水、油、汤）、热金属（液态和固态）、蒸汽和高温气体等所致的人体组织或器官的损伤称热力烧伤。

【伤情判断】 主要依据烧伤的面积和深度，兼顾呼吸道损伤的程度及有无合并损伤等因素综合判断。

1. 烧伤面积估计

（1）**中国新九分法** 为便于记忆，将全身体表面积划分为若干个9%的倍数来计算（表 12 - 1）。此法适用于较大烧伤面积的计算（图 12 - 1）。

表 12 - 1　中国新九分法

部　位		成人体表面积（%）	儿童体表面积（%）
头颈部	发部	3 ⎫	
	面部	3 ⎬ 9	9 +（12 - 年龄）
	颈部	3 ⎭	
双上肢	双上臂	7 ⎫	
	双前臂	6 ⎬ 18	9 × 2 = 18
	双手	5 ⎭	
躯干	躯干前面	13 ⎫	
	躯干后面	13 ⎬ 27	9 × 3 = 27
	外阴	1 ⎭	

续表

部 位		成人体表面积（%）	儿童体表面积（%）
双下肢	双臂	5*	
	双大腿	21	9×5+1 – （12 – 年龄）
	双小腿	13	
	双足	7*	

*成年女性的臀部和双足各为6%。

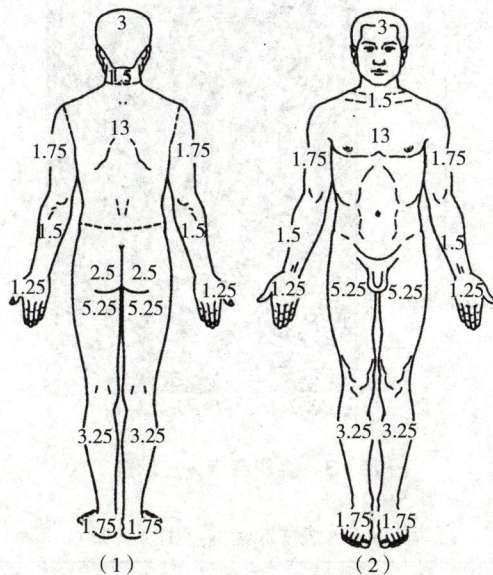

图 12 – 1 中国新九分法
（1）背面；（2）正面

（2）**手掌法** 不论年龄大小与性别，伤员五指并拢，每一手掌的面积占体表面积的1%，若五指自然分开时则为1.25%（图 12 – 2）。此法适用于小面积的烧伤计算，也可辅助九分法计算。

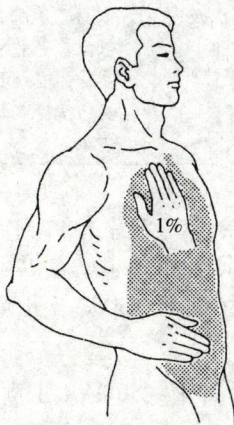

图 12 – 2 手掌法

2. 烧伤深度的识别 采用三度四分法，即分为浅Ⅰ°、浅Ⅱ°、深Ⅱ°、Ⅲ°。将Ⅰ°和浅Ⅱ°称为浅度烧伤，将深Ⅱ°和Ⅲ°称为深度烧伤；深达肌肉、骨质者仍按Ⅲ°计算（图12-3），其临床特征见表12-2。

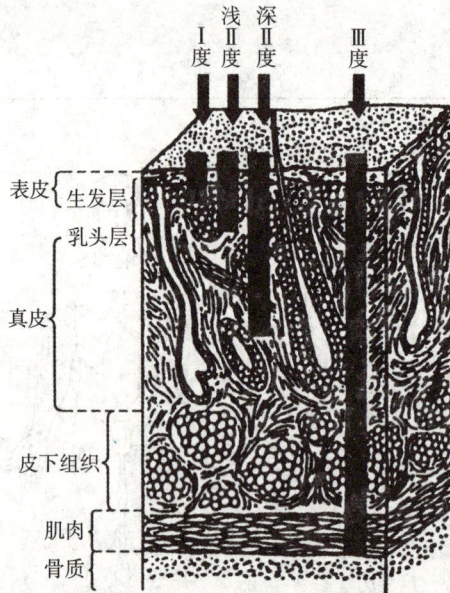

图12-3 烧伤深度分度示意

表12-2 烧伤深度的鉴别及转归

烧伤深度		伤及层次	临床特点	愈合过程
Ⅰ°（红斑型）		仅伤及表皮浅层，生发层健在	红斑、热、痛、感觉过敏	3~7日痊愈，无瘢痕
Ⅱ°（水疱型）	浅Ⅱ°	伤及表皮生发层、真皮乳头层	剧痛，水疱大，泡皮薄，基底潮红，明显水肿	1~2周内痊愈，一般不留瘢痕，多数有色素沉着
	深Ⅱ°	伤及皮肤真皮层，仅皮肤附件残留	感觉迟钝，水疱小、泡皮厚，基底红白相间，微湿	3~4周愈合，遗留瘢痕并有色素沉着
Ⅲ°（焦痂型）		达皮肤全层，可深及皮下组织，肌肉和骨骼	创面无水疱，感觉消失，创面基底呈蜡白色或焦黄炭化，皮温低，痂下可见树枝状栓塞血管，触之如皮革	2~4周后焦痂脱落，出现肉芽创面，除小面积外，一般需要植皮方能愈合，并遗留瘢痕

3. 烧伤严重程度划分

（1）**轻度烧伤** Ⅱ°烧伤面积在10%（儿童为5%）以下。

（2）**中度烧伤** Ⅱ°烧伤面积为11%~30%（儿童为5%~15%），或Ⅲ°烧伤面积不足10%（儿童为5%）。

（3）**重度烧伤** 烧伤总面积为31%~50%（儿童为16%~25%），或Ⅲ°烧伤面积为11%~20%（儿童为6%~10%），或烧伤总面积未达到上述百分比，但已发生休克等并发症及呼吸道烧伤，或伴有严重的复合伤。

（4）**特重烧伤**　总面积在 50%（儿童为 25%）以上，或Ⅲ°烧伤在 20%（儿童为 10%）以上，或存在较重的吸入性损伤、合并伤等。

【**烧伤病理生理及临床分期**】根据烧伤的病理生理变化特点，其病程经过大致分为三期，即休克期、急性感染期、修复期。各期有不同的特点，但又不能截然分开。

1. 急性体液渗出期（休克期）　组织烧伤后迅速发生体液渗出，一般持续 36～48 小时。小面积烧伤，体液渗出有限，通过机体代偿，不致影响机体有效循环血量。面积大而深的烧伤，由于大量体液渗出和血液动力方面的变化，迅速发生低血容量性休克。烧伤后 2～3 小时体液渗出最为剧烈，8 小时到达高峰，随后逐渐减缓。烧伤后 40 小时后由渗出转为组织间水肿回收，临床表现为血压趋稳，尿量逐渐增多，临床上称之为水肿回收期。

2. 感染期　此期开始于水肿回收期，至创面愈合。由于广泛的生理屏障损害，加之烧伤创面的坏死组织和渗出，是病原微生物良好的培养基。因此，休克期后乃至休克期，感染极易发生。致病菌主要来源于伤后的污染（包括环境、接触）及伤员本身呼吸道，消化道细菌污染等。严重者感染可形成烧伤创面脓毒症或脓毒血症。脓毒症的发生有以下 3 个高峰期：

（1）**早期脓毒症**　多发生在伤后 3～7 日，当渗液回吸收时，大量细菌和毒素也随之被回吸收所致。

（2）**中期脓毒症**　多发生在伤后 2～3 周焦痂溶解期，此期由于创面裸露，病原菌趁机侵入。

（3）**后期脓毒症**　多发生在烧伤 1 个月以后，由于伤员全身情况差，免疫力低下，创面经久不愈，极易发生再次感染。

烧伤脓毒症的表现是：①病情突然恶化，体温 >39℃ 或 <35.5℃，连续 3 日以上。②心率 >120 次/分。③呼吸窘迫，频率 >28 次/分。④白细胞计数 >12×10⁹/L 或 <4×10⁹/L；其中，中性粒细胞 >80% 或幼稚粒细胞 >10%。⑤精神萎靡、烦躁或谵语；腹胀、腹泻或消化道出血；创面萎缩、肉芽色暗无光泽、糜烂、坏死、出血等；舌质绛红、毛刺、干而无津。

3. 修复期　组织烧伤后，出现炎症反应的同时，组织修复也已开始。没有明显感染的浅Ⅱ°烧伤创面可自行修复。深Ⅱ°烧伤依靠残存的上皮岛细胞增生融合修复。Ⅲ°烧伤，直径在 5cm 以内的小面积创面可由四周的上皮长入修复；面积较大的需要皮肤移植修复。

切除烧伤创面坏死组织和皮肤移植，临床上多在感染期进行。对于关节、特殊功能部位的创面可采取防挛缩、畸形措施与锻炼，有的还需做整形手术。

【**现场急救与转送**】急救的原则是迅速消除烧伤原因、脱离现场和抢救生命、妥善处理复合伤和保护创面。

1. 迅速脱离热源　如火焰烧伤时要迅速离开火场，脱去着火的衣物，卧地翻滚或跳入清洁水池，熄灭火焰。切忌奔跑或呼叫，以免风助火威，烧伤头面部或呼吸道。可借助非易燃品（如棉被、毛毯）覆盖，隔绝灭火。避免双手拍打灭火，加重创面损伤和双手灼伤。热液烫伤，可以冷水冲淋，既可减轻疼痛，又可带走余热。

2. 保护创面 用干净的敷料或布类简单包扎，保护创面，避免污染和再次损伤。避免有色药物涂抹，影响局部病变观察。

3. 维护呼吸道通畅 对呼吸道烧伤并发呼吸道梗阻或窒息者，应及时做气管切开。合并 CO 中毒者应移至通风处，必要时吸入氧气。

4. 其他急救措施 包括：①对心跳和呼吸骤停者，须立即进行心肺复苏处理；②重症烧伤即使无休克症状出现，也应予以抗休克治疗；③妥善处理复合伤，如迅速止血、包扎伤口，骨折或脱位的简单固定，开放性气胸的迅速闭合伤口等；④病情严重者，应及早建立静脉输液通道；⑤切忌大量饮水，以免加重组织水肿；⑥稳定伤员情绪，镇静止痛。

5. 转送 ①中小面积烧伤应就近组织救治，以便及时治疗，减轻痛苦。②大面积严重烧伤应避免长途转送，休克期应就地补充液体抗休克，必须转送者应建立通常的静脉通道，途中继续输液，保持呼吸道通畅，必要时做气管切开。高度口渴、烦躁不安者表明休克严重，可少量口服烧伤饮料或盐水。③长途转送者，应留置导尿管，观察尿量。④安慰和鼓励伤者，使其情绪稳定。疼痛剧烈可酌情使用地西泮、哌替啶等。⑤途中做好各种抢救记录。

知识拓展

烧伤饮料口服

大面积烧伤后，由于创面大量体液渗出，造成血容量不足，患者口渴难耐。此时，单纯饮水不能缓解口渴现象，大量饮水反而会发生水中毒。烧伤患者急救口服补液以烧伤饮料为佳。烧伤饮料的具体配制方法为：每 1000mL 水中加氯化钠 3g、碳酸氢钠 1.5g、葡萄糖 50g。原则上口服补液应当少量多次，酌情增减，不可任意满足患者解渴要求。严重烧伤患者主要补液途径仍然是静脉补充。

【治疗】 小面积烧伤对全身影响较小，重点在于处理好创面，防治感染，促进及早愈合；中度以上的烧伤因其伤情严重，在处理好创面的同时，必须兼顾全身治疗，防止并发症发生。

1. 创面的处理

（1）初期及时清洁创面周围正常皮肤，创面用 1∶1000 苯扎溴铵或 1∶2000 氯己定清洗，去除污物；浅Ⅱ°水疱皮应予保留，大水疱者可抽出疱液；破损且污染严重和深度烧伤的水疱皮应予清除；焦痂者涂以碘酊或碘伏即可。四肢烧伤可用包扎疗法，内层用油质纱布，外层用吸水敷料均匀包扎，包扎范围应超过创周 5cm。面、颈和会阴部烧伤宜采用暴露疗法。

（2）烧伤组织由开始的凝固性坏死经液化到与健康组织分离，需要 2~3 周，在此期间，随时都会发生侵入性感染。为此近年的治疗多采用积极的手术治疗，包括早期切痂（切除深度烧伤组织达深筋膜平面）或削痂（削除坏死组织至健康平面），并立即皮肤移植。皮肤移植创面大，自体皮少时可用大张异体皮开洞嵌植小块自体皮、异体皮下移植微粒自体皮，以及充分利用头皮为自体皮来源（头皮厚，血运好，取薄断层皮片5~7日可愈合，可反复切取，不形成瘢痕也不影响头发的生长）。如自体皮供应不足，则大面积Ⅲ°烧伤的创面可分期分批进行手术。

（3）感染创面的处理：感染的细菌以绿脓杆菌、金黄色葡萄球菌和肠杆菌多见，多为混合感染。对感染的创面要加强换药，及时清除脓液和坏死组织，充分引流，保持创面清洁；也可采用湿敷、半暴露或浸浴疗法。

2. 全身疗法

（1）休克期治疗 中、重度烧伤者液体疗法是防治烧伤休克的主要措施。患者入院后，应寻找1~2条较粗且易于固定的静脉行穿刺或切开，以保持通畅的静脉输液通道，这对严重烧伤患者的早期救治十分重要。

补液方案：按伤员烧伤面积和体重作计算：伤后第一个24小时，每1%烧伤面积（Ⅱ°、Ⅲ°）每公斤体重应补胶体和电解质液为1.5mL（小儿2.0mL）。胶体（血浆）和电解质液（平衡盐液）的比例为1:2，广泛深度烧伤者与小儿烧伤其比例可改为1:1。另加以5%葡萄糖溶液补充生理需要量2000mL（小儿另按年龄、体重计算）。总量的一半应于伤后8小时内输入。第二个24小时，胶体和电解质液为第一个24小时的一半，水分补充仍为2000mL。

举例：一个烧伤面积30%，体重60kg的成年患者，第一个24小时补液总量为30×60×1.5+2000=4700mL，其中胶体为30×60×0.5=900mL，电解质液为30×60×1=1800mL，水分为2000mL，输入速度先快后慢。第二个24小时，胶体减半为450mL，电解质液减半为900mL，水分仍为2000mL。抢救首选血浆，没有时可以使用低分子量的血浆代用品，利用其暂时扩张血容量和溶质性利尿，但用量不宜超过1000mL，并尽快以血浆取代。胶体、电解质液和水分应交替输入。遵循"先晶后胶，先盐后糖，先快后慢"的输液原则。

（2）防治脓毒症 其措施如下：①消毒隔离：做好病区与床旁隔离和严格的无菌操作，可避免和减少创面污染，特别是交叉感染。②正确处理创面：正确及时地处理创面，特别是深度烧伤的创面应早期切痂植皮，促进创面愈合。同时保持创面清洁干燥，是防治创面感染的关键。③增强机体抵抗力：加强营养，可通过口服、管饲、胃肠外静脉营养等途径来供给足够的营养；对于严重烧伤或营养不良、贫血、低蛋白血症，可适量多次输入新鲜血、血浆或血液成分制品等。④正确应用抗菌药物：合理的应用抗菌药物是防治感染的有力措施。

（3）防治并发症 常见的并发症有：①肺部感染：多数发生于面部烧伤或呼吸道烧伤者。应保持口、鼻腔清洁，并鼓励和协助患者翻身、咳嗽、深呼吸。有呼吸困难者应予以氧气吸入，必要时可做气管切开。②消化道出血：由应激性溃疡所致，常发生于伤后一周左右。给予制酸剂、质子泵抑制剂和胃黏膜保护剂。③急性肾衰竭：应积极地防治休克，当发生血红蛋白、肌红蛋白尿时，应碱化尿液，给予利尿剂。④褥疮：保持床单清洁干燥，定时翻身变换体位，避免长时间受压；保持皮肤清洁卫生，给予理疗和按摩，促进局部血液循环。

第六节　电烧伤和化学烧伤

一、电烧伤

电流通过人体所引起的烧伤称为电烧伤。由于电流通过人体时产生热电效应、电生理效应、电化学效应和电弧、电火花等，导致皮肤、皮下及深层组织广泛损伤。损伤范围主要决定于电流强度和通电时间，其次是过电组织电阻大小。通常情况下，电压愈高、通电时间愈长，损伤愈严重；如果电压相同，交流电要比直流电的危害大。厚的皮肤，电阻大，局部烧伤较浅；薄的皮肤，特别是表面潮湿时，电阻则小，烧伤较深。肢体触电时，肌强烈收缩，在关节的屈面（肘窝、腋窝、腘窝、腹股沟等）形成短路，引起"跳跃式"多处深度烧伤，严重者亦可伤及肌、关节腔等。交流电对心脏损害较大，当电流通过脑、心等重要器官，后果严重。

【临床表现】

1. 全身性损害　轻者有恶心、心悸、头晕和短暂意识丧失，恢复后多无症状遗留。重者可出现休克、心室纤颤或呼吸、心搏骤停，不及时抢救可迅速死亡。如电流通过头部者，部分患者可继发白内障。此外，严重电烧伤患者的休克较重，加之广泛肌损伤和红细胞破坏引起的肌红蛋白和血红蛋白尿，易并发肾功能不全。

2. 局部损害　①电流通过人体有"入口"和"出口"，通常"入口"处皮肤损伤范围小，常呈椭圆形；深部损伤严重可达肌肉、骨骼或内脏。创面早期呈灰黄色、黄色或焦黄，中心稍下陷，严重者组织完全炭化、凝固，形成一裂口，边缘较整齐、干燥，少有水肿，疼痛较轻。早期从外表很难确定损伤范围和严重程度。24~48小时后，邻近组织出现炎症反应和明显水肿。伤后一周左右开始出现进行性广泛组织坏死，可继发性大出血，也可并发厌氧菌感染。②电弧烧伤，可单独或与电接触烧伤同时发生，多为Ⅱ°烧伤，亦可较深。③电火花引燃衣服引起，烧伤面积较大，但一般较浅，有时也可为Ⅲ°烧伤。

【处理】

1. 急救　立即切断电源，或用不导电的物体将电源拨开；呼吸心搏骤停者，应立即行心肺复苏；复苏后还应进行心电监护。

2. 保护重要脏器功能　因电烧伤多较深、水肿较剧较广泛，且有广泛的肌肉和红细胞破坏，释出大量肌红蛋白和血红蛋白，应适量使用利尿剂和碱化尿液，以防治急性肾衰竭。伤后早期的补液量不能依据表面烧伤面积计算，通常应高于一般烧伤。

3. 局部处理　一般采用暴露疗法。肢体水肿较剧者，应尽早进行筋膜腔切开减压；及早探查将能确定的坏死组织彻底切除并植皮；肌腱、神经、血管暴露者，应以皮瓣修复覆盖。对坏死范围难以确定的，可以异体皮或异种皮暂时覆盖，2~3日后再行探查，清创后植皮。观察期间，应密切注意继发大出血。

4. 其他处理　包括：①常规注射破伤风抗毒素血清；②及早选用有效抗生素，尤应注意防治厌氧菌感染；③注意及早发现和处理复合伤。

二、化学烧伤

引起烧伤的化学物质种类较多，处理方法不尽相同。此处仅就化学烧伤的一般处理原则和较常见的酸、碱和磷烧伤做一介绍。

1. 一般处理原则　迅速脱去被污染衣物，以大量清水长时间冲洗，尤其注意眼部和五官损伤的冲洗。已明确的化学物质损伤，应采用对抗剂或解毒剂处理；如暂时不能确定致毒物质种类时，可先用大量高渗葡萄糖和维生素 C 静脉注射，给氧、输注新鲜血液、输液等。

2. 酸烧伤　强酸（硫酸、硝酸和盐酸）可使组织蛋白沉淀、凝固、坏死，组织脱水，不形成水疱，迅速形成皮革样痂，不继续向深部组织侵蚀。硫酸烧伤后痂呈深棕色，硝酸者为黄棕色，盐酸者为黄色。急救时大量清水冲洗创面，随后按一般烧伤处理。

此外，氢氟酸具有腐蚀性，能溶解脂肪和使骨质脱钙，继续向周围和深部侵蚀，可深及骨骼，形成难以愈合的溃疡。早期用大量水冲洗，局部注射小量 5% ~10% 葡萄糖酸钙，以缓解疼痛和减轻进行性损害。石炭酸具有较强的腐蚀和穿透性，吸收后主要引起肾损害。急救时需用大量清洁水冲洗，而后再以 70% 酒精敷贴或清洗，以减轻继续损害，深度烧伤应早期切痂。吸入强酸的蒸气，可引起呼吸道强烈刺激，甚至造成吸入性损伤。如有呼吸困难，应尽早行气管切开，以便加强气道管理。

3. 碱烧伤　以氢氧化钠、氢氧化钾、氢氧化钙（生石灰）及电石烧伤较常见。强碱与组织蛋白结合成复合物，能皂化脂肪并产热，并向深部组织穿透，使创面扩大或加深，引起剧痛。急救时要尽早大量清水长时间冲洗。深度烧伤应尽早切痂植皮。其余处理同一般烧伤。

4. 磷烧伤　皮肤附着的磷接触空气自燃引起烧伤，再加之磷燃烧氧化后生成五氧化二磷，对细胞有脱水和夺氧作用，遇水则形成磷酸，造成磷酸烧伤，使创面继续加深。磷和磷化物吸收入血后可导致肝、肾、心、肺等脏器损害。现场急救时，应将伤处浸于水中，脱去污染衣服，用大量清水反复冲洗创面及周围皮肤，去除可见的磷颗粒。切忌暴露使磷氧化或用油脂敷料包扎加速磷吸收。用 1% ~2% 硫酸铜液洗创面使其变为黑色磷化铜颗粒便于清除。对深度磷烧伤，应尽早切痂植皮，受侵犯的肌肉应广泛切除。如肌肉受侵范围较广或侵及骨骼，必要时可考虑截肢，以防严重或致死性磷中毒。

第七节　冷　伤

冷伤是机体遭受低温侵袭所引起的局部或全身性损伤，分为非冻结性冷伤和冻结性冷伤两类。

一、非冻结性冷伤

非冻结性冷伤是在 10℃ 以下至冰点以上的低温、潮湿条件下所造成的损伤，如冻疮、战壕足、浸渍足（手）等。

1. 冻疮 多见于冬季低温、潮湿的地区；好发于手、足、耳郭及鼻尖等外露部位。表现为局部有痒感或胀痛，皮肤呈紫红色斑、丘疹或结节、水肿与水疱。病程中表皮可脱落，出血、糜烂或形成溃疡，最终局部瘢痕形成或纤维化。由于局部组织的慢性血管炎及皮肤抵抗力降低，冻疮易复发。

2. 战壕足和浸渍足（手） 战壕足过去多发生于战时，因长时间站立于 1~10℃ 的壕沟所引起；浸渍足（手）是长时间暴露于湿冷环境中引起，较多见于渔民、海员、水田劳作及施工人员。

【临床表现】 初始仅有感觉局部寒冷不适，随着暴露时间延长则逐渐出现感觉迟钝、肢体变冷、苍白、麻木、轻度肿胀、周围脉搏减弱或消失；脱离湿冷环境数小时后受累肢体充血变红、明显肿胀，出现感觉异常和烧灼样疼痛。严重者可出现水疱、血疱，可形成溃疡，常伴有细菌感染。治愈后，受累肢体局部温度降低，有冰凉感；常见雷诺现象，感觉过敏，多汗，关节僵硬。病变严重者后期可以出现神经、肌肉萎缩，足弓下降等并发症。

【预防和治疗】 寒冷环境中，应注意防寒保暖，手、足、耳处可外涂防冻疮霜剂。冻疮发生后局部摩擦与按摩并无意义，反可加重损伤并导致继发感染。溃疡形成时可涂抹含抗菌药物的软膏。使用钙通道阻滞剂有改善症状的作用。战壕足的治疗应在反应性充血期或之前即开始，肢体应当尽早脱离湿冷，置于温暖、干燥的环境中。抬高肢体，减轻水肿，避免压迫。改善局部与全身循环，以及采取抗感染措施。

二、冻结性冷伤

冻结性冷伤是由冰点以下低温所造成，分局部冻伤和全身冷伤（又称冻僵）。

【病理生理】 人体局部接触冰点以下的低温时，发生强烈的血管收缩反应，继而体温由表及里逐渐降低，当体温下降至 32℃ 以下，则心、脑、肾、血管等脏器功能损害；降至 28℃ 以下，则危险加大，如不及时抢救，可直接致死。如果接触时间稍久或温度很低，则细胞外液甚至连同细胞内液可形成冰晶，导致细胞死亡。冻伤损害主要发生在冻融后，局部血管扩张、充血、渗出，并可有微栓或血栓形成；组织破坏和细胞坏死后，促使炎症介质和细胞因子释放，引起炎症反应；加以组织缺血－再灌注造成细胞凋亡，构成冻伤的病变。如不及时抢救，可直接致死。如果能急救复苏，由于血循环曾经接近或完全停滞，组织、细胞继发坏死和凋亡，可导致多器官功能不全。此外，还可能有局部冻伤的病变。

【临床表现】 局部冻伤按不同的病损程度可分为以下四级：

(1) **Ⅰ°冻伤（红斑性冻伤）** 伤及表皮层。局部红肿、充血；有热、痒、刺痛的感觉。症状数日后消退，表皮脱落，水肿消退，不留瘢痕。

（2）Ⅱ°冻伤（水疱性冻伤）　伤及真皮。局部明显充血、水肿，12～24小时内形成水疱，疱液呈血清样。水疱在2～3周内干燥结痂，以后脱痂愈合，可有轻度瘢痕形成。

（3）Ⅲ°冻伤（腐蚀性冻伤）　伤及全层皮肤或达皮下组织。创面由苍白变为黑褐色，感觉消失，创面周围红、肿、痛并有水疱形成。若无感染，坏死组织干燥成痂，4～6周后坏死组织脱落，形成肉芽创面，瘢痕修复。

（4）Ⅳ°冻伤（血栓形成与血管闭塞）　损伤深达肌肉、骨骼，甚至肢体坏死，表面呈死灰色，无水疱；坏死组织与健康组织的分界在3周左右明显，通常呈干性坏死，也可并发感染而成湿性坏疽。局部表现类似Ⅲ°冻伤，治愈后多留有功能障碍或致残。

全身冻伤时先有寒战、乏力、皮肤苍白或发绀等表现，继而肢体僵硬，意识障碍，呼吸抑制、心跳减弱、心律失常，直至呼吸、心跳停止。如能得到及时救治，患者复温复苏后常出现心室纤颤、低血压、休克，可发生肺水肿、肾衰竭等。

【治疗】

1. 急救　尽快使伤员脱离寒冷环境，快速复温。衣服、鞋袜等连同肢体冻结者，不可勉强卸脱，应用温水使冰冻融化后脱下或剪开。立即施行局部或全身的快速复温。伤员应置于15～30℃的温室中，将伤肢或冻僵的全身浸浴于足量的40～42℃温水中，保持水温恒定，力争在20～30分钟内复温。复温以肢体红润、循环恢复良好、皮温达到36℃左右为妥。复温后，如患者感觉疼痛可使用止痛剂；对呼吸、心搏骤停者要施行胸外心脏按压和人工呼吸、吸氧等急救措施。

2. 局部冻伤的治疗　Ⅰ°冻伤保持创面干燥清洁，数日后可自愈；Ⅱ°冻伤复温后，创面干燥清洁者，可用软干纱布包扎。正确处理局部水疱；创面感染时，加强换药，采用包扎或半暴露疗法。Ⅲ°、Ⅳ°冻伤多用暴露法治疗；保持创面清洁，每日药液清洗受冻部位1～2次；坏死组织予以切除，创面可植皮。发生湿性坏疽，或有脓毒症，可考虑截肢；给予破伤风抗毒素1500～3000U肌内注射；根据病情全身应用抗生素预防感染。加强营养支持，给予高热量、高蛋白、富含多种维生素的饮食。

3. 全身冻伤的治疗　包括：①维持呼吸道通畅，吸氧，必要时给予辅助呼吸；②体温低时极易出现室颤或心搏骤停，应施行心电图监护，必要时采取除颤复苏措施；③经胃管热液灌洗或温液灌肠有助复温，静脉输注的葡萄糖盐液应加温至38℃；④扩充血容量防治休克，选用适当的血管活性药物；⑤酸中毒时给予5% $NaHCO_3$ 纠正；⑥肾功能障碍、脑水肿时，可使用利尿剂并采取相应的治疗措施。

第八节　咬螫伤

一、毒蛇咬伤

我国大约有50余种毒蛇，主要分布在南方地区。毒蛇咬伤时，局部留下一对较深齿痕（无毒蛇为细牙痕），蛇毒经齿导管注入目标体内，引起机体中毒。蛇毒中含有多种溶组织酶、毒蛋白及多肽复合物。根据蛇毒的成分，大致可分成以下三大类：

1. 神经毒 代表蛇有金环蛇、银环蛇及海蛇等。主要作用于中枢神经和神经肌肉节点，引起肌肉麻痹和呼吸麻痹。

2. 血液毒 代表蛇有竹叶青、蝰蛇和龟壳花蛇等。主要造成血细胞、血管内皮及组织的破坏，引起溶血、出血、休克及心脏衰竭。

3. 混合毒 代表蛇有蝮蛇、大眼镜蛇和眼镜蛇等，其毒液具有神经毒和血液毒的两种特性。

【临床表现】毒蛇咬伤后，局部剧痛，肿胀迅速蔓延，淋巴结肿大，皮肤出现水疱或血泡、淤斑，或伤口流血不止，局部组织坏死。患者可伴头晕、恶心、呕吐及腹泻，全身虚弱，口唇麻木或感觉异常、言语不清、吞咽困难、肌肉震颤，或肢体瘫软、腱反射消失，呼吸抑制，甚至呼吸循环衰竭。部分患者可出现肺水肿、低血压和心律失常，或尿少、血尿和肾脏功能障碍。实验室检查：可见血小板、纤维蛋白原减少，凝血酶原时间延长，血肌酐、非蛋白氮增高，肌酐磷酸激酶增加，肌红蛋白尿等。

【治疗】

1. 急救措施 毒蛇咬伤后切忌慌张乱跑，应立即用布带、手巾等物绑扎肢体近心端，阻止蛇毒吸收回流，其松紧以阻止淋巴、静脉回流为度；最好将伤肢放于低位，减少走动；局部用3%过氧化氢液或1∶5000高锰酸钾液清洗伤口，去除毒牙及污物；伤口深者，可"＋"形切开皮肤或用三棱针扎刺肿胀皮肤，再以拔火罐、吸乳器等方法，促使蛇毒流出；或在绑扎的同时用冰块敷于伤处，使血管及淋巴管收缩，减慢蛇毒的吸收；可将胰蛋白酶2000U加入0.05%普鲁卡因20mL于咬伤周围组织封闭，能够分解蛇毒，减少毒素吸收。同时注射呋塞米、依他尼酸钠或甘露醇等，以加速蛇毒从肾脏排出。

2. 抑制蛇毒作用

（1）**解蛇毒中成药** 用药要早，剂量要大，疗程要长。常用南通蛇药片、广州蛇药片等，可以内服或调成糊状局部外敷。部分新鲜中草药对解毒也有一定疗效，如半边莲、八角莲、七叶一枝花、白花蛇舌草等。

（2）**抗蛇毒血清** 抗蛇毒血清有单价和多价两种。对已知蛇类咬伤，应使用针对性强的单价血清；否则，用多价血清。使用前应做皮肤过敏试验，阳性者可采取脱敏注射。

3. 全身支持疗法 出血、血压低时应及时给予输血和补液及抗休克治疗；注意防止肾脏功能障碍；呼吸麻痹时应改善呼吸，必要时进行辅助性呼吸；注意伤者神经系统、循环系统及血液系统的表现，对确定蛇毒类型有指导意义；使用皮质激素及抗组织胺类药物对减轻症状有一定的作用；应用抗生素防治感染；常规注射破伤风抗毒血清等。

二、兽咬伤

宠物、家畜、野兽均可咬伤人体，常以犬、猫、猪、鼠等多见。兽咬伤的特点是：

①利齿咬伤伤口较深，周围组织有不同程度的挫裂伤；②动物口腔内有大量的细菌且种类较多，致使伤口污染严重；③异物也可带入伤口，容易继发感染。咬伤后局部伤口应及时清创处理，彻底清除坏死组织和异物，用生理盐水或稀释的碘伏液冲洗伤口，再以3%过氧化氢液淋洗；扩大伤口、充分引流，不宜缝合伤口；注射破伤风抗毒血清；应用抗生素防治感染。

1. 狂犬病　一旦被带有狂犬病毒的犬或其他动物咬伤，其唾液中的病毒可侵入人体内，引起狂犬病。全球每年有约3万人死于狂犬病。病毒主要攻击大脑、小脑、脊髓等神经组织，导致中枢神经衰竭而死亡，目前尚无有效的治疗方法。本病潜伏期10日至数月，一般为30~60日。初起时伤口周围麻木、疼痛，逐渐扩散到整个肢体；继而发热、烦躁不安、乏力、吞咽困难、恐水和咽肌痉挛，伴有流涎、大汗、眼结膜充血、心率加快；最后出现肌瘫痪、昏迷、循环衰竭而死亡。

应隔离并密切观察伤人的犬兽，若存活10日以上，可以排除狂犬病。疯犬咬伤后，可以狂犬病免疫球蛋白（RIG）20U/kg伤口周围组织封闭注射。若使用动物源RIG，使用前需做过敏试验，如试验阳性，应在注射肾上腺素后再给予RIG；人源制剂的RIG，则不必使用抗过敏药物。采用狂犬疫苗主动免疫也有效，在伤后第1、3、7、14、28日各注射一剂，共5剂，如曾经接受过全程主动免疫，则咬伤后可不需被动免疫注射，仅在伤后当日和第3日强化主动免疫各一次。在农村地区条件不具备时，狂犬咬伤后应第一时间迅速用大量清水冲洗伤口，可切开扩大伤口，同时用力挤压伤口周围软组织，使狂犬病毒流出；或用20%肥皂水反复冲洗伤口至少20分钟，再用2%~5%碘酊涂擦。较深的伤口需用3%过氧化氢冲洗；尽量让伤口血液流出，以排出毒素，伤口不宜包扎。

2. 猫抓病　猫抓病是由猫抓、咬伤人体后，以发热、局部皮损及引流区域淋巴结肿痛为主要特征的感染性疾病。临床表现多变，病程呈自限性。致病菌为汉塞巴尔通体，革兰阴性染色的棒状小杆菌，存在于猫的口咽部。猫抓病可发生在各种年龄，以儿童、青少年多见，秋冬季多发。临床表现为局部出现丘疱疹，发热不适，淋巴结肿大，疼痛不明显；淋巴结肿大以头颈部、腋窝、腹股沟等处常见，质地较硬，有轻触痛，大小1~8cm，偶尔淋巴结化脓破溃形成窦道或瘘管；部分伤者可有头痛、脾肿大、咽喉痛及结膜炎。结膜炎伴耳前淋巴结肿大是猫抓病的重要特征之一。少数患者可有脑病、慢性严重的脏器损害、关节病等。治疗以对症为主，淋巴结化脓时可穿刺吸脓以减轻症状，不宜切开引流。对高热、伴发脑炎及免疫缺陷（HIV感染等）者宜及时采用抗生素联合治疗，疗程一般在2周以上。

三、虫螫伤

1. 蜂螫伤　蜜蜂、黄蜂的尾部有带毒腺的刺，螫人时可将蜂毒注入皮内，引起局部与全身症状。蜜蜂螫后，局部出现疼痛、红肿，伤口周围可出现荨麻疹样改变，数小时后可自行消退，一般无全身症状。如蜂刺留在伤口内，为一黑色小点，可引起局部化脓。黄蜂多处螫伤时，局部肿痛明显，可出现全身症状，如头昏、恶心呕吐、面部浮肿、烦躁不安、呼吸困难，严重时出现昏迷、休克甚至死亡。

蜂蜇伤后，应立即拔出蜂刺，局部用弱碱液清洗（肥皂水、10% 氨水、5% 小苏打水）。黄蜂刺伤后也可用食醋或 0.1% 稀盐酸纱条湿敷。局部红肿明显，可扩大伤口，采用火罐拔毒或局部封闭，给予止痛剂。中草药如青苔、鲜夏枯草捣烂外敷，有消肿、镇痛作用。症状轻者，对症治疗即可；有过敏反应者，应迅速静脉注射肾上腺皮质激素或异丙嗪；发生蛋白血尿时，应碱化尿液，增加补液或用 20% 甘露醇利尿；发生低血压，适当选用升压药物。伤口已化脓感染时，应用抗生素。

2. 蝎蜇伤 蝎子尾部有锐利的钩刺与毒腺相通，刺入人体内释放毒液。蝎毒为神经毒液，可引起局部出现大片红肿、剧痛、水疱，甚至组织坏死。伴有烦躁不安、头痛、出汗、发热、流涎、腹痛等全身中毒表现。严重者可出现心肌和呼吸肌麻痹，抽搐，消化道出血等。儿童被蜇后，可迅速出现呼吸、循环衰竭而死亡。

蝎蜇伤后应局部冷敷，近端绑扎，口服或局部用蛇药片。蜇伤处手术取出钩刺，并开放引流；伤处用氨水或高锰酸钾溶液冲洗。以 3% 依米丁（吐根碱）1mL 加 5mL 注射用水做伤处注射。

全身治疗：有呼吸困难者给予中枢兴奋剂并同时吸氧；为减轻脑水肿，可适量给予高浓度葡萄糖或甘露醇静脉滴注；静脉注射地塞米松；肌内注射抗蝎毒血清；有出血倾向者，适当输血。

3. 蜈蚣咬伤 蜈蚣头部第一对足有毒液腺开口，咬人时将毒液注入人体，引起局部红肿、瘙痒和疼痛，伴淋巴管炎和淋巴结炎。严重时可出现头痛、发热、恶心呕吐、谵妄、抽搐及昏迷，甚至可致命。儿童危险性更大。

被蜈蚣咬后，伤口立即用碱性液清洗，局部冷敷。伤口周围组织用 0.25% 普鲁卡因封闭。口服或局部使用蛇药片。剧疼者可肌内注射哌替啶、吗啡等止痛剂。淋巴管炎时，全身应用抗生素。

4. 蚂蟥咬伤 蚂蟥又称水蛭，存在于水田、湖泊、河流中，夏秋季活跃。蚂蟥靠顶端的吸盘吸附在人体外露的皮肤上，吸盘上的腭齿伤人的同时将水蛭素注入局部。水蛭素有抗凝血作用，使伤口流血不止。局部可发生丘疱疹，中央出血。疼痛不明显，多无全身症状。野外劳作时，不要赤足，皮肤外露部位涂清凉油、肥皂防止蚂蟥的吸附。一旦蚂蟥吸附在皮肤上，不能强行拉扯，避免吸盘断入体内。可用手轻拍周围组织，或用醋、酒及盐水、清凉油等涂擦，即能自行脱出。局部再涂擦碘酒或九一丹软膏防止感染。伤口包扎止血，出血不止时可用止血药。

目标检测

一、选择题

A1 型题

1. 关于创伤的分类，下列哪项不对（ ）

   A. 按致伤原因   B. 按组织器官   C. 按受伤部位

   D. 按伤情的轻重   E. 按有无骨折或内脏伤

2. 下列哪个部位严重损伤，易发生挤压综合征（   ）

    A. 胸部   B. 手和前臂   C. 肾区   D. 脊柱   E. 臀部和大腿

3. 有关挫伤，下列哪项是错误的（   ）

    A. 钝物打击所致的一种损伤   B. 伤部肿胀、压痛

    C. 伤处皮肤青紫   D. 严重者有肌纤维断裂或血肿

    E. 严重者可伴有伤部皮肤破损

4. 损伤的急救和转运，下列哪项是错误的（   ）

    A. 昏迷患者为防止呕吐物引起的窒息，最可靠的方法是在口腔内放胃管

    B. 开放性伤口用无菌纱布覆盖，缠上绷带

    C. 四肢动脉大出血时要上止血带

    D. 脊柱骨折的伤员须卧硬板床

    E. 伤员均要注射止痛剂

5. 关于清创术，下列哪项是错误的（   ）

    A. 清创术最好在伤后 6~8 小时内进行

    B. 污染较轻的伤口，伤后 12 小时一般仍可一期缝合

    C. 超过 12 小时的伤口，清创后一般不予缝合

    D. 战地伤口早期可做一期缝合

    E. 面颈部、神经血管暴露的伤口，即使超过 24 小时，仍应缝合

6. 感染伤口的处理原则是（   ）

    A. 清创后一期缝合   B. 清创后延期缝合   C. 清创后不予缝合

    D. 加强换药，控制感染   E. 使用大量抗菌药物

7. 烧伤早期发生的休克属于（   ）

    A. 失血性休克   B. 创伤性休克   C. 低血容量性休克

    D. 感染性休克   E. 神经性休克

8. 关于大面积严重烧伤的早期处理，不正确的是（   ）

    A. 避免长途转运   B. 可用止痛剂

    C. 最好就近输液抗休克   D. 大量口服盐水

    E. 必要时做气管切开

9. 关于冻疮的描述正确的是（   ）

    A. 冻疮是低温造成，因此北方发病率高

    B. 冻疮的发生没有个体易感因素

    C. 发生冻疮后不会发生局部溃疡

    D. 成人较儿童年发病率高

    E. 冻疮发生主要是由于 10℃ 以下至冰点以上的低温加潮湿造成

10. 毒蛇咬伤后的急救措施不包括（   ）

    A. 及早绑扎   B. 伤肢休息

    C. 清创排毒   D. 注射抗毒血清

E. 尽快破坏或抑制伤口内的蛇毒

A2 型题

11. 患儿，男，5岁。面部被玻璃划伤，出血多，用手帕压住止血，22小时后才来门诊。检查面部有3cm长伤口，边缘整齐，有血痂。处理应（ ）

    A. 冲洗消毒后缝合　　　　B. 清创后一期缝合　　　　C. 清创后延期缝合

    D. 清创后不予缝合　　　　E. 按感染伤口处理

12. 某农民在田间被竹刺刺伤足底4小时，伤口深3cm，出血已停止，创缘稍肿胀，污染明显。来院就诊，下列处理哪项是错误的（ ）

    A. 清创后不予缝合　　　　B. 清创后一期缝合　　　　C. 注射破伤风抗毒素

    D. 给予抗菌药物　　　　　E. 限制活动，抬高患肢

二、问答题

1. 创伤的治疗要点有哪些？

2. 简述烧伤的病理分期及治疗要点。

3. 化学烧伤的处理原则是什么？

第十三章　肿　瘤

学习目标

1. 掌握：肿瘤的临床表现、诊断方法及治疗原则；体表包块的临床特点及诊断治疗方法。
2. 熟悉：良性肿瘤与恶性肿瘤的鉴别诊断要点。
3. 了解：肿瘤的病因及分类。
4. 具有运用各种检测方法对肿瘤进行诊断的能力。

第一节　概　述

肿瘤是机体细胞在不同的始动与促进因素长期作用下产生的增生与异常分化所形成的新生物。这种新生物并非机体所需要，不按正常规律生长或不可遏止地生长，已经丧失正常的组织细胞功能，并可破坏原来的器官组织结构，有的还可转移到其他部位或重要器官而危及生命。现在我国人口主要死亡原因中，恶性肿瘤在男性占第二位，在女性占第三位。现已发现的肿瘤有一百多种，我国最常见的恶性肿瘤，在城市依次为肺癌、胃癌、肝癌、肠癌与乳癌。在农村为胃癌、肝癌、肺癌、食管癌、肠癌。

【病因病理】 恶性肿瘤的病因尚未完全了解。目前认为，肿瘤是环境与宿主内外因素交互作用的结果。致癌过程是机体内在因素和多种致癌因子长期作用的综合过程，约80%以上的恶性肿瘤与环境因素有关。所有各种影响不外乎致癌因素与促癌因素，同时机体的内在因素在肿瘤的发生、发展中也起着重要的作用，如遗传、内分泌与免疫机制等。其中绝大多数为化学性致癌物质，目前估计约有一千多种，如芳香烃类化合物、亚硝胺类化合物等。此外还有物理性致癌因素（电离辐射、紫外线、长期慢性刺激）和生物性致癌因素（某些病毒）。在内源性因素方面，诸如遗传因素、内分泌因素、免疫能力及微量元素、精神因素等都对肿瘤的发生有一定影响。肿瘤的发生是多种致癌物质和促癌因素及机体内在因素长期综合作用的结果。

肿瘤是在机体内在因素与外界因素联合作用下，细胞中基因改变并积累而逐渐形成的。癌变是一个多基因参与、多步骤发展的非常复杂的过程，其中的许多环节尚不清楚。在各种内外因素致癌具体机制的研究中，以化学致癌和病毒致癌两方面的研究最为深入，最后都集中于癌基因/抑癌基因学说。化学致癌主要包括启动、促进和演进三个阶段。病毒致癌中 DNA 肿瘤病毒与 RNA 肿瘤病毒的致瘤机制不同。

【分类】肿瘤按形态学和生物学特征可分为良性与恶性两大类。

1. 良性肿瘤　一般称为"瘤"，如脂肪瘤、纤维瘤、甲状腺腺瘤等。良性肿瘤周围有包膜，呈膨胀性生长，不转移，增长缓慢，手术切除后不复发，对人体危害一般较小，但生长在重要器官如颅内的良性肿瘤亦可危及生命，有的良性肿瘤也可发生恶变。

2. 恶性肿瘤　来自上皮组织者称为癌，来源于间叶组织的称为肉瘤。癌与肉瘤发病率之比约为 9∶1。此外，胚胎性恶性肿瘤常称母细胞瘤，如肾母细胞瘤、神经母细胞瘤等。有的恶性肿瘤仍沿用传统的"瘤"或"病"，如精原细胞瘤、白血病等。同一器官或组织可发生不同细胞形态的肿瘤，如肺腺癌与肺鳞状细胞癌、胃腺癌与胃类癌等。同一细胞类型的癌由于细胞分化程度不同，又分高分化、中分化及低（未）分化癌。细胞分化程度愈高，往往恶性程度愈低；细胞分化程度愈低，则恶性程度愈高。恶性肿瘤以其浸润性生长和转移为重要的生物学特征，恶性肿瘤细胞间的黏着性降低，癌细胞经常脱落，不断向癌灶周围浸润，并可发生胸腹腔种植，或经淋巴、血液等途径转移。恶性肿瘤能诱发新生毛细血管，血运丰富，增长迅速，浸润癌病程一般在一年左右。在临床上除良性与恶性肿瘤两大类以外，少数肿瘤形态上属良性，但常浸润性生长，切除后易复发，甚至可出现转移，从生物行为上显示良性与恶性之间的类型，故称交界性或临界性肿瘤。诸如包膜不完整的纤维瘤、黏膜乳头状瘤、唾液腺混合瘤等。

【临床表现】由于机体状态、肿瘤性质、发生部位及发展阶段不同，其临床表现也各式各样。

1. 局部症状

（1）**肿块**　是肿瘤的主要表现。表浅者如乳癌、阴茎癌等肿块易发现；深在者常难发现，但由肿瘤所造成的症状则有助于诊断。

（2）**疼痛**　肿块的膨胀性生长、破溃或感染等，使末梢神经或神经干受刺激或压迫，可出现局部刺痛、跳痛、灼热痛、隐痛或放射痛，常难以忍受，尤以夜间更明显。

（3）**溃疡**　体表或胃肠道的肿瘤，若生长过快，可因血供不足而继发坏死，或因继发感染可致溃烂。恶性者常呈菜花状，或肿块表面有溃疡，可有恶臭及血性分泌物。

（4）**出血**　体表及与体外相交通的肿瘤，发生破溃、血管破裂可致出血。上消化道肿瘤可有呕血或黑便；下消化道肿瘤可有血便或黏液血便；泌尿道肿瘤，除见血尿外，常伴局部绞痛；肺癌可并发咯血或血痰；子宫颈癌可有血性白带或阴道出血；肝癌破裂可致腹腔内出血。

（5）**梗阻与压迫症状**　生长在空腔器官内的肿瘤，随着肿瘤的增大，使腔道变狭窄而产生梗阻症状，如胃窦癌可引起幽门梗阻。肿瘤增大过程中，还可直接压迫局部组织引起压迫症状，如甲状腺癌压迫喉返神经出现声音嘶哑，压迫气管则导致呼吸困难。

（6）**浸润与转移** 良性肿瘤多为外生性或膨胀生长，挤压周围纤维组织，形成纤维包绕，呈假包膜，需彻底切除。恶性肿瘤主要呈浸润性生长。肿瘤沿组织间隙、神经纤维间隙或毛细淋巴管、血管扩展，界限不分明。

2. 全身症状 良性及早期恶性肿瘤，多无明显的全身症状，或仅有非特异性的全身症状，如贫血、低热、消瘦、乏力等。如肿瘤影响营养摄入或并发感染出血时，则可出现明显的全身症状。恶病质常是恶性肿瘤晚期全身衰竭的表现；不同部位肿瘤，恶病质出现迟早不一，消化道者可较早。某些部位的肿瘤可呈现相应的功能亢进或低下，继发全身性改变，如肾上腺嗜铬细胞瘤引起高血压、甲状旁腺瘤引起骨质改变、颅内肿瘤引起颅内压增高和定位症状等。部分肿瘤患者是以全身症状为主诉就医的。因此，对原因不明而有全身症状的患者，必须重视和深入检查。

【诊断】早期诊断是治疗恶性肿瘤的关键之一，诊断方法包括病史询问、体格检查及必要的辅助检查，以确定诊断。

1. 诊断方法

（1）**病史** 应注意年龄、职业、病程、症状、烟酒嗜好，既往史、肿瘤家族史等。如癌多见于中老年患者，肉瘤的发病年龄较轻；良性肿瘤近期内突然增大、症状加剧，需考虑有恶变的可能。对某些进行性症状，如肿块、疼痛、病理性分泌物、出血、发热、消瘦、食欲减退、咳嗽等，必须深入询问。

（2）**体格检查** 既要系统全面，又要重点突出。对肿瘤的局部检查应注意：①肿瘤的大小、形态、硬度、表面是否光滑、压痛、活动度、与周围组织器官的关系等；②肿瘤所在部位或对邻近器官的压迫、阻塞、出血等；③区域淋巴结检查，头、颈、肩部引流至颈淋巴结，颈以下脐以上部位引流至腋窝和锁骨下淋巴结，脐以下引流至腹股沟淋巴结，肺、肝、胰、胃肠等内脏的癌可转移至锁骨上淋巴结；④常见的远处转移部位的检查，如肺、肝、骨、直肠等。

（3）**实验室检查** 某些肿瘤通过化验对诊断有帮助。如胃肠道肿瘤患者可持续出现粪便潜血阳性，胃癌患者可能有胃液游离酸缺乏，肝癌患者血中碱性磷酸酶增高，绒毛膜上皮癌患者的妊娠试验呈阳性。

（4）**肿瘤标志物检测** 肿瘤标志物是指表达或表达水平与肿瘤相关的分子。肿瘤在发生发展中出现的与各阶段相关的分子，包括在癌症前期、早期及浸润转移中肿瘤组织诱发的或机体免疫功能与代谢异常而产生的生物活性物质与因子，产生异常的酶和同工酶，胚胎性抗原的异位性蛋白、激素等。对该类物质的检测结果可对肿瘤的判断提供参考，具有辅助或提示诊断作用。理想的肿瘤标志物应灵敏度及特异度高，而假阴性与假阳性低，且标志物的水平能体现疾病程度。如甲胎蛋白（AFP）对肝癌、前列腺特异抗原（PSA）对前列腺癌、绒毛膜促性腺激素（HCG）对滋养层肿瘤的诊断，均有较高的特异性及敏感性。

（5）**基因诊断** 基因诊断即利用核酸中碱基排列具有极严格的特异序列的特征，

根据有无特定序列以确定是否有肿瘤或癌变的特定基因存在，从而得出诊断。肿瘤的发生是由于体细胞中基因改变积累的结果。癌症是多基因、多步骤发展的疾病。基因发生突变导致细胞遗传不稳定或肿瘤易感性。这些基因的突变或缺失常表现为 DNA 序列的变异，故需了解基因的序列及突变的特异性改变，以此特异的序列制备成可以识别的探针，应用聚合酶链反应 – PCR 技术、凝胶电泳、核酸杂交技术及应用序列测定做出判断。

(6) **X 线检查**　①X 线平片：对颈部、肺、腹腔、骨和乳腺肿瘤的诊断有一定价值；②造影检查：对消化系统、泌尿系统和胆道系统可应用对照剂进行造影检查；③选择性动脉造影：经周围动脉插管可显示病变器官和肿瘤的血管影像，以帮助诊断和定位。

(7) **超声波检查**　为安全简便无损伤的方法，利用正常组织与病变组织对声抗阻的不同所产生超声反射波的显像做诊断，有助于了解肿瘤所在部位、范围及判断阴影性质。目前广泛应用于肝、胆、胰、脾、颅脑、子宫及卵巢等，对判断囊性与实质性肿块很有价值。在超声引导下，进行穿刺活检，成功率可达 80% ~ 90%。目前常应用计算机辅助的 B 型超声诊断仪及彩色多普勒血流显像仪的声像图以助诊断。

(8) **内窥镜检查**　是运用腔镜和内镜技术直接观察空腔脏器的病变情况，并可取活体组织行病理学检查，常用的内窥镜有支气管镜、食管镜、胃镜、胆道镜、结肠镜、膀胱镜、关节镜等。

(9) **放射性核素显像**　可测定某脏器对核素的吸收情况，通过扫描、照相，使肿瘤的位置、大小、形态显示出来。如用 ^{131} 碘诊断甲状腺肿瘤，^{198} 金诊断肝肿瘤，^{99} 锝诊断肾肿瘤等。

(10) **电子计算 X 线体层摄影（CT）**　可以显示机体某一部位横切面的影像，可发现直径小于 0.5cm 的肿瘤。对颅脑肿瘤的诊断价值最大，其次为腹部肝、胰、肾等实质性器官肿瘤的诊断。螺旋 CT 可形成三维图像、CT 血管造影、仿真内镜检查等。

(11) **磁共振成像（MRI）**　是利用人体内大量存在的氢原子核中的质子，在强磁场下激发氢质子共振而产生的电磁波被接收线圈接收并做空间定位，形成 MRI 图像，以供临床诊断，对神经系统及软组织显像尤为清晰。

(12) **病理检查**　是诊断肿瘤最可靠的方法，常用作肿瘤的定性。①肿瘤细胞学检查：取胃液、痰、尿或胸腹水离心沉淀，鼻咽、直肠、子宫颈肿块的刮出物和食管的拉网脱落细胞涂片找癌细胞。此法虽简便易行，但可出现假阴性或假阳性。②活体组织检查（简称活检）：可用穿刺抽吸标本、内窥镜钳夹标本、手术切下的完整肿瘤或连带有正常组织的肿瘤边缘标本进行病理检查。此法有促使恶性肿瘤转移的可能，故应在术中进行快速冰冻切片检查。最准确的是石蜡切片检查，但需较长时间才能出结果。③其他：尚可采用免疫病理学、组织化学、荧光显微镜、电子显微镜等检查。

2. 恶性肿瘤的分期诊断　目前被广泛采用的是国际抗癌联盟提出的 TNM 分期法，

对恶性肿瘤的分期有助于合理制订治疗方案，正确地评价疗效，判断预后。T 是指原发肿瘤、N 为淋巴结、M 为远处转移。再根据病灶大小及浸润深度等在字母后标以 0 至 4 的数字，表示肿瘤发展程度。1 代表小，4 代表大，0 为无。以此三项决定其分期，不同 TNM 的组合，诊断为不同的期别。在临床无法判断肿瘤体积时则以 Tx 表示。肿瘤分期有临床分期（CTNM）及术后的临床病理分期（PTNM），各种肿瘤的 TNM 分类具体标准由各专业协会议定。

【治疗】良性肿瘤及临界性肿瘤以手术切除为主。临界性肿瘤必须彻底切除，否则极易复发或恶性变。恶性肿瘤主要有外科治疗、化学治疗、放射治疗三种手段，近年来生物治疗及中医药在恶性肿瘤中的应用报道也日渐增多。一般认为，恶性实体瘤 I 期者以手术治疗为主；II 期以局部治疗为主，原发肿瘤切除或放疗，包括可能存在的转移灶的治疗，辅以有效的全身化疗；III 期者采取综合治疗，手术前、后及术中放疗或化疗；IV 期以全身治疗为主，辅以局部对症治疗。

1. 肿瘤的外科治疗　肿瘤外科是用手术方法将肿瘤切除，对大多数早期和较早期实体肿瘤来说，手术仍然是首选的治疗方法。良性肿瘤经完整切除后，可获得治愈。即使恶性实体瘤，只要癌细胞尚未扩散，手术治疗仍有较大的治愈机会。肿瘤外科按其应用目的可以分为预防性手术、诊断性手术、根治性手术、姑息性手术和减瘤手术等。

（1）**预防性手术**　用于治疗癌前病变，防止其发生恶变或发展成进展期癌。通过外科手术早期切除癌前病变可预防恶性肿瘤的发生。例如：隐睾症是与睾丸癌相关的危险因素，在幼年行睾丸复位术可降低睾丸癌发生的可能性。

（2）**诊断性手术**　指手术获取组织标本，为正确的诊断、精确的分期进而进行恰当合理的治疗提供可靠的依据。

（3）**根治性手术**　指手术切除了全部肿瘤组织及肿瘤可能累及的周围组织和区域淋巴结，以求达到彻底治愈的目的。广义的根治性手术包括瘤切除术、广泛切除术、根治术和扩大根治术等。根治术只是手术方式的一种，其所谓"根治"是针对切除范围而言，术后仍有不同程度的复发率。

（4）**姑息性手术**　目的是为了缓解症状、减轻痛苦、改善生存质量、延长生存期、减少和防止并发症。例如：晚期胃癌行姑息性胃大部切除术，以解除胃癌出血；直肠癌梗阻行乙状结肠造口术；卵巢切除治疗绝经前晚期乳癌或复发病例，尤其是雌激素受体阳性者。

（5）**减瘤手术**　当肿瘤体积较大，单靠手术无法根治的恶性肿瘤，作大部切除，术后继以其他非手术治疗，诸如化疗、放疗、生物治疗等以控制残留的肿瘤细胞，称为减瘤手术（减量手术）。

2. 肿瘤的化学治疗　20 世纪下半叶以来，肿瘤的化学治疗有了迅速发展，已成为肿瘤的主要治疗手段之一。

（1）**抗肿瘤药物**

①细胞毒素类药物：烷化剂类药物的氮芥基团可作用于 DNA、RNA、酶和蛋白质，导致细胞死亡。如环磷酰胺、氮芥、卡莫司汀（卡氮芥）、白消安（马利兰）、洛莫司汀（环己亚硝脲）等。

②抗代谢类药：此类药物对核酸代谢物与酶的结合反应有相互竞争作用，影响与阻断核酸的合成。如氟尿嘧啶、替加氟（呋喃氟尿嘧啶）、甲氨蝶呤、硫嘌呤、阿糖胞苷等。

③抗生素类：有抗肿瘤作用的抗生素如放线菌素 D（更生霉素）、丝裂霉素、多柔比星、平阳霉素、博来霉素等。

④生物碱类：长春碱类主要干扰细胞内纺锤体的形成，使细胞停留在有丝分裂中期。其他还有羟喜树碱、紫杉醇及鬼臼毒素类依托泊苷（VP－16）、替尼泊苷（VM－26）等。

⑤激素和抗激素类：能改变内环境进而影响肿瘤生长，有的能增强机体对肿瘤侵害的抵抗力。常用的有他莫昔芬（三苯氧胺）、托瑞米芬（法乐通）、缓退瘤、己烯雌酚、黄体酮、丙酸睾酮、甲状腺素、泼尼松等。

⑥其他：不属于以上诸类，如丙卡巴肼、羟基脲、L－门冬酰胺酶、铂类、抗癌锑、达卡巴嗪（三嗪咪唑胺）等。

（2）**化疗方式**　化疗药物只能杀灭一定百分比的肿瘤细胞，肿瘤仍可出现临床复发。多药物的联合应用是控制复发的可能途径。根据化疗在治疗中的地位和治疗对象的不同，其临床应用主要有以下 4 种：

①诱导化疗：常为静脉给药，用于可治愈肿瘤或晚期播散性肿瘤，此时化疗是首选的治疗或唯一可选的治疗。应用化疗希望达到治愈或使病情缓解后再选用其他治疗。

②辅助化疗：国内也有人称为保驾化疗。常为静脉给药，用于肿瘤已被局部满意控制后的治疗。如在癌根治术后或治愈性放疗后，针对可能残留的微小病灶进行治疗，以达到进一步提高局部治疗效果的目的。

③初始化疗：也被称为新辅助化疗，用于尚可选用手术或放疗的局限性肿瘤，应用初始化疗后常可使肿瘤缩小，进而缩小手术范围、减少放疗剂量或提高局部治疗的疗效。

④特殊途径化疗：化疗药物的用法一般是静脉滴注或注射、口服、肌内注射，均属全身性用药。为了提高药物在肿瘤局部的浓度，可将有效药物做腔内注射、动脉内注入、动脉隔离灌注或者门静脉灌注。

（3）**化疗毒副反应**　由于化疗药物对正常细胞也有一定的影响，尤其是处于增殖状态的正常细胞，所以用药后可能出现各种不良反应。常见的有：骨髓抑制，如白细胞、血小板减少；消化道反应，如恶心、呕吐、腹泻、口腔溃疡等；毛发脱落；血尿；免疫功能降低，容易并发细菌或真菌感染。

3. 肿瘤的放射治疗　放射治疗是肿瘤治疗的重要手段之一。目前，大约70%的肿瘤患者在病程不同时期因不同的目的需要接受放射治疗。

（1）**放疗技术**　临床上常用的放射治疗技术包括远距离治疗、近距离治疗、适形放射治疗、X（γ）刀立体定向放射治疗、全身放射治疗、半身放射治疗、等中心治疗等。

（2）**放疗适应证**

①对射线高度敏感的淋巴造血系统肿瘤、性腺肿瘤、多发性骨髓瘤、肾母细胞瘤等低分化肿瘤。

②中度敏感的表浅肿瘤和位于生理管道的肿瘤，如鼻咽癌、口腔癌（包括舌、唇、牙龈、硬腭、扁桃体等）、皮肤癌（面部和手部）、上颌窦癌、外耳癌、喉内型喉癌、宫颈癌、膀胱癌、肛管癌等，这些肿瘤有些虽也适合手术治疗，但放疗以功能损害小为其优点。

③肿瘤位置使手术难以根治的恶性肿瘤，如颈段食管癌、中耳癌等。

（3）**放疗的毒副反应**　放射治疗的副反应主要为骨髓抑制（白细胞减少，血小板减少）、皮肤黏膜改变及胃肠反应等。治疗中必须常规检测白细胞和血小板。发现白细胞降至 $3 \times 10^9/L$，血小板降至 $80 \times 10^9/L$ 时须暂停治疗。放疗反应还包括各种局部反应。

4. 生物治疗　肿瘤生物治疗是应用生物学方法治疗肿瘤患者，改善宿主个体对肿瘤的应答反应及直接效应的治疗。生物治疗包括免疫治疗与基因治疗两大类，目前尚处于研究阶段。

5. 中医中药治疗　中医药治疗恶性肿瘤患者，主要应用祛邪、扶正、化瘀、软坚、散结、清热解毒、化痰祛湿、通经活络及以毒攻毒等原理。以中药补益气血、调理脏腑，配合化学治疗、放射治疗或手术后治疗，可减轻毒副作用。

【预防与随访】

1. 预防　恶性肿瘤是由环境、营养、饮食、遗传、病毒感染和生活方式等多种不同的因素相互作用而引起的，所以目前尚无可利用的单一预防措施。国际抗癌联盟认为 1/3 癌症是可以预防的，1/3 癌症如能早期诊断是可以治愈的，1/3 癌症可以减轻痛苦、延长寿命，并据此提出了恶性肿瘤的三级预防概念：一级预防是消除或减少可能致癌的因素，防止癌症的发生；二级预防是指癌症一旦发生，如何在其早期阶段发现它并予以及时治疗；三级预防是治疗后的康复，提高生存质量及减轻痛苦，延长生命。

2. 随访　肿瘤的治疗不能仅以患者治疗后近期恢复即告结束，如果出现复发或转移也需积极治疗。因此肿瘤治疗后还应定期对患者进行随访和复查。随访的目的为：

（1）**早期发现有无复发或转移病灶**　有些肿瘤在复发和转移后及时进行治疗仍能取得较好的疗效，如大肠癌术后单发的肝转移、乳癌术后胸壁局部复发等可再次行手术治疗，仍能得到较满意的效果。

（2）**研究、评价**　比较各种恶性肿瘤治疗方法的疗效，提供改进综合治疗的依据，以进一步提高疗效。

（3）**心理治疗**　随访对肿瘤患者有心理治疗和支持的作用。

随访应有一定的制度，在恶性肿瘤治疗后最初2年内，每3个月至少随访一次，以后每半年复查一次，超过5年后每年复查一次直至终生。

肿瘤经手术、放化疗等治疗后大致有三种转归：①临床治愈：各种治疗清除了体内所有的癌细胞，患者获得长期生存，即使体内有少量的微转移灶，也可被机体的免疫系统所杀灭；②恶化：肿瘤未能控制，继续发展而致死亡；③复发：经一个缓解期后又出现新的病灶，机体的免疫系统不能清除治疗后残留或转移的癌细胞。各种肿瘤的恶性程度不一，故治疗后的疗效判断也不尽相同。如乳癌发展较慢，目前认为随访10年才能得出临床是否治愈的结论。

第二节　常见体表肿瘤与肿块

体表肿瘤是指来源于皮肤、皮肤附件、皮下组织等浅表软组织的肿瘤。临床上需要与非真性肿瘤的肿瘤样肿块鉴别。

一、皮肤乳头状瘤

皮肤乳头状瘤是因表皮乳头结构组织增生所致，而且向表皮下乳头状伸延，易恶变为皮肤癌。临床上常见的有：

1. 乳头状疣　又称寻常疣，大多数由病毒所致。患者皮肤表面有乳头样点状肿物突出，常为多发性，有时微痒，有时可自行脱落。可用激光治疗，单发的也可手术切除。

2. 老年性色素疣　又名老年斑，多见于头面部及躯干，尤以头额部发际处最多见，呈灰黑色，斑块状，大小不一，高出皮肤，表面干燥、光滑或呈粗糙感，基底平整，不向表皮下伸延，如局部扩大增高、出血、破溃时需注意恶变可能。斑块较大者可行手术切除治疗。

二、皮肤癌

皮肤癌好发于头面部及下肢，以基底细胞癌与鳞状细胞癌为常见。

1. 基底细胞癌　来源于皮肤或附件基底细胞，好发于头面部，如鼻梁旁、眼睑等处。病灶因伴色素增多而呈黑色，称色素性基底细胞癌，临床上易误诊为恶性黑色素瘤。但质地较硬，表面呈蜡状，破溃后呈鼠咬状溃疡边缘。本病发展缓慢，呈浸润性生长，很少有血道或淋巴道转移。对放射线敏感，故可行放疗，早期治疗也可手术切除。

2. 鳞状细胞癌　继发于慢性溃疡或慢性窦道开口，或瘢痕部的溃疡经久不愈而癌变。表面呈菜花状，边缘隆起且不规则，底部高低不平，易出血，伴感染时有恶臭。也可发生局部浸润及区域淋巴结转移。手术治疗为主，区域淋巴结应清扫。放疗亦敏感，但不易根治。在下肢者严重时伴骨髓浸润，常需截肢手术。

三、黑痣与黑色素瘤

1. 黑痣　为色素性斑块，来源于神经外胚叶。位于真皮层者，称皮内痣；位于表皮和真皮交界处者，称交界痣；皮内痣与交界痣同时存在，称混合痣。黑痣表面光滑，存有汗毛（称毛痣）者很少有恶变。当黑痣色素加深、变大或有瘙痒不适、疼痛时，可能为恶变，应及时完整切除。黑痣不宜冷冻、电灼和激光治疗。

2. 黑色素瘤　由制造黑色素的细胞组成，为高度恶性肿瘤，好发于下肢、头颈部、上肢、眼、指甲下和阴唇处，向四周和深部浸润性生长，发展迅速，早期即可由淋巴和血行转移至肺、肝、脑、骨等处。预后极差，应争取早期诊断和进行广泛根治性切除，并辅助化疗和免疫治疗。

四、血管瘤

血管瘤按其结构分为三类，临床过程和预后各不相同。

1. 毛细血管瘤　多见于婴儿，大多数是女性。出生时或生后早期见皮肤有红点或小红斑，逐渐增大，局部稍隆起且红色加深。瘤体边界清楚，压之退色，放手后恢复红色，大多数为错构瘤，1 年内可停止生长或消退。

如增大速度比婴儿发育更快，则为真性肿瘤。压之可稍退色。毛细血管瘤可施行手术或液氮冷冻治疗，亦可用^{32}P 敷贴、X 线照射或激光治疗。个别生长范围较广的，可试用泼尼松口服治疗，可能限制瘤体扩展。

2. 海绵状血管瘤　一般由小静脉和脂肪组织构成。多数生长在皮下组织内，也可在肌肉内，少数发生在内脏如肝脏等部位。皮下海绵状血管瘤可局部轻微隆起，但皮肤正常，或可见毛细血管扩张，或呈青紫色。肿块质地软而边界不甚清楚，按压肿瘤有压缩性，或有钙化结节感；有的患者有局部发胀感或触痛。肌肉海绵状血管瘤常使患处肌肉肥厚，局部下垂，在下肢者久站或多走时有发胀感。

治疗主要是手术切除血管瘤，术前必须充分估计病变范围，必要时可行 X 线血管造影。术中要注意控制出血和尽可能切除血管瘤组织。可局部注射血管硬化剂（如 5% 鱼肝油酸钠或 40% 尿素等）辅助治疗。

3. 蔓状血管瘤　由较粗的迂曲血管构成，大多数为静脉，也可有动脉或动静脉瘘。常发生在皮下组织、肌肉或侵入骨组织，范围较大，甚至可超过一个肢体。外观常可见蜿蜒的血管，有明显的压缩性和膨胀性。有的可听到血管杂音，或触到硬结（为血栓和血管周围炎所致）。在下肢皮肤者，可因营养障碍而皮肤着色、破溃、出血。病灶累及较多肌群时可影响运动能力。累及青少年患者骨组织时，肢体可增长、增粗。治疗措施主要是手术切除血管瘤，术前必须做 X 线血管造影，详细了解血管瘤范围，设计好手术方案。同时必须做好充分的术前准备，包括准备足够血源和术中控制出血的措施。

五、脂肪瘤

脂肪瘤为正常脂肪样组织的瘤状物，好发于四肢、躯干。边界清楚，呈分叶状，质软可有假囊性感，无痛，生长缓慢。多发性脂肪瘤一般体积较小，直径 1~2cm，常呈对称性、有家族史，有的患者伴有疼痛（称痛性脂肪瘤），无症状者可不做切除。深部脂肪瘤有恶变可能，应及时切除。

六、纤维瘤及纤维瘤样病变

纤维瘤由纤维结缔组织构成，全身各处都可以发生，大多数见于皮下，瘤体不大，质硬，生长缓慢，边缘清楚，表面光滑，与周围组织无粘连，可推动，很少引起压迫其他组织或器官造成功能障碍。常见的有以下几种：

1. 纤维黄色瘤　位于真皮层及皮下，多见于躯干、上臂近端。常由不明的外伤或瘙痒后小丘疹发展所致。因伴有内出血、含铁血黄素，故呈褐色或深咖啡色。肿块质硬，边界不清，易误为恶性。直径一般在 1cm 以内，如增大应疑有纤维肉瘤变。

2. 隆突性皮纤维肉瘤　大多好发于躯干，来源于皮肤真皮层，故表面皮肤光薄，似菲薄的瘢痕疙瘩样隆突于表面。属低度恶性，且有假包膜。切除后局部易复发，多次复发恶性度增高，还可发生血道转移。因此，临床上对该肿瘤手术切除应包括足够的正常皮肤、足够的深度及相应筋膜。

3. 带状纤维瘤　为腹肌外伤或产后修复性纤维瘤，常夹有增生的横纹肌纤维。虽非真性肿瘤，但无明显包膜，因此应完整切除。

七、神经纤维类肿瘤

神经纤维类肿瘤大多从皮肤神经鞘膜的组织发生。神经纤维包括神经纤维索内的神经轴及轴外的神经鞘细胞与纤维细胞，故神经纤维类肿瘤包括神经鞘瘤与神经纤维瘤。

1. 神经鞘瘤　可见于四肢神经干的分布部位。临床上分为：①中央型：源于神经干中央，其包膜即为神经纤维。瘤体呈梭形，手术不慎易切断神经，应沿神经纵行方向切开包膜分离出肿瘤。②边缘型：源于神经边缘，神经索沿肿瘤侧面而行。易手术摘除瘤体，较少损伤神经干。

2. 神经纤维瘤　可夹杂有脂肪、毛细血管等。常对称生长，沿神经干分布，呈多发性，大小不一。上肢多集中于正中神经和尺神经区域，下肢多见于大腿和小腿的后侧。本病大多无症状，但也可伴明显疼痛，皮肤常呈咖啡牛奶色素斑，肿块可如乳头状。本病可伴有智力低下，或原因不明的头痛、头晕，可有家族聚集倾向。

八、囊性肿瘤及囊肿

1. 皮样囊肿 为先天性囊性畸胎瘤，好发于眉梢或颅骨骨缝处，可与颅内交通呈哑铃状。手术时应有充分估计和准备。

2. 皮脂囊肿 又称"粉瘤"，非真性肿瘤，为皮脂腺腺管受堵塞、皮脂潴留而形成。体表凡有汗毛分布的部位均可发生本病，最多见于头面及背部。瘤体一般不大、质柔韧、圆形、与表面皮肤粘连，有时可见受堵塞的皮脂腺开口呈一小黑点。囊肿内为皮脂与表皮角化物集聚的油脂样"豆渣物"，易继发感染伴奇臭。治疗方法为手术切除，术中应将囊壁完全切除。如合并感染，应积极控制感染，必要时需先做引流，而后再手术切除。

3. 表皮样囊肿 为外伤所致表皮进入皮下组织生长而成的囊肿。囊肿壁由表皮所组成，囊内为角化鳞屑与液体。好发于易受外伤或磨损部位，或发生于注射部位。囊肿约指头大小，一般呈圆形。治疗为手术切除。

4. 腱鞘或滑液囊肿 手腕、足背肌腱或关节附近的浅表滑囊，由于慢性劳损、无菌性炎症粘连而形成囊肿。瘤体较硬、边界清楚、表面光滑。可加压击破或抽出囊液注入泼尼松龙，或手术切除治疗，术中注意勿损伤肌腱和腱鞘。但治疗后易复发。

目标检测

一、选择题

A1 型题

1. 良、恶性肿瘤鉴别中，最有诊断意义的是（ ）
   A. 生长方式　　　　　　B. 生长速度　　　　　　C. 肿瘤的异型性
   D. 对机体影响　　　　　E. 出血与坏死

2. 区别癌与肉瘤的主要依据是（ ）
   A. 浸润性生长、无包膜　　　　　B. 异型性明显，有核分裂象
   C. 通过血道转移　　　　　　　　D. 组织来源
   E. 肿瘤体积巨大

3. 肿瘤的发生与亚硝胺类化合物关系不密切的是（ ）
   A. 食管癌　　B. 胃癌　　C. 大肠癌　　D. 胆囊癌　　E. 肝癌

4. 良性肿瘤与恶性肿瘤的主要鉴别是（ ）
   A. 有无包膜　　　　　　B. 生长速度　　　　　　C. 分化程度
   D. 疼痛程度　　　　　　E. 有无溃疡

5. 关于下列恶性肿瘤的特点，不正确的是（ ）
   A. 老年恶性肿瘤发展相对缓慢　　　B. 儿童肿瘤多为肉瘤
   C. 胃癌、鼻咽癌常有家族史　　　　D. 乙型肝炎和肝癌相关

E. 肠息肉与大肠癌相关

6. 肿瘤细胞分化程度高是指（　　）

A. 肿瘤周围有较多的淋巴细胞浸润　　　B. 不容易引起器官的阻塞和破坏

C. 高度恶性的肿瘤　　　　　　　　　　D. 有较大的异型性

E. 与起源组织相似

7. 癌前病变最确切的概念是（　　）

A. 癌肿的早期阶段

B. 良性肿瘤发生了癌变

C. 一种恶性病变，不可逆转

D. 有癌变潜在可能的良性病变，有可能逆转

E. 有癌变潜在可能的良性病变，但必然会发展为癌肿

8. 恶性程度最高的体表肿瘤是（　　）

A. 皮肤乳头状癌　　　　B. 皮肤鳞状细胞癌　　　　C. 恶性黑色素瘤

D. 纤维肉瘤　　　　　　E. 皮肤基底细胞癌

9. 关于肿瘤的恶性程度，正确的是（　　）

A. Ⅰ级分化细胞恶性程度高

B. Ⅲ级分化细胞接近正常分化程度

C. 高分化较低分化者核分裂多

D. 低分化者较高分化者 DNA、RNA 含量增多

E. Ⅰ级分化较Ⅲ级分化细胞排列紊乱

10. 下列哪种肿瘤呈浸润性生长（　　）

A. 脂肪瘤　　B. 畸胎瘤　　C. 淋巴瘤　　D. 腺瘤　　E. 乳头状瘤

11. 交界性肿瘤是指（　　）

A. 既有癌组织、又有肉瘤组织的肿瘤

B. 既有鳞癌、又有腺癌的肿瘤

C. 既有上皮组织、又有间叶组织的肿瘤

D. 介于良性和恶性之间的肿瘤

E. 以局部浸润为主要特点的低度恶性肿瘤

A2 型题

12. 刘某，男，60 岁。背部无痛性肿块 5 年，约鸽蛋大小，未见增大。查体：右肩胛下皮下一圆形肿块，直径约 3.5cm，与皮肤粘连，表面有黑头，质稍硬，无压痛，边界清。其最可能的诊断是（　　）

A. 皮脂囊肿　　B. 畸胎瘤　　　C. 鳞状细胞癌　D. 脂肪瘤　　　E. 纤维瘤

A3 型题

（13～15 题共用题干）

　　李某，男，48 岁。因吞咽哽噎感半年来院就诊，目前仅能进半流质食物。查体：稍消瘦，锁骨上未扪及肿大淋巴结。食管吞钡 X 线片示食管中下段 4cm 长之局限性管壁僵硬，黏膜部分中断，钡剂尚能通过。

13. 首先考虑的诊断是（　　）

　　A. 食管炎　　　B. 食管癌　　　C. 良性肿瘤　　D. 失弛缓症　　E. 食管憩室

14. 进一步的检查应该是（　　）

　　A. 胸部 CT　　　　　　　B. 胸部 MRI　　　　　　　C. 食管镜检查及活检

　　D. 腹腔镜检查　　　　　E. 纵隔镜检查

15. 确诊后应选何种治疗（　　）

　　A. 手术治疗　　　　　　B. 放射疗法　　　　　　　C. 化学疗法

　　D. 免疫疗法　　　　　　E. 中医中药治疗

二、问答题

1. 简述放射治疗的基本原则。

2. 简述恶性肿瘤化疗药物的分类及作用原理。

第十四章　颅内压增高症

📘 **学习目标**

1. 掌握：颅内压增高的临床表现、诊断及治疗方法；急性脑疝的临床表现及抢救。
2. 熟悉：颅内压增高的病因、病理生理。
3. 了解：颅内压增高的概念、腰穿的适应证和禁忌证。
4. 具备对颅内压增高、脑疝的初步诊断及处理能力。

第一节　概　述

颅内压增高是神经外科常见的临床病理综合征，是颅脑损伤、脑肿瘤、脑出血、脑积水和颅内炎症等所共有征象，由于上述疾病使颅腔内容物体积增加，导致颅内压持续超过正常上限，从而引起相应的综合征。颅腔容纳着脑组织、脑脊液和血液三种内容物，当儿童颅缝闭合后或成人，颅腔的容积是固定不变的，为1400～1500mL。颅腔内的上述三种内容物使颅内保持一定的压力，称为颅内压（ICP）。成人的正常颅内压为70～200mmH$_2$O，儿童为50～100mmH$_2$O。

【病因】引起颅内压增高的原因可分为以下三大类：

1. 颅腔内容物的体积增大　如脑组织体积增大（脑水肿）、脑脊液增多（脑积水）、颅内静脉回流受阻或过度灌注，脑血流量增加，使颅内血容量增多。

2. 颅内占位性病变使颅内空间相对变小　如颅内血肿、脑肿瘤、脑脓肿等。

3. 颅腔的容积变小　如狭颅症、颅底凹陷症、凹陷性颅骨骨折等。

【病理生理】

1. 影响颅内压增高的因素　主要包括：①年龄；②病变的扩张速度；③病变部位；④伴发脑水肿的程度；⑤全身系统性疾病。

2. 颅内压增高的后果　颅内压持续增高，可引起一系列中枢神经系统功能紊乱和病理变化。主要病理改变包括以下6点：①脑血流量的降低，脑缺血甚至脑死亡；②脑移位和脑疝；③脑水肿；④库欣反应；⑤胃肠功能紊乱及消化道出血；⑥神经源性肺水肿。

【分类】

1. 根据颅内压增高范围分类 颅内压增高可分为以下两类：

(1) **弥漫性颅内压增高** 由于颅腔狭小或脑实质的体积增大而引起。其特点是颅腔内各部位及各分腔之间压力均匀升高，不存在明显的压力差，因此脑组织无明显移位。临床所见的弥漫性脑膜脑炎、弥漫性脑水肿、交通性脑积水等所引起的颅内压增高均属于这一类型。

(2) **局灶性颅内压增高** 因颅内有局限的扩张性病变，病变部位压力首先增高，使附近的脑组织受到挤压而发生移位，并把压力传向远处，造成颅内各腔隙间的压力差，这种压力差导致脑室、脑干及中线结构移位，与弥漫性颅内压增高相比，局灶性颅内压增高更易形成脑疝。

2. 根据病变发展的快慢不同分类 颅内压增高可分为以下三类：

(1) **急性颅内压增高** 见于急性颅脑损伤引起的颅内血肿、高血压性脑出血等。其病情发展快，颅内压增高所引起的症状和体征严重，生命体征（血压、呼吸、脉搏、体温）变化剧烈。

(2) **亚急性颅内压增高** 病情发展较快，颅内压增高的反应较轻或不明显。多见于发展较快的颅内恶性肿瘤、转移瘤及各种颅内炎症等。

(3) **慢性颅内压增高** 病情发展较慢，可长期无颅内压增高的症状和体征。多见于生长缓慢的颅内良性肿瘤、慢性硬脑膜下血肿等。

【颅内压增高的疾病】

1. 颅脑损伤 脑挫裂伤伴有的脑水肿及外伤性蛛网膜下腔出血是颅内压增高的常见原因。外伤性蛛网膜炎及静脉窦血栓形成或脂肪栓塞亦可致颅内压增高，但较少见。

2. 颅内肿瘤 颅内肿瘤出现颅内压增高者约占80%以上。一般肿瘤体积愈大，颅内压增高愈明显。但肿瘤大小并非是影响颅内压增高程度的唯一因素，肿瘤的部位、性质和生长速度也有重要影响。

3. 颅内感染 脑脓肿患者多数有明显的颅内压增高。化脓性脑膜炎亦多引起颅内压增高。结核性脑膜炎晚期，往往出现严重的脑积水和颅内压增高。

4. 脑血管疾病 颅内动脉瘤和脑动静脉畸形发生蛛网膜下腔出血后，易发生颅内压增高。颈内动脉血栓形成和脑血栓，脑软化区周围水肿，也可引起颅内压增高。如软化灶内出血，则可引起急剧的颅内压增高，甚至可危及患者生命。

5. 脑寄生虫病 脑囊虫病引起颅内压增高的原因有：①脑内多发性囊虫结节可引起弥散性脑水肿。②单个或数个囊虫在脑室系统内阻塞导水管或第四脑室，产生梗阻性脑积水。③葡萄状囊虫体分布在颅底脑池时引起粘连性蛛网膜炎，使脑脊液循环受阻。脑包虫病或脑血吸虫性肉芽肿，均在颅内占有一定体积，由于病变较大，因而产生颅内压增高。

6. 颅脑先天性疾病 婴幼儿先天性脑积水多由于导水管的发育畸形，形成梗阻性脑积水；颅底凹陷和先天性小脑扁桃体下疝畸形，脑脊液循环通路可在第四脑室正中孔或枕大孔区受阻；狭颅症患儿由于颅缝过早闭合，颅腔狭小，限制脑的正常发育，从而引起颅内压增高。

7. 良性颅内压增高 又称假脑瘤综合征，以脑蛛网膜炎比较多见，其中发生于颅后窝者颅内压增高最为显著。颅内静脉窦血栓形成，其他代谢性疾病、维生素 A 摄入过多、药物过敏和病毒感染所引起的中毒性脑病等均可引起颅内压增高。

8. 脑缺氧 心搏骤停或昏迷患者呼吸道梗阻，在麻醉过程中出现喉痉挛或呼吸停止等均可发生严重脑缺氧。癫痫持续状态和喘息状态（肺性脑病）亦可导致严重脑缺氧和继发性脑水肿，从而出现颅内压增高。

【临床表现】颅内压增高的主要症状和体征如下：

1. 头痛 头痛是颅内压增高最常见的症状，程度不一，以早晨或晚间较重，部位多在额部及颞部，可从颈枕部向前方放射至眼眶。头痛程度随颅内压的增高而进行性加重。当用力、咳嗽、弯腰或低头活动时常使头痛加重。头痛性质以胀痛和撕裂痛为多见。

2. 呕吐 当头痛剧烈时，可伴有恶心和呕吐。呕吐呈喷射性，易发生于饭后，有时可导致水电解质紊乱和体重减轻。

3. 视乳头水肿 这是颅内压增高重要的客观体征之一。表现为视神经乳头充血，边缘模糊不清，中央凹陷消失，视盘隆起，静脉怒张。若视乳头水肿长期存在，则视盘颜色苍白，视力减退，视野向心缩小，称为视神经继发性萎缩。

头痛、呕吐、视乳头水肿是颅内压增高的典型表现，称之为颅内压增高"三主征"。"三主征"各自出现的时间并不一致，可以其中一项为首发症状。

4. 意识障碍及生命体征变化 疾病初期意识障碍可出现嗜睡，反应迟钝。严重病例可出现昏睡、昏迷，伴有瞳孔散大、对光反应消失，发生脑疝，去脑强直。生命体征变化为血压升高、脉搏徐缓、呼吸不规则、体温升高等病危状态，甚至呼吸停止，终因呼吸循环衰竭而死亡。

5. 其他症状和体征 头晕、猝倒，在小儿患者可有头颅增大、颅缝增宽或分裂、前囟饱满隆起。头颅叩诊时呈破罐声及头皮和额眶部浅静脉扩张。

【诊断】

1. 病史和体征 应全面而详细地询问病史，认真地进行神经系统检查。当患者出现颅内压增高"三主征"时，颅内压增高的诊断可大致成立。如小儿的反复呕吐及头围迅速增大，成人的进行性剧烈头痛、癫痫发作，进行性瘫痪及各种年龄患者的视力进行性减退等，均应考虑到有颅内病变的可能。

2. 辅助检查

（1）**CT** 目前 CT 是诊断颅内占位性病变的首选辅助检查措施。它不仅能对绝大多数占位性病变做出定位诊断，而且还有助于定性诊断。

（2）**MRI** 在 CT 不能确诊的情况下，可进一步行 MRI 检查，以利于确诊。但该检查所需时间较长，对颅骨骨质显现较差。

（3）**脑血管造影** 主要用于疑有脑血管畸形或动脉瘤等疾病的病例。数字减影血管造影（DSA）不仅使脑血管造影术的安全性大大提高，而且图像清晰，使疾病的检出率提高。

（4）**头颅 X 线摄片** 颅内压增高时，可见颅骨骨缝分离，指状压迹增多，鞍背骨质稀疏及蝶鞍扩大等。X 线片对于诊断颅骨骨折、垂体瘤所致蝶鞍扩大及听神经瘤引起内听道孔扩大等，具有重要价值。

（5）**腰椎穿刺** 腰穿测压对颅内压增高的患者有一定的危险性，有时可引发脑疝，故应当慎重进行。

【治疗】

1. 一般处理 凡有颅内压增高的患者，应留院观察。密切观察神志、瞳孔、血压、呼吸、脉搏及体温的变化。有条件时可做颅内压监护，根据监护中获得的压力信息指导治疗。频繁呕吐者应暂禁食，以防吸入性肺炎。不能进食的患者应予补液，补液量应以维持出入液量的平衡为度，补液过多可促使颅内压增高恶化。注意补充电解质并调整酸碱平衡。用轻泻剂来疏通大便，不能让患者用力排便，不可做高位灌肠，以免颅内压骤然增高。对意识不清的患者及咳痰困难者要考虑做气管切开术，以保持呼吸道通畅，防止因呼吸不畅而使颅内压更加增高。给予氧气吸入有助于降低颅内压。病情稳定者需尽早查明病因，以明确诊断，尽快施行去除病因的治疗。

2. 病因治疗 颅内占位性病变，首先应考虑做病变切除术。位于大脑非功能区的良性病变，应争取做根治性切除；不能根治的病变可做大部切除、部分切除或减压术；若有脑积水者，可行脑脊液分流术，将脑室内液体通过特制导管分流入蛛网膜下腔、腹腔或心房。颅内压增高已引起急性脑病时，应分秒必争进行紧急抢救或手术处理。

3. 降低颅内压治疗 适用于颅内压增高但暂时尚未查明原因或虽已查明原因但仍需要非手术治疗的病例。若患者意识清楚，颅内压增高程度较轻，先选用口服药物。常用的口服药物有：①氢氯噻嗪 25～50mg，每日 3 次；②乙酰唑胺 250mg，每日 3 次；③氨苯蝶啶 50mg，每日 3 次；④呋塞米 20～40mg，每日 3 次；⑤50% 甘油盐水溶液 60mL，每日 2～4 次。

若有意识障碍或颅内压增高症状较重的病例，则宜选用静脉或肌内注射药物。常用的注射制剂有：①20% 甘露醇 250mL，快速静脉滴注，每日 2～4 次；②20% 尿素转化糖或尿素山梨醇溶液 200mL，静脉滴注，每日 2～4 次；③呋塞米 20～40mg，肌内或静脉注射，每日 1～2 次。此外，也可采用浓缩 2 倍的血浆 100～200mL 静脉注射；20% 人血清清蛋白 20～40mL 静脉注射，对减轻脑水肿、降低颅内压有效。

4. 激素应用 地塞米松 5～10mg 静脉或肌内注射，每日 2～3 次；氢化可的松 100mg 静脉注射，每日 1～2 次；泼尼松 5～10mg 口服，每日 1～3 次。可减轻脑水肿，有助于缓解颅内压增高。

5. 冬眠低温疗法或亚低温疗法 有利于降低脑的新陈代谢率，减少脑组织的氧耗量，防止脑水肿的发生与发展，对降低颅内压亦起一定作用。

6. 脑脊液体外引流 有颅内压监护装置的病例，可经脑室缓慢放出脑脊液少许，以缓解颅内压增高。

7. 巴比妥治疗 大剂量异戊巴比妥钠或硫喷妥钠注射可降低脑的代谢，减少氧耗及增加脑对缺氧的耐受力，使颅内压降低。但需在有经验的专家指导下应用。在给药期间，应做血药物浓度监测。

8. 辅助过度换气 目的是使体内 CO_2 排出。当动脉血的 CO_2 分压每下降 $1mmHg$ 时，可使脑血流量递减 2%，从而使颅内压相应下降。

9. 抗生素治疗 控制颅内感染或预防感染。可根据致病菌药物敏感试验选用适当的抗生素。预防用药应选择广谱抗生素，术中和术后应用为宜。

10. 症状治疗 对患者的主要症状进行治疗。疼痛者可给予镇痛剂，但应忌用吗啡和哌替啶等类药物，以防止对呼吸中枢的抑制作用，而导致患者死亡。有抽搐发作的病例，应给予抗癫痫药物治疗。烦躁患者给予镇静剂。

第二节　脑　疝

颅腔被小脑幕分成幕上腔及幕下腔，幕上腔又被大脑镰分隔成左右两分腔。颅内某分腔有占位性病变时，该分腔的压力大于邻近分腔的压力，分腔之间存在压力差，脑组织从高压力区向低压力区移位，导致脑组织、血管及颅神经等重要结构受压和移位，被挤入小脑幕裂孔、枕骨大孔、大脑镰下间隙等间隙或孔道中，从而出现一系列严重的临床症状和体征，称为脑疝。

【病因及分类】颅内任何部位占位性病变发展到严重程度，均可导致颅内各分腔压力不均而引起脑疝。

1. 病因 常见病因有：①外伤所致各种颅内血肿，如外伤所致硬膜外血肿、硬膜下血肿及脑内血肿。②颅内各类脑出血、大面积脑梗死。③颅内肿瘤，尤其是颅后窝、中线部位及大脑半球的肿瘤。④颅内脓肿、颅内寄生虫病及各种肉芽肿性病变。⑤医源性因素。对于颅内压增高患者，进行不适当的操作如腰椎穿刺，放出脑脊液过多过快，使各分腔间的压力差增大，则可促使脑疝形成。

2. 分类 根据移位的脑组织及其通过的硬脑膜间隙和孔道，可将脑疝分为以下常见的三类（图 14 - 1）：①小脑幕切迹疝，又称颞叶疝，为颞叶的海马回、钩回通过小脑幕切迹被推移至幕下；②枕骨大孔疝，又称小脑扁桃体疝，为小脑扁桃体及延髓经枕骨大孔推挤向椎管内；③大脑镰下疝，又称扣带回疝，为一侧半球的扣带回经镰下孔被挤入对侧分腔。

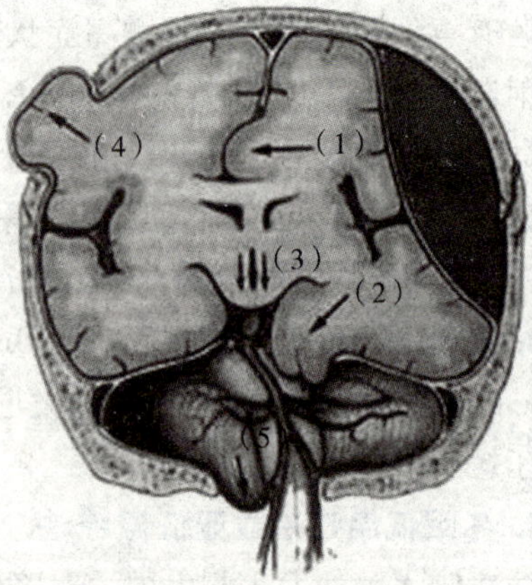

【病理】当发生小脑幕切迹疝时，移位的脑组织在小脑幕切迹处挤压脑干，脑干受压移位可致其实质内血管受到牵拉，严重时基底动脉进入脑干的中央支可被拉断而致脑干内部出血，出血常为斑片状，有时出血可沿神经纤维

图 14 - 1　脑疝简图
(1) 镰下疝；(2) 钩疝；(3) 下行性小脑幕疝；
(4) 颅外疝；(5) 扁桃体疝

走行方向达内囊水平。由于同侧的大脑脚受到挤压而造成病变对侧偏瘫，同侧动眼神经受到挤压可产生动眼神经麻痹症状。移位的钩回、海马回可将大脑后动脉挤压于小脑幕切迹缘上致枕叶皮层缺血坏死。发生枕骨大孔疝时，延髓直接受压，患者立即出现呼吸骤停。小脑幕切迹疝及枕骨大孔被移位的脑组织堵塞，从而使脑脊液循环通路受阻，进一步加重了颅内压增高，形成恶性循环，使病情迅速恶化。

【临床表现】不同类型的脑疝各有其临床特点，小脑幕切迹疝及枕骨大孔疝的临床表现如下：

1. 小脑幕切迹疝 ①颅内压增高的症状：表现为剧烈头痛，与进食无关的频繁的喷射性呕吐。头痛程度进行性加重伴烦躁不安。②瞳孔改变：病初由于患侧动眼神经受刺激导致患侧瞳孔变小，对光反射迟钝，随病情进展患侧动眼神经麻痹，患侧瞳孔逐渐散大，直接和间接对光反射均消失，并有患侧上睑下垂、眼球外斜。如果脑疝进行性恶化，影响脑干血供时，由于脑干内动眼神经核功能丧失可致双侧瞳孔散大，对光反射消失，此时患者多已处于濒死状态。③运动障碍：表现为病变对侧肢体的肌力减弱或麻痹，病理征阳性。脑疝进展时可致双侧肢体自主活动消失，严重时可出现去脑强直发作，表明脑干严重受损。④意识改变：由于脑干内网状上行激动系统受累，患者随脑疝进展可出现嗜睡、浅昏迷至深昏迷。⑤生命体征紊乱：由于脑干受压，脑干内生命中枢功能紊乱或衰竭，可出现生命体征异常。表现为心率减慢或不规则，血压忽高忽低，呼吸不规则、大汗淋漓或汗闭，面色潮红或苍白。体温可高达41℃以上或体温不升。最终因呼吸循环衰竭而致呼吸停止，血压下降，心脏停搏。

2. 枕骨大孔疝 由于脑脊液循环通路被堵塞，颅内压增高，患者剧烈头痛。频繁呕吐，颈项强直，强迫头位。生命体征紊乱出现较早，意识障碍出现较晚。因脑干缺氧，瞳孔可忽大忽小。由于位于延髓的呼吸中枢受损严重，患者早期可突发呼吸骤停而死亡。

【处理】脑疝是由于急剧的颅内压增高造成的，在做出脑疝诊断的同时，应按颅内压增高的处理原则快速静脉输注高渗降颅内压药物。当确诊后，根据病情迅速完成开颅术前准备，尽快手术去除病因，如清除颅内血肿或切除脑肿瘤等。如难以确诊或虽确诊而病因无法去除时，可选用下列姑息性手术，以降低颅内高压和抢救脑疝。

1. 侧脑室体外引流术 经额、眶、枕部快速钻颅或锥颅，穿刺侧脑室并安置硅胶引流管行脑脊液体外引流，以迅速降低颅内压，缓解病情。其特别适于严重脑积水患者，是临床上常用的颅脑手术前的辅助性抢救措施之一。

2. 脑脊液分流术 脑积水的病例可施行侧脑室－腹腔分流术（v－p shunt）。侧脑室－心房分流术现已较少应用。导水管梗阻或狭窄者，可选用侧脑室－枕大池分流术或导水管疏通术。

3. 减压术 小脑幕切迹疝时可采用颞肌下减压术；枕骨大孔疝时可采用枕肌下减压术。重度颅脑损伤致严重脑水肿而颅内压增高时，可采用去骨瓣减压术，以上方法称为外减压术。在开颅手术中可能会遇到脑组织肿胀膨出，此时可将部分非功能区脑叶切除，以达到减压目的，称为内减压术。

目标检测

一、选择题

A1 型题

1. 颅内压增高的三大主征是（　）
   A. 头痛、视力下降、恶心　　　　　　B. 头痛、偏瘫、抽搐
   C. 偏瘫、偏盲、偏身感觉障碍　　　　D. 血压升高、脉搏变快、呼吸变快
   E. 头痛、呕吐、视乳头水肿

2. 小脑幕切迹疝最有意义的临床定位体征是（　）
   A. 患侧肢体活动减少或消失　　　　　B. 对侧腹壁反射消失
   C. 患侧瞳孔散大　　　　　　　　　　D. 对侧肢体腱反射亢进
   E. 患侧下肢病理反射

3. 高血压脑出血患者来院时昏迷，已脑疝，应首先采取的急救措施是（　）
   A. 开颅手术　　　　　　　　　　　　B. 腰穿放脑脊液
   C. 脑室穿刺　　　　　　　　　　　　D. 静脉快速滴注 20% 甘露醇
   E. 静脉注射 50% 葡萄糖

4. 最容易引起枕骨大孔疝的颅内占位性病变是（　）
   A. 颞叶肿瘤　　　　　　　　　　　　B. 侧脑室肿瘤
   C. 脑室穿刺第二脑室肿瘤　　　　　　D. 鞍区肿瘤
   E. 第四脑室肿瘤

5. 颅内压增高的常见原因不包括（　）
   A. 硬膜外血肿　　　　　　B. 脑水肿　　　　　　　　C. 梗阻性脑积水
   D. 颅骨缺损　　　　　　　E. 脑肿瘤

6. 急性颅内压增高时，患者早期的生命体征改变为（　）
   A. 血压升高，脉搏变缓，脉压变小　　B. 血压升高，脉搏增快，脉压增大
   C. 血压降低，脉搏变缓，脉压变小　　D. 血压降低，脉搏增快，脉压变小
   E. 血压升高，脉搏变缓，脉压增大

7. 出现颞叶钩回疝时，有定位意义的瞳孔变化是（　）
   A. 患侧瞳孔逐渐扩大　　　　　　　　B. 患侧瞳孔逐渐缩小
   C. 双侧瞳孔散大　　　　　　　　　　D. 双侧瞳孔缩小
   E. 双侧瞳孔大小多变

8. 外伤性颅内血肿的主要致命因素是（　）
   A. 急性脑受压所致脑疝　　　　　　　B. 弥漫性脑水肿
   C. 昏迷所致肺部感染　　　　　　　　D. 脑脊液循环受阻
   E. 蛛网膜下腔出血

A2 型题

9. 患儿，男，5 岁。阵发性头痛 3 个月，因突然剧烈头痛、反复呕吐半日急诊入

院。检查：神志清醒，双瞳孔正常，颈项强直。半小时后突然呼吸停止，心跳存在。其诊断是（　　）

    A. 垂体腺瘤　　　　　　　B. 急性脑水肿　　　　　　C. 急性脑膜炎

    D. 枕骨大孔疝　　　　　　E. 小脑幕切迹疝

10. 杨某，女，27岁。后仰摔倒左枕部着地，伤后昏迷。检查发现患者左枕部头皮血肿，右侧瞳孔5mm，对光反射消失，左侧瞳孔2mm，左侧肢体偏瘫，右侧肢体有自主动作。正确的诊断是（　　）

    A. 左额颞硬膜下血肿并脑疝　　　　　B. 左额颞硬膜外血肿并脑疝

    C. 左枕头皮血肿并右额颞硬膜外血肿　D. 左枕头皮血肿并左额颞硬膜下血肿

    E. 右额颞硬膜下血肿并脑疝

A3 型题

(11～13 题共用题干)

辛某，男，30岁。头部外伤6小时，伤后有一过性意识障碍，3小时后再次出现昏迷。检查左颞部头皮血肿，左瞳孔散大。CT 扫描显示左侧颞叶硬膜外血肿。

11. 颅内出血的来源是（　　）

    A. 大脑前动脉　　　　　　B. 大脑中动脉　　　　　　C. 脑膜中动脉

    D. 颞浅动脉　　　　　　　E. 枕动脉

12. 颞叶硬膜外血肿可引起（　　）

    A. 原发性脑水肿　　　　　B. 继发性脑水肿　　　　　C. 原发性脑干损伤

    D. 小脑幕切迹疝　　　　　E. 枕骨大孔疝

13. 首选治疗方案（　　）

    A. 应用止血药　　　　　　B. 应用脱水药　　　　　　C. 钻孔引流术

    D. 应用皮质激素类药物　　E. 甘露醇脱水准备开颅

二、问答题

1. 简述颅内压增高的临床表现。

2. 简述颅内压增高的一般处理和降颅内压治疗。

3. 急性脑疝的临床表现有哪些?

第十五章 颅脑损伤

■ 学习目标

1. 掌握：颅底骨折的临床表现、诊断、治疗原则；脑震荡、脑挫裂伤、颅内血肿的临床表现、治疗原则。
2. 熟悉：头皮损伤的特点及处理原则；颅脑损伤、颅内血肿的发病机制。
3. 了解：弥漫性轴索损伤的临床特点、诊断和治疗原则。
4. 具备对颅脑损伤患者根据临床表现，结合 CT、MRI 片图像，做出初步诊断及急救处理的能力。

第一节　概　述

颅脑损伤是一种常见的创伤，其发生率仅次于四肢创伤。随着现代化的交通工具和机械化生产的发展，颅脑损伤的发生率仍在继续上升，其病情具有起病急、变化快、预后较差的临床特点，而致残率和死亡率均高于其他各部位损伤。

【颅脑损伤机制】根据作用力大小、速度、方式和受伤部位，颅脑损伤的类型和程度有所不同。

1. 直接暴力伤　暴力直接作用于头部引起的损伤，包括加速性损伤、减速性损伤和挤压伤。

（1）加速性损伤　指相对静止的头颅被运动着的物体撞击，在瞬间由静态转为动态造成的损伤。如头部遭到行驶车辆撞击、拳击或棍棒等器械打击。脑损伤多发生在着力点的部位，称之为"着力伤"。

（2）减速性损伤　运动着的头部突然碰击在静止外物上，引起减速性运动而造成的损伤，如跌伤、坠落伤，此时脑损伤较多发生在着力点的对侧，称之为"对冲伤"。常见为枕部着力导致额极、颞极及颅底的脑损伤（图 15 - 1）。

（3）挤压伤　头部受到两个方向相反的外力挤压而致伤，如产伤、辗压伤。

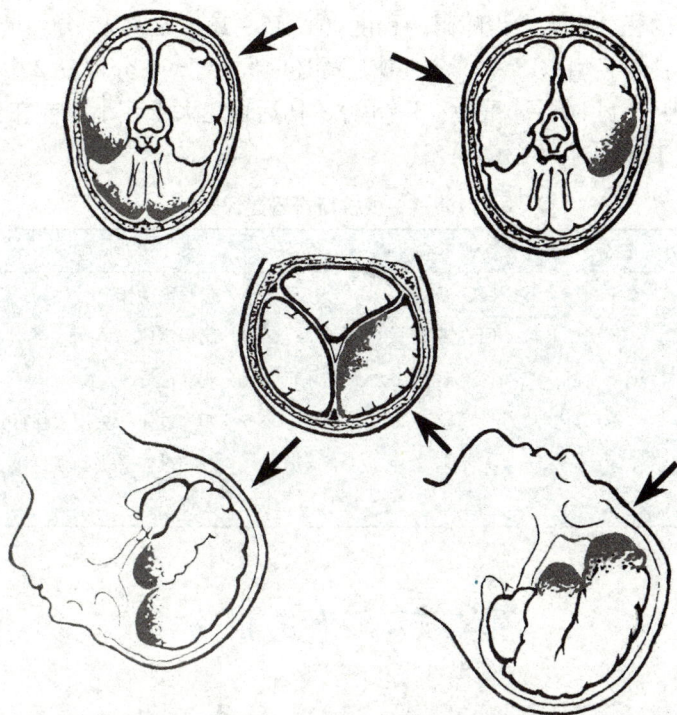

图 15-1　常见减速运动导致脑损伤示意图

知识拓展

直接暴力伤的特点

　　直接暴力伤中冲击点伤和对冲伤都可以出现，加速性损伤以冲击点伤为主，减速性损伤冲击点伤和对冲伤都较重，对冲伤往往比冲击点伤更严重，损伤范围更广。

　　2. 间接暴力伤　指暴力作用于头部以外的部位，作用力传递至颅脑造成的脑损伤。常见的间接暴力伤有：

　　（1）挥鞭样损伤　当躯干突然遭受加速性或减速性暴力时，身体与头部运动不一致，使颈部剧烈地过伸或过屈，或先过伸后过屈，头部与颈椎之间即出现剪切力，造成颈髓上段或（和）延髓的损伤。

　　（2）胸部挤压伤　因胸壁突然遭受到巨大压力冲击，胸腔内压升高致使上腔静脉的血逆行灌入颅内，引起广泛性脑出血。

　　（3）颅颈交界处损伤　坠落时双足或双臂着地，其反作用力沿脊柱向上传导，可导致颅颈交界处损伤。如颅底骨折、颈椎骨折、颈髓上段或（和）延髓的损伤。

　　【颅脑损伤分级】颅脑损伤伤情轻重不一，病理变化及伤后演变过程不同，临床上对颅脑损伤伤情的分级方法较多，但一般以意识障碍的程度反映颅脑损伤的轻重，目前国际上通用的方法是根据格拉斯哥昏迷评分（GCS）法。从伤员的运动、言语、睁眼反应评分，以三者的积分表示意识障碍的程度（表15-1）。最高15分，最低3分，15分表示正常。分为：①轻型：13~15分，伤后昏迷时间小于20分钟；②中型：9~12分，伤后昏迷20分钟~6小时；③重型：3~8分，伤后昏迷大于6小时或在伤后24小时内意识恶化昏迷大于6小时。

表15-1 格拉斯哥昏迷评分

睁眼反应	记分	言语反应	记分	运动反应	记分
自发睁眼	4	回答正确	5	按吩咐动作	6
呼唤睁眼	3	回答错误	4	刺痛定位	5
刺痛睁眼	2	含混不清	3	刺痛逃避	4
无反应	1	只发音	2	刺痛过屈（去皮层强直）	3
		无反应	1	刺痛过伸（去脑强直）	2
				无反应	1

第二节　头皮损伤

一、头皮挫伤和头皮血肿

【病因】头皮遭受钝性打击或碰撞后，常可导致头皮挫伤，或使组织内血管破裂出血，而头皮仍完整。按血肿出现于头皮内的具体层次可分为皮下血肿、帽状腱膜下血肿和骨膜下血肿。临床以帽状腱膜下血肿较为多见，血肿较大者可波及整个头皮，有明显的波动感，严重者可导致休克。

【处理】较小的头皮血肿可自行吸收，不需处理；较大的血肿，采用局部适当加压包扎，有利于防止血肿的扩大，必要时在严格的无菌条件下穿刺抽吸，再加压包扎；若血肿继发感染，应及时切开引流；对儿童、体弱者或巨大帽状腱膜下血肿应注意防治休克。处理头皮血肿时，应考虑到颅骨损伤，甚至脑损伤的可能。

二、头皮裂伤

【病因】头皮裂伤常由锐器或钝器伤所致。伤口的大小、形状、深度与致伤因素及帽状腱膜层是否破裂有关。由于头皮血供丰富，出血较多，严重者可发生休克。

【处理】现场急救，应立即压迫创缘，控制明显的出血点，局部加压包扎。头皮血供丰富，愈合能力强，即使伤后超过24小时，只要没有明显的感染征象，仍可进行彻底的一期清创缝合。裂口较平直，创缘整齐无缺损，可直接缝合；头皮缺损较多缝合困难者，可切开帽状腱膜或做转移皮瓣来修补创面。注意伤口深处有无骨折及碎骨片，并做相应处理；术后常规使用抗生素和破伤风抗毒素。

三、头皮撕脱伤

【病因】头皮撕脱伤常因长发卷入转动的机器中，连同帽状腱膜在内的大块或全部头皮撕脱，有时连同部分骨膜也被撕脱，使颅骨暴露，创面大，出血多，易致休克。

【处理】现场急救，应采用有效的包扎、止血，并将撕脱的头皮和患者同时送入医院。经积极抗休克后行清创术，根据情况选择不同的处理方法：①有蒂相连且血运好者，可在仔细清创后复位缝合。②对皮瓣完全脱落，但完整，无明显污染，血管断端整齐，且伤后未超过 6 小时，有条件时可用显微外科吻合头皮小血管，再全层缝合撕脱的头皮；若不能吻合，可将撕脱的皮瓣切薄行中厚或全厚皮片移植。③若骨膜已撕裂，需在颅骨外板上多处钻孔，待新鲜肉芽长出后，再行植皮术。

第三节　颅骨骨折

颅骨骨折指颅骨受到暴力作用，引起颅骨的完整性和连续性中断。在闭合性颅脑损伤中，颅骨骨折者占 15% ~ 20%。颅骨骨折的重要性往往并不在于骨折本身，而在于可能引起的并发症。

【分类】根据骨折部位，分为颅盖骨折和颅底骨折；按骨折形态，分为线形骨折、凹陷性骨折和粉碎性骨折；按骨折处是否与外界相通，分为闭合性骨折和开放性骨折。骨折部位不同，常有不同的临床表现。颞骨鳞部、颅底和额骨眶部骨质薄，较易发生骨折。

颅盖骨折按形态分为线形骨折和凹陷性骨折两种。线形骨折包括颅缝分离，骨折线可以是单一，也可多发。凹陷性骨折好发于额骨及顶骨，婴幼儿颅骨质软，着力部位骨皮质连续性可无中断，呈乒乓球样骨折，在成人多为粉碎性骨折。骨折部位切线位的 X 线检查可显示骨折陷入深度；CT 检查不仅可了解骨折情况，还可了解有无合并脑损伤。

颅底骨折以线形为主，大多数是由颅盖部骨折线延伸到颅底，也可由间接暴力所致。根据发生部位，可分为前、中、后颅窝骨折。

【特点】

1. 颅盖骨折若为线性，可能伴有头皮损伤，骨折本身仅靠触诊难于发现，借助辅助检查能明确诊断。

2. 颅底骨质凹凸不平，外力作用时使脑组织受到挤压而致其损伤，因此颅底骨折可伴有脑挫裂伤。

3. 颅底硬脑膜与内板贴附紧密，当颅骨骨折时可伴硬脑膜的撕裂。

4. 颅底有气窦，骨折时与鼻腔和外耳道相通，可导致脑脊液耳或鼻漏，因此颅底骨折多属开放性损伤。

5. 颅神经发出后均经颅底出颅，故当颅底骨折时可伴颅神经损伤。

6. 颅底骨折可引起静脉窦的损伤而大出血。

【临床表现】颅盖骨折根据其并发症的不同可引起相应的临床表现，结合 X 线、CT 等辅助检查能明确诊断，颅底骨折的临床表现见表 15 – 2。

表 15－2　颅底骨折的临床表现

	前颅窝骨折	中颅窝骨折	后颅窝骨折
骨折部位	眶顶、筛骨	蝶骨、颞骨岩部	颞骨岩部后外侧、枕骨基底部
脑脊液漏	鼻漏	耳漏、鼻漏或大量鼻出血	一般无
颅神经损伤	Ⅰ、Ⅱ	Ⅶ、Ⅷ（多见）、Ⅱ、Ⅲ、Ⅳ、Ⅴ、Ⅵ	Ⅸ、Ⅹ、Ⅺ、Ⅻ
大血管损伤	一般无	颈内动脉、海绵窦段破裂或形成颈内动脉－海绵窦瘘，表现为搏动性突眼、眶周闻及血管杂音或大出血等	静脉窦损伤可形成硬膜外血肿或致命的大出血
气颅征	有	有	一般无
其他表现	眶周淤血（熊猫眼征）或球结膜广泛性淤血	可伴有垂体损伤或垂体－下丘脑轴功能障碍，如尿崩症或中枢性低钠	乳突淤斑（Battle 征）或枕下颈部淤斑

【治疗】

1. 闭合性颅骨骨折　对症治疗；防止或治疗并发症；如同时合并脑实质损伤或血肿，则应处理后者。

2. 开放性颅骨骨折

（1）处理局部伤口，使开放性损伤变为闭合性损伤；抗炎、对症治疗。

（2）如伴有脑脊液鼻漏、耳漏等，则应固定体位引流、绝对卧床休息、通便。脑脊液漏停止后，卧床1周；如1个月后仍未停止，则应考虑手术治疗。

（3）气颅征的处理：多数为非张力性气颅，可自行吸收，以防治感染为主。如硬脑膜撕裂呈"单向活瓣"，将会形成较大的张力性气颅；若伴有明显的占位效应，则应手术引流。

3. 凹陷性骨折　开放性骨折应立即手术，局部清创，骨片复位或去除，硬脑膜破裂者需修补硬脑膜。闭合性凹陷性骨折是否需外科手术，取决于凹陷部位、深度、范围及有无对脑组织的压迫。手术指征包括：①因骨折片刺破脑组织形成脑内血肿者，或压迫脑重要功能区，引起感觉、运动障碍或癫痫等。②合并脑损伤或大面积的骨折片凹陷导致颅内压增高者。③凹陷深度超过1cm。④开放性粉碎性骨折，碎骨片易致感染，需清创复位者。⑤对静脉窦处凹陷性骨折，如未引起神经受损或颅内压增高，即便陷入较深，也不宜轻易手术；必须手术时，术前应做好术中大出血的准备。

第四节　脑损伤

脑损伤分为原发性损伤和继发性损伤两大类。原发性损伤是指暴力作用后立即导致的损伤，如脑震荡、脑挫裂伤、弥漫性轴索损伤等；继发性损伤是指暴力作用一段时间后出现的损伤，如脑水肿、颅内血肿等。

一、脑震荡

脑震荡一般认为是一过性脑功能障碍，与脑干网状结构受损有关，无肉眼可见的神经病理改变，显微镜下可见神经结构紊乱，具体机制尚有争议。有学者认为脑震荡可能是一种较轻的弥漫性轴索损伤。

【临床表现】

1. 意识障碍 伤后立即出现，可为神志不清或完全昏迷，持续数秒或数分钟，一般不超过 30 分钟。

2. 逆行性遗忘 指清醒后大多不能回忆受伤当时及伤前一段时间内发生的事情。

3. 自主神经功能紊乱 较重者可有面色苍白、出汗、脉细数、呼吸浅慢、血压下降、肌张力降低等表现，随着意识的恢复很快趋于正常。

4. 神经系统检查 无阳性体征，脑脊液无红细胞，CT 检查颅内无异常。有临床资料表明，有半数脑震荡患者的脑干听觉诱发电位检查提示有器质性损伤。

【治疗】单纯脑震荡不需要特殊治疗，适当地休息，依病情选用镇静、镇痛等药物，重视心理治疗，做好解释工作，多数预后良好。

二、脑挫裂伤

脑挫裂伤是指脑组织实质性损伤，主要发生在大脑皮质，轻者有大脑皮质或深部组织点状出血，重者脑皮质及其深部的白质广泛碎裂、坏死，伴有软脑膜、血管同时破裂，可伴有外伤性蛛网膜下腔出血、继发脑水肿、血肿形成而危及生命。

【临床表现】

1. 意识障碍 与脑损伤轻重有关，由于伤情不同，意识障碍的程度、时间常不同，可数小时、数日至长期持续昏迷，昏迷时间越长，提示伤情越重；少数局限的脑挫裂伤，可不出现意识障碍。

2. 局灶性症状与体征 若伤及脑皮质功能区，伤后可立即出现相应症状，如伤及运动中枢可出现偏瘫，伤及语言中枢可出现失语等；伤及大脑非重要功能区如额极、颞极等所谓"哑区"，可无局灶性体征。

3. 头痛、恶心、呕吐 可能与颅内压增高、自主神经功能紊乱或外伤性蛛网膜下腔出血有关，疼痛可以是局限性的，也可以是全头疼痛。早期的恶心、呕吐可能因呕吐中枢受脑脊液冲击、蛛网膜下腔出血对脑膜的刺激或前庭功能受刺激引起，后期多为颅内压增高所致。

4. 生命体征改变 损伤较重者可因继发脑水肿或颅内血肿而出现急性颅内压增高甚至脑疝的表现，如血压升高、心率下降、体温升高、瞳孔改变；下丘脑损伤可出现高热、昏迷、水电解质紊乱等。

【诊断】对有神经系统阳性体征者，可根据定位体征及意识障碍程度，结合受伤史，判断其损伤部位及程度；对没有神经系统阳性体征、多发性脑挫裂伤或脑深部损伤者，临床定位常困难，必要的辅助检查可明确诊断。

1. CT 检查　不仅可清楚地显示脑挫裂伤的部位、程度和有无继发性损害，还可与脑震荡作鉴别诊断，同时对预后有所判断。对条件具备者，应列为首选检查手段，典型表现为局部脑组织高低密度混杂影（图 15 – 2）。

2. MRI 检查　不作为首选，但对合并脑干、胼胝体及轴索损伤有独特优势。

3. 腰穿　可了解有无蛛网膜下腔出血及颅内压增高，急性颅内压增高者应慎用或禁忌。

三、弥漫性轴索损伤

弥漫性轴索损伤指加速性剪切力引起脑的高速旋转，因剪应力或牵拉作用，造成脑白质轴索广泛性损伤。病变可分布于大脑半球、胼胝体、内囊、基底核、小脑或脑干，可伴或不

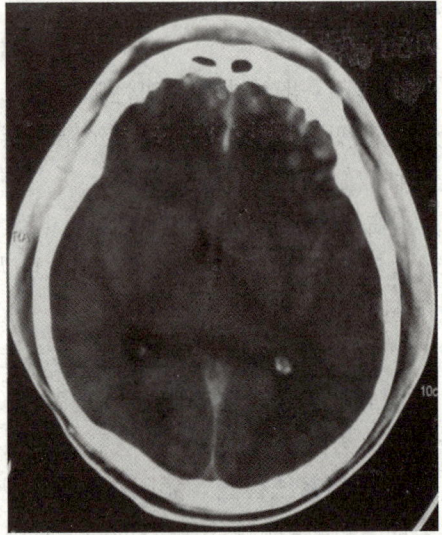

图 15 – 2　CT 平扫，脑挫裂伤

伴有脑挫裂伤。其主要的病理特征是轴缩球的出现，轴缩球是轴索断裂后近段轴浆溢出膨大的结果。多数学者认为，原发性脑干损伤实际上就是最重的弥漫性轴索损伤，而脑震荡则是最轻的一类。

【临床表现】

1. 意识障碍　受伤当时立即出现昏迷是弥漫性轴索损伤典型的临床表现。损伤愈重，昏迷愈深，特别严重者伤后数小时内死亡，幸存者多为重残或植物生存状态。近年研究认为，轻型弥漫性轴索损伤可有清醒期，甚至能言语，神志好转后可因继发性脑水肿而再次昏迷。

2. 瞳孔和眼球运动改变　表现为一侧或双侧瞳孔散大、对光反射消失，或同向凝视。广泛性损伤者可有双眼向损伤对侧和向下凝视，此改变缺乏特异性。

【诊断】　典型的弥漫性轴索损伤伤后即刻发生意识障碍，CT 或 MRI 扫描可见大脑皮层与髓质交界处、胼胝体、脑干、基底节区、内囊或第三脑室周围有多个点状或小片状出血灶（图 15 – 3）。但无出血的轴索断裂 CT 不能显示，轻型的弥漫性轴索损伤可以有清醒期，诊断较困难。目前公认的诊断标准为：①伤后持续昏迷（大于 6 小时）；②CT 示脑组织撕裂出血或正常；③颅内压正常但临床状况差；④无明确结构异常的伤后持续植物状态；⑤创伤后期弥漫性脑萎缩；⑥尸检见特征性病理改变。

【治疗】　弥漫性轴索损伤的治疗目前仍无突破性进展，以传统治疗为主，包括呼吸道管理、过度换气、吸氧、低温、钙拮抗剂、脱水、巴比妥类药物等。国内资料显示，其死亡率高达 64%。几乎所有的植物生存状态者及 1/3 的脑外伤死亡病例都由弥漫性轴索损伤引起。

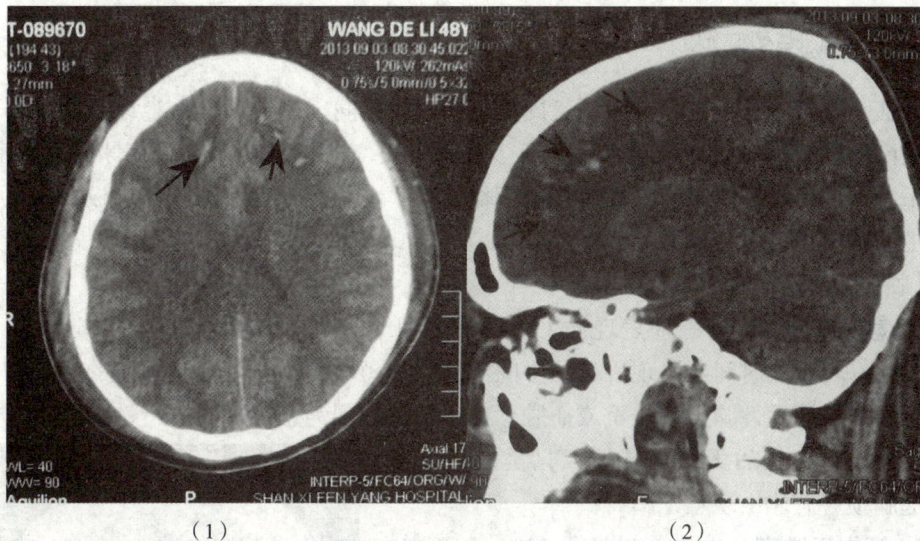

图 15 - 3 弥漫性轴索损伤

(1) CT 平扫；(2) CT 矢状位

第五节 外伤性颅内血肿

外伤性颅内血肿是颅脑损伤中最常见最严重的继发性损伤，常引起颅内压增高，导致脑疝而危及生命。

颅内血肿按出血的来源和部位，可分为硬脑膜外血肿、硬脑膜下血肿、脑内血肿（图 15 - 4）；按伤后至血肿症状出现的时间，可分为急性血肿（72 小时内）、亚急性血肿（3 日以后到 3 周）、慢性血肿（3 周以上）。

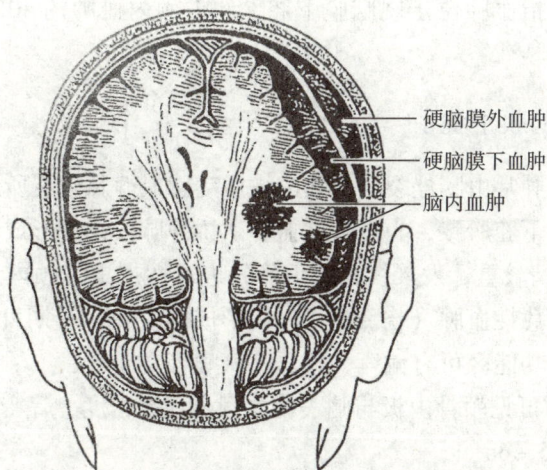

图 15 - 4 颅内血肿的部位

一、硬脑膜外血肿

硬脑膜外血肿是指血肿位于颅骨内板与硬脑膜之间，好发于幕上半球凸面，约占外伤性颅内血肿的30%。以颞区最多见，多数为单发，也可多发，与颅骨骨折关系密切。出血来源常见于骨折线波及脑膜血管沟而伤及脑膜动脉及分支、静脉窦或板障出血，以脑膜中动脉损伤出血最常见。

【临床表现】

1. 意识障碍 可有三种表现：①中间清醒期或好转期，指伤后立即昏迷，然后清醒，意识好转一段时间再出现昏迷，中间清醒期长短取决于原发性脑损伤的轻重和出血速度；②如果原发性脑损伤较重或血肿形成迅速，表现为意识障碍进行性加重；③原发性脑损伤较轻，伤后无原发昏迷，只是在血肿形成引起脑损害后才出现意识障碍。

2. 颅内压增高 昏迷前患者可有头痛、呕吐加剧、躁动不安、血压升高、呼吸脉搏减慢等；当颅内压增高到一定程度时，可出现脑疝表现。

3. 神经系统体征 血肿对侧可出现肢体偏瘫、感觉障碍和锥体束征。

【诊断】CT扫描可见颅骨内板与脑表面之间形成以出血点为中心的双凸透镜形或弓形密度增高影，CT还可准确定位，计算出血量、中线结构移位及占位效应等情况（图15-5）。

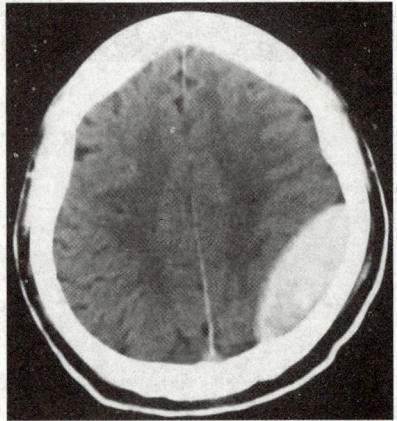

图15-5 硬脑膜外血肿CT表现

二、硬脑膜下血肿

硬脑膜下血肿是指血肿位于硬脑膜下腔，约占颅内血肿的40%，是颅内血肿最常见的类型。

（一）急性硬脑膜下血肿

急性硬脑膜下血肿常由脑挫裂伤引起的皮质动脉或静脉破裂所致，也可由脑内血肿穿破皮质进入硬脑膜下腔所致，为复合性血肿。桥静脉损伤可形成单纯性血肿。

【临床表现】病情较重，发展快，意识障碍进行性加重，颅内压增高症状明显，以呕吐和躁动为主。特急性血肿（伤后3小时内形成的血肿）早期可有生命体征变化及脑疝的临床表现；伤及功能区可有偏瘫、失语、癫痫等。

【诊断】CT扫描可见颅骨内板与脑表面之间出现高密度、等密度或混杂密度的新月形或半月形影（图15-6）。

（二）慢性硬脑膜下血肿

慢性硬脑膜下血肿的出血原因及机制不完全清楚，一般认为与桥静脉撕裂有关。本病好发于老年人。

【临床表现】多有轻微头部外伤史，部分患者无明确外伤史。外伤者常在伤后数周或数月出现症状，主要有慢性颅内压增高症状、局灶性症状及精神症状，如头痛、视乳头水肿、轻偏瘫、失语、智力障碍、记忆力减退等。

【诊断】慢性硬脑膜下血肿是有包膜的血肿，血肿多液化或部分液化，因此 CT 检查可见颅骨内板下等密度、低密度或混杂密度的新月形影。应与脑肿瘤、脑脓肿及肉芽肿等病变鉴别，CT 增强扫描及 MRI 检查有助于鉴别诊断。

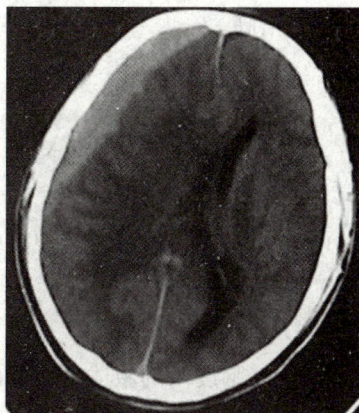

图 15-6 硬脑膜下血肿 CT

知识拓展

警惕老年人慢性硬膜下血肿

　　老年人外伤后早期无临床症状或 CT 无异常，数周或数月后出现头痛、头部憋胀、肢体功能障碍或智力减退等。由于老年人脑萎缩，血肿量可以达 100mL 以上或更多时才出现症状，当出现症状时病情发展速度，且有生命危险。因此建议对老年人头部外伤观察时间应延长至伤后 1~3 个月。

三、脑内血肿

脑内血肿是指脑实质内的血肿。位于浅层的脑内血肿往往与脑挫裂伤和硬脑膜下血肿相伴发生。位于脑白质深部的血肿较大时，病情往往较重。

【临床表现】依血肿的部位和量而定，以颞叶最多，顶叶次之。可有局灶性症状、颅内压增高症状等，意识障碍轻重取决于原发性脑损伤程度和血肿形成的速度。

【诊断】脑内血肿急性期 CT 检查可见脑内圆形或不规则高密度影，周围有低密度水肿带，易于诊断。

四、颅内血肿的治疗指征

1. 颅内血肿非手术治疗指征　①无意识障碍或颅内压增高，或虽有意识障碍、颅内压增高，但已明显减轻或好转；②无局灶性脑损害体征；③CT 示血肿不大（幕上 <40mL，幕下 <10mL），中线结构移位不明显，脑室、脑池无受压；④颅内压监测压力 <270mmH$_2$O。非手术治疗期间（具体方法参考第十四章）应做好备血、剃头等术前准备，一旦病情变化有手术指征应立即手术。

2. 颅内血肿的手术指征　①意识障碍进行性加重，在非手术治疗中病情恶化；②有局灶性脑损害体征；③CT 示血肿较大（幕上 >40mL，幕下 >10mL），或血肿虽不大，但中线结构移位明显（ >1cm），脑室、脑池受压明显；④颅内压监测压力 >270mmH$_2$O，并呈进行性增高。

目标检测

一、选择题

A1 型题

1. 急性硬膜外血肿，意识障碍的典型表现是 （ ）

    A. 昏睡   B. 昏迷程度浅   C. 中间清醒期

    D. 持续昏迷   E. 昏迷后清醒

2. 关于脑震荡的叙述不正确的是 （ ）

    A. 是最轻的脑损伤   B. 一般认为是短暂的脑功能障碍

    C. 不需要做任何处理，可以回家   D. 注意心理治疗

    E. 清除患者对此疾病的恐惧

3. 关于颅底骨折的叙述不正确的是 （ ）

    A. 颅底骨折一般为线形骨折

    B. 颅底骨折都伴有脑脊液耳漏或鼻漏

    C. 颅底骨折可伴有迟发性面瘫

    D. 颅底骨折可伴有脑挫裂伤

    E. 颅底骨折可伴有熊猫眼征

A2 型题

4. 李某，男，25 岁。因坐汽车时遇急刹车，前额猛撞于前排椅背上。查体：鼻孔流血水，眼球结膜下血肿，眼眶青紫淤血，嗅觉丧失。诊断是 （ ）

    A. 前颅窝骨折   B. 中颅窝骨折   C. 后颅窝骨折

    D. 鼻骨骨折   E. 眼球挫伤

A3/A4 型题

（5～6 题共用题干）

杨某，男，28 岁。因骑摩托摔倒致伤 2 小时入院。查体：昏迷，一侧瞳孔散大。头颅 CT 提示硬膜下血肿。

5. 该患者应做的处理不正确的是 （ ）

    A. 观察瞳孔变化   B. 立即术前准备   C.20% 甘露醇静点

    D. 非手术治疗   E. 留置尿管

6. 上述处理的依据为 （ ）

    A. 脑疝形成   B. 硬膜下血肿形成

    C. 患者年轻，以免耽误   D. 家属要求积极治疗

    E. 患者伤后昏迷

B1 型题

（7～10 题共用备选答案）

    A. 腰穿显示血性脑脊液   B. 典型的中间清醒期

    C. 熊猫眼征及脑脊液鼻漏　　　　　　　D. CT 和 MRI 无改变的脑外伤

    E. 外伤后即表现为深度昏迷

7. 脑震荡（　）

8. 前颅窝骨折（　）

9. 急性硬膜外血肿（　）

10. 急性硬膜下血肿（　）

二、问答题

1. 颅底骨折的临床表现有哪些？为什么 X 线检查对颅底骨折的诊断价值不高？

2. 简述急性硬膜外血肿的临床表现、诊断及急救原则。

第十六章 颅脑、椎管与脊髓的外科疾病

学习目标

1. 掌握：颅内、椎管肿瘤及脑血管疾病的临床表现、诊断方法。
2. 熟悉：颅内、椎管肿瘤及脑血管疾病的影像学检查手段。
3. 了解：常见的颅内、椎管肿瘤及脑血管疾病的外科治疗原则。
4. 具备神经系统查体技能，能独立完成腰穿操作。

第一节 颅内肿瘤

颅内肿瘤是神经系统的常见疾病，分原发性和继发性两大类。原发性肿瘤可发生于颅内的各种组织，如脑组织、脑膜、脑神经、血管、垂体及残余胚胎组织等；继发性肿瘤是指身体其他部位的恶性肿瘤转移或侵入颅内形成的肿瘤。原发性肿瘤的年发病率为16.5/10 万人，占全身所有肿瘤的 2%。以胶质瘤最常见。好发部位上以大脑半球最多，其后依次为蝶鞍区、桥小脑角、小脑、脑室及脑干等；不同性质的肿瘤好发部位不同，如后颅窝及近中线部位以髓母细胞瘤、松果体区肿瘤及颅咽管瘤多见，桥小脑角区以神经鞘瘤、脑膜瘤多见，有时可根据肿瘤部位来大致推测肿瘤性质。

【病因】 目前尚不完全清楚。颅内肿瘤的发生、发展同其他肿瘤一样，亦是一个受内外环境多种因素影响、多基因突变、多阶段演进的复杂过程。诱发肿瘤的可能因素有遗传因素、物理因素、化学因素和生物因素等。

【分类】 2007 年 WHO 将中枢神经系统肿瘤分为神经上皮组织肿瘤、脑神经及脊旁神经肿瘤、脑膜肿瘤、淋巴瘤和造血组织肿瘤、生殖细胞肿瘤、蝶鞍区肿瘤和转移性肿瘤七大类。

【临床表现】 颅内肿瘤常见的临床表现主要有颅内压增高的症状和体征、局灶性症状和体征。

1. 颅内压增高的症状和体征　主要表现为颅内高压三主征，即头痛、呕吐、视乳头水肿。良性肿瘤常缓慢起病、逐渐加重；恶性肿瘤进展快，可表现为急性颅内压增高症状；后颅窝、脑室及近中线周围肿瘤易阻塞脑脊液循环通路，可较早出现颅内压增高

的症状。

2. 局灶性症状及体征　为肿瘤刺激、压迫或破坏局部脑组织所引起的神经功能障碍。常见部位肿瘤的症状有：①大脑半球肿瘤根据位置而异，可有头痛、精神症状、癫痫发作、感觉和运动障碍、失语等；②蝶鞍区肿瘤可表现为头痛，视力、视野改变和内分泌功能紊乱；③松果体区肿瘤可有颅内压增高、眼球运动障碍及性早熟等；④桥小脑角区肿瘤可相继出现耳鸣、听力减退、耳聋，Ⅴ、Ⅶ脑神经症状，Ⅸ、Ⅹ、Ⅺ后组颅神经症状，小脑症状、颅内压增高症状及脑干症状；⑤小脑半球及小脑蚓部肿瘤可有行走不能、站立不稳、共济失调等。

3. 老年和儿童颅内肿瘤的特点　老年人因脑萎缩使颅内空间相对增大，发生颅内肿瘤时颅内压增高症状不明显而容易误诊；儿童颅内肿瘤多数沿中线部位生长，幕下以髓母细胞瘤、星形细胞瘤、室管膜肿瘤常见，幕上以颅咽管瘤为多，较早出现颅内压增高症状而掩盖局灶症状及体征。

4. 各种不同类型颅内肿瘤的特点

（1）**胶质瘤**　是来自神经系统胶质细胞和神经元的肿瘤的统称，是最常见的颅内恶性肿瘤，占全部颅内肿瘤总数的40%。胶质瘤根据肿瘤细胞的分化情况分为星形细胞瘤、少突胶质细胞瘤、室管膜瘤、髓母细胞瘤等，成人以前两者多见，而后两者在儿童中发病率较高。临床表现因部位及肿瘤病理类型而异，除了颅内压增高的症状和体征以外，大脑半球肿瘤可出现癫痫、运动及言语功能障碍；肿瘤侵犯额叶、胼胝体等可出现精神症状、记忆力减退、情感异常等；而室管膜瘤、髓母细胞瘤易引起梗阻性脑积水，可较早出现颅内压增高症状。肿瘤细胞分化程度不同，恶性程度不一，其中星形细胞瘤Ⅲ～Ⅳ级、髓母细胞瘤恶性程度高，术后易复发，手术配合放疗、化疗仍难以根除，预后差；室管膜瘤多沿脑室系统生长，手术不容易全切除，可通过脑脊液播散产生脊髓转移，给临床治疗带来困难；而星形细胞瘤Ⅰ～Ⅱ级、少突胶质细胞瘤恶性程度相对较低，预后相对较好。

（2）**脑膜瘤**　占颅内肿瘤的15%～20%，发病率仅次于胶质瘤。肿瘤一般良性，生长缓慢，恶性脑膜瘤少见。肿瘤发生部位主要是大脑半球矢状窦旁、大脑凸面、蝶骨嵴、鞍结节等，常附着于硬脑膜，可侵及邻近颅骨。CT见肿瘤密度较均匀，常伴脑水肿，基底附着于硬膜，增强扫描肿瘤强化明显，可见"硬膜鼠尾征"。全切除肿瘤和受累的硬膜及颅骨者预后良好，部分切除易复发。恶性脑膜瘤预后差。

（3）**垂体腺瘤**　起源于腺垂体，约占颅内肿瘤的10%，多为良性。按肿瘤直径大小，可分为微腺瘤（小于1cm）、小腺瘤（1～2cm）、大腺瘤（2～4cm）和巨大腺瘤（大于4cm）；按腺瘤细胞的内分泌功能，分为泌乳素腺瘤（PRL瘤）、生长激素腺瘤（GH瘤）、促肾上腺皮质激素腺瘤（ACTH瘤）、黄体生成素/促卵泡刺激素腺瘤（FSH/LH瘤）、促甲状腺激素腺瘤（TSH瘤）、混合激素型腺瘤及无功能腺瘤。较小的肿瘤，临床上仅有内分泌方面的异常表现，如巨人症、肢端肥大、女性患者停经泌乳、男性患者阳痿、垂体性肥胖等；较大的功能性腺瘤，除内分泌异常外还可压迫视神经、视交叉产生视力障碍、视野缺损；而无功能性大腺瘤主要表现为压迫症状及压迫可能带来的垂体功能低下；肿瘤卒中者可突发头痛，视力急剧下降，甚至嗜睡昏迷。垂体肿瘤大多需要手术治疗，立体放射治疗适用于微腺瘤，PRL 瘤可采用溴隐亭药物治疗。

(4) 听神经瘤　起源于听神经鞘的良性肿瘤，多为单侧，占颅内肿瘤的 8% ~ 10%，占桥小脑角肿瘤的 65.0% ~ 72.2%。随着肿瘤的进展增大，可出现下列临床表现：①患侧耳鸣、听力减退、眩晕等；②同侧三叉神经、面神经受累，表现为同侧面部感觉减退及轻度周围性面瘫；③同侧小脑症状，可有步态不稳、共济失调等；④肿瘤较大时压迫后组颅神经，出现呛咳、声音嘶哑、吞咽困难；⑤肿瘤压迫阻塞脑脊液循环通路及脑干，可出现梗阻性脑积水、复视、锥体束征等表现。根据患者年龄，肿瘤大小、术前听力和颅神经受损情况制定手术方案。肿瘤直径小于 3.0cm 应力争全切，并注意保护颅神经功能；肿瘤直径大于 3.0cm、肿瘤部分切除后残留，或患者全身情况差不能耐受手术者，可行立体定向放射治疗。

(5) 颅咽管瘤　为先天性良性肿瘤，约占颅内肿瘤的 5%，是儿童最常见的颅内先天性肿瘤。肿瘤大多数位于鞍上区，可向第三脑室、下丘脑、鞍旁、鞍内等方向发展；肿瘤压迫视神经、视交叉产生视力障碍、视野缺损；压迫垂体、下丘脑致内分泌功能障碍，表现为尿崩、发育迟缓、性腺功能减退等；肿瘤突入第三脑室阻塞室间孔，可引起梗阻性脑积水。鞍区 X 线或 CT 检查有钙化，有助于与垂体腺瘤等疾病鉴别。以显微手术治疗为主，全切除能有效降低复发率。但肿瘤与下丘脑等重要部位粘连紧密，全切除较困难。

(6) 脑转移癌　入颅途径为血液，原发肿瘤以肺、乳腺、胃肠道的腺癌多见，肿瘤可单发或多发，边界清楚，周边脑组织水肿明显。多数位于大脑中动脉分布区域，可有颅内压增高症状和局灶性体征。部分病例以脑转移瘤为首发症状，有时较难确诊原发肿瘤的部位。单发病灶伴颅内压增高应手术切除，多发病灶可采用放疗等措施，对易于手术的多发病灶也可手术切除。

【诊断】颅内肿瘤的诊断包括定位诊断和定性诊断。通过病史、全身和神经系统的体格检查可获取初步资料；最重要的是通过 CT、MRI 等必要的辅助检查可以明确肿瘤的部位、大小、数目及其与周围结构的关系，并对绝大多数肿瘤做出定性诊断；腰穿、X 线摄片、实验室检查等有协助诊断的作用。最终的确诊是通过病理学检查明确肿瘤性质。

【治疗】颅内肿瘤的治疗包括手术治疗、放射治疗和化学药物治疗。治疗原则是在保障脑功能不受损伤的前提下，尽可能地切除肿瘤，术后根据颅内肿瘤的性质及生物学特性选择适当的放射治疗及化学药物治疗。免疫治疗、基因治疗、中药等治疗目前处于探索研究阶段。

第二节　脑脓肿

脑脓肿是指化脓性细菌侵入脑内形成的脓腔，是一种严重的颅内感染性疾病。随着医疗卫生条件的改善和诊治水平的提高，本病发病率有下降趋势。

【病因】脑脓肿常见的致病菌为葡萄球菌、肺炎球菌、大肠埃希菌等，有时为混合感染。感染途径主要有：

1. 来自邻近的感染病灶　中耳炎、乳突炎、鼻旁窦炎等感染病灶直接波及邻近的脑组织所致。

2. 血行感染　常由脓毒症或远处感染灶的感染栓子经血行播散而形成。脓肿常位于大脑中动脉分布区域，且常为多发性脓肿。

3. 外伤性感染　是由于开放性颅脑损伤，化脓性细菌直接从外界侵入脑部，清创不彻底或感染得不到控制所致。脓肿多见于伤道内或异物存留部位。

4. 隐源性感染　指临床上无法确定其感染来源的脑脓肿。

【临床表现】脑脓肿发展可缓可急，早期可出现发热、头痛、呕吐、脑膜刺激征等急性化脓性脑炎及颅内压增高的表现；周围血白细胞数增多。脓肿形成后急性炎症表现不明显，可有颅内压增高的表现；同时由于脓肿占位效应可出现局灶性体征；若脓肿包膜破溃可造成急性化脓性脑膜炎或脑室炎，患者可有突发高热、昏迷、抽搐甚至角弓反张，若不及时抢救，多数死亡。

【诊断】脑脓肿的诊断主要依靠病史及临床表现。下列各种辅助检查有助于诊断：

1. 腰穿和脑脊液检查　脑脊液压力多增高，急性期脑脊液细胞数明显增多，糖和氯化物可正常或降低，脓肿形成后细胞数可轻度增高甚至正常，但蛋白含量多数增高。颅内压明显增高时应慎做腰穿，以免诱发脑疝。

2. X 线检查　可了解有无颞骨岩部骨质破坏、乳突气房消失、颅内有无异物等。

3. CT 与 MRI 检查　对脑脓肿的诊断最有价值，可了解脓肿大小、数目，增强扫描有利于与颅内肿瘤的鉴别诊断，还有利于手术时机和治疗方案的确定。

【治疗】脓肿尚未局限时，一般采用抗感染及降颅压治疗。抗生素应足量、疗程长，必要时可腰椎穿刺鞘内给药。脓肿包膜形成后可行手术治疗：①脓肿穿刺术：适用于单发的脓肿，特别是位于深部或功能区的脓肿，或年老体弱病情危重不能耐受手术者。抽出脓液冲洗脓腔后可注入抗生素，根据情况可反复穿刺。②脓肿引流术：可避免反复穿刺带来的不便，置管引流可持续冲洗，适用于脓壁较厚的单发脓肿或一次穿刺不能解决问题的病例。③脓肿切除术：适用于脓肿壁较厚，估计通过脓肿穿刺或引流效果不好、脓肿穿刺或引流术失败以及多囊分叶状的脓肿。术后应根据药敏试验选用抗生素，时间不少于 2～4 周。积极治疗原发病灶等，以防脓肿复发。

第三节　脑血管性疾病的外科治疗

脑血管性疾病的发病率和死亡率都很高，居我国人口死亡原因的第一位。部分颅内脑血管性疾病，如脑卒中、颅内动脉瘤、脑血管畸形等需要外科手术治疗。

一、出血性脑卒中

出血性脑卒中占脑卒中病例的 20%～30%，多发于 50 岁以上高血压动脉硬化患者，是高血压病死亡的主要原因。该病因粟粒状微动脉瘤破裂所致，多位于基底节壳部，可向内扩延至内囊部。出血可破坏及压迫邻近脑组织，甚至发生脑疝。

【类型与分级】

1. 血肿的类型

（1）外侧型　位于内囊外侧，包括大脑皮质、皮质下及壳核；

（2）内侧型　位于内囊内侧，包括丘脑、中脑及脑桥；

（3）小脑型　即小脑各部位的血肿。

2. 出血性脑卒中的分级

（1）Ⅰ级　轻型，患者意识尚清或浅昏迷，轻偏瘫；

（2）Ⅱ级　中型，中度昏迷及完全偏瘫，双瞳孔等大或轻度不等大；

（3）Ⅲ级　重型，深昏迷，完全性偏瘫及去大脑强直，双瞳孔散大，生命体征紊乱。

【诊断】既往有高血压病史，突发意识障碍和偏瘫，应及时行头颅 CT 检查，以鉴别脑出血与脑梗死，并明确出血的部位、出血量及脑受压情况。

【治疗】手术目的在于清除血肿，解除脑受压及脑疝；手术不能改善神经功能损伤症状。对于Ⅲ级病例的内侧型血肿，血肿破入脑室者，手术效果不佳；对血肿小、患者神志清楚、病情稳定，以及年龄过大、有系统性疾病者均不宜手术治疗；对于外侧型及小脑型血肿，有手术指征者应积极手术治疗。

二、缺血性脑卒中

缺血性脑卒中占脑卒中总数的 60%～70%。在动脉粥样硬化的基础上，颈内动脉或椎动脉血栓形成造成狭窄和闭塞，使脑组织缺血，甚至坏死；另外，结缔组织病、动脉炎或动脉外伤等疾病均可引起本病。

【临床表现】根据神经功能障碍的轻重和症状持续时间，缺血性脑卒中可分为以下三种类型：

1. 短暂性脑缺血发作（TIA）　发生于颈内动脉系统，表现为突发肢体运动和感觉障碍、失语、单眼失明，意识障碍不明显；发生于椎动脉系统，表现为眩晕、耳鸣、听力障碍、复视、步态不稳和吞咽困难等。症状持续时间 10 ~ 20 分钟，不超过 24 小时。可反复发作，甚至一日数次，可自行缓解，不留后遗症，脑内无明显梗死灶。

2. 可逆性缺血性神经功能障碍（RIND） 与 TIA 基本相同，但神经功能障碍持续时间超过 24 小时，可长达数十日，最后逐渐完全恢复，脑部可有小的梗死灶。

3. 进展性卒中（PS）和完全性卒中（CS） 神经功能损害症状更明显，常有意识障碍，脑部可出现明显的梗死灶，神经功能障碍长期不能恢复。

【诊断】脑卒中后 24 ~ 48 小时 CT 扫描可显示脑梗死区；MRI 比 CT 敏感，弥散加权像（DWI）可在卒中发生几小时内显示脑缺血。脑血管造影（DSA）可显示脑动脉的狭窄、闭塞及扭曲。应行全脑血管造影，包括颈部和锁骨下动脉，以免漏诊。其他如颈动脉超声、经颅多普勒、脑血流测定等对诊断有帮助，可作为筛选手段。

【治疗】内科治疗包括血压监护、休息、扩张血管、改善脑循环、抗凝等，疗效较好，抗凝治疗主张早期使用。外科治疗主要有：①颈内动脉内膜切除术：适用于颈内动脉颅外段严重狭窄（狭窄程度超过 50%），狭窄部位在下颌角以下，手术可及者；②对大面积脑梗死引起严重颅内压增高有脑疝倾向者，可考虑行去骨瓣减压术。

三、颅内动脉瘤

颅内动脉瘤是颅内动脉的囊性膨出，是自发性蛛网膜下腔出血的首位病因。在脑血管意外中，发病率仅次于脑血栓和高血压脑出血。可发生于颈内动脉及椎动脉系统。发病原因目前不清楚。依动脉瘤位置分为颈内动脉系统动脉瘤和椎基底动脉系统动脉瘤。按瘤体直径可分为：小于 0.5cm 为小型，0.6 ~ 1.5cm 为一般型，1.6 ~ 2.5cm 为大型，大于 2.5cm 为巨大型。一般型动脉瘤出血概率更大。颅内多发性动脉瘤约占 20%。

【临床表现】

1. 出血症状 中小型动脉瘤未破裂出血，临床可无任何症状。破裂后表现为蛛网膜下腔出血（SAH），轻者表现为剧烈头痛、频繁呕吐、颈项强直等，重者可伴有意识障碍、浅昏迷、深昏迷，甚至很快呼吸循环功能衰竭。动脉瘤破裂后破口凝血封闭而停止出血，随着动脉瘤周围血块溶解，在首次出血后 2 周内动脉瘤可再次或第 3 次破裂出血，再出血危害大，约 1/3 患者死于再出血。SAH 后红细胞崩解可释放血管活性物质使脑血管痉挛，广泛的脑血管痉挛可导致脑梗死，患者意识障碍加重，甚至死亡。

2. 局灶症状 与动脉瘤大小、部位及邻近解剖结构相关。如动眼神经麻痹常见于颈内动脉 – 后交通动脉瘤，海绵窦段和床突上动脉瘤可引起视力、视野障碍。

3. 动脉瘤的分级 动脉瘤出血后，病情轻重不一。为便于了解病情，选择手术时机，通常采用 Hunt & Hess 分类法。共分为 5 级：①1 级：无症状，或轻度头痛、颈强直；②2 级：颅神经麻痹（如Ⅲ、Ⅵ），中至重度头痛、颈强直，无其他神经症状；③3 级：轻度局限性神经功能缺损，嗜睡或意识模糊；④4 级：木僵、中至重度偏瘫，早期去脑强直，自主神经功能障碍；⑤5 级：深昏迷，去脑强直，濒死状态。

【诊断】

1. 确定有无蛛网膜下腔出血 出血急性期，CT 诊断蛛网膜下腔出血阳性率高，安全可靠；出血 1 周后，CT 不易检出。腰椎穿刺有诱发动脉瘤破裂出血的可能，不作为首选。

2. 多层螺旋 CT 薄层扫描 可显示小于 1.0cm 的动脉瘤，并可从不同角度了解动脉瘤与载瘤动脉的关系，可用于动脉瘤筛选。MRA 可见流空效应。

3. 全脑血管造影 是确诊颅内动脉瘤的金标准，能明确动脉瘤的位置、形态、内径、数目、血管痉挛，对确定手术方案有指导作用。

【治疗】 确诊为颅内动脉瘤者，应积极手术治疗。保守治疗的危险因素在于很多患者会发生再出血而危及生命。动脉瘤破裂后，应予以卧床休息、尽量减少外界刺激、维持正常血压、适当镇静、防治脑血管痉挛等治疗。病情 1 ~ 2 级者，应尽早造影，尽早手术。病情 3 级或 3 级以上者，手术风险较大，可待病情好转后再进行手术。开颅夹闭动脉瘤是理想的治疗方法。动脉瘤孤立术是夹闭载瘤动脉两端，未能证明侧支代偿功能良好时应慎用。动脉瘤壁加固术因疗效不确定宜少用。近来，血管内介入治疗发展迅速，亦为较好的治疗方法，对不适宜手术而导管技术能到达的动脉瘤，可行微弹簧圈等介入栓塞治疗。

四、颅内动静脉畸形

颅内血管畸形是中枢神经系统先天性血管发育异常，包括动静脉畸形、海绵状血管瘤、毛细血管扩张、静脉畸形和静脉曲张，以动静脉畸形最为常见。

【临床表现】

1. 出血 常为动静脉畸形的首发症状，可表现为脑内、脑室内或蛛网膜下腔出血，引起头痛、颅内压增高、意识障碍等症状，少量出血时临床症状可以不明显。

2. 抽搐 多见于额、颞叶动静脉畸形，额部常为抽搐大发作，顶部以局限性发作为主。动静脉畸形发生抽搐与脑缺血、病变周围神经胶质增生、出血后刺激大脑皮质有关。

3. 头痛 半数动静脉畸形患者有头痛病史，可为单侧局部或整个头部疼痛，呈间歇性或反复发作。

4. 神经功能缺损 位于功能区的动静脉畸形可出现运动、感觉及语言功能障碍。

【诊断】

1. 头颅 CT 动静脉畸形 CT 表现为混杂密度，急性出血期可明确出血部位和出血程度。

2. 头颅 MRI 能较好地显示病灶及毗邻关系，为动静脉畸形手术提供参考价值。

3. 脑血管造影 是确诊本病的主要依据，全脑血管造影能明确畸形血管大小、供血动脉、引流静脉及血液流速等信息，对手术或血管内栓塞治疗有指导价值。

4. 脑电图检查　对抽搐患者脑电图监测，可了解癫痫灶，有利于病灶切除。

【治疗】手术切除是治疗动静脉畸形的根本方法，只要手术能切除者均应手术治疗。对动静脉畸形出血的急诊患者，条件具备者术前应行脑血管造影，以明确畸形血管情况；对动静脉畸形出血已有脑疝症状者，可先行血肿清除减压，抢救生命，待二期再切除畸形血管。

脑深部重要功能区的动静脉畸形，如脑干、间脑等部位，不宜手术治疗。手术后残存的动静脉畸形，可行 γ 刀或 X 刀治疗。对于巨大的动静脉畸形，介入栓塞治疗能缩小其体积，为手术切除创造条件；栓塞也能治愈小型动静脉畸形。术后应定期复查，了解畸形血管有无消失并采取相应的治疗措施。

第四节　脑积水

脑积水是指脑脊液分泌、吸收间失衡或循环通路受阻，使脑脊液积聚于脑室系统或蛛网膜下腔，脑室或蛛网膜下腔扩大，导致头颅增大或颅内压增高和脑功能障碍。

【病因】脑积水的常见病因为颅内肿瘤、炎症、出血及先天性疾病，儿童和成人病因有所不同。儿童脑积水多为先天性、炎症性病变和后颅窝肿瘤。先天性病变如中脑导水管狭窄、第四脑室中孔和侧孔闭锁；炎症性病变如新生儿或婴儿期的化脓性、结核性或其他类型脑炎；后颅窝肿瘤如髓母细胞瘤。成人脑积水以颅内肿瘤、蛛网膜下腔出血和外伤多见，如侧脑室、第三脑室、中脑导水管周围及第四脑室的肿瘤；外伤或动脉瘤破裂所致的蛛网膜下腔出血导致蛛网膜颗粒吸收障碍。

【分类】

1. 梗阻性脑积水　为脑脊液循环系统有梗阻因素所致，梗阻的部位多在脑室系统的狭窄处，如室间孔、导水管或第四脑室出口处，表现为梗阻以上的脑室系统显著扩大。

2. 交通性脑积水　脑室和蛛网膜下腔之间并无梗阻，但脑脊液被蛛网膜颗粒吸收减少，表现为脑室系统普遍增大。

【临床表现】婴儿脑积水的表现主要为头围明显增大、前囟扩大、张力增高、颅缝增宽、颅骨变薄，叩诊呈破罐音。病儿可有头下垂、头皮静脉怒张。由于眶顶受压下移，使眼球受压下旋致上半部巩膜外露，称"落日征"。在成人，可有颅内压增高、肢体性共济失调、记忆力障碍和尿失禁等表现，晚期可出现锥体束征、视神经萎缩、视力下降、智力低下等。

【诊断】有头围改变及颅内压增高的临床表现，应考虑脑积水的诊断，结合颅骨 X 线摄片，CT 或 MRI 检查易于明确诊断。

【治疗】少数脑积水经利尿、脱水等治疗可缓解症状，停止发展。大多数脑积水因进行性加重需手术治疗。应结合病因、病理选择手术方式，主要有：①解除梗阻手术，如第四脑室出口和侧孔闭锁，打通第四脑室出口的手术；②建立旁路引流手术，如第三脑室造瘘术；③分流术，如脑室–腹腔分流术。

第五节　椎管内肿瘤

椎管内肿瘤是指脊髓、脊神经根、硬脊膜和椎管壁组织的原发性或继发性肿瘤。椎管内肿瘤在人群的年发病率一般为（0.9～2.5）/10万。肿瘤可发生于脊椎任何节段，以胸段最多，约占半数，其次为颈段。根据肿瘤与硬脊膜及脊髓的关系，可分为髓内肿瘤、髓外硬脊膜下肿瘤和硬脊膜外肿瘤。不同部位的肿瘤病理性质有所差异，髓内肿瘤以星形细胞瘤和室管膜瘤多见，髓外硬脊膜下肿瘤以神经鞘瘤和脊膜瘤多见，硬脊膜外肿瘤常见的有恶性肿瘤、转移瘤、血管瘤、脂肪瘤等。

【临床表现】椎管内肿瘤根据其病程发展过程，可分为三个阶段：

1. 神经根痛期　早期肿瘤较小时刺激脊神经根，疼痛沿神经根分布区域扩散，在躯干呈带状分布，在四肢呈线状分布，可因咳嗽、用力、屏气时加重。部分患者可出现夜间痛或平卧痛。

2. 脊髓半侧损害期　肿瘤挤压脊髓而逐渐出现脊髓传导束受压的症状。典型表现为病变节段以下同侧上运动神经元瘫痪及深感觉减退，病变平面对侧2～3个节段以下的痛温觉丧失，称为脊髓半切综合征。

3. 脊髓瘫痪期　表现为肿瘤平面以下深浅感觉丧失，肢体完全瘫痪，自主神经功能障碍，如括约肌功能障碍，并可出现皮肤营养不良征象。

【诊断】对于进行性加重的神经根性疼痛或持续性腰背疼痛、感觉或运动障碍、排尿困难等，应考虑椎管内肿瘤的可能，结合神经根分布区域，可初步定位，以下检查可进一步确诊。

1. MRI 检查　是目前最有价值的诊断方法。能从矢状位、冠状位、轴位观察病变，对肿瘤进行定位，还能显示肿瘤与脊髓及周围结构的关系，根据肿瘤本身的特点可做出定性诊断，对手术切除肿瘤有指导意义。

2. CT 检查　可见椎间孔扩大、椎体后缘受压吸收、椎管内软组织充填等征象。

3. X 线检查　部分病例脊柱 X 片可见椎弓根变薄、距离增宽、椎间孔扩大。

【治疗】椎管内肿瘤良性为多，手术全切是有效的方法，预后良好。恶性肿瘤可行手术大部分切除，并做椎板减压术，术后放疗，以延缓病情。

目标检测

一、选择题

A1 型题

1. 颅内最常见的恶性肿瘤是（　　）

　　A. 脑膜瘤　　　　　　　　B. 听神经瘤　　　　　　　C. 垂体瘤

　　D. 颅咽管瘤　　　　　　　E. 胶质瘤

2. 颅内最常见的良性肿瘤是（　　）

　　A. 脑膜瘤　　　　　　　　B. 听神经瘤　　　　　　　C. 垂体瘤

　　D. 颅咽管瘤　　　　　　　E. 胶质瘤

3. 自发性蛛网膜下腔出血最主要的原因是（　　）

　　A. 脑血管畸形　　　　　　B. 高血压脑出血　　　　　C. 颅内肿瘤

　　D. 颅内动脉瘤　　　　　　E. 脑脓肿

4. 出血性脑卒中的出血位置多位于（　　）

　　A. 额叶　　　　　　　　　B. 颞叶　　　　　　　　　C. 小脑

　　D. 基底节壳部　　　　　　E. 延髓

5. 颅内肿瘤最直接有效的治疗方法是（　　）

　　A. 介入神经放射治疗　　　B. 手术切除肿瘤　　　　　C. 脱水保守治疗

　　D. 放射治疗　　　　　　　E. 化疗

6. 颅内动脉瘤的确诊依据为（　　）

　　A. 腰穿为血性脑脊液　　　B. CT 扫描　　　　　　　 C. 经颅超声多普勒

　　D. 脑血管造影　　　　　　E. 临床表现和体征

7. 高血压性脑出血的好发部位是（　　）

　　A. 丘脑　　　　B. 脑室　　　　C. 基底核　　　　D. 脑桥　　　　E. 小脑

A3/A4 型题

(8~10 题共用题干)

　　张某，男，55 岁。突然头疼 2 小时。查体：神清，痛苦面容，四肢肌力、肌张力无改变，颈无抵抗。头颅 CT 示左侧裂池有高密度影像。

8. 诊断为（　　）

　　A. 脑梗死　　　　　　　　B. 脑出血　　　　　　　　C. 脑膜炎

　　D. 脑供血不足　　　　　　E. 蛛网膜下腔出血

9. 最可能的出血来源为（　　）

　　A. 颅内肿瘤　　　　　　　B. 烟雾病　　　　　　　　C. 颅内动脉瘤

　　D. 脑血管畸形　　　　　　E. 脑动脉硬化

10. 最重要的治疗措施是（　　）

　　A. 绝对卧床休息　　　　　　　　　B. 冬眠物理降温

　　C. 动脉瘤夹闭术或栓塞术　　　　　D. 止血剂

　　E. 脱水剂

(11~12 题共用题干)

　　李某，女，40 岁。左耳鸣、听力下降 2 年。1 个月前出现走路不稳，口角右偏。

11. 最可有的定位诊断是（   ）

    A. 左侧延髓　　　　　　B. 左侧脑桥　　　　　　C. 左桥小脑角

    D. 蝶鞍区　　　　　　　E. 左中脑

12. 最有可能的诊断是（   ）

    A. 胶质瘤　　B. 脑膜瘤　　　C. 垂体瘤　　D. 听神经瘤　　E. 颅咽管瘤

二、问答题

1. 简述颅内动脉瘤的临床表现、诊断及治疗方法。

2. 列表说明能引起颅内压增高的颅内病种及临床表现和诊断治疗方法。

第十七章　颈部疾病

学习目标

1. 掌握：甲状腺功能亢进的分类、手术适应证、禁忌证、术前准备和术后并发症。

2. 熟悉：甲状腺癌的病理类型、临床特点、检查方法、手术治疗和辅助治疗原则；甲状腺肿物的鉴别诊断。

3. 了解：甲状腺炎、原发性甲状旁腺功能亢进的诊断与处理。

4. 具备对颈部疾病的诊断、鉴别诊断及处理能力。

第一节　甲状腺外科解剖和生理

甲状腺位于甲状软骨下方，由峡部和左、右两个侧叶构成，峡部有时有锥状叶与舌骨相连，正常情况下，不容易看到或触及。甲状腺侧叶的背面有甲状旁腺存在，内侧毗邻咽、喉、食管（图 17-1）。

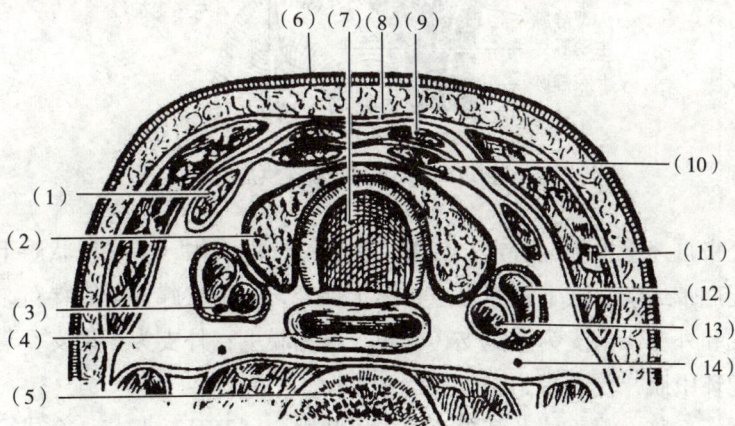

图 17-1　颈部横切面

（1）肩胛舌骨肌；（2）甲状腺；（3）迷走神经；（4）食管；（5）颈椎；

（6）皮肤；（7）气管；（8）颈浅筋膜；（9）胸骨舌骨肌；（10）胸骨甲状肌；

（11）胸锁乳突肌；（12）颈内静脉；（13）颈总动脉；（14）交感神经

甲状腺由两层被膜包裹。内层为甲状腺固有被膜，很薄，紧贴腺体包绕甲状腺；外层为甲状腺外科包膜，包绕并固定甲状腺于气管和环状软骨上，做吞咽动作时甲状腺能随之上下移动。两层被膜间结缔组织疏松，手术时应在此两层被膜之间进行，紧贴固有被膜进行分离，以保护甲状旁腺和喉返神经。

甲状腺的血液供应非常丰富，主要由两侧的甲状腺上、下动脉供血，分别是颈外动脉和锁骨下动脉的分支，偶有甲状腺最下动脉。各分支与咽喉部、气管、食管的动脉分支之间有广泛的吻合支互相交通。甲状腺的静脉形成网状，汇合成甲状腺上、中、下三条静脉。上、中静脉汇入颈内静脉，下静脉汇入无名静脉。甲状腺的淋巴管向下集中，形成集合管，汇入颈部淋巴结（图 17 - 2）。

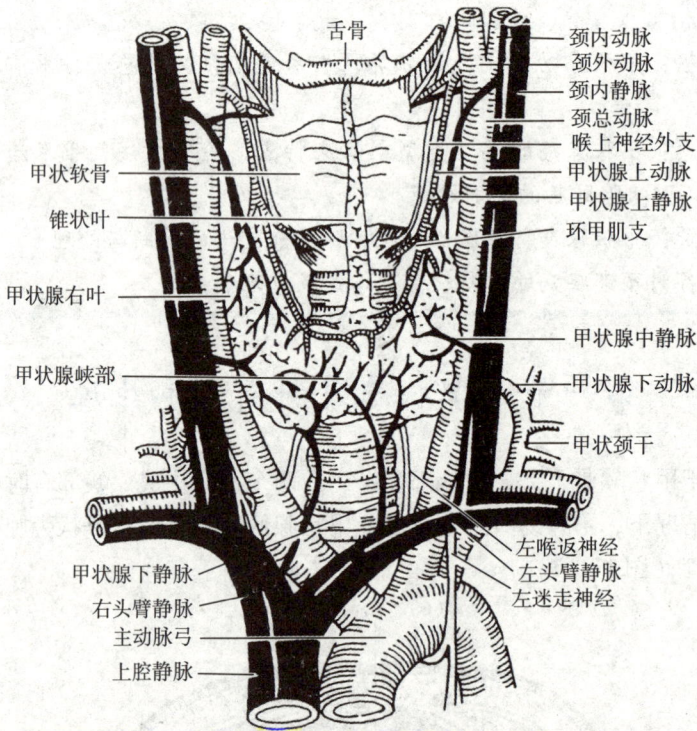

图 17 - 2　甲状腺血液供应

喉返神经来自迷走神经，行走在气管、食管之间的沟内，多在甲状腺下动脉的分支间穿行，支配声带运动。喉上神经也来自迷走神经，与甲状腺上动脉伴行，在甲状腺的上极分为内支和外支。内支为感觉支，分布在喉黏膜上；外支为运动支，与甲状腺上动脉同行，支配环甲肌，使声带紧张。

甲状腺受下丘脑、腺垂体及其分泌的促甲状腺素（TSH）调节，合成、贮存和分泌甲状腺素。甲状腺素在血中与血清蛋白结合，90% 为四碘甲状腺原氨酸（T_4），10% 为三碘甲状腺原氨酸（T_3）。促甲状腺素可促进甲状腺素的合成和分泌，促甲状腺素的分泌又受血液中甲状腺素浓度的影响。因碘缺乏而致的血中甲状腺素浓度下降可引起促甲状腺素分泌增加，促进甲状腺的增生肥大和功能上的改变。血中甲状腺素的浓度增加到一定程度后，又抑制促甲状腺素的分泌。

第二节 单纯性甲状腺肿

【病因】

1. 甲状腺素原料（碘）缺乏 为引起单纯性甲状腺肿的主要因素。高原、山区土壤中的碘盐被冲洗流失，饮用水和食物中含碘量不足，使当地居民中患此病者较多，故又称"地方性甲状腺肿"。由于缺碘，无法合成足够的甲状腺素，反馈性引起垂体分泌促甲状腺素增多，刺激甲状腺增生和代偿性肥大。初期腺体内增生的滤泡分布较为均匀，形成弥漫性甲状腺肿。未及时治疗者，病变继续发展，扩张的滤泡聚集形成多个大小不等的结节，则成为结节性甲状腺肿。有的结节因血供不足而发生退行性变，可引起囊肿、纤维化或钙化。

2. 甲状腺素需要量增多 青春期、妊娠期或绝经期的妇女，对甲状腺素的需要量暂时性增多，可发生轻度弥漫性甲状腺肿。这种生理性甲状腺肿常在成年或妊娠结束后改善。

3. 甲状腺素合成或分泌障碍 如久食含有硫脲的萝卜、白菜等，阻止甲状腺素的合成，或合成甲状腺素的酶先天性缺乏，均可导致血中甲状腺素减少，引起甲状腺肿大。

【临床表现】 女性多见，一般无全身症状，常有以下表现：

1. 甲状腺肿大 甲状腺不同程度地肿大，初期为弥漫性，质软、光滑，随吞咽上下活动，随后在肿大甲状腺体一侧或两侧可触摸到大小不等、软硬不均的结节，生长缓慢。当结节发生囊肿样变并发囊内出血时，可迅速增大。

2. 压迫症状 腺体较大时可压迫气管、食管和喉返神经。压迫气管可致气管移位或狭窄，引起气促、呼吸困难，长时间受压可致气管软化；压迫食管，可影响吞咽；压迫颈静脉，可使面部青紫肿胀；压迫喉返神经，可引起声嘶；压迫颈交感神经，可引起霍纳综合征。病程长、体积巨大的甲状腺肿，可下垂于颈下胸骨前方，若向胸骨后延伸生长，形成胸骨后甲状腺肿，易于压迫气管和食管及颈深部大静脉。

结节性甲状腺肿可继发甲状腺功能亢进（简称甲亢），也可发生恶变。

【诊断】 检查发现甲状腺肿大或结节比较容易，通过收集病史，认真检查确定甲状腺肿大或结节的病理性质。

【治疗】 随着食用加碘盐的推广，目前单纯性甲状腺肿新发病例已少见。

生理性甲状腺肿可不予药物治疗，多吃富含碘的食物，如紫菜、海带等。

20 岁以下的弥漫性甲状腺患者，可给予小量甲状腺素或左甲状腺素，抑制腺垂体促甲状腺素分泌，缓解甲状腺的增生和肿大。

下列情况者，应及时手术治疗：①因气管、食管或喉返神经受压引起临床症状者；②胸骨后甲状腺肿；③肿大腺体巨大，影响生活和工作者；④结节性甲状腺肿继发功能亢进者；⑤结节性甲状腺肿怀疑有恶变者。

手术方式多采用甲状腺次全切除术。

第三节 甲状腺功能亢进的外科治疗

甲状腺功能亢进是指由各种原因引起循环中甲状腺素异常增多而出现以全身代谢亢进为主要特征的疾病总称。可分为三类：①原发性甲亢：最常见，患者年龄多在 20 ~ 40 岁之间，甲状腺肿大及功能亢进同时出现。腺体弥漫性肿大，常伴有眼球突出，又称"突眼性甲状腺肿"。②继发性甲亢：患者年龄多在 40 岁以上，患者先有结节性甲状腺肿，而后才出现功能亢进。腺体结节性肿大，两侧不对称，无突眼，易出现心脏损害。③高功能腺瘤，较少见，腺体内单发自主性高功能结节，结节周围的甲状腺组织呈萎缩样改变，无突眼。

【临床表现】主要包括甲状腺肿大、性情急躁、失眠、双手颤动、怕热多汗、食欲亢进、体重减轻、心悸、脉快、脉压增大、内分泌紊乱、疲乏无力等。

【诊断】主要依靠临床表现并结合辅助检查，常用方法如下：

1. 基础代谢率测定　在清晨患者安静、空腹时测定血压、脉率，计算公式为：基础代谢率 =（脉率 + 脉压）– 111。正常值为 ±10%；+20 ~ +30% 为轻度甲亢；+30% ~ +60% 为中度甲亢；+60% 以上为重度甲亢。

2. 甲状腺摄^{131}I 率测定　正常甲状腺 24 小时摄取的^{131}I 量为入体总量的 30% ~ 40%，若 2 小时摄取量超过入体总量的 25%，或 24 小时摄取量超过入体总量的 50%，且吸收^{131}I 高峰前移，均可诊断为甲亢。

3. 血清 T_3、T_4 含量测定　甲亢时，血清 T_3 可高于正常值 4 倍左右，而 T_4 仅为正常值的 2.5 倍，因此 T_3 诊断敏感性较高。

【治疗】甲状腺次全切除是治疗中度以上甲亢的主要方法，术后痊愈率达 90% ~ 95%，4% ~5% 的患者术后甲亢复发，少数患者术后发生甲状腺功能减退。手术可选择常规或微创方式，切除腺体量应根据腺体大小及甲亢程度决定。通常需要切除腺体的 80% ~90%，同时切除峡部，残留的腺体如成人拇指末节大小，为 3 ~4g。保留腺体背面，以保护喉返神经和甲状旁腺。

手术适应证为：①中度以上的原发性甲亢，经系统药物治疗后复发者；②继发性甲亢；③高功能腺瘤；④腺体较大，有压迫症状；⑤妊娠 6 个月以内，并有以上指征之一者。

手术禁忌证为：①青少年患者；②症状较轻者；③老年患者伴有严重的心、肺、肝、肾等疾病，不能耐受手术者。

1. 术前准备

（1）一般准备　对过度紧张或失眠患者，适当使用镇静和安眠药物，心率过快者可口服利血平 0.25mg 或普萘洛尔 10mg，每日 3 次。心力衰竭者可予以洋地黄制剂。

（2）术前检查　除全面体格检查及必要的化验检查外，还应包括：①颈部摄片，了解气管有无受压及移位；②心电图检查；③喉镜检查，了解声带功能；④测定基础代谢率，了解甲亢程度。

（3）**药物准备** 是术前准备的重要环节，包括：①抗甲状腺药物加碘剂：可先用硫脲类药物，待甲亢症状基本控制后，再开始服用碘剂。硫脲类药物可使甲状腺充血肿大，手术极易发生出血，增加了手术风险，因此服药后必须加用碘剂2周，待甲状腺缩小变硬，血管数减少后方可手术。②单用碘剂：适用于症状不重及继发性甲亢和高功能腺瘤患者。常用复方碘化钾溶液（卢戈溶液），每日3次、每次3滴开始，第2日每次4滴，以后逐日每次增加1滴，依此类推，至每次16滴并维持至手术日，经2~3周甲亢症状得到控制后（患者情绪稳定，睡眠良好，脉率<90次/分以下，基础代谢率<+20%），便可开始手术。碘剂的作用是抑制蛋白水解酶，减少甲状腺球蛋白的分解，从而抑制甲状腺素的释放。碘剂还可以减少甲状腺的血流，使腺体缩小变硬，便于手术。由于碘剂只能抑制甲状腺素的释放，而不能抑制合成，因此一旦停药，贮存于甲状腺滤泡内的甲状腺球蛋白大量分解，甲亢症状可重新出现，甚至比原来更严重。因此，不准备手术的患者不能服用碘剂。③普萘洛尔：对于常规使用碘剂或合用硫脲类药物不能耐受或无效者，可单用普萘洛尔或与碘剂合用行术前准备。由于普萘洛尔半衰期小于8小时，故术前1~2小时服药一次，术后继续服药4~7日。此外，术前不用阿托品，避免引起心动过速。

2. 手术和手术后注意事项

（1）**麻醉** 通常采用气管插管全身麻醉。

（2）**手术** 操作应轻柔、细致，认真止血，注意保护甲状旁腺和喉返神经。

（3）**术后观察** 术后应密切观察患者的呼吸、体温、脉搏、血压变化，预防甲状腺危象发生。术后取半卧位，以利于呼吸和引流积血。术后应继续服用碘剂，每日3次，每次10滴，共1周左右。

3. 术后并发症的防治

（1）**呼吸困难和窒息** 为术后最危急的并发症，多发生在术后48小时内，若不及时处理，可危及患者生命。常见原因及处理：①出血及血肿压迫气管：为术中止血不完善或血管结扎线滑脱所致。患者除呼吸困难外，还可有颈部肿胀，切口渗出鲜血。一旦出现上述情况，应立即拆除手术缝线，清除血肿重新止血。②喉头水肿：由手术创伤或麻醉插管所致，肾上腺皮质激素的静脉滴注和雾化吸入可缓解喉头水肿，严重者行气管切开。③气管塌陷：是切除大部分甲状腺后，软化的气管壁失去支持而引起，应紧急行气管插管，一般几日后周围组织可支撑气管。

（2）**甲状腺危象** 是甲亢术后的严重并发症，是甲状腺素过量释放引起的爆发性肾上腺素能兴奋现象，与术前准备不足、甲亢症状未能很好控制，或手术适应证选择不当有关。多在术后12~36小时内发生，患者主要表现为高热（>39℃）、脉速（>120次/分）、血压增高、烦躁，可伴有呕吐、腹泻等消化道症状；不及时处理，可迅速发展至昏迷、虚脱、休克甚至死亡。治疗重点是降低血中甲状腺素浓度，预防和治疗并发症。①一般治疗：包括应用镇静剂、降温、吸氧、补充能量、维持水电解质及酸碱平衡等。②抑制甲状腺素释放：首次为3~5mL，紧急时用复方碘化钾溶液5~10mL稀释于

10%葡萄糖液 500mL 中静脉滴注,以降低血液中甲状腺素水平。③肾上腺素能阻滞剂:利血平 1~2mg 肌内注射,还可用普萘洛尔 5mg 加 5%~10%葡糖糖溶液 100mL 静脉滴注。④氢化可的松:每日 200~400mg,分次静脉滴注。

(3) 喉返神经损伤 大多是手术处理甲状腺下极时将喉返神经切断、缝扎或钳夹、牵拉所致,少数由血肿或瘢痕组织压迫或牵拉发生。一侧损伤,大多引起声音嘶哑,可由健侧声带代偿后逐渐恢复发音,但不能恢复原有的音色。双侧喉返神经损伤可导致失声或严重的呼吸困难甚至窒息。预防措施在于手术中注意保护腺体后基底膜部分的完整,甲状腺残创面缝合时不能过深,否则易缝扎喉返神经。若手术采用局麻或颈丛神经阻滞麻醉,可随时了解患者发音情况,有利于预防喉返神经的损伤。

(4) 喉上神经损伤 多见于处理甲状腺上极时距离腺体太远,分离不仔细,将神经与周围组织一同结扎所引起。若损伤外支可引起声带松弛、音调降低;损伤内支则咽喉部黏膜感觉丧失,容易发生误咽和饮水呛咳。预防措施在于分离结扎甲状腺上动、静脉时,应贴紧腺体上极。

(5) 甲状旁腺损伤 因甲状旁腺被误伤或其血液供给受累所致,可引起血钙浓度下降至 2.0mmol/L 以下,神经肌肉应激性显著增高。多在术后 1~3 日出现症状,可表现为口唇麻木、四肢抽搐,每日发作多次,严重者可发生喉和膈肌痉挛,引起窒息死亡。可口服葡萄糖酸钙或乳酸钙,症状较重者可加服维生素 D_3,口服双氢速甾醇(DT_{10})可明显提高血钙含量,降低神经肌肉的应激性。

第四节 甲状腺炎

一、亚急性甲状腺炎

亚急性甲状腺炎女性多见,发病年龄多在 30~40 岁,是颈前肿块和甲状腺疼痛的常见原因。

【临床表现】发病前 1~2 周常有病毒性上呼吸道感染病史,甲状腺突然肿胀、发硬、吞咽受限及疼痛,可向患侧耳颞部放射。多起于一侧腺叶,很快向其他部位扩展,患者可有发热、血沉加快,病程 1~3 个月不等。

【诊断】有呼吸道感染病史,病后因甲状腺滤泡破裂,短期内有基础代谢轻度升高,T_3、T_4浓度升高,但甲状腺摄取^{131}I显著降低,这种分离现象有助于诊断。通过泼尼松试验治疗有效有助于诊断。

【治疗】泼尼松每日 4 次,每次 5mg,2 周后减半,用药持续 1~2 个月,同时加服甲状腺干制剂效果较好,抗生素无效。

二、慢性淋巴细胞性甲状腺炎

慢性淋巴细胞性甲状腺炎多见于 30~50 岁女性,又称桥本甲状腺炎,是一种自身免疫性疾病,是甲状腺功能减退的最常见原因。甲状腺组织被大量淋巴细胞、浆细胞和纤维化取代，血清中可检出甲状腺过氧化物酶抗体（TPOAb）和甲状腺球蛋白抗体（TgAb）等多种抗体。

【临床表现】多为无痛性弥漫性甲状腺肿大，对称，质硬，表面光滑，多伴有甲状腺功能减退，若腺体较大可有压迫症状。

【诊断】甲状腺肿大、基础代谢率降低、甲状腺摄取^{131}I量减少，T_3、T_4水平低下，TSH增高，结合血TPOAb和TgAb显著增高可帮助诊断，穿刺细胞学检查可确诊。

【治疗】长期服用甲状腺干制剂，有压迫或疑有恶变者可考虑手术。

第五节　甲状腺肿瘤

一、甲状腺腺瘤

甲状腺腺瘤为最常见的甲状腺良性肿瘤，多发于40岁以上的妇女。按形态学分为滤泡状和乳头状囊性腺瘤两种，前者多见且有完整包膜。

【临床表现】颈部出现圆形或椭圆形结节，多为单发；稍硬，表面光滑，无压痛，可随吞咽上下移动；生长缓慢，大部分患者无任何症状。乳头状囊性腺瘤因囊壁血管破裂发生囊内出血时，肿瘤可在短期内迅速增大，局部出现胀痛。

【治疗】甲状腺瘤有引起甲亢和恶变的可能，故应早期行包括腺瘤的患侧甲状腺腺叶或部分切除，彻底完整切除瘤体，并常规立即做冷冻切片检查以判定有无恶变。

二、甲状腺癌

甲状腺癌为甲状腺最常见的恶性肿瘤，约占全身恶性肿瘤的1%，绝大部分发生于滤泡上皮，近年发病呈上升趋势。

【病理】

1. **乳头状腺癌**　约占成人甲状腺癌的60%和儿童甲状腺癌的全部。多见于30~45岁的女性，恶性程度低。80%以上为多中心，约1/3累及双侧腺体，较早有颈淋巴结转移，但预后较好。

2. **滤泡状腺癌**　约占20%，多见于50岁左右的中年人，中度恶性，增长较快，易侵犯血管，可经血运转移到肺、肝、骨、脑等器官，而淋巴转移仅占10%，预后欠佳。

3. **未分化癌**　约占15%，多见于70岁左右老人，发展迅速，约50%早期便有颈淋巴结转移，可侵犯气管、神经、食管及经血运向肺、骨等转移。预后很差，平均存活期3~6个月，1年存活率在15%以下。

4. **髓样癌**　少见，仅占5%~7%。发生于滤泡旁降钙素分泌细胞，巢状或囊状排列，无乳头及滤泡结构，呈未分化状。有明显的家族史，属中度恶性，早期可转移到颈淋巴结或经血运到肺。

不同病理类型的甲状腺癌的临床表现、诊断、治疗及预后均有所不同。

【临床表现】甲状腺内肿块是最常见的症状，质硬、表面不光滑、肿块固定、吞咽时移动范围小。未分化癌还有增长迅速、侵犯周围组织的特性。晚期有声嘶、呼吸及吞咽困难、Horner 综合征。侵犯颈丛神经出现耳、枕、肩等处疼痛。局部淋巴结及远处脏器转移出现相应表现，颈淋巴结转移在未分化癌发生较早。有的患者甲状腺肿块不明显，因发现转移灶而就医时，应想到甲状腺癌的可能。髓样癌因肿瘤产生 5 - 羟色胺和降钙素等，患者可有腹泻、颜面潮红、多汗及其他内分泌失调的表现。

【诊断】甲状腺肿块坚硬而不光滑、活动度差，颈淋巴结肿大伴有压迫症状者，或存在多年的甲状腺肿块近期迅速增大者，应高度警惕甲状腺癌。辅助检查主要有 B 超、甲状腺放射性核素扫描、细针穿刺细胞学检查、术中病理学冷冻切片检查等。

【治疗】除未分化癌外，手术治疗是各型甲状腺癌的主要治疗方法。放射性 ^{131}I 治疗、外部放射治疗、内分泌治疗均属手术后辅助性治疗。肿瘤局限于一侧腺体者，做患侧全切加峡部全切，对侧腺体也应做大部切除术。有颈淋巴结转移时，做保留颈内静脉、副神经、胸锁乳突肌的颈淋巴结清扫术。

术后的辅助治疗包括：①乳头状腺癌和滤泡状腺癌术后服用甲状腺素，可预防甲状腺功能减退并抑制 TSH，抑制甲状腺癌的生长。可使用甲状腺干制剂每日 80～120mg，或左甲状腺素片每日 100ug。定期测血浆 T_4 和 TSH 以调整药量。②滤泡状腺癌可用 ^{131}I 治疗，对原发癌、局部复发癌和远处转移灶均有作用。③甲状腺髓样癌对化疗、放疗和内分泌治疗均不敏感，治疗的关键在于彻底手术。④未分化癌术后加外照射治疗。有淋巴结转移的，应行颈部淋巴结清扫术。

第六节　原发性甲状旁腺功能亢进

原发性甲状旁腺功能亢进主要是由单发的甲状旁腺腺瘤所引起，少数见于甲状旁腺增生、多发腺瘤或腺癌，病变的甲状旁腺分泌过多的甲状旁腺素，使破骨细胞的作用增强，磷酸钙自骨质脱出，血中钙和磷的浓度增高，同时因肾小管抑制磷的再吸收而促进钙的再吸收，最终使血钙持续升高、血磷降低。

【临床表现】原发性甲状旁腺功能亢进包括无症状型及症状型两类。无症状型仅可有骨质疏松和血钙增高。症状型多见，又分为以下 3 型：

1. I 型（骨型）　最为多见，由于骨骼广泛脱钙，患者诉骨痛，久之会出现肢体弯曲、病理性骨折。

2. II 型（肾型）　主要表现为肾结石，可引起肾绞痛、血尿、尿路感染和肾功能损害。

3. III 型（混合型）　兼有上述两型的特点，表现有骨骼改变及尿路结石。

其他症状可有消化性溃疡、腹痛、神经精神症状、虚弱及关节痛。

【诊断】根据临床表现，结合实验室检查确定诊断。血钙值 >3.0mmol/L，血磷值 <0.65～0.97mmol/L，碱性磷酸酶增高和 24 小时尿钙排出增加。B 超及 CT 检查也有帮助。

【治疗】应手术治疗。若为甲状旁腺腺瘤，切除即可；若为癌肿，则连同同侧甲状腺一并切除；若为增生，需切除 3 个半的甲状旁腺。

第七节　颈部肿块

一、颈部肿物的鉴别诊断

颈部肿块可为颈部或非颈部疾病的共同表现。据统计，恶性肿瘤、甲状腺疾患及炎症、先天性疾病和良性肿瘤各占颈部肿块的 1/3，其中恶性肿瘤占有相当比例，所以颈部肿块的鉴别诊断有重要意义。

1. 肿瘤

（1）原发性肿瘤　良性肿瘤有甲状腺瘤、舌下囊肿、血管瘤等。恶性肿瘤有甲状腺癌、恶性淋巴瘤、唾液腺癌等。

（2）转移性肿瘤　原发病灶多在口腔、鼻咽部、肺、纵隔、乳房、胃肠道、胰腺等处。

2. 炎症　急性、慢性淋巴结炎，以及淋巴结结核、唾液腺炎、软组织化脓性感染等。

3. 先天性畸形　甲状舌管囊肿或瘘、胸腺咽管囊肿或瘘、囊状淋巴管瘤、颏下皮样囊肿等。

根据肿块的部位（图 17-3、表 17-1）结合详细询问病史和仔细全面的体格检查，选择适当的辅助检查，综合分析，必要时可穿刺或切取活组织检查。

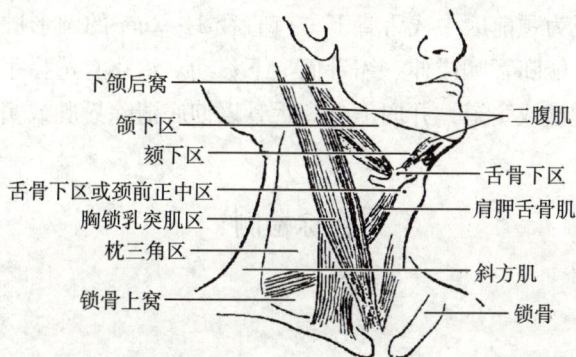

图 17-3　颈部解剖分区

表 17-1　颈部各区常见肿块

部位	单发性肿块	多发性肿块
颌下、颏下区	颌下腺炎、颏下皮样囊肿	急、慢性淋巴结炎
颈前正中区	甲状舌管囊肿、甲状腺疾病	
颈侧区	胸腺咽管囊肿、囊状淋巴管瘤、颈动脉体瘤、血管瘤	急、慢性淋巴结炎，淋巴结结核、转移性肿瘤、淋巴结结核
锁骨上窝		转移性肿瘤、淋巴结结核

续表

部位	单发性肿块	多发性肿块
颈后区	纤维瘤、脂肪瘤	急、慢性淋巴结炎
腮腺区	腮腺炎、腮腺多形性腺瘤或癌	

二、常见的颈部肿块

1. 慢性淋巴结炎　多继发于头、颈、颜面及口腔的感染灶。肿大淋巴结多位于颌下、颈下或颈侧区域，有轻压痛，中等硬度，表面光滑，活动度好，一般无全身症状。应与淋巴结核、恶性淋巴瘤、颈部转移肿瘤鉴别，必要时可做肿大淋巴结的病理活检。

2. 颈部转移性肿瘤　占颈部恶性肿瘤的 3/4，其发病率仅次于淋巴结炎和甲状腺疾病。原发癌灶绝大多数在头颈部，以鼻咽癌、甲状腺癌转移最多。锁骨上窝转移性淋巴结的原发灶多在肺、纵隔、乳腺、胃肠道。表现为质地坚硬的肿块，初起无痛、单发，以后变成多个，并相互融合、表面光滑。侵犯邻近组织常不可移动，后期出现坏死和破溃。

3. 恶性淋巴瘤　多见于男性青壮年，包括霍奇金病、非霍奇金淋巴瘤，来源于淋巴组织恶性增生的实体瘤。肿大的淋巴结常先出现于一侧或两侧颈侧区，以后相互粘连成团，生长迅速，并出现腋窝、腹股沟淋巴结肿大和肝脾大。外周血象检查能提示本病，确诊取决于淋巴结病理活检。

4. 甲状舌管囊肿　与甲状腺发育有关的先天性畸形，多见于 15 岁以下儿童，男性为女性的 2 倍。表现为颈前区中线舌骨下方有直径 1~2cm 的圆形肿块，境界清楚，表面光滑，有囊性感，能随吞咽或伸、缩舌而上下移动。治疗宜选择手术切除，需切除一段舌骨以彻底清除囊壁或窦道，并向上分离舌骨以彻底清除囊肿或窦道，且向上分离至舌根部，以免复发。

目标检测

一、选择题

A1 型题

1. 计算基础代谢率（BMR）的公式是（　　）
   A. BMR = 脉率 + 收缩压 − 111　　　　　B. BMR = 脉率 + 舒张压 − 111
   C. BMR = 脉率 + 脉压　　　　　　　　　D. BMR = 脉率 + 脉压 − 111
   E. BMR = 脉率 + 收缩压

2. 中度以上原发性甲亢最常用而有效的治疗方法是（　　）
   A. 放射性 ^{131}I 治疗　　　　　B. 抗甲状腺药物　　　　　C. 内分泌治疗
   D. 服用普萘洛尔　　　　　E. 甲状腺大部切除术

3. 甲状腺大部切除术后伤口内出血，引起呼吸困难，应采取的紧急措施为（　　）
   A. 静脉滴注止血剂　　　　　B. 氧气吸入　　　　　C. 拆除缝线清除血肿

D. 气管切开 　　　　　　　 E. 气管插管

4. 甲状腺大部切除术后出现误咽、呛咳，是由于（　）

    A. 双侧喉返神经损伤 　　　 B. 单侧喉返神经损伤 　　　 C. 喉上神经外支损伤

    D. 喉上神经内支损伤 　　　 E. 迷走神经主干损伤

5. 甲亢术后，出现甲状腺危象的主要原因是（　）

    A. 精神紧张 　　　　　　　 B. 气管软化 　　　　　　　 C. 甲状旁腺损伤

    D. 补液不足 　　　　　　　 E. 术前准备不充分

6. 轻度甲亢的基础代谢率为（　）

    A. −10% ~ +10% 　　　　　 B. +10% ~ +20% 　　　　　 C. +20% ~ +30%

    D. +30% ~ +60% 　　　　　 E. +60% 以上

A2 型题

7. 侯某，女，28 岁。甲状腺大部切除术后 4 小时，出现进行性呼吸困难，切口敷料上有少许血液浸透。应首先考虑为（　）

    A. 喉头水肿 　　　　　　　 B. 气管塌陷 　　　　　　　 C. 呼吸衰竭

    D. 血肿压迫 　　　　　　　 E. 双侧喉返神经损伤

8. 李某，女，38 岁。甲状腺肿大 8 年，随吞咽上下移动，甲状腺左叶可扪及一个 3cm 大小的结节，质韧。近半年出现心悸、怕热、多汗、易怒。P 116 次/分，BP 130/80mmHg。颈淋巴结不肿大，无突眼。诊断应考虑为（　）

    A. 原发性甲亢 　　　　　　　　　　 B. 高功能甲状腺瘤

    C. 结节性甲状腺肿 　　　　　　　　 D. 甲状腺癌伴甲亢

    E. 结节性甲状腺肿继发甲亢

9. 韩某，女，45 岁。甲状腺大部切除术后第 2 日，出现手足抽搐。应用哪种药物治疗（　）

    A. 氯化钠 　　 B. 碘化钠 　　 C. 普萘洛尔 　　 D. 碳酸氢钠 　　 E. 葡萄糖酸钙

A3 型题

（10 ~ 12 题共用题干）

朱某，男，40 岁。甲状腺肿大 2 年余，伴有怕热多汗、急躁易怒、多食消瘦。查体：P 105 次/分，BP 135/70mmHg，双侧甲状腺弥漫性肿大，可触及震颤，眼球稍突，心肺无异常。

10. 为明确诊断，最有价值的检查是（　）

    A. T_3、T_4 测定 　　　　　 B. B 超检查 　　　　　　　 C. 血清钙、磷测定

    D. 心电图检查 　　　　　　 E. CT 检查

11. 该患者的甲亢程度为（　）

    A. 轻度甲亢 　　　　　　　 B. 中度甲亢 　　　　　　　 C. 重度甲亢

    D. Ⅱ度甲亢 　　　　　　　 E. Ⅲ度甲亢

12. 术前药物准备中，最常用的药物是（　）

    A. 阿托品 　　　　　　　　 B. 苯巴比妥 　　　　　　　 C. 普萘洛尔

    D. 复方碘化钾   E. 甲状腺素

二、问答题

1. 简述甲状腺功能亢进的临床表现及诊断、治疗原则。

2. 简述甲亢的术后并发症及处理方法。

3. 简述颈部肿物的鉴别诊断。

第十八章　乳房疾病

学习目标

1. 掌握：乳腺癌的转移途径、临床表现、诊断及术式选择。
2. 熟悉：乳腺癌的病理分型，认识不同病程分型与预后的相关性；乳腺囊性增生病的特点，其与乳腺癌的区别。
3. 了解：急性乳腺炎、乳腺肿瘤的诊断与处理。
4. 具备对乳房疾病的初步诊断及处理能力。

第一节　概　述

【解剖生理概要】

1. 解剖概要　成年妇女乳房是两个半球形的性征器官，位于胸大肌浅面，第 2~6 肋骨水平的浅筋膜浅、深层之间。外上方形成乳腺腋尾部伸向腋窝。乳头位于乳房中心，周围的色素沉着区称为乳晕。乳腺内有放射状排列的腺叶 15~20 个，每个腺叶又分若干腺小叶，后者由小乳管和腺泡组成。腺叶与输乳管相连，开口于乳头。乳管靠近开口的 1/3 段略膨大为"壶腹部"，是乳管内乳头状瘤的好发部位。胸部浅筋膜不仅形成乳腺的包囊，还伸向腺小叶间形成小叶间隔。在腺叶间还有乳腺悬韧带（Cooper 韧带）与乳房皮肤垂直连接起浅筋膜浅层和浅筋膜深层。

2. 生理特点　乳腺是许多内分泌激素的靶器官，其生理活动受腺垂体、卵巢及肾上腺皮质的激素影响。妊娠及哺乳期乳腺明显增生，腺管延长，腺泡分泌乳汁。哺乳期后，乳腺又处于相对静止状态。育龄期妇女在月经周期的不同阶段，乳腺的生理状态受激素的影响呈周期性变化，绝经后腺体渐萎缩，为脂肪组织代替。

3. 淋巴液输出　乳腺的淋巴网甚丰富，其淋巴液输出通过以下 4 条途径：①乳房约75%的淋巴液经胸大肌外侧缘淋巴管流至腋窝淋巴结，再流向锁骨上淋巴结；一部分位于乳房上部的淋巴结可不经腋窝而直接通过胸大肌的淋巴管道流向锁骨下淋巴结，再到锁骨上淋巴结。②部分（约 25%）乳腺内侧和中央区的淋巴液通过肋间淋巴管流向胸骨旁淋巴结。③两侧乳房间皮下有交通淋巴管，一侧乳腺的淋巴液可流向另一侧。④乳腺深部淋巴网可与腹直肌鞘和肝镰状韧带的淋巴管相通，从而通向肝脏和横膈。乳腺淋巴的输出途径见图 18－1。

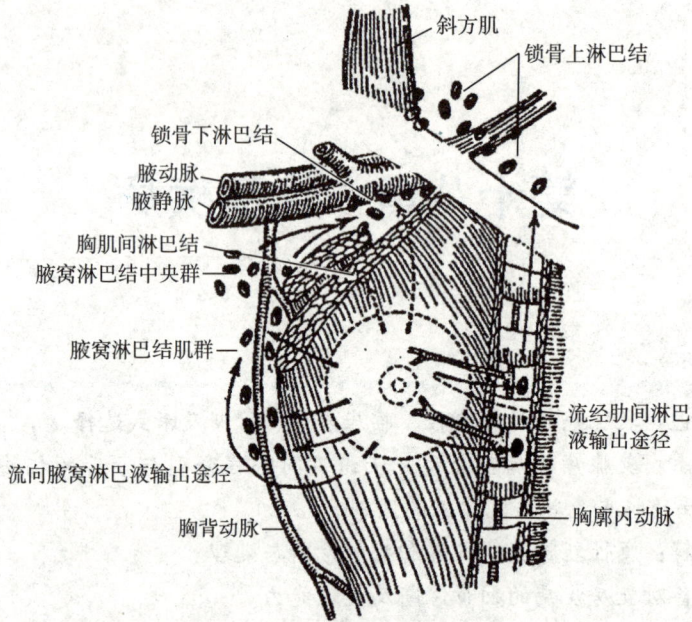

图 18－1　乳腺淋巴输出途径

一般以胸小肌为标志，将腋区淋巴结分为三组：①腋下组，包括乳腺外侧组、中央组、肩胛下组及腋静脉淋巴结；②腋中组，包括胸小肌深面的腋静脉淋巴结；③腋上组，包括胸小肌内侧锁骨下静脉淋巴结。腋区淋巴结清扫以此分组为依据。

【乳房检查方法】

1. 视诊

（1）体位　端坐或站立位，必要时让患者双手叉腰或在颈后交叉，背部后伸时更利于观察；乳房在充足光线下充分暴露，以利两侧对比。

（2）视诊内容　应包括双侧乳腺大小、位置及外形对比。①外形轮廓：不对称、局部的隆起或凹陷都是不正常的表现。②乳腺皮肤：红肿多为炎症，大范围的浸润性红肿有炎症性乳腺癌的可能，单侧乳房皮肤浅静脉怒张常是乳腺癌晚期的皮肤改变；橘皮样变是乳腺癌的特征；酒窝征是肿瘤侵犯 Cooper 韧带引起的相应体征。③乳头：不对称、内陷或偏侧、回缩都是异常情况；乳头或乳晕区湿疹样改变可能是乳头湿疹样癌。

2. 触诊

（1）体位　提倡取端坐位。让患者两手叉腰，使胸部保持紧张状态。

（2）顺序　一般先查健侧，后查患侧。要循序检查乳腺外上（含尾部）、外下、内下、内上、中央区。

（3）触诊方法　手指和手掌平放在乳房上，以指腹轻施压力，来回滑动或触按检查。不能抓捏乳腺，以免造成误诊。

（4）肿块检查　①应注意肿块大小、硬度、表面光滑度、边界清晰度及活动度。良性肿瘤一般是边界清楚，活动度大；恶性肿瘤常常边界不清、质硬、表面不光滑、活动度小。②检查肿块是否与皮肤粘连，若有粘连而无炎症表现，则应警惕是乳腺癌。③检查肿块与深部组织的关系。让患者两手叉腰，使胸部保持紧张状态，若肿块活动度受限，表示肿瘤侵及深部组织。

(5) **乳头检查**　轻挤乳头，如有溢液，可依次挤压乳晕四周，注意溢液来自哪一乳管。乳头溢液有浆液性、血性、棕褐色或黄色等。除妊娠或哺乳期外，乳头溢液常见疾病有乳管内乳头状瘤、乳腺囊性增生病、乳腺癌。将溢液做涂片检查有助于明确病变性质。

(6) **腋窝淋巴结检查**　检查者坐在患者的对面，以左手扪其右腋窝，右手扪其左腋窝，自腋顶部向下扪查腋顶、腋窝前壁、胸大肌深面淋巴结；再站在患者身后，检查背阔肌前内侧淋巴结；最后站在患者前面，查锁骨下及锁骨上淋巴结。

3. 影像学检查　①乳腺钼靶摄片：对乳腺内肿块有诊断意义。②B超检查：对乳腺内囊性和实质性肿块的鉴别准确率高、安全、方便、无损伤，值得提倡。③MRI：对微小病灶的检出率和评价病变范围有优势，是钼靶和超声检查的重要补充。

4. 活组织病理检查　常用空芯针行穿刺活检术和麦默通旋切术活检，病理诊断准确率高达90%～97%，优于细针针吸细胞学检查（准确率为70%～90%）。疑为乳腺癌者，穿刺活检不能明确诊断时，应将肿块连同周围乳腺组织一并切除做快速病理检查。

第二节　急性乳腺炎

急性乳腺炎是乳腺的急性化脓性感染，多见于产后哺乳的妇女，尤以初产妇为多，并于产后3～4周多发。

【病因】

1. 乳汁淤积　淤积的乳汁是入侵细菌生长繁殖的培养基。积乳的常见原因有：①乳头发育不良、乳管不通畅，影响排乳；②授乳经验不足，未能充分排出乳汁，导致淤积。

2. 细菌入侵　细菌主要是经破损或皲裂的乳头入侵乳房，也可直接经乳头开口侵入导致感染。金黄色葡萄球菌或链球菌是主要致病菌。

【临床表现】乳房疼痛，局部红肿、发热。随病情发展，患者可有寒战、高热、脉搏加快，患侧淋巴结肿大、触痛，血白细胞明显升高等。在应用抗生素治疗后，局部症状可被掩盖。一般初起呈蜂窝织炎样表现，数日后可形成脓肿，可以是单房性或多房性脓肿，并可向外破溃。也有向深部穿至乳腺与胸肌间的疏松组织中，形成乳腺后脓肿。严重者可导致脓毒症。

【治疗】急性乳腺炎的治疗原则是消除感染，排空乳汁。

1. 非手术疗法　适用于脓肿形成之前。包括：①患侧乳腺停止授乳，用吸乳器吸出或用手轻挤排空乳汁。②使用抗生素和止痛剂。必要时可用乳罩固定托起患侧乳腺，以利于排乳引流。

2. 手术疗法　脓肿一旦形成，必须手术引流。手术引流要注意：①在脓肿波动感最明显处做切口。②必须按乳管走向做放射状切口；乳腺后脓肿则沿乳腺下缘做弧形切口；乳晕下脓肿沿晕周边做弧形切口，至皮下止，目的是防止损伤乳管发生乳瘘。③切口要够大，利于术中手指能分开脓腔间隙以利引流。④术后放置引流物，每日更换敷料。⑤一旦出现术后长时间的乳瘘，应用药物终止乳汁分泌。如肌内注射苯甲酸雌二醇，每次2mg，每日1次，或口服己烯雌酚，每次1～2mg，每日3次，直至乳汁停止分泌为止。

【预防】 关键措施是避免乳汁淤积，保持乳头清洁并防止损伤。包括：①妊娠晚期开始就每日用温水清洗乳头；②乳头内陷者经常牵拉乳头使之矫正；③定时哺乳，每次哺乳后排空或用吸乳器吸净乳汁；④一旦乳头有破损或皲裂，应及时治疗。此外，养成不让婴儿含乳头睡眠的习惯。

第三节　乳腺囊性增生病

乳腺囊性增生病又称为慢性囊性乳腺病，多见于中年妇女，是乳腺实质的良性增生。

【病因病理】 本病是因雌激素、孕激素比例失调，使乳腺实质过度增生和复旧不全。乳房各部分的增生程度参差不齐。

【临床表现】 乳腺多发性肿块，可局限于单侧乳腺，也可波及双侧。肿块散在，圆形，质地韧而不硬，与周边组织界限不清，与皮肤和基底组织无粘着，腋窝淋巴结不肿大。多数患者有程度不一的乳房周期性疼痛，月经前及月经期发生或加重，经后减轻或消失。少数患者有乳头溢出棕色甚至血性液体。本病病程较长，可达数年。

【治疗】 乳腺囊性增生病的治疗以对症治疗为主。中成药如逍遥丸（散）、小金丹等，可减轻症状。对月经期后肿块变软、缩小或消退者，可继续观察和中药治疗。对一些局部病变严重、有乳腺癌家族史者，应进行密切的临床随访；如活体组织病理检查有上皮细胞显著增生者，考虑行单纯乳房切除。如行肿块切除应做快速病理检查，证实癌变者，按乳腺癌处理。

第四节　乳腺肿瘤

一、乳腺纤维腺瘤

乳腺纤维腺瘤是较为常见的乳腺良性肿瘤。本病多见于年轻妇女，体内雌激素水平过高与之相关，月经来潮前或绝经后极少发病。

【病因病理】 本病产生的原因是小叶内纤维细胞对雌激素的敏感性异常增高，可能与纤维细胞所含雌激素受体的量或质的异常有关。

【临床表现】 本病是女性常见的乳腺肿瘤，高发年龄20～25岁。肿块单发、圆形或椭圆形、表面光滑、质地较硬，不与邻近组织粘连，不伴有腋窝淋巴结肿大，增长慢。

在妊娠期、哺乳期可因雌激素水平增高，刺激其迅速生长。

【治疗】鉴于乳腺纤维腺瘤有恶变可能，应尽早手术，并做病理检查，明确病变性质。

二、乳管内乳头状瘤

乳管内乳头状瘤多见于40~50岁中年妇女。绝大多数（75%）病变发生于乳晕下扩张的乳管内。乳头状瘤一般较小，突入管腔，富含薄壁血管，故容易引起出血。

【临床表现】乳头血性溢液常为本病首发症状。一旦瘤体或血块堵塞导管，可引起疼痛。因为瘤体较小，体表较难触到。如见乳头溢液，乳晕下触到小结节，多可确诊。条件允许的情况下做乳腺导管纤维镜检查或乳腺导管造影，有助于诊断。

【治疗】乳管内乳头状瘤属良性肿瘤，但有恶变可能，应尽早手术。对不能触到结节者，应循序轻压乳晕周围，根据乳头排血开口，找到患病乳管，插入细探针，沿探针切开乳管，找到肿瘤，连同邻近组织一起切除。必要时可行单纯乳腺切除术。若病理证实有恶变，则按乳腺癌手术。

三、乳腺癌

乳腺癌是女性最常见的恶性肿瘤之一。在我国，占全身各种恶性肿瘤的7%~10%，且近年呈不断上升趋势，在我国部分大城市已列居女性恶性肿瘤的首位。

【病因病理】

1. 病因　乳腺是多种内分泌激素的靶器官，如雌激素、孕激素及泌乳素等，其中雌酮及雌二醇与乳腺癌发病有直接关系，但确切病因尚不清楚。

2. 流行病学特点　根据流行病学调查的结果，乳腺癌的发生可能与下列因素相关。

（1）内分泌因素　乳腺癌20岁前少见，20岁后发病率升高，至45岁后不断上升，绝经后更高，提示可能与老年雌酮含量提高有关。

（2）生育因素　月经初潮早，绝经期晚，不孕和未哺乳者，患乳腺癌的风险增加。

（3）遗传因素　一级亲属中有乳腺癌病史者，发病危险率比普通人群高3倍。

（4）饮食与肥胖　营养过剩、肥胖、脂肪摄入过多，可促进雌激素对乳腺上皮细胞的刺激，从而增加乳腺癌的发病机会。

（5）生活环境与方式　北美、北欧地区乳腺癌发病率为亚洲地区的4倍，提示生活环境、方式习惯与发病有一定相关性。

3. 病理类型

（1）非浸润性癌　是乳腺癌的早期阶段，包括：①小叶原位癌：癌细胞未突破末梢腺管或腺泡基底膜；②导管内癌：癌细胞未突破导管壁基底膜。

（2）早期浸润癌　包括：①早期浸润性原位癌：癌细胞突破末梢腺管或腺泡基底膜，向间质浸润，但未超出小叶范围；②早期浸润性导管癌：癌细胞已经突破导管壁基底膜，开始向间质浸润。

（3）浸润性特殊癌　包括乳头状癌、髓样癌伴大量淋巴细胞浸润、小管癌、腺样囊性癌、黏液腺癌、大汗腺样癌、鳞状细胞癌、乳头湿疹样癌。

（4）**浸润性非特殊癌**　包括浸润性小叶癌、浸润性导管癌、硬癌、单纯癌、髓样癌、腺癌。此类型占乳腺癌的多数，最常见，分化程度低，预后差。

4. 转移途径

（1）**直接转移**　可直接浸润到皮肤、胸筋膜和胸肌。

（2）**淋巴转移**　癌细胞也可早期经淋巴转移。淋巴转移最常见。乳房外侧的癌细胞首先经胸肌外缘淋巴管向腋窝淋巴结转移，再到锁骨下、上淋巴结经胸导管或右淋巴导管入静脉，发生远处转移。乳腺内侧的癌细胞转移至胸骨旁淋巴结，再向上到锁骨上淋巴结。上述两种途径中，以前者多见。

（3）**血行转移**　癌细胞也有经淋巴途径入血或直接侵入血管，血行播散到肺、骨、肝等脏器。研究发现，有些早期乳腺癌在临床发现肿块前已有血行转移。

【临床表现】乳腺癌早期为乳腺的无痛性肿块，质硬、边界不清、表面不光滑、活动度欠佳、增长较快。多数患者为无意中发现。另外，可具备以下表现：①酒窝征：肿瘤侵犯 Cooper 韧带使之收缩，使皮肤发生凹陷；②乳头内陷：深部的癌肿侵犯乳管，牵拉乳头回缩；③"橘皮样"改变：癌肿阻滞皮内和皮下淋巴管，引起局部皮肤淋巴水肿，因毛囊处与皮下组织连接紧密，造成点状凹陷；④固定：癌肿一旦侵犯胸壁和胸肌，可使之固定，不易推动；⑤卫星状结节：癌肿周围转移形成小结节；⑥溃疡形成：晚期可因癌肿溃烂形成有恶臭、出血的癌性溃疡。部分晚期患者由于腋窝主要淋巴管被癌细胞堵塞，出现患侧上肢水肿。此时转移的淋巴结已由散在、可活动的变为融合、质硬、不能活动的肿块。锁骨上出现肿大变硬的淋巴结时，癌肿多已侵入血液，并可发生远处转移。如肺转移有咳嗽、咯血；肝转移有肝大、黄疸；骨转移有局部疼痛，甚至是病理性骨折。

临床上还可见到一些特殊类型癌，包括：①炎性乳腺癌：患者多数较年轻，于妊娠期或哺乳期起病，发展很快，多在数周至数月间，不超过 1 年。患乳皮肤呈特征性橘皮样改变，整个乳腺出现红肿热痛的类炎症表现，伴有腋窝淋巴结肿大。本病恶性程度高，预后差。②乳头湿疹样癌（Paget 病）：乳头初起有瘙痒或灼热痛感，渐为湿疹样变，恶性程度低，发展慢，较晚发生腋淋巴结转移。

【诊断】本病根据临床表现和体检，配合乳房钼靶摄片等检查可初步诊断。病理检查可确诊。

1. 鉴别诊断　见表 18 – 1。

表 18 – 1　乳腺癌的鉴别诊断

	疼痛	增长	质地	数目	边界	活动度	淋巴结肿大
乳腺癌	无	快	硬	单发多见	不清	固定	肿大或融合
纤维腺瘤	无	慢	硬	单发多见	清	活动	无
乳腺囊性增生病	周期性	慢	中等	多发	不清	活动	无
乳腺结核	无	慢	软	单发	不清	固定	有

2. 临床分期　乳腺癌诊断还应确定其分期，以利于治疗方法的选定和预后估计。目前常用国际抗癌协会的 T（肿瘤）N（淋巴结）M（远处转移）分期法。

(1) TNM 分期

T_0：原位癌瘤未查出。

T_{is}：原位癌（非浸润性癌及未查到肿块的湿疹样癌）。

T_1：癌瘤直径≤2cm。

T_2：癌瘤直径 >2cm，≤5cm。

T_3：癌瘤直径 >5cm。

T_4：癌瘤大小不计，但侵及皮肤或胸壁（前锯肌、肋间肌、肋骨），炎性乳腺癌亦属此。

N_0：同侧腋窝无肿大淋巴结。

N_1：同侧腋窝有活动的肿大淋巴结。

N_2：同侧腋窝肿大的淋巴结融合成块，或与邻近组织粘连。

N_3：同侧胸骨旁淋巴结有转移，有同侧锁骨上淋巴结转移。

M_0：无远处转移。

M_1：有远处转移。

(2) 临床分期　根据以上组合，乳腺癌的临床分期如下：

0 期：$T_{is} N_0 M_0$；

Ⅰ期：$T_1 N_0 M_0$；

Ⅱ期：$T_{0\sim1} N_1 M_0$，$T_2 N_{0\sim1} M_0$，$T_3 N_0 M_0$；

Ⅲ期：$T_3 N_{1\sim2} M_0$，$T_{0\sim2} N_2 M_0$，T_4任何 N M_0，任何 T $N_3 M_0$；

Ⅳ期：任何 T N M_1。

【治疗】乳腺癌的治疗，以早期手术根治为主，再辅助以化疗、放疗、内分泌治疗。

1. 手术治疗　乳腺癌的术式选择应结合患者本人意愿，根据病理分型、疾病分期及辅助治疗条件而定。

(1) 保留乳房的乳腺癌根治术　适用于临床Ⅰ、Ⅱ期的乳腺癌患者。手术要求是切除肿瘤及肿瘤周围 1~2cm 的组织，尽量保留乳房外观，但要确保切缘无肿瘤细胞浸润。清扫腋窝淋巴结。术后必须辅以放疗。

(2) 乳腺癌改良根治术　有两种方式：一是保留胸大肌，切除胸小肌；二是保留胸大肌、胸小肌。前者淋巴结清除范围与根治术相仿，后者不能清除腋上组淋巴结。改良根治术保留了胸肌，术后外观效果较好，且术后生存期与应用根治术并无差异，目前为常用术式。

(3) 乳腺癌根治术和扩大根治术　根治术手术范围包括切除整个乳房、胸大肌、胸小肌、腋窝、锁骨下淋巴结及脂肪组织（图 18-2）。该术式可清除腋下组（胸小肌外侧）、腋中组（胸小肌深面）、腋上组（胸小肌内侧）三组淋巴结。扩大根治术是在根治术基础上切除第 2~4 肋软骨、肋间肌、胸廓内血管及周围淋巴和脂肪组织。

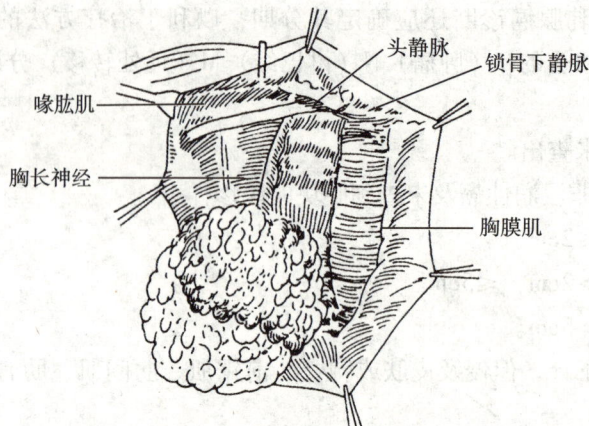

图 18－2　乳腺癌根治术

（4）单纯全乳房切除术　必须切除整个乳房，包括腋尾部及胸大肌筋膜。适用于原位癌、微小癌及年老体弱不适宜做根治术者。

2. 化学药物治疗　乳腺癌是实体癌中应用化疗最有效的肿瘤之一。化疗可选择术前、中、后进行。术前化疗可使肿瘤缩小，利于手术切除。术后化疗 6 个月左右为宜，有助于杀灭已播散或术中残留的癌细胞，有效防止术后复发。化疗常用的药物有环磷酰胺、甲氨蝶呤、氟尿嘧啶、长春新碱类、阿霉素、紫杉醇等。联合用药较单一用药更为有效，常用的有 CMF（环磷酰胺、甲氨蝶呤、氟尿嘧啶）和 CAF（环磷酰胺、阿霉素、氟尿嘧啶）方案。

3. 内分泌治疗　乳腺癌细胞中雌激素受体（ER）检测阳性和（或）孕激素受体（PgR）阳性者，绝经前应用雌激素拮抗剂他莫昔芬可降低乳腺癌术后的复发和转移。绝经后患者可选择第三代芳香化酶抑制剂，包括来曲唑、阿那曲唑、依西美坦等。

知识拓展

芳香化酶抑制剂

　　芳香化酶抑制剂（AIs）是一类对雌激素促进其受体阳性乳腺癌增长的功能进行干扰的靶向治疗药物。芳香化酶是雌激素生物合成过程中的一个关键酶，在体内是产生雌激素必要的物质。通过阻断芳香化酶的活性降低雌激素水平，可以抑制需要依赖雌激素的肿瘤的生长，从而减少绝经后妇女乳腺癌等疾病的发病率。因此，芳香化酶抑制剂是在更年期女性中广泛使用的药物。其中，第一代芳香化酶抑制剂氨鲁米特，因副反应大且使用不方便而停用。第二代芳香化酶抑制剂福美司坦，由于其疗效并不优于他莫昔芬而停用。目前使用的第三代芳香化酶抑制剂，包括来曲唑、阿那曲唑、依西美坦等，特异性强，而副作用明显降低，有资料证明对绝经后患者其效果优于他莫昔芬。

4. 放射治疗　对 I 期病例根治术后无必要放疗，对 II 期病例有降低局部复发率的疗效。其适应证为：①病理报告腋中或腋上组淋巴结转移者；②阳性淋巴结占淋巴总数 1/2 以上或有 4 个以上淋巴结阳性者；③病理证实胸骨旁淋巴结阳性者；④原位病变位于乳腺中央或内侧而做根治术者。

5. 生物治疗 近年来推广的通过转基因技术制备的曲妥珠单抗注射液，对 HER2 过度表达的乳腺癌患者有一定的疗效。

【预防】鉴于乳腺癌确切病因未明，更应重视二级预防（早期发现，早期治疗）。钼靶摄片是目前最有效的普查检出方法。

目标检测

一、选择题

A1 型题

1. 急性乳腺炎最重要的病因是（ ）
   A. 乳汁淤积　　　　　　　B. 卵巢内分泌功能失调　　C. 雌激素分泌增加
   D. 性激素的改变与紊乱　　E. 雄激素的分泌增加

2. 急性乳腺炎脓肿形成后，主要的治疗措施是（ ）
   A. 局部热敷　　　　　　　B. 吸尽乳汁　　　　　　　C. 切开引流
   D. 使用抗生素　　　　　　E. 中药治疗

3. 预防急性乳腺炎时，以下措施不妥的是（ ）
   A. 产前经常用温水清洗乳头
   B. 乳头内陷时应于分娩前 3 个月开始做矫正
   C. 每次授乳时乳汁不要全部排空
   D. 哺乳前后应清洗乳头
   E. 避免乳头损伤

4. 乳房肿块和疼痛症状具有周期性特点的乳房疾病是（ ）
   A. 急性乳腺炎　　　　　　B. 乳房纤维腺瘤　　　　　C. 乳腺囊性增生症
   D. 乳腺导管内乳头状瘤　　E. 炎性乳腺癌

5. 乳房纤维腺瘤的主要临床表现是（ ）
   A. 乳房胀痛　　　　　　　B. 乳头溢液　　　　　　　C. 乳房肿块
   D. 乳头凹陷　　　　　　　E. 双侧乳房不对称

6. 乳房外侧的乳腺癌发生转移，易向哪些淋巴结转移（ ）
   A. 锁骨下淋巴结　　　　　B. 腋窝淋巴结　　　　　　C. 锁骨上淋巴结
   D. 胸骨旁淋巴结　　　　　E. 肺部淋巴结

A2 型题

7. 刘某，女，25 岁。产后 2 周，为了预防急性乳腺炎的发生，其采取的措施不妥的是（ ）
   A. 每次哺乳前后清洁乳头　B. 矫正乳头内陷　　　　　C. 每次哺乳排尽乳汁
   D. 避免乳头破损　　　　　E. 预防性口服抗生素

8. 王某，女，40岁。近2个月来间断出现左侧乳头血性溢液。局部乳房无明显红、肿、热、痛，挤捏乳头时血性溢液增多，乳房内未触及肿块。首先考虑的疾病是（　）

A. 乳房纤维腺瘤　　　　B. 乳腺囊性增生病　　　　C. 乳管内乳头状瘤

D. 乳腺癌　　　　　　　E. 急性乳腺炎

9. 徐某，女，25岁。左乳房无痛性肿块3年。体格检查左乳房外上象限肿块约2cm×2cm×2cm，可推动，质地中等，边界清楚。应考虑为哪一种疾病的可能（　）

A. 乳腺癌　　　　　　　B. 乳房结核　　　　　　　C. 乳房囊性增生病

D. 乳管内乳头状瘤　　　E. 乳房纤维腺瘤

A3 型题

（10～12题共用题干）

李某，女，60岁。左乳房外上方发现无痛性肿块2月余。查体：左乳外上象限触及一肿物，约3.5cm×3.0cm×2.5cm，质坚硬，表面凹凸不平，活动度小，界限不清，左腋下触及3个融合的淋巴结，质硬。

10. 初步诊断是（　）

A. 乳腺癌　　　　　　　B. 乳管内乳头状瘤　　　　C. 乳腺囊性增生病

D. 乳头纤维腺瘤　　　　E. 炎性乳腺癌

11. 为进一步确诊，下列哪项检查最可靠（　）

A. X线检查　　　　　　B. 超声波检查　　　　　　C. 红外线扫描

D. 乳头溢液涂片　　　　E. 病理学检查

12. 术式选择是（　）

A. 乳腺癌根治术　　　　　　　　B. 乳腺癌扩大根治术

C. 乳腺癌改良根治术　　　　　　D. 单纯全乳房切除术

E. 保留乳腺的乳腺癌根治术

二、问答题

1. 简述乳腺癌的临床表现及诊断、术式选择。

2. 简述乳腺癌不同病理类型与预后的相关性。

3. 乳腺囊性增生病有何临床特点？

第十九章　胸部损伤

学习目标

1. 掌握：肋骨骨折、气胸损伤性血胸的临床表现、诊断及处理原则。
2. 熟悉：心脏损伤的诊断及处理。
3. 了解：肋骨骨折、气胸损伤性血胸的病因及分类。
4. 具备对肋骨骨折、气胸、血胸患者的初步诊断及处理能力。

第一节　概　述

胸部的骨性胸廓起支撑、保护胸内脏器的作用，同时也参与呼吸运动。在暴力作用下，胸骨或肋骨骨折可破坏骨性胸廓的完整性，并使胸腔内肺、心及大血管等造成损伤。根据暴力的性质不同，可分为钝性伤和穿透伤；根据损伤是否造成胸膜腔与外界相通，可分为开放性胸部损伤和闭合性胸部损伤。钝性胸部损伤多由减速、挤压、暴力所致，多伴有肋骨骨折或胸骨骨折，常合并其他部位损伤。器官损伤以钝挫伤多见，心肺组织钝挫伤后可出现急性呼吸窘迫综合征、心力衰竭和心律失常。钝性伤患者多不需要开胸手术治疗。穿透伤多由火器或锐器导致，损伤机制清楚，损伤范围与伤道有关，早期诊断较为容易。器官组织进行性出血是导致患者死亡的主要原因，相当一部分患者需要开胸手术治疗。

胸部损伤的紧急处理包括入院前急救和入院后急诊处理两部分。

1. 入院前急救　包括基本生命体征的支持和严重胸部损伤的紧急处理，如维持呼吸道通畅、给氧、控制出血、补充血容量、镇痛、固定长骨骨折、保护脊柱。威胁生命的严重胸外伤（张力性气胸、开放性气胸、大面积胸壁软化伴有呼吸困难者）需在现场施行特殊急救处理。

2. 院内急诊处理　需正确、及时地认识最直接威胁患者生命的紧急情况与损伤部位。有下列情况时应行急诊开胸探查术：①胸腔内进行性出血；②心脏大血管损伤；③严重肺裂伤或气管、支气管损伤；④食管破裂；⑤胸壁大块缺损；⑥胸内存留较大异物。

第二节 肋骨骨折

暴力直接作用于肋骨可使肋骨折断。第 1~3 肋粗短，且有锁骨和肩胛骨保护，不易发生骨折；若出现骨折则可能合并锁骨、肩胛骨骨折和颈部、腋部神经血管损伤。第 4~7 肋长而薄，最易发生骨折。第 8~10 肋及 11、12 肋弹性较大，不易发生骨折。多根多处肋骨骨折可使局部胸壁失去肋骨支撑而软化，吸气时软化胸壁内陷，呼气时软化胸壁外突，称为反常呼吸运动或连枷胸。肋骨骨折见图 19-1。

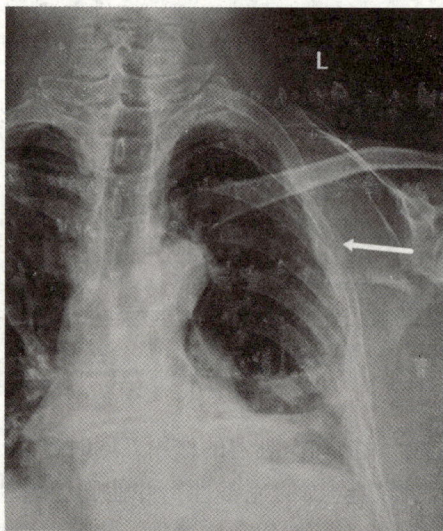

图 19-1 左侧肋骨骨折合并胸腔积液

【临床表现】肋骨骨折可使局部产生疼痛，深呼吸、咳嗽时可加剧。伤后呼吸道分泌物增多，又因胸痛使排痰不畅，容易造成肺不张及肺部感染，出现气促、呼吸困难等。胸壁可有畸形，局部可有明显压痛，挤压胸壁可使疼痛加重，甚至产生骨摩擦音。骨折断端可刺破胸膜、肋间血管和肺组织，产生血胸、气胸、皮下气肿或咯血。反常呼吸运动可影响胸腔压力造成纵隔扑动，影响肺通气，甚至出现呼吸循环衰竭。胸部 X 片可显示肋骨骨折、气胸、血胸等。

【治疗】肋骨骨折的处理原则是止痛、固定胸廓、清理呼吸道分泌物和防治并发症。

1. 闭合性单处肋骨骨折　多能自行愈合，固定胸廓的目的主要是为了减少肋骨断端活动，减轻疼痛。

2. 闭合性多根多处肋骨骨折　因患者有反常呼吸，严重影响心肺功能，必须及早加以控制。现场急救或对损伤较轻、范围较小者用厚敷料铺在伤部胸壁并加压包扎固定。进一步治疗可于伤侧胸壁放置牵引支架持续牵引 1~2 周来消除胸壁反常运动。牵引重量以刚能控制反常呼吸且患者自觉合适为宜。也可采用胸壁钢丝导入固定肋骨。

3. 开放性肋骨骨折　胸壁伤口需彻底清创，用钢丝固定肋骨断端。若胸膜已穿破，需做胸腔闭式引流术。应用抗生素预防感染。

第三节 气 胸

各种原因导致胸膜腔内积气称为气胸。气胸可由肺组织、气管、支气管、食道破裂或胸壁穿通伤导致空气进入胸膜腔所致。气胸可分为闭合性气胸、开放性气胸和张力性气胸。气胸见图19–2。

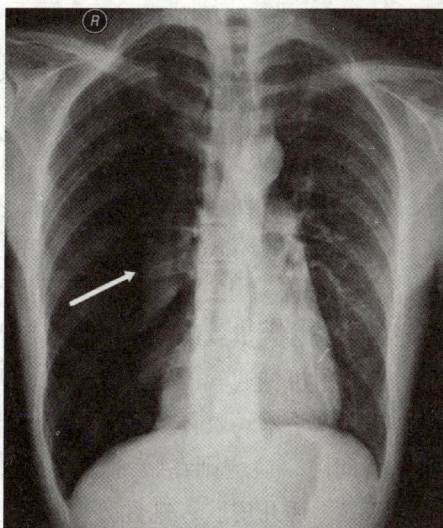

图19–2 右侧气胸
注：箭头所示为肺压缩带。

一、闭合性气胸

空气进入胸膜腔后，裂口迅速自行闭合，空气不再继续进到胸膜腔内。胸膜腔积气可导致部分肺萎缩，通气功能减低。

【临床表现】小量气胸，肺被压缩不超过30%者，可无明显症状；肺压缩超过30%可出现不同程度的胸痛、胸闷，呼吸短促，气管移向健侧，伤侧叩诊呈鼓音，听诊呼吸音减弱或消失。X线检查可显示不同程度的肺萎缩和患侧胸膜腔积气，纵隔可向健侧移位。

【治疗】小量气胸一般不需特殊处理，1～2周后多能自行吸收。大量气胸者应在患侧锁骨中线第二肋间行胸腔穿刺抽气或放置胸腔闭式引流管，并用抗生素预防感染。

二、开放性气胸

胸膜腔破口较大，导致胸膜腔与外界相通，空气随呼吸运动而自由出入胸膜腔。吸气时，空气自伤口进入胸膜腔，伤侧胸膜腔负压消失，健侧胸膜腔负压大于伤侧，纵隔向健侧移位；呼气时，空气自伤侧胸膜腔经伤口排出，两侧压力差较小，纵隔移向伤侧或接近原位，这种随着呼吸活动，纵隔左右摇摆，称为纵隔扑动。纵隔扑动可导致静脉回心血流障碍，并刺激纵隔和肺门神经，以致出现循环衰竭，发生休克。开放性气胸患者因伤侧肺萎缩不能行使通气功能，其支气管即变为无效腔。呼气时健侧肺的气体不仅排出体外，也排至伤侧支气管内；吸气时健侧肺不仅吸入外界空气，而且也吸入伤侧支气管内含氧量极低的残气，造成有效呼吸量减少和缺氧。

【临床表现】开放性气胸患者有气促、呼吸困难、口唇发绀和休克征象。胸壁伤口有血性泡沫气体随呼吸进出，伤侧胸部有气胸征。

【治疗】开放性气胸的急救处理原则是迅速封闭胸壁伤口，使之变为闭合性气胸。可用大块多层无菌凡士林纱布外加棉垫暂时覆盖伤口，再以胶布或绷带加压包扎固定（若现场急救缺乏无菌敷料，可采用多层布料、毛巾、防水布等不透气的物品覆盖）。呼吸困难时需吸氧，做胸腔穿刺排气减压；如同时有休克存在，需积极进行抗休克处理。进一步处理是应及早进行胸壁伤口清创缝合术，清除胸腔内血块及异物，缝合修补肺裂口，将胸壁各层严密缝合，并做胸腔闭式引流。术后应用抗生素防治感染，鼓励患者咳嗽及早期活动。

胸腔闭式引流术的适应证：①中、大量气胸，开放性气胸及张力性气胸；②胸腔穿刺术治疗下肺无法复张者；③需使用机械通气或人工通气的气胸或血胸者；④拔出胸腔引流管后气胸或血胸复发者；⑤剖胸手术。具体方法：根据临床诊断确定插管部位，气胸一般在前胸壁锁骨中线第 2 肋间隙，血胸则在腋中线与腋后线间第 6 或第 7 肋间隙。消毒后在局部胸壁全层做浸润麻醉，切开皮肤，钝性分离肌层，经肋骨上缘置入带侧孔的胸腔引流管，外接闭式引流装置。保证胸腔内气、液体克服 3～4cm 水柱压力，术后经常挤压引流管以保持引流管通畅。引流后若肺膨胀良好，已无液体、气体排出，可在患者深吸气屏气时拔出引流管，并封闭引流口。

三、张力性气胸

张力性气胸因肺组织裂伤或胸壁穿透伤，其裂口形成活瓣状，吸气时裂口张开，空气进入胸膜腔，呼气时裂口关闭，气体不能排出，胸膜腔内气体愈积愈多，腔内压力不断增高，致使伤侧肺完全受压而萎缩，纵隔移向健侧，健肺也受到压迫造成严重的呼吸循环障碍，胸腔内气体在高压下常被挤至纵隔和皮下，形成头、颈、上肢和胸部等处皮下气肿。

【临床表现】张力性气胸时患者表现为极度呼吸困难、端坐呼吸、烦躁不安、鼻翼扇动，重者吸气时可见口唇发绀甚至窒息、休克。体检可见颈静脉怒张，气管向健侧移位，伤侧胸部饱满，肋间隙增宽，呼吸幅度减弱；叩诊呈鼓音，心脏浊音界移向对侧；听诊呼吸音消失；纵隔移位及皮下气肿，触之如海绵，有握雪感，听之有捻发音，有时蔓延至头面或下腹部。胸腔穿刺时有压力高的气体向外冲出，抽出部分空气后，呼吸困难暂时缓解，不久又见加重。

【治疗】张力性气胸病情紧急，急救处理原则为立即排出胸腔内积气以减低胸膜腔内的压力。现场急救最简便的方法是用粗针头经伤侧胸前锁骨中线第二肋间插入排气、减压，在针头上缚一橡皮指套，顶端剪开 0.5～1cm 小口，作为排气活瓣，使空气只能排出，不能进入，可迅速减轻症状，以便转运。亦可用橡皮管连接于水封瓶引流和负压吸引，以持续减压。经上述处理后，一般肺、支气管裂口可自行闭合，症状缓解，待肺复张、漏气停止 24 小时后，可拔除导管终止减压，进一步治疗与闭合性气胸相同。若引流未能见效，引流中不断涌出气泡，患者气促无减轻，并伴有广泛的纵隔和皮下气肿，X 线检查伤肺仍萎缩，提示肺、支气管有较大裂伤且裂口不能自行闭合，应及早剖胸探查，修补裂口，或做肺段、肺叶切除术。

第四节 损伤性血胸

各种原因的胸部损伤引起胸膜腔内积血，称为损伤性血胸。若合并气胸则称为损伤性液气胸（图 19–3）。损伤性血胸出血多见于：①肺裂伤出血最为多见，可合并气胸，由于肺循环压力低，出血常可自行停止；②肋间血管或胸廓内动静脉出血，出血量较多且快，一般不易自止，常需手术止血；③心脏与大血管出血，出血量多且急，难以控制，很快导致失血性休克或心包填塞，往往得不到抢救机会而死亡。

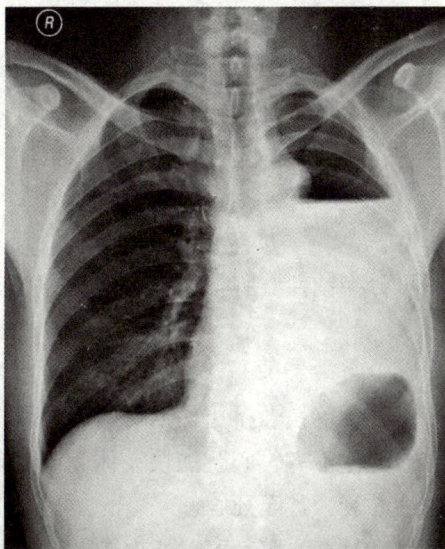

图 19–3 左侧液气胸

胸部外伤导致血胸发生后，如出血量大可出现失血性休克。同时胸膜腔内积血增多可导致伤侧肺受压萎陷，并将纵隔推向健侧，可影响呼吸与循环功能。由于肺、膈肌与心脏运动有去纤维蛋白的作用，胸膜腔内少量积血多不凝固。若出血快且量多，则去纤维蛋白作用则不完全，积血凝固成块，称为凝固性血胸。血块机化后，形成纤维组织束缚肺和胸廓，限制了呼吸运动，使肺功能受损。血胸如合并感染，则形成脓胸。

【临床表现与诊断】血胸的临床表现与出血量、出血速度及个人体质有关。成人血胸量小于 500mL 为少量血胸，多无明显症状；血胸量在 500～1000mL 为中量；血胸量大于 1000mL 为大量。中、大量的血胸患者可表现有不同程度的内出血症状，如面色苍白、脉搏细弱、呼吸急促、血压下降等失血性休克症状。查体时，中量或大量出血患者，伤侧肋间隙饱满，叩诊呈浊音，听诊呼吸音减弱或消失，气管和心脏向健侧移位。胸部X线检查少量血胸显示肋膈角变钝；中等量或大量血胸显示伤侧胸膜腔有大片积液阴影，纵隔向健侧移位。合并气胸显示液气平面。胸膜腔穿刺抽出血性积液，即可确诊。

有下列征象，提示胸膜腔内进行性出血：①症状进行性加重，血压持续下降，经输血、补液血压仍不回升，或短暂升高又迅速下降；②红细胞、血红蛋白计数、血细胞比容等重复测定，持续降低；③胸膜腔闭式引流血量连续3小时，每小时超过200mL；④胸膜腔穿刺或引流因血液迅速凝固抽不出血液，但胸部X线连续检查胸膜腔积液阴影不断增大，表明出血量多而急。

【治疗】

1. 非进行性少量血胸　可自行吸收，不需穿刺抽吸治疗。中等量或大量血胸，应尽早行胸膜腔穿刺术或闭式引流术，排出积血促使肺复张，改善呼吸功能，并应用抗生素防治感染。

2. 进行性血胸　在积极处理失血性休克的同时，应尽早开胸探查寻找出血部位，修复破损脏器。

3. 凝固性血胸　最好在伤后2~3日内开胸手术，清除积血或血块以防感染和机化。血块机化后，应行纤维板剥除术。血胸合并感染，按脓胸处理。

第五节　心脏损伤

心脏损伤根据致伤原因可分为钝性心脏损伤和穿透性心脏损伤。

一、钝性心脏损伤

钝性心脏损伤常见于撞击、坠落伤、挤压伤，可引起心肌挫伤甚至破裂。

患者表现为心前区疼痛，心律不齐，心跳加快，休克或猝死。亦可因乳头肌撕裂或断裂，瓣膜关闭不全导致急性心衰，甚至死亡。

伤后患者若一般情况良好，复查心脏超声、心电图及心肌酶学检查提示心脏未见结构性异常，未见明显心律失常，心肌酶学增高不明显者，可予以休息，严密监护、吸氧、止痛等处理。若反复出现严重心律失常，需转入重症监护室监护治疗。若出现急性心脏压塞或急性瓣膜关闭不全等导致急性血流动力学不稳的患者，需手术治疗。

二、穿透性心脏损伤

穿透性心脏损伤多为刀、剪等利器或子弹、弹片等火器伤所致。由于伤及心脏、大血管、冠状血管引起大出血致休克，往往迅速死亡。也有部分伤口不大，而因心包限制，出血积存于心包内，形成心脏压塞，出现Beck三联征，即：①静脉压增高；②心搏微弱，心音遥远而轻微；③动脉压降低。X线检查较少使用，但部分患者可出现心影增大、搏动减弱、心缘各弧弓平直，有时可见胸膜腔积液。心脏超声检查可以非常直观地了解有无心包积液及积液量的多少，瓣膜活动状态及心脏运动状态等。心电图检查对了解心肌损伤部位及有无传导系统或冠状动脉损伤等有一定的参考价值。心包穿刺抽出血液有助于诊断，并对心脏有暂时解除压迫的作用。

如为进行性出血，则应在积极抢救休克、大量输血的同时进行剖胸探查术，做相应的止血缝合修补。值得注意的是，对于胸部锐器伤的伤口在心脏体表投影区，或短时间休克，或出现 Beck 三联征，都应高度警惕心脏损伤的可能。不应去做辅助检查，而应立即在局麻下扩创探查，如伤道方向是对向心脏、进入胸内，则迅速改为全麻插管剖胸探查或心脏修补止血，以提高心脏穿通伤的抢救成功率。

目标检测

一、选择题

A1 型题

1. 肋骨骨折多发生于（　　）
   A. 第 1~3 肋　　　　　　　B. 第 4~7 肋　　　　　　　C. 第 8~10 肋
   D. 第 11 肋　　　　　　　E. 第 12 肋

2. 造成浮动胸壁的原因是（　　）
   A. 单根两处肋骨骨折　　　B. 单根单处肋骨骨折　　　C. 多根多处肋骨骨折
   D. 多根单处肋骨骨折　　　E. 单根多处肋骨骨折

3. 多根多处肋骨骨折最严重的生理改变是（　　）
   A. 咳嗽，血痰　　　　　　　　　　B. 胸壁软化，反常呼吸
   C. 疼痛，呼吸运动减弱　　　　　　D. 出血，休克
   E. 严重的皮下气肿

4. 多根多处肋骨骨折患者最典型的症状和体征是（　　）
   A. 呼吸困难　　　　　　　　B. 疼痛剧烈　　　　　　　C. 胸部挤压痛
   D. 伤处肿胀青紫　　　　　　E. 反常呼吸运动

A2 型题

5. 张某，男，50 岁。从 1.5 米高处坠落，右胸着地。体格检查：神清，RR 34 次/分，HR 100 次/分，BP 130/75mmHg，右胸壁畸形，无伤口，出现反常呼吸，双肺呼吸音粗，无干湿啰音。身体其余部分无损伤。现场急救的最重要处理是（　　）
   A. 吸氧、镇痛、镇静治疗　　　　　B. 静脉输液治疗
   C. 行气管切开术　　　　　　　　　D. 加压包扎，迅速消除反常呼吸
   E. 行气管插管，人工控制呼吸

6. 肋骨骨折的一般处理原则错误的是（　　）
   A. 使用抗生素控制感染　　　　　　B. 静脉输液治疗
   C. 及早下地活动　　　　　　　　　D. 鼓励患者咳嗽、排痰
   E. 酌情使用镇痛、镇静剂

7. 诊断张力性气胸最充分的依据是（　）

    A. 呼吸困难并伴有皮下气肿　　　　　　B. 伤侧胸部叩诊呈高调鼓音

    C. 伤侧呼吸音消失　　　　　　　　　　D. 胸膜腔穿刺有高压气体

    E. X 线见纵隔向健侧移位

A3 型题

（8～10 题共用题干）

李某，男，30 岁。30 分钟前被刀刺伤右前胸部，咳血痰，呼吸困难。体检：BP 107/78mmHg，P 96 次/分，右前胸有轻度皮下气肿，右锁骨中线 4 肋间可见 3cm 长创口，随呼吸有气体进入伤口的响声。

8. 该患者纵隔的位置是（　）

    A. 右偏　　　　　　　　B. 左偏　　　　　　　　　C. 正中位

    D. 在右侧与正中间摆动　　E. 在左侧与正中间摆动

9. 此时应采取的措施是（　）

    A. 吸氧　　　　　　　　B. 静脉穿刺输液　　　　　C. 立即剖胸探查

    D. 摄胸部 X 片　　　　E. 立即闭合胸部创口

10. 该患者半小时后收入病房，患者呼吸困难，轻度发绀，右胸部皮下气肿明显加重。X 线胸片提示右肺完全萎陷，纵隔向左侧偏移，右侧平膈肌水平可见液平面。此时正确的处理是（　）

    A. 准备手术探查　　　　　　　　　　　B. 输血

    C. 清创、胸腔闭式引流　　　　　　　　D. 注射器穿刺排液

    E. 继续观察

二、问答题

1. 简述胸膜腔进行性出血的征象。

2. 简述 Beck 三联征。

第二十章　胸壁疾病与脓胸

学习目标

1. 掌握：胸壁结核、脓胸的临床表现、诊断及术式选择。
2. 熟悉：胸壁结核、脓胸的病因、病理改变。
3. 了解：非特异性肋软骨炎的诊断与处理。
4. 具备对脓胸患者的诊断及处理能力。

第一节　非特异性肋软骨炎

非特异性肋软骨炎是一种非化脓性肋软骨肿大，好发于青壮年，女性略多。多位于单侧的第 2～4 肋，病因尚不明确，可能与病毒感染、劳损、慢性损伤等有关。病理检查时，肋软骨的组织结构多无异常改变。

【临床表现及诊断】本病进展缓慢，主要表现为受累的肋软骨肿大、隆起，表面皮肤正常，局部有明显的钝痛或锐痛，触之疼痛加剧，可因上肢活动或深呼吸、咳嗽等动作牵扯胸大肌而引起剧痛。病程长短不一，时轻时重，可反复发作迁延数年。偶有肿大的肋软骨缩小，疼痛消失。本病预后良好。

依据临床症状和局部体征可确定诊断。X 线胸片对确诊没有帮助，因肋软骨不能显影，但可排除胸内病变、肋骨结核或骨髓炎等。

【治疗】一般采用对症治疗，口服止痛药。对疼痛较明显者，局部可用氢化可的松加利多卡因封闭，有一定的效果。抗生素及理疗治疗效果不明显。若长期应用各种治疗无效，且症状较重或不能排除恶性肿瘤时，可切除病变肋骨。

第二节　胸壁结核

胸壁结核是胸壁软组织、肋骨和胸骨继发性结核病变，原发病灶多为肺与胸膜结核。其表现为结核性寒性脓肿或胸壁窦道，病变多位于胸前壁，胸侧壁次之，脊柱旁更少。

【病理】胸内结核经淋巴系统、血行播散或直接蔓延胸壁淋巴结及胸壁软组织和骨骼系统。胸壁结核脓肿以起源于胸壁深处的淋巴结较多，经穿透肋间肌蔓延至胸壁浅部皮下层，由于结核性破坏，组织坏死液化，形成寒性脓肿，往往在肋间肌层内外各有一个脓腔，中间有孔道相通，形似"葫芦"状，此种类型临床上较多见。有些穿透肋间肌的脓肿，因重力作用，逐渐向外向下坠积至胸壁侧面或上腹壁。寒性脓肿破溃穿透皮肤，成为结核性窦道或溃疡。

【临床表现及诊断】 胸壁结核患者以青年居多，全身症状多不明显。如原发结核病灶处于活动期，可有疲倦、低热、盗汗、虚弱等症状。查体胸壁有局限性不痛肿块，表面不红、不热，多有波动感。穿刺若抽得淡黄色稀薄脓液，常规涂片和细菌培养有助于诊断；穿刺部位应选在肿块上方，避免垂直进针致脓液沿针道流出形成瘘管。肿块破溃可排出水样混浊脓液，无臭，伴有干酪样物质，经久不愈，形成溃疡或窦道。慢性溃疡或窦道活检可明确诊断。胸部 X 线检查可发现肺、胸膜或肋骨结核病变。寒性脓肿继发化脓性感染，可出现急性炎症表现。诊断应与胸壁肿瘤、肋骨和胸骨化脓性骨髓炎、胸椎结核椎旁脓肿及胸壁放线菌病相鉴别。

【治疗】 胸壁结核是全身结核的局部表现，首先应注重全身治疗，如休息、营养及抗结核药物治疗。为控制或稳定结核病灶，在外科手术前 2~3 周，可联合采用 2~3 种一线抗结核药物，如异烟肼、链霉素、乙胺丁醇、利福平等。胸壁结核的局部治疗，应根据病变的严重程度和有无混合感染，选用以下方法。

对无骨质破坏且较小的胸壁寒性脓肿，可选用穿刺抽脓。穿刺针应在脓肿上方的健康皮肤潜行穿入脓腔，避免垂直进针造成脓液随针孔流出形成瘘管。抽尽脓液后，向脓腔注入链霉素和异烟肼，然后局部加压包扎，每周 1~2 次，部分患者治愈。如无效果，则行病灶清除。

病灶清除是治疗胸壁结核的主要方法。有活动性结核时，不可进行手术治疗。原则是彻底切除病变组织，包括受累肋骨、淋巴结和有病变的胸膜，切开所有窦道，刮除坏死和肉芽组织，清洗后放入链霉素，并用肌瓣充填残腔，防止血液积聚，安放引流，术毕加压包扎。

胸壁结核混合感染应先切开引流，待感染控制后再行结核病灶清除术。

第三节　脓　胸

脓胸是指脓性渗出液积聚于胸膜腔内的化脓性感染。脓胸按病理发展过程，可分为急性和慢性脓胸；按致病菌，可分为化脓性、结核性和特异病原性脓胸；按波及的范围，又可分为全脓胸和局限性脓胸。

脓胸的致病菌多来自肺内感染灶，也有少数来自胸内和纵隔内其他脏器或身体其他部位病灶，直接或经淋巴、血行途径播散。致病菌以肺炎球菌和链球菌多见，但由于抗生素的应用，葡萄球菌特别是耐药性金黄色葡萄球菌大大增多。此外，大肠杆菌、绿脓杆菌、真菌也是可能的致病菌。致病菌进入胸膜腔的途径主要有：①直接由化脓病灶侵入，或因外伤、手术污染胸膜腔；②淋巴途径：膈下脓肿、肝脓肿、化脓性心包炎等，通过淋巴管侵犯胸膜腔；③血行播散：全身败血症、脓毒血症时，病原菌可经血液循环进入胸膜腔。

感染侵犯胸膜后可引起大量渗出，早期渗出液稀薄，含有白细胞和纤维蛋白，呈浆液性。随着病程进展，脓细胞及纤维蛋白增多，渗出液逐渐由浆液性转为脓性，纤维蛋白沉积于脏、壁胸膜表面并不断加厚，使脓液局限化，纤维素在脏胸膜附着后使肺膨胀受到限制。此时，脓胸的病理变化处于临床的急性期。随着病程进展，纤维蛋白沉着机化后在脏、壁胸膜上形成致密的纤维板。纤维板固定紧束肺组织，牵拉胸廓内陷，牵拉纵隔向病侧移位，并限制胸廓的活动，从而降低呼吸功能。此时，脓胸的病理变化进入慢性期。

一、急性脓胸

【临床表现】主要表现为胸膜急性化脓性感染的全身中毒症状和积液致肺萎陷的呼吸功能障碍。常有高热、脉速、胸痛、呼吸急促、咳嗽、全身乏力等。查体：全脓胸患侧肋间隙饱满，呼吸运动减弱，语颤减弱，叩诊呈浊音，听诊呼吸音减弱或消失，纵隔向健侧移位。局限性脓胸的叩诊和听诊体征在病变相应部位，其他部位症状不明显。胸部 X 线检查大量积液时，病侧胸部呈致密阴影，纵隔移位；中等量积液时，可见外高内低的弧形阴影，同时可见肺组织受压；少量积液时，仅显示肋膈角变钝。脓气胸时，可见液平面。超声波检查可确定积液部位和范围，还可用于引导胸膜腔穿刺，多用于局限性脓胸。胸膜腔穿刺抽得脓液，即可明确诊断。观察其外观性状，质地稀稠，有无臭味，并做涂片镜检、细菌培养和药物敏感试验，以指导临床用药。

【治疗】急性脓胸的治疗原则是：有效地控制感染，增强机体抵抗力，彻底排净脓液，促使受压肺尽快复张。

全身治疗：①加强营养，给予高蛋白、高热量、高维生素饮食。对重症患者，适当补液、输血。②控制原发感染，并根据脓液细菌培养和药物敏感试验，选用有效抗生素。

局部治疗：彻底排净脓液，使受压肺尽快复张是治疗急性脓胸的关键。

1. 胸膜腔穿刺抽脓 急性脓胸早期，脓液稀薄，容易抽出，部分患者可获治愈。穿刺部位可根据体征、超声波及胸部 X 线检查确定。一般在腋后线第 7 或第 8 肋间。原则上一次抽净脓液，然后向胸膜腔注入抗生素，隔日重复 1 次。穿刺过程中如出现脉速、面色苍白、出冷汗、头晕、恶心、呼吸急促等症状，应立即停止穿刺。每次抽脓后应做胸部 X 线检查，判断胸膜腔积液程度及治疗效果。如呼吸音清晰，胸部 X 线检查肺膨胀良好，积液消失，说明脓胸已获治愈。如脓液不见减少或脓液稠厚，或伴有气管、食管瘘并发脓气胸，或伴有腐败性脓胸者，应及时施行胸腔闭式引流。

2. 胸腔闭式引流 是治疗急性脓胸促使排净脓液，使受压肺尽快复张的一种简便且有效的方法。有经肋骨床和经肋间插管引流。要求引流管内径较大，引流位置适当，使肺膨胀较快。

3. 脓胸早期廓清术 适用于发病 2 周以上的急性脓胸具有下列情况之一者：①多

发性包裹性脓胸；②闭式胸腔引流不畅；③发病时间长，就诊较晚，脓汁稠厚，闭式引流术难以治愈。手术清除脓液、脓苔，分离粘连，剥去覆盖脏、壁层的纤维组织，使肺脏得到最大限度复张。

二、慢性脓胸

急性脓胸未得到彻底治愈或未得到及时治疗便迁延进入慢性期。慢性脓胸形成的主要原因有：①急性脓胸就诊太晚，未能及时治疗，逐渐进入慢性期；②急性脓胸处理不当，如引流不及时、引流不畅或拔管过早；③合并支气管或食管瘘未能及时处理，胸膜腔受到持续感染；④脓胸内有异物存留，引起反复感染；⑤胸膜腔毗邻器官的慢性感染病灶，如膈下脓肿、肋骨骨髓炎等，未能控制与清除；⑥特异性病原菌感染，如结核菌、放线菌等慢性炎症所致的纤维层增厚，肺膨胀不全，使脓腔长期存在。

【临床表现】慢性期患者可表现为慢性全身中毒症状，包括长期低热、乏力、食欲减退、消瘦、贫血和低蛋白血症；局部症状包括胸闷气短、咳嗽、咯脓痰。查体呈慢性消耗病容，患侧呼吸运动减弱，胸壁塌陷，肋间隙变窄，叩诊呈实音，听诊呼吸音减弱或消失。晚期可见杵状指、趾。胸部 X 线检查显示患侧胸膜增厚，肋间隙变窄，纵隔向患侧移位，膈肌抬高。脓腔造影可明确脓腔部位、大小、有无支气管胸膜瘘，有利于拟定治疗方案。胸部 CT、MRI 检查不仅有助于诊断，同时可明确胸内有无其他病变。

【治疗】慢性脓胸的治疗原则：①改善全身情况，加强营养；②消除感染源及致病因素；③手术闭合脓腔，尽量保存与恢复肺功能。

慢性脓胸常用的手术治疗方法：①改进胸腔引流；②胸膜纤维板剥脱术；③胸廓成形术；④胸膜肺切除术。各有其适应证，有时又需要综合应用。

1. 改进胸腔引流 针对引流不畅的原因，合理调整原有引流管的位置、口径、深浅等，以利于脓腔充分引流，减轻中毒症状，缩小脓腔，使肺得到最大限度的复张。部分患者可获得痊愈。同时也为以后进行根治手术创造有利条件。

2. 胸膜纤维板剥脱术 为治疗慢性脓胸较为理想的手术方式。适用于慢性脓胸的早期，肺内无严重病变，术后肺能重新膨胀者。手术剥除脓腔壁层和脏层胸膜上纤维板，使肺复张，消灭脓腔，使肺功能及胸廓运动得以改善。若肺内有广泛破坏性病变、结核空洞或支气管扩张，则不宜施行此手术。

3. 胸廓成形术 适用于慢性脓胸的晚期，肺组织严重纤维性变而不能复张；或肺内有广泛结核性病变，不宜使肺复张者。手术刮除脏层纤维板上肉芽组织和坏死组织，切除脓腔外侧壁增厚的胸膜壁层纤维板及相应的肋骨，使剩留的胸壁软组织塌陷与内侧壁对合，利用邻近带蒂肌瓣充填或移植带蒂大网膜堵瘘填腔，达到消灭脓腔的目的。术后妥善加压包扎。儿童不宜施行此手术，以免日后造成严重胸廓畸形。

4. 胸膜肺切除术 适用于慢性脓胸合并肺内严重病变者，如支气管扩张症、结核性空洞、支气管胸膜瘘等，其他手术难以根治。手术将脓腔及病肺一并切除。此种手术创伤大、出血多、技术难度大，应严格掌握手术适应证。

目标检测

一、选择题

A1 型题

1. 引起脓胸的最常见的病原菌是（　）
   - A. 溶血性链球菌
   - B. 肠球菌
   - C. 金黄色葡萄球菌
   - D. 肺炎链球菌
   - E. 流感嗜血杆菌

2. 确诊急性脓胸最重要的方法是（　）
   - A. 胸部 X 片
   - B. 胸部 CT
   - C. 胸部 B 超
   - D. 胸腔镜检查
   - E. 胸部 B 超 + 穿刺

3. 不适用于治疗慢性脓胸的术式是（　）
   - A. 胸腔闭式引流术
   - B. 胸廓成形术
   - C. 胸膜肺切除术
   - D. 肺叶切除术
   - E. 胸腔闭式引流术

4. 可致纵隔向患侧移位的疾病是（　）
   - A. 闭合性气胸
   - B. 开放性气胸
   - C. 张力性气胸
   - D. 慢性脓胸
   - E. 急性脓胸

二、问答题

1. 简述急性脓胸的治疗原则。
2. 简述慢性脓胸的临床表现和手术方法。

第二十一章　肺部疾病的外科治疗

1. 掌握：肺癌的病理分类、临床表现、转移途径、诊断方法和治疗原则。
2. 熟悉：肺癌的鉴别诊断；支气管扩张症的临床表现和治疗方法；肺结核的手术方式和肺切除术的手术适应证。
3. 了解：肺部疾病的病因和病理生理特点。
4. 具备根据临床症状提出初步诊断并制定治疗策略的能力。

第一节　肺　癌

肺癌是近年来发病率和死亡率增长最快，对人群健康和生命威胁最大的恶性肿瘤之一。据国外报道，男性肺癌发病率和死亡率均占所有恶性肿瘤的第一位，女性发病率、死亡率均占第二位，男女发病率之比为 3：1～5：1，发病年龄大多在 40 岁以上。

【病因】肺癌的病因尚未完全明确，与下列因素有关：①长期大量吸烟被认为是肺癌最重要的致病因素，烟草中的多链芳香烃类化合物（苯并芘）和亚硝胺等均有很强的致癌活性。②肺癌发病率城市高于农村，可能与环境污染有关。③肺癌发病率工矿区高于居民区，可能与长期接触工业废气、放射性元素等有关。④个体因素，如肺部慢性疾病、免疫状态、遗传因素、代谢活动等。近来，在肺癌分子生物学方面的研究表明，P53 基因、nm23 - H$_1$基因表达的变化与基因突变与肺癌的发病有密切的关系。

【病理】肺癌起源于支气管黏膜上皮，局限于上皮内称原位癌。癌肿向腔内生长，引起支气管阻塞；癌肿向腔外生长，可侵犯邻近组织；并通过淋巴、血行转移扩散。

肺癌靠近肺门者，称为中央型肺癌（图 21 - 1）；发生于肺段支气管以下，位于肺的边缘者，称为周围型肺癌。

1. 肺癌组织学分类

（1）鳞状细胞癌（鳞癌）　在肺癌中最为常见。患者多是 50 岁以上的男性，与吸烟关系密切。多为中心型肺癌，生长较为缓慢，先经淋巴转移，血行转移较晚。

（2）腺癌　女性相对多发且年龄较小，多为周围型肺癌。早期多无明显临床症状，生长速度缓慢，有时早期即发生血行转移，发生淋巴转移则较晚。

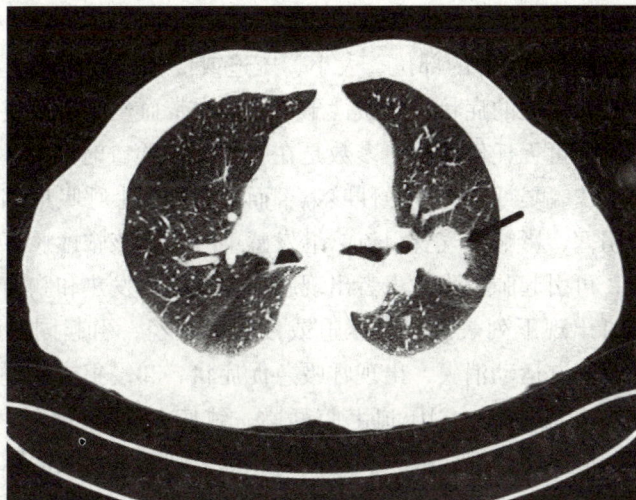

图 21 -1　左侧中央型肺癌

（3）**小细胞癌（未分化小细胞癌）**　发病年龄较轻，多见于男性。大多为中心型肺癌。恶性程度高，生长快，较早出现血行和淋巴转移，对化疗、放疗较敏感。各类肺癌中预后最差。

（4）**大细胞癌**　此类型甚为少见，分化程度低，发生脑转移较早，预后很差。

2. 肺癌的三种转移途径

（1）**直接扩散**　癌肿直接侵犯肺组织及邻近组织器官（图 21 -2）。周围型肺癌可侵犯脏层胸膜，癌细胞脱落进入胸膜腔，形成种植性转移。中央型肺癌可侵犯脏壁层胸膜、胸壁组织及纵隔器官。

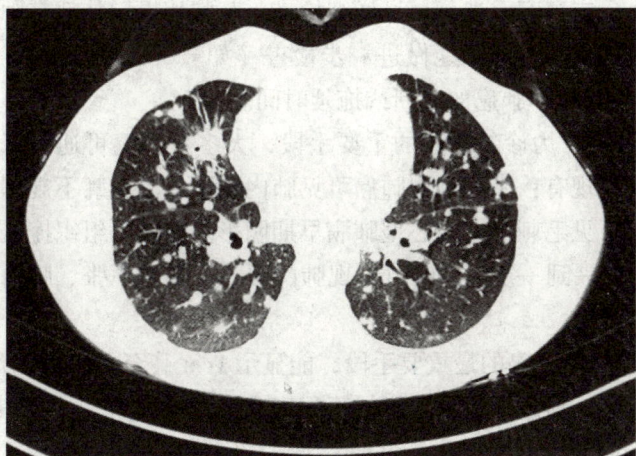

图 21 -2　左侧肺癌伴双侧肺内转移

（2）**淋巴转移**　为肺癌常见的转移途径，癌细胞经支气管和肺血管周围淋巴道，到达肺门或隆突下淋巴结，最后累及锁骨上前斜角肌淋巴结和颈部淋巴结。

（3）**血行转移**　癌细胞侵入肺静脉，经心脏转移至全身各组织与器官，常见的有肝、脑、骨骼、肾上腺等。

【临床表现与诊断】与癌肿的部位、大小、压迫或侵犯邻近组织与器官的程度及有无转移等有密切关系，常见的症状为刺激性干咳、痰中带血丝、血痰或少量咯血。早期肺癌特别是周围型肺癌可无任何症状，多数是在胸部 X 线检查时发现。中心型肺癌起源于较大支气管黏膜上皮，早期常有刺激性咳嗽，而被误诊为上呼吸道感染。癌肿长大后引起支气管腔部分阻塞，影响支气管引流，继发感染时，则咳脓性痰且痰量较多。癌肿阻塞较大支气管时，可引起肺不张，患者出现胸闷、气促、发热和胸痛等症状。

肺癌晚期，常可出现下列表现：①压迫或侵犯膈神经，引起同侧膈神经、膈肌麻痹，其表现为膈肌升高，运动消失，出现呼吸急促症状。②侵犯或压迫喉返神经，引起声带麻痹，其表现为声音嘶哑。③压迫上腔静脉，致使上腔静脉因回流受阻、压力升高，临床上出现上腔静脉压迫综合征，即面部、颈部、胸部及上肢静脉怒张、皮下组织水肿等。④侵犯胸膜，可出现持续性剧烈胸痛及血性胸腔积液，大量积液可引起气促、纵隔移位。⑤侵犯纵隔，肿瘤或纵隔淋巴结肿大，可压迫食管，引起吞咽困难。⑥肺上叶顶部癌侵犯纵隔或压迫胸廓上口的器官和组织，可产生相应症状，如颈交感神经受压，可出现同侧眼睑下垂、瞳孔缩小、眼球内陷、面部无汗等，称之为颈交感神经综合征（Horner syndrome）。如压迫臂丛神经和锁骨下动、静脉，则出现胸肩背部、上肢静脉怒张、水肿及上肢活动障碍等。

少数肺癌病例，由于癌肿产生内分泌物质，临床上呈现非转移性的全身症状，如骨关节病综合征、Cushing 综合征、重症肌无力、男性乳腺增大等。肺癌切除后，上述症状可能消失。

肺癌的早期诊断具有重要意义。对 40 岁以上的成人应定期行 X 线筛查。若出现久咳不愈或痰中带血，应高度重视，尽早详细检查。若胸片提示肺部有肿块阴影时，首先要考虑到肺癌的可能性，宜详细地做进一步检查（如 CT、纤维支气管镜检查、痰细胞学检查等），不能轻易放弃肺癌的诊断或拖延时间。

1. 胸部 X 线检查　为诊断肺癌的重要手段，大多数肺癌可通过 X 线检查或 CT 检查获得诊断。主要表现有：①周围型肺癌可见肺内阴影，其轮廓不规则，常有小分叶或切迹，边缘模糊，可见毛刺。②中心型肺癌早期阴影多被纵隔组织掩盖，因此可无异常 X 线征象。当肺癌发展到一定大小时可出现肺门阴影。③肺不张、肺内液平、空洞等不具有特异性。

2. CT　为目前诊断肺癌的最重要手段，能显示 1cm 甚至更小的病灶。CT 不仅能显示肿块的位置、大小、形态，还可了解侵犯程度和淋巴结情况等，尤其是增强 CT 已成为手术前必不可少的资料。

3. 纤维支气管镜检查　对中心型肺癌确诊率较高，可直接看到肿块，还可活检行病理检查。

4. 痰细胞学检查　痰细胞学检查找到癌细胞，即可明确诊断。但假阴性多，故较少应用。

5. 经胸壁穿刺肺活组织检查　适用于周围型肺癌，其阳性率较高。但易引起气胸、血胸、感染及针道癌细胞种植等并发症。

6. 放射性核素检查　正电子发射断层扫描（PET）是肺癌定性诊断最好的无创检查，还能全面了解转移情况，有助于准确判断临床分期，但价格昂贵，尚未广泛开展。

7. 转移病灶活检　晚期病例，对已有锁骨上、颈部、腋下等处淋巴结转移的病例，可切除病检，明确诊断。

8. 胸水检查　抽取胸水离心后，取其沉淀做涂片检查，寻找癌细胞，以明确诊断。

9. 剖胸探查或腔镜检查　经多方检查仍然不能明确诊断的，可开胸或胸腔镜探查，还可做纵隔镜取纵隔肿块或淋巴结活检。

此外，当明确或怀疑肺癌时，应当使用 MRI 检查了解脑部转移、放射性核素骨扫描了解骨转移、腹部超声了解肾上腺转移的情况。

【肺癌 TNM 分期】肺癌 TNM 分期（表 21 - 1）方法为目前世界各国所采用。根据原发肿瘤的大小（T）、区域淋巴结转移的情况（N）和有无远处转移（M）等将肺癌加以分期，肺癌的分期对指导临床选择治疗方案和判断预后都有重要意义。

表 21 - 1　2009 年国际抗癌联盟（UICC）肺癌 TNM 分期（第七版）

原发肿瘤（T）

T_x　未发现原发肿瘤，或者通过痰细胞学检查或支气管灌洗发现癌细胞，但影像学及支气管镜无法发现

　T_0　无原发肿瘤的证据

　T_{is}　原位癌

T_1　肿瘤最大径≤3cm，周围包绕肺组织及脏层胸膜，支气管镜见肿瘤侵及叶支气管，未侵及主支气管

　T_{1a}　肿瘤最大径≤2cm

　T_{1b}　肿瘤最大径＞2cm，且≤3cm

T_2　肿瘤最大径＞3cm，但≤7cm；累及主支气管，但距气管隆嵴2cm以外；侵及脏层胸膜；有肺不张或阻塞性肺炎影响肺门，但未累及全肺。符合以上任何一个条件即归为T_2

　T_{2a}　肿瘤最大径＞3cm，≤5cm

　T_{2b}　肿瘤最大径＞5cm，≤7cm

T_3　肿瘤最大径＞7cm，直接侵犯以下任何一个器官，包括：胸壁（包含肺上沟瘤）、膈肌、膈神经、纵隔胸膜、心包；距气管隆嵴＜2cm（不常见的表浅扩散型肿瘤，无论体积大小，侵犯限于支气管壁时，虽可能侵犯主支气管，仍为T_1），但未累及气管隆嵴；全肺不张或阻塞性肺炎；同一肺叶内出现孤立性癌结节。符合以上任何一个条件即可归为T_3

T_4　无论肿瘤大小，侵及以下任何一个器官，包括：纵隔、心脏、大血管、气管隆嵴、喉返神经、气管、食管、椎体；同侧非原发肿瘤所在叶的其他肺叶出现的单个或多个结节

区域淋巴结（N）

N_x　区域淋巴结无法评估

N_0　无区域淋巴结转移

N_1　同侧支气管周围和（或）同侧肺门淋巴结及肺内淋巴结有转移，包括直接侵犯而累及的

N_2　同侧纵隔内和（或）气管隆嵴下淋巴结转移

N_3　对侧纵隔、对侧肺门、同侧或对侧斜角肌及锁骨上淋巴结转移

远处转移（M）

M_x　远处转移不能被判定

M_0　无远处转移

M_1　远处转移

M_{1a}：胸膜播散（恶性胸腔积液、心包积液或胸膜结节）及对侧肺叶出现癌结节（许多肺癌胸腔积液是由肿瘤引起的，少数病人胸腔积液多次细胞学检查阴性，既不是血性也不是渗液，如果各种因素和临床判断认为渗液与肿瘤无关，那么不应该把胸腔积液考虑入分期因素内，病人仍应分为 $T_{1\sim3}$）

M_{1b}：肺及胸膜外的远处转移

TNM 分期

0 期　$T_{is}N_0M_0$

Ⅰ$_A$期　$T_{1a\sim b}N_0M_0$

Ⅰ$_B$期　$T_{2a}N_0M_0$

Ⅱ$_A$期　$T_{2b}N_0M_0$，$T_{1a\sim b}N_1M_0$，$T_{2a}N_1M_0$

Ⅱ$_B$期　$T_{2b}N_1M_0$，$T_3N_0M_0$

Ⅲ$_A$期　$T_{1\sim2}N_2M_0$，$T_3N_{1\sim2}M_0$，$T_4N_{0\sim1}M_0$

Ⅲ$_B$期　$T_4N_2M_0$，$T_{任何}N_3M_0$

Ⅳ期　$T_{任何}N_{任何}M_{1a\sim b}$

【鉴别诊断】肺癌病例按肿瘤发生部位、病理类型和病程早晚等不同情况，在临床上可以有多种表现，需与下列疾病相鉴别。

1. 肺结核　多见于青少年。

（1）肺结核球应与周围型肺癌鉴别　肺结核病程较长，X 线片上病灶常位于上叶尖后段或下叶背段，呈球形阴影，密度不均匀，常见钙化点，病变周围有卫星灶，肺内常可见散在结核病灶。

（2）粟粒性肺结核与弥漫型细支气管肺泡癌鉴别　粟粒性肺结核全身毒性症状明显，抗结核可改善症状，病灶逐渐吸收。

（3）肺门淋巴结结核与中心性肺癌鉴别　肺门淋巴结结核常有结核感染症状，很少有咯血。

2. 肺部炎症　肺癌早期可引起阻塞性肺炎，易误诊为支气管肺炎。抗感染治疗后无改善，应高度怀疑肺癌。

3. 支气管腺瘤　为一种低度恶性肿瘤，临床表现与周围型肺癌相似，常反复咯血。X 片表现也与肺癌相似。经支气管镜检查，诊断未能明确者宜尽早做剖胸探查术。

4. 肺部良性肿瘤　错构瘤、纤维瘤、软骨瘤等亦应与周围型肺癌鉴别。

5. 炎性假瘤　也需与周围性肺癌鉴别。

【治疗】肺癌的治疗方法有外科手术治疗、放射治疗、化学药物治疗、免疫治疗及中医中药治疗。虽然大多数肺癌患者在确诊时已失去手术机会，但手术仍然是肺癌最重要和最有效的治疗手段。目前单一的肺癌治疗方法及效果均不能令人满意，因此必须适当地联合治疗，以提高肺癌的治疗效果。具体治疗方案的设计需根据肺癌的 TNM 分期、病例细胞分类、患者的心肺功能及全身状况等综合分析后再做决定。

怀疑为肺癌，尚未发现远处多个转移灶，患者一般状况较好，心肺功能可以耐受者，应尽早手术治疗。小细胞肺癌可采用化疗、放疗后手术治疗方案。非小细胞肺癌患者，尚未发现远处转移，一般状况较好，心肺功能可以耐受，均应尽早手术治疗。术后根据术中情况、病理类型、淋巴结转移情况来决定应用化疗、放疗或其他治疗。对中晚期肺癌经化疗、放疗后可以考虑手术治疗。对单个转移灶，亦可同期或分期手术。

1. 手术治疗　手术治疗目的是彻底切除肺部原发肿瘤病灶和清扫淋巴结，尽量多保留健康的肺组织。根据病变的部位和大小，决定肺切除的范围。周围型肺癌一般采用肺叶切除术。中心型肺癌采用肺叶或全肺切除术。肺癌主要在一个肺叶内，同时还侵犯主支气管或中间支气管，可行袖式肺叶切除术，即切除一叶肺和受累的一段支气管后，再行支气管吻合。这种手术既达到根治目的，又避免了全肺切除，尽可能保留了健康肺组织。手术中，应同时行系统性肺门及纵隔淋巴结清除术。手术方法可以采用常规的开胸术式，亦可采用电视胸腔镜技术完成手术。

手术禁忌证：①全身情况差，心、肺、肝、肾功能不全的患者；②远处转移，如脑、骨、肝等转移；③严重侵犯周围组织器官，估计切除困难者；④广泛肺门、纵隔淋巴结转移，无法清除者；⑤胸外淋巴结转移等。

2. 放射治疗　放射治疗是临床局部消灭肺癌病灶的一种方法，放射治疗使用的设备有^{60}Co治疗机和直线加速器等。小细胞肺癌对放射治疗敏感性较高，其次为鳞癌、腺癌，细支气管肺泡癌敏感性最低。手术前放射治疗，可提高手术切除率；术后放射治疗，可杀伤残存的癌细胞，防止复发，提高生存率。晚期肺癌病例进行姑息性放疗，可以减轻症状。单独应用放射治疗3年生存率约10%。

下列情况的患者，一般不宜行放射治疗：①全身情况呈现恶病质者；②呼吸功能不全者；③全身或胸膜、肺广泛转移者；④癌变范围广泛者；⑤癌性空洞或巨大肿瘤。放疗后可能出现疲乏、食欲缺乏、低热、骨髓造血功能抑制、放射性肺炎、肺纤维化和癌肿坏死液化空洞形成等，应给予相应处理。

3. 化学治疗　化学治疗对分化程度低的肺癌，特别是小细胞肺癌疗效较好，对鳞癌、腺癌亦有一定疗效。单独用于晚期肺癌，以缓解症状。与手术、放射治疗等综合治疗，以防止癌肿转移复发，提高治愈率。常用药物有环磷酰胺、氟尿嘧啶、丝裂霉素、多柔比星、丙卡巴肼、长春新碱、顺铂、紫杉醇等。化疗的方案较多，临床上应根据肺癌类型、病变的分期、手术情况及患者体质状况合理选择药物。应用化学疗法要掌握药物性能、剂量及其副作用，当出现严重胃肠道反应、骨髓造血功能抑制等副作用时，要及时调整用药剂量或暂缓用药。

4. 免疫治疗　近年来研究表明，人体免疫功能状态与癌肿的生长发展有一定关系，从而促进免疫治疗的应用及进展。具体措施有：①特异性免疫疗法：用经过处理的自体肿瘤细胞或加用佐剂后做皮下接种进行治疗，此外还可应用白介素、肿瘤坏死因子、肿瘤核糖核酸等生物制品；②非特异性免疫疗法：常用卡介苗、短小棒状杆菌、转移因子、干扰素等以激发和增强人体免疫功能。

5. 中医治疗　按患者的临床症状、脉象、舌苔等表现，应用辨证治疗法则治疗肺癌，一部分患者的症状得到改善，寿命延长。

知识拓展

靶向治疗

近年来，肺癌的治疗上出现了一种新的手段——靶向治疗。靶向药物采用口服方式，其对于某些特定人群，尤其是女性腺癌患者的效果已经超过了放疗和化疗，部分晚期无法手术的患者口服靶向药物之后，包块明显缩小，甚至达到"切除"的效果。靶向治疗安全、方便、有效、副反应小的特点，使其迅速推广开来。易瑞沙和特罗凯是两种最常用的靶向药物，靶向药物花费较贵，用药前需行基因检测，如不适宜，则不应当选择。

第二节　肺结核

肺结核的外科治疗始于 19 世纪晚期，外科治疗是肺结核综合治疗的一个组成部分，通过手术切除不可逆的病灶或采用萎陷疗法促进愈合。手术前后必须应用有效抗结核药物治疗，使结核病情稳定，不再处于活动期。肺结核手术治疗方法有肺切除术和胸廓成形术（图 21-3）。

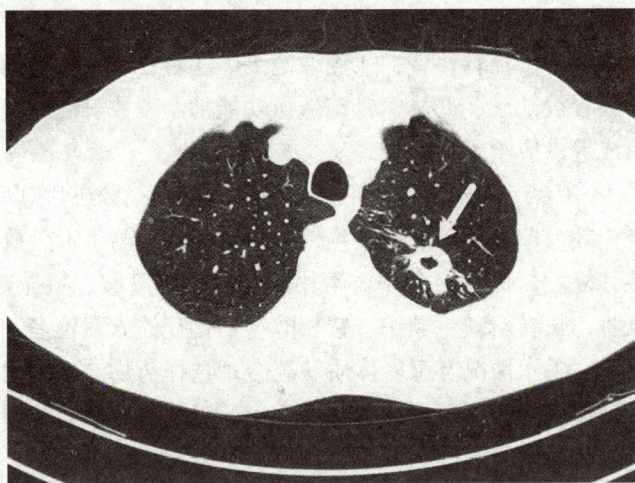

图 21-3　左侧肺结核球伴空洞形成

【肺切除术】手术的目的是切除结核病灶，可行肺段切除、肺叶切除或一侧全肺切除。

1. 适应证

（1）**肺结核空洞**　①单侧纤维厚壁空洞：内层有较厚的肉芽组织，外层有坚韧的纤维组织，经内科治疗不能闭合者；②张力性空洞：支气管内有肉芽组织导致引流不畅者；③巨大空洞：病变广泛，空洞周围纤维化且与胸壁粘连不易闭合者；④下叶空洞：萎陷疗法不能闭合者。

（2）**结核球**　结核球大于2cm，干酪样病灶或液化成为空洞者，不易愈合应手术切除。有时结核球难以与肺癌鉴别，故应提高警惕，及早手术切除。

（3）**毁损肺**　肺叶或一侧全肺组织，因结核造成广泛的干酪样病变、空洞、支气管扩张症等，导致肺功能基本丧失，且成为感染源，而对侧肺无明显结核病灶、肺功能良好者。

（4）**结核性支气管狭窄与扩张**　结核病灶及肺组织纤维化可造成支气管扩张，继发感染，出现反复咳痰、咯血。

（5）**反复或持续咯血**　经药物治疗无效，病情危急，明确出血部位可将病肺切除以挽救生命。

（6）**原因不明的肺不张或块状阴影**　尚不能明确诊断，难以除外癌变者。

2. 禁忌证

（1）一般情况差，重要脏器如心、肺、肝、肾等功能不全。年纪大不是禁忌，应根据重要脏器功能状态决定是否手术。

（2）肺结核活动期或肺内其他部位有新的浸润性病灶。

（3）肺外其他脏器结核，病情未能控制，或处于进展期。

（4）临床检查及肺功能评估提示病肺切除后将严重影响患者呼吸功能者。

3. 围术期抗结核药物治疗

（1）术前需规律抗结核6~8个月，争取痰菌转阴。

（2）出现耐药菌株者，应采用新的抗结核药物做术前准备，可以注射用药。

（3）痰菌阳性者，应行支气管镜检，以排除支气管内膜结核。如有内膜结核，应继续抗结核治疗，直到控制稳定。

（4）术后继续抗结核6~12个月。

4. 并发症

（1）**支气管胸膜瘘**　结核患者发病率比肺结核患者发病率高。原因主要有：①支气管残端有内膜结核，影响愈合；②残端感染或胸膜腔感染，引起残端炎性水肿或风险脱落导致残端裂开；③支气管残端处理不当导致残端愈合不良。

（2）**顽固性含气残腔**　大都不产生症状，可严密观察和采用药物治疗，几个月后逐渐消失。若出现呼吸困难、发热、咯血或持续性肺泡瘘等，可按照支气管瘘处理。

（3）**脓胸**　结核患者发病率比肺结核患者发病率高。治疗可参照脓胸的处理。

（4）**结核播散**　术前若做好充分的抗结核治疗，严格掌握手术适应证和手术时机，该并发症应较为少见。

【**胸廓成形术**】胸廓成形术是将不同数目的肋骨节段行骨膜下切除，使这个部分的胸壁下陷并使胸壁下的肺得到萎陷。该手术的主要作用包括：①使肺部松弛和压缩，减小运动幅度，从而使病肺得到休息；②肺萎陷使空洞壁靠拢，消灭空腔，促进愈合；③减缓局部血液和淋巴回流，减少毒素吸收，使局部缺氧不利于结核菌繁殖。该手术可一期或分期进行，切除范围可根据患者病情决定。近年来，由于胸廓成形术手术治疗肺结核的局限性和术后可能并发脊柱畸形等缺点，同时肺切除手术普及且具有更好的疗效，胸廓成形术已很少采用。

第三节　支气管扩张症

支气管扩张症是由于反复支气管阻塞及远端感染，导致支气管管壁及周围肺组织的炎性破坏，最终造成不可逆的支气管管壁破坏、支气管扩张变形。支气管扩张症是一种常见的慢性呼吸系统感染性疾病，根据扩张的形态，临床上可分为圆柱状、囊状和混合型三种类型（图21-4）。

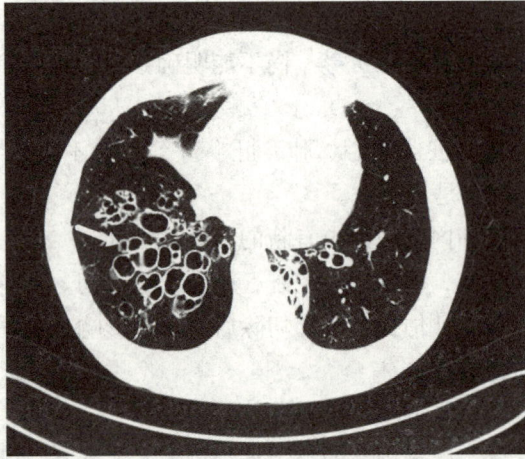

图 21-4　支气管扩张

【临床表现及诊断】临床表现主要为咳痰、咯血，反复发作呼吸道和肺部感染。患者痰量较多，呈黄绿色脓性痰液，甚至有恶臭，静置后可分为三层：上层为唾液泡沫；中层为黏液；下层为坏死组织和脓细胞。咯血呈反复性，可痰中带血或大咯血。久病患者可出现贫血、营养不良或杵状指（趾）。

支气管造影检查是明确支气管扩张最可靠的依据，但现已少用。CT 是目前诊断支气管扩张症最重要的检查方法，可显示病变部位、范围及程度。纤维支气管镜对明确患者的出血部位有较大价值。

【治疗】轻度支气管扩张可予以内科抗感染治疗，该治疗可使炎症控制，但不能逆转支气管扩张的病理改变，因此切除病肺是中度以上支气管扩张症的有效治疗方法。

1. 手术适应证

（1）病变局限一段或一叶者，可行肺段或肺叶切除术。

（2）病变累及一侧肺多叶或全肺，一般情况较好，对侧肺功能良好者，可做肺叶切除或一侧全肺切除术。

（3）双侧肺叶有病变但集中于一叶，另一侧病变轻微，估计痰液或血主要来自较重一侧，可做单侧肺段或肺叶切除。

（4）双侧病变，若病变范围不超过总肺容量的 50%，切除后不至于影响呼吸功能者，可考虑分期或同期行双侧肺叶切除术。若分期手术，一般先行病情重的一侧，间隔时间应在半年以上。

（5）大咯血经内科药物治疗仍难以控制，首选介入栓塞，如果效果不佳，且病变部位明确，可紧急切除病肺挽救生命。

2. 手术禁忌

（1）一般情况差，心、肺、肝、肾功能不全，不能耐受手术者。

（2）肺部病变广泛，切除病肺可能严重影响呼吸功能者。

【预后】手术效果较满意，症状消失或明显改善患者约占90%。少数病例可能于残肺内复发或加重。

目标检测

一、选择题

A1 型题

1. 早期中央型肺癌的常见症状是（　　）

    A. 高热、胸痛　　　　　　　　B. 上肢及颜面部肿胀　　　　C. 胸闷、呼吸困难

    D. 声嘶　　　　　　　　　　　E. 咳嗽、血痰

2. 胸部 CT 疑是中心型肺癌时，最有诊断价值的检查方法是（　　）

    A. 痰查癌细胞　　　　　　　　B. 血清肿瘤标志物　　　　　C. 支气管镜

    D. 纵隔镜　　　　　　　　　　E. 经皮肺穿刺

3. 鉴别中心型肺癌和周围型肺癌最有价值的检查是（　　）

    A. 血肿瘤标志物　　　　　　　B. 痰细胞学　　　　　　　　C. 胸部核磁共振

    D. 胸部 X 线片　　　　　　　　E. 胸部 CT

4. 肺癌普查首选的检查方法是（　　）

    A. 支气管镜　　　　　　　　　B. 胸部 B 超　　　　　　　　C. 肿瘤标志物检测

    D. 胸部 CT　　　　　　　　　　E. 胸部 X 线片

5. 健康体检时，胸部 X 线片发现肺内靠近胸膜的孤立性小结节。此时应首选的检查方法是（　　）

    A. 胸部 CT　　　　　　　　　　B. 痰细胞学　　　　　　　　C. 支气管镜

    D. 定期复查胸部 X 线片　　　　E. 经皮穿刺活检

6. 周围型肺癌的 X 线表现下列哪一条是错的（　　）

    A. 肺内有类圆形阴影　　　　　　　　　　　B. 边缘可见切迹或毛刺

    C. 圆形影，边缘较光滑，常可见钙化灶　　　D. 可见到偏心性空洞

    E. 常可见分叶状

A2 型题

7. 张某，女，34 岁。干咳 1 个月，无发热、盗汗，反复静脉滴注头孢菌素半月未见效。查体：体温 36.8℃，双侧颈部均可触及黄豆大淋巴结，质软、活动，双肺未闻及干湿啰音。为明确诊断，首选检查是（　　）

    A. 胸部 X 片　　　　　　　　　B. 血沉　　　　　　　　　　C. 痰查结核杆菌

D. 结核菌素试验   E. 肺功能

8. 叶某，男，55 岁。既往体健，近 3 个月来咳嗽，痰中带血丝。胸部 X 线片及 CT 提示左上肺块影，大小约 3cm×3cm，肺门淋巴结不大，锁骨上淋巴结未扣及。无肺结核史。首选的处理方法是（ ）

A. 手术切除   B. 放疗   C. 化疗
D. 化疗后手术切除   E. 观察 2 个月后复查

A3 型题

(9~10 题共用题干)

赵某，男，60 岁。咳嗽、痰中带血丝半年余，吸烟史 40 余年。胸部 X 线片提示右上肺近肺门处肿块影。

9. 为明确病理诊断，首选检查是（ ）

A. 胸腔镜活检   B. 开胸活检   C. 支气管镜活检
D. 纵隔镜活检   E. 经胸壁，肺穿刺活检

10. 如拟行手术治疗，下列不属于手术禁忌证的是（ ）

A. 肝转移   B. 脑转移
C. 锁骨上淋巴结转移   D. 同侧肺门淋巴结转移
E. 对侧肺门淋巴结转移

二、问答题

1. 简述肺癌的临床表现、诊断及治疗方法。
2. 肺癌应与哪些肺部疾病进行鉴别？如何鉴别？

第二十二章　纵隔疾病

学习目标

1. 掌握：食管癌的转移途径、临床表现、诊断及术式选择。
2. 熟悉：食管良性疾病的诊断与处理。
3. 了解：原发性纵隔肿瘤的诊断与处理。
4. 具备对纵隔疾病的初步诊断及处理能力。

第一节　食管良性疾病

一、食管良性肿瘤

食管良性肿瘤较为少见，按其组织来源可分为：①腔内型：包括息肉及乳头状瘤；②黏膜下型：包括血管瘤及颗粒细胞成肌细胞瘤；③壁内型：发生于肌层，包括食管平滑肌瘤。食管平滑肌瘤约占食管肿瘤的3/4。

【临床症状及检查】食管良性肿瘤患者的症状和体征主要取决于肿瘤的解剖部位和体积大小。较大的肿瘤可以不同程度地堵塞食管腔，出现咽下困难、呕吐和消瘦等症状。较多患者有吸入性肺炎，胸骨后压迫感或疼痛感。食管良性肿瘤可经食管吞钡X线检查和内镜检查诊断。食管平滑肌瘤黏膜完整，呈椭圆形或螺旋形，食管X线吞钡可见半月状压迹，食管镜检查可见黏膜光滑完整，切勿做活检，避免破坏黏膜。

【治疗】一般食管良性肿瘤都需行外科手术切除。食管良性肿瘤的手术效果令人满意，预后良好，恶变者罕见。

二、腐蚀性食管损伤

腐蚀性食管损伤多为误服强碱或强酸等化学腐蚀剂引起的食管化学性灼伤。也有因长期反流性食管炎，长期进食浓醋或服用酸性药物引起的食管化学性灼伤者。强碱产生较严重的溶解性坏死，强酸产生蛋白凝固性坏死。

【病理】食管化学损伤的严重程度取决于化学腐蚀剂的类型、浓度、剂量，食管的解剖特点及腐蚀剂与组织接触的时间。

食管灼伤的部位不只限于食管，常包括咽部、喉部、胃及十二指肠部。腐蚀剂与食管的三个生理狭窄段接触时间最长，因此在这些部位的灼伤也更广泛。

根据灼伤的病理程度，腐蚀性食管损伤一般可分为三个等级：①Ⅰ度：食管黏膜表浅充血水肿，经脱屑期后，7~8日可痊愈，不留瘢痕。②Ⅱ度：灼伤累及食管肌层。在急性期组织充血、水肿、渗出，组织坏死脱落后形成溃疡。3~6周内肉芽组织增生，逐渐形成瘢痕组织而导致狭窄。③Ⅲ度：食管全层及周围组织凝固性坏死，可导致食管穿孔和纵隔炎。

腐蚀性食管损伤的病理过程大致分为三个阶段：①第一阶段：伤后最初几日组织出现水肿或坏死，常出现早期食管梗阻症状。②第二阶段：伤后1~2周，坏死组织脱落，出现肉芽组织，梗阻症状常可减轻。此时食管壁最为薄弱，易出现破裂。该过程持续3~4周。③第三阶段，瘢痕及狭窄形成，并逐渐加重。该过程可进行数周至数月，超过1年后再发生狭窄者少见。瘢痕狭窄的部位常发生在食管的生理狭窄处。

【临床表现】 吞服腐蚀剂之后立即感到唇、口腔、舌、咽部及胸骨后、上腹部强烈的灼痛，随后出现反射性呕吐，吐出物常为血性。同时伴唇、口腔、舌和咽部灼伤。灼伤重时可出现虚脱、高热或昏迷等中毒症状。后期常有脱水、营养不良和贫血貌。吞钡X线检查见受累食管黏膜呈锯齿状，管腔狭窄，结合病史不难诊断。

【治疗】

1. 急诊处理 措施包括：①迅速采集病史，了解腐蚀剂的种类、时间、浓度及量。②迅速判断患者的一般情况，呼吸系统、循环系统状况。保持呼吸道通畅，必要时行气管切开。尽快建立静脉通道。③尽早服植物油或蛋白水以保护食管和胃黏膜，无条件时可吞服生理盐水或清水稀释。④积极处理并发症，包括喉痛水肿、休克、胃肠道穿孔、纵隔炎等。⑤使用抗生素和皮质激素预防感染及减轻炎症反应，并补充营养和维持水电解质平衡。

2. 食管扩张疗法 对狭窄段较短的病例，可在灼伤2~3周后，待急性炎症、水肿开始消退后进行，多需反复多次进行。

3. 手术治疗 对严重长段狭窄及扩张失败者应手术治疗。方法为切除或旷置狭窄段食管，游离胃或结肠（或空肠），在胸腔或颈部与狭窄段以上的正常食管吻合。

三、贲门失弛缓症

贲门失弛缓症又称贲门痉挛或巨食管，是指吞咽时食管体部无蠕动，贲门括约肌松弛不良。多见于20~50岁，女性发病较多（图22-1）。

【病因及病理】 病因迄今未明。一般认为是食管肌层内神经节异常，食管失去正常推动力，蠕动功能减弱或消失，贲门松弛障碍，以致食物淤积，食管扩张、肌层肥厚、

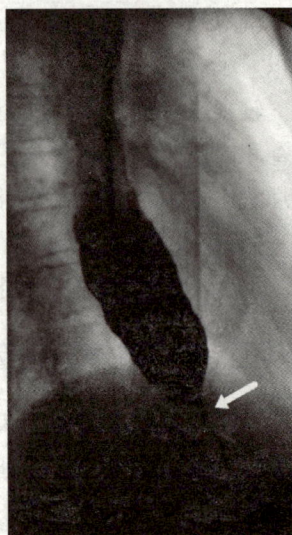

图22-1 贲门失弛缓症

黏膜充血，甚至出现溃疡。少数患者因食物长期刺激可癌变。

【临床表现及诊断】　主要症状为吞咽不畅，胸骨后沉重感或阻塞感。症状时轻时重，发作常与精神因素有关。后期可呈持续性进食困难。还可导致呕吐、误吸和反复呼吸道感染。食管 X 线钡餐检查可见食管体部蠕动消失，食管下端及贲门部呈鸟嘴状狭窄，边缘光滑，上端食管明显扩张，可有液面。内镜检查可确诊，并排除食管肿瘤。

【治疗】

1. 非手术治疗　病程短且病情较轻者，可服解痉镇痛药，少吃多餐，细嚼慢咽，以软食流质为主，避免过冷过热食物。饭后散步有利食物下排。部分轻症早期患者可先试用扩张术。

2. 手术治疗　多采用食管下段贲门肌层切开术（Heller 手术）。

第二节　食管癌

食管癌是一种常见的消化道恶性肿瘤，我国是世界上食管癌高发区之一，男性多于女性，发病年龄多在 40 岁以上。

【病因】　食管癌可能是多种因素致病引起，包括：①化学因素：亚硝胺，致癌性强，高发地区的膳食、饮水、泡菜中亚硝酸盐含量均较低发地区高。②生物性病因：真菌。高发区的粮食、食管癌患者的上消化道中均能分离出多种真菌，其中某些真菌有致癌作用，有些真菌能促使亚硝胺的形成。③某些微量元素缺乏：钼、铁、锌、氟、硒等。④维生素缺乏：维生素 A、B_2、C 及动物蛋白、新鲜蔬菜、水果摄入不足，是食管癌高发区的一个共同特点。⑤烟、酒、热食、热饮、口腔不洁、长期饮烈性酒、吸烟等。⑥食管癌遗传易感因素。总之，食管癌的发生因素是复杂的，多方面的。

【病理】

1. 食管分段　①颈段：自食管入口至胸骨柄上的胸廓入口处。②胸段：又分为上、中、下三段，胸上段自胸骨上切迹至气管分叉平面，胸中段以气管分叉平面至贲门口全长度的上一半，胸下段指气管分叉平面至贲门口全长度的下一半。胸中段与胸下段交界处接近肺下静脉水平。胸中段食管癌多见，下段次之，上段较少。多系鳞癌，贲门腺癌也可向上累及食管下段。

2. 病理形态　可分为四型：①髓质型：管壁增厚向腔内外生长，常累及食管全层，切面呈灰白色，为均匀致密的实体肿块。②蕈伞型：瘤体呈卵圆形扁平肿块状，向腔内突出如蘑菇样，隆起边缘与周围黏膜境界清楚，瘤体表面可有浅表溃疡，底部凹凸不平。③溃疡型：黏膜面呈深陷而边界清楚的溃疡，溃疡大小不一，食管阻塞程度较轻。④缩窄型（即硬化型）：瘤体形成明显环形或短管型狭窄，为癌性纤维组织增生，出现梗阻症状较早。

3. 扩散及转移　癌肿最先在黏膜下扩散，继而向肌层浸润、向上下扩散，穿透肌层后很容易进入疏松的食管外膜侵入邻近器官。转移主要经淋巴途径：首先进入黏膜下淋巴管，通过肌层到达与肿瘤部位相应的区域淋巴结，浅表淋巴结中尤其要注意锁骨上淋巴结查体。血行转移较晚。

【临床表现】 食管癌早期症状常不明显。晚期可有锁骨上淋巴结肿大、腹部包块、胸腔腹腔积液等转移性体征。主要靠临床症状来发现该病。

1. 早期症状 多不明显，在咽下粗硬食物时有不适或哽噎感，胸骨后烧灼样、针刺样或牵拉摩擦样疼痛；食物通过缓慢，有异物感或滞留感；时轻时重，进展缓慢，且断续发作，易被患者忽略。

2. 中、晚期症状 典型症状为进行性吞咽困难，从进食干硬食物梗阻逐渐发展为无法进食流质。吞咽困难程度与病期及肿瘤的病理类型有关，缩窄型出现梗阻症状早而重，溃疡型则出现梗阻症状较晚。呕吐见于梗阻症状比较严重的患者，呕吐物的特点是不含胃液和胆汁。持续性胸背部疼痛为晚期癌肿外侵或转移压迫纵隔神经或肋间神经的征象。若肿瘤侵及邻近器官可引起相应的症状，如压迫气管、支气管可引起呼吸困难。侵入气管或支气管并穿破时可发生食管气管瘘，出现刺激性咳嗽或进食呛咳。若喉返神经受累可出现声音嘶哑。若压迫颈交感神经节，可产生 Horner 综合征。肿瘤侵入主动脉可发生大呕血。最后出现全身状况改变，出现恶病质。若有肝、脑等脏器转移，可出现黄疸、腹水、昏迷等状态。此外，晚期患者有不同程度的脱水、消瘦、体重下降等全身症状。

体格检查应特别注意有无锁骨上淋巴结肿大，有无肝肿块、腹水、胸水等远处转移体征。

【检查及诊断】

1. 食管吞钡 X 线检查 为诊断食管癌和贲门癌的常用重要手段，对于可疑的患者应行食道钡餐造影检查。早期 X 线表现：①食管黏膜皱襞紊乱、迂曲或中断；②局部小的充盈缺损，边缘大部毛糙不规则，局部黏膜紊乱；③管壁局部僵硬。中、晚期表现：①局部不规则充盈缺损，严重者明显狭窄，上部食管有不同程度的扩张；②如肿瘤溃疡大而深，可见不规则之龛影；③食管僵硬、成角，食管轴移位，蠕动减弱，钡剂通过受阻；④肿瘤向腔外生长形成大肿块时可见软组织块影（图 22 -2）。

2. 食管内镜检查 是诊断食管癌和贲门癌的最有效方法。不仅可直接观察到病变，还可取活检明确性质，能比钡餐发现更小更早期的病灶。内镜检查只能提供病灶距离门齿的距离，对于不同身高的患者，不能准确定位，故需要配合钡餐的定位优势来充分了解病变。

3. 带网气囊食管脱落细胞检查 是一种简便易行的普查筛选诊断方法。

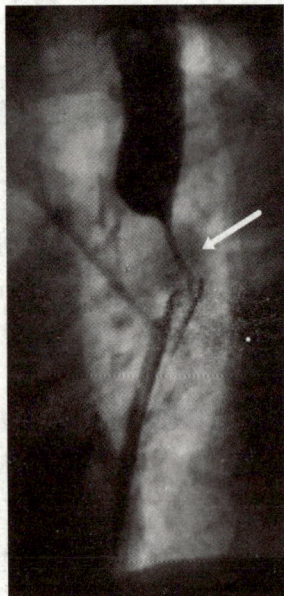

图 22 -2 食管癌

4. 计算机断层扫描（CT）、超声内镜检查（EUS） 为近年来采用的新技术，可判断食管癌的浸润层次，向外扩展深度及有无纵隔、淋巴结或腹内脏器转移等，对术前

估计外科手术可能性有很大帮助

【鉴别诊断】对于中、晚期食管癌和贲门癌患者的诊断大多容易，但早期无咽下困难时，诊断较为困难，诊断中应注意鉴别。早期无吞咽困难时应与食管炎、食管憩室和食管静脉曲张相鉴别；已有咽下困难时，应与食管良性肿瘤、贲门失弛缓症、食管良性狭窄等相鉴别。诊断方法主要依靠吞钡 X 线食管摄片和纤维食管镜检查。细胞学检查为鉴别诊断的可靠依据，初诊为食管癌的患者均应有细胞学的依据。

1. 慢性咽炎 中上段食管癌常误诊为慢性咽炎。尽管慢性咽炎有吞咽异物感，但吞咽不畅的性质不同，进食固体或流质食物同样存在，甚至吞咽唾液亦有哽噎感。喉镜和内腔镜检查可以帮助诊断。

2. 食管良性狭窄 多由误服腐蚀剂引起。根据误服腐蚀剂病史，容易诊断。

3. 贲门失弛缓症 中青年多见，病程长，吞咽困难为间歇性。X 线及内镜检查显示食管末段狭窄黏膜正常，狭窄上方食管明显扩张。注意与胃底贲门癌鉴别。

4. 食管良性肿瘤 大多数吞咽困难症状较轻、病史较长，常见有平滑肌瘤。X 线检查及内镜检查可见食管壁局限性离心外突，黏膜完整光滑以明确诊断。

5. 食管憩室 分为咽食管憩室、食管中段憩室、膈上憩室。吞咽困难并不严重，食管吞钡检查可发现憩室。应注意憩室癌变。

6. 食管结核 症状和 X 线吞钡检查与食管癌类同，细胞学检查为鉴别诊断的可靠依据。

【治疗】食管癌治疗总的原则是以手术为主综合治疗，包括手术、放疗、化疗、中医中药及生物治疗。

1. 手术治疗 手术是治疗食管癌的首选方法。早期发现、早期诊断、早期手术是食管癌、贲门癌治疗的主要原则，其他治疗作为辅助治疗措施。

(1) 手术适应证 ①全身情况良好，较好的心肺功能储备，各主要脏器功能基本正常，估计能耐受手术者；②无远处转移灶；③估计局部病变可能切除，一般颈段 <3cm，胸上段 <4cm，胸下段 <5cm；④无顽固性胸痛和背痛，无声音嘶哑或刺激性咳嗽。手术前应根据临床病理分期，病理类型，病变部位、长度，软组织块影，食管轴线，肿瘤的大小、与周围组织的关系及淋巴结转移情况综合分析，估计手术切除之可能性。对较大的鳞癌估计切除可能性小而患者全身情况良好者，可先采用术前放疗，待瘤体缩小后再做手术。

憋气（闭气）试验是心肺储备功能的简易检查方法。嘱患者平静呼吸，深吸气后憋住不呼吸，测记时间。如能坚持 30 秒以上，属于心肺功能正常，能耐受手术和麻醉；不足 20 秒者表示心肺储备功能较差，往往不能耐受手术和麻醉。

(2) 手术禁忌证 患者全身情况差，已呈恶病质；病变侵及范围大，已有明显外侵及穿孔征象；已有远处转移者；严重心肺或肝肾功能不全者。

(3) 手术径路及方式 手术径路常用左胸切口。中段食管癌切除术有用右胸切口者。联合切口有采用胸腹联合切口或颈、胸、腹三切口者。手术方法应根据患者具体情况而定。对肿瘤的根治性切除应注意长度和广度，原则上应切除食管大部分，切除长度应在距肿瘤上、下 5 ~ 8cm 以上。切除范围应包括肿瘤周围的纤维组织及所有淋巴结的清除。食管下段癌切除后与代食管器官吻合多在主动脉弓上，而食管中段或上段癌则应吻合在颈部。常用的代食管器官是胃，有时用结肠或空肠。常见的术后并发症是吻合口瘘和吻合口狭窄。随着腔镜技术的发展，有些医院已采用电视胸腔镜下行食管癌切除术。

对晚期的食管癌，不能行根治或放射治疗、进食有困难者，可做姑息性减状手术。例如食管腔内置管术、食管胃转流吻合术、食管结肠转流吻合术或胃造瘘术等。

2. 放射治疗

（1）放射与手术综合治疗　手术前先行放射治疗，休息 2 ~ 3 周后再做手术治疗。可增加手术切除率，提高远期生存率。对术中切除不完全的残留癌组织做金属标记，一般在术后 3 ~ 6 周开始手术后放疗。

（2）单纯放射疗法　多用于颈段、胸上段食管癌，也可用于有手术禁忌证而病变不长，患者尚可耐受放疗者。

3. 化学治疗
目前化学药物治疗已成为治疗肿瘤的重要手段之一。但对食管癌、贲门癌治疗效果不够理想。常用药物有环磷酰胺、氟尿嘧啶、平阳霉素、顺铂等，但要定期检查血象，注意药物反应。

4. 生物治疗和中医中药
生物治疗是指通过生物反应增强剂直接或间接增强机体自身的抗肿瘤能力来达到治疗目的。中医中药采用扶正祛邪等抗肿瘤药物也已成为食管癌重要的辅助治疗手段。

第三节　原发性纵隔肿瘤

两侧胸膜腔中间的间隙称为纵隔，前为胸骨，后为胸椎（包括两侧脊柱旁肋脊区），上达颈部，下止膈肌。纵隔内有心脏、大血管、食管、气管、神经、胸腺、胸导管、淋巴和脂肪结缔组织。

临床上常将纵隔分成 5 个区，以胸骨角至第 4 胸椎下缘为横线，将纵隔分为上、下两部分。上纵隔以气管为界，分为前后两部。而下纵隔又以心包前后缘为界，分为前纵隔、中纵隔（又称内脏器官纵隔）和后纵隔。各种纵隔肿瘤有比较恒定的好发部位，可帮助诊断。如位于上纵隔前部的，多为胸腺与甲状腺的肿瘤；位于前纵隔的，多为畸胎瘤或皮样囊肿；位于中纵隔的，多为心包囊肿、淋巴源性肿瘤、气管囊肿；位于后纵隔的，则多为神经源性肿瘤或食管囊肿。

【临床表现及诊断】很多纵隔肿瘤并无临床症状，常在 X 线检查时才发现。症状与肿瘤大小、部位、生长速度、质地及性质有关。常见的有胸痛、胸闷及刺激或压迫呼吸系统、神经系统、大血管及食管的症状。此外还可出现一些与肿瘤性质相关的特异性症状。

1. 畸胎瘤和畸胎皮样囊肿
居纵隔肿瘤首位，常位于前纵隔。症状不明显，偶有胸闷、胸痛。合并感染时胸痛明显，咳脓痰甚至咯血，部分患者还可咳出毛发或干酪皮脂样组织。影像学检查常可见实质性包块内的囊性分隔、钙化斑、囊壁钙化片或不规则的骨质阴影。10%畸胎瘤为恶性。

2. 神经源性肿瘤　居纵隔肿瘤第二位，多见于后纵隔脊柱旁沟部，单侧多见。多起源于交感神经，少数起源于外围神经。肿瘤较大时出现压迫症状。节细胞性神经瘤可能呈哑铃状，经椎间孔向脊髓腔内生长时，压迫脊髓引起截瘫。源于自主神经的肿瘤，因儿茶酚胺产物的作用，可出现腹泻、腹胀、高血压、出汗及皮肤潮红等症状。影像学检查可见后纵隔密度均匀、边缘清楚的圆形或哑铃状阴影。

3. 胸腺瘤　多位于前上纵隔，约1/3为恶性，手术后常可复发，约15%合并重症肌无力；反之，重症肌无力患者中则有半数以上有胸腺瘤或胸腺增生异常。影像学检查可见圆形或椭圆形、密度均匀、分叶状、边缘清楚的阴影。

4. 纵隔囊肿　以支气管囊肿、食管囊肿和心包囊肿较常见，均为良性。影像学检查多呈圆形或椭圆形、壁薄、边缘清楚的阴影。

5. 胸内异位组织肿瘤　有胸骨后甲状腺肿、甲状旁腺瘤、淋巴源性肿瘤，后者多为恶性，如淋巴肉瘤、Hodgkin病等。

肿瘤增大常可引起压迫症状，如肺不张、声音嘶哑、交感神经麻痹综合征、上腔静脉压迫综合征等。

【治疗】除恶性淋巴源性肿瘤适用放射治疗外，绝大多数原发性纵隔肿瘤无论有无症状，只要无禁忌证均应外科治疗。恶性肿瘤若已侵入邻近器官无法切除或已有转移时，可根据病理学性质给予放射或化学药物治疗。

目标检测

一、选择题

A1 型题

1. 早期食管癌的症状是（　）
    A. 持续胸背部痛　　　　　　B. 进食呛咳　　　　　　　C. 声嘶
    D. 吞咽困难　　　　　　　　E. 进食哽噎

2. 食管癌的分型不包括（　）
    A. 髓质型　　　B. 溃疡型　　　C. 缩窄型　　　D. 梗阻型　　　E. 蕈伞型

3. 食管癌最常见的发生部位是（　）
    A. 胸中段　　　B. 胸上段　　　C. 胸下段　　　D. 颈段　　　E. 腹段

4. 典型的食管癌症状特点是（　）
    A. 胸痛　　　　　　　　　　　　B. 持续性胸骨后异物感
    C. 反酸、烧心伴吞咽困难　　　　D. 进行性吞咽困难
    E. 间断性吞咽困难伴呕吐

5. 食管癌的 X 线表现不包括（　）
    A. 食管僵硬　　　　　　　　B. 黏膜皱襞增粗　　　　　C. 黏膜呈串珠样改变
    D. 黏膜皱襞撕裂　　　　　　E. 充盈缺损或龛影

A2 型题

6. 杨某，女，23 岁。间歇性吞咽困难 3 年。食管钡餐造影检查见：食管下端呈鸟嘴样狭窄。应考虑的诊断是（   ）

   A. 食管下段癌　　　　　B. 食管炎　　　　　　C. 食管平滑肌瘤

   D. 食管憩室　　　　　　E. 贲门失弛缓症

7. 李某，男，60 岁。进食哽噎、灼烧感 2 个月。食管钡餐造影检查见：食管下段黏膜紊乱、断裂，管壁僵硬。应考虑的诊断是（   ）

   A. 食管癌　　　　　　　B. 食管炎　　　　　　C. 食管平滑肌瘤

   D. 食管憩室　　　　　　E. 贲门失弛缓症

8. 黄某，女，75 岁。进行性吞咽困难 3 月余，目前能进半流食。胃镜检查：食管距门齿 20cm 处发现一长约 6cm 的菜花样肿物，病理报告为鳞状细胞癌。其最佳的治疗方法为（   ）

   A. 放疗　　　　　　　　B. 化疗　　　　　　　C. 姑息性食管癌切除术

   D. 胃造瘘术　　　　　　E. 食管癌根治术

9. 胡某，男，65 岁。进行性吞咽困难 2 月余，上消化道 X 线钡餐造影见食管下段黏膜紊乱，部分管壁僵硬。为明确诊断，首选检查是（   ）

   A. 食管拉网　　　　　　B. PET – CT　　　　　C. 胸部增强 CT

   D. 食管超声　　　　　　E. 食管镜

A3 型题

（10 ~ 12 题共用题干）

韩某，男，60 岁。进行性吞咽困难 3 个月，体重下降 5kg。查体无阳性所见。

10. 对该患者最可能的诊断是（   ）

   A. 食管癌　　　　　　　B. 食管灼伤狭窄　　　C. 食管平滑肌瘤

   D. 食管憩室　　　　　　E. 贲门失弛缓症

11. 首选的检查方法是（   ）

   A. 胸部 CT　　　　　　B. 食管拉网　　　　　C. 食管超声波检查

   D. 食管镜检查 + 活检　　E. 胸部 MRI

12. 食管吞钡 X 线片描述错误的是（   ）

   A. 食管呈鸟嘴样改变　　B. 食管充盈缺损　　　C. 食管管壁僵硬

   D. 食管黏膜断裂　　　　E. 龛影

二、问答题

1. 简述食管癌的临床表现及诊断、术式选择。

2. 简述食管癌的不同病理类型及特点。

第二十三章　心脏及主动脉疾病

1. 掌握：先心病、风心病、冠心病、动脉瘤和缩窄性心包炎的临床表现和诊断。
2. 熟悉：各类心脏疾病的病理生理特点和手术方法。
3. 了解：心脏疾病的具体手术方式。
4. 具备做出初步诊断，并为患者提出合适的治疗时机和治疗的能力。

第一节　先天性心脏病的外科治疗

一、动脉导管未闭

动脉导管未闭是常见的先天性心脏病。动脉导管是胎儿期降主动脉和肺动脉的正常通道，出生后2个月闭合，逾期未能闭锁者即为动脉导管未闭（图23-1）。

【病理生理】人出生后主动脉压力超过肺动脉，主动脉血经未闭动脉导管持续流向肺动脉，形成左向右分流。左向右分流增加肺循环血量，使左心容量负荷增加导致左心肥大，肺充血，甚至左心衰竭；同时使肺动脉压力升高，肺小动脉反射性痉挛，逐渐管壁增厚纤维化，右心负荷加重，右心肥大，进一步发展到艾森曼格综合征，临床出现发绀，右心衰竭死亡。

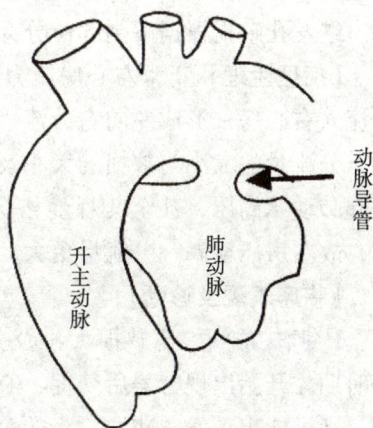

图23-1　动脉导管未闭

【临床诊断及表现】

1. 症状　动脉导管细、分流量少者，可终生无症状。导管口径较大、分流量大者，患儿易反复出现上呼吸道感染，常因反复呼吸道感染前来就诊，同时可伴发育不良。劳累后出现胸闷、气促、心悸等，严重者可出现心衰。

2. 体征 胸骨左缘第2、3肋间可闻及粗糙的连续性机器样杂音，收缩期增强，舒张期减弱，局部可扪及震颤。肺动脉瓣听诊区第二心音增强或亢进。脉压增大，可见水冲脉及枪击声。随着肺动脉高压升高，杂音可变为收缩期杂音，甚至杂音消失。

3. 辅助检查

（1）**X线检查** 可见心影增大、肺充血，左心缘向左下扩大，主动脉结突出，可呈漏斗征，肺动脉圆锥隆出。

（2）**心电图检查** 正常或左心室高电压或左心室肥大，肺动脉高压时呈双室肥大。

（3）**超声心动图检查** 显示左心房、左心室内径增大，可显示和测量未闭动脉导管内径和长度并估测肺动脉压力。

（4）**心导管检查** 对诊断困难者、合并畸形者，可以明确诊断；对合并肺动脉高压者，可测定肺动脉压力和阻力，判定手术指征。

【治疗】 建议在学龄前治疗。部分患儿因动脉导管管径较粗，分流量大，可反复出现上呼吸道感染或迅速出现严重的肺动脉高压，需尽早手术。

手术方式有以下几种：①既往主要治疗法为经左胸行动脉导管结扎术，但创伤大、可能再通、术中结扎时可能破裂，现已少用；②目前外科主要方法为体外循环下，切开肺动脉行动脉导管内口缝合；③介入导管封堵几乎能成功处理所有类型的动脉导管未闭，故已成为首选治疗方式。

二、房间隔缺损

房间隔缺损是指先天性心房间隔发育不完全，导致左右心房间的异常交通。房间隔缺损分为原发孔缺损与继发孔缺损两类，以后者多见。原发孔缺损常伴有二尖瓣前瓣裂缺。继发孔缺损根据解剖部位分为中央型、上腔型、下腔型和混合型。

【病理生理】 正常左心房压力为 $8 \sim 10$ mmHg，高于右心房压力。左心房血液经缺损分流入右心房，形成左向右分流，导致右心负荷加重，右心房、右心室增大和肺动脉扩张。分流量的大小与缺损的大小及右心房的压力有关，同动脉导管未闭一样，房缺也会引起肺动脉高压，甚至艾森曼格综合征。原发孔房缺因为伴有二尖瓣裂缺、二尖瓣反流，故左房压增高，分流量更大，其病程发展相对更快。

【临床表现及诊断】

1. 临床症状 与缺损大小及分流量有关。继发孔缺损早年多无症状，一般到了青年时期才开始出现劳累后气促、心悸、乏力和各种心律失常等症状。若到了肺动脉高压期，则可能出现发绀或右心衰的表现。

2. 查体 可在胸骨左缘第2、3肋间可听到Ⅱ～Ⅲ级收缩期吹风样杂音，肺动脉瓣区第二心音增强或亢进，伴固定分裂。原发孔缺损伴二尖瓣裂缺时，心尖区可闻及收缩期杂音。

3. 辅助检查

（1）**胸部X线检查** 见右心房、右心室增大，肺动脉段突出，肺充血。原发孔缺损可伴左心增大。

（2）**心电图检查**　提示电轴右偏，不完全性或完全性右束支传导阻滞和右心室肥厚。原发孔缺损可伴左心室肥大。

（3）**超声心动图检查**　为临床上常用的检查方法，可明确显示缺损部位、大小及分流情况，右心房、右心室扩大。原发孔缺损可见右心、左心扩大及二尖瓣裂缺及反流。

（4）**心导管检查**　对诊断困难者、合并畸形者可以明确诊断，对合并肺动脉高压者可测定肺动脉压力和阻力，判定手术指征。

【治疗】

1. 手术适应证　①房间隔缺损已导致右心负荷增加，右房室增大，即使患者未出现症状，也应手术治疗，3~5岁为手术适宜年龄；②原发孔型、已有轻、中度肺动脉高压者或成年人的房间隔缺损应及时手术；③重度肺动脉高压、心房纤颤仍为左向右分流者也应手术治疗。

出现艾森曼格综合征是手术禁忌证。

2. 手术方法　①体外循环直视下行房间隔缺损直接缝合或补片修补术；②原发孔缺损手术需先修补二尖瓣裂缺或（和）三尖瓣裂缺，再补片修补房间隔缺损；③导管介入封堵术主要适用于继发孔缺损。

三、室间隔缺损

室间隔缺损是先天性室间隔发育不完全，导致左右心室间的异常交通。根据缺损的位置，分为膜部缺损、漏斗部缺损、肌部缺损三大类型。其中，膜部缺损最多，漏斗部缺损次之，肌部缺损最少见。室间隔缺损可单独存在，也可是复杂心脏畸形的一部分（图23-2）。

【病理生理】室间隔缺损产生左向右分流，缺损的大小决定分流量的大小。缺损小，分流量较小，轻微增加左、右心室负荷，可少或无临床症状，但感染性心内膜炎的发生率明显增加。缺损大，分流量大，肺小动脉早期发生痉挛产生肺动脉高压，右室收缩负荷增加，右心室肥大。随病程进展，形成肺动脉高压，出现右向左逆向分流，导致艾森曼格综合征。

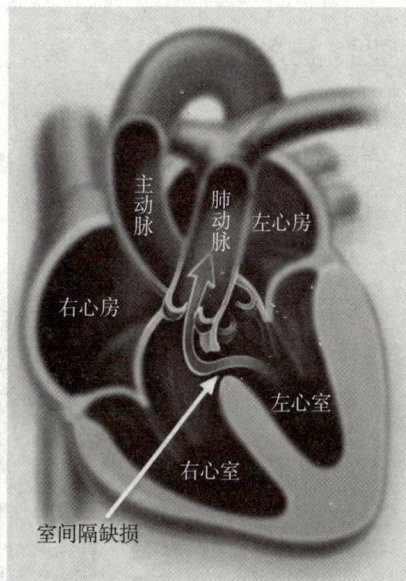

图23-2　室间隔缺损

【临床表现及诊断】

1. 临床症状　小缺损，一般无症状。缺损大时，婴幼儿期易反复出现上呼吸道感染，劳累后可出现心悸、气促，发育不良等。出现肺动脉高压时，可见发绀和右心衰。

2. 体征　胸骨左缘第2~4肋间可扪及收缩期震颤，可闻及粗糙的全收缩期杂音，肺动脉瓣区第二心音增强或亢进。肺动脉高压时杂音和震颤逐渐减弱，甚至消失，但肺动脉瓣区第二心音明显亢进、分裂，并可伴有肺动脉瓣关闭不全的舒张期杂音。

3. 辅助检查

（1）**X线检查**　见肺充血，肺动脉段突出，随着肺动脉压力增高，肺门血管影增粗，外周肺纹理减少，甚至出现肺血管呈残根征。

（2）**心电图检查**　正常或电轴左偏，缺损较大者可出现左心室高电压，左心室肥大，肺动脉高压时双心室肥大。

（3）**超声心动图检查**　是目前临床上常用的检查方法，可显示缺损的部位和大小，左心房、左心室扩大或双室增大。多普勒可探及分流方向和分流量，了解肺动脉压力。

（4）**心导管检查**　其意义与动脉导管未闭相同。

【治疗】

1. 手术适应证　①缺损较小，房室大小正常，大部分可以自行闭合，可建议随诊。若学龄前 3~5 岁未闭合，为降低感染性心内膜炎的发生率亦建议手术治疗。②缺损小，已有房室扩大，肺血增多者，宜在学龄前手术。③缺损和分流量大，婴幼儿期即有喂养困难、反复肺部感染、充血性心衰或肺动脉压力逐渐增高者，应尽早手术。④肺动脉瓣下缺损易并发主动脉脱垂，应及时手术。

出现右向左分流和发绀是手术禁忌证。

2. 手术方法　①低温体外循环下行室间隔缺损修补手术，是其主要治疗方法；②导管伞封堵法可行部分室缺封堵，但远期效果尚待进一步评估。

四、法洛四联症

法洛四联症是一种最常见的发绀型先天性心脏病，主要包括四种畸形：①肺动脉狭窄；②室间隔缺损；③主动脉骑跨；④右心室肥厚（图 23 – 3）。

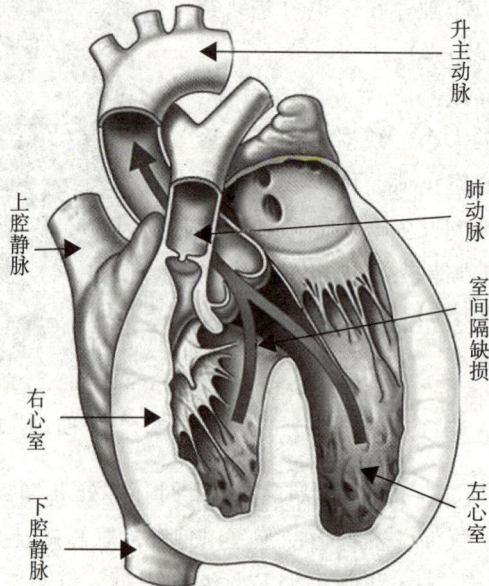

图 23 – 3　法洛四联症

【病理生理】法洛四联症是先天性右室漏斗部或圆锥发育不全导致特征性肺动脉狭窄和室间隔缺损的心脏畸形。肺动脉狭窄使右心室排血障碍，右心室压力升高、右室肥大。右心室血液流出受阻，右心室压力升高，部分未氧合的血流经室间隔缺损进入左心室，形成右向左分流，最终导致动脉血氧饱和度下降，出现发绀，肺循环血流量减少。持续性低氧血症刺激骨髓造血系统，红细胞和血红蛋白增高。

【临床表现及诊断】

1. 症状　主要是发绀和缺氧。大部分法洛四联症患者出生后即有呼吸困难，出生后3~6个月开始发绀，并随年龄增长逐渐加重。由于组织缺氧而出现喂养困难和发育迟缓，体力和活动耐力均差。喜蹲踞是该病特征性姿态；病情严重者可突发缺氧性昏厥、抽搐，甚至死亡。

2. 体征　生长发育迟缓，口唇、肢端发绀，杵状指（趾）。胸骨左缘2~4肋间可闻及收缩期喷射样杂音，肺动脉瓣区第二心音减弱或消失，严重肺动脉狭窄者杂音很轻或无杂音。

3. 辅助检查

（1）**实验室检查**　红细胞计数、红细胞压积和血红蛋白增高，与发绀成正比，动脉血氧饱和度降低，凝血时间及凝血酶原时间延长。

（2）**X线检查**　肺血减少，肺血管纹理纤细；肺动脉段凹陷，心尖圆钝，主动脉影增宽，呈"靴形心"。

（3）**心电图检查**　电轴右偏，右心室肥大。

（4）**超声心动图检查**　是目前临床诊断最常用的检查方法。可明确右室流出道、肺动脉瓣或主干狭窄；右室增大，室壁增厚；室间隔缺损，主动脉骑跨于室间隔上方。多普勒可探及心室水平右向左分流情况。

（5）**右心导管检查**　可发现右室压力升高，肺动脉压力低；选择性心血管造影可评估主动脉和肺动脉的位置关系，肺动脉狭窄部位和程度、肺动脉发育情况及肺动脉侧支循环建立情况等。

【治疗】治疗主要依赖手术，手术分为姑息手术和根治手术两大类。

1. 姑息手术　常用术式有两种：①锁骨下动脉－肺动脉吻合术（如改良的 Blalock Taussing 手术）。②右室流出道补片扩大术，暂不修补室间隔缺损。姑息手术应严密观察随访，争取1年内行矫治手术。

2. 矫治手术　在体外循环下进行，手术重点是疏通右心室流出道和修补室间隔缺损，可以采用自体心包片或人造血管片行室缺修补和右室流出道、肺动脉瓣环或主干的补片扩大术。

第二节　后天性心脏病的外科治疗

一、慢性缩窄性心包炎

慢性缩窄性心包炎是由于心包慢性炎症，造成心包纤维增厚，压迫心脏大血管，使心脏的舒张和收缩受限，心脏排血量减少和静脉充血，心功能逐渐减退，造成全身血液循环障碍的疾病。

【病因及病理生理】大多数患者病因不明。多数为结核感染所引起，化脓性心包炎、创伤后心包内积血、寄生虫病或恶性肿瘤等，也可导致慢性缩窄性心包炎。

脏层和壁层心包因慢性炎症，产生纤维组织增生、粘连，心包腔间隙消失，心包膜增厚、机化甚至钙化，厚度可达 0.5cm 以上。增厚的心包长期压迫心脏，心肌可产生缺血、萎缩和变性。增厚的心包对心脏和大血管根部如同一个硬壳束缚，限制心脏的舒张，影响静脉血的回流，导致静脉压升高，全身各脏器淤血。缩窄的心包对心脏的束缚同时引起心脏排血量减少，造成肾脏对钠和水的潴留，使血容量增加，导致静脉压进一步增加，出现肝大、腹水、胸腔积液、下肢水肿等体征。由于肺静脉血回心受阻，则可产生气短、呼吸困难等肺淤血、肺静脉压力增高的征象。

【临床表现及诊断】

1. 症状 主要是重度右心功能不全的表现。常见症状为疲劳、气短、胸闷不适、咳嗽、腹部饱胀和消化不良等，随病情发展则出现腹胀和下肢水肿。病情重者，即使在休息时也感气促，肺部淤血严重者可出现端坐呼吸。

2. 查体 颈静脉怒张、腹水、肝大和下肢水肿。心脏搏动减弱或消失，心音弱而远。血压偏低，脉压小，脉搏细弱，常有奇脉。静脉压增高，可达到 20 ~ 40cmH$_2$O（1.9 ~ 3.9kPa）。胸部可有一侧或双侧胸腔积液。

3. 辅助检查

（1）**X 线检查** 可见心影大小接近正常，左右心缘变直，主动脉弓缩小，心脏搏动减弱或消失；胸腔积液；斜位或侧位胸片可见心包钙化。

（2）**胸部 CT** 可显示心包增厚及钙化的部位和程度，是临床上常用的检查方法。

（3）**心电图检查** 可见各导联 QRS 波低电压，T 波平坦或倒置；少数可有心房纤颤。

（4）**多普勒超声心动图检查** 可见心包增厚、粘连或积液，心房扩大、心室缩小和心功能减退。

（5）**心导管检查** 可见右房、右室舒张压升高，肺毛细血管和肺动脉压力升高。

4. 诊断 根据患者病史、体征及超声心动图或胸部 CT 检查诊断并无困难。

【治疗】缩窄性心包炎为慢性进行性疾病，在明确诊断后，应严格把握手术指征，明确脏层及壁层心包增厚、粘连情况。手术的目的是尽可能剥离并切除增厚、机化或钙化的脏层和壁层心包，防止心包剥离不完全再次出现缩窄，以解除对心脏和大血管的压迫，使心脏舒张和收缩功能恢复正常。手术前需改善患者的营养状况，纠正电解质紊乱、贫血和低蛋白血症。对胸腹腔有大量积液者，需给予利尿剂或穿刺抽液以改善呼吸和循环功能；对病史久，病情重，估计心肌损害重的患者，术前应间断吸氧、静脉输注极化液等以保护和改善心肌功能。

手术通常采用胸骨正中切口，先切开左心前区增厚的心包组织，然后沿分界面仔细剥离左心室前壁和心尖部的心包，再游离右心室流出道、右心室前壁及右心房的心包，最后予以切除。有些病例的上下腔静脉入口处形成瘢痕组织环，应予以剥离切除。心包切除范围包括两侧达膈神经，上方超越大血管基底部，下方达到心包膈面。

对于缩窄性心包炎的患者，应注意：①术中监测中心静脉压，注意控制输液，防止心包缩窄解除后心室过度膨胀而发生急性心衰。②心包剥离后，回心血量增加，心脏负荷增加，应根据情况予以强心、利尿治疗。③患者若为结核性，术后应继续抗结核治疗。

二、风湿性心脏病

风湿性心脏病是常见的后天性心脏病之一，是急性风湿热侵犯心脏后所遗留的慢性心脏病变。风湿性心脏病占我国心脏外科病的30%左右，这一比例在南方地区更高。风湿性病变最常累及二尖瓣，其次是主动脉瓣，三尖瓣少见，肺动脉瓣则极为罕见。可以单独损害一个瓣膜，也可以同时累及几个瓣膜，常见二尖瓣合并主动脉瓣病变。

（一）二尖瓣狭窄

【病理生理】正常二尖瓣瓣口面积 $4 \sim 6cm^2$，当瓣口面积 $<1.5cm^2$ 时，出现左房排血障碍，造成左房扩大、肺部慢性梗阻性淤血，然后出现肺动脉高压、右心衰竭。

【临床表现及诊断】

1. 症状　症状的轻重主要取决于瓣口狭窄的程度。可出现活动后心悸、气促、发绀、咳嗽、咯血、夜间阵发性呼吸困难、端坐呼吸等症状，还可继发肺动脉高压引起右心功能不全的表现，如颈静脉怒张、肝大、双下肢水肿。

2. 体征　常有面颊潮红与口唇轻度发绀，即二尖瓣面容。并发心房颤动者伴心音强弱不等，心律快慢不均，脉搏短促。心尖区可闻及舒张中期隆隆样杂音。

3. 辅助检查

（1）**超声心动图检查**　二尖瓣瓣叶增厚变形，可有钙化、活动异常，左房增大，右室增大，可测定有效瓣口面积，估算肺动脉压力，检查左心房内有无血栓，鉴别左心房黏液瘤等。

（2）**X线检查**　可见肺淤血，左心房扩大，心影中重度增大，双房影，肺动脉段突出。

（3）**心电图检查**　多有电轴右偏、P波增宽，呈双峰或电压增高，心房颤动、右心室肥大或伴有劳损。

【治疗】瓣膜狭窄达到中度（ $<1.5cm^2$ ），心功能有下降者，均应尽早手术。

手术方法有经导管二尖瓣球囊扩张、直视二尖瓣成形、二尖瓣置换。球囊扩张远期效果不稳定，风心病成形效果不佳，故瓣膜置换术是首选治疗方式。但瓣膜置换后需终身抗凝、定期监测凝血指标。

（二）主动脉瓣狭窄

【病理生理】正常主动脉瓣口面积 $3cm^2$，当瓣口面积 $<1cm^2$ 时，出现左心室排血障

碍，左心室收缩压增高，左心室与主动脉出现收缩压力阶差。压力阶差的大小反应主动脉瓣狭窄的程度。压力阶差为 30～50mmHg 为中度狭窄，＞50mmHg 为重度狭窄。因长期高负荷，左心室壁逐渐肥厚，最终可导致左心衰竭。左心室肥厚，增加心肌耗氧量，主动脉瓣平均压低于正常，舒张期冠状动脉供血减少，在一些患者中可能出现心肌供血不足的症状。

【临床表现及诊断】

1. 症状 早期心脏代偿功能较好，常无明显的自觉症状。中度以上狭窄者可有乏力、眩晕或昏厥、心绞痛、劳累后气促、端坐呼吸、急性肺水肿等症状，甚至猝死。

2. 体征 胸骨右缘第 2 肋间可闻及喷射性全收缩期杂音，向颈部传导，常伴有收缩期震颤。主动脉瓣区第二心音延迟并减弱，重度狭窄患者常有脉搏细小、血压偏低、脉压小。

3. 辅助检查

（1）**超声心动图检查** 主动脉瓣叶增厚、变形或钙化，活动度减小和瓣口缩小等。多普勒可探及主动脉瓣口的收缩期射流，可测出跨瓣压差，判定瓣口狭窄的程度。

（2）**X 线检查** 可见左心室扩大，心影向左下延长，升主动脉扩张。

（3）**心电图检查** 可见电轴左偏，左心室肥厚，V_5、V_6 导联的 ST 段低平和 T 波倒置，部分患者可出现左束支传导阻滞、房室传导阻滞或心房颤动。

【治疗】人工瓣膜置换是成人主动脉瓣狭窄的主要治疗方法，儿童和青少年非钙化性主动脉瓣狭窄可在直视下行瓣膜交界分离术。

手术适应证：①无症状，收缩期峰值跨瓣压差 ＞50mmHg；②出现心绞痛、昏厥、充血性心衰等症状。

手术方法：在体外循环下行直视主动脉瓣切开术或主动脉瓣置换术。

（三）二尖瓣关闭不全

【病理生理】风湿性二尖瓣关闭不全的病理改变主要是瓣叶和腱索增厚、挛缩、瓣膜面积缩小、瓣叶活动受限及二尖瓣瓣环扩大。风湿活动导致二尖瓣出现病理改变，左室收缩时，部分血液反流至左房，使排入体循环血量减少，左房血量增多，压力升高，逐渐代偿性扩大和肥厚。左室舒张末期容量增多，负荷加重，左室扩大，导致二尖瓣瓣环扩大，加重二尖瓣关闭不全，进而左心衰竭，导致肺静脉淤血，肺循环压力升高，最后右心衰竭。

【临床表现及诊断】

1. 症状 心功能代偿良好者可无明显症状。有中度以上关闭不全者，常有疲倦、乏力、心悸和劳累后气促等症状。可有反复双下肢水肿。急性肺水肿和咯血的发生率远较二尖瓣狭窄低。严重时则出现夜间阵发性呼吸困难、端坐呼吸、咯血等。

2. 体征 心尖搏动增强并向左下移位，心尖部可闻及全收缩期杂音，向左侧腋中线传导。肺动脉瓣区第二心音亢进，第一心音减弱或消失。晚期可出现右心衰及肝大、腹水等体征。

3. 辅助检查

（1）超声心动图检查　可见左心房和左心室前后径明显增大，收缩时二尖瓣瓣口不能完全闭合，心室收缩期可见血液自二尖瓣口反流入左心房。根据反流束的距离或占左房的面积，可以估计关闭不全的程度。

（2）X线检查　可见肺淤血征，左心房及左心室扩大。食管吞钡检查可见食管受压向后移位。

（3）心电图检查　可见电轴左偏、二尖瓣型P波、左心房肥大、左心室肥大及劳损。

【治疗】二尖瓣关闭不全症状明显，心功能受影响，心脏扩大时应及时在体外循环下行直视手术。手术方法有二尖瓣修复成形术和二尖瓣置换术。

（四）主动脉瓣关闭不全

【病理生理】风湿性病变累及主动脉瓣叶，瓣叶挛缩、增厚、钙化，活动受限，瓣叶不能严密闭合，造成主动脉瓣关闭不全。舒张期血液自主动脉反流回左室，主动脉与左室之间的压力阶差较大，瓣口关闭不全面积即便是只有 $0.5cm^2$，每分钟反流量也可达 $2\sim5L$。左心室充盈过度，肌纤维伸长，逐渐出现扩大、肥厚。心功能代偿期，左心室排血量可高于正常；失代偿期，心排血量减少，左心房和肺动脉压力增高，可导致左心衰竭。由于主动脉瓣关闭不全导致舒张压降低，冠状动脉灌注量减少，同时左心室肥厚使心肌耗氧量增加，因此患者可出现心肌供血不足的表现。

【临床表现及诊断】

1. 症状　主动脉瓣轻度关闭不全，心脏功能代偿较好，没有明显症状。随着病情加重，患者可有心悸、心前区不适、头部强烈搏动等症状。重度关闭不全者，患者常有心绞痛发作、气促，并可出现夜间阵发性呼吸困难、端坐呼吸、咯血等左心室功能衰竭的症状。

2. 体征　心界向左下方增大，心尖呈抬举性搏动。胸骨左缘第3、4肋间或主动脉瓣区有舒张早、中期或全舒张期杂音，向心尖部传导。重度关闭不全者可出现水冲脉、枪击音及毛细血管搏动征。

3. 辅助检查

（1）超声心动图检查　左室内径增大，流出道增宽，舒张期末期主动脉瓣叶不能对拢闭合，可见自瓣口延伸入左心室的反流，并可估计反流程度。

（2）X线检查　正位片可见左心缘向左下扩大延长，升主动脉扩张；侧位片可见左心室向后扩大。

（3）心电图检查　可见心电轴左偏，左心室肥大、劳损。

【治疗】临床出现症状，如心绞痛、左室衰竭或心脏逐渐扩大，将在数年内死亡，应尽早施行人工瓣膜替换术。

三、冠状动脉粥样硬化性心脏病

冠状动脉粥样硬化性心脏病简称冠心病，多在中年以上发病，主要病变是冠状动脉内形成粥样硬化斑块，造成管壁增厚、管腔狭窄或阻塞。

【临床表现】冠状动脉血流量不能满足静息时心肌需要的氧量，当体力劳动、情绪激动等情况下，心肌需氧量增加就可引起或加重心肌血氧供给不足，出现心绞痛等症状。冠状动脉发生长时间痉挛或急性阻塞，血管腔内形成血栓，使部分心肌发生严重、持久的缺血，可以造成局部心肌坏死，即为心肌梗死。心肌梗死最常发生在左冠状动脉前降支分布的区域。急性心肌梗死可引起严重心律失常、心源性休克、心力衰竭或心室壁破裂，目前死亡率仍然较高。

心肌长期缺血缺氧，引起心肌广泛变性纤维化，导致心脏扩张。临床表现为一种以心功能不全为主的综合征，称为缺血性心肌病，预后较差。

选择性冠状动脉造影是确诊依据，可确定冠状动脉狭窄的部位、程度、范围和侧支循环的情况。左室造影可测定心室壁的舒缩功能。

【诊断】选择性冠状动脉造影是冠心病确诊的"金标准"，可确定冠状动脉狭窄的部位、程度、范围和侧支循环的情况（图23-4）。结合病史、查体、心电图和血清酶学检查，不难诊断。

【治疗】冠心病的治疗可分为内科药物治疗、介入治疗和外科治疗三类。应根据患者具体情况，综合选择治疗方案以提高疗效。

外科治疗主要是应用冠状动脉旁路移植手术（简称"搭桥"）为缺血心肌重建血运通道，改善心肌的供血和供氧。冠状动脉旁路移植术的桥血管

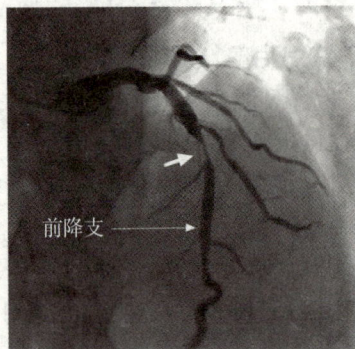

前降支

图23-4 冠状动脉粥样硬化性心脏病

提倡使用动脉，以获得更好的远期通畅率，目前国内最常采用的动脉桥血管是左侧胸廓内动脉（乳内动脉），最常采用的静脉桥血管是自体大隐静脉。心脏不停跳、不用体外循环搭桥术已经广泛开展，可减少患者创伤，缩短住院时间。

冠状动脉旁路术后约有90%以上的患者症状消失或减轻，心功能改善，可恢复工作，延长寿命。术后需长期抗血小板治疗，并定期随访，必要时可重复冠状动脉造影。

第三节　胸主动脉瘤

由于先天性或后天性疾患，造成主动脉壁正常结构的损害，尤其是弹力纤维层变脆弱和破坏，主动脉在血流压力的作用下逐渐膨大、扩张，形成主动脉瘤。其病因包括动脉硬化、主动脉囊性中层坏死（马凡综合征，Marfan syndrome）、创伤、细菌感染、梅毒等。动脉瘤的诊断主要依靠CT血管成像，对于升主动脉病变必须行心脏彩超检查评估主动脉瓣情况。主动脉瘤可分为：①真性动脉瘤，即全层瘤变和扩大；②假性动脉瘤，瘤壁无主动脉壁的全层结构，仅有内膜面覆盖的纤维结缔组织（图23-5）；③主动脉夹层动脉瘤。胸主动脉瘤可发生于升主动脉、主动脉弓、降主动脉（图23-6）。心胸外科最常见的动脉瘤疾病是升主动脉真性动脉瘤和主动脉型夹层动脉瘤。

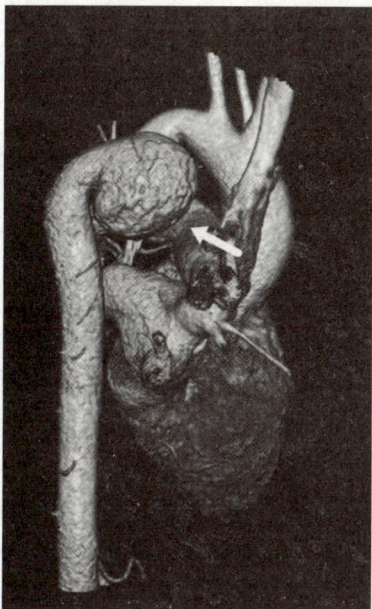

图 23 – 5　降主动脉假性动脉瘤

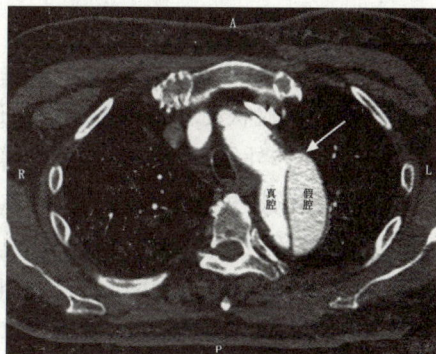

图 23 – 6　主动脉夹层动脉瘤

【临床表现】胸主动脉瘤仅在压迫或侵犯邻近器官和组织后才出现相应的临床症状。胸主动脉瘤破裂时可出现急性胸痛、休克、血胸、心脏压塞等，很快死亡。急性主动脉夹层动脉瘤常发生在高血压动脉硬化和中层囊性坏死的患者。症状为剧烈的胸骨后或胸背疼痛；随着壁间血肿的扩大，压迫和阻塞主动脉的分支而产生复杂多样的症状，如昏迷、偏瘫（颈动脉受压）、急性腹痛（肠系膜动脉受压）、无尿、肢体疼痛等。若动脉瘤发生破裂，则患者多很快死亡。

【诊断】目前，对怀疑患有胸主动脉瘤的患者有胸部 CT、MRI 及三维成像、胸主动脉造影、数字减影造影术等影像学检查方法，可明确胸主动脉瘤的诊断和与纵隔肿瘤及其他疾病相鉴别，清楚了解主动脉瘤的部位、范围、大小及与周围器官的关系，特别是胸主动脉分支受侵的情况、动脉瘤腔内有无血栓形成和有无破裂等。

【治疗】胸主动脉瘤的治疗包括内科治疗和外科治疗。内科治疗原则包括止痛、控制血压、稳定情绪、通便等对症治疗。胸主动脉瘤的外科治疗，应根据瘤体的形态、病变的范围及部位采用不同的方法。

目标检测

一、选择题

A1 型题

1. 关于先天性心脏病，下列说法正确的是（　　）

　　A. 所有室缺、房缺都需要外科手术或者介入封堵术治疗

　　B. 房缺的分流量小，不会形成艾森曼格综合征

　　C. 室缺杂音较房缺更响亮、位置更低，更容易合并震颤

D. 法洛四联症不一定都有右心室肥厚

E. 动脉导管未闭患儿喜蹲踞

2. 缩窄性心包炎手术剥离心包时最后处理的部位是（　）

　　A. 右心室

　　B. 两大动脉

　　C. 右房和腔静脉

　　D. 左心室

　　E. 先后顺序不重要，最后处理最难剥离的地方

3. 关于冠心病冠状动脉搭桥手术的描述，正确的是（　）

　　A. 必须在体外循环下，让心脏停搏，然后手术

　　B. 最常用的搭桥材料血管是股静脉

　　C. 外科搭桥后，只要认真服用抗血小板药物，桥血管可以终身保持通畅

　　D. 近年主张多用动脉搭桥，最常用的是左侧胸廓内动脉（乳内动脉）

　　E. 一旦有冠状动脉狭窄，就应当尽早搭桥

4. 关于风湿性心脏病二尖瓣狭窄的描述，错误的是（　）

　　A. 女性发病率明显高于男性

　　B. 既可以出现左心衰，也可以有右心衰的表现

　　C. 病程长的患者容易合并室颤

　　D. 最常用的手术方式是二尖瓣人工瓣膜置换术

　　E. 机械瓣置换术后需要终身服用华法林抗凝

5. 马凡综合征患者的胸主动脉瘤是哪种原因导致的（　）

　　A. 动脉硬化　　　　　　　B. 梅毒　　　　　　　C. 创伤

　　D. 细菌感染　　　　　　　E. 主动脉囊性中层坏死

A2 型题

6. 叶某，女，39 岁。患风湿性心脏病二尖瓣重度狭窄，心电图提示房颤。突发偏瘫失语，最可能的原因是（　）

　　A. 脑出血　　　　　　　　　　B. 颈动脉斑块脱落导致脑梗死

　　C. 继发癫痫发作　　　　　　　D. 左心房血栓脱落导致脑梗死

　　E. 阿－斯综合征

7. 周某，男，4 岁。查体：口唇青紫，体重 11kg，喜蹲踞，见杵状指，心脏杂音。最可能的诊断是（　）

　　A. 动脉导管未闭　　　　　　　B. 法洛四联症

　　C. 室缺合并艾森曼格综合征　　D. 原发孔房缺合并二尖瓣裂

　　E. 先天性主动脉缩窄

A3 型题

(8~9 题共用题干)

胡某，男，69 岁。多年吸烟史，无高血压病史，突发胸闷、胸痛 3 日入院。查体：

无明显心脏杂音，双肺呼吸音良好。肌钙蛋白明显升高，心电图 ST 段压低。

8. 目前最可能的诊断是（　）

    A. 主动脉夹层　　　　　　B. 冠心病心绞痛　　　　C. 自发性气胸

    D. 肋间神经痛　　　　　　E. 结核性胸膜炎

9. 为明确诊断，最准确的检查手段是（　）

    A. 冠状动脉 CT　　　　　　B. 心脏彩超　　　　　　C. 核素心肌灌注显像

    D. 主动脉 CTA　　　　　　E. 冠状动脉造影

二、问答题

1. 简述风湿性心脏病二尖瓣狭窄引起的病理生理过程。

2. 鉴别左向右分流的三类常见先天性心脏病。

3. 简述房间隔缺损及室间隔缺损引起心脏杂音的机制。

第二十四章　腹外疝

学习目标

1. 掌握：腹外疝的临床表现、诊断和治疗原则。
2. 熟悉：腹外疝的临床病理类型，腹股沟区的解剖特点。
3. 了解：切口疝、脐疝的临床特点。
4. 具备运用解剖学及相关临床知识，对腹外疝诊断及治疗的能力。

第一节　概　述

腹外疝是腹内脏器或组织连同腹膜壁层经腹壁先天性或后天形成的薄弱点或孔隙向体表突出，在局部形成包块的总称。腹外疝是外科的常见病，种类多，常以薄弱的解剖部位命名，如腹股沟疝、股疝、白线疝和脐疝等。

【病因】腹壁强度降低和腹内压力增高是腹外疝形成的主要原因。

1. 腹壁强度降低　腹壁强度降低是腹外疝发生的主要因素，可分为先天性和后天性两种。

（1）先天性解剖因素　如腹膜鞘状突未闭、腹壁白线缺损、腹内斜肌下缘位置过高；腹壁有某些组织穿过的部位，如精索或子宫圆韧带穿过腹股沟管，股动、静脉通过股管等。

（2）后天获得性因素　如局部创伤、手术切口及引流口愈合不良、感染、腹壁神经受损等，年老体弱、久病所致肌肉退化萎缩等均可造成腹壁局部强度降低。

现代生物学研究认为，组织胶原结构的改变亦可影响腹壁的强度。

2. 腹内压增高　为腹外疝的诱发因素。常见如习惯性便秘、慢性咳嗽、排尿困难、妊娠、婴儿经常啼哭、腹水及腹腔肿瘤、举重等，均可使原有的腹壁薄弱或缺损加重。

【病理解剖】典型的腹外疝由疝环、疝囊、疝内容物和疝外被盖四部分组成（图24-1）。

1. 疝环　又称疝门，为腹壁薄弱点或缺损处，是疝囊和疝内容物从腹腔向体表突出的初始环节，如腹股沟管的内环、股管的股环等。

2. 疝囊　多呈梨形或半球形，是腹膜壁层随疝内容物经疝环向外突出所形成的囊

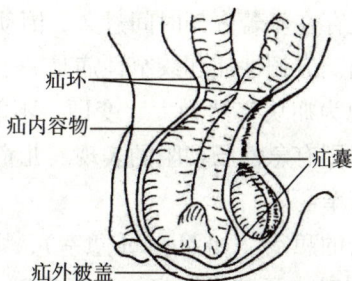

图 24 - 1 典型腹外疝的组成

袋结构，可分为颈、体、底三部分。疝囊颈为疝囊与腹腔相连接的最狭窄部分，位于疝环处。

3. 疝内容物　是指进入疝囊内的腹腔内脏器或组织，以小肠、大网膜多见。此外，盲肠、阑尾、乙状结肠、横结肠、膀胱、卵巢、输卵管、Meckel 憩室等亦可成为疝内容物，但较少见。

4. 疝外被盖　是疝囊以外的腹壁各层组织，一般为筋膜、肌肉、皮下组织和皮肤等。

【临床病理类型】 腹外疝分为易复性疝、难复性疝、嵌顿性疝和绞窄性疝四种类型。

1. 易复性疝　又称可复性疝，指疝内容物可完全还纳回腹腔的疝，一般无不适，疝块较大者伴下腹坠胀或隐痛不适感。早期，当患者站立、行走、劳动或腹内压增高时，于腹股沟部出现椭圆形隆起，平卧或用手还纳时，疝内容物即可回纳腹腔，局部肿块消失。后期，疝块逐渐增大，最后可降入阴囊。检查时，若疝内容物为大网膜则疝块较韧，叩诊呈浊音；若为肠管，则叩诊为鼓音，听诊可闻及肠鸣音，还纳腹腔时可有"咕噜"音。还纳后用手紧压内环后，嘱患者咳嗽或站立并增加腹压，肿块不再出现；若将压迫内环的手指移开则包块再次出现，咳嗽时有冲击感。

2. 难复性疝　疝内容物与疝囊粘连而不能完全还纳腹腔者，称为难复性疝。一般不引起严重症状，可有轻度局部不适或不全性机械性肠梗阻症状，如腹痛、腹胀、便秘，可扪及局部包块，咳嗽时能触及冲击感，但难以触清腹壁缺损的范围。部分患者病程较长，腹壁缺损较大，因疝内容物长期滞留于疝囊内形成持久的下坠力，遂将疝囊颈上方的腹膜壁层一并推入疝囊，致使乙状结肠、膀胱、回盲部（包括阑尾）等脏器随之下移而成为疝囊壁的部分，称滑动性疝。滑动性疝多见于50 岁以上男性，以右侧腹股沟多见，属难复性疝的范畴（图24 - 2）。

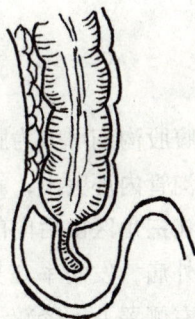

图 24 - 2　滑动性疝（右侧盲肠）

3. 嵌顿性疝或绞窄性疝　当腹内压突然过度增高时，使疝内容物强行通过狭小的疝环进入疝囊，随后疝环收缩，疝内容物不能还纳腹腔，称为嵌顿性疝。疝内容物多为肠管，由于肠壁及其系膜在疝环处受压，静脉回流受阻，出现淤血、水肿、渗出，短期内肠系膜动脉搏动和肠蠕动还存在。若嵌顿时间过久，因动脉血流受阻而发生肠壁缺血乃至坏死，此时称为绞窄性疝。嵌顿性疝和绞窄性疝是一个病理过程的两个阶段，临床上难以截然分开。其临床表现为疝块突然肿大、变硬，不能还纳，有明显疼痛和触痛，如果嵌顿的疝内容物为肠管，则有急性肠梗阻的表现。儿童因腹壁肌薄弱，疝环组织比较柔软，疝嵌顿后较少发生绞窄。

若嵌顿的疝内容物是小肠的憩室（如 Meckel 憩室），则称 Littre 疝；若嵌顿的疝内容物仅为非系膜侧的部分肠壁时，肠腔仍通畅，称肠管壁疝或 Richter 疝（图 24 – 3）。上述两种疝，局部包块多不明显，亦多无完全肠梗阻的症状出现。若嵌顿的疝内容物是两个以上的肠袢，其在疝囊内呈"W"形，称逆行性嵌顿疝（图 24 – 4）。

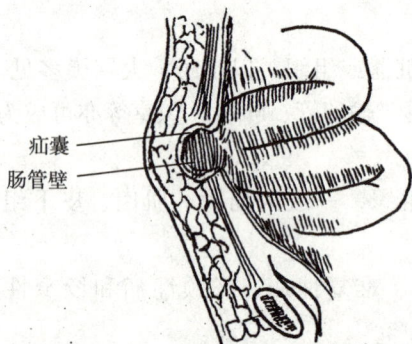

| 图 24 – 3　肠管壁疝示意图 | 图 24 – 4　逆行性嵌顿疝示意图 |

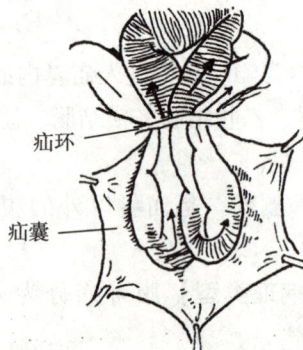

绞窄性疝是嵌顿性疝后续发展的结果，属同一病理过程的两个连续性阶段，临床诊断很难将二者截然分开。手术处理嵌顿或绞窄性疝时，正确判断肠管活力至关重要，特别警惕有无逆行性嵌顿疝的存在。逆行性嵌顿疝一旦发生绞窄，不仅疝囊内的肠袢可发生坏死，隐藏于腹腔内的中间肠袢亦可坏死，或疝囊内的肠管尚存活，而腹腔内的肠袢已发生坏死。因此，术中必须对腹腔内相关肠袢做仔细检查。

第二节　腹股沟疝

腹股沟疝可分为腹股沟斜疝和腹股沟直疝两种。斜疝是指疝囊从腹壁下动脉外侧的腹股沟管内环突出，斜经腹股沟管再穿出外环并可进入阴囊；直疝则从腹壁下动脉内侧的直疝三角区由后向前突出，不经过内环，也不进入阴囊。腹股沟斜疝是临床上最多见的腹外疝，发病率在男性占全部腹外疝的90%，占腹股沟疝的95%；右侧多于左侧，这与右侧睾丸下降较迟有关。男性多于女性，男女发病率之比约为10∶1。

【解剖概要】

1. 腹股沟管解剖　腹股沟管是位于腹股沟韧带的内上方，斜行贯穿腹前壁下部肌肉、腱膜和筋膜间的一条潜在管道。其长 4～5cm，走向由外上向内下斜行，有两口和四壁，即内口、外口和上、下、前、后四壁。内口又称深环（腹环），为腹横筋膜的卵圆形孔，位于腹股沟韧带中点上方2cm 处；外口又称皮下环，是腹外斜肌腱膜的三角形裂隙，位于耻骨结节的外上方，通常可容纳一小指尖。腹股沟管的前壁为腹外斜肌腱膜，其外侧 1/3 有腹内斜肌覆盖；后壁为腹横筋膜，其内侧 1/3 是由腹内斜肌和腹横肌构成的联合肌腱；上壁为腹内斜肌和腹横肌形成的弓形下缘；下壁为腹股沟韧带和陷窝韧带。腹股沟管内，男性有精索通过，女性有子宫圆韧带通过（图 24 - 5）。

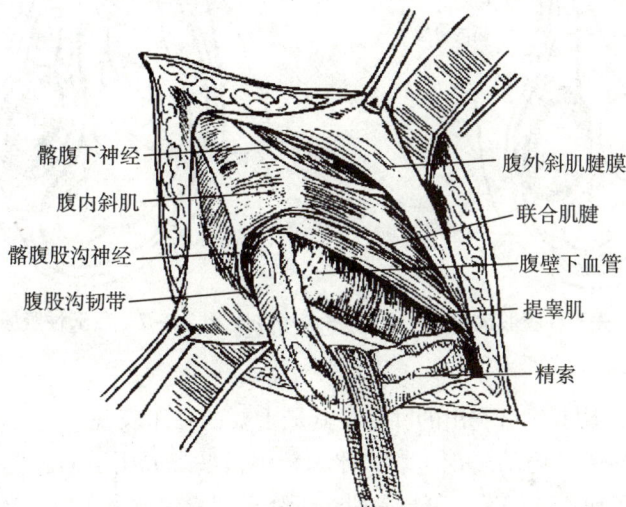

髂腹下神经　腹内斜肌　髂腹股沟神经　腹股沟韧带

腹外斜肌腱膜　联合肌腱　腹壁下血管　提睾肌　精索

图 24 - 5　腹股沟管的解剖

2. 直疝三角解剖　直疝三角位于腹股沟韧带内侧 1/3 的后上方，为腹壁下动脉（外侧边）、腹直肌外侧缘（内侧边）、腹股沟韧带（底边）构成的一个三角形区域。此处腹壁缺乏完整的腹肌覆盖，且腹横筋膜又比周围部分为薄，为腹壁的薄弱区，故易发生疝。腹腔内组织或脏器由此从后向前突出形成直疝，故称直疝三角。

【病因】

1. 先天性斜疝　胚胎发育过程中，位于腹膜后第 2 ~ 3 腰椎旁的睾丸逐渐下降，在接近腹股沟管内环处带动腹膜下移，形成腹膜鞘状突，同时推动皮肤形成阴囊。约至 9 个月时，睾丸与其前方的鞘状突同时降入阴囊。正常情况下，鞘状突在婴儿出生后不久，除阴囊部分形成睾丸固有鞘膜外，其余部分即自行萎缩闭锁成为条索状组织。如不闭锁或闭锁不全，则鞘状突与腹腔相通，在小儿啼哭、咳嗽等腹内压增高的情况下，腹腔内脏器或组织即可进入其中形成先天性斜疝（图 24 - 6）。右侧睾丸下降较左侧晚，鞘状突闭锁也较晚，故右侧斜疝较左侧多见。

2. 后天性斜疝　正常情况下，腹内斜肌和腹横肌收缩时都向腹股沟韧带靠拢，起着关闭腹股沟管和内环的作用。如果这些肌肉发育不良，收缩力差，内环部位松弛，当腹内压骤然增加时，内脏即由这个薄弱的内环处突出，成为后天性斜疝（图 24 - 7）。

3. 腹股沟直疝　直疝是后天性的，老年人腹横筋膜及腹内斜肌退行性变，萎缩变薄，降低了腹壁抵抗力。慢性咳嗽、排尿困难或习惯性便秘等因素使腹内压经常性或突然性增高，就可能迫使腹腔内脏器或组织由直疝三角向外突出，形成直疝。

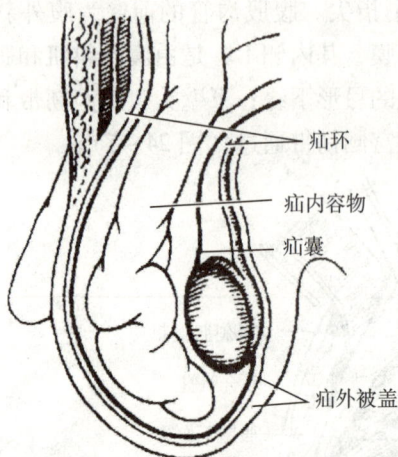

图 24 - 6   先天性腹股沟斜疝

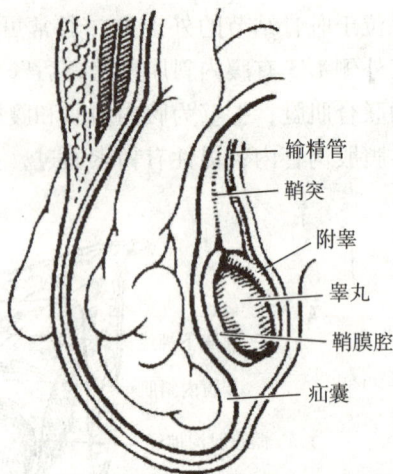

图 24 - 7   后天性腹股沟斜疝

【临床表现】

1. 腹股沟斜疝 腹股沟区突出的肿块是其最重要的临床表现。一般常于久站、行走、劳动、咳嗽或婴儿啼哭时局部出现包块，体积较小，平卧或用手向腹腔内轻轻推送可消失。随病情发展，肿块逐渐增大，可自腹股沟下降至阴囊内或大阴唇，严重者致行走不便及影响正常生活。包块带蒂柄，多呈梨形，上端狭小，下端宽大。包块还纳后，以手指尖经阴囊皮肤循精索向上伸入外环，可发现外环口松弛扩大。疝内容物如为肠袢，触诊柔软，表面光滑，叩诊为鼓音，听诊可闻肠鸣音。还纳肠袢时，常有阻力，一旦开始回纳，包块较快消失。内容物如为大网膜，则肿块坚韧无弹性，叩诊为浊音，回纳缓慢。

2. 腹股沟直疝 多见于老年男性，常为双侧性。主要表现为患者站立或腹压增高时，腹股沟内侧端、耻骨结节外上方出现一半球形隆起，多无明显症状。疝内容物经宽大的疝囊颈从后向前突出，不进入阴囊，易于还纳，或平卧后多能自行消失，极少发生嵌顿。疝内容物多为小肠或大网膜。有时膀胱可进入直疝疝囊，成为疝囊壁的一部分，称为滑动性直疝，手术时应予注意。

【诊断】 根据腹股沟疝的病史及典型临床表现多可做出诊断。必要时可选用 CT 或 B 超检查，有助于了解肠袢膨出、腹壁缺损区及缺损区的大小，还有助于术式的选择和鉴别诊断。在临床诊断过程中还应注意以下几个方面：

1. 明确是否为腹外疝 腹外疝的疝内容物位于由腹膜壁层所构成的囊袋内。

2. 判断是属何种腹外疝 根据疝环所在的解剖位置，确定其属腹股沟斜疝、直疝还是股疝等。

3. 明确疝的临床类型 尤其是有无嵌顿或绞窄，若为嵌顿或绞窄性疝常有以下三大主要特征：①疝内容物突然进入疝囊，疝块呈进行性肿大，疼痛明显，无法还纳腹腔；②疝块较坚实、有明显压痛，咳嗽时无冲击感；③有急性机械性肠梗阻的表现：进行性加重的阵发性腹痛、腹胀伴呕吐，停止排气排便。初期肠鸣音亢进。

4. 查找发病原因 如习惯性便秘、慢性支气管炎、前列腺肥大、腹胀、妊娠、肿瘤、腹水、强力负重等引起腹内压增高的情况。

【鉴别诊断】

1. 腹股沟斜疝、直疝与股疝的鉴别　见表 24 – 1。

表 24 – 1　腹股沟斜疝、直疝与股疝的鉴别要点

	斜疝	直疝	股疝
发病年龄	儿童及青壮年多见	老年多见	中年经产妇多见
突出途径	自内环经腹股沟管突出，可进阴囊	由直疝三角突出，不进阴囊	经股管突出
疝块外形	带蒂的梨形或椭圆形	呈半球形，基底较宽	半球形，较小
回纳疝块后压住内环	疝块不再突出	疝块仍可突出	疝块仍可突出
疝囊与精索的关系	疝囊在精索前外方	疝囊在精索后方	
疝囊颈与腹壁下动脉的关系	疝囊颈在腹壁下动脉外侧	疝囊颈在腹壁下动脉内侧	与腹壁下动脉无关
嵌顿发生	较多	极少	最多

2. 交通性鞘膜积液　均见于小儿，睾丸触诊漂浮感，透光试验阳性。阴囊肿物于起床或站立活动后出现，并逐渐增大，平卧和睡觉后逐渐缩小。

3. 睾丸鞘膜积液　肿物全部在阴囊内，可清楚摸到上界无蒂，有囊性感。可触及上缘，睾丸扪不清，肿物不能还纳，透光试验阳性。

4. 精索鞘膜积液　肿物位于腹股沟区睾丸上方，体积较小，与体位变动无关，牵拉同侧睾丸时，肿物可随之上下移动，透光试验阳性。

5. 隐睾　睾丸下降不全时，可停留于腹股沟管内形成包块，体积小，边界清，压迫肿物出现特有胀痛感，患侧阴囊空虚。

【治疗】一般均应手术治疗。1 岁以内的婴儿有自愈的可能，年老体弱或伴有其他严重疾病而禁忌手术者可行非手术疗法。若合并有慢性咳嗽、便秘、排尿困难、腹水或妊娠等，应先行处理上述增加腹压的因素，以防术后复发。

1. 手法复位　腹股沟斜疝一旦嵌顿，原则上应立即手术治疗，以防肠管坏死。仅在以下少数情况下可试行手法复位：①嵌顿时间在 2 ~ 3 小时内，局部无腹膜刺激征者；②估计肠袢未绞窄坏死者；③年老体弱或伴有引起腹内压增高疾病且有疝脱出还纳史。复位方法：患者头低足高仰卧位，适当注射镇静剂，或针刺大敦、三阴交、太冲等穴并配合局部热敷 10 ~ 20 分钟，以松弛腹肌。医生用右手托起阴囊，将疝块向外上方的腹股沟管做均匀缓慢挤压式还纳，左手可以按摩疝环处以协助还纳。手法复位切忌粗暴，还纳后应密切观察 24 小时，若出现腹膜炎或肠梗阻，应及时手术治疗。复位成功的患者仍应择期手术修补，以防复发。

2. 非手术治疗　①小于 1 岁的婴幼儿腹股沟斜疝，采用棉线束带或绷带压住内环口（腹股沟管深环）（图 24 – 8），防止疝块突出，以助腹肌发育加强。②2 岁以内的小儿脐疝，直径小于 1cm，可用大于脐环、外包纱布的

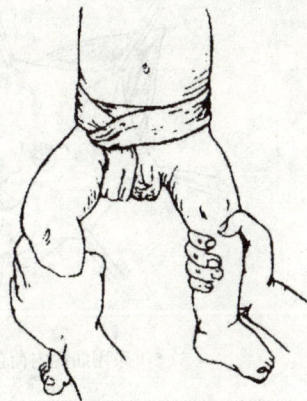

图 24 – 8　棉线束带

硬币或小木片压住脐环部，然后用胶布或绷带固定之。③年老体弱或不具备手术条件者，可在回纳疝内容物后，用医用疝带一端的软压垫压住疝环，以阻止疝块突出。但长期配用疝带可因疝囊颈经常受到摩擦而变得肥厚坚韧，有增加疝嵌顿和疝囊与疝内容物粘连的可能。

3. 手术治疗　腹股沟疝最有效的治疗方法是手术修补。疝手术方法繁多，主要可归纳为四大类，即单纯疝囊高位结扎术、张力修补术、无张力修补术和经腹腔镜疝修补术。

（1）**单纯疝囊高位结扎术**　适用于婴幼儿及部分绞窄性腹股沟斜疝因肠坏死而局部有严重感染者（图24-9）。

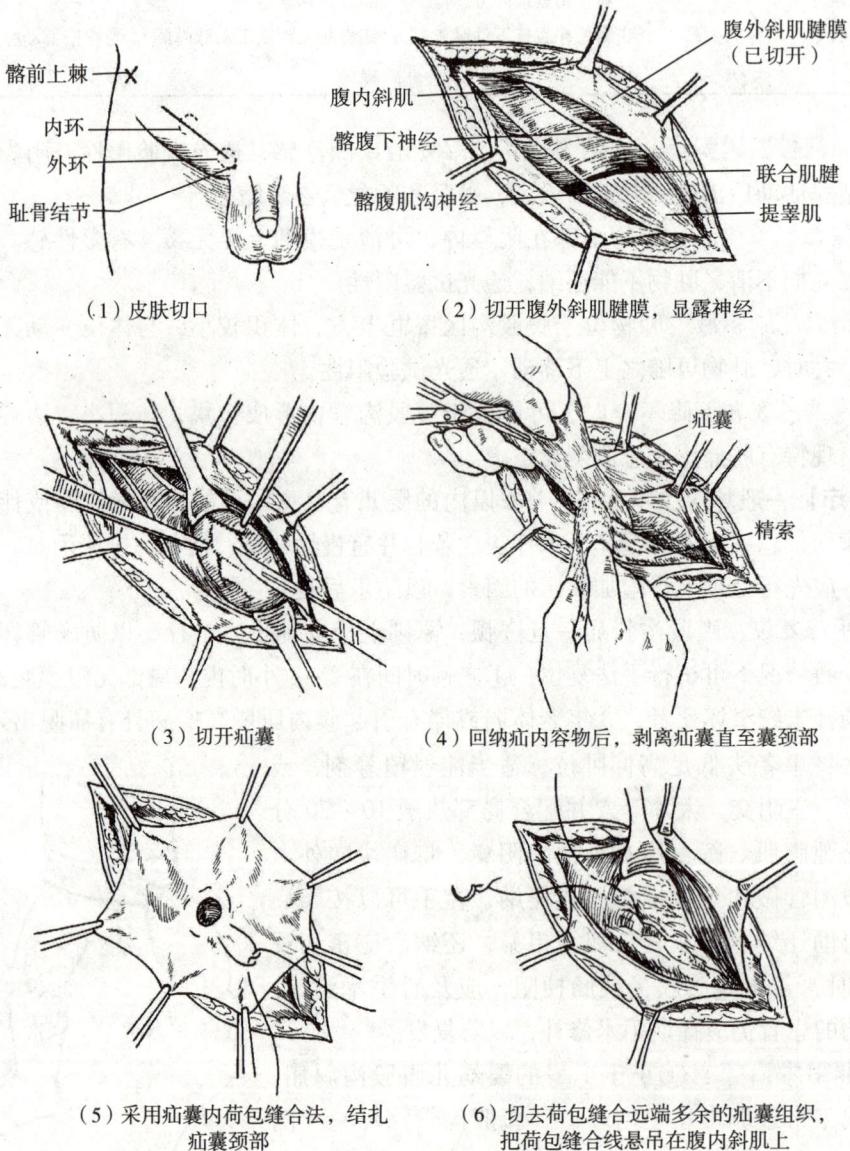

（1）皮肤切口

（2）切开腹外斜肌腱膜，显露神经

（3）切开疝囊

（4）回纳疝内容物后，剥离疝囊直至囊颈部

（5）采用疝囊内荷包缝合法，结扎疝囊颈部

（6）切去荷包缝合远端多余的疝囊组织，把荷包缝合线悬吊在腹内斜肌上

图24-9　腹股沟斜疝疝囊高位结扎术

（2）**张力疝修补术**　疝修补术是最常用的手术方法，成年腹股沟疝患者都存在程度不同的腹股沟管前壁或后壁薄弱或缺损，单纯疝囊高位结扎不足以预防腹股沟疝的复发，只有在疝囊高位结扎后，加强或修补薄弱的腹股沟管前壁或后壁，才有可能得到彻底的治疗。用于修补或加强腹股管前壁的是佛格逊（Ferguson）法；用于修补或加强腹股沟管后壁的有巴西尼（Bassini）法、哈斯特德（Halsted）法、麦克威（McVay）法及 Shouldice 法。

（3）**无张力疝修补术**　常用疝环充填式无张力修补术，方法是分离出疝囊后，将疝囊内翻送入腹腔，然后用人工合成纤维网片制成一个圆锥形的花瓣形充填物，将其充填在疝的内环处以填充缺损，再用一个合成纤维网片缝合于腹股沟管的后壁（图24-10）。

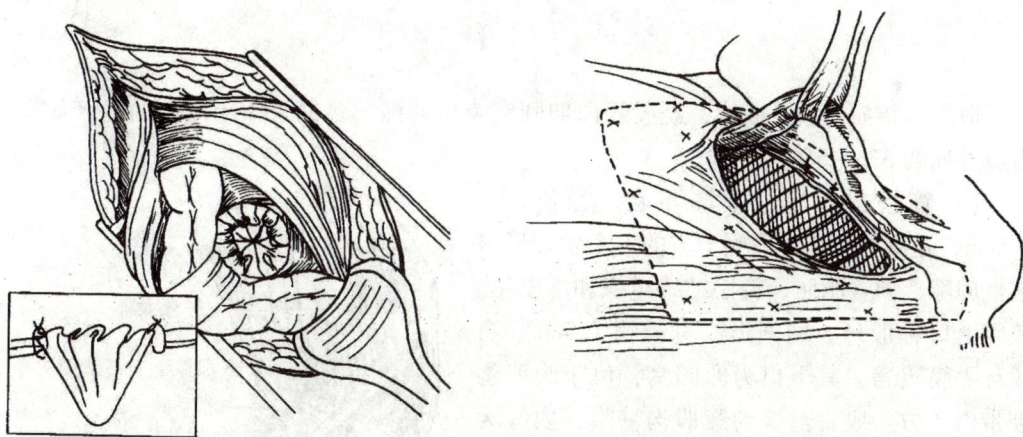

图 24-10　疝环充填式无张力疝修补术

（4）**经腹腔镜疝修补术**　属微创外科范畴，具有痛苦少、创伤小、恢复快、外形美观等优点，并可同时发现和处理并发疝、双侧疝。

4. 嵌顿性和绞窄性疝的处理原则　嵌顿性疝若手法复位失败，需要急诊手术治疗，以解除肠梗阻，防止疝内容物坏死。

正确判断疝内容物的活力是手术中的关键环节，术中应注意：①切开疝囊前妥善保护切口，以防疝囊内渗液污染切口；②仔细检查疝内容物，判明有无逆行性嵌顿及肠管坏死；③正确判断疝内容物的生命力，然后根据病情确定处理方法。

方法：先扩张疝环，解除压迫后，观察肠管的色泽、弹性、蠕动能力及相应肠系膜内的动脉搏动等。若肠管已变黑，失去光泽与弹性，且触摸动脉无搏动者，表明该段肠管已坏死。如无法确认是否已坏死，可在肠系膜根部注射 0.25% 普鲁卡因 20～40mL，再用温热等渗盐水纱布热敷该段肠管，或将其暂时送回腹腔，再行观察 10～20 分钟。如肠壁转为红润，肠蠕动及肠系膜动脉搏动恢复，则证明肠管可存活，可还纳入腹腔。若有肠袢坏死，施行肠切除吻合术后，一般只做单纯的疝囊高位结扎，二期再做疝修补术。

知识拓展

腹外疝的手术治疗

手术治疗腹外疝麻醉多选用局麻，也可用腰麻，小儿须全麻。术式很多，但主要手术步骤为：①腹股沟管的切开与解剖；②分离疝囊、高位结扎、切除或切断；③修补扩大了的内环；④腹股沟管的整形重建。术后卧床休息，切口局部用沙袋压迫，以防阴囊血肿。3~6个月内避免用力增加腹压，以防复发。

第三节 股 疝

股疝是指疝囊通过股环，经股管向卵圆窝突出的疝。多见于中年以上的经产妇女，占腹外疝的3%~5%。

【股管解剖】 股管呈漏斗状，管长1~1.5cm，是腹股沟韧带内侧下方的一个狭长形潜在性间隙，内含脂肪、疏松结缔组织和淋巴结。股管上口称股环，椭圆形，直径约1.5cm，有股环隔膜覆盖。其下口为卵圆窝，位于腹股沟韧带内下方。股管前缘为腹股沟韧带，内缘为陷窝韧带，后缘为耻骨梳韧带，外缘为股静脉，其间有纤维隔（图24－11）。

【病因】 女性骨盆相对较宽，联合肌腱和腔隙韧带常发育不全或薄弱，股管上口宽大松弛，加之妊娠腹内压增高，是股疝发生的重要因素。因股环较狭小，周围韧带较坚韧，股管几乎是垂直而下，疝块在卵圆窝处向前转折时形成一个锐角。因此股疝最易嵌顿，发生率高达60%；一旦发生嵌顿，可迅速发展为绞窄性疝，应予特别注意。疝内容物多为小肠和大网膜。

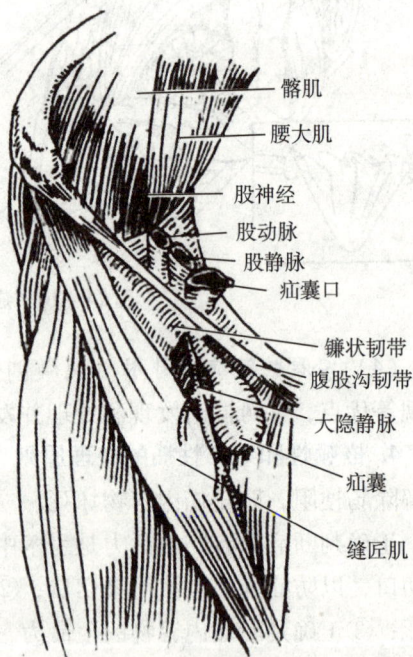

髂肌
腰大肌
股神经
股动脉
股静脉
疝囊口
镰状韧带
腹股沟韧带
大隐静脉
疝囊
缝匠肌

图24－11 股管解剖与股疝形成示意图

【临床表现】

1. 易复性股疝 多无明显不适，易被忽视，尤其是肥胖者。部分患者久站或腹内压增加时，腹股沟韧带内下方出现核桃或鸡蛋大小、半球形的肿物，常为质地柔软，可还纳。

2. 嵌顿性股疝 局部肿块不能还纳且触痛明显。常伴有腹痛、恶心、呕吐和肛门停止排便排气等急性肠梗阻症状。

【诊断与鉴别诊断】通过询问病史，结合临床表现及体格检查，诊断并不困难。但应与下列疾病相鉴别：

1. 腹股沟斜疝　参见本章第二节腹股沟疝的内容。

2. 大隐静脉曲张形成的结节　用手指压住股静脉近心端，可使大隐静脉结节膨胀增大；而股疝则无此种表现。患者常伴有下肢其他部位的静脉曲张。

3. 股部淋巴结肿大　肿块为实质性硬结，可有明显触痛，或有局部红肿或波动感，多在同侧下肢找到原发感染灶，无急性肠梗阻表现。

4. 髂窝部结核性脓肿　多位于腹股沟的外侧部分，偏髂窝处，局部有较明显的压痛及波动感。脊柱检查结合 X 线摄片可发现脊柱结核病灶。

【治疗】股疝确诊后应及时手术治疗，以防嵌顿发生，一旦嵌顿则应行紧急手术。常用手术方式为 McVay 修补法。

第四节　其他腹外疝

一、脐疝

脐疝是指腹内脏器或组织自脐环突出而形成的疝。可分婴儿型和成人型两种。婴儿脐疝较常见，多因脐环闭锁不全或脐部瘢痕组织薄弱，婴儿经常啼哭，使腹内压增高所致。成人脐疝较少见，见于中年以上经产妇女，在多次妊娠、肥胖、慢性咳嗽等腹内压增高时发病。

【临床表现】脐部出现疝块。在婴儿啼哭、直立或排便时疝块可增大，平卧后消失，发生嵌顿概率较低。成人脐疝常为难复性，疝块不能完全还纳，易发生嵌顿，可出现肠梗阻症状。

【治疗】

1. 非手术疗法　用于 2 岁以下的小儿。将疝回纳后，用略大于脐环、外包纱布的硬币或小木片压住脐环，胶布或绷带加以固定，以防移动。一般每隔 1～2 周更换一次。若 1 年后未见疗效，或年龄大于 2 岁疝环仍大于 1.5～2cm 者，可行手术治疗。

2. 手术疗法　成人脐疝发生嵌顿或绞窄的概率较高，应采用手术治疗。术前应消除腹内压增高的因素，手术沿脐做半月形切口，暴露腹直肌鞘、疝环及疝囊，还纳内容物；如疝环较小，则横行缝合腹膜，间断缝合两侧腹直肌鞘缘，最后缝合腹壁皮肤；如疝环较大，修补张力大，可使用人工补片做无张力修补术。手术时注意保留脐眼，术后使用腹带。

二、切口疝

切口疝是指腹腔内脏器或组织自腹部手术切口瘢痕突出所形成的疝。最常发生于腹部的纵向切口。随着老龄化社会的到来，其发生率有增高的趋势。

【病因】

1. 手术操作不当 如切口严重感染、腹壁切口缝合不严密、引流物放置过久、切口过长致切断肋间神经过多等，均可致切口裂开而导致切口疝。

2. 术后腹内压增高或全身情况不良 如剧烈咳嗽、大量腹水或低蛋白血症、休克、腹胀等，均可影响切口愈合而导致切口疝。

3. 其他 腹部严重创伤或多次手术，使腹壁组织缺损过多等，可导致切口疝。

【临床表现】 疝块直接经腹壁切口瘢痕处膨出，站立和腹压增加时出现或增大，平卧后消失或缩小。偶可见肠型和蠕动波，并可闻及肠管的"咕噜"音。还纳疝块后可扪及切口裂形成的疝环。较大的切口疝可伴有牵拉感、腹痛、恶心、便秘等表现，有时可伴有部分肠梗阻症状。

【治疗】 以手术修补为主。在原切口为中心做梭形切口，依次解剖腹壁各层组织，切除手术疤痕和疝囊，还纳疝内容物，如有大网膜粘连可一同切除。如疝环最大距离 <3cm，可逐层无张力缝合。若局部缺损较大，疝环最大距离 >3cm 甚至 5cm，估计无张力修补有困难，可用人工补片进行修补，术后使用腹带。

目标检测

一、选择题

A1 型题

1. 最常见的腹外疝是 （　）

　　A. 脐疝　　　　　　　　　B. 股疝　　　　　　　　　C. 切口疝

　　D. 腹股沟斜疝　　　　　　E. 腹股沟直疝

2. 关于腹股沟直疝的叙述不正确的是 （　）

　　A. 疝囊从腹壁下动脉内侧腹股沟三角区突出

　　B. 多见于老年男性，常双侧

　　C. 透光试验不透光

　　D. 绝大多数为后天性

　　E. 容易嵌顿

3. 发生切口疝最主要的病因是 （　）

　　A. 腹部手术切口为纵形切口　　　　B. 切口过长，缝合不够严密

　　C. 引流物放置过久　　　　　　　　D. 切口发生感染

　　E. 患者术后腹胀

4. 哪种腹外疝发生肠管壁疝的机会最多 （　）

　　A. 斜疝　　B. 直疝　　C. 股疝　　D. 脐疝　　E. 白线疝

A2 型题

5. 王某，男，27 岁。右腹股沟斜疝多年。一次搬重物时突感疝块增大并有疼痛，不能回纳，伴恶心、呕吐、腹胀。3 小时后来院急诊。查体：腹平软，无压痛及腹肌紧张，肠鸣音正常，右侧阴囊肿大，可触及质硬并压痛的包块。应首先考

虑为（　　）

- A. 难复性疝
- B. 易复性疝
- C. 滑动性疝
- D. 嵌顿性疝
- E. 肠管壁疝

6. 胡某，女，55岁。腹痛3日，伴恶心呕吐，不排便。查体：左侧卵圆窝突起半球形包块，不能推动，腹部透视见腹部胀气，数个液平段。诊断应考虑（　　）

- A. 肠套叠
- B. 直疝嵌顿
- C. 斜疝嵌顿
- D. 肠扭转
- E. 嵌顿性股疝

7. 刘某，男，70岁。腹股沟三角突出半球形包块，易还纳，未进入阴囊，不透光。主要考虑为（　　）

- A. 鞘膜积液
- B. 隐睾
- C. 股疝
- D. 斜疝
- E. 直疝

二、问答题

1. 简要归纳腹股沟斜疝、直疝及股疝的鉴别。
2. 疝修补术后的患者，早期为什么不宜采取半卧位？

第二十五章 腹部损伤

学习目标

1. 掌握：腹部闭合性损伤的临床特征及其诊断方法。
2. 熟悉：腹部损伤治疗的原则；肝、脾和肠损伤的处理方法。
3. 了解：腹部损伤的分类与病因。
4. 具备对常见腹内脏器损伤初步诊断及现场急救的能力。

第一节 概 述

腹部损伤是指机械性因素作用于腹部所造成的腹壁和腹内脏器组织结构完整性的破坏或功能障碍。腹部损伤为外科常见病，其发病率在平时占各种损伤的 0.4% ~ 1.8%。腹内脏器较多且脆弱，腹部受伤后常累及，因伤情较复杂、严重，死亡率高达 10% 左右。致死的多见原因是创伤性休克、内出血、严重的腹膜炎或全身感染等。早期准确诊断和及时正确处理是提高疗效、降低死亡率的关键。

【分类及病因】腹部损伤按损伤深度可分为单纯腹壁损伤和腹内脏器损伤；按是否穿透腹壁、腹腔是否与外界相通，还可分为闭合性和开放性两大类。

单纯腹壁损伤，是指损伤仅局限于腹壁，而不伴腹内脏器损伤。腹部闭合性损伤时，腹壁皮肤完整，损伤部位可能仅限于腹壁，也可能同时伴有腹内多脏器损伤，后者伤情远比前者复杂而严重。因体表无伤口，要明确内脏是否有损伤，有时很困难，易发生漏诊、误诊。闭合性损伤若涉及内脏或组织，往往需要早期手术治疗，如果错失手术时机，将造成严重后果，故从临床诊治角度来看，腹部闭合性损伤具有更重要的意义。腹部开放性损伤时，腹壁皮肤有破损，有腹膜破损者为穿透伤（多伴内脏损伤）；无腹膜破损者为非穿透伤（偶伴内脏损伤）；其中有入口与出口者为贯通伤，有入口而无出口者为盲管伤。此类损伤的特点是伤口受外源性沾染，有的合并有异物存留、内脏损伤或内脏脱出腹腔外。腹部开放性损伤伤口较深时，可伤及腹内多个脏器，因其伤情较直观，且常有出血、脏器外露等严重情况，易于明确诊断和得到重视，多能得到及时有效的治疗。此外，随着外科手术、内镜检查和介入性放射学的广泛开展，医源性腹部损伤屡有发生。

腹部损伤的严重程度、是否涉及内脏、涉及何种内脏等情况在很大程度上取决于暴力的强度、速度、着力部位和作用方向等因素，同时还与脏器的解剖特点、原有病理变化和功能状态等内在因素有关。如肝脏、脾脏等实质脏器，组织结构脆弱、位置比较固定，若已有病理改变如肝硬化等，受到暴力打击后比其他内脏更易破裂。上腹部受到挤压时，胃窦部、十二指肠第三段或胰腺可被挤压于脊柱上而断裂。充盈的空腔脏器，如饱餐后的胃和未排空的膀胱，比空虚的脏器更易损伤。

【临床表现】

1. 全身表现

（1）意识　单纯腹壁损伤的患者大多意识清楚；合并颅脑或胸部损伤时，可有浅昏迷或昏迷；休克时常常有表情淡漠、精神紧张、惊恐或烦躁不安。

（2）呼吸　腹内脏器损伤时，腹式呼吸减弱或消失，以胸式呼吸为主。

（3）血压与脉搏　其变化与有无腹内脏器损伤和损伤类型有关，内出血或腹膜炎时脉搏增快、血压下降。

（4）末梢循环　多有面色苍白、四肢湿冷、出冷汗及口渴等。

（5）休克　实质脏器损伤引起急性大出血后导致血容量急剧下降，发生低血容量性休克；空腔脏器破裂超过 12 小时后，若处理不及时，可能继发感染，引起中毒性休克。

（6）胃肠道症状　腹内脏器损伤时多伴有恶心、呕吐。早期为反射性，呕吐物主要是胃内容物；晚期可由于胃肠麻痹而呈溢出性，呕吐物为粪臭样的肠内容物。

2. 局部表现

（1）主要症状　腹部损伤的主要症状是腹痛。空腔脏器破裂后胃肠内容物或实质脏器破裂后血液进入腹膜腔刺激腹膜，引起腹痛，前者往往较重。腹痛常由于血液、肠液或尿液的扩散而范围逐渐扩大，腹痛最明显处常是病灶所在部位，临床可作为诊断的依据之一。

（2）腹部体征

①视诊：闭合性损伤者腹壁上偶可见挫伤或淤斑，腹部可隆起，腹式呼吸常减弱或消失。开放伤则有伤口，甚至可见暴露的腹腔脏器。

②触诊：腹部压痛、反跳痛、肌紧张，压痛以病灶部位最明显，胃肠道穿孔或肝破裂时胃肠内容物或胆汁对腹膜的刺激较强，腹肌可呈板样强直。

③叩诊：空腔脏器破裂后肝脏浊音界缩小或消失，腹腔内液体达到一定量时出现移动性浊音。

④听诊：由于腹膜炎症的影响，肠管麻痹，肠鸣音减弱或消失。

【诊断】

1. 闭合性损伤的诊断要点

（1）明确有无内脏损伤

1）单纯腹壁损伤：闭合伤者，常见表现是受伤部位疼痛、肿胀和压痛，有时可见皮下淤斑，较严重的腹肌挫伤可发生腹壁血肿；开放伤者，虽可见腹壁伤口及伤口流血，但腹膜完整、腹内脏器无外露，伤情多不严重。

2）腹内脏器损伤：常见受损内脏在闭合性损伤中依次是脾、肾、小肠、肝、肠系膜等。开放性损伤时，是否有腹内脏器损伤，可根据腹壁伤口、伤口流出液的性质或脱出伤口的脏器，容易做出正确的诊断。常见受损内脏在开放性损伤中依次是肝、小肠、胃、结肠、大血管等。胰、十二指肠、膈、直肠等由于解剖位置较深，故损伤机会较少。

凡腹部损伤后有以下表现之一时，均应考虑有腹内脏器损伤的可能：①较早出现休克征象者，尤其是出血性休克；②存在持续性甚至进行性加重的腹部剧痛，伴恶心、呕吐等消化道症状者；③有明显腹膜刺激征者；④腹部有移动性浊音者；⑤有气腹征者；⑥直肠指检前壁有压痛或波动感，或指套上沾有血迹者；⑦有便血、呕血或尿血者。

（2）**明确何种脏器损伤** 腹内脏器损伤包括实质脏器、空腔脏器和血管损伤等多种情况。诊断时首先要确定是哪一类脏器受损，然后再考虑具体脏器和损伤程度。

1）区分实质脏器与空腔脏器损伤：①实质脏器损伤：以内出血为主，腹痛一般不严重，病情进展较快，可出现低血容量性休克。②空腔脏器损伤：以腹膜炎和腹膜后间隙感染为主，多有腹痛、恶心、呕吐、腹胀等胃肠道症状，体检最突出的表现为腹膜刺激征、肝脏浊音界改变、肠鸣音减弱或消失，严重者可发生感染性休克。③血管损伤：可继发血性腹膜炎、腹膜后血肿或休克，大血管破裂后可立即致命。

2）确定损伤脏器：根据损伤部位和临床特点可提供线索。如有下胸部肋骨骨折提示有肝或脾破裂的可能；暴力打击脐周多有小肠损伤可能；有便血、气腹征者多为胃肠道损伤；有膈面腹膜刺激表现（同侧肩部牵涉痛）者，提示上腹部脏器损伤，尤以肝、脾损伤多见；血尿、排尿困难、会阴及外阴牵涉痛提示泌尿器官损伤等。

3）是否有多发性损伤：严重的腹部损伤，往往有多脏器受伤，多发性腹内脏器损伤或腹外器官联合伤发生率可高达50%。多发性损伤可有以下几种类型：①一个脏器多处破裂；②腹腔内一个以上脏器同时或相继受损；③腹内脏器损伤合并有腹腔以外的脏器或组织受损；④腹部以外的损伤累及腹内脏器。多发性损伤病情复杂，在诊断和治疗过程中需高度重视，全面检查，综合判断，以免顾此失彼，发生漏诊而造成严重后果。

2. 开放性损伤的诊断 腹部开放性损伤诊断的方法和步骤与腹部闭合性损伤大致相同。不同之处是还应考虑是否为穿透伤。如有明显全身症状和腹膜刺激征，或伤口有胃肠内容物等溢出，或腹内脏器、组织等从伤口脱出，显然是穿透伤，大多数有内脏损伤。需要注意的是，穿透伤的入口或出口在胸、肩、腰、臀或会阴，还有腹壁的切线伤，均不能排除内脏损伤的可能。

3. 腹部损伤的诊断过程与手段

（1）**详细收集病史** 了解受伤的时间、暴力的性质和大小、着力部位、受伤时的姿势、伤后急救处理的经过等，有利于正确诊断。对于危重或昏迷患者，可向知情者了解其受伤经过。

（2）**严密观察全身情况的变化** 包括神志、脉率、呼吸、血压和体温的监测，特别注意有无休克征象。

（3）**全面而有重点的体格检查**　按照视、触、叩、听的顺序重点进行腹部体征检查，包括是否有腹膜刺激征，其范围和程度；是否有肝浊音界改变或移动性浊音；是否有肠鸣音改变和直肠指诊是否有阳性体征发现等。注意有无腹外部位合并损伤，有些火器伤或利器伤的入口虽不在腹部，但伤道却通向腹腔。

（4）**常用检查技术**　根据患者病情，选择合适的检查项目，有助于明确有无腹内脏器损伤及何种脏器损伤。

1）诊断性腹腔穿刺术和腹腔灌洗术：对于判断腹内脏器有无损伤和哪类脏器损伤有很大帮助，阳性率可达90%以上。腹腔穿刺术的穿刺点多选择在脐与髂前上棘连线中、外1/3交界处或经脐水平线与腋前线相交处。把有多个侧孔的细塑料管经针管送入腹腔深处，进行抽吸。抽到液体后，根据其性状可做出初步诊断并推断出哪类脏器受损。诊断性腹腔灌洗术是经上述诊断性腹腔穿刺置入的塑料管向腹腔内缓慢灌入500～1000mL无菌生理盐水，待液体灌完或患者感到腹胀时即停止，等待3分钟左右，再将输液瓶翻转并放到床面以下，腹腔内的灌洗液借虹吸原理流回输液瓶内。根据灌洗引流液的性状判断损伤的脏器。

2）X线检查：腹部立位透视或平片可见膈下有游离气体、腹内积液、气液平面、膈肌抬高且活动受限、实质脏器形态和位置的改变。若腹内脏器损伤的患者伤情紧急危重，甚至处于休克状态，X线检查时要尽量减少搬动，以免加重损伤。

3）超声检查：是一种安全、简便、无创且可靠的诊断方法，可在病床旁检查，并可重复进行动态观察，准确率高达95%～99%，主要用于诊断肝、脾、胰、肾等实质脏器的损伤，可了解损伤的有无、部位和程度，以及周围积血、积液情况。

4）CT检查：具有高度的敏感性、特异性和准确性，能清晰地显示病变的部位及范围，尤其对实质脏器损伤有重要的诊断价值，但要求被检查者病情稳定、可搬动。

5）腹腔镜检查：可应用于一般状况良好而又不能明确有无或何种腹内脏器伤患者的早期诊断。有些损伤，可在腹腔镜下进行治疗。施行腹腔镜检查与治疗时，要求患者腹腔内无广泛粘连、血流动力学状况稳定、能耐受全身麻醉及人工气腹等。现有应用无气腹腔镜检查的方法。

6）实验室检查：①血液：如空腔器官破裂，白细胞计数可明显增高。实质器官破裂可有红细胞、血红蛋白、血细胞比容下降；②尿液：常规检查尿中有大量红细胞时考虑为肾损伤；血、尿淀粉酶值升高应警惕胰腺损伤。

（5）**严密观察**　对于暂时不能明确有无腹内脏器损伤而生命体征尚平稳的患者，严密观察也是诊断的一个重要步骤。观察期间要反复检查伤情，并根据变化，不断综合分析，尽早做出诊断而不致贻误治疗。观察的内容一般应包括：①动态监测生命体征：每15～30分钟测定一次血压、脉率和呼吸；②动态监测腹部体征：每30分钟检查一次，注意腹膜刺激征程度和范围的改变；③动态监测血常规：每30～60分钟测定一次红细胞数、血红蛋白和血细胞比容；④必要时可重复进行诊断性腹腔穿刺和腹腔灌洗术、超声检查等。

(6) 剖腹探查　对腹部损伤有诊断和治疗的双重意义。对以上方法未能排除腹内脏器损伤或观察期间出现以下征象时，应考虑有内脏损伤，及时手术探查。①腹痛或腹膜刺激征有进行性加重或范围扩大；②肠鸣音逐渐减弱、消失或腹部逐渐膨隆；③全身情况有恶化的趋势，出现口渴、烦躁、脉率增快或体温及白细胞计数上升或红细胞计数进行性下降；④积极救治休克而情况不见好转或继续恶化；⑤腹腔穿刺抽出气体、不凝血、胆汁、胃肠内容物或尿液；⑥膈下有游离气体，肝浊音界缩小或消失，或者出现移动性浊音；⑦消化道有出血；⑧直肠指诊有明显触痛。

【治疗】

1. 急救处理　腹部损伤往往伴有腹部以外的合并伤，在急救时应全面衡量各种损伤的轻重缓急。首先处理对生命威胁最大的损伤，如心跳呼吸骤停应紧急进行心肺复苏，出现窒息应及时解除气道梗阻，大出血者应迅速控制明显的外出血，开放性气胸则应快速封闭患侧胸壁上的伤口，张力性气胸则可利用粗针头穿刺胸膜腔排气以达到暂时减压的目的，颅脑外伤致颅内压急剧增高者则应快速静脉输注高渗降颅内压药物以缓解病情、争取时间等。对已发生休克者应迅速建立通畅的静脉通路，及时补液，必要时输血，尽快恢复循环血容量、控制休克。对腹部开放性损伤，应妥善处理伤口，及时止血，做好包扎固定。穿透性损伤如伴腹内脏器或组织自腹壁伤口脱出，有扭转血管受压者，应及时解除，避免发生绞窄，切勿强行将外露肠管回纳腹腔，以免加重污染，可用清洁敷料覆盖并用碗、盆等加以保护后包扎，回纳应在医院手术室经麻醉后进行。

2. 非手术治疗　单纯腹壁闭合性损伤按一般软组织损伤处理。对于生命体征等一般情况尚平稳，暂时又不能明确有无腹内脏器损伤的患者或已经明确是轻微内脏损伤者，可在严密观察病情变化的前提下，考虑行非手术治疗，主要措施包括：

(1) 卧床休息　不宜随便搬动伤者，以免加重伤情。

(2) 禁食禁饮　对确定或疑有腹内脏器损伤者，应禁食禁饮，以免有胃肠道穿孔而加重腹腔污染。疑有空腔脏器破裂或有明显腹胀时，应及时进行胃肠减压。

(3) 营养支持　维持水电解质及酸碱平衡，给予营养支持。腹部损伤患者因不能正常进食，还有额外丢失，引起体液失衡和营养不足，应予纠正和补充。

(4) 防治感染和休克　腹内脏器损伤很容易发生休克和感染。因此，应积极采取抗休克措施，合理选用广谱抗生素，以预防或治疗可能存在的腹腔内感染。

(5) 对症处理　诊断明确后，如疼痛剧烈，患者烦躁，可考虑使用镇静、止痛剂；未明确诊断者，禁用或慎用止痛剂，以免掩盖伤情。

3. 手术治疗　腹部穿透性开放损伤和闭合性腹内脏器损伤多需手术。手术方法主要为清创或剖腹探查，剖腹探查包括探查、止血、修补、切除，以及清理腹腔内残留液和引流。实质性脏器损伤可行修补、部分切除或切除术等手术。空腔脏器损伤可行修补术、肠切除及吻合术、肠造口术等手术。

(1) 清创术　对腹壁盲管伤应按治疗规范进行清创。腹部穿透性开放损伤合并腹内脏器损伤，腹壁伤口清创后，另做切口行剖腹手术，以免发生切口愈合不良；若有内脏脱出，将内脏清洗后还纳腹腔再清创。

（2）剖腹探查术　早期剖腹是治疗腹内脏器损伤的关键性措施。

1）手术指征：①腹部穿透性开放损伤；②任何腹部伤已确诊或高度怀疑有腹内脏器损伤者；③在肩部、腰骶部、下胸部、臀部、会阴部的盲管伤，有内出血或腹膜炎者；④任何腹部伤观察或非手术治疗期间出现提示腹内脏器损伤征象者。

2）手术要点：①麻醉选择：镇痛完全，腹肌松弛好，对全身影响较小，能预防误吸。多选用气管内插管麻醉。②切口选择：进腹迅速，创伤小，出血少，便于探查和显露受伤器官，必要时可以延长。③探查重点：可能受伤的脏器，凝血块集中的部位，纤维蛋白沉积最多或网膜包裹处。④探查要求：动作轻柔，有序有重点，不遗漏伤情，不反复翻动腹内组织与器官。⑤探查顺序：损伤部位不能确定时，应进行有步骤的全面探查。进入腹腔后，首先控制活动性出血，继而钳闭胃肠裂口，污染重的下消化道裂口宜先钳闭，待查明伤情后一并处理。一般先检查肝、脾等实质性脏器，同时探查膈肌、胆囊等有无损伤，接着从胃开始，逐段探查十二指肠第一段、空肠、回肠、大肠及其系膜，然后探查盆腔脏器，之后再切开胃结肠韧带显露网膜囊，检查胃后壁和胰腺。如有必要，最后应切开后腹膜探查十二指肠第二、三、四段。⑥处理顺序：对多脏器损伤，原则上先处理出血性损伤，后处理空腔脏器穿破性损伤；对于后者，则先处理沾染严重的损伤，后处理沾染轻的损伤。⑦关闭腹腔前用大量的温生理盐水冲洗，彻底清除腹内残留的液体，根据情况做腹腔引流。

3）探查术后处理：①禁食，肛门排气后，开始进食流质；②持续胃肠减压；③积极抗休克治疗，维持水电解质及酸碱平衡，给予营养支持；④防治感染，选用广谱抗生素；⑤密切观察全身情况变化、术后内出血等情况，防治并发症。

知识拓展

损伤控制性外科在腹部损伤中的应用

损伤控制性外科（DCS）理念是近年来备受关注的外科治疗原则。临床上大多数腹部损伤患者可按常规外科手术处理治愈，只有对那些生理潜能临近或达到极限的患者才采用 DCS 处理。严重腹部损伤患者常存在多个脏器损伤，出现严重的生理功能紊乱和机体代谢功能失调，存在"致死三联征"即低体温、代谢性酸中毒及凝血机制功能障碍等，处于生命极限状态。应用 DCS 治疗严重腹部损伤，其目的就是为防止患者伤势进一步恶化，首先采用各种暂时性措施，减轻患者的二次创伤和应激，以维持患者最基本的生命状态，通过复苏纠正各种代谢紊乱，提高患者耐受确定性手术的能力，最后根据患者病情行确定性手术或分次的确定性手术。DCS 的治疗程序通常由首次简短剖腹术、ICU 复苏和确定性手术三个部分组成。

第二节　常见内脏损伤的处理原则

一、脾脏损伤

脾脏因结构脆弱、位置固定，是腹部最易受损伤的器官之一，脾损伤的发生率占腹部各种损伤的40%～50%，多因钝性外力作用于左下胸或左上腹部引起。脾脏有慢性病理性改变时，易发生破裂。根据损伤的范围，脾破裂分为中央型破裂（脾脏实质深部破裂）、被膜下破裂（脾实质周边部分破裂，但被膜完整）和真性破裂（脾实质和被膜均破裂）3种，前2型为不完全性破裂，后者为完全性破裂。不完全性破裂，因被膜完整，出血受到限制，早期可无明显内出血征象，不易被发现，可形成血肿而最终被吸收；但当出血达到一定程度时，可突然转为真性破裂，常发生于伤后1～2周，称为迟发性脾破裂，应予高度警惕。脾脏脏面尤其是邻近脾门的破裂，可引起致死性的大出血，常来不及救治即死亡。

【诊断要点】

1. 外伤史　左下胸或左上腹部外伤史。

2. 临床表现　左上腹痛，可放射到左侧肩背部；真性脾破裂时因大量失血引起休克；查体：腹部隆起，左上腹压痛，叩诊有移动性浊音。不完全脾破裂表现可不典型，部分患者可于左上腹发现固定而逐渐增大的浊音区。

3. 辅助检查　①腹腔穿刺或灌洗：于左下腹抽出不凝血有确诊意义，腹腔灌洗液中红细胞计数>$0.1×10^9$/L，有诊断意义；②X线检查：可见脾影加宽、左膈肌升高和活动受限，胃泡向右前方移位，结肠脾区下降，胃大弯呈锯齿状，有时可见肿大而轮廓模糊的脾脏影；③超声检查和CT：可见脾脏形态不完整、脾包膜破损、脾影增大或腹腔内积液等；④选择性脾动脉造影：可见脾脏与侧腹壁间距增大，脾动脉支受血凝块挤压而分开和造影剂自血管外溢。

【治疗】

1. 不完全脾破裂　绝对卧床休息；禁饮食，静脉输血、补液；应用止血剂和抗生素；密切观察病情变化，尤其是腹部症状和体征，如有大出血征象，及时手术探查。

2. 完全性脾破裂　常为多发性，其对患者最大的威胁是内出血。因此，一经确诊，应紧急手术治疗。传统的手术方式为脾切除，但脾脏是人体最大的免疫器官，切除后机体免疫功能下降，尤其是小儿，易致以肺炎球菌为主的脾切除后凶险感染。目前提倡在抢救生命的前提下，行脾保留手术。常用的手术方法有：脾动脉结扎、脾修补术、脾部分切除术。对于脾脏严重破裂或脾蒂断裂者，则首选脾切除术，切除后可移植小块的脾组织于体内。

二、肝脏损伤

肝脏是腹腔内最大的实质器官，质地脆弱，血运丰富，位置也比较固定。任何作用于右下胸或右上腹部的直接暴力，或作用于腹部的间接暴力均可造成肝损伤，占各种腹部损伤的20%～30%。临床表现主要危险是失血性休克、胆汁性腹膜炎和继发感染。肝破裂后，血液有时可通过胆管进入十二指肠而出现柏油样便或呕血，诊断中应予注意。肝脏被膜下破裂也有可能发展为真性破裂，而中央型破裂若感染则易发展为继发性肝脓肿。

【诊断要点】

1. 受伤史　多见于右下胸或右上腹部受到钝性暴力的直接作用，也可由下腹部的暴力向上传导所致，特别是伴有肋骨骨折时。

2. 临床表现　浅表的肝裂伤出血可自行凝结止血，被膜下或中央型破裂形成局部血肿，临床表现常不重，仅有右上腹痛，可向右肩背部放射，肝脏浊音界扩大；较大的肝裂伤出血较多，可有急性失血表现。合并胆管或胆囊损伤时，血液和胆汁进入腹膜腔，腹部压痛、反跳痛、肌紧张明显，移动性浊音阳性，肠鸣音减弱或消失。若有血液经胆道进入十二指肠，可引起呕血或柏油样便，称为外伤性胆血症。

3. 辅助检查　①诊断性穿刺：抽出不凝或混有胆汁的血液，阳性率可达90%，可反复进行；②X线检查：可见右侧膈肌抬高，活动受限；③超声和CT检查可明确肝破裂尤其是中央型和被膜下肝破裂的诊断。

【治疗】

1. 非手术治疗　适应于轻度肝实质裂伤，或生命体征稳定或经补充血容量后保持稳定的伤者。方法为绝对卧床休息，酌情输血补液，使用抗生素和止血剂，并严密观察病情变化。

2. 手术治疗

(1) 适应证　①肝火器伤和累及空腔器官的非火器伤者；②生命体征经补充血容量后仍不稳定或需大量输血才能维持者。

(2) 基本要求　确切止血、彻底清创、清除胆汁溢漏、处理其他脏器损伤和建立通畅的引流。

(3) 方法　①暂时控制出血，尽快查明伤情：可用纱布压迫创面暂时止血，同时用手指压迫或用乳胶管阻断肝十二指肠韧带中的肝固有动脉和门静脉，控制出血，每15分钟左右放开一次，预防肝组织缺血性坏死；②根据损伤类型做进一步的处理：可分别采取肝单纯缝合术、间断缝合修补、肝动脉结扎术、肝切除术、纱布块填塞法等；③累及肝静脉或肝后下腔静脉的处理：对阻断肝十二指肠韧带仍有出血者，应阻断全肝血流对其进行修补；④引流：手术结束后，在创面或肝周围放置多孔硅胶双套管行负压吸引引流。

三、十二指肠损伤

十二指肠位于上腹部腹膜后，受伤机会较少，占整个腹部损伤的1.16%。十二指肠损伤多发生于第二、三部。若裂口位于腹腔内部分，破裂后可有胰液和胆汁流入腹腔而早期引起腹膜炎，术前因症状明显，一般不致耽误手术时机。若损伤发生在腹膜后部分，可引起严重的腹膜后感染，明确诊断较困难，但下述情况可为诊断提供线索：①出现持续而进行性加重的右上腹和腰部疼痛；②腹部体征相对轻微而全身情况不断恶化；③有血性呕吐物；④血清淀粉酶含量明显增高；⑤腹部平片可见腰大肌轮廓模糊，胃管内注入水溶性碘剂可见外溢；⑥CT显示右肾前间隙气泡更加清晰；⑦直肠指检骶前触及捻发音。

十二指肠损伤处理的两大关键是抗休克和及时正确的手术。如疑有损伤，应不失时机手术探查。如术中发现十二指肠附近腹膜后有血肿，组织被胆汁染黄或横结肠系膜根部有捻发音，应高度怀疑十二指肠腹膜后破裂的可能。此时，应切开十二指肠外侧后腹膜或横结肠系膜根部后腹膜，探查十二指肠降部和横部，以免漏诊。

十二指肠破裂的手术处理方法主要有：①单纯修补术：多数可用此方法治疗；②带蒂肠片修补术：适用于裂口较大，不能直接修补者；③损伤肠段切除吻合术；④十二指肠憩室化手术：适用于十二指肠第一、二段严重损伤或同时伴有胰腺损伤者；⑤胰头十二指肠切除术：只适用于十二指肠第二部严重碎裂殃及胰头者。以上任何处理方法都应附加减压术，以利于十二指肠损伤愈合。

四、小肠损伤

小肠占据腹腔中、下腹的大部分空间，又缺乏坚强的保护，损伤机会较多。致伤原因多为钝性外力的直接或间接打击、锐器伤和火器伤等。轻者可为单一破裂，重者可发生多处破裂，常合并小肠系膜损伤。小肠损伤后可在早期即产生明显的腹膜炎，故诊断一般并不困难。部分患者由于小肠裂口不大，大网膜及邻近肠管粘连，或穿孔后被食物残渣、纤维蛋白素甚至膨出的黏膜堵塞，肠内容物外流少，可能无弥漫性腹膜炎的表现，易导致误诊。但局部仍有触痛及肠鸣音减弱等体征，应密切观察。

小肠破裂一旦明确诊断，不论是何种类型损伤，均需立即施行手术治疗。手术中要特别注意：位于肠系膜缘的小穿孔有时难以发现；小肠穿透伤常有多处穿孔，应防止遗漏。手术方式一般以单纯修补为主，采用间断横向缝合。下列情况宜做部分小肠切除吻合术：①伤口大而不规则难以缝合者或肠管大部分断裂；②短距离的肠祥内有多处破裂者；③某段小肠广泛挫伤、血运障碍者；④肠系膜损伤影响肠壁血液循环者。

五、结肠损伤

结肠损伤发病率远比小肠低，且多为单发穿孔。当裂口位于结肠腹腔内部分时，结肠内容物因碱性弱且干结不易流入腹腔，伤后腹痛不及小肠那样剧烈、广泛，易延误诊断，又因进入腹腔的结肠内容物细菌含量多，腹腔污染重，腹膜炎出现较晚且严重。当结肠损伤发生在腹膜后的部分时，因其部位隐蔽，伤后不易察觉而漏诊。结肠损伤虽多不立即致死，但感染常成为致命威胁。结肠破裂主要表现为腹膜炎，也常为其他脏器合并伤所掩盖。

结肠壁薄、血液供应差、愈合力弱，结肠破裂的处理比小肠破裂复杂，治疗效果取决于能否早期手术。在手术处理上，对裂口小而整齐、腹腔污染轻、全身情况好的右半结肠损伤患者，可行一期修补或一期切除吻合术。除此之外，大部分患者应先采用肠造口术或肠外置术处理，待 3～4 周后患者情况好转时，再行关闭瘘口。结肠损伤一期修复手术的主要禁忌证为：①腹腔严重污染；②全身严重多发性损伤或腹腔内其他脏器合并伤；③全身情况差或伴有其他严重疾病。结肠损伤手术务必尽量清除腹腔内粪便污染，腹腔内置管引流。术后加强抗感染治疗，并加强营养支持。

目标检测

一、选择题

A1 型题

1. 腹部空腔脏器破裂最主要的临床表现是（　　）

　　A. 胃肠道症状　　　　　　B. 腹膜刺激征　　　　　　C. 全身感染症状

　　D. 气腹征　　　　　　　　E. 肠麻痹

2. 腹部脏器中最容易受损伤的器官是（　　）

　　A. 肝　　　　　B. 脾　　　　　C. 胰　　　　　D. 肾　　　　　E. 膀胱

3. 腹部闭合性损伤时，不支持腹腔内脏损伤诊断的是（　　）

　　A. 早期出现休克　　　　　　B. 腹膜刺激征　　　　　　C. 有气腹征

　　D. 移动性浊音阳性　　　　　E. 肠鸣音活跃

4. 腹部闭合性损伤 X 线检查发现右膈肌抬高，活动受限，最可能的损伤是（　　）

　　A. 胃破裂　　　　　　　　B. 脾破裂　　　　　　　　C. 肝破裂

　　D. 十二指肠破裂　　　　　E. 结肠肝曲破裂

A2 型题

5. 赵某，男，32 岁。上腹部被挤压 2 小时，上腹部痛、恶心、腹胀，为排除胰腺损伤，最有价值的检查为（　　）

　　A. 腹腔动脉造影　　　　　B. 诊断性腹腔灌洗术　　　　C. B 超

　　D. 腹部 X 线片　　　　　　E. 血尿淀粉酶

6. 李某，男，35 岁。3 周前上腹部被自行车把撞伤。近 5 日来上腹持续性胀痛，餐后加重，伴恶心、呕吐。查体：体温 38.5℃，上腹偏左明显膨隆，可扪及边界不清的痛性肿块，不活动。首选的检查应当是（　　）

　　A. X 线胸腹部透视　　　　　　　　B. 胃肠道钡餐透视

　　C. 纤维十二指肠镜检查　　　　　　D. 腹部 B 超检查

　　E. 腹腔动脉造影

7. 叶某，男，30 岁。由 5 米高处跌下 2 小时。查体：腹痛，腹肌紧张，有压痛和反跳痛，肠鸣音弱。BP 104/70mmHg，P 120 次/分。Hb 80g/L。X 线检查：右侧第 9、10 肋骨骨折，右侧膈肌升高。最可能的诊断是（　　）

　　A. 肝破裂　　　　　　　　B. 胃破裂　　　　　　　　C. 脾破裂

　　D. 横结肠破裂　　　　　　E. 胰腺断裂

8. 胡某，男，34 岁。腹部砸伤 4 小时。查体：四肢湿冷；腹肌紧张，全腹压痛和

反跳痛；有移动性浊音，肠鸣音消失。该患者目前应进行的处理不包括（ ）

    A. 诊断性腹腔穿刺　　　　　　　　B. 密切监测基本生命征

    C. 补充血容量，抗休克治疗　　　　D. 给予止痛和镇静剂

    E. 抗感染治疗

A3 型题

（9～12 题共用题干）

张某，男，37 岁。急刹车致使方向盘挤压上腹部 16 小时，上腹部、腰部及右肩疼痛，持续性，伴恶心、呕吐。查体：体温 38.4℃；上腹部肌紧张明显，有压痛，反跳痛不明显；无移动性浊音，肠鸣音存在。怀疑胰腺损伤。

9. 对明确诊断帮助不大的是（ ）

    A. B 超　　　　　　　　B. CT　　　　　　　　C. 红细胞压积

    D. 尿淀粉酶　　　　　　E. 血淀粉酶

10. 如果行剖腹探查术，术中最有可能发现合并损伤的脏器是（ ）

    A. 十二指肠　　B. 胆总管　　C. 横结肠　　D. 右肾　　E. 脾

11. 胰腺损伤在各种腹部损伤中所占比例为（ ）

    A. 1%～2%　　　　　　B. 5%～10%　　　　　C. 16%～20%

    D. 25%～35%　　　　　E. 40%～50%

12. 如果处理不当，最可能的远期并发症是（ ）

    A. 胆总管狭窄　　　　B. 胰腺真性囊肿　　　　C. 脂肪泻

    D. 胰腺假性囊肿　　　E. 横结肠梗阻

二、问答题

1. 简述腹部闭合性损伤的临床表现、诊断步骤和诊断方法。

2. 简述脾脏损伤的处理原则。

3. 临床上如何鉴别腹部空腔脏器和实质脏器的损伤？

第二十六章　急性化脓性腹膜炎

1. 掌握：急性化脓性腹膜炎的临床表现、诊断、手术适应证；急性腹痛的鉴别诊断。
2. 熟悉：腹腔（膈下、盆腔和肠间）脓肿的临床表现、诊断和治疗。
3. 了解：腹膜的解剖生理特点；腹膜炎的病程演变及预防。
4. 具备对急性化脓性腹膜炎诊断及初步处理的能力。

第一节　急性腹痛的鉴别与处理

急性腹痛是患者急诊就诊时最常见的主诉之一，是一组具有起病急、变化快、病情重、进展迅速、病因复杂等特点，需立即处理的腹部症状。可由腹壁、腹膜、腹腔内器官功能失常或器质性病变引起，也可来自全身性疾病。许多内、外、妇、儿、皮肤科疾病均可引起急性腹痛，其中属于外科范围者，临床习惯称"急腹症"。急腹症的诊断在很大程度上就是急性腹痛在这些疾病中的鉴别。如果诊断不及时、不准确，将贻误病情甚至导致患者死亡。

一、急性腹痛分类与特点

（一）按神经支配分类

急性腹痛按神经支配分类，分为内脏性腹痛、躯体性腹痛及感应性腹痛 3 类，临床上按此分类可快速将急性腹痛进行疾病的"归位"。

1. 内脏性腹痛　由内脏病变（消化道平滑肌痉挛、强烈收缩、突然扩张、化学物刺激等）导致内脏传入神经受到刺激引起的腹痛，称为内脏性腹痛。无躯体神经参与。其特点是：

（1）**定位不准确**　疼痛时间长、范围弥散、定位模糊，在腹中线附近、腹深部弥散性钝性隐痛，很难指出具体的部位。其主要原因是内脏不同部位的冲动，均通过同一部位的腹腔神经节或腹下神经节再传入脊髓，疼痛部位的感觉区易发生交错和重叠。疼痛部位还与脏器原始起源有关；消化道各部均起源于胚胎原肠，原肠进一步形成前肠、中肠和后肠，上腹部疼痛是来自前肠的胃、十二指肠、肝、胆囊和胰腺的疼痛，脐周疼痛是来自中肠的空肠、回肠、升结肠和横结肠的疼痛，而下腹部疼痛则是来自后肠的脾曲以下的结肠、直肠（不包括肛管）的疼痛。病变处查体可有深压痛。

（2）内脏痛的特殊性　痛阈高，对锐器切割伤、针刺不敏感，但对炎症、缺血、牵拉敏感；内脏传入神经纤维多为无髓神经 C 纤维，远较躯体神经的 A_δ 纤维为细，故传导速度慢，同时内脏传入纤维及其在内脏感受体数目也远较躯体神经少，感受到的疼痛常为慢痛，故对刀割、针刺、烧灼等很迟钝，而对内脏的牵拉、突然膨胀、剧烈收缩，特别是对缺血的疼痛却十分敏感。疼痛程度和性质与脏器种类有关。

（3）常伴有恶心、呕吐等消化道症状　内脏受到刺激经传入神经纤维，包括迷走神经传至位于延髓网状结构的呕吐中枢，当冲动强度超过呕吐阈，即兴奋附近的迷走神经背核引起反射性恶心、呕吐。

2. 躯体性腹痛　又称体干性腹痛、体位痛，由分布于壁腹膜、肠系膜及膈等部位的腹部脊神经受刺激所引起的体表性疼痛，称为躯体性腹痛。无内脏传入神经参与。其特点是：①定位准确。②常伴有腹膜刺激征：查体有肌紧张和反跳痛。这是由于传入冲动过于强烈，导致脊髓后角形成兴奋区，使同侧脊髓前角运动细胞受刺激，引发反射性肌紧张或僵直。③痛阈较低，痛觉敏锐。④自主神经反射缺如或少见。

3. 感应性腹痛　又称牵涉痛、放射痛，是指内脏痛达到一定强度时牵涉远隔部位的感觉过敏或疼痛，其中常有躯体神经参与，不同脊髓段有不同躯体神经参与，如有的内脏痛可放射至肩部，这是因为两者的痛觉传入神经纤维同经一个神经根共用同一个神经元（脊髓后角第 2 神经元）后才能将冲动传入脊髓，这便出现不相干部位发生疼痛关联的现象，主要也是第 2 神经元较传入神经纤维数目少的缘故。如胃十二指肠急性病变牵涉到上腹部痛，胆囊急性病变牵涉到同侧肩胛区痛，胸腔内病变牵涉到上腹部痛，以及输尿管痉挛牵涉到同侧下腹和会阴部痛等。

一般除损伤性急腹症外，其他急腹症早期多为内脏性腹痛，中、后期内脏性和躯体性腹痛常并存。如单纯性阑尾炎（早期）一般只有内脏性腹痛，体检主要特点是麦氏点压痛；化脓、坏疽或穿孔（中、后期），则既有内脏性腹痛（麦氏点压痛），又有躯体性腹痛（疼痛常固定于右下腹，存在反跳痛、肌紧张）。

（二）按病因分类

急性腹痛按病因分类，可分为炎症性、出血性、脏器穿孔性、缺血性、梗阻性、损伤性腹痛及功能紊乱性或其他疾病所致腹痛等 7 类（表 26 - 1）

表 26 - 1　各类急性腹痛的常见病因及临床特点

分类	常见疾病	临床特点
1. 炎症性腹痛	急性腹膜炎、急性阑尾炎、急性胆囊炎、急性胰腺炎、急性坏死性肠炎、急性附件炎、急性盆腔炎、急性子宫内膜炎	腹痛＋发热＋压痛或反跳痛、腹肌紧张

续表

分类	常见疾病	临床特点
2. 出血性腹痛	肝脾破裂、异位妊娠破裂、胆道出血、肝癌的自发性破裂出血、腹主动脉瘤破裂	腹痛 + 失血性休克 + 隐性出血或显性出血
3. 梗阻性腹痛	肠梗阻、肠套叠、肠粘连、小肠扭转、乙状结肠扭转、嵌顿性腹股沟疝，肝内、外胆管结石，胆道蛔虫病，肾、输尿管结石	阵发性腹痛 + 呕吐 + 腹胀 + 排泄障碍
4. 穿孔性腹痛	胃二指肠溃疡穿孔，伤寒肠穿孔，胆囊穿孔，阑尾穿孔	突发持续腹痛 + 腹膜刺激征 + 膈下游离气体
5. 缺血性腹痛	肠系膜血管缺血性疾病、嵌顿性腹疝、卵巢囊肿蒂扭转、卵巢破裂、绞窄性肠梗阻	持续腹痛 + 随缺血坏死出现的腹膜刺激征
6. 损伤性腹痛	胃、肠等空腔脏器破裂，肝、脾等实质脏器破裂	外伤史 + 腹痛 + 腹膜炎或内出血表现
7. 功能紊乱性或其他疾病所致腹痛	肠易激综合征、结肠肝（脾）曲综合征、胆道运行功能障碍、慢性铅中毒、腹型癫痫、急性溶血、糖尿病酮症酸中毒、腹型紫癜等	腹痛无明确定位 + 精神因素 + 全身性疾病史

（三）按学科分类

急性腹痛可由腹内、腹外或全身性、代谢性疾病引起，按学科类别可将其分为外科急性腹痛、内科急性腹痛、妇科及其他科急性腹痛，不同专科急性腹痛的特点各自不同。内科急性腹痛的部位多不固定，可伴有发热、呕吐、腹泻等症状，但发热常在腹痛之前，临床上最多见的是急性胃肠炎，一般不需要手术治疗。外科急性腹痛的部位和疼痛的性质多比较明确，可伴有发热，但发热多在腹痛之后，多数需手术治疗，若延误诊治有脏器坏死切除甚至危及患者生命的可能。妇科或其他科的急性腹痛则有其自身专科特点、化验、超声、X 线、CT 等辅助检查，必要时腹腔灌洗穿刺对鉴别有重大帮助。

二、急性腹痛的鉴别与诊断

（一）病史

1. 年龄与性别 婴幼儿及儿童出现急性腹痛，常见的病因是急性肠套叠、胆道蛔虫、肠系膜淋巴结炎、蛔虫性肠梗阻等；青年人急性腹痛常见于急性阑尾炎；青壮年常见于胃十二指肠溃疡急性穿孔，急性胰腺炎；中老年妇女右上腹痛常见于胆囊炎、胆石症；肾绞痛较多见于男性，而卵巢囊肿蒂扭转、异位妊娠破裂则是妇女急性腹痛的常见病因。

2. 既往史和起病诱因 患者既往有溃疡病和慢性胃痛史，如发病前有暴饮暴食史或冬春季病情加重，突发上腹部刀割样剧痛，则多为胃十二指肠溃疡急性穿孔；既往有胆石症史，如在进食过于油腻食物之后发生右上腹绞痛，多半是胆囊炎、胆绞痛；既往有排蛔虫、吐蛔虫史，如突发剑突下绞痛，多是胆道蛔虫病；既往体健，如饱食后做弯腰动作突发腹痛，要考虑到急性肠扭转；如暴饮暴食后突发上腹痛，要想到急性胰腺炎、急性胃穿孔、急性胃扩张；既往有泌尿系结石史，如突发侧腰部绞痛，多为输尿管结石；近期曾有心肌梗死或心房纤颤或周围血管栓塞史的老年人，如突发剧烈腹痛而腹部体征很轻微，应高度怀疑是急性肠系膜血管栓塞；既往有腹部手术史、腹膜炎史，如出现急性腹部绞痛，要考虑粘连性肠梗阻。

3. 月经、生育史　育龄妇女如有闭经、腹痛伴失血表现或失血性休克者要考虑异位妊娠破裂；卵巢滤泡破裂常发生在月经中期，而卵巢黄体破裂出血，则在月经后期；已婚育龄期妇女的急性腹痛，要注意有无卵巢囊肿蒂扭转、宫外孕破裂、急性输卵管炎、卵巢滤胞破裂等。

（二）症状

1. 腹痛　重点是详细询问腹痛的相关情况，注意疼痛阈值不同人的差别，腹痛的部位及疼痛部位的发展变化，有无放射痛等。

（1）腹痛部位　不同部位的脏器发病其腹痛的部位不同，因此腹痛有重要的定位意义（表 26-2）。刚起病时最先疼痛和疼痛最明显的部位，往往可以初步认定为就是病变所在的脏器部位，但须注意腹痛部位可能会出现转移的情况，如急性阑尾炎。临床上也有一些腹部以外的病变如右侧肺炎、胸膜炎、心肌梗死等可刺激肋间神经和腰神经分支（$T_6 \sim L_1$），产生"牵涉痛"而使疼痛也发生在腹部，尽管此种疼痛部位非常明确，但绝大多数距离真正病变部位还相差甚远，应特别注意不要误诊。

表 26-2　急性腹痛部位与常见疾病的关系

腹痛部位	腹内		腹外	
	病变部位	对应疾病（可能诊断）	病变部位	对应疾病（可能诊断）
右上腹	肝	外伤性肝破裂、肝脓肿、肝癌、急性病毒性肝炎	右胸腹壁	右胸腹壁带状疱疹、右肋间神经痛、右侧胸膜炎
	胆囊与胆管	急性胆囊炎、胆囊结石、胆囊穿孔、胆总管结石、急性梗阻性化脓性胆管炎、胆道蛔虫病、先天性胆管扩张症、胆囊扭转	心脏	急性心肌梗死
			右肺	右下叶大叶性肺炎
	十二指肠	十二指肠溃疡穿孔		
	结肠肝曲	结肠癌梗阻、炎症、结核		
左上腹	脾	脾破裂、脾脓肿、急性脾蒂扭转、脾梗塞	左胸腹壁	左胸腹壁带状疱疹、左肋间神经痛、左侧胸膜炎
	胰	急性胰腺炎		
	结肠脾曲	结肠癌梗阻、炎症、结核	左肺	左下叶大叶性肺炎

续表

腹痛部位	腹内		腹外	
	病变部位	对应疾病（可能诊断）	病变部位	对应疾病（可能诊断）
右下腹	胃、十二指肠	胃十二指肠溃疡穿孔		
	空肠回肠	急性局限性肠炎、回肠憩室炎		
	升结肠	炎症、肿瘤、结核		
	盲肠	回盲部肠套叠、盲肠扭转、回盲部结核回盲部癌		
	阑尾	急性阑尾炎、阑尾类癌		
	肠系膜淋巴结	急性肠系膜淋巴结炎		
	右输尿管	右侧输尿管结石		
	盆腔、右侧输卵管及卵巢	急性盆腔炎、右侧卵巢囊肿蒂扭转、右侧卵巢滤泡或黄体破裂、右侧输卵管妊娠破裂、右侧输卵管炎		
左下腹	乙状结肠	乙状结肠扭转、乙状结肠癌、急性细菌性痢疾、阿米巴痢疾、溃疡性结肠炎、结核、肿瘤		
	直肠	直肠癌梗阻		
	左输尿管	左侧输尿管结石		
	盆腔、左侧输卵管及卵巢	急性盆腔炎、左侧卵巢囊肿蒂扭转、左侧卵巢滤泡或黄体破裂、左侧输卵管妊娠破裂		
弥漫性或部位不定	腹膜	急性原发性或继发性腹膜炎	血液等	重金属中毒、急性血卟啉病、腹型过敏性紫癜、腹型癫痫等
	肠	急性肠穿孔、急性机械性肠梗阻、缺血性结肠炎		
胃脘及剑突下	胃十二指肠	急性胃炎、胃黏膜脱垂症、胃痉挛、溃疡病急性穿孔、胃癌急性穿孔、急性胃扩张	心脏	急性心梗、心绞痛
	胆道	胆道蛔虫症	食管病变	食管裂孔疝、食管炎、下段食管贲门癌、贲门痉挛
	胰腺	急性胰腺炎		
	肝	左肝癌、左肝脓肿破裂		
脐部	小肠	肠梗阻、肠穿孔、肠扭转、急性出血性坏死性肠炎、克罗恩病、肠蛔虫症		腹型过敏性紫癜、腹型风湿病、腹型癫痫、低钙血症、慢性铅中毒、尿毒症、糖尿病酮症酸中毒、神经官能性腹痛
	胰腺	急性胰腺炎		
	肠系膜	肠系膜动脉急性栓塞、急性肠系膜淋巴结炎		
	肝	急性门静脉或肝静脉血栓形成		

（2）腹痛的性质　阵发性腹痛多见于空腔脏器梗阻或痉挛，如机械性肠梗阻、输尿管结石、胆总管结石等；持续性腹痛伴阵发性加剧见于炎症和梗阻，如绞窄性肠梗阻、急性梗阻性化脓性胆管炎、绞窄性疝等；持续性钝痛或隐痛并逐渐加重，多见于腹腔或盆腔炎症性疾病。急性腹痛如再有腹膜炎表现，则表明：①病变较为严重，壁层腹

膜已经受累及；②有器质性病变；③绝大多数需外科手术治疗。若腹膜刺激征表现（压痛、反跳痛、肌紧张）明显，范围大，呈"弥漫性腹膜炎"的体征，多考虑内脏穿孔或破裂；若还伴有大出血表现（面色苍白、口渴、呼吸急促、脉快脉弱、血压不稳、移动性浊音等），多为肝脾破裂或宫外孕破裂。此外阑尾炎还可有转移性腹痛；胆绞痛向右肩背放射，胰腺炎的腹痛可放射至左腰背部，泌尿系结石的绞痛可向腰背部或大腿内侧或外阴部放射等。

（3）腹痛程度　腹痛轻重多与疾病严重程度一致。急性炎症性腹痛患者多数能忍耐，而出血、扭转或梗阻性腹痛则难以忍受，疼痛特别剧烈，尤其伴有寒战、高热、黄疸、肠绞窄、腹膜炎、缺血、坏死或休克等症状时腹痛则更为严重，此时病变程度也非常重。但老年人、儿童或反应迟钝者应注意，有时疾病虽重，但腹痛症状却表现不明显，叙述主诉和病史时也不十分清晰，需结合具体情况做出准确的判断。根据腹痛轻重，往往将腹痛分为钝痛、隐痛、胀痛、刺痛、刀割样痛、绞痛和"钻顶"痛等不同种类，麻痹性肠梗阻因胃肠扩张可引起腹部胀痛；胆道蛔虫症蛔虫钻入胆道可引起钻顶样的腹痛；消化性溃疡穿孔漏出的酸性或碱性消化道内容物的刺激可引起刀割样的腹痛等。

2. 消化道症状　腹痛多伴恶心、呕吐、腹胀、排便与排气不畅、粪便性状异常等胃肠道症状。此外还应注意呕吐与腹痛发生的顺序，呕吐的程度，呕吐物的性质（有无粪臭味、酸、苦，有无蛔虫等），有无呕血或便血，有无腹泻或便秘，有无脓血便或黏液便，有无排便排气障碍等，这些均可帮助判断腹痛的原因，分析有无肠梗阻及梗阻发生的部位。呕吐物中有蛔虫应考虑胆道蛔虫病的可能；呕吐物有咖啡样液体要考虑可能有消化道出血存在；呕吐粪样物质可能为低位小肠梗阻或麻痹性肠梗阻。一般早期频繁呕吐伴腹痛者多为高位小肠梗阻，完全肠梗阻则无排便排气，有血便则应考虑绞窄性肠梗阻、肠套叠、胆道出血等。大便频数或里急后重多见于腹膜炎、盆腔脓肿，还须注意和痢疾、肠炎相鉴别。腹腔外病变引起的腹痛一般无恶心、呕吐等消化道症状，如急性心梗、心绞痛、食管裂孔疝、食管炎、贲门痉挛、下段食管贲门癌等。

3. 感染症状　空腔脏器梗阻、穿孔或实质脏器破裂出血，早期可无发热；急性阑尾炎早期仅有低热；胆道感染、腹膜炎患者常有畏寒、高热，感染症状比较显著。关键还要注意腹痛与发热的先后顺序，先腹痛后发热者多为外科性腹痛，先发热后腹痛者则为内科性腹痛的可能性较大。

（三）体格检查

1. 一般状态与体位　剧烈腹痛或伴有休克时，患者痛苦难忍，面色苍白，皮肤湿冷，表情淡漠或躁动；炎症性腹痛，患者多能忍受，伴腹膜炎者腹式呼吸有困难，需侧卧屈曲体位才能缓解；胆道蛔虫症、胆绞痛、绞窄性肠梗阻患者常有抱腹辗转体位的变化。这些均有助于对腹痛病因的判断。

2. 腹部检查　腹部检查范围应上至乳头，下至腹股沟。

（1）视诊　腹式呼吸活动减弱或消失，常表示有腹膜炎的存在；舟状腹常见于空腔脏器穿孔的体征；肠型或肠蠕动波出现，说明有肠梗阻的可能；全腹膨胀明显，提示有低位性肠梗阻或弥漫性腹膜炎后导致的肠麻痹；局部不对称的膨隆，可能是闭襻性肠梗阻、局部性脓肿或肿瘤等的表现。

（2）触诊　注意压痛、反跳痛、肌紧张的部位、程度和范围。一般腹部某一部位固定的压痛点，即是原发病灶部位；有显著压痛伴肌紧张或反跳痛是腹膜炎征象；腹肌呈"木板样"强直，是空腔脏器穿孔引发腹膜炎的典型特征。但必须注意老年、幼儿、经产妇及肥胖患者，其腹肌紧张常不明显，或常较实际病情轻。此外，还应注意肿块及其位置、形状、大小、活动度、性质和压痛等情况。

（3）叩诊　胃肠穿孔出现气腹时，肝浊音界缩小或消失；腹腔内出血或弥漫性腹膜炎致腹腔积液增多时，可有移动性浊音阳性；麻痹性肠梗阻者，可有鼓音。

（4）听诊　肠鸣音减少或消失是腹膜炎肠麻痹的征象；肠鸣音亢进、气过水声或金属音，是机械性肠梗阻的征象。

3. 其他检查　直肠指检在急腹症诊断中具有重要意义。直肠指检应注意有无肿块、触痛和指套染血。盆腔脓肿、盆位阑尾炎、肠套叠、肛管直肠癌等，直肠指检有触痛、饱满感，或触及肿块，指套染有血迹等；已婚女性患者必要时可查腹壁阴道双合诊。

（四）辅助检查

1. 实验室检查　血、尿常规检查简便而又重要。腹腔炎症时，血白细胞及中性粒细胞计数常升高；腹腔内出血时，红细胞计数和血红蛋白常降低；泌尿系结石及肿瘤尿中见多量红细胞；泌尿系统感染，尿中见多量白细胞；梗阻性黄疸血胆红素增高。急性腹痛测定血或尿淀粉酶值，可明确急性胰腺炎的诊断。

2. 腹腔穿刺或阴道后穹隆穿刺　病情较重的急性腹痛，有时诊断困难，若疑有腹腔积液，可行诊断性腹腔穿刺。抽出不凝固血液，说明腹腔有内出血；抽出血性液体，提示有绞窄性肠梗阻、急性出血性胰腺炎的可能；抽出食物残渣、胃液或胆汁，提示有胃肠道穿孔或胆囊穿孔的可能；抽出脓性液体，提示化脓性腹膜炎；有尿液抽出，则多为膀胱损伤。这些都是肉眼可以看到的，有些看不到的还需借助显微镜才能看到。镜下见到大量脓细胞，一般提示腹腔内有炎症；见到大量红细胞，则提示腹腔内有出血病灶。此外，穿刺液淀粉酶值测定，还有助于胰腺损伤的诊断。已婚妇女行阴道后穹隆穿刺，抽出不凝固血液可提示有宫外孕的可能。

3. 内窥镜检查　可用于部分急性腹痛的诊断和治疗，不仅能准确观察到病变部位，并且能行局部止血，甚至还可以在内窥镜下将 Oddi 氏括约肌切开取石或取胆道蛔虫等。

4. X 线检查　可有助于鉴别胃肠道穿孔、肠梗阻、泌尿系结石、肺炎、胸膜炎等疾病。胃肠道穿孔 X 线立位透视或平片可发现膈下游离气体；肠梗阻可显示肠管扩张、积气，并有大小不等的液气平面；泌尿系结石 95% 左右可在腹部平片上发现结石影。肠套叠、乙状结肠扭转、结肠肿瘤可进行钡剂灌肠以明确诊断（有肠坏死和肠穿孔可能者禁用）。此外，经纤维十二指肠镜行胰胆管逆行造影及经皮肝胆管造影对肝、胆、胰疾病的诊断均有很大价值。伴有消化道、胆道出血或小肠病变者，选择用腹腔内动脉造影也有一定的辅助诊断作用。

5. 超声波检查 对肝、胆、胰、肾疾病具有很大的诊断意义。针对胆囊炎、胆石症患者可明确显示出胆囊增大、积液、胆管扩张，以及结石的位置、大小和数目，是胆道疾病的重要诊断手段。

三、急性腹痛的急诊处理

首先应针对病因进行治疗。严密观察病情，把握手术指征，及时根据病情变化调整治疗方案。

(一) 非手术治疗

1. 适应证 包括：①急性腹痛诊断暂不明确需要继续观察者；②一般状态差，不能耐受手术者；③诊断明确，病变局限，全身状况好，症状不明显者，如急性单纯性阑尾炎、单纯性急性胆囊炎、空腹出现溃疡病急性穿孔而腹膜炎局限者、单纯性肠梗阻等。

2. 方法

(1) **禁食、胃肠减压** 胃肠道穿孔、肠梗阻、急性胃扩张、急性胰腺炎者均应禁食，并留置胃管进行有效的胃肠减压。

(2) **体位** 一般取半卧位，可减轻疼痛，有利于腹腔液引流，减少膈下积液、感染；伴有休克者可采取头和躯干抬高 15°～30°、下肢抬高 15°～20°体位（休克体位），以增加回心血量。

(3) **补液、输血** 有休克或休克趋向者，应维持水、电解质与酸碱平衡，进行有效的补液以恢复血容量，必要时输血。

(4) **营养支持** 对不能进食的患者，应早期给予胃肠道外营养。

(5) **抗生素应用** 伴感染者按抗生素使用原则及时应用大剂量有效抗生素控制感染，同时密切观察全身及局部的病情变化。

(6) **对症处理** 对一般腹痛者可酌情选用解痉镇痛类药物，如 654-2、颠茄、阿托品、安腹痛等；对腹部有明显压痛及肌紧张者要慎重；对诊断不明的急性腹痛应禁用吗啡类麻醉止痛剂，以免掩盖其病情；高热时可采用物理降温或解热镇痛剂；急性胰腺炎患者可应用抑制胰腺分泌药物；对肠梗阻患者应采取安全通便措施。

(二) 剖腹探查和手术治疗

1. 剖腹探查指征与适应证 包括：①经 6～24 小时非手术治疗病情不好转或者突发剧烈腹痛，持续 10 小时以上不缓解反而有加重者；②伴有休克经积极治疗病情无好转者；③有弥漫性腹膜炎，疑有腹腔脏器坏死、穿孔、活动性出血者，或腹腔穿刺抽出脓液、血液或胆汁者；④疑有肠绞窄、肠坏死或剧烈腹痛伴有腹内包块者。根据以上指征及患者的全身状态来决定是否需行剖腹探查。剖腹探查时应遵循全面、有序、仔细的基本原则，以防反复探查加重损伤，减少漏诊漏治。

2. 手术方法

（1）病灶切除术　如阑尾切除、坏死肠段切除等。

（2）修补术　如胃、肠穿孔修补缝合术。

（3）减压造瘘术　如胆囊造瘘、肠造瘘等。

（4）腹腔引流术　吸尽腹腔积液，去除异物，放置引流物。

四、内镜及其他技术的应用

随着医学科学技术的不断发展，对疾病病因及发病机制的认识也不断深入，特别是分子机制的阐明及新的诊治技术和仪器的应用（如超声、CT、MRI、DSA 等），疾病的治疗观念与原则也发生了巨大的变化。例如对胆源性胰腺炎，可以在内镜下行 Oddi 括约肌切开术（EST）取石来减缓病情的发展；对小肠出血、占位性病变的诊断，可通过DSA 或术中肠镜达到诊断和治疗的目的；利用微创手术治疗急性腹痛可在最大程度上避免常规开腹手术带来的应激伤害。

（一）内镜及经皮肝胆管引流术

目前，十二指肠镜对急性胆胰疾病的治疗最佳适应证是急性胆管炎或重症急性胰腺炎。已休克患者，手术耐受性差，手术死亡率高，可选用内镜胆胰管逆行造影加乳头括约肌切开术，或选用经十二指肠镜胆管引流术。对无内镜条件的单位和不适合内镜治疗的患者，可行经皮肝胆管引流术，可有效地引流胆汁，缓解病情。

（二）腹腔镜技术

腹腔镜技术目前已成为急性腹痛的主要诊治方法。一方面腹腔镜可以清理腹腔渗液，减少有害物质吸收，另一方面还可以行修补、止血、切除、吻合及造瘘等手术治疗；也可按腹腔镜探查结果选择一个合适的剖腹切口，避免了盲目探查带来的新创伤。准确把握腹部外伤的治疗应选择保守治疗还是剖腹探查术，这对老年危重患者尤其重要。利用腹腔镜治疗急性腹痛、术后粘连性肠梗阻及女性不孕等并发症少，疼痛轻，住院时间短，费用低。

另外，DSA 技术即数字减影血管造影技术目前已得到了广泛应用。DSA 是一种由计算机辅助的血管造影数字化成像技术，它既能准确定位定性做出诊断，又能进行有效的治疗。如消化道出血是临床常见的急腹症之一，选择性血管造影可显示消化道出血的异常血管，并根据其供血动脉来源判断出血部位，做出明确的诊断，但同时又能用超选择性血管栓塞的方法来进行治疗。

总之，在临床工作中，对急性腹痛患者一定要详细询问病史，认真查体，及时做相关的辅助检查，密切观察病情变化，尽快明确诊断，给予及时的对症和病因治疗，才能快速有效地解除患者的痛苦。

第二节 急性化脓性腹膜炎

由细菌感染、化学性刺激或物理性损伤等因素，引起腹腔脏层和壁层腹膜的急性渗出性炎症改变，称为急性腹膜炎，也称为急性化脓性腹膜炎。主要表现为急性腹痛、恶心呕吐、腹膜刺激征和全身感染症状。

【解剖生理概要】 腹膜是由间皮细胞组成的浆膜，面积与体表几乎相等，分为壁、脏腹膜两部分。紧贴腹壁内面的为壁腹膜；覆盖腹腔脏器表面的为脏腹膜，其借助自身所形成的系膜、韧带和网膜将脏器悬垂、固定于膈肌、腹后壁和盆壁上。壁、脏腹膜两层间移行的间隙称腹膜腔。男性密闭，女性经输卵管间接与外界相通。腹膜腔分大腹膜腔、网膜囊（小腹膜腔）两部分，经网膜孔互相联通（图 26-1）。网膜囊是位于胃及小网膜（由连接肝脏和胃、十二指肠的腹膜所构成）后的小腔，平卧位时其上部是腹腔的最低部位。腔内正常有草黄色液体约 75~100mL，起润滑作用。

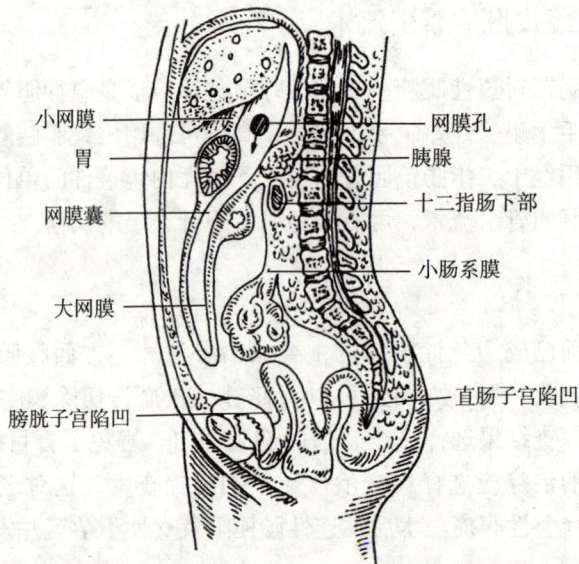

图 26-1 腹膜解剖模式图

悬垂于胃和横结肠以下、小肠之前的为大网膜，大网膜含有大量的脂肪组织，血供丰富，活动度大，有炎性病灶时能及时移动到位将其包裹、填塞，使炎症局限，起修复作用。腹膜壁层和脏层由不同的神经支配。壁腹膜主要受来自躯体神经的肋间神经和腰神经支配，对痛觉敏感，定位准确，受到刺激可引起腹肌反射性收缩，出现肌紧张；膈肌处腹膜受到刺激后，疼痛牵涉邻近体表，甚至通过膈神经传导，引起肩部放射痛和呃逆。脏腹膜受内脏交感和副交感神经支配，属于自主神经系统，对牵拉、膨胀、压迫及炎症等刺激较为敏感，产生的钝痛多位于脐周，定位性差，受到强刺激时还可引起心动过缓、血压下降和肠麻痹。腹膜面积大，约 2m²，具有分泌和吸收的功能。受到刺激时，腹膜可有大量液体渗出，起到减少刺激和稀释毒素的作用。出现炎症时，液体中的白细胞能吞噬细菌和其他颗粒物质，还有纤维蛋白沉积在病变周围，发生粘连，防止感染的扩散并修复受损的组织；同时因形成腹内广泛粘连，造成肠管成角、扭曲或内疝，而引起粘连性肠梗阻。腹膜存在腹膜孔，以膈下及腹上部为多，它能吸收腹腔内的积液、血液、空气和毒素等；但腹膜大量渗出可引起水电解质平衡失调，而大量吸收毒性物质又能导致感染性休克，故术后患者常取半卧位。

综上所述，腹膜可归为四种生理功能：①润滑：腹膜腔内含少量黄色澄清液，润滑内脏，减少摩擦。②吸收和渗出：腹膜对液体、微小颗粒吸收能力很强，也能吸收空气、血液和毒素，其中上部腹膜吸收能力明显强于盆腔腹膜；腹膜也可渗出大量的液体，内含电解质、纤维蛋白、淋巴细胞和巨噬细胞等。③防御：炎症刺激时，大网膜移至病灶部位，将其填塞、包裹；炎性渗出液可稀释毒素，减轻腹膜刺激；所含的抗体和炎症细胞起到中和毒素和吞噬细菌及异物颗粒的作用，纤维蛋白沉积则能使病变局限。④修复：腹膜自身修复缺损的能力很强，因此也易形成粘连。

【分类】急性化脓性腹膜炎按发病机制，分为原发性和继发性腹膜炎。按累及范围，可分为弥漫性和局限性腹膜炎。腹腔内炎症范围广泛而无明显界限，累及整个腹腔的，称为弥漫性腹膜炎。腹腔内炎症仍局限于病灶周围或腹腔的某一部分，称为局限性腹膜炎，如上腹部、下腹部、左腹部或右腹部；如炎症被大网膜和肠曲包裹，则形成局部脓肿。

【病因】

1. 继发性腹膜炎　腹腔内原发病变波及腹膜所引起的腹膜炎（图 26-2）称为继发性腹膜炎，是最为常见的腹膜炎，约占腹膜炎的 98%。最常见的原因是腹腔空腔脏器穿孔和外伤引起的腹壁或内脏破裂。具体有以下原因：①空腔脏器急性穿孔：由于炎症及溃疡等疾病造成，胃肠内容物流入腹腔产生化学性刺激，诱发化学性腹膜炎，继发感染后成为化脓性腹膜炎，如急性阑尾炎穿孔、胃十二指肠溃疡穿孔、胆囊炎胆石症引起胆囊穿孔等。②外伤：可引起腹壁或内脏破裂，如实质脏器（肝、脾破裂）或空腔脏器破裂（胃、肠、胆囊等）或大血管损伤等；腹壁伤口进入细菌及腹腔污染，含有细菌的渗出液在腹腔内扩散，可很快形成腹膜炎。③腹腔内脏器急性炎症扩散：腹膜内感染是急性化脓性腹膜炎常见的原因，如急性阑尾炎、胆囊炎、胰腺炎及女性生殖器官炎症或产后感染。④脏器坏死病变：如绞窄性肠梗阻所致肠坏死。⑤医源性因素：主要是指手术或介入性诊疗操作引起腹膜的感染，如吻合口瘘，手术损伤胆道、胰腺、输尿管，手术污染或异物存留等。致病菌主要是胃肠道常驻菌群，以大肠埃希菌最多见，其次为厌氧菌、链球菌、变形杆菌等，一般为混合性感染，故致病力强。

2. 原发性腹膜炎　原发性腹膜炎是指腹腔内无原发病灶的急性腹膜炎，又称自发性腹膜炎，致病菌多为溶血性链球菌、肺炎双球菌或大肠埃希菌，常发生于 10 岁以下的女孩，成人少见。主要病因是致病菌直接侵入腹膜引发感染，致病菌进入腹腔的途径有：①血行播散：致病菌从腹腔以外脏器（如呼吸道）的感染病灶，经血液循环至腹膜。婴幼儿的原发性腹膜炎多属此类。②上行性感染：女性生殖道内的病原菌，通过输

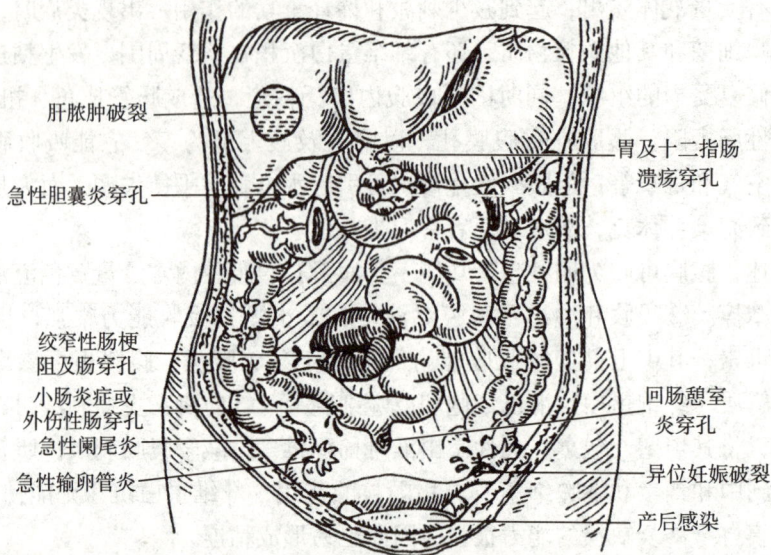

图 26 - 2　急性腹膜炎的常见病因

卵管进入腹膜腔，如淋病性腹膜炎。③透壁性感染：是指在机体抵抗力低下的情况（如肝硬化腹水、肾病、猩红热或营养不良等）下，肠腔内的细菌可穿透肠壁直接进入腹腔而引起腹膜炎。④直接扩散：如泌尿系感染时，细菌可通过腹膜层直接扩散至腹膜腔。

【病理生理】胃肠内容物和细菌进入腹腔后，腹膜立即发生反应，出现充血、水肿并失去光泽，产生大量浆液性渗出液以稀释毒素，巨噬细胞、中性粒细胞也随体液渗出，继而发生细胞坏死、纤维蛋白凝固，渗出液变浑浊而形成脓液。以大肠埃希菌为主的脓液呈黄绿色，常与其他致病菌混合而变得稠厚，并有粪便样臭味。腹膜炎形成后，其结局取决于两方面，一方面是患者全身和腹膜局部的防御能力，另一方面是致病细菌的数量、致病毒力。因患者的个体差异和细菌数量、毒力等的不同，可产生不同后果：①如抵抗力强，致病菌毒力弱，原发病变轻，与大网膜和邻近肠管粘连，腹膜炎可局限消散而痊愈。②若渗出物未能完全吸收而积聚于膈下、肠间、盆腔等处，则可形成腹腔脓肿。③若抵抗力弱，病情严重，细菌毒力较强或治疗不当，感染可迅速扩散并加剧，腹膜严重充血、水肿并渗出大量液体，腹内脏器浸泡在脓性液体中，出现麻痹性肠梗阻，进而影响呼吸循环功能，引发脱水和电解质紊乱，血浆蛋白降低和贫血，加之发热、呕吐，肠腔内大量积液使血容量明显减少，导致低血容量性休克的发生。④若细菌和毒素侵入血液循环，激活大量的炎性介质，则可发生全身炎症反应，甚至导致感染性休克，损害器官造成多器官衰竭和死亡。

腹膜炎痊愈后，腹腔可遗留不同程度的纤维性粘连，严重者可形成粘连性肠梗阻。

腹腔内感染的临床特点为：①常为需氧菌和厌氧菌等多种细菌所致混合感染；②感染多为内源性，来源于腹内脏器；③腹腔内脓肿以脆弱类杆菌等厌氧菌为主，症状出现较慢，脓液恶臭。

【临床表现】原发性腹膜炎的特征是发病前可能已有上呼吸道感染，多发病突然，腹痛部位不定，常伴有恶心、呕吐和腹泻，腹膜刺激征明显，但缺乏局限、固定的压痛部位。

继发性腹膜炎多先有原发病的表现，然后逐渐出现腹膜炎的征象。

1. 腹痛　为最主要的症状，呈持续性，程度随病因、感染轻重而异，一般较为剧烈、难以忍受，咳嗽、深呼吸、转动体位时加重；疼痛先从原发病灶处开始可随炎症扩散至全腹。

2. 恶心、呕吐　为最早出现的症状，开始是腹膜受刺激的反射性恶心、呕吐，呕吐物多为胃内容物。后期形成肠麻痹，属溢出性呕吐，呕吐物常含黄绿色胆汁，甚至是棕褐色粪样内容物。

3. 体温、脉搏　其变化和炎症轻重有关，开始时正常，以后随毒素吸收可逐渐升高，脉搏逐渐加快。原发炎症性病变，未发生腹膜炎时体温就已升高，发生腹膜炎后体温更高。脉搏加快而体温不升，甚至下降，多提示病情恶化。

4. 全身感染中毒症状　多见于弥漫性腹膜炎患者，主要表现为高热、脉速、大汗、口干、呼吸浅快等表现，病情进一步发展可出现眼窝凹陷、皮肤干燥、舌干苔厚、呼吸急促、面色苍白、四肢发冷、口唇发绀、脉细微弱、体温骤升或下降、尿量减少、血压下降、神志不清等失水、代谢性酸中毒及休克的征象。

5. 腹部体征　腹部膨隆、腹式呼吸减弱甚至消失。腹膜炎的典型症状就是腹膜刺激征，以原发病灶处最为明显，但儿童、年老体弱者可不明显。胃肠和胆囊穿孔时，可出现明显的腹肌紧张"板状腹"，腹腔内有游离气体，叩诊呈鼓音，肝浊音界缩小或消失，移动性浊音可阳性（积液≥500mL），肠鸣音减弱或消失。直肠指检：盆腔感染或脓肿时，可发现直肠前窝饱满或触痛。

6. 实验室及其他检查

（1）血常规　白细胞计数和中性粒细胞均有不同程度的增高，或有中毒性颗粒，核左移。

（2）X线检查　可见大、小肠管普遍胀气或出现多个气液平面等肠麻痹征象，空腔脏器穿孔，腹部立位X线平片多数可见膈下游离气体。

（3）B超检查　可显示腹腔内积液，有助于判断原发病灶所在的部位。

（4）腹腔或阴道后穹隆穿刺术或腹腔灌洗　可鉴别腹腔积液的性质，进而判断病因。

（5）CT检查　腹痛、腹胀剧烈，超声又查不出原因的可行CT检查，对实质性脏器病变（如急性胰腺炎）及腹腔积液量的评估均有较大帮助，其准确率可达95%。

（6）MRI检查　可用于腹腔脓肿和腹内实质脏器病变的诊断，但清晰度不如CT，对腹膜后病变检查效果较好。

【诊断和鉴别诊断】根据详细询问病史和典型体征，白细胞计数及分类、腹部X线、B超、CT检查，以及腹腔诊断性穿刺术或灌洗检查等，一般均可确诊。但要进一步明确原发病的病因是诊断中非常重要的环节。腹腔穿刺或灌洗检查及应用腹腔镜或细菌培养对鉴别诊断和抗菌药物的选择具有重要价值。对难以确定病因，而有肯定手术指征的病例，应尽早行剖腹探查，以便及时发现和处理原发灶。对儿童原发性腹膜炎要注意和肺部炎症相鉴别。

【治疗】原发性腹膜炎主要采用非手术治疗。继发性腹膜炎的治疗原则是以手术治疗为主，应积极控制感染性休克，尽早施行剖腹探查，治疗原发病，清除和引流腹腔内脓性渗出物，改善全身状况，纠正生理紊乱，促进腹腔炎症局限或消退。

非手术疗法的适应证：①继发性腹膜炎早期病因明确，炎症较轻且病变局限；或发病超过24小时，腹部体征有所减轻，并趋于局限者。②原发性腹膜炎或盆腔感染引起的腹膜炎。③腹膜炎病因未明，但病变局限、全身情况良好。

1. 一般治疗

(1) 体位　应绝对卧床休息，在无休克时采用半卧位，以利炎性渗液引流至盆腔，减少毒素吸收及中毒症状，促使感染局限，同时促使腹内脏器下移，腹肌松弛，减轻因腹胀挤压膈肌而影响呼吸和循环。鼓励患者经常活动双腿，以防发生下肢静脉血栓形成。休克患者取平卧位或头、躯干抬高15°~30°、下肢抬高15°~20°体位（休克体位），以增加回心血量。

(2) 禁食，持续胃肠减压　可以减轻胃肠内积气，减少消化道内容物进入腹腔，减轻对腹膜的疼痛刺激，减少毒素吸收，降低肠壁张力，改善胃肠壁的血供，有利于炎症吸收及胃肠功能的恢复。并可经胃管注入清热解毒、行滞理气的中药，促进肠蠕动恢复。

(3) 纠正水、电解质紊乱及代谢性酸中毒，营养支持　除输入葡萄糖、电解质外，还可输入氨基酸、脂肪乳剂，必要时给予白蛋白、新鲜血浆或全血，以纠正低蛋白血症和贫血。

2. 病因治疗

(1) 抗感染　合理应用抗生素是控制感染的重要措施，必须早期、足量、联用使用有效的抗菌药物。原发性腹膜炎主要选用针对革兰阳性球菌的广谱抗菌药物；继发性腹膜炎，注意兼顾革兰阴性菌和厌氧菌，氨苄青霉素＋庆大霉素＋甲硝唑是用药的基本方案（世界卫生组织推荐）。重者第二、三代头孢菌素联用甲硝唑疗效更佳，之后视细菌培养和药敏结果选用有效抗生素。

(2) 手术治疗

1) 适应证：①原发病变严重或伴胃肠、胆囊穿孔，绞窄性肠梗阻，腹腔脏器损伤性破裂，术后早期胃肠吻合口瘘等；②炎症重，有大量积液、严重肠麻痹或中毒症状，尤其有休克征象者；③病因不明，无局限趋势；④经非手术治疗6~8小时（一般不超过12小时），症状、体征不见缓解反而加重者。

2) 术前准备：按一般治疗和病因治疗中的抗感染治疗做好术前准备。有休克者，应平卧位、吸氧、补充血容量。休克纠正后再手术或边纠正休克边手术。手术的相关风险应向患者家属交代清楚。

3) 手术方法：病因不明确时，可行剖腹探查术。可选经腹直肌旁或腹正中切口，术中根据情况可再延长切口。基本步骤为：

首先是处理原发病，这是手术的主要目的。根据发病原因，采取相应的术式，如穿孔修补术、病灶切除术或坏死肠段外置、造口术等。

其次是彻底清洗腹腔。清除所有异物、坏死组织和脓苔，吸净腹腔渗液，用生理盐水清洗腹腔，至吸出基本澄清的液体为止。

最后是充分引流腹内间隙。若坏死病灶或组织未能完全去除，有较多渗血、渗液，或有局限性脓肿时，应放置橡胶管、硅胶管等引流物于膈下、盆腔和原发病变部位并妥善固定，引流出渗液或脓液，以利控制炎症，减轻中毒症状。

3. 对症治疗

（1）抗休克 有休克者，应吸氧、补充血容量、应用血管活性药物。

（2）镇痛 病因明确、腹痛明显者可使用哌替啶镇痛剂。诊断不明时禁止使用麻醉性镇痛剂，以免掩盖病情，延误诊治。

（3）高热 首选物理降温，给予乙醇擦浴或冰袋冷敷，无效者可给予肾上腺皮质激素。

（4）腹胀 明确病因可用溴新斯的明 0.5～1mg，肌内注射，1 次/日或 2 次/日；或加兰他敏 2.5～10mg，肌内注射，1 次/日；或 0.25% 普鲁卡因肾囊封闭。

【预防】继发性腹膜炎的预防关键在于积极治疗原发疾病。原发性腹膜炎因发病绝大多数与机体抵抗力降低有关，故及时改善全身状况，纠正营养不良；非手术治疗期间，应严密观察全身情况和腹部体征变化；术后注意观察腹腔引流液的量和性状。

第三节 腹腔脓肿

化脓性腹膜炎的脓液如未吸收完全，可积存于原发病灶附近或腹腔其他部位，再逐渐被大网膜、肠袢包裹，纤维组织粘连形成局限性脓肿，称为腹腔脓肿。其好发于盆腔、膈下及肠间，多为大肠埃希菌、肠杆菌和厌氧菌混合感染。

一、膈下脓肿

腹腔被横结肠及系膜分隔，分为其上方的结肠上区（膈下区）和下方的结肠下区。结肠上区又可分为肝上间隙和肝下间隙，肝的镰状韧带及圆韧带又把肝上及肝下间隙再次分为左、右侧，由此共分为四个间隙。如果脓液积聚在横结肠及其系膜以上的间隙内，称膈下脓肿。脓肿位置与原发病有关，临床上以右膈下脓肿较多见，常继发于胃十二指肠溃疡穿孔、阑尾炎穿孔和肝胆系统急性感染的扩散。左膈下脓肿较少见，多发生在脾切除或手术伤及胰尾时。病原菌主要有大肠杆菌等革兰阴性菌和厌氧菌等，感染由原发病灶直接或经门静脉、淋巴途径到达膈下，再进一步蔓延至胸、腹腔，引起胸膜炎或弥漫性腹膜炎再发，还可穿破消化道，造成出血或内瘘。小的膈下脓肿可被吸收；较大的脓肿因全身感染中毒反应较严重，通常需要手术引流。

【临床表现与诊断】一般多在原发病好转后又出现寒战、发热、食欲减退、乏力、盗汗、脉快、消瘦等全身中毒症状；患侧季肋部、腹或胸部出现持续性钝痛，可放射至肩部或伴有呃逆；患侧呼吸运动减弱，局部皮温升高，出现压痛，凹陷性水肿，或明显叩痛，下胸部呼吸音减低，也可闻及湿性啰音。血白细胞计数及中性粒细胞比例增加；X 线检查发现患侧膈肌抬高，肋膈角模糊，膈下有液平面及反应性胸腔积液；B 超和 CT 检查可显示液性暗区的部位、范围及与邻近器官的关系。

腹膜炎治疗好转或手术后出现感染症状，应考虑膈下脓肿的诊断。除结合 B 超和 CT 检查外，于局部压痛或水肿最明显处行诊断性腹腔穿刺可明确诊断。抽出液体送细菌培养和药敏试验，可为选择抗菌药物提供依据。

【治疗】膈下脓肿诊断一旦明确，须及早行切开引流术。经皮穿刺插管引流术仅适于贴近体壁、局限性单房脓肿。脓肿尚未形成或比较小时，应采用非手术疗法。

1. 一般治疗 主要为加强全身支持疗法，可给予补液、输血、营养支持。

2. 药物治疗 合理联用大剂量有效的抗生素控制感染。

3. 手术治疗 在影像学检查下定位脓肿，再选择手术切口，一般选前腹壁肋缘下和后腰部这两种切口。前者适用于位置靠前的肝右叶上、下或左膈下脓肿，在局麻或硬膜外麻下沿前肋缘下切口，切开腹壁各层至腹膜，穿刺确定脓肿部位，钝性分离腹膜与膈肌进入脓腔，吸净脓液，放置多孔引流管或双套管并用负压吸引；后者则适用于位置靠后的肝右叶下或左膈下脓肿，可沿第 12 肋做切口，于骨膜下切除第 12 肋，穿刺确认脓肿位置后，平第一腰椎横行切开肋骨床，进入腹膜后间隙，将腹膜与膈钝性分离（图 26-3），进入脓腔，吸净脓液，放置多孔引流管或双套管并用负压吸引。肝右叶上间隙高位脓肿宜用经胸壁切口。手术尽可能采用胸膜或腹膜外径路，以避免胸、腹腔污染。目前已少用。

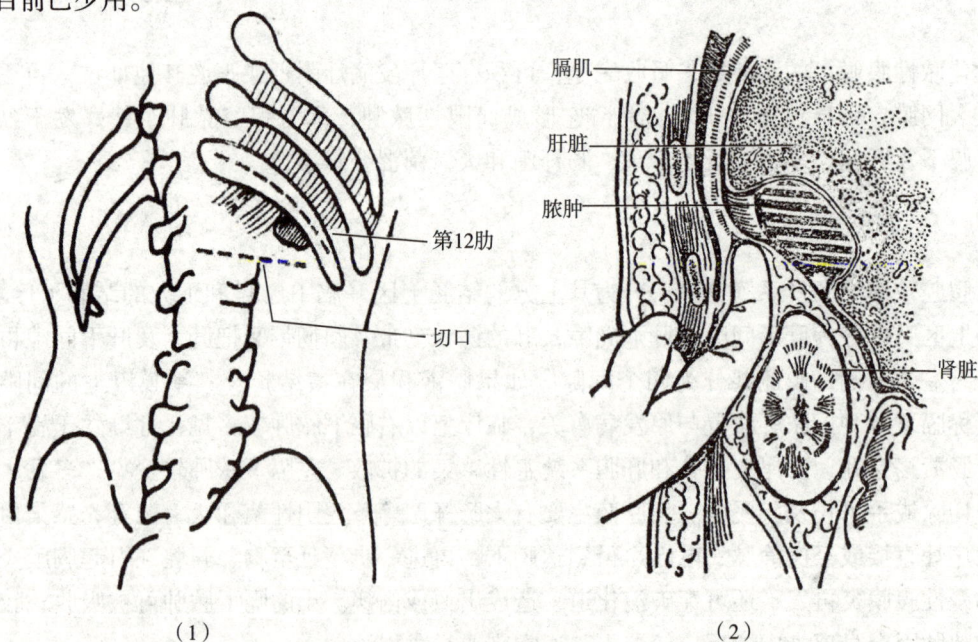

（1）　　　　　　　　　　　　　　　　　（2）

图 26-3　经后腰部切开引流肝右叶下脓肿
（1）示切口位置；（2）示分离后腹膜达脓腔

4. 经皮穿刺置管引流术　根据 B 超或 CT 引导下确定穿刺部位、方向及深度，用套管针经皮穿刺先抽取 5mL 脓液送做细菌培养和药敏试验，然后扩皮置入引流管并固定，外接引流瓶，定期用生理盐水或抗生素溶液冲洗，待症状消退，脓腔明显缩小，或每日引流量小于 10mL 时，给予拔管。对脓肿较小仅穿刺抽出少许脓液，可不放入引流管。此法已成为目前治疗膈下脓肿的主要方法。

二、盆腔脓肿

盆腔处于腹腔的最低位置，腹腔内的渗出物或脓液易在此积聚而形成盆腔脓肿。盆腔脓肿常见于急性阑尾炎穿孔或女性盆腔性腹膜炎后，多位于最低位置的凹陷处，即子宫直肠凹、膀胱直肠凹处，因盆腔腹膜面积小，吸收毒素的能力低，故全身感染中毒症状轻，而局部症状常较明显。

【临床表现与诊断】典型表现是直肠、膀胱刺激症状，可有排便里急后重、排黏液样大便，尿频、尿急、排尿困难等。多数患者有下腹部钝痛，全身中毒症状仅有体温持续不退或下降后又升高，一般为低热或中等度发热；腹部检查常无明显阳性体征。直肠指检有肛门括约肌松弛，或有触痛性包块向直肠内膨出，有时可触及波动感。

治疗中的急性腹膜炎、阑尾炎、肛肠手术后，如出现典型的直肠或膀胱刺激症状，应考虑此诊断，可进一步行直肠指检及阴道检查，也可行 B 超或 CT 检查，可准确显示出脓肿的位置和大小；经直肠前壁或阴道后穹隆穿刺如能抽出脓液则可确定诊断。

【治疗】非手术疗法适于脓肿尚未形成或较小时，脓肿较大者需手术治疗。

1. 药物治疗　根据药敏试验可适当选用氨苄青霉素、甲硝唑、头孢类等抗生素控制感染。

2. 手术治疗　脓肿较大者，应在骶管或硬膜外隙阻滞麻醉下，经直肠前壁（已婚女性可经阴道后穹隆）（图 26 - 4），行脓肿切开引流术。术前排空膀胱，取截石位，先于脓肿膨隆处试行穿刺，如抽出脓液再沿穿刺针道做一小横切口，血管钳扩大排脓后放置引流管，时间为 3～4 日。

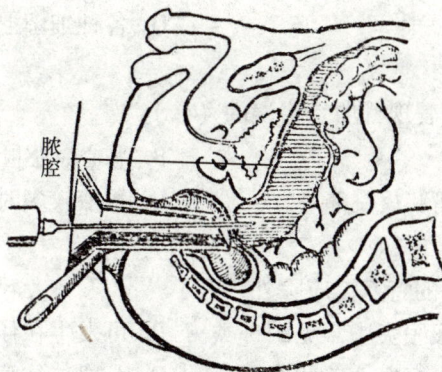

图 26 - 4　盆腔脓肿的穿刺

3. 其他疗法　包括物理透热、热水坐浴、温热盐水灌肠等疗法，促进炎症吸收。

三、肠间脓肿

急性化脓性腹膜炎患者由于机体抵抗力低下，有脓液吸收不彻底的可能，如果出现这种情况就可使残留脓液积聚于肠管、肠系膜与网膜之间，从而形成大小不等的肠间脓肿。此脓肿可单发，也可多发。

【临床表现与诊断】患者局部有腹痛、腹胀、腹部压痛及边界不清的压痛性包块，脓肿周围粘连严重可出现粘连性肠梗阻，向内破溃也可产生肠管或膀胱内瘘，其脓液可随大小便排出；全身常有感染中毒症状，以发热为主。X 线检查可发现局部肠袢积气，肠管间距增宽，有多个气液平面等；B 超、CT 检查能显示脓肿部位、大小和范围。

【治疗】

1. 全身支持治疗。

2. 抗菌药物应用，控制腹腔感染。

3. 腹部物理透热治疗。

4. 手术治疗：脓肿较大、非手术治疗无效或发生肠梗阻时，则应考虑剖腹探查解除梗阻，清除脓液并进行引流。术中分离肠间粘连时应仔细，以免损伤肠管造成肠瘘。对与腹壁粘连且靠近腹壁的单房脓肿，可以 B 超引导下行经皮穿刺置管引流术。

目标检测

一、选择题

A1 型题

1. 腹膜炎的主要标志是（　　）

    A. 明显的腹胀 　　　　B. 剧烈的腹绞痛 　　　　C. 腹部移动性浊音

    D. 肠鸣音消失或减弱 　　E. 腹膜刺激征

2. 继发性腹膜炎的病原菌，其中毒症状严重的原因为（　　）

    A. 金黄色葡萄球菌感染 　　　　　　B. 溶血性链球菌感染

    C. 大肠杆菌感染 　　　　　　　　　D. 各种细菌混合感染

    E. 肺炎链球菌感染

3. 急性腹膜炎的临床表现哪项是错误的（　　）

    A. 有持续性腹痛 　　　　　　　　　B. 恶心、呕吐

    C. 腹肌紧张、压痛和反跳痛 　　　　D. 积液较多时有移动性浊音

    E. 肠鸣音亢进

4. 下列原发性腹膜炎的特点，应除外（　　）

    A. 是急性化脓性腹膜炎中罕见的一类 　　B. 可发生在任何年龄，多见于青年

    C. 脓液培养，多为溶血性链球菌 　　　　D. 与机体抗病能力低下有关

    E. 细菌性血运感染所致

5. 对急性腹膜炎诊断价值最大的辅助检查是（　　）

    A. 白细胞计数及分类 　　　　　　　B. 急诊胃镜

C. 血、尿淀粉酶　　　　　　　　　D. 腹部 CT

E. 腹腔穿刺

6. 继发性腹膜炎的腹痛特点是（　　）

A. 疼痛与进食有关　　　　　　　　B. 阵发性全腹绞痛

C. 逐渐加重的阵发性腹痛　　　　　D. 高热后全腹痛

E. 剧烈、持续性腹痛，原发部位显著

7. 急性弥漫性腹膜炎最常见的原因是（　　）

A. 急性胆囊炎穿孔　　　　　　　　B. 胃十二指肠溃疡穿孔

C. 胆总管结石　　　　　　　　　　D. 肝破裂

E. 肠扭转

8. 原发性腹膜炎多发生于（　　）

A. 老年人　　　　　　B. 孕妇　　　　　　　　C. 十岁以下体弱儿童

D. 从事重体力　　　　E. 慢性咳嗽患者

9. 急性弥漫性腹膜炎伴有气腹最常见于（　　）

A. 阑尾炎穿孔　　　　　　　　　　B. 十二指肠后壁损伤

C. 梅克尔憩室穿孔　　　　　　　　D. 急性胃十二指肠溃疡穿孔

E. 外伤性回肠末段穿孔

10. 诊断化脓性腹膜炎的主要依据是（　　）

A. 患者是否有脉快和休克　　　　　B. 白细胞计数增高

C. 腹部有无压痛、反跳痛、肌紧张　D. 腹腔穿刺结果

E. 腹部 X 线摄片结果

11. 急腹症诊断不明的处理中，下列哪一项是错误的（　　）

A. 严密观察，定时反复检查　　　　B. 禁用泻药及灌肠

C. 可以适当地用吗啡止痛　　　　　D. 在观察过程中防治休克

E. 应用抗生素，控制感染

A2 型题

12. 韩某，女，54 岁。诊断为急性坏疽性阑尾炎伴弥漫性腹膜炎入院，行阑尾切除术。术后第 5 日腹胀、腹痛、发热，体温 39℃，大便 4～6 次/日，呈水样。肛门有下坠感，腹部有轻压痛，未触及肿块。首先应考虑的并发症是（　　）

A. 急性肠炎　　　　　B. 阑尾残株炎　　　　　C. 门静脉炎

D. 肠间隙脓肿　　　　E. 盆腔脓肿

13. 何某，女，10 岁。1 周前患上呼吸道感染，近 1 日来全腹痛，体温 38℃，全腹压痛，轻度肌紧张，肠鸣音消失，穿刺腹腔抽出 5mL 稀薄无臭味脓液。诊断应考虑（　　）

A. 消化性溃疡穿孔　　　B. 胆囊穿孔　　　　　C. 原发性腹膜炎

D. 急性胰腺炎　　　　　E. 阑尾炎穿孔

14. 华某，男，29 岁。饱餐后突然发生上腹痛，蔓延至全腹 8 小时，腹痛呈持续

性。体检：舟状腹，全腹明显压痛、反跳痛，肝浊音界缩小，移动性浊音阳性，肠鸣音消失。对该患者最适当的处理是（ ）

A. 胃肠减压，使用抗生素   B. 补充血容量

C. 穿刺引流   D. 急诊行剖腹探查术

E. 观察 4~8 小时病情不见好转再手术

二、问答题

1. 化脓性腹膜炎的病因及典型临床表现有哪些？

2. 急性腹膜炎的非手术疗法包括哪些措施？如何对常见的腹腔脓肿进行诊断和治疗？

3. 根据常见病因及病变性质不同可将急性腹痛分为哪几类？其各自的临床基本特点是什么？

4. 急性腹痛患者的剖腹探查指征是什么？

第二十七章　胃十二指肠外科疾病

📘 学习目标

1. 掌握：胃十二指肠溃疡急性穿孔、大出血、瘢痕性幽门梗阻的诊断、鉴别诊断及治疗；胃癌的临床表现、诊断、鉴别诊断与治疗。
2. 熟悉：胃大部切除术的常见并发症及防治措施。
3. 了解：胃与十二指肠的解剖生理及胃大部切除术的常用术式。
4. 具备对胃十二指肠外科疾病的初步诊断及处理能力。

第一节　解剖生理概要

一、胃的解剖生理

胃位于左上腹部，上端通过贲门与食管相连，下端通过幽门与十二指肠相连。胃的左下缘长而凸出称为胃大弯，右上缘短而凹陷称为胃小弯。将胃大弯和胃小弯各分三等分，分别连线，可将胃分为三个区域：上 1/3 为贲门胃底部；中 1/3 为胃体部；下 1/3 为幽门部（图 27 - 1）。胃与周围器官有韧带相连，将胃固定于左上腹部，包括胃膈韧带、肝胃韧带、脾胃韧带、胃结肠韧带、胃胰韧带。

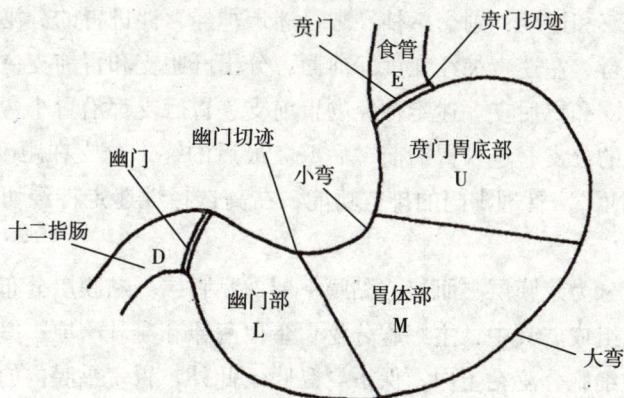

图 27 - 1　胃的解剖与分区

胃的血液供应极为丰富，来源于腹腔动脉。胃小弯侧有源自腹腔动脉干的胃左动脉和源自肝固有动脉的胃右动脉形成的动脉弓供血，胃大弯侧有源于胃十二指肠动脉的胃网膜右动脉和源于脾动脉的胃网膜左动脉形成的动脉弓供血，来自脾动脉的胃短动脉和胃后动脉供应胃底及胃体上部（图27-2）。胃的静脉伴行于同名的动脉，胃左静脉注入门静脉或脾静脉，胃右静脉注入门静脉，胃网膜左静脉和胃短静脉回流入脾静脉，胃网膜右静脉汇入肠系膜上静脉，最后均汇入门静脉。

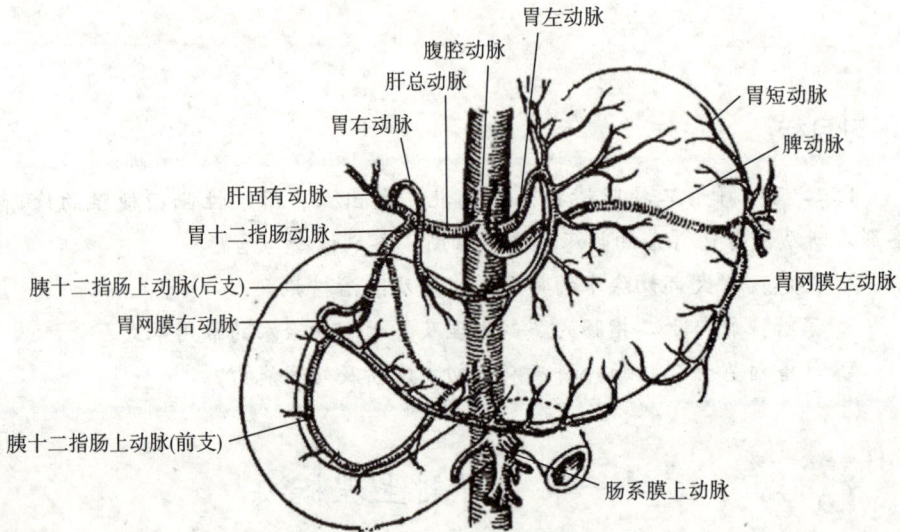

图27-2　胃的血液供应

胃黏膜下淋巴管丰富，穿过肌层、浆膜层汇流入胃周围的淋巴结。胃周围淋巴结有四群：①腹腔淋巴结群，引流胃小弯上部淋巴液；②幽门上淋巴结群，引流胃小弯下部淋巴液；③幽门下淋巴结群，引流胃大弯右侧淋巴液；④胰脾淋巴结群，引流胃大弯上部淋巴液。

胃受自主神经支配，包括交感神经和副交感神经。交感神经来自腹腔神经丛的节后纤维，抑制胃的分泌和运动；副交感神经来自迷走神经，促进胃的分泌和运动。左、右迷走神经沿食管下行，左迷走神经在贲门前面，分出肝胆支和胃前支；右迷走神经在贲门背侧，分出腹腔支和胃后支。迷走神经的胃前支、胃后支都沿胃小弯行走，发出的分支伴行胃动、静脉的分支，进入胃的前、后壁。最后的终末分支在距幽门5~7cm处进入胃窦，形似"鸡爪"，管理幽门的排空功能，在高选择性迷走神经切断术时作为保留分支。

胃壁由外向内分为浆膜层、肌层、黏膜下层、黏膜层。黏膜层分布大量胃腺，胃腺由不同功能的细胞组成。其中，主细胞分泌胃蛋白酶原和凝乳酶原；壁细胞分泌胃酸和抗贫血因子；黏液细胞分泌粘蛋白，保护胃黏膜。此外，胃窦黏膜内的G细胞产生促胃液素，作用于壁细胞，促进胃酸的分泌。

胃具有运动和分泌两大主要功能。胃受纳、储藏食物，通过胃的运动将食物与胃液混匀、搅拌、研磨，初步消化形成食糜，并将食糜逐步分次排入十二指肠为其主要生理功能。正常成人每日分泌1500～2500mL胃液，主要由胃酸、胃酶、电解质、黏液和水组成。胃液的分泌分为基础分泌和刺激性分泌。基础分泌指不受食物刺激时的自然胃液分泌，量较少。刺激性分泌指餐后食物刺激下，胃液分泌量明显增多，分为三个时相：①迷走相（头相）：受视觉、味觉、嗅觉刺激，促进胃液分泌，是胃液分泌的神经因素；②胃相：食物进入胃内的机械刺激，产生促胃液素，引起胃液大量分泌，是胃液分泌的体液因素；③肠相：食糜进入小肠后引起的胃液分泌，但作用较小。

二、十二指肠的解剖生理

位于幽门和十二指肠悬韧带（Treitz韧带）之间的一段小肠，呈"C"形，长约25cm。可分为四部分：①球部：长4～5cm，被腹膜覆盖，活动度大。此部是十二指肠溃疡的好发部位。②降部：与球部延续下行，固定于后腹壁，仅前、外侧有腹膜遮盖，大部分位于腹膜后，其内侧与胰头紧密相邻，胆总管和胰总管开口于降部中、下1/3交界处的十二指肠乳头。此部偶有溃疡发生，称为球后溃疡。③水平部：自降部向左走行，长约10cm，固定于后腹壁，肠系膜上动、静脉在水平部末端前方跨越下行。④升部：先向上行，然后急转向下、向前，与空肠相接，形成十二指肠空肠曲，由十二指肠悬韧带固定于后腹壁，该韧带也是十二指肠和空肠分界的解剖标志。

十二指肠的血液供应来源于胰十二指肠上动脉和胰十二指肠下动脉，胰十二指肠上动脉来源于胃十二指肠动脉，胰十二指肠下动脉来源于肠系膜上动脉，胰十二指肠上、下动脉的分支在胰腺前后吻合成动脉弓。十二指肠是胆汁、胰液和胃内排出食糜的汇集处，十二指肠黏膜内有Brunner腺，分泌碱性的十二指肠液，内含有多种消化酶如肠蛋白酶、乳糖酶、蔗糖酶等，十二指肠黏膜内的分泌细胞能够分泌促胃液素、抑胃肽、胆囊收缩素、促胰液素等肠道激素。

第二节　胃十二指肠溃疡的外科治疗

近年来，随着H_2受体阻滞剂、质子泵抑制剂、抗幽门螺杆菌药物的临床应用，大多数胃十二指肠溃疡患者经内科保守治疗得到控制，仅少数有严重并发症或经内科治疗无效者，才需外科手术治疗。胃十二指肠溃疡的手术适应证：①溃疡急性穿孔；②溃疡大出血；③瘢痕性幽门梗阻；④胃溃疡癌变及可疑癌变者；⑤经内科系统治疗无效的顽固性溃疡。

手术方式：有胃大部切除和选择性胃迷走神经切断术。

一、胃十二指肠溃疡急性穿孔

急性穿孔是胃十二指肠溃疡病的严重并发症，为常见的外科急腹症，约占所有溃疡病患者的5%，以青壮年男性多见。其特点是起病急、病情重、变化快，常需紧急处理。

【病因与病理】溃疡活动期可逐渐加深侵蚀胃、十二指肠壁，由黏膜层到肌层，最终穿破浆膜层导致溃疡穿孔，寒冷、情绪波动、过度劳累、刺激性食物及某些药物等常为诱发因素。急性穿孔多位于幽门附近的胃小弯或十二指肠球部前壁，多数只有一处，直径一般在0.5cm左右。位于后壁的溃疡，侵蚀至浆膜层前，多与邻近脏器粘连，形成慢性穿透性溃疡，而不发生急性穿孔。

急性穿孔发生后，胃及十二指肠内酸性、碱性的内容物溢入腹膜腔，强烈刺激腹膜，引起化学性腹膜炎；6~8小时后细菌开始滋生，逐渐转变为细菌性腹膜炎，病原菌以大肠杆菌、链球菌为多见。由于强烈的化学刺激、细胞外液丢失及细菌毒素吸收，患者可出现休克。

【临床表现】多数患者既往有溃疡病史，近期有溃疡活动，溃疡症状加重。穿孔多在夜间空腹或饱食后突然发生，表现为突发上腹部刀割样、持续性、剧烈疼痛，疼痛迅速波及全腹，同时常伴有恶心呕吐；因剧烈疼痛，患者可出现面色苍白、四肢发冷、气促、脉搏细速、血压下降等早期休克表现。当胃内容物沿右结肠旁沟向下流注时，可出现右下腹疼痛。当腹腔内大量渗出液稀释溢出的消化液时，疼痛可略有减轻，但由于细菌感染，出现化脓性腹膜炎，疼痛可再次加重。

查体见痛苦病容，被动体位。腹式呼吸减弱或消失；全腹压痛、反跳痛，腹肌紧张，严重时出现"板状腹"，以上腹部最明显；穿孔后气体积存于膈下，叩诊时常有肝浊音界缩小或消失，可有移动性浊音；听诊肠鸣音减弱或消失。

约80%的患者X线立位检查可见半月形膈下游离气体影。可有发热、白细胞计数及中性粒细胞增高等全身感染症状。病情进一步发展，可出现寒战、高热、血压下降、肠麻痹等，甚至出现感染性休克。

【诊断与鉴别诊断】根据既往有溃疡病反复发作史，突发上腹剧烈疼痛并迅速扩散至全腹，检查时有明显的腹膜刺激征、肝浊音界减小或消失等典型表现，X线检查发现膈下游离气体，诊断性腹腔穿刺抽出含胆汁和食物残渣液，一般即能明确诊断。对既往无典型溃疡病史，症状、体征不典型，难于迅速做出诊断者，需与其他疾病鉴别。

1. 急性胆囊炎 表现为右上腹持续性疼痛伴阵发性加剧，疼痛向右肩背放射，伴畏寒、发热。右上腹局部压痛、反跳痛，可触及肿大的胆囊，Murphuy征阳性。若胆囊坏疽穿孔时有弥漫性腹膜炎，易与溃疡病穿孔混淆，但X线检查膈下无游离气体，B超对确定诊断有帮助。

2. 急性胰腺炎 常有胆道疾病、暴饮暴食、饮酒史。左上腹部持续性疼痛，向腰背部放射，早期腹膜刺激征不明显。血、尿和腹腔穿刺液淀粉酶含量明显升高。X线检查膈下无游离气体，B超、CT可提示胰腺肿胀。

3. 急性阑尾炎 急性穿孔后胃肠内容物沿升结肠旁沟流到右下腹，引起右下腹疼痛和腹膜炎体征，容易与急性阑尾炎混淆。但阑尾炎的症状、腹部体征比溃疡穿孔轻，局限于右下腹，且无腹壁板样强直，X线检查亦无膈下游离气体。

4. 胃癌穿孔 症状、体征与溃疡穿孔相似，但两者的预后和处理不同，因而应注意鉴别。胃癌的胃病史一般较短，多在1年内，因此对老年人，既往无溃疡病史，近期内出现胃部不适、消化不良、消瘦、贫血等，出现溃疡穿孔的临床表现时，应警惕胃癌穿孔的可能。

【治疗】大多数采用手术治疗，少数病情较轻者，也可行非手术治疗。

1. 非手术治疗　适用于一般情况较好，症状、体征较轻的空腹小穿孔，或穿孔＞24小时，腹膜炎已局限，且无其他溃疡并发症者。治疗措施包括：①禁食禁饮、持续胃肠减压，减少胃肠内容物继续外溢；②建立静脉液路，维持体液及营养的正常代谢；③应用抗生素，控制腹腔内感染；④H$_2$受体阻断剂或质子泵拮抗剂抑制胃酸等。治疗过程中严密观察病情变化，如6～8小时后，症状体征不见好转，反而加重，应立即改为手术治疗。

2. 手术治疗　绝大部分的急性穿孔采用手术疗法。

（1）**穿孔修补术**　为急性溃疡穿孔的主要术式。以丝线间断横向缝合穿孔，再用大网膜覆盖。估计腹腔污染轻者可选择腹腔镜方式；穿孔时间长，估计腹腔污染重者应选择开腹方式。手术后仍需抗溃疡药物治疗。

（2）**彻底性治疗溃疡手术**　一次性解决穿孔和溃疡两个问题。适用于一般情况好，穿孔时间短，腹腔污染轻者；或穿孔同时伴有幽门梗阻、出血并发症者。手术方式主要是胃大部切除术。

二、胃十二指肠溃疡大出血

胃十二指肠溃疡大出血是上消化道大出血最常见的原因，约占50%以上。

【病因病理】多数患者在出血前有溃疡病史。溃疡基底的血管壁被侵蚀而导致破裂出血，多数为动脉出血。发生大出血的溃疡多位于胃小弯或十二指肠球部后壁。胃小弯溃疡出血常来自胃左、右动脉及其分支，而十二指肠溃疡出血则多来自胰十二指肠上动脉或胃十二指肠动脉及其分支。溃疡基底血管的侧壁破裂更不易自行停止，可引发致命的大出血。有时大出血后因血容量减少，血压降低，血管破裂处血凝块形成，出血可暂时停止；但由于溃疡病灶与胃十二指肠内容物的接触及胃肠的不断蠕动，约有30%的病例可再次发生大出血。

【临床表现】与出血量和出血速度有关。呕血、黑便为其主要症状，多数患者只有柏油样黑便而无呕血，但出血迅猛量大者，可有呕血与黑便同时出现。呕血前常感上腹不适、恶心，呕血后症状缓解；便血前后可有心悸、眩晕、乏力、眼前发黑等。当短期内失血量超过400mL，可有精神紧张、面色苍白、口渴、脉搏快速有力、血压正常或稍高的休克代偿期表现；当失血量超过800mL，可有明显的休克症状，如四肢湿冷、脉搏细速、呼吸急促、血压下降等。

腹部检查：可有轻度腹胀，上腹部可有轻压痛、肠鸣音亢进。腹痛严重伴有腹膜刺激征的患者，应警惕有无伴发溃疡病穿孔。大出血后，测定血红蛋白、红细胞计数和血细胞比容均低于正常。

【诊断与鉴别诊断】有典型溃疡病史，出现大量呕血和黑便，伴有不同程度的休克表现者，诊断并不困难。对无典型溃疡病史，明确诊断有困难者，应注意与食道胃底静脉曲张破裂出血、胆道出血、应激性溃疡出血、胃癌出血等鉴别。急性出血期不宜行上消化道钡餐检查，急诊纤维胃镜检查可迅速明确出血的部位和病因，出血24小时内胃镜检查阳性率可达70%~80%，超过48小时诊断的阳性率下降。选择性腹腔动脉造影可用于血流动力学稳定的活动性出血患者，可明确出血病因及部位，并可同时采取栓塞治疗或动脉内注射垂体加压素等介入止血措施。

【治疗】胃十二指肠溃疡大出血多数经保守治疗，如积极补充血容量、药物止血或经内镜下直接止血等措施，出血可停止。约有5%~10%的患者大出血仍继续者，需考虑急诊手术治疗。尤其是：①急性大出血，短期内发生休克，估计出血来自大血管，难以止血者；②6~8小时内输入大量血液（600~800mL）后情况不见好转，或暂时好转而停止输血后又再度病情恶化者；③溃疡病在内科系统治疗期间发生大出血者，表明保守治疗不易止血；④近期曾发生多次出血者；⑤年龄在60岁以上伴有动脉硬化者；⑥大出血合并穿孔或幽门梗阻者；⑦纤维胃镜检查：见溃疡基底喷射状出血，或溃疡基底部血管暴露再出血危险较大者。

手术前需要补液、补血积极抗休克，改善全身情况，争取在出血48小时内进行手术。目前国内多采用包括溃疡在内的胃大部切除术，不但控制了出血，同时也治愈了溃疡。对切除溃疡有困难时也可旷置溃疡，但要贯穿结扎溃疡基底出血动脉或其主干。对重症患者，不能耐受胃大部切除术，也可单纯溃疡基底面贯穿缝扎止血。

三、瘢痕性幽门梗阻

瘢痕性幽门梗阻是指幽门附近的溃疡（十二指肠球部溃疡、幽门管溃疡）反复发作引起瘢痕挛缩致狭窄，甚至梗阻。为溃疡病常见的并发症之一。需通过手术解除梗阻。

【病因病理】由于多年溃疡病史，在溃疡愈合过程中局部瘢痕挛缩导致幽门梗阻，初期多为部分梗阻，但当局部出现水肿、痉挛时，可使部分性幽门梗阻渐趋完全梗阻，当水肿消退、痉挛缓解后，幽门恢复通畅；由瘢痕造成的梗阻是永久性的，需通过手术解除。梗阻初期，为克服梗阻，胃蠕动增强，胃壁肌肉呈相对肥厚，胃轻度扩张；梗阻晚期代偿功能减退，胃蠕动减弱，胃壁松弛，胃扩张明显。大量胃内容物潴留，刺激胃酸分泌，胃黏膜呈糜烂、充血、水肿，又加重梗阻。梗阻导致食后呕吐，营养来源障碍，大量胃液丢失，患者出现严重的水、电解质和酸碱失衡及营养不良、贫血。

【临床表现】幽门梗阻的主要表现是腹痛和反复发作的呕吐。梗阻早期仅有上腹部饱胀及沉重感，逐渐出现食欲减退、恶心、呕吐等；如出现完全性梗阻，则出现腹胀、腹痛及反复发作的呕吐，呕吐量大，呕吐物含大量宿食伴有腐败酸臭味，但不含胆汁。吐后腹胀减轻，腹痛消失，因此患者常自己诱发呕吐，以缓解症状。

查体发现：一般情况较差，常有消瘦、脱水、营养不良、贫血等；上腹饱满，有时可见胃形、胃蠕动波，用手叩击上腹部时，可闻及水震荡声。梗阻程度越重，一般情况越差。

【诊断与鉴别诊断】

1. 诊断　根据长期的溃疡病反复发作史，反复大量呕吐隔夜宿食伴胃潴留征，可初步诊断幽门梗阻。进一步检查：①清晨空腹置胃管，抽出大量酸臭胃液及食物残渣。②X线钡餐检查：胃扩张，张力降低，钡剂胃内沉积。如 24 小时后仍有钡剂存留，提示瘢痕性幽门梗阻。③纤维胃镜检查：可确定梗阻及梗阻原因。④实验室检查：可有低蛋白血症、低钾血症、低氯血症、代谢性碱中毒。

2. 鉴别诊断　临床诊断时，注意与其他原因引起的梗阻区别：

（1）痉挛和水肿性幽门梗阻　溃疡病活动所致，梗阻为间歇性，呕吐虽然很剧烈，但无胃扩张，呕吐物不含隔夜食物。经胃肠减压、解痉制酸剂治疗后，梗阻和疼痛症状可缓解或减轻。

（2）胃癌所致的幽门梗阻　多无溃疡病史，病程较短，多有消瘦，伴黑便，胃扩张程度较轻。晚期上腹部可触及包块。X线钡餐可见胃窦部充盈缺损，胃镜取活检能确诊。

（3）十二指肠球部以下的梗阻性病变　十二指肠肿瘤、十二指肠淤滞症均可引起十二指肠梗阻，表现为呕吐、胃扩张和潴留，但其呕吐物多含有胆汁。X线钡餐或内镜检查有助于鉴别。

【治疗】瘢痕性幽门梗阻是外科手术的绝对适应证。但手术前需要充分准备，包括禁食，留置胃管以温生理盐水洗胃，纠正贫血与低蛋白血症，改善营养状况，纠正水、电解质、酸碱失衡等。手术目的是解除梗阻，消除病因。常用的手术方法是胃大部切除术，但对于老年体弱、低胃酸及全身情况较差的患者也可考虑行胃空肠吻合术，以解除梗阻。

四、胃大部切除术及术后常见并发症

（一）胃大部切除术

胃大部切除术是治疗胃十二指肠溃疡的常用术式。包括胃切除及胃肠道重建两部分。其治疗胃十二指肠溃疡的原理是：①切除胃的大部分，使胃酸和胃蛋白酶分泌明显减少；②切除了胃窦部，减少 G 细胞分泌胃泌素所引起的胃酸分泌；③切除了溃疡本身及溃疡的好发部位。胃大部切除术治疗溃疡效果肯定。

1. 胃的切除范围　包括胃体的远侧大部分、胃窦部、幽门和十二指肠球部。一般对高胃酸的十二指肠溃疡切除范围应不少于胃的 60%，对低胃酸的胃溃疡切除范围在50% 左右。溃疡病灶应尽量切除，但切除困难时也不应勉强，可行溃疡旷置术。

2. 胃肠道吻合　有以下两种吻合方式：

（1）毕罗（Billroth）Ⅰ式胃大部切除术　远端胃大部切除后，将残胃与十二指肠吻合（图 27-3）。此法的优点是操作简便，胃肠道重建比较符合生理，但胃切除范围受限。适用于胃溃疡的治疗。

（2）毕罗（Billroth）Ⅱ式胃大部切除术　远端胃大部切除后，将十二指肠残端闭合，胃的残端与空肠上段行端侧吻合。此法优点是切除足够的胃而不致吻合口张力大，术后溃疡复发率低。缺点是操作复杂，手术改变了正常解剖生理关系，术后并发症较多。适用于胃十二指肠溃疡，尤其是十二指肠溃疡（图 27 - 4）。

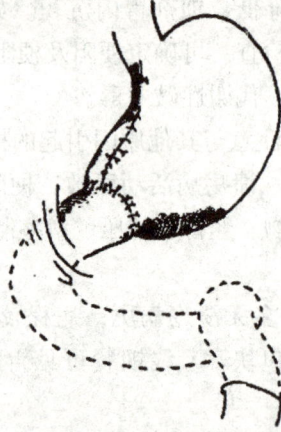

图 27 - 3　胃十二指肠吻合术（Billroth I 式）

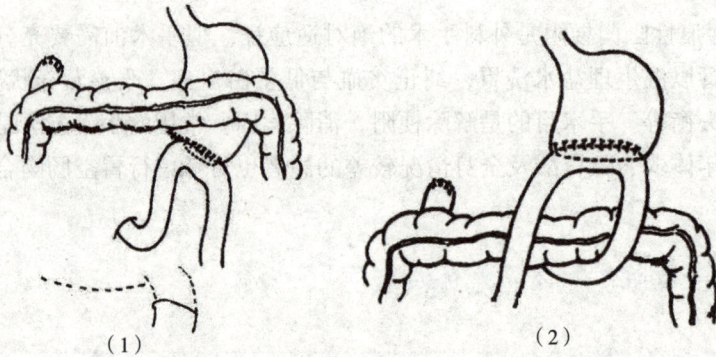

（1）　　　　　　　　　　（2）

图 27 - 4　胃空肠吻合术（Billroth II 式）

（1）结肠后；（2）结肠前

（二）胃大部切除术后常见并发症

1. 术后胃出血　术后 24 小时内，胃管引流出少量暗红色或咖啡色血性物，不超过 300mL，属于正常现象。如短期内胃管引流出较多的血液，尤其是鲜血，甚至呕血、黑便，多因断端或吻合口有小血管未结扎或缝合不够紧密；胃黏膜损伤或旷置的溃疡出血所致。术后 4～6 日发生出血，多因结扎或缝合过紧，致使黏膜组织坏死脱落所致。术后胃出血首选保守方法止血，如局部应用冰生理盐水加去甲肾上腺素，或其他止血药物喷洒，多能止血。非手术无效，或发生休克者，需再次手术探查止血。

2. 十二指肠残端破裂　为毕罗 II 式胃大部切除术后严重的并发症。多见于十二指肠球部溃疡时残端处理不当，影响十二指肠残端血液供应；或胃肠吻合后，输入袢空肠梗阻致十二指肠内压力过高,可引起十二指肠残端破裂。表现为突发上腹剧痛,伴明显压痛、反跳痛、腹肌紧张等腹膜炎征象;腹腔引流管可引流出胆汁样液体。确诊后,应立即手术。手术中妥善闭合十二指肠残端,行十二指肠造瘘及腹腔引流,伴有输入袢梗阻者应同时解除梗阻。术后给予营养支持,抗生素预防感染。针对病因预防为主。

3. 胃肠吻合口破裂或瘘　多因吻合口缝合不当、张力过大、局部组织水肿或严重贫血、低蛋白血症等原因使组织愈合不良。表现有发热、腹痛及腹膜刺激征等腹膜炎征象。需立即手术修补、腹腔引流。症状较轻无弥漫性腹膜炎时,也可尝试保守治疗。

4. 术后梗阻　根据梗阻部位分为吻合口梗阻、输入袢和输出袢梗阻,后两者仅见于毕罗Ⅱ式胃大部切除术。

(1) **吻合口梗阻**　原因是吻合口过小、吻合时胃肠壁内翻过多或局部炎症水肿所致。表现为进食后上腹胀痛、呕吐,呕吐物为食物。采取保守处理,禁食、胃肠减压、静脉输液抗炎多能缓解;如无好转,可手术解除梗阻。

(2) **输入袢梗阻**　因输入袢空肠过长致扭曲、粘连或形成内疝,也可因输入袢过短,使输入段与吻合口处牵拉成锐角引起。多为不完全性梗阻,表现为进食后上腹饱胀、呕吐,呕吐物多为不含胆汁性液体,呕吐后症状减轻。多经非手术治疗可缓解。如疼痛剧烈、呕吐频繁、呕吐后症状不缓解,检查上腹部触及压痛性包块,应考虑完全性闭袢梗阻,应立即手术解除梗阻;如有肠绞窄,行坏死肠段切除后 Roux – en – Y 吻合术。

(3) **输出袢梗阻**　因术后输出段肠管粘连、大网膜炎性包块压迫,或是结肠后吻合,横结肠系膜裂口压迫导致梗阻。主要表现为上腹饱胀、呕吐,呕吐物为含胆汁的胃内容物。钡餐检查可以明确梗阻部位。如非手术治疗无效,需手术解除梗阻。

5. 倾倒综合征　胃大部切除术后,原来控制胃排空的幽门窦、幽门括约肌功能丧失,此外,部分患者胃肠吻合口过大,导致胃排空过快而产生的一系列临床症状,称为倾倒综合征。其根据进食后出现症状的早晚,分为早期和晚期两种类型。

(1) **早期倾倒综合征**　术后 5~7 日,开始进食尤其是进甜食后半小时内,出现上腹不适、心悸、乏力、头晕、出汗、恶心呕吐甚至虚脱,伴有肠鸣音亢进、腹泻等。与餐后高渗性食物快速进入肠道,引起肠道内分泌细胞大量分泌肠源性血管活性物质有关;此外,高渗可使细胞外液大量进入肠腔,引起肠管膨胀,刺激肠蠕动增强,循环血量骤减,引起一系列症状发生。为预防其发生,手术时吻合口应大小适中;术后 2~3 个月内少量多餐,避免甜食,进食后平卧 15~20 分钟;如无效,可考虑再次手术改变手术方式或缩小吻合口。

(2) **晚期倾倒综合征**　又称低血糖综合征,表现为餐后 2~4 小时出现心慌、出汗、无力、手颤、面色苍白、脉细弱甚至晕厥。是由于胃排空过快,含糖食物快速进入空肠并被吸收入血,刺激胰岛素大量分泌,导致低血糖所致。进甜食或输注葡萄糖可缓解。可采用饮食调整,少量多餐,餐后平卧,或食物中添加果胶延缓碳水化合物吸收等措施预防。

6. 碱性反流性胃炎　常发生于胃大部切除术后 1~2 年。因胆胰等消化液反流入胃，破坏胃黏膜的屏障所致。引起胃黏膜充血、水肿、糜烂、出血等改变。表现为：①上腹部持续性烧灼痛，进食后症状加重，抗酸药物治疗无效；②胆汁性呕吐，呕吐后症状不减轻，胃液分析胃酸缺乏；③食欲差，体重减轻或贫血。纤维胃镜有助于诊断，组织活检显示慢性萎缩性胃炎。可用胃黏膜保护剂、胆酸结合药物考来烯胺（消胆胺）等治疗。症状严重者应考虑手术治疗，手术可改行 Roux – en – Y 型吻合术，以免胆汁反流入残胃内。

7. 溃疡复发 原因有胃切除不够或胃窦黏膜残存，使胃酸水平下降不够，或输入段空肠过长耐酸能力差所致。表现为溃疡症状重现，可发生穿孔和出血等并发症。纤维胃镜可明确诊断。无并发症者可非手术治疗；如症状严重或出现并发症，应再次手术。

8. 营养障碍性并发症 胃大部切除术后，胃容量减小，食量摄入不足，引起营养不良，体重减轻。胃切除术后胃酸减少，同时壁细胞生成的内因子不足，造成铁及维生素 B_{12} 吸收障碍，可引起贫血。因此，术后应重视饮食调节，适当补充铁剂及维生素，可改善症状。此外约 1/3 患者术后因吸收不良，出现骨质疏松、骨软化等。因此，应增加钙的摄入，补充维生素 D，预防或减轻症状。

9. 残胃癌 指胃十二指肠溃疡患者行胃大部切除术后 5 年以上，残余胃发生的原发癌。发生率在 2% 左右，多发于术后 20 ~ 25 年，可能与术后低胃酸、胆汁反流及肠道细菌逆流进入残胃，引起萎缩性胃炎有关。表现为上腹疼痛不适、食后饱胀、消瘦、消化道出血、贫血等症状，纤维胃镜活组织检查可明确诊断，确诊后手术治疗。

第三节 胃 癌

在我国，胃癌的发病率居各种消化道恶性肿瘤的第二位。发病年龄多在 50 岁以上，男女发病率之比约为 2 : 1。

【病因】胃癌的病因尚未十分明确，但与多种因素有关，包括地域环境因素、生活饮食习惯、幽门螺杆菌的感染及某些慢性胃部疾病，如萎缩性胃炎、胃溃疡、胃息肉等癌前病变。此外，多证据表明，胃癌的发生与抑癌基因的缺失和突变、癌基因的过表达呈正相关。

【病理】胃癌可发生在胃的任何部位，多见于胃窦部，其次是胃小弯、贲门，胃大弯者少见。95% 为腺癌，包括乳头状腺癌、管状腺癌、低分化腺癌、黏液腺癌等；此外，还有少部分腺鳞癌、鳞状细胞癌、未分化癌等。

1. 分型 常分为早期胃癌、进展期胃癌。

（1）**早期胃癌** 病变仅限于黏膜或黏膜下层。这类胃癌主要由胃镜发现，检出率仅为 15% ~ 20%。分为三种类型：①隆起型（Ⅰ型），肿物突出于胃腔内，隆起高度在 5mm 以上；②浅表型（Ⅱ型），肿块平坦或轻度隆起，亦可轻度凹陷，隆起高度或凹陷深度在 5mm 以内；③凹陷型（Ⅲ型），肿块形成溃疡，深度超过 5mm。

（2）**进展期胃癌** 临床常见类型，指病变已超过黏膜下层侵入胃壁肌层或更远的中、晚期胃癌。国际上采用 Borrmann 分型法，将此类胃癌分为：①结节型（Ⅰ型），边界清楚的块状癌灶，突入胃腔；②溃疡局限型（Ⅱ型），指边界清楚并略隆起的溃疡状癌灶；③溃疡浸润型（Ⅲ型），指边界模糊不清的浸润性溃疡癌灶，溃疡较大，约占胃癌的半数；④弥漫浸润型（Ⅳ型），癌组织沿胃壁各层浸润性生长，边界不清，胃壁增厚，可浸及胃的大部或全部，若全胃受累致胃腔缩窄、胃壁僵硬如皮革状，称"革袋胃"，恶性程度高。

2. 转移 胃癌转移有下列几种途径：

(1) 直接蔓延 胃癌细胞初起于黏膜层，逐渐向周围浸润性生长，穿透浆膜后，可侵及邻近的组织器官，如网膜、横结肠、胰、肝等。

(2) 淋巴转移 为胃癌最常见的转移途径。脱落的癌细胞可经胃黏膜下淋巴网转移至胃旁淋巴结（包括贲门右、贲门左、胃小弯、胃大弯、幽门上、幽门下淋巴结），继续发展可转移至胃周围的腹腔淋巴结（包括胃左动脉旁、肝总动脉旁、腹腔动脉旁、脾门、脾动脉旁、肝十二指肠韧带内、胰后、肠系膜上动脉旁、结肠中动脉旁、腹主动脉旁淋巴结）。胃癌淋巴转移的规律一般是由近及远，但也有所谓跳跃式转移。终末期癌细胞可经胸导管转移到左锁骨上淋巴结。

(3) 血行转移 一般发生于晚期，癌细胞进入门静脉或体循环，向其他器官播散转移，以肝、肺转移为多见。

(4) 腹腔种植 癌组织穿透胃浆膜后，脱落的癌细胞可种植于腹腔其他脏器、腹膜或盆腔表面，形成转移性结节，属胃癌晚期，广泛转移后可出现大量腹水。女性患者可种植于卵巢，称为 Krukenberg 瘤。

【临床表现】胃癌早期多无明显症状，随着病情发展，可逐渐出现上腹饱胀、隐痛、反酸、嗳气、食欲减退等类似溃疡或消化不良的症状，无特异性，早期诊断率低。继续发展，上述症状加重，伴消瘦、贫血。此外，肿瘤部位不同，也有特殊表现，贲门癌可有进行性吞咽困难，胃窦部癌可致幽门部分或完全梗阻，表现为食后恶心、呕吐隔夜食物等；癌肿侵袭血管可引起上消化道出血，临床表现为呕血及黑便；有的也可发生急性胃穿孔。

胃癌早期多无明显体征，晚期上腹部可触及肿块、肝大、腹水、左锁骨上淋巴结肿大、恶病质等。

【诊断与鉴别诊断】早期胃癌无特异性表现，患者就诊率低，加上缺乏有效便利的普查手段，早期胃癌占胃癌住院患者比例不足 10%。为提高早期胃癌诊断率，对有胃癌家族史或原有慢性胃病史的人群应定期检查；对 40 岁以上原因不明地出现上消化道症状、消化道慢性出血、短期内体重减轻者应做胃的相关检查，以防漏诊。目前临床常用的诊断胃癌的检查方法有：

1. X 线钡餐检查 目前仍为诊断胃癌的常用方法，多采用气钡双重造影，观察胃黏膜的改变，发现早期胃癌；进展期胃癌可有龛影、充盈缺损等 X 线征象。

2. 纤维胃镜检查 可直接观察胃黏膜病变的部位和范围，亦可同时获取病变组织行病理学检查，诊断的正确率在 90% 以上，是诊断胃癌的最有效方法。

3. 腹部超声检查 主要用于观察胃邻近脏器（肝、胰）受浸润及淋巴结转移情况。

【治疗】争取早期手术治疗，可辅以化疗、免疫治疗及其他综合治疗。

1. 手术治疗 分为根治性手术和姑息性手术两种术式。只要患者的全身情况允许，又无远处转移征象，均应行剖腹探查，力争做根治性切除手术；如果不具备根治性切除手术的条件，也应争取切除原发癌灶（姑息手术）。

（1）根治性切除术 为胃癌的有效治疗手段。切除范围依据癌肿的部位、浸润转移的程度来决定。原则上应整块切除包括病灶和可能受浸润的胃壁在内的胃部分或全部，以及转移的淋巴结和受浸润的周围组织。胃壁的切除线应距癌肿边缘至少5cm，十二指肠侧或食管侧的切线应距幽门或贲门3～4cm。然后，重建消化道。

以胃远端癌根治术为例，需切除胃远端的3/4～4/5，清除胃周围转移的淋巴结，切除大小网膜、横结肠系膜前叶及胰腺被膜，胃空肠吻合重建消化道。

但对于小于1cm的非溃疡凹陷性胃癌，直径小于2cm的隆起型胃黏膜癌，可在内镜下行黏膜切除术。

（2）姑息性手术 因癌肿已有广泛转移，不能彻底切除，而原发肿瘤尚能切除，争取做"去负荷"手术，即切除主要病灶的胃切除术。如原发肿瘤已不能切除，有幽门梗阻发生者，可行胃空肠吻合的旁路手术，解除梗阻，为以后的综合治疗创造有利条件。

2. 化疗 可用于根治性手术的术前、术中、术后，延长生存期；晚期胃癌化疗，可减缓肿瘤发展速度，改善症状。原则上早期胃癌根治术后可以不必辅助化疗。

化疗可通过口服、静脉或腹腔注射、动脉插管局部灌注等途径给药。常用口服化疗药有替加氟（喃氟啶）、优福定（复方喃氟啶）等。静脉化疗药有氟尿嘧啶（5－FU）、丝裂霉素（MMC）、阿霉素（ADM）、顺铂（CDDP）、甲酰四氢叶酸钙（CF）等。为提高疗效，减轻化疗的毒副作用，常采用多种化疗药物联合应用。常用的化疗方案有：

（1）FAM方案 氟尿嘧啶600mg/m²，静脉滴注，第1、2、5、6周用药；阿霉素30mg/m²，静脉注射，第1、5周用药；丝裂霉素10mg/m²，静脉注射，第1周用药；6周为一疗程。

（2）MF方案 丝裂霉素8～10mg/m²，静脉注射，第1日用药；氟尿嘧啶500～700mg/m²静脉滴注，连续5日，1个月为一疗程。

近年来也有用紫杉醇、草酸铂、拓扑酶抑制剂、希罗达等新的化疗药物用于胃癌，单药有效率20%左右，联合用药可提高疗效。

3. 其他治疗 包括免疫治疗、基因治疗、热疗、中医药治疗等。其中免疫治疗包括非特异性免疫增强剂，如卡介苗、短小棒状杆菌、香菇多糖等；过继性免疫治疗，如淋巴细胞激活后杀伤细胞（LAK）、细胞毒T细胞（CTL）及细胞因子等。抗血管形成基因是研究较多的基因治疗方法，可能有一定疗效。

目标检测

一、选择题

A1型题

1. 胃溃疡的常见好发部位是（　）

A. 贲门部　　　B. 胃底部　　　C. 胃大弯　　　D. 胃小弯　　　E. 胃体后壁

2. 胃酸分泌增多明显的疾病是（ ）

A. 慢性浅表性胃炎　　　　　B. 十二指肠溃疡　　　　　C. 慢性萎缩性胃炎

D. 反流性食管炎　　　　　E. 胃溃疡

3. 上消化道大出血最常见的病因是（ ）

A. 胃十二指肠溃疡　　　　　B. 门静脉高压症　　　　　C. 应激性溃疡

D. 胆道出血　　　　　E. 胃癌

4. 明确上消化道大出血原因的有效、可靠方法是（ ）

A. 三腔管压迫试验　　　　　B. B 型超声检查

C. 纤维内窥镜检查　　　　　D. 选择性腹腔动脉造影检查

E. X 线钡餐造影检查

5. 十二指肠溃疡的并发症不包括（ ）

A. 急性穿孔　　　B. 慢性穿孔　　　C. 癌变　　　D. 幽门梗阻　　　E. 出血

6. 消化性溃疡穿孔后最主要的临床表现是（ ）

A. 发热　　　　　B. 血白细胞 $>12 \times 10^9/L$　　　C. 恶心呕吐

D. 腹肌呈板状强直　　　　　E. 腹胀、肠鸣音消失

7. 溃疡病幽门梗阻的主要临床表现为（ ）

A. 阵发性腹痛　　　　　B. 消瘦　　　　　C. 腹胀伴肠型

D. 晚间或下午呕吐大量宿食　　　E. 食量减少

8. 胃大部切除术的早期并发症是（ ）

A. 吻合口出血，十二指肠残端瘘　　　　B. 低血糖综合征

C. 反流性胃炎　　　　　D. 倾倒综合征

E. 贫血

A2 型题

9. 张某，男，23 岁。上腹疼痛 2 年，常空腹及夜间发生，进食后可缓解。半小时前进餐后突感上腹部持续性剧痛。查体腹式呼吸消失，上腹部肌紧张、压痛、反跳痛，肝浊音界消失，肠鸣音消失。考虑最可能的诊断是（ ）

A. 急性肠梗阻　　　　　B. 急性胆囊炎　　　　　C. 急性胰腺炎

D. 十二指肠溃疡穿孔　　　　　E. 胃溃疡穿孔

10. 韩某，男，35 岁。饥饿痛 5 年，常伴黑便，诊断为十二指肠溃疡，虽经正规治疗，仍常复发。1 日前排大量黑便，伴头晕，经输血等治疗未好转。P 110 次/分，BP 82/54mmHg。其治疗措施应选择（ ）

A. 继续输血　　　　　B. 使用止血剂　　　　　C. 使用奥美拉唑

D. 胃镜下止血　　　　　E. 胃大部切除术

11. 刘某，男，58 岁。上腹部不适、隐痛、胀满、食欲不振 50 余日。服用酵母片、苏打片无效。既往无胃病史。检查：患者消瘦，腹部未发现阳性体征。Hb 100g/L，大便隐血试验阳性。应考虑为（ ）

A. 胃溃疡   B. 十二指肠溃疡   C. 胃癌

D. 慢性胃炎   E. 胃息肉

12. 张某，男，56 岁。反复上腹疼痛 10 年余，加重 3 个月，伴乏力。查体：结膜苍白，上腹部轻压痛。下列检查中，对明确诊断及指导治疗最有价值的是（   ）

A. X 线上消化道造影   B. 胃镜及活检   C. 腹部 B 型超声

D. 腹部 CT   E. 血清肿瘤标志物

13. 杨某，女，60 岁。上消化道穿孔已 18 小时。全腹压痛、肌紧张，肠鸣音消失。处理措施应选择（   ）

A. 禁食及胃肠减压，观察   B. 腹腔引流术   C. 穿孔修补术

D. 胃大部切除术   E. 输液、抗生素等非手术治疗

A3 型题

(14 ~ 15 题共用题干)

张某，女，30 岁。反复上腹疼痛 3 年，常于秋冬换季时发病，饥饿时腹痛，餐后可缓解。

14. 该患者最可能的诊断是（   ）

A. 胃溃疡   B. 十二指肠球溃疡   C. 慢性浅表性胃炎

D. 慢性萎缩性胃炎   E. 胃癌

15. 该患者 1 小时前进餐后上腹部剧烈疼痛，难以忍受。查体板状腹，最可能的并发症是（   ）

A. 贲门黏膜撕裂   B. 胃出血   C. 幽门梗阻

D. 消化道穿孔   E. 急性胰腺炎

二、问答题

1. 胃十二指肠溃疡的手术适应证有哪些？

2. 简述胃十二指肠溃疡急性穿孔、大出血、瘢痕性幽门梗阻的鉴别诊断。

3. 简述胃大部切除术后的常见并发症及预防措施。

第二十八章　小肠疾病

1. 掌握：肠梗阻的病因、临床表现、诊断及术式。
2. 熟悉：小肠肿瘤的临床表现和诊断。
3. 了解：克罗恩病、肠瘘的诊断与处理。
4. 具备对肠道常见疾病进行诊断和初步处理的能力。

第一节　解剖生理概要

一、小肠的解剖

1. 小肠的分部　肠道是人体消化系统最重要的组成部分，其中小肠包括十二指肠、空肠和回肠，在消化管中长度最长，成人长 3~5.5m。十二指肠以下小肠的上 2/5 为空肠，下 3/5 为回肠，空肠与回肠之间无明显界限。空肠始于十二指肠悬韧带，回肠末端藉回盲瓣与盲肠连接。空肠大致位于上腹部，回肠分布于左下腹、盆腔和右下腹，两者均由肠系膜固定于腹后壁。小肠系膜在腹后壁的附着点为系膜根部，在腹后壁起自第 2 腰椎左侧斜向右下方走行，止于右骶髂关节的前方，长约 15cm。

2. 小肠的血管　空、回肠的血液供应源于腹主动脉分出的肠系膜上动脉，后者进入系膜根部后分出 10~20 个小肠动脉支，其分支相互吻合形成动脉弓，最后分支直达肠壁。在近端肠管为初级血管弓，直支较长；延至远端肠管则有二、三级血管弓，直支较短。静脉回流至肠系膜上静脉，然后汇入门静脉。

3. 小肠的淋巴　小肠的淋巴系统源于小肠绒毛中央的乳糜管，淋巴液汇入肠系膜根部的淋巴结，再经肠系膜上动脉周围的淋巴结，汇集于腹腔淋巴结而至乳糜池。空肠黏膜下淋巴小结散在，且多孤立，回肠黏膜淋巴集结（Peyer 集结）则较为丰富。

4. 小肠的神经　小肠由自主神经系统支配。交感神经兴奋可使小肠蠕动减弱和血管收缩；迷走神经兴奋可使小肠蠕动增强，肠腺分泌增加。小肠的痛觉由内脏神经的传入纤维传导。

5. 小肠壁结构　小肠壁由黏膜、黏膜下层、肌层和浆膜层构成，肌层有内环肌和外纵肌。空肠的肠腔较为宽大，黏膜形成的环状皱襞高大而密集突向肠腔内；随肠管由近及远延伸，皱襞逐渐变得低平而稀疏，至回肠远端完全消失。

二、小肠的生理

小肠的生理功能有运动、分泌、消化和吸收，食糜在此停留 3~8 小时，为机体充分消化和吸收养分预留充裕的时间。小肠黏膜腺体分泌含多种消化酶的碱性肠液，消化食糜并吸收营养物质。正常成人每日分泌消化液约 8000mL，其中所含的大部分水、电解质，以及被分解为葡萄糖、氨基酸、脂肪酸等的小分子营养物质和维生素等均可经小肠黏膜吸收至绒毛内的毛细血管，直接进入血液运输到肝脏和机体其他各处，为细胞新陈代谢提供营养补给；仅 2000mL 左右进入大肠。肠梗阻或肠瘘发生时，可引起严重的营养障碍和体液代谢失调。

小肠黏膜吸收面积远大于维持正常营养所必需的吸收面积，因此机体能够耐受部分肠段的切除。切除长度超过小肠总长的 50% 及以上者，导致吸收不良。结肠完整、小肠保留少于 75cm，或无回盲瓣、小肠保留少于 100cm，均可引起短肠综合征。

小肠的内分泌细胞能分泌多种胃肠激素，如促胃液素、肠抑胃多肽、胆囊收缩素、生长抑素、血管活性肠肽等，参与消化功能的调节。

肠道是人体最大的细菌库，正常菌群是肠屏障的重要组成部分，可有效阻止致病菌及其毒素的入侵。在抗原物质的刺激下，肠道的淋巴组织可以产生由抗体介导和细胞介导的免疫应答，因而在机体免疫防御方面也具有重要功能。

第二节　肠梗阻

肠梗阻是指肠内容物在肠道中不能顺利通过和运行。肠梗阻是常见的急腹症之一，严重者可导致肠壁血供障碍，继而发生肠坏死，可危及生命。

【分类】

1. 按发病原因分类

(1) **机械性肠梗阻**　凡由于种种原因引起的肠腔变狭小，而使肠内容物通过障碍者，称为机械性肠梗阻。原因有：①肠壁的病变，如先天性肠道闭锁、狭窄、肿瘤、肠套叠、炎症等；②肠管受压迫而致肠内容物通过障碍，如粘连带、肠管扭转、嵌顿疝、肿瘤压迫；③肠腔堵塞性改变，如蛔虫团、粪块、胆石、异物等亦可引起肠梗阻。机械性肠梗阻最常见。

(2) **动力性肠梗阻**　凡由于支配肠道运动的神经异常导致肠壁肌肉运动紊乱，致使肠内容物不能运行时，称为动力性肠梗阻。动力性肠梗阻又分为两类：①麻痹性肠梗阻，是由于肠管失去蠕动功能所致，可以发生在急性弥漫性腹膜炎、腹部大手术后；②痉挛性肠梗阻，是由于肠壁肌肉过度、持续收缩所致，比较少见，可以出现在急性肠炎、慢性铅中毒等疾病发生时。

(3) **血运性肠梗阻**　肠系膜血管发生血栓或栓塞，引起肠管血液循环障碍，导致肠麻痹，失去蠕动功能，肠内容物不能运行。

2. 按肠壁有无血运障碍分类

（1）**单纯性肠梗阻**　即肠壁血运正常，仅内容物不能通过者。

（2）**绞窄性肠梗阻**　指伴有肠壁血运障碍的肠梗阻，如肠扭转、肠套叠等。如不及时解除，将迅速导致肠壁坏死、穿孔，进而造成严重的腹腔感染，全身中毒，可发生中毒性休克，死亡率相当高。

3. 按梗阻部位分类　可分为高位肠梗阻、低位小肠梗阻和结肠梗阻。如果一段肠祥两端均受压造成梗阻又称之为闭祥型肠梗阻，结肠梗阻由于回盲瓣的存在也可称为闭祥型肠梗阻。

4. 按梗阻程度分类　分为不完全性肠梗阻与完全性肠梗阻。

5. 按发病缓急分类　分为慢性肠梗阻与急性肠梗阻。

肠梗阻是处在不断地发展之中，在一定条件下可以转化。

【病理生理】

1. 局部病理生理改变

（1）**肠腔积气、积液**　由于吸收功能降低，水与电解质积存在肠腔内，而吞咽的空气及肠腔内的细菌发酵后产生的有机气体引起积气。

（2）**肠蠕动增加**　在发生肠梗阻时，各种刺激增强而使肠管活动增加。如梗阻长时间不解除，肠蠕动又可逐渐变弱甚至消失，出现肠麻痹。

（3）**肠壁充血水肿、通透性增加**　肠梗阻肠内压增加，肠壁静脉回流受阻，毛细血管及淋巴管淤积，引起肠壁充血水肿，液体外渗。

2. 全身性病理生理改变

（1）**水、电解质和酸碱失衡**　肠梗阻时，吸收功能发生障碍，胃肠道分泌的液体不能被吸收返回全身循环系统而积存在肠腔内，导致缺水、血容量减少和血液浓缩。液体丢失的同时也带来大量的电解质丢失和酸碱平衡失调。低钾可引起肠麻痹、肌无力和心律失常。

（2）**休克**　肠梗阻如未得到及时适当的治疗，大量失水、失电解质可引起低血容量休克。肠坏死可出现感染和低血容量休克。

（3）**感染**　肠梗阻时，肠内容物淤积，细菌繁殖，因而产生大量毒素，毒素可直接透过肠壁进入腹腔，致使肠内细菌易位引起腹腔内感染与脓毒症。

（4）**多脏器功能障碍**　病情发展可引起心、肾、肺等多脏器衰竭。

【临床表现】

1. 症状　急性肠梗阻有四大主要症状：

（1）**痛**　即腹痛，为阵发性绞痛。麻痹性肠梗阻可以无腹痛或胀痛；高位小肠梗阻绞痛可以不严重；中段或低位肠梗阻则呈典型剧烈的绞痛，位于脐周或定位不确切。如果阵发性绞痛转为持续性腹痛，则应考虑已发展为绞窄性肠梗阻。

（2）**吐**　即呕吐。梗阻以后，肠管的逆蠕动使患者发生呕吐。

（3）**胀**　即腹胀，与部位有关。低位及肠麻痹腹胀明显。

（4）闭　发病后有多次排气排便，可能是不完全性肠梗阻。完全性肠梗阻多无排气排便，但肠梗阻早期，尤其是高位肠梗阻，则仍可有少量排气排便。绞窄性肠梗阻，如肠套叠、肠系膜血管栓塞或血栓形成，可排血性黏液便。

2. 体格检查

（1）全身检查　单纯性肠梗阻早期多无明显全身改变，晚期或绞窄性肠梗阻可有明显缺水、感染中毒和休克征象。

（2）腹部检查　视诊腹部膨胀，机械性肠梗阻可见肠型或蠕动波。触诊时单纯性肠梗阻有轻压痛，无腹膜刺激征；绞窄性肠梗阻腹部压痛固定，腹膜刺激征明显，并可触及痛性包块（发生绞窄的肠袢）。叩诊多呈鼓音，腹腔渗液多时移动性浊音可呈阳性。机械性肠梗阻听诊有肠鸣音亢进，气过水声或金属音；麻痹性肠梗阻则肠鸣音减弱或消失。

（3）直肠指检　若触及肿块，可能为肠套叠的套头、低位肠外肿瘤或直肠肿瘤。指套染有血迹，常表明存在绞窄性肠梗阻。

3. 实验室检查　早期变化不明显，其后因缺水、血液浓缩可有尿比重增高，血红蛋白及血细胞比容升高。绞窄性肠梗阻还多有白细胞和中性粒细胞数明显增加。呕吐物和粪便检查有大量红细胞或隐血试验阳性，应考虑肠梗阻有血运障碍。了解水、电解质紊乱和酸碱失衡及肾功能情况，应测定血电解质及血气分析，并观察血尿素氮和肌酐的变化。

4. X 线检查　立位或侧卧位腹部 X 线平片，对肠梗阻诊断具有重要价值。梗阻 4～6 小时即可显示肠腔内积气。典型征象为多个气液平面，或数个胀气的肠袢。怀疑肠套叠、乙状结肠扭转或结肠梗阻，可行气钡灌肠以助诊断。

【诊断】在肠梗阻的诊断过程中，必须明确下列问题：

1. 确定是否存在肠梗阻　根据痛、呕、胀、闭等典型表现和腹部体征，结合 X 线检查多可做出诊断。早期临床表现不典型时，应注意与其他急腹症相鉴别。

2. 是机械性还是动力性肠梗阻　机械性肠梗阻急性起病较多，为阵发性腹痛，可见肠型或蠕动波，肠鸣音亢进，早期腹胀不明显；X 线检查肠扩张限于梗阻以上部位。痉挛性肠梗阻有阵发性腹痛，但持续时间短暂，呕吐较突出而腹胀不明显；X 线表现无明显异常。麻痹性肠梗阻多继发于腹膜炎、腹膜后出血或感染、低钾血症及大手术后，为持续性腹部胀痛，显著的均匀性全腹胀，肠鸣音明显减弱或消失；X 线显示全部肠管积气、积液扩张。

3. 是单纯性还是绞窄性肠梗阻　绞窄性肠梗阻必须及早手术，因而区分两者至为重要。出现下列表现，应考虑为绞窄性肠梗阻：

（1）腹痛突发、部位固定，为持续性剧烈腹痛；或腹痛由阵发性变为持续性；或在阵发性加重之间仍有持续性腹痛，有时疼痛牵涉腰背部。

（2）病情发展迅速，早期出现休克。抗休克治疗改善不明显。

（3）有腹膜炎表现，以及发热、脉搏增快、白细胞计数增高等感染中毒征象。

（4）腹胀不对称，腹部局限性隆起，或触及痛性肿块（孤立胀大的肠袢）。

（5）呕吐出现早而频繁，呕吐物、胃肠抽吸液、肛门排出物为血性，或腹腔穿刺抽出血性液体。

（6）X线检查发现孤立胀大的肠袢，位置固定，或有假肿瘤状阴影。

（7）经积极非手术治疗，症状、体征无显著好转。

4. 是高位还是低位肠梗阻 高位小肠梗阻呕吐早而频繁，腹胀不明显；低位小肠梗阻呕吐迟而量少，可吐粪样物，腹胀明显；结肠梗阻晚期才出现呕吐，腹胀以腹周为著。X线检查有助于鉴别，其征象各有特点：①小肠梗阻积气、积液的肠袢多在中腹部，多个气液平面呈"阶梯状"排列，而结肠内无积气；②空肠黏膜有环状皱襞可呈"鱼肋骨刺"状，回肠黏膜则无此表现；③结肠梗阻时扩大的肠袢分布在腹部周边，以盲肠积气最为显著，并显示结肠袋形，胀气的结肠袋阴影在梗阻部位突然中断，而小肠胀气常不明显。

5. 是完全性还是不完全性肠梗阻 完全性肠梗阻呕吐频繁，完全停止排气排便，低位肠梗阻还有严重腹胀；X线检查所见梗阻以上肠袢积气扩张明显，梗阻以下结肠内无气体。不完全性肠梗阻呕吐少，腹胀较轻，尚有少量排气排便；X线检查显示肠袢积气扩张均不甚明显，结肠内仍有气体。

6. 是什么原因引起梗阻 应结合年龄、病史、临床表现、X线检查等进行分析。新生儿以先天性肠道畸形为多见，2岁以内小儿多为肠套叠，儿童可由蛔虫团所致。青壮年饱餐后剧烈活动应想到肠扭转，老年人则要考虑粪块堵塞、肿瘤或乙状结肠扭转等。还应注意到临床上最为常见的粘连性肠梗阻多有腹腔感染、腹部损伤或手术史。诊断机械性肠梗阻时，应仔细检查腹外疝的好发部位，以及时发现嵌顿性或绞窄性疝。如有动脉粥样硬化、心脏瓣膜病或近期心肌梗死等，且严重的腹痛与较轻的体征不相吻合，需警惕肠系膜血管缺血性疾病的发生。

【治疗】肠梗阻的治疗原则是纠正因肠梗阻所引起的全身生理紊乱、解除梗阻。其中，胃肠减压、补充水和电解质、纠正酸中毒、输血、抗感染、抗休克是治疗肠梗阻的基本方法。必要时采取手术措施。

1. 非手术治疗

（1）适应证 ①单纯性肠梗阻；②动力性肠梗阻；③肠套叠早期、肠结核等炎性疾病致肠梗阻。

（2）治疗方法 ①纠正水、电解质紊乱和酸碱失衡：为极重要的措施。最常用的是静脉输注葡萄糖液、等渗盐水；不进食则需补钾；输液计划要根据呕吐情况、缺水体征、血液浓缩程度、尿量及比重，并结合血清钾、钠、氯和 $CO_2 - CP$ 监测结果综合制定。必要时输血。②禁食、胃肠减压：是治疗肠梗阻的重要方法之一。禁食能避免胃肠压力增高；胃肠减压能吸出胃肠道内的气体和液体，可以降低肠腔压力，减少肠腔内的细菌和毒素，有利于改善肠壁血循环。③防治感染和中毒：应用抗肠道细菌的抗生素，注意应用抗厌氧菌药物。④解除梗阻：对于单纯性肠梗阻、麻痹性肠梗阻、痉挛或粪块梗阻等可给予灌肠、服植物油、中药、针灸等。⑤其他：解痉剂可缓解肠痉挛，必要时给予止痛剂。

2. 手术治疗

（1）适应证　①绞窄性肠梗阻；②先天性肠道畸形或肿瘤引起的肠梗阻；③肠梗阻非手术治疗无效。主要目的是解除梗阻和恢复肠道通畅。手术方法视患者情况、梗阻部位与性质及原因而定。

（2）手术方法　包括：①去除梗阻病因的手术：如粘连松解、肠套叠或肠扭转复位、肠切开取异物、肿瘤切除等。②肠切除吻合术：用于治疗肠肿瘤、炎性狭窄、肠管失活坏死等。③肠造口或肠外置术：适于全身情况差不允许做复杂手术，又伴急性结直肠梗阻者，原发病留待二期手术处理。④短路手术：对梗阻原因不能简单切除，或无法切除者，如肿瘤广泛浸润、肠粘连与周围重要组织粘连成团等情况，可旷置梗阻处肠段，行梗阻近、远端肠祥侧侧吻合术。腹腔感染严重，如绞窄性肠梗阻时，手术同时应做腹腔引流。

绞窄性肠梗阻的手术处理，首先是解除梗阻，而后正确判断肠管生机尤为重要。应从肠管色泽、张力和蠕动及相应系膜终末动脉搏动几方面观察，如肠管瘪陷，呈紫黑色，无光泽和弹性，刺激后无收缩，相应系膜动脉搏动消失，说明肠管已坏死，应予以切除。活力可疑者，经温热等渗盐水纱垫湿敷、1% 普鲁卡因或苄胺唑啉系膜根部封闭，观察 10~30 分钟再行判定。还可借助多普勒超声和静脉注射荧光素判断肠祥有无生命力。如生命力可疑肠段较长，且一时确难判断，做好标记后回纳腹腔，暂时关腹，严密观察 24 小时再决定处理方式。

第三节　小肠肿瘤

肠肿瘤是发生于小肠和大肠的良性、恶性肿瘤。大肠肿瘤另章介绍，本节介绍小肠肿瘤。在小肠肿瘤中，恶性肿瘤多于良性肿瘤。良性肿瘤较常见的有平滑肌瘤、脂肪瘤和腺瘤，血管瘤比较少见，而神经纤维瘤、纤维瘤、纤维肌瘤等更为罕见。恶性肿瘤中以恶性淋巴瘤、腺癌、平滑肌肉瘤等较为多见。

【病因病理】发生在十二指肠、空肠和回肠等部位的肿瘤发生率约占胃肠道肿瘤的1/3。小肠肿瘤可以发生在任何年龄，一般见于中老年人，以 50~70 岁为多见，男女发病率大致相等。

肠肿瘤的发病可能与家族的基因特征和遗传有关。有些溃疡、息肉等也可恶变。

【临床表现】原发性小肠肿瘤表现为轻重不等的腹痛、肠道出血、肠梗阻、腹部肿块及体重减轻等。恶性肿瘤的症状较多也比较重，良性肿瘤的症状较轻或根本无症状。

【诊断】由于小肠肿瘤缺乏特异性症状和体征，因此很难早期诊断。小肠 X 线气钡双重对比造影、纤维小肠镜、肠系膜上动脉造影、CT 等检查方法，对小肠肿瘤的诊断有帮助。必要时可以手术剖腹探查诊断。

知识拓展

胶囊内镜

胶囊内镜全称为"智能胶囊消化道内镜系统"，又称"医用无线内镜"。其原理是受检者通过口服内置摄像与信号传输装置的智能胶囊，借助消化道蠕动使之在消化道内运动并拍摄图像，医生利用体外的图像记录仪和影像工作站，了解受检者的整个消化道情况，从而对其病情做出诊断。胶囊内镜具有检查方便、无创伤、无导线、无痛苦、无交叉感染、不影响患者的正常工作等优点，扩展了消化道检查的视野，克服了传统的插入式内镜所具有的耐受性差、不适用于年老体弱和病情危重等缺陷，可作为消化道疾病尤其是小肠疾病诊断的首选方法。

【治疗】

1. 手术治疗 早期外科手术切除肿瘤是治疗小肠肿瘤的理想方法。良性肿瘤中平滑肌瘤、腺瘤及纤维瘤都有发生恶变的可能，应及早切除。良性肿瘤若无严重并发症，手术切除后预后良好。恶性肿瘤常因难以获得早期诊断，当明确诊断时多数患者已有转移，因此预后较差。

2. 非手术治疗 小肠恶性肿瘤采用放射治疗或化学治疗作为辅助治疗，可能会收到一定疗效。同时可配合中药治疗，通过中西医结合治疗，控制肿瘤细胞生长，诱导凋亡和分化，控制病情发展，提高自身免疫力，以达到更好的治疗效果。

第四节 肠炎性疾病

肠道炎性疾病是以肠道炎症为主要表现的一类疾病的统称。这类疾病有中毒性肠炎、克罗恩病、放射性肠炎、出血性肠炎、慢性溃疡性结肠炎等。本节介绍克罗恩病。克罗恩病（Crohn's disease）也称局限性肠炎、阶段性肠炎、肉芽肿性肠炎等，是原因未明的胃肠道慢性炎性肉芽肿性疾病。可侵及于消化道的任何部分，以回肠末端和右半结肠为多见。病程长，反复发作，难治难愈。临床上以腹痛、腹泻、腹块、瘘管形成和肠梗阻为特点。欧美国家发病率较高，我国较少。

一、克罗恩病

【病因病理】 目前发病多在 15~30 岁之间，原因不明。一般认为与感染因素、遗传因素、免疫因素有关。病理上，本病是贯穿肠壁各层的增殖性炎变，并侵犯肠系膜和局部淋巴结，典型病变有如下 4 种：溃疡、卵石状结节、肉芽肿、瘘管和脓肿。其病程变化可分为急性炎症期、溃疡形成期、狭窄期和瘘管形成期（穿孔期）。也可分为急性期、亚急性期和慢性期。急性期以肠壁水肿、炎变为主；慢性期肠壁增厚、僵硬，受累肠管外形呈管状狭窄，肠管狭窄上端可见肠管扩张，伴穿孔、肠梗阻。

【临床表现】

1. 腹痛 是患者最常见的症状。腹痛多位于右下腹或脐周，间歇性发作，进餐后加重，常为痉挛性阵痛伴腹鸣。

2. 腹泻 亦为本病常见症状。呈间歇后持续发作，粪便多为糊状。

3. 腹部肿块 1/3 患者可于右下腹和脐周部位出现肿块。肿块是因肠粘连、肠壁增厚、肠系膜淋巴结肿大、内瘘或局部肿胀形成所致，并有压痛。

4. 发热 部分患者可出现低热，或中等度热。

5. 肛瘘或肛周脓肿 有结肠受累者多见。

6. 营养障碍 因慢性腹泻、食饮减退及慢性消耗而致。

【诊断】

1. 临床表现 有腹痛、腹泻、腹部肿块等表现。

2. 粪便常规 可见红、白细胞，大便潜血阳性。

3. X 线钡餐检查 小肠行钡餐检查，可见肠道炎性病变。显示回肠末端肠腔狭窄、管壁僵硬、黏膜皱襞增粗、紊乱、呈线样征等。

本病目前尚无统一的诊断标准。对青壮年患者有慢性反复发作性右下腹疼痛与腹泻、腹块或压痛、发热等表现，X 线或（和）结肠镜检查发现肠道炎性病变主要在回肠末段与邻近结肠且呈节段性分布者，应考虑本病。

【鉴别诊断】

溃疡性结肠炎 本病大便有黏液、脓血或鲜血，里急后重，有时伴中毒性巨结肠征。其腹部无肿块，无瘘管，很少发热，肠壁不增厚，无肉芽肿形成。本病小肠不被累及，无肠梗阻征。以上与克罗恩病可鉴别。

【治疗】

1. 治疗原则 治疗的目的主要是控制病情活动及防治并发症。目前仍以支持疗法和药物疗法为主，必要时可采取手术治疗。

2. 非手术治疗 主要是药物治疗可应用氨基水杨酸制剂入柳氮磺吡啶等，是治疗本病的常用药物。可服用糖皮质激素如泼尼松等。据国外报道，布地奈德口服主要在肠道起局部治疗作用。还有免疫抑制剂，以及其他如甲硝唑、喹诺酮类等对本病有一定疗效。

3. 手术治疗

(1) 手术适应证 ①长期内科治疗效果不佳；②反复发作，症状严重，影响生活及生长发育；③有内外瘘、腹部包块，或有完全性、不完全性肠梗阻；④有持续性出血，经一般治疗无效者；⑤腹内或腹膜外脓肿，有急性或慢性肠穿孔；⑥癌变；⑦肛门有病变。

(2) 手术方式 术式有以下几种：①病变肠段切除术；②直肠、结肠或次全结肠切除术；③回肠造瘘术、腹腔引流术等。

二、急性出血性肠炎

急性出血性肠炎是一种好发于小肠，以局限性出血坏死为特征的急性炎性肠病。

【病因病理】可能是长期低蛋白饮食，使肠内胰蛋白酶水平低下，肠腔内 C 型魏氏（Welch）杆菌产生的 β 毒素不能被灭活，引起肠道过敏痉挛或变态反应，加之感染导致病变发生。病变主要累及空肠或回肠，甚至整个小肠，一般以空肠下段最为严重，偶有结肠同时受累，或波及胃与十二指肠。病变肠管呈节段性，一般与邻近正常肠管界限清楚，严重时可融合成片。肠壁水肿明显，有广泛出血坏死和溃疡形成，甚至穿孔，扩张的肠腔内充满血性液和坏死物质，腹腔内可有混浊血性渗液。

【临床表现】儿童和青少年多见，夏秋季多发。发病前常有不洁饮食史或上呼吸道感染病史。以急性腹痛、腹泻、便血和全身中毒症状为主要表现。急性腹痛多起自脐周或上中腹，呈阵发性绞痛，或持续性腹痛伴阵发性加剧，伴有寒战、发热、恶心、呕吐。腹泻随后出现，多为血水样便或果酱样腥臭便。常有不同程度的腹胀。肠坏死穿孔引起腹膜炎时，则出现腹膜刺激征和肠鸣音减弱或消失。严重病例往往出现高热、谵妄、昏迷和中毒性休克。

诊断上应注意与肠套叠、克罗恩病、中毒性菌痢和绞窄性肠梗阻等鉴别。

【治疗】主要采用非手术治疗，方法包括禁食禁饮、胃肠减压，维持水、电解质与酸碱平衡，予以静脉营养，应用广谱抗生素和甲硝唑抑制肠道细菌，防治感染和抗休克治疗。手术适应证有：①有明显的腹膜炎，或腹腔穿刺有脓性或血性渗液，疑有肠穿孔或坏死；②不能控制的肠道大出血；③有肠梗阻，经非手术治疗无缓解，全身中毒症状加重或有休克倾向。术中根据具体病变进行处理，一般需行小肠部分切除术，广泛切除病变肠管应慎重，切除后可行远近两端外置造口，病情稳定后再行二期吻合。术后应继续进行积极的药物与支持治疗。

第五节　肠　瘘

肠瘘是指肠壁异常穿破，在肠管之间、肠管与其他脏器、肠管与体表形成通道，致使肠内容物流出体外或穿入腹内其他空腔脏器中。肠瘘分为肠外瘘和肠内瘘，可引起感染、体液丢失、营养不良和器官功能障碍等一系列病理生理改变。

一、肠外瘘

肠内容物经通道流出体外者，称为肠外瘘。因瘘口部位不同各有其特征，但肠外瘘也有较多的共性表现。

【病因】肠外瘘形成的原因很多，以继发于腹腔感染、脓肿形成和手术后肠瘘最为多见。

1. 腹部手术后并发症　由于吻合口缝合欠妥、吻合口感染，或吻合口远端梗阻，致使吻合口裂开；手术误伤肠壁及其血运；引流管压迫肠管等。以上因素均可形成肠外瘘，是严重的术后并发症。

2. 其他疾病　腹部创伤、放射性损伤、腹腔感染、腹内肿瘤或肠炎症性病变并发肠壁坏死、破裂等。

3. 医疗需要 为达到治疗目的，通过肠造口术人为制造的肠外瘘。

【分类及特点】

1. 根据瘘管形态分类

（1）完全瘘 多为治疗需要的人工肠造口，肠管全部或接近全部断裂，肠内容物全部或大部流出瘘口。

（2）唇状瘘 常为创伤所致，肠管紧贴腹壁，部分肠黏膜翻出在瘘口外，与皮肤愈着形成唇状，一般需手术才能治愈。

（3）管状瘘 多见于术后吻合口破裂，或由肠炎性疾病所致。瘘口小而瘘管长，肠内容物多流入瘘口远端肠管，仅有少量由瘘口流出体表，有时只有气体排出，多数可通过非手术疗法治愈。

2. 根据瘘口所在部位分类

（1）高位瘘 发生在十二指肠或距 Treitz 韧带 100cm 以内空肠段的肠瘘。因有消化液的大量丢失，导致严重的体液代谢紊乱和酸碱平衡失调，以及营养吸收障碍。

（2）低位瘘 发生在回肠和结肠的肠瘘。进展缓慢，虽然消化液丢失较少，机体内环境紊乱和营养吸收障碍较轻，但引发的感染较为严重。

【临床表现】

1. 瘘口 肠外瘘最主要的表现是腹壁可见一个或多个瘘口，有脓液、消化液、气体或肠内容物排出。手术后肠外瘘可于术后 3～5 日出现症状，先有腹痛、腹胀及体温升高，继而出现局限性或弥漫性腹膜炎，或腹腔脓肿征象。术后 1 周左右，脓肿向切口或引流口穿破，创口内即可见脓液、消化液和气体排出。较小的肠外瘘仅表现为经久不愈的感染性通道，瘘口处间断有肠内容物或气体排出。唇状瘘可在创面直接观察到破裂的肠管和肠黏膜外翻。由于瘘口流出液对组织的消化和腐蚀，再加上感染的存在，可引起瘘口部位及周围皮肤糜烂或出血。

2. 体液代谢失调和营养不良 由于消化液大量丢失，患者可出现明显的体液代谢紊乱及酸碱平衡失调。大量含氮物质从瘘口丢失、营养吸收障碍、继发感染等因素使蛋白质分解代谢加强，可出现负氮平衡和低蛋白血症。病情严重且病程较长者，水肿或消瘦明显。

3. 感染 病情进展，有肠袢间脓肿、膈下脓肿或瘘口周围脓肿形成者，出现发热、血白细胞计数增加等感染表现，严重时可引起脓毒症，甚至发生多器官功能障碍。

【诊断】肠外瘘诊断一般不难，但还需明确肠外瘘的病因与类型、瘘口所在部位和大小，了解瘘管的走行情况，确定瘘口远端肠袢有无梗阻或其他病变，以及有无未处理的腹腔脓肿等。

1. X 线消化道造影 作为有效的诊断手段，可明确肠外瘘的部位与数量、瘘口的大小、瘘口与皮肤的距离、瘘口是否伴有脓腔及瘘口的引流情况，同时还可明确瘘口远、近端肠管是否通畅。通过消化道造影检查诊断肠瘘，应注意造影剂的选择，一般多用 60% 泛影葡胺，不宜使用钡剂。造影时应动态观察胃肠蠕动和造影剂分布的情况，注意造影剂漏出部位、漏出量与速度、有无其他支管和脓腔等。

2. 口服染料或骨炭粉　适于早期疑有肠瘘，但未见有明确的肠液或气体从伤口溢出时。观察瘘管的分泌物有无染色，阳性结果能确定诊断，阴性结果不能排除诊断。

3. 瘘管造影　适用于晚期肠瘘，有助于明确其位置、大小、长度、走行方向及脓腔范围等。

4. 其他检查　注入造影剂后进行 CT 检查，可协助术前评估，了解肠道通畅程度和瘘管情况，有助于手术时机的选择，是临床诊断肠瘘及其并发腹腔脓肿的理想方法。超声检查可发现腹腔内深部脓肿、积液或占位病变等。

5. 瘘管内组织活检　为明确有无结核、克罗恩病及肿瘤等，必要时取瘘管内组织做病理检查。

【治疗】

1. 控制感染　及时有效地将溢出的肠液充分引流至体外，是控制感染、促进瘘口愈合的关键。肠瘘早期引流不畅，应扩大腹壁的瘘口以利引流，必要时剖腹探查，彻底冲洗腹腔，并做多处引流；肠瘘或腹腔脓肿处多采用双套管持续负压引流，还可在瘘口旁附加置管持续灌注，同时应用有效的抗生素。

2. 瘘口处理　当前肠外瘘的治疗策略是先争取非手术疗法促进瘘口愈合，早期可采用双套管做持续负压引流，同时给予胃肠外营养及生长抑素，以减少肠液分泌。感染控制、瘘管形成后，经造影证实无脓腔、远侧肠袢无梗阻时，可应用医用黏合剂或硅胶片堵塞瘘管。

唇状瘘或管状瘘经非手术治疗瘘口仍不愈合，应予手术治疗。手术宜选择在感染已控制、患者全身情况良好时进行，一般在瘘管形成后 3 个月或更长的时间。主要术式包括：①瘘管切除和瘘口单纯缝合术；②受累肠段切除肠吻合术；③瘘口近、远端肠袢间短路吻合术；④肠瘘部外置造口术；⑤带蒂肠浆肌层片或肠袢浆膜覆盖修补术。

二、肠内瘘

肠内容物经通道流入另一肠袢或其他空腔脏器者，称为肠内瘘。形成原因有损伤、感染和肿瘤浸润等，其临床表现与治疗，依瘘管穿入空腔脏器的不同而各异。

肠管之间的肠内瘘可以无症状，有时也引起腹泻、急性感染、营养障碍等。肠管与其他空腔脏器间形成内瘘，多因继发严重的感染引起相应症状。如胆肠瘘，可因继发胆管炎而出现反复发作的胆绞痛，寒战、高热，甚至黄疸和感染性休克，此时多需手术治疗。术前确定肠内瘘的位置极为困难，有时需经剖腹探查才能确定诊断。手术治疗的原则是切除瘘管和肠壁病变，缝闭肠腔与其他脏器相通的瘘孔。

目标检测

一、选择题

A1 型题

1. 临床上最常见的肠梗阻类型是 （　　）

　　A. 机械性肠梗阻　　　　　　B. 动力性肠梗阻　　　　　　C. 血运性肠梗阻

    D. 绞窄性肠梗阻   E. 闭袢性肠梗阻

2. 绞窄性肠梗阻的临床征象是（　）

    A. 剧烈腹痛，肠鸣音亢进

    B. 明显的腹膜刺激征

    C. 胃肠减压引流液为黄绿色

    D. 腹部 X 线检查见孤立肠袢并随时间改变

    E. 腹痛加重，腹胀减轻

3. 青壮年饱餐后剧烈运动突发肠梗阻症状时，应首先考虑的原因是（　）

    A. 肠粘连   B. 肠麻痹   C. 小肠扭转   D. 肠套叠   E. 嵌顿疝

4. 在良性小肠肿瘤中，较常见的有（　）

    A. 平滑肌瘤   B 血管瘤   C 神经纤维瘤   D 纤维瘤   E 纤维肌瘤

5. 克罗恩病最常见的症状是（　）

    A. 腹痛   B. 发热   C. 腹部肿块   D. 腹水   E. 消瘦

6. 十二指肠瘘发生后，患者最重要的表现为（　）

    A. 呕吐   B. 营养不良

    C. 腹泻   D. 发热

    E. 突然出现的持续性右上腹痛

A2 型题

7. 韩某，男，37 岁。阵发性腹痛伴恶心腹胀 2 日入院，无发热。查体：全腹膨隆，可见肠形，肠鸣音亢进，有气过水声。腹部平片可见中腹部扩张小肠，呈"阶梯状"液平，结肠内可见少量积气。应首先考虑的诊断是（　）

    A. 十二指肠溃疡   B. 低位小肠梗阻   C. 坏死性小肠炎

    D. 乙状结肠扭转   E. 急性胃肠痉挛

8. 叶某，女，34 岁。近 5 个月来右下腹痛，餐后加重，间歇性发作，伴有腹泻、低热、消瘦。母亲有类似病症。对该患者首先考虑的诊断是（　）

    A. 慢性阑尾炎   B. 慢性胃炎   C. 肠肿瘤

    D. 克罗恩病   E. 十二指肠溃疡

9. 兰某，男，65 岁。身体无重大疾病，确定小肠肿瘤，体内局限生长，病理诊断为平滑肌瘤。首选的治疗方法是（　）

    A. 药物治疗   B. 放射治疗   C. 手术治疗   D. 临床观察   E. 物理疗法

A3 型题

（10～12 题共用题干）

张某，男，59 岁。不排便、腹胀、腹痛 2 日，并有轻度恶心，腹部阵阵出现可消失包块。患者近日饮食大量山楂果，未发热，不欲进食。查体：腹部可见肠型，无固定压痛点，肌紧张，反跳痛。听诊腹部肠鸣音弱。

10. 初步诊断是（　）

    A. 胃溃疡   B. 急性肠梗阻   C. 胰腺炎

　　D. 胆道结石　　　　　　　E. 急性阑尾炎

11. 为进一步确诊，下列哪项检查最可靠（　　）

　　A. X线腹部检查　　　　　B. 超声波检查　　　　　　C. 红外线扫描

　　D. CT　　　　　　　　　E. 病理学检查

12. 治疗选择是（　　）

　　A. 药物治疗　　B. 手术治疗　　C. 临床观察　　D. 物理疗法　　E. 生物疗法

二、问答题

1. 试述肠梗阻的病因、临床表现与治疗。

2. 克罗恩病的主要临床表现是什么？如何诊断及治疗？

3. 试述肠瘘的临床表现、诊断与处理方法。

第二十九章 阑尾疾病

■ 学习目标

1. 掌握：急性阑尾炎的临床表现、诊断、鉴别诊断和治疗方法。
2. 熟悉：急性阑尾炎的病理分型；慢性阑尾炎、特殊阑尾炎的诊断和治疗原则。
3. 了解：阑尾的解剖生理；急性阑尾炎的病因。
4. 具备进行结肠充气试验、腰大肌试验、闭孔内肌试验等检查，以及对急性阑尾炎鉴别诊断的能力。

第一节 急性阑尾炎

急性阑尾炎是阑尾的急性化脓性感染，为外科最常见的急腹症。目前大多数患者因能得到及时的诊治，其死亡率明显降低（为 0.1% ~ 0.5%）。其发病以青壮年多见，20 ~ 30 岁为发病高峰。少数患者因症状不典型，病情复杂，易误诊，引起严重的并发症。急性阑尾炎属中医学"肠痈"的范畴，传有古方，至今可用。

【解剖生理概要】阑尾位于右髂窝部，是开口于盲肠末端的一条蚯蚓状狭细的盲管，根部是盲肠上三条结肠带的会合点，是术中追踪寻找阑尾的标志。阑尾长 2 ~ 20cm 不等，一般 6 ~ 8cm，直径 0.5 ~ 0.7cm，化脓时可达 1.0 ~ 2.0cm。其腹壁投影相当于麦氏点（McBurney point），即脐与右髂前上棘连线中外 1/3 交界处，麦氏点是阑尾手术切口的标记点，但阑尾尖端可因移动而指向各个方位，以盲肠内侧位、下位、外侧位及后位较多见（图 29 - 1）；阑尾可退化缺如或蜿蜒过长，少数阑尾可部分或全部位于腹膜外，个别可随盲肠异位至右肋缘下、左上腹，甚至反位到左下腹。阑尾系膜由两层腹膜包绕形成，将阑尾连于小肠系膜下端，呈三角形；由于其短于阑尾本身，致使阑尾蜷曲；系膜的游离缘内有阑尾血管（动、静脉）、淋巴管、神经，故阑尾切除术时，多从系膜游离缘进行血管结扎。阑尾的血运由阑尾动脉供给，阑尾动脉属回结肠动脉的分支（图 29 - 2），是一条无侧支的终末动脉，故易因血供障碍发生阑尾坏死。阑尾静脉经回结肠静脉和肠系膜上静脉回流入门静脉，故阑尾炎症时，可致门静脉炎和细菌性肝脓肿。阑尾的神经支配是经腹腔丛导入的交感神经纤维和内脏小神经，其传入的脊髓节段在第 10、11 胸节，故阑尾炎症初期━━患者常有脐周及上腹部疼痛。

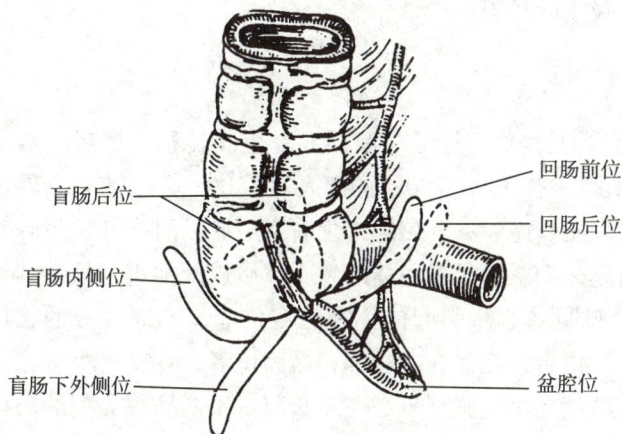

盲肠后位　　　　　　　　　　　回肠前位
　　　　　　　　　　　　　　　回肠后位
盲肠内侧位

盲肠下外侧位　　　　　　　　　盆腔位

图 29 - 1　阑尾的不同位置　　　　　**图 29 - 2　阑尾系膜及动脉**

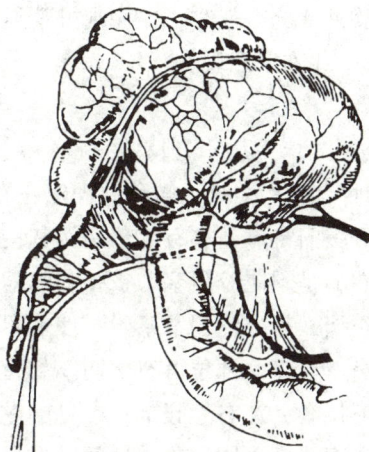

【病因】　由革兰染色阴性杆菌和厌氧类杆菌所致混合性化脓感染。其发病除全身抵抗力下降外，主要与下列因素有关：

1. 阑尾腔阻塞　阑尾壁内淋巴滤泡明显增生是最主要的原因，约占 60%；其次阑尾管腔细窄、蜷曲，开口狭小，为盲管，多见肠石进入而阻塞约占 35%；少见为食物残渣、异物、蛔虫、虫卵或肿瘤阻塞，最终致分泌液积聚，压力增高，血运障碍，引发炎症。据统计，在坏疽性和穿孔性阑尾炎中，约有 70% 的病例发现有阑尾腔阻塞因素的存在。

2. 细菌入侵　阑尾腔阻塞和炎症，致黏膜损伤，使细菌大量侵入，生长繁殖，释放毒素而加重感染。细菌可由阑尾腔直接侵入阑尾壁，也可经血运抵达阑尾。

3. 胃肠道疾病影响　如急性肠炎、炎性肠病、血吸虫病等，可直接蔓延至阑尾，或由内脏神经反射引起阑尾壁肌肉和血管痉挛，致血供障碍，黏膜受损，细菌入侵而致炎症。

【病理类型】　根据急性阑尾炎的病理改变，可将其分为 4 种病理类型。

1. 单纯性阑尾炎　为病变早期，感染局限于黏膜及黏膜下层，阑尾轻度肿胀，表面充血，浆膜失去光泽，附有少量纤维素性渗出物，腔内有少量渗液。阑尾壁有嗜中性粒细胞浸润，黏膜可有小溃疡和出血点。临床症状和体征均较轻。

2. 化脓性阑尾炎　病变扩展到肌层和浆膜层，阑尾明显肿胀、充血，表面覆盖脓性分泌物，阑尾黏膜溃疡加大，管壁形成多发小脓肿，腔内有大量积脓。阑尾周围可有大网膜、肠管粘连和稀薄脓液，形成局限性腹膜炎。临床症状和体征均较重。

3. 坏疽性及穿孔性阑尾炎　炎症进一步加剧，阑尾管壁坏死或部分坏死，呈暗紫色或黑色。当积脓过多时易穿孔，如未被包裹，可引起弥漫性腹膜炎。本型属重型阑尾炎，在儿童和老年人多见。

4. 阑尾周围脓肿　急性阑尾炎化脓、坏疽或穿孔后，阑尾可被大网膜和周围肠管包裹粘连，形成右下腹炎性肿块或阑尾周围脓肿。

以上 4 种过程是阑尾炎症发展的不同阶段。□□体抵抗力弱时，炎症将加重、扩散；抵抗力强时，炎症则可消退、吸收或局限。

【临床表现】

1. 症状

（1）腹痛　典型的腹痛多起始于上腹部，逐渐向脐周和右下腹转移，最后经数小时（6~8 小时）转移并固定在右下腹，有 70%~80% 的患者具有这种典型的转移性右下腹痛特点，亦有部分病例和慢性阑尾炎患者一开始即出现右下腹痛。腹痛开始呈阵发性，是阑尾腔阻塞、扩张和收缩引起的内脏神经反射痛所致，然后逐渐加重，呈持续性腹痛，是炎症侵及浆膜，使局部壁腹膜受刺激引起的体神经定位痛。不同位置的阑尾炎，其腹痛部位可有不同。如盲肠后位者，腹痛在右腰部；盆腔位者，在耻骨上区；肝下位者，在右上腹部；罕见的左下腹阑尾炎，腹痛可在左下腹部。不同病理类型的阑尾炎腹痛也不同，单纯性阑尾炎呈轻度隐痛，化脓性、坏疽性阑尾炎呈阵发性胀痛和持续性剧痛；一旦腹痛突然减轻，常为阑尾穿孔后腔内压骤减的结果，但当出现腹膜炎后腹痛又会持续加剧。

（2）胃肠道症状　早期常有食欲减退、恶心、呕吐，有的可有便秘、腹泻、排便里急后重和尿频、尿痛的症状。继发腹膜炎时还可出现腹胀等麻痹性肠梗阻的症状。

（3）全身症状　早期有头痛、乏力等，炎症重时可出现心率增快、畏寒、发热、口干、出汗等全身感染中毒症状。单纯性阑尾炎体温轻度升高，一般不超过 38℃；如有明显发热和全身中毒症状，常提示阑尾有化脓、坏疽；阑尾穿孔形成腹膜炎时可有畏寒、高热，体温达 39~40℃；并发弥漫性腹膜炎时，可同时出现血容量不足及脓毒症表现，甚至合并其他脏器功能障碍。如发生门静脉炎，还可有寒战、高热和轻度黄疸。

2. 体征

（1）右下腹压痛　右下腹固定的压痛点是诊断阑尾炎最常见的重要体征，压痛点通常在麦氏点，可随阑尾位置变异而改变。当炎症扩散到阑尾周围时，压痛范围也随之扩大，但压痛点仍以阑尾部位最为明显。

（2）腹膜刺激征　早期或单纯性阑尾炎及小儿、老人、孕妇、肥胖、盲肠后位或盆位阑尾炎时腹膜刺激征可无或不明显。当阑尾炎加重发展到化脓、坏疽或穿孔时，可因壁腹膜受炎症刺激而出现腹肌紧张、压痛、反跳痛，肠鸣音减弱或消失。腹膜刺激征可因炎症扩散而扩大，但仍以右下腹阑尾部位最明显。

（3）右下腹肿块　如体检发现右下腹饱满，扪及一压痛性肿块，边界不清，固定，应考虑阑尾周围脓肿，但应注意和回盲部肿瘤相鉴别。

（4）可作为辅助诊断的其他体征

①结肠充气试验（Rovsing 征）：仰卧位，先用右手压迫左下腹降结肠，再以左手挤压近侧结肠，使结肠内气体逆行传导至盲肠和阑尾，引起右下腹痛者为阳性，表明阑尾有炎症。

②腰大肌试验（psoas 征）：左侧卧位，将右大腿向后过伸，引起右下腹痛者为阳性，表明阑尾位置深，为盲肠后位或腹膜后位，靠近腰大肌前方。

③闭孔内肌试验（obturator 征）：仰卧位，使右髋、右膝关节屈曲并被动内旋，诱发右下腹痛者为阳性，表明阑尾位置较低，靠近闭孔内肌。

④直肠指检：盆腔位阑尾炎，直肠右前方有触痛；盆腔脓肿，可触及有波动感的痛性包块；阑尾穿孔，直肠前壁有广泛压痛。

3. 实验室检查　白细胞总数及中性粒细胞增高，当白细胞计数升高至（10～20）× 10^9/L 时，可发生核左移。单纯性阑尾炎或老年患者白细胞可无明显升高，如白细胞计数在 18×10^9/L、中性粒细胞在 90% 以上，应考虑阑尾有化脓、坏疽的可能。尿常规检查如有少数红细胞和白细胞，有发炎的阑尾靠近输尿管或膀胱的可能。

4. 影像学检查　超声检查可发现阑尾肿大征象和阑尾腔内有低回声影像等，还可显示阑尾肿瘤、输尿管结石、卵巢囊肿、异位妊娠及肠系膜淋巴结肿大等，有助于急性阑尾炎的诊断，尤其是鉴别诊断。必要时可做腹部平片及螺旋 CT 或 MRI 检查。

5. 诊断性腹腔穿刺　超声指引下的腹腔穿刺，适用于阑尾脓肿或穿孔性腹膜炎患者，亦适用于其他急腹症的鉴别。

6. 其他　腹腔镜、后穹隆镜等也有助于诊断与鉴别诊断，腹腔镜还可以直接行阑尾切除术。

【诊断和鉴别诊断】

1. 诊断　根据转移性右下腹痛、右下腹固定的压痛点、体温及白细胞计数升高，多数急性阑尾炎可得到确诊。诊断特别困难时，可考虑选用超声检查及其他影像学检查，甚至有的需行腹腔镜或剖腹探查术才能鉴别清楚。

2. 鉴别诊断　急性阑尾炎尚需与下列疾病相鉴别：

(1) 妇科疾病

①急性输卵管炎和急性盆腔炎：下腹痛逐渐发生并伴腰痛，无转移性腹痛，疼痛位置偏低，双侧下腹部均有压痛，脓性白带，阴道后穹隆穿刺有脓液，直肠指诊有对称性压痛，盆腔超声有助于诊断。

②右侧输卵管妊娠破裂：近期有停经和不规则阴道出血史，可突然剧烈下腹痛，伴腹内出血体征，甚至失血性休克症状，检查时宫颈举痛、附件肿块，腹腔或阴道后穹隆穿刺抽到不凝固血液，尿妊娠试验阳性有助于诊断。

③卵巢囊肿蒂扭转：突发腹部绞痛，下腹部可触及压痛性肿块。妇科检查时肿块与子宫相连，宫颈触痛加剧。超声检查为囊性肿块。

④卵巢滤泡或黄体囊肿破裂：临床表现与右侧输卵管妊娠破裂相似，但病情较轻。卵巢滤泡破裂多见于未婚青年，月经后 12～14 日；黄体破裂则多见于已婚妇女，月经后 18～20 日，尤多见于妊娠早期，突发腹痛，逐渐减轻，可有急性失血表现，腹腔穿刺可抽到新鲜血液。

(2) 内科疾病

①右下叶肺炎、胸膜炎：可出现反射性右下腹痛。常有上呼吸道感染史及胸痛、咳嗽、呼吸急促等呼吸系统症状，体温早期即明显升高，胸部听诊可闻及啰音、摩擦音、呼吸音减弱等，胸部 X 线摄片可协助诊断。

②急性胃肠炎：有不洁饮食史及腹痛、腹泻、恶心、呕吐、消化不良等症状。腹痛常为阵发性绞痛，便后减轻，压痛区不固定，无腹膜刺激征。大便检查有不消化食物残渣、脓细胞等。

③急性肠系膜淋巴结炎：多见于儿童。常有上呼吸道感染史，先发热后右下腹痛，不伴有恶心、呕吐，腹部压痛部位偏内侧，范围大而不固定，可随体位变动，无明显肌紧张及反跳痛。超声检查可有助于诊断。

④Crohn 病：青壮年多见，起病隐袭，少数起病急，酷似急性阑尾炎或急性肠梗阻，多有腹泻、腹痛、低热和体重减轻四大表现。腹痛和腹泻常于进餐后加重，排便后暂时缓解，腹痛常呈痉挛性，位于右下腹或脐周，可有腹内包块及肠梗阻、营养不良的症状。X 线钡餐检查和纤维结肠镜检查有助于诊断。

（3）外科疾病

①胃十二指肠溃疡急性穿孔：多数有溃疡史，发病急，腹部刀割样剧痛，有时出现休克症状。腹痛部位主要位于上腹或右上腹，伴有重度腹膜刺激征，可呈板状腹，肝浊音界消失，立位 X 线检查大多膈下有游离气体。腹腔穿刺有助于明确诊断。

②急性胆囊炎、胆石症：发病与进油腻饮食密切相关，无转移性右下腹痛，以右上腹痛明显伴肩背部放射痛，为持续性痛伴阵发加剧，右上腹有压痛、反跳痛、肌紧张，有时可扪及肿大胆囊，伴有胆总管梗阻或胆管炎时可有黄疸。超声检查有助于诊断。

③右侧输尿管结石：右下腹阵发性绞痛，并向会阴及右腰部放射，右侧腰部及沿输尿管走行区有压痛，尿中有红细胞。腹部超声检查或 X 线平片可见结石影。

④先天性回肠憩室炎（Meckel 憩室炎）或穿孔：当憩室发炎时与急性阑尾炎临床表现相似，憩室穿孔时难以与阑尾急性穿孔鉴别。故在拟行阑尾切除术时，如发现阑尾无肿胀、充血等炎症征象，则应检查末段 100cm 回肠是否有 Meckel 憩室存在，以免漏诊。

⑤盲肠癌：阑尾穿孔形成阑尾周围脓肿者，有时难与盲肠癌鉴别。故对中老年人尤应提高警惕。多需借助影像检查始可确诊。

除上述疾病以外，还要注意与急性坏死性肠炎、肠伤寒穿孔、肠结核、肠套叠等进行鉴别。

【治疗】 早期阑尾炎一经确诊应首选行阑尾切除术，因早期手术既安全、简单，又可减少并发症的发生。如超过 72 小时，病变阑尾及盲肠组织变脆，加之与大网膜、肠管粘连，手术切除难度较大且并发症多，如炎症已趋局限最好先行非手术治疗，择期再行阑尾切除术。

1. 非手术治疗

（1）适应证 ①急性单纯性阑尾炎，因伴有其他严重器质性疾病而有手术禁忌证者；②急性阑尾炎发病超过 72 小时，已形成阑尾周围脓肿并有局限趋势者；③急性阑尾炎早期患者，不愿意手术或不具备手术条件。

（2）治疗措施

①禁食或进流质饮食。

②静脉补液。

③全身应用抗生素：抗生素选用针对革兰阴性杆菌和厌氧类杆菌为主的抗生素，如庆大霉素、氨苄青霉素、甲硝唑等，可根据病情单独应用或联合应用。目前常采用头孢菌素或其他新型 β - 内酰胺类抗生素与甲硝唑联用。

④中药：治疗原则主要是通里攻下、清热解毒、行气活血等。临床上可选用复方大黄牡丹皮汤（大黄、牡丹皮、桃仁、冬瓜子、芒硝）为主方，再据气滞、血瘀、热毒等症状辨证加减。急性单纯性阑尾炎可用阑尾化瘀汤（金银花、川楝子、延胡索、牡丹皮、桃仁、木香、大黄），每日 1 剂，分 2 次服。急性化脓性阑尾炎可用阑尾清化汤（金银花、蒲公英、川楝子、赤芍药、牡丹皮、桃仁、大黄），每日 1~2 剂，分 3~4 次服。据临床观察和实验研究证明，金黄散（水调）局部外敷，对于炎症的消退、脓肿的吸收等具有良好作用。

⑤针灸：适用于单纯性或轻型化脓性阑尾炎。常用穴位为足三里或阑尾穴，天枢及阿是穴，强或中等刺激，留针 20~30 分钟，每 4~6 小时 1 次，痛甚加合谷，呕吐加内关、中脘，腹胀加大肠俞、次髎，发热加曲池。

2. 手术治疗　急性阑尾炎诊断明确者，尽早于 24 小时内行阑尾切除术。并发弥漫性腹膜炎需切除阑尾同时尽量吸除脓液，去除脓性纤维组织，再大量盐水冲洗腹腔，放置引流。如形成脓肿无法切除阑尾，行阑尾周围脓肿引流术。急性阑尾炎形成炎性肿块经非手术治疗好转及阑尾脓肿行引流术后，一般须待 3~6 个月后择期切除阑尾。腹腔镜阑尾切除术（laparoscopic appendectomy），一般用于单纯性阑尾炎、择期性阑尾炎，对阑尾炎诊断不肯定者，尤其是女性患者，还可协助诊断。

知识拓展

阑尾切除术的技术要点

1. 麻醉　一般采用硬脊膜外麻醉，也可采用局部麻醉。

2. 切口　右下腹麦氏切口最常用，当急性阑尾炎诊断不明确或弥漫性腹膜炎疑为阑尾穿孔所致时，可采用经腹直肌切口。

3. 寻找阑尾　部分阑尾就在切口下，容易暴露。沿三条结肠带向盲肠顶端寻找，即能找到阑尾。另一种方法是沿末端回肠追踪盲肠，找到阑尾根部。如仍未找到阑尾，应考虑盲肠后位阑尾，可切开盲肠外侧腹膜寻找。

4. 处理阑尾系膜　找到阑尾后，尽量将其置于切口中部或提出切口如系膜菲薄，可于阑尾根部处结扎切断；若阑尾系膜肥厚或水肿明显，次钳夹、切断或缝扎系膜。阑尾系膜结扎要确实。

5. 处理阑尾根部　在距阑尾根部 0.5cm 处结扎并切断，用碘酒、酒精处理，用荷包缝合并将其包埋于盲肠壁内。近年来也有主张阑尾根部单纯结扎，不作荷包埋入缝合。

【并发症及其处理】

1. 急性阑尾炎的并发症

(1) 腹腔脓肿　阑尾炎治疗不及时可产生腹腔脓肿。最常见的是阑尾周围脓肿，其次见于盆腔、膈下或肠间隙等处。临床表现为腹胀、压痛性肿块和全身感染中毒症状，严重的可出现麻痹性肠梗阻等。超声和 CT 扫描可显示其部位及大小。一经确诊即应在超声引导下行穿刺抽脓置管引流术，或行切开引流术，术中仔细分离粘连，勿损伤肠管。可选择应用中药治疗阑尾周围脓肿。治愈 3 个月后择期手术切除阑尾。

(2) 内外瘘形成　阑尾周围脓肿可向小肠或大肠内溃破，亦可向膀胱、阴道或腹壁溃破，形成内瘘或外瘘，形成外瘘可见脓液排出。想要了解瘘管走形可行 X 线钡剂检查或经外瘘置管造影，一旦明确诊断可行手术治疗。

(3) 化脓性门静脉炎　急性阑尾炎时，出现的感染性血栓可导致化脓性门静脉炎症。临床表现为高热、寒战、剑突下压痛、肝大、轻度黄疸等。虽属少见，一旦发生易并发感染性休克和脓毒症，治疗不及时可发展为细菌性肝脓肿。

2. 阑尾切除术后并发症

(1) 出血　因阑尾系膜上血管切断后结扎线不牢固所致。主要表现为腹痛和腹胀、失血性休克等。关键在于预防，打结牢固，结扎处距切断处有一定距离，必要时采取缝扎等。发生出血后应立即输液、输血，必要时开腹寻找到出血部位重新结扎止血。

(2) 切口感染　是最常见的并发症。①临床表现：术后 2～3 日，患者体温升高，伤口跳痛或胀痛，切口感染处红肿、压痛，时间稍长挤压有脓液自针孔或切口流出。②原因：常见于手术切口污染，存留血肿或异物等。③预防：术中切口加强保护、清洗切口、止血彻底和消灭无效腔、及时更换污染的手术器械等。④治疗：抽出脓液，拆除相应的缝线，扩大切口，充分引流，排除线头等异物，放置引流，定期换药等。

(3) 粘连性肠梗阻　由于腹腔污染严重或肠管浆膜损伤严重等所致。先非手术疗法治疗，无效时考虑行粘连松解术，解除梗阻。

(4) 阑尾残株炎　术后阑尾残株出现感染，仍可表现为阑尾炎的表现。原因常见于阑尾残端保留过长超过1cm，或者粪石残留，也偶见术中未能切除病变阑尾，而将其遗留，术后炎症复发。应行彩超或钡剂灌肠透视检查以明确诊断。症状较重时应再次手术切除阑尾残株。

(5) 粪瘘　少见。产生原因常见于残端组织结扎线脱落、盲肠壁损伤，盲肠原有结核、肿瘤等，也可见于引流管压迫盲肠壁引起坏死等。治疗：一般非手术疗法可闭合治愈；经久不愈时，可行瘘管的活组织检查、X 线瘘管造影等以明确诊断，并依据诊断做进一步处理。

【特殊类型阑尾炎】一般的成人阑尾炎诊断上多无太大困难，早期治疗的疗效也满意，但遇到老年人、婴幼儿、妊娠的妇女诊治起来就比较麻烦，应特别予以重视。

1. 新生儿急性阑尾炎　少见，因发病后无法提供病史，早期又无特殊临床表现，故极易误诊或漏诊，穿孔率极高，可高达80%，死亡率也高。临床表现早期可有厌食、恶心、呕吐、腹泻、脱水等症状，发热和白细胞增高均不明显，应仔细耐心检查右下腹部压痛和腹胀等体征，力争早确诊，及早行阑尾切除术。但新生儿麻醉是一难点，易出现呼吸、心搏骤停，应慎重。

2. 小儿急性阑尾炎　小儿不能明确提供病史、不能配合查体，大网膜发育不全，不能对炎症实行有效的包裹和局限，临床症状不典型，一旦发病，进展迅速，病情变重，阑尾穿孔率高且发生早。早期可有高热、呕吐，甚至腹泻等，右下腹体征不明显，但有压痛和肌紧张，需在耐心取得患儿合作下对比左、右下腹，观察患儿对检查的反应始可获正确判断。治疗原则是一旦确诊应尽早行阑尾切除术，并予以输液和应用广谱抗生素。

3. 妊娠期急性阑尾炎　妊娠早期伴发急性阑尾炎，一般为防止流产及妊娠后期阑尾炎复发造成处理不便，应尽早手术治疗。为防胎儿畸形，应用抗生素应有所选择。妊娠中、晚期伴发急性阑尾炎（约占80%），一方面，增大的妊娠子宫将盲肠和阑尾推向右上腹，使压痛部位也随之升高，腹壁被抬高，发炎的阑尾无法刺激到壁腹膜，使腹膜刺激征不明显，造成诊断困难；另一方面，大网膜也被增大的子宫推移，难以包裹发炎的阑尾，致使炎症扩散，形成弥漫性腹膜炎，易导致流产或早产，威胁母子生命安全，故一旦确诊应及早行阑尾切除术。围术期可加用黄体酮，手术切口应偏高，操作要轻柔，术中尽量减少对子宫的刺激，避免腹腔引流，术后使用广谱抗生素。临产期并发阑尾穿孔，应经腹行剖宫术，同时切除阑尾。

4. 老年人急性阑尾炎　随着人口老龄化，老年人急性阑尾炎的发病率也在迅速升高。老年人反应迟钝，对痛觉不敏感，腹肌薄弱，防御功能减退，体温和白细胞升高均不明显，常无转移性右下腹痛的特点，故自我感觉症状轻而实际上体征已很严重，出现"症征不符"，就诊晚，易误诊而耽误治疗；同时阑尾壁薄，加之动脉硬化，阑尾动脉也发生改变，可出现阑尾缺血坏死，一旦积脓最易穿孔（约30%就诊时阑尾已穿孔），穿孔后炎症又因大网膜萎缩不易局限，易并发弥漫性腹膜炎，病情很快加重，再加上原有的老年病，使病情进一步复杂化。一旦诊断应立即手术切除阑尾，高龄不是手术禁忌证。围术期要注意处理好老年人伴发的心脑血管病、糖尿病、肾功能不全等疾病。

5. 艾滋病患者阑尾炎　症状主要以腹痛为主，以后局限在右下腹，50%以下同时有恶心与呕吐，全部有低热。体征为右下腹压痛、肌紧张和反跳痛。其白细胞不高，易延误诊治。B超或CT检查有助于诊断。主要的治疗方法是阑尾切除术，应早诊断早手术，以免穿孔（其穿孔率约占40%）。AIDS和HIV感染者并非是阑尾切除的手术禁忌证。术后应用高效广谱抗生素。

第二节　慢性阑尾炎

【病因和病理】慢性阑尾炎多由于急性阑尾炎治疗不彻底转变而来，少数是一开始发病就是慢性过程。主要病变是慢性炎症细胞浸润和阑尾壁纤维组织增生。由于管壁变厚，管腔狭窄、弯曲或闭塞，导致阑尾腔梗阻；另外阑尾腔内粪石、异物、虫卵等也可引起阑尾腔梗阻，致阑尾排空困难，压迫阑尾壁内神经产生疼痛症状。

【临床表现和诊断】患者常有急性阑尾炎发作史，症状可不典型，在剧烈活动或饮食不节的诱发下，可出现阑尾炎急性发作，有不规则右下腹隐痛或消化不良症状。重要的体征是右下腹固定而局限性压痛，一般非急性发作时无肌紧张和反跳痛。左侧卧位有时还可触及条索状阑尾包块。

X 线吞钡检查，既可检查阑尾也可排除小肠憩室。钡剂灌肠检查，可见阑尾不显影、阑尾腔充盈缺损或变细、中断，钡剂排出缓慢，阑尾充盈正常但排空时间延迟至 48 小时以上，充盈的阑尾位置有压痛或不易移动等。彩色多普勒超声可发现阑尾有异常回声，并有阑尾增粗增大，内有积液或粪石不同回声，有的盆腔可有积液。纤维结肠镜检可直接观察阑尾开口及周围黏膜的变化和活检，对鉴别诊断也有很大帮助，但一般很少采用。

【治疗】诊断明确后需行阑尾切除术，并做病理检查。当术中发现病变与诊断不符时，应探查附近脏器有无病变，以明确诊断。

目标检测

一、选择题

A1 型题

1. 坏疽性阑尾炎出现高热、寒战、黄疸时要注意（ ）

    A. 门静脉炎   B. 膈下脓肿

    C. 急性梗阻性化脓性胆管炎   D. 急性溶血反应

    E. 阑尾周围脓肿

2. 当阑尾血运障碍时，易导致其坏死的解剖学特点是（ ）

    A. 阑尾淋巴组织丰富   B. 阑尾体积小

    C. 阑尾动脉为无侧支终末动脉   D. 阑尾腔小

    E. 阑尾开口小

3. 急性阑尾炎，在腹痛尚未转移到右下腹前，诊断最具有重要意义的（ ）

    A. 已出现发热   B. 已有白细胞有显著升高

    C. 脐周压痛及反跳痛   D. 脐区及右下腹均有压痛或反跳痛

    E. 压痛已固定在右下腹

4. 急性阑尾炎非手术治疗的适应证是（ ）

    A. 坏疽性阑尾炎   B. 阑尾周围脓肿已局限   C. 小儿急性阑尾炎

    D. 阑尾穿孔   E. 老年人急性阑尾炎

5. 腰大肌试验是指（ ）

    A. 平卧，右腿前伸   B. 患者取左侧卧位，右腿前伸

    C. 患者取右侧卧位，左腿前伸   D. 患者取右侧卧位，左腿后伸

    E. 患者取左侧卧位，右腿后伸

6. 急性阑尾炎上腹部及脐周疼痛是由于（ ）

    A. 胃肠道痉挛   B. 腹膜炎症刺激   C. 内脏功能紊乱

D. 内脏神经反射　　　　　　E. 合并急性胃肠炎

7. 急性阑尾炎术后最常见的并发症是（　　）

A. 出血　　　　　　　　　　B. 切口感染　　　　　　　C. 粘连性肠梗阻

D. 阑尾残株炎　　　　　　　E. 粪瘘

A2 型题

8. 赵某，女，25 岁。妊娠 5 个月，因转移性右下腹痛 2 小时就诊。诊断为急性阑尾炎。不宜采用的治疗措施是（　　）

A. 行阑尾切除术　　　　　　　　　　B. 围术期加用黄体酮

C. 手术切口应偏低　　　　　　　　　D. 尽量不用腹腔引流

E. 可应用广谱抗生素

9. 李某，男，18 岁。上腹部隐痛不适，伴恶心，无呕吐，6 小时后疼痛扩展至右下腹，并逐渐加剧，无放射痛。体检：右下腹有固定压痛，轻度肌紧张，反跳痛，未触及肿物。直肠指检阴性，体温 37.2℃，巩膜无黄染。首先应考虑的诊断为（　　）

A. 急性阑尾炎　　　　　　　B. 急性胆囊炎　　　　　　　C. 右侧输尿管结石

D. 溃疡病穿孔　　　　　　　E. 右侧肾盂肾炎

10. 韩某，女，20 岁。转移性右下腹痛 30 小时，伴呕吐发热，体温 38.5℃，下腹部有压痛，右侧为重，并有反跳痛、肌紧张。腹腔穿刺液应为（　　）

A. 黄色透明液体　　　　　　B. 带臭味脓性液　　　　　　C. 黄色浑浊无臭味

D. 浅红色水样液体　　　　　E. 暗红色血样液

二、问答题

1. 简述急性阑尾炎的临床表现、诊断及治疗措施。

2. 急性阑尾炎非手术疗法的适应证有哪些？

3. 急性阑尾炎常见的并发症有哪些？

第三十章 结肠、直肠与肛管疾病

1. 掌握：结肠、直肠癌的病理分期、临床表现、诊断及术式选择。
2. 熟悉：结肠、直肠癌的病理分型、转移途径；直肠肛周脓肿、痔、肛瘘、肛裂的临床表现、诊断和治疗方法。
3. 了解：先天性巨结肠症、直肠息肉的临床表现、诊断与治疗方法。
4. 具备对结肠、直肠与肛管疾病进行诊断及治疗的能力。

第一节 解剖生理概要

一、结肠、直肠与肛管解剖生理

1. 解剖概要

（1）**结肠** 结肠分为盲肠、升结肠、横结肠、降结肠和乙状结肠。成人结肠全长平均约150cm（120~200cm）。结肠各部的直径不一，自盲肠的7.5cm依次减为乙状结肠末端的2.5cm。升结肠与横结肠延续段称为结肠肝曲，横结肠与降结肠延续段称为结肠脾曲，肝曲和脾曲是结肠相对固定的部位。结肠的肠壁分为浆膜层、肌层、黏膜下层和黏膜层。

结肠的血管、淋巴管和神经支配：右半结肠由肠系膜上动脉所供应，分出回结肠动脉、右结肠和中结肠动脉；左半结肠由肠系膜下动脉所供应，分出左结肠动脉和数支乙状结肠动脉。静脉和同名动脉伴行，其血液分别经肠系膜上静脉和肠系膜下静脉汇入门静脉。结肠的淋巴结分为结肠上淋巴结、结肠旁淋巴结、中间淋巴结和中央淋巴结4组，中央淋巴结位于结肠动脉根部及肠系膜上、下动脉的周围，最后淋巴液再引流至腹主动脉周围淋巴结。支配结肠的副交感神经左、右侧不同，迷走神经支配右半结肠，盆腔神经支配左半结肠。交感神经纤维则分别来自肠系膜上和肠系膜下神经丛。

（2）**直肠、肛管** 直肠长度为12~15cm，分为上段直肠和下段直肠，两者以腹膜返折为界。上段直肠的前面和两侧有腹膜覆盖，前面的腹膜返折成直肠膀胱陷凹或直肠子宫陷凹。直肠黏膜紧贴肠壁，内镜下与结肠黏膜易于区别，看不到结肠黏膜所形成的螺旋形皱襞，但在直肠壶腹部有上、中、下三条半月形的直肠横襞，内含环肌纤维，称为直肠瓣。直肠下端由于口径较小且与呈闭缩状态的肛管相接，直肠黏膜呈现 8～10 个隆起的纵形皱襞，称为肛柱。肛柱基底之间有半月形皱襞，称为肛瓣。肛瓣与肛柱下端共同围成的小隐窝，称肛窦。窦口向上，肛门腺开口于此。窦内容易积存粪屑，易于感染而发生肛窦炎。肛管与肛柱连接的部位，有三角形的乳头状隆起，称为肛乳头。肛瓣边缘和肛柱下端共同在直肠和肛管交界处形成一锯齿状的环形线，称齿状线。齿状线是直肠与肛管的交界线。肛管上自齿状线，下至肛门缘，长 1.5～2cm。肛管内上部为移行上皮，下部为角化的复层扁平上皮。肛管为肛管内、外括约肌所环绕，平时呈环状收缩封闭肛门。肛管直肠环由肛管内括约肌、直肠壁纵肌的下部、肛管外括约肌的深部和邻近的部分肛提肌纤维所构成。此环是括约肛管的重要结构，如手术时不慎完全切断，可引起大便失禁。齿状线以上的供应动脉主要来自肠系膜下动脉的终末支——直肠上动脉，其次为来自髂内动脉的直肠下动脉和骶正中动脉，齿状线以下的血液供应为肛管动脉，它们之间有丰富的吻合。直肠上静脉丛位于齿状线上方的黏膜下层，经肠系膜下静脉回流入门静脉。直肠下静脉丛位于齿状线下方，在直肠、肛管的外侧汇集成直肠下静脉和肛管静脉，分别通过髂内静脉和阴部内静脉回流到下腔静脉。直肠肛管的淋巴引流亦是以齿状线为界，分上、下两组。上组在齿状线以上，有 3 个引流方向：向上沿直肠上动脉到肠系膜下动脉旁淋巴结，这是直肠最主要的淋巴引流途径；向两侧经直肠下动脉旁淋巴结引流到盆腔侧壁的髂内淋巴结；向下穿过肛提肌至坐骨肛管间隙，沿肛管动脉、阴部内动脉旁淋巴结到达髂内淋巴结。下组在齿状线以下，有两个引流方向：向下外经会阴及大腿内侧皮下注入腹股沟淋巴结，然后到髂外淋巴结；向周围穿过坐骨直肠间隙沿闭孔动脉旁引流到髂内淋巴结。齿状线以上由交感神经和副交感神经支配，齿状线以下的肛管及其周围结构主要由阴部神经的分支支配。

2. 生理特点　结肠的主要功能是吸收水分，储存和转运粪便，也能吸收葡萄糖、电解质和部分胆汁酸。吸收功能主要发生于右侧结肠。此外，结肠能分泌碱性黏液以润滑黏膜，也分泌数种胃肠激素。直肠有排便、吸收和分泌功能。可吸收少量的水、盐、葡萄糖和一部分药物；也能分泌黏液以利排便。肛管的主要功能是排泄粪便。排便过程有着非常复杂的神经反射。直肠下端是排便反射的主要发生部位，是排便功能中的重要环节，在直肠手术时应予以足够的重视。

二、结肠、直肠及肛管检查方法

1. 体位　对直肠、肛管疾病的检查很重要，体位不当可能引起疼痛或遗漏疾病，应根据患者的身体情况和检查目的，选择不同的体位。

（1）**左侧卧位**　患者左侧卧位，左下肢略屈，右下肢屈曲贴近腹部。

（2）**膝胸位**　患者双膝跪于检查床上，头颈部及胸部垫枕，双前臂屈曲于胸前，臀部抬高，是检查直肠肛管的最常用体位，肛门部显露清楚，肛镜、硬式乙状结肠镜插入方便，亦是前列腺按摩的常规体位。

（3）**截石位**　患者仰卧于专用检查床上，双下肢抬高并外展，屈髋屈膝。是直肠肛管手术的常用体位，双合诊检查亦选择该体位。

（4）**蹲位** 取下蹲排大便姿势，用于检查内痔、脱肛和直肠息肉等。蹲位时直肠肛管承受压力最大，可使直肠下降1~2cm，可见到内痔或脱肛最严重的情况。

（5）**弯腰前俯位** 双下肢略分开站立，身体前倾，双手扶于支撑物上。是肛门视诊最常见的体位。

2. 肛门视诊 常用体位有弯腰前俯位、左侧卧位、膝胸位和截石位。用双手拇指或示、中、环三指分开臀沟，观察肛门处有无红肿、血、脓、粪便、黏液、瘘口、外痔、疣状物、溃疡、肿块及脱垂等，以便分析判断病变性质。视诊有时可发现很有诊断价值的佐证：肛瘘可见瘘管外口或肛周沾有粪便或脓性分泌物；肛门失禁可观察到肛门松弛；血栓性外痔可见暗紫色的圆形肿块；疣状物或溃疡常为性病或特殊感染；肛裂在肛管后正中处可见梭形溃疡；肛周脓肿可见到炎性肿块。分开肛门后，嘱患者用力屏气或取蹲位，有时可使内痔、息肉或脱垂的直肠从肛门脱出。尤其是蹲位并用力做排便样动作，对诊断环状内痔很有价值。

3. 直肠指诊 是简单而重要的临床检查方法，对及早发现肛管、直肠癌意义重大。据统计，70%左右的直肠癌可在直肠指诊时被发现，而85%的直肠癌延误诊断病例是由于未做直肠指诊引起。直肠指诊还可发现直肠肛管外的一些常见疾病，如前列腺炎、盆腔脓肿、急性附件炎、骶前肿瘤等；如在直肠膀胱陷凹或直肠子宫陷凹触及硬节，应考虑腹腔内肿瘤的种植转移。

4. 内镜检查

（1）**肛门镜检查** 亦称肛窥，用于低位直肠病变和肛门疾病的检查，能了解低位直肠癌、痔、肛瘘等疾病的情况。肛门镜检查时多选膝胸位或其他体位。肛门镜检查之前应先做肛门视诊和直肠指诊，如有局部炎症、肛裂、妇女月经期或指诊时患者已感到剧烈疼痛，应暂缓肛门镜检查。肛门镜检查的同时还可进行简单的治疗，如取活组织检查等。

（2）**乙状结肠镜检查** 包括硬管乙状结肠镜和纤维乙状结肠镜，是诊断直肠、乙状结肠疾病的重要方法，并可进行活组织检查。

（3）**纤维结肠镜检查** 可显著提高结直肠疾病，包括回肠末端和盲肠疾病的检出率和诊断率，并可进行息肉摘除、下消化道出血的止血、结肠扭转复位、结直肠吻合口良性狭窄的扩张等治疗。有一定的并发症，如出血、穿孔等。

5. 影像学检查

（1）**X线检查** 钡剂灌肠是结肠疾病常用的检查方法，尤其是气钡双重造影检查，有利于结直肠微小病变的显示，对结直肠肿瘤、憩室、炎性肠病、先天性异常、直肠黏膜脱垂等病变有重要的诊断价值。对于怀疑有肠穿孔的患者，可采用泛影酸钠水溶液代替钡剂。

（2）**MRI** 可清晰地显示肛门括约肌及盆腔脏器的结构，在肛瘘的诊断及分型、直肠癌术前分期及术后复发的鉴别诊断方面很有价值，较CT优越。

（3）**CT** 对结直肠癌的分期、有无淋巴转移及肠外侵犯的判断有重要意义。

（4）**直肠腔内超声检查**　可以清楚地显示肛门括约肌及直肠壁的各个层次。适用于肛管直肠肿瘤的术前分期，可以明确肿瘤浸润深度和有无淋巴结受累，也适用于对肛门失禁、复杂肛瘘、直肠肛管周围脓肿、未确诊的肛门疼痛的检查。

第二节　先天性巨结肠症

先天性巨结肠是病变肠壁神经节细胞缺如的一种肠道发育畸形。在消化道畸形中，其发病率仅次于先天性直肠肛管畸形，有家族性发生倾向。发病率为 1∶5000，以男性多见，男女之比为 4∶1。

【病因】　本病的病因目前尚未完全清楚，多数学者认为与遗传有密切关系。本病的发病机制是由于外胚层神经嵴细胞迁移发育过程停顿，使远端肠道神经节细胞缺如或功能异常，导致肠管处于痉挛狭窄状态，近端肠管代偿性增大，壁增厚。本病有时可合并其他畸形。

【临床表现】

1. 胎便排出延迟，顽固性便秘和腹胀　患儿因缺乏神经节细胞的肠管的长度不同而有不同的临床表现。粪便淤积使结肠肥厚扩张，腹部可出现宽大肠型，有时可触及充满粪便的肠袢及粪石。直肠指检有大量气体及稀便随手指拔出而排出。缺乏神经节细胞控制的肠管称痉挛段，痉挛段越长，出现便秘症状越早越严重。多于出生后 48 小时内无胎便排出或仅排出少量胎便，可于 2～3 日内出现低位部分甚至完全性肠梗阻症状，呕吐、腹胀、不排便。痉挛段不太长者，经直肠指检或温盐水灌肠后可排出大量胎粪及气体而症状缓解；痉挛段长者，梗阻症状多不易缓解，有时需急症手术治疗。肠梗阻症状缓解后仍有便秘和腹胀，须经常扩肛灌肠方能排便。

2. 营养不良，发育迟缓　长期腹胀便秘，可使患儿食欲下降，影响营养的吸收，造成患儿消瘦、贫血，发育明显差于同龄正常儿童。

3. 巨结肠伴发小肠结肠炎　是最常见和最严重的并发症，尤其是新生儿时期。其病因尚不明确。患儿全身情况突然恶化，腹胀严重、呕吐、腹泻，由于腹泻及扩大肠管内大量肠液积存，产生脱水、酸中毒、高烧、血压下降，出现该并发症若不及时治疗，常有较高的死亡率。

【治疗】　以手术治疗为主。对诊断尚不肯定或虽已肯定但暂不行手术或术前准备者，需接受非手术治疗。主要包括扩肛、盐水灌肠、开塞露塞肛、补充营养等，以缓解腹胀，维持营养。对诊断已肯定，能耐受手术的病儿应行手术治疗。手术要求切除缺乏神经节细胞的肠段和明显扩张肥厚、神经节细胞变性的近端结肠，解除功能性肠梗阻。对必须手术而病情过重者，应先行结肠造口，以后再施行根治手术。新生儿巨结肠宜先行保守治疗或结肠造口手术，待半岁左右施行根治术。近年来在新生儿期亦有采用一期根治手术者。

第三节　结肠癌

结肠癌是胃肠道常见的恶性肿瘤，以 40～50 岁发病率高。近年来，我国的结肠癌发病率呈明显上升趋势，且多于直肠癌。结肠癌可发生于结肠的任何部位，好发部位依次为乙状结肠、回盲部、升结肠、降结肠及横结肠。

【病因病理】

1. 病因　结肠癌的病因虽未确定，但其相关的高危因素逐渐被认识，如食物中过多的动物脂肪及动物蛋白的摄入，缺少新鲜菜果及纤维素食品，缺乏适度的体力活动，均可使肠的蠕动功能下降。家族性肠息肉病是公认的癌前期病变；而结肠腺瘤、溃疡性结肠炎及结肠血吸虫病肉芽肿，与结肠癌的发生有较密切的关系。

2. 病理类型　根据肿瘤的大体形态，结肠癌可分为：①肿块型：肿瘤向肠腔内生长，好发于右半结肠，特别是回盲部；②浸润型：肿瘤沿肠壁浸润，易引起肠腔狭窄和肠梗阻，多发生于左半结肠，特别是乙状结肠；③溃疡型：肿瘤向肠壁深层生长并向周围浸润，是结肠癌的最常见类型。绝大多数结肠癌为腺癌，黏液癌及未分化癌少见。结肠癌的大体形态分型见图 30-1。

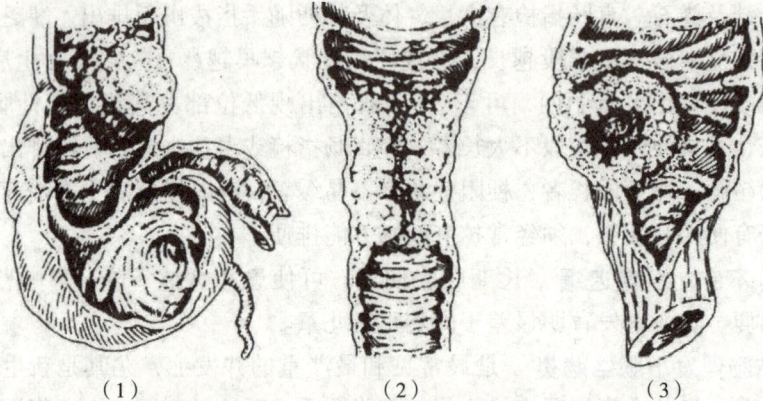

图 30-1　结肠癌大体形态分型
(1) 肿块型；(2) 浸润型；(3) 溃疡型

3. 病理分期　目前多采用改良的 Dukes 法。

(1) A 期　癌仅局限于肠壁内。又分为三个亚期，即 A_0 期，癌局限于黏膜内；A_1 期，穿透黏膜达黏膜下层；A_2 期，累及黏膜肌层但未穿透浆膜。

(2) B 期　穿透肠壁侵及浆膜或（和）浆膜外，但无淋巴结转移。

(3) C 期　癌穿透肠壁且有淋巴结转移。又分为两个亚期，即 C_1 期，淋巴结转移仅限于癌肿附近如结肠壁及结肠旁淋巴结；C_2 期，肠系膜淋巴结转移，包括系膜根部淋巴结转移。

(4) D 期　已有远处转移或腹腔转移，或广泛侵及邻近脏器无法切除者。

4. TNM 分期法　T 代表原发肿瘤。Tx 为无法估计原发肿瘤；无原发肿瘤证据为

T_0；原位癌为 T_{is}，肿瘤侵及黏膜肌层与黏膜下层为 T_1；侵及固有肌层为 T_2；穿透肌层至浆膜下为 T_3；穿透脏腹膜或侵及其他脏器或组织为 T_4。

N 为区域淋巴结。N_x 代表区域淋巴结无法估计；无淋巴结转移为 N_0；转移区域淋巴结 1~3 个为 N_1；4 个及 4 个以上区域淋巴结为 N_2。

M 为远处转移。无法估计远处转移为 M_x；无远处转移为 M_0；凡有远处转移为 M_1。

【转移途径】结肠癌的转移方式主要为淋巴转移，首先转移到结肠壁和结肠旁淋巴结，然后转移到肠系膜血管周围和肠系膜根部淋巴结。血行转移到肝多见，其次是肺、骨等。也可直接浸润邻近器官和种植转移至腹膜。

【临床表现】结肠癌早期症状不明显，发展后可出现以下症状：

1. 排便习惯和粪便性质的改变　常为最早出现的症状。多表现为排便次数的增加，腹泻、便秘、粪便不成形或稀便，粪便带血、脓或黏液。

2. 腹痛　也是早期症状之一，多数患者有定位不确切的持续性隐痛，或腹部不适和腹胀感，初为间歇性，后转为持续性，发生肠梗阻则腹痛加重。

3. 腹部肿块　多为瘤体本身，有时可能为梗阻近侧肠腔内的积粪。肿块多坚硬而呈团块状。横结肠和乙状结肠部位肿块可有一定的活动度。如肿块肠外浸润或并发感染，则肿块固定且有明显压痛。

4. 肠梗阻症状　是结肠癌的后期症状。多呈慢性低位不完全性肠梗阻。主要表现为腹胀和便秘，腹部胀痛或阵发性绞痛。发生完全性肠梗阻则症状加重。左半结肠癌有时可以急性完全性结肠梗阻为首发症状。

5. 全身症状　由于慢性失血、癌肿溃烂、感染、毒素吸收等，患者可出现贫血、消瘦、乏力、低热等。晚期可出现肝大、黄疸、水肿、腹水、锁骨上淋巴结肿大及恶病质等。

由于右半结肠和左半结肠癌病理类型和部位不同，临床表现也有区别。一般右半结肠癌的临床表现以全身症状、贫血和腹部肿块为主，而左半结肠癌则以肠梗阻、便秘、腹泻、便血为显著。

【诊断】结肠癌早期症状多较轻或不明显，易被忽视。为了做到早期诊断，应重视对高危人群和怀疑为结肠癌患者的监测。凡 40 岁以上有以下任何一种表现者应视为高危人群：①Ⅰ级亲属中有结直肠癌病史；②有癌症史或肠道有癌前病变；③大便隐血试验阳性者；④具有以下 5 项中的 2 项以上者：慢性腹泻、慢性便秘、黏液血便、慢性阑尾炎史及精神创伤史。对此组高危人群或对疑为结肠癌者，行纤维结肠镜检查或 X 线钡剂灌肠或气钡双重对比造影检查，不难明确诊断。B 超、CT、MRI 对了解腹内肿块和肿大淋巴结、发现肝内转移灶及肠外浸润等均有帮助。血清癌胚抗原（CEA）值约 45% 的患者升高，对判断术后肿瘤预后和复发很有价值。

鉴别诊断

（1）**结肠良性肿瘤**　病程长，症状轻。X 线见局部充盈缺损，形态规则，表面光滑，边缘锐利，肠腔不狭窄，结肠袋完整。

（2）**结肠炎性疾患**　指结核、血吸虫肉芽肿、溃疡性结肠炎、痢疾等肠道炎症性病变。病史各有特点，大便镜检可有其特殊发现，X线检查受累肠管较长。肠镜检查及病理组织学检查可确诊。

【治疗】结肠癌应采用以手术为主的综合治疗。

1. 结肠癌根治性手术 切除范围包括肿瘤所在肠袢及其系膜和区域淋巴结。

（1）**右半结肠切除术** 适用于盲肠、升结肠、结肠肝曲的癌肿。对于盲肠和升结肠癌，切除范围包括右半横结肠、升结肠、盲肠和末端回肠15~20cm（图30-2）。对结肠肝曲癌肿，除上述范围外，还应切除横结肠和胃网膜右动脉组淋巴结。

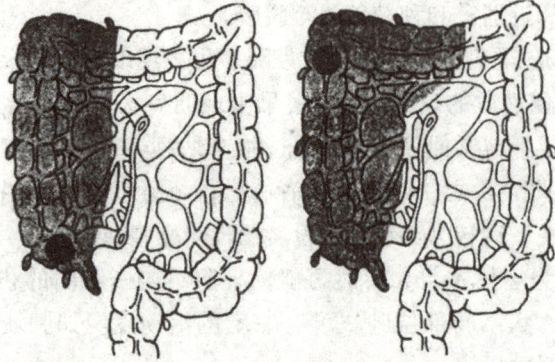

图30-2 右半结肠切除范围

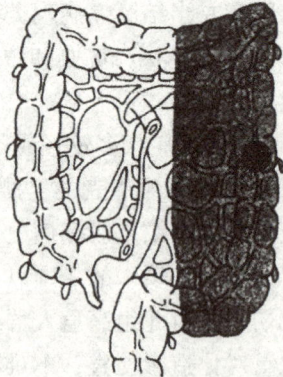

（2）**横结肠切除术** 适用于横结肠癌。切除范围包括结肠肝曲和脾曲的全部结肠及胃结肠韧带的淋巴结组（图30-3），行升结肠和降结肠端端吻合术。

（3）**左半结肠切除术** 适用于结肠脾曲、降结肠癌。切除范围包括横结肠左半、降结肠及部分或全部乙状结肠（图30-4），然后做结肠间或结肠与直肠端端吻合术。

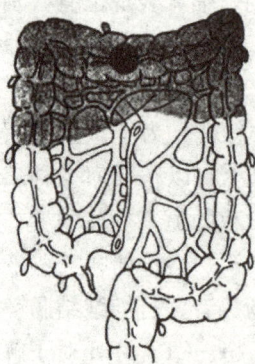

图30-3 横结肠切除范围　　　图30-4 左半结肠切除范围

（4）**乙状结肠癌根治术** 切除范围包括全部乙状结肠和部分降结肠和部分直肠，做结肠直肠吻合术。

（5）**其他术式** 姑息性切除术、结肠造口术、单纯肠吻合旁路术，适用于 Dukes D 期和不能根治的 Dukes C 期患者。

2. 结肠癌并发急性肠梗阻的手术　应当在进行胃肠减压、纠正水和电解质紊乱及酸碱失衡等适当的准备后，早期施行手术。右半结肠癌可做右半结肠切除一期回肠结肠吻合术。如患者情况不许可，则先做盲肠造瘘术以解除梗阻，二期手术行根治性切除。如癌肿已不能切除，可切断末端回肠，行近切端回肠横结肠端侧吻合，远切端回肠断端造口。左半结肠癌并发急性肠梗阻时、应在梗阻部位的近侧做横结肠造瘘术，后期再行根治性切除术。对肿瘤已不能切除者，则行姑息性结肠造瘘术。

结肠癌术前肠道准备十分重要，主要方法是：①术前 3 日进流质饮食，并发肠梗阻时，应禁食水、胃肠减压、补液；②口服肠道抗菌药物（如新霉素、甲硝唑等）和泻剂（如蓖麻油、硫酸镁或番泻叶）；③术前晚及手术日晨做清洁灌肠。近年来采用甘露醇做肠道准备，口服后可吸收肠道内水分，促使肠道蠕动，使患者腹泻而达到清洁肠道的目的，但肠梗阻、年老、体弱及心、肺功能不全者禁用。

3. 化学药物治疗　辅助化疗用于根治术后，Dukes B、C 期结肠癌的综合治疗。目前，常用的化疗方案均以 5 - FU 为基础用药。最常用静脉化疗，也可经肛门使用 5 - FU 栓剂或乳剂，以减轻化疗的全身毒性，还有经口服、动脉局部灌注及腔内给药等方法。常用的化疗药物有 5 - FU、奥沙利铂、亚叶酸钙等。用药期间要复查血象，并注意药物的不良反应。

第四节　先天性直肠肛管畸形

先天性直肠肛管畸形是胚胎时期后肠发育障碍所致的消化道畸形，是小儿肛肠外科的常见病，占先天性消化道畸形的首位。发病率为 1/1500 ~ 1/5000；在我国，据调查资料显示约为 1/4000。男女发病无差异。

【临床表现】绝大多数直肠肛管畸形患儿，在正常位置没有肛门，易于发现。不伴有瘘管的直肠肛管畸形在出生后不久即表现为无胎粪排出，腹胀，呕吐；瘘口狭小不能排出胎粪或仅能排出少量胎粪时，病儿喂奶后呕吐，以后可吐粪样物，逐渐腹胀；瘘口较大，在生后一段时间可不出现肠梗阻症状，而在几周至数年逐渐出现排便困难。高位直肠闭锁，肛门、肛管正常的患儿表现为无胎粪排出，或从尿道排出混浊液体，直肠指诊可以发现直肠闭锁。女孩往往伴有阴道瘘。泌尿系瘘几乎都见于男孩。从尿道口排气和胎粪是直肠泌尿系瘘的主要症状。

【诊断】诊断多无困难。生后无胎粪排出，检查无肛门，诊断即可成立。直肠闭锁肛管正常时，直肠指诊亦可确定。阴道流粪，表明有阴道瘘；尿道口不随排尿动作而排气、排粪为尿道瘘；全程排尿均有胎粪，尿液呈绿色为膀胱瘘。辅以影像学检查，多可明确直肠肛管畸形的类型。

影像学检查可以确定直肠闭锁的部位、直肠末端与耻骨直肠肌的关系，以及有无泌尿系瘘。

【治疗】根据直肠肛管畸形的类型不同，治疗方法亦不同，但都必须行手术治疗。肛管直肠闭锁应在出生后立即手术。

低位畸形手术较为简单，多经会阴入路可完成手术。单纯肛膜闭锁，仅需切除肛膜，直肠黏膜与肛门皮肤缝合。肛管闭锁可游离直肠盲端，经肛门拖出，与肛门皮肤缝合，行肛管成形术。

高位畸形需经腹、会阴部或后矢状切口入路行肛管直肠成形术。手术原则是：①游离直肠盲端；②合并瘘管者，切除瘘管并修补；③肛门直肠成形。一般情况下，先行结肠造瘘，6～12个月后再行二期手术。

第五节　直肠息肉

直肠息肉泛指自直肠黏膜突向肠腔的隆起性病变。除幼年性息肉多发生于5～10岁小儿外，其他直肠息肉多发生在40岁以上，年龄越大，发生率越高。直肠是息肉的多发部位，并常常合并有结肠息肉。

【病因病理】病理上常将息肉分为肿瘤性息肉和非肿瘤性息肉。肿瘤性息肉可分为管状腺瘤、绒毛状腺瘤和混合性腺瘤，有恶变倾向。发生在直肠者以单个较多，有蒂。非肿瘤性息肉包括增生性（化生性）息肉、炎性息肉、幼年性息肉等。

【临床表现】小息肉很少引起症状，息肉增大后最常见的症状为便血，多发生在排便后，为鲜红血液，不与粪便相混。多为间歇性出血，且出血量较少，很少引起贫血。直肠下端的息肉可在排便时脱出肛门外，呈鲜红色，樱桃状，便后自行缩回。直肠息肉并发感染时，可出现黏液脓血便，大便频繁，里急后重，有排便不尽感。亦可发生肠梗阻及肠套叠，以盲肠息肉多见。

【诊断】诊断主要靠直肠指检和直肠镜、乙状结肠镜或纤维结肠镜检查。指检时在直肠内可触到质软、有或无蒂、活动、外表光滑的球形肿物。直肠镜、乙状结肠镜可直接观察到息肉形态。因息肉经常是多发性的，见到息肉应进一步行纤维结肠镜检查，同时镜下取组织做病理检查，以确定息肉病理性质。

【治疗】

1. 电灼切除　息肉位置较高，无法自肛门切除者，通过直肠镜、乙状结肠镜或纤维结肠镜显露息肉，有蒂息肉用圈套器套住蒂部电灼切除。广基息肉电灼不安全。

2. 经肛门切除　适用于直肠下段息肉。在骶麻下进行，扩张肛门后，用组织钳将息肉拉出，对带蒂的良性息肉，结扎蒂部，切除息肉；对广基息肉，应切除包括息肉四周的部分黏膜，缝合创面；若属绒毛状腺瘤，切缘距腺瘤不少于1cm。

3. 肛门镜下显微手术切除　适用于直肠上段的腺瘤和早期直肠癌的局部切除术。麻醉后，经肛插入显微手术用肛门镜，通过电视屏幕，放大手术野，镜下切除息肉。与电灼切除相比较，优点是切除后创面可缝合，避免了术后出血、穿孔等并发症。

4. 开腹手术　适用于内镜下难以彻底切除、位置较高的癌变息肉，或直径大于2cm的广基息肉。开腹做局部切除时，若发现腺瘤已癌变，应按直肠癌手术原则处理。

5. 其他炎性息肉　以治疗原发肠病为主；增生性息肉，症状不明显，不需特殊治疗。

第六节 直肠癌

直肠癌是指发生于乙状结肠与直肠交界处至齿状线之间的癌。较常见，在我国，直肠癌的发病率较结肠癌高，二者之比约为 1.5∶1；但近年来结肠癌的发病率呈增长趋势，在有些地区两者发病率的比值已接近 1∶1。约有 10%～15% 的病例是小于 30 岁的青年。从发病部位看，低位直肠癌占直肠癌的比例为 65%～75%。

【病因】病因不明，可能其发病相关因素和结肠癌极其相似。

1. 直肠慢性炎症的刺激 如血吸虫病、慢性溃疡性结肠炎等。

2. 癌前病变 家族性肠息肉病、直肠腺瘤和绒毛状腺瘤等息肉病的恶变。

3. 高蛋白、高脂肪、少纤维素膳食 脂肪、肉食使胆汁分泌增加和肠道内细菌组成改变，胆酸、胆盐生成增多，被肠道厌氧菌分解为不饱和的多环烃、甲基胆蒽；少纤维素食物在肠道停留时间长，所含致癌物质与肠黏膜接触时间也长。

4. 遗传易感性 与结肠癌相似，直肠癌也有明显的遗传易感性。

【病理】

1. 大体分型 ①肿块型（菜花型）：肿块向肠腔生长，浸润浅表而局限，预后较好；②溃疡型：多见，占 50% 以上，深入肌层并向四周浸润，易出血、感染或穿孔，转移较早；③浸润型：沿肠壁浸润，使肠管周径缩小而形成狭窄，转移早而预后差。

2. 组织学分类 腺癌占 75%～85%；黏液腺癌占 10%～20%；未分化癌易侵入小血管和淋巴管而预后最差；其他有印戒细胞癌、鳞状细胞癌等。直肠癌可以在一个肿瘤中出现两种或两种以上的组织学类型，且分化程度并非完全一致。

3. 临床病理分期 1932 年 Dukes 提出直肠癌的分期以来，先后出现了不少改良的 Dukes 分期方法。但至今 Dukes 分期的基本原则为国际所公认。《中国常见恶性肿瘤诊治规范》（1991 年卫生部医政司组织编写）建议仍采用 Dukes 临床病理分期法为大肠癌分期的依据。

Dukes 分期（1935 年）：

（1）Dukes A 期 癌肿浸润深度限于直肠壁内，未超出浆肌层，且无淋巴结转移。

（2）Dukes B 期 癌肿超出浆肌层，亦可侵入浆膜外或直肠周围组织，但尚能整块切除，且无淋巴结转移。

（3）Dukes C 期 癌肿侵犯肠壁全层，伴有淋巴结转移。又分为：①C_1期：癌肿伴有癌灶附近肠旁及系膜淋巴结转移；②C_2期：癌肿伴有系膜动脉根部淋巴结转移，尚能根治切除。

（4）Dukes D 期 癌肿伴有远处器官转移，或因局部广泛浸润或淋巴结广泛转移不能根治性切除。

我国大肠癌协作组病理组 1984 年制定了大肠癌临床病理分期方案，与 Dukes 分期基本相同。不同之处在于将 Dukes A 期以癌肿局限于黏膜下层、浅肌层、深肌层分别记为 A_1、A_2、A_3期，将 Dukes C_1、C_2期合并为 C 期。

【转移途径】

1. 直接浸润 癌肿在肠壁内扩展多环绕肠腔蔓延，沿肠管长轴扩展者少，癌肿浸润肠壁一周需 1~2 年的时间。可穿透肠壁浆膜层累及盆腔内脏器，如膀胱、内生殖器等，下段直肠癌因缺乏浆膜层的屏障作用，更易向四周浸润。

2. 淋巴转移 为主要扩散途径。向上沿直肠上动脉、肠系膜下动脉及腹主动脉周围淋巴结转移，一般不向下转移；当正常的淋巴流向受阻时，可逆向向下转移至较原发部位更低的淋巴结。直肠下段癌肿可向两侧转移至髂内淋巴结或腹股沟淋巴结。

3. 血行转移 癌肿侵入静脉后沿门静脉转移至肝；也可由髂静脉转移至肺、骨和脑等。直肠癌手术时有 10%~15% 的病例已发生肝转移；直肠癌致肠梗阻和手术时挤压，易造成血行转移。

4. 种植转移 直肠癌种植转移的机会较少，上段直肠癌可发生种植转移。

【临床表现】 直肠癌起病较为隐匿，早期无明显症状，当癌肿增大、发生溃疡或感染时，才出现较明显的症状，而患者的一般情况仍然良好。临床表现主要有以下几种类型：

1. 直肠刺激症状 主要为排便习惯改变。较早就可出现排便次数增多、肛门下坠感、便意频繁、里急后重等，常常被误认为肠炎或痢疾而不被重视。

2. 肠腔狭窄症状 癌肿侵犯致肠管狭窄，早期大便变细、变形，病变逐渐发展造成肠管部分梗阻时，有腹痛、腹胀、肠鸣音亢进、排便困难等征象，晚期可致完全性肠梗阻。

3. 癌肿破溃感染症状 表现为大便表面带血、黏液，甚至呈脓血便。

4. 癌肿侵犯周围组织器官引起的症状 如侵犯前列腺、膀胱可出现排尿困难、尿频、尿痛、血尿等；女性如侵犯阴道后壁可出现阴道流血，侵犯骶前神经可出现骶尾部剧烈疼痛；晚期肝转移者可出现肝大、腹水、黄疸、贫血、消瘦，甚至恶病质等表现。

【诊断】 结合病史、体检、影像学及内镜检查，直肠癌诊断准确率达 95%。为了早期诊断直肠癌，必须重视对有大便习惯改变和便血等高危人群的筛查工作，初步筛查性检查为大便潜血检查，阳性者再做进一步的直肠指诊、肛门镜或乙状结肠镜检查。

1. 大便潜血检查 是普查或对高危人群进行初步筛查的手段，阳性者再做进一步检查。

2. 直肠指诊 简便易行，较为准确可靠，是诊断直肠癌最重要的方法。直肠癌大多数位于直肠的中下段，约 75% 的患者在直肠指诊时可被发现，可确定肿块部位、大小，帮助判断浸润程度及其与周围组织的关系等。

3. 内镜检查 包括直肠镜、乙状结肠镜及纤维结肠镜检查。直肠指诊后应在直视下协助诊断，并取活组织做病理检查，以确定肿块性质。位于直肠中上段癌肿，当手指无法触到时宜采用乙状结肠镜或纤维结肠镜检查，并取活组织做病理检查。

4. 影像学检查 包括大肠气钡灌肠造影、腔内超声及超声内镜检查、CT 及 MRI 检查，用于排除结肠、直肠多发性肿瘤及了解肿瘤转移等。

5. 肿瘤标志物 癌胚抗原（CEA）和 CA19 - 9 对监测大肠癌的预后和复发有重要

意义。

【治疗】根治性手术切除仍然是直肠癌的主要治疗方法，手术前后的放疗和化疗在一定程度上可加强手术治疗的效果。从外科治疗的角度，临床上将直肠癌分为低位直肠癌（距齿状线 5cm 以内）、中位直肠癌（距齿状线 5~10cm）及高位直肠癌（距齿状线 10cm 以上）。这种分类对直肠癌根治手术方式的选择有重要的参考价值。而解剖学分类是根据血供、淋巴回流、有无浆膜等因素区分，将直肠分为上段直肠和下段直肠。这两种分类有所不同。

1. 手术治疗 切除的范围包括癌肿、足够的两端肠段、已侵犯的邻近器官的全部或部分、四周可能被浸润的组织及全直肠系膜和淋巴结。如不能进行根治性切除时，亦应进行姑息性切除，使症状得到缓解。如伴发能切除的肝转移癌应同时切除肝转移癌。手术方式的选择，应根据癌肿所在的部位、大小、活动度、细胞分化程度及术前的排便控制能力等因素综合判断。大量的临床研究提示，直肠癌向远端肠壁浸润的范围较结肠癌小，只有不到 3% 的直肠癌向远端浸润超过 2cm，这是手术方式选择的重要依据。

(1) 局部切除术 适用于早期瘤体小、局限于黏膜或黏膜下层、分化程度高的直肠癌。手术方式主要有：①经肛局部切除术；②骶后径路局部切除术。

(2) 腹会阴联合直肠癌根治术（Miles 手术） 原则上适用于腹膜返折以下的直肠癌。切除范围包括乙状结肠远端、全部直肠、肠系膜下动脉及其区域淋巴结、全直肠系膜、肛提肌、坐骨直肠窝内脂肪、肛管及肛门周围 3~5cm 直径的皮肤、皮下组织及全部肛门括约肌，于左下腹行永久性乙状结肠单腔造口。

(3) 经腹直肠癌切除术（直肠低位前切除术，Dixon 手术） 是目前应用最多的直肠癌根治术，适用于距齿状线 5cm 以上的直肠癌。亦有更近距离的直肠癌行 Dixon 手术的报道。但原则上是以根治性切除为前提，要求远端切线距癌肿下缘 2cm 以上。由于吻合口位于齿状线附近，在术后的一段时期内患者出现排便次数增多，排便控制功能较差。

(4) 经腹直肠癌切除、近端造口、远端封闭手术（Hartmann 手术） 适用于因全身一般情况很差，不能耐受 Miles 手术或急性梗阻不宜行 Dixon 手术的直肠癌患者。

2. 放射治疗 术前放疗可控制原发病灶，提高手术切除率，降低术后复发率。术后放疗仅用于局部晚期患者或 T_3 直肠癌且术前未经化疗和术后局部复发的患者。

3. 化疗 化疗亦是作为根治性手术的辅助治疗，可提高 5 年生存率，给药途径有动脉灌注、门静脉给药、静脉给药、术后腹腔置管灌注给药及温热灌注化疗等。化疗时机、如何联合用药和剂量大小等依患者的情况、个人的治疗经验而定。Dukes A 期行根治性切除术后可不追加化疗。

4. 其他治疗 可采用生物靶向治疗、免疫治疗、基因治疗及中药治疗等。还可采用电灼、温热、冷冻、激光等治疗方法。

第七节　直肠肛管周围脓肿

直肠肛管周围脓肿是指直肠肛管周围软组织内或其周围间隙发生的急性化脓性感染，并形成脓肿。脓肿破溃或切开引流后常形成肛瘘。脓肿是直肠肛管周围间隙炎症的急性期表现，而肛瘘则为其慢性期表现。

【病因病理】绝大部分直肠肛管周围脓肿由肛腺感染引起。肛腺开口于肛窦，多位于内外括约肌之间。因肛窦开口向上，腹泻、便秘时易引发肛窦炎，感染延及肛腺后首先易发生括约肌间感染。直肠肛管周围间隙为疏松的脂肪结缔组织，感染极易蔓延、扩散，向上可达直肠周围形成高位肌间脓肿或骨盆直肠间隙脓肿；向下达肛周皮下，形成肛周脓肿；向外穿过外括约肌，形成坐骨肛管间隙脓肿；向后可形成肛管后间隙脓肿或直肠后间隙脓肿。以肛提肌为界，将直肠肛管周围脓肿分为肛提肌下部脓肿和肛提肌上部脓肿：前者包括肛门周围脓肿、坐骨直肠间隙脓肿；后者包括骨盆直肠间隙脓肿、直肠后间隙脓肿、高位肌间脓肿。直肠肛管周围脓肿也可继发于肛周皮肤感染、损伤、肛裂、内痔、药物注射、骶尾骨骨髓炎等。克罗恩病、溃疡性结肠炎及血液病患者易并发直肠肛管周围脓肿。

【临床表现】

1. 肛门周围脓肿　最常见，多由肛腺感染经外括约肌皮下部向外扩散而成。常位于肛门后方或侧方皮下部，一般不大。主要症状为肛周持续性跳动性疼痛，行动不便，坐卧不安，全身感染性症状不明显。病变处明显红肿，有硬结和压痛，脓肿形成可有波动感，穿刺时抽出脓液。

2. 坐骨肛管间隙脓肿　又称坐骨直肠窝脓肿，也比较常见。多由肛腺感染经外括约肌向外扩散到坐骨直肠间隙而形成。也可由肛周脓肿扩散而成。由于坐骨直肠间隙较大，形成的脓肿亦较大而深，容量约为 60～90mL。发病时患侧出现持续性胀痛，逐渐加重，继而为持续性跳痛，坐立不安，排便或行走时疼痛加剧，可有排尿困难和里急后重；全身感染症状明显，如头痛、乏力、发热、食欲不振、恶心、寒战等。早期局部体征不明显，以后出现肛门患侧红肿，双臀不对称；局部触诊或直肠指检时患侧有深压痛，甚至波动感。如不及时切开，脓肿多向下穿入肛管周围间隙，再由皮肤穿出，形成肛瘘。

3. 骨盆直肠间隙脓肿　又称骨盆直肠窝脓肿，较为少见，但很重要。多由肛腺脓肿或坐骨直肠间隙脓肿向上穿破肛提肌进入骨盆直肠间隙引起，也可由直肠炎、直肠溃疡、直肠外伤所引起。由于此间隙位置较深，空间较大，引起的全身症状较重而局部症状不明显。早期就有全身中毒症状，如发热、寒战、全身疲倦不适。局部表现为直肠坠胀感，便意不尽，排便时尤感不适，常伴排尿困难。会阴部检查多无异常，直肠指诊可在直肠壁上触及肿块隆起，有压痛和波动感。诊断主要靠穿刺抽脓，经直肠以手指定位，从肛门周围皮肤进针。必要时作肛管超声检查或 CT 检查证实。

4. 其他　有肛门括约肌间隙脓肿、直肠后间隙脓肿、高位肌间脓肿、直肠壁内脓肿（黏膜下脓肿）。由于位置较深，局部症状大多不明显，主要表现为会阴、直肠部坠胀感，排便时疼痛加重；患者同时有不同程度的全身感染症状。直肠指诊可触及痛性包块。

【治疗】

1. 非手术治疗　包括：①抗生素治疗，选用对革兰阴性杆菌有效的抗生素；②温水坐浴；③局部理疗；④口服缓泻剂或液状石蜡以减轻排便时疼痛。

2. 手术治疗　脓肿切开引流是治疗直肠肛管周围脓肿的主要方法，一旦诊断明确，即应切开引流。手术方式因脓肿的部位不同而异。

（1）肛门周围脓肿切开引流术　在局麻下就可进行，在波动最明显处做与肛门呈放射状切口，无须填塞以保证引流通畅。

（2）坐骨肛管间隙脓肿切开引流术　要在腰麻或骶管麻醉下进行，在压痛明显处用粗针头先做穿刺，抽出脓液后，在该处做一平行于肛缘的弧形切口，切口要够长，可用手指探查脓腔。切口应距离肛缘 3～5cm，以免损伤括约肌。应置管或放置油纱布条引流。

（3）骨盆直肠间隙脓肿切开引流术　要在腰麻或全麻下进行，切开部位因脓肿来源不同而不同。脓肿向肠腔突出，手指在直肠内可触及波动，应在肛镜下行相应部位直肠壁切开引流，切缘电灼止血；若经坐骨直肠间隙引流，日后易出现肛门括约肌外瘘。源于经括约肌肛瘘感染者，引流方式与坐骨肛管间隙脓肿相同，只是手术切口稍偏肛门后外侧，示指在直肠内作引导，穿刺抽出脓液后，切开皮肤、皮下组织，改用止血钳分离，当止血钳触及肛提肌时，则遇到阻力，在示指引导下，稍用力即可穿破肛提肌达脓腔。若经直肠壁切开引流，易导致难以治疗的肛管括约肌上瘘。

其他部位的脓肿，若位置较低，在肛周皮肤上直接切开引流；若位置较高，则应在肛镜下切开直肠壁引流。

第八节　痔

痔是最常见的肛肠疾病，任何年龄都可发病，但随年龄增长，发病率增高。内痔是肛垫的支持结构、静脉丛及动静脉吻合支发生病理性改变或移位。外痔是齿状线远侧皮下静脉丛的病理性扩张或血栓形成。内痔通过丰富的静脉丛吻合支和相应部位的外痔相互融合为混合痔。

【病因病理】　痔的病因尚未完全明确，可能与多种因素有关，目前主要有以下学说。

1. 肛垫下移学说　在肛管的黏膜下有一层环状的由静脉（或称静脉窦）、平滑肌、弹性组织和结缔组织组成的肛管血管垫，简称肛垫。肛垫起闭合肛管、节制排便的作用。正常情况下，肛垫疏松地附着在肛管肌壁上，排便时主要受到向下的压力被推向下，排便后借其自身的收缩作用，缩回到肛管内。弹性回缩作用减弱后，肛垫则充血、下移形成痔。

2. 静脉曲张学说 认为痔的形成与静脉扩张淤血相关。从解剖学上讲，门静脉系统及其分支直肠静脉都无静脉瓣，直肠上下静脉丛管壁薄、位置浅，末端直肠黏膜下组织松弛，以上因素都容易出现血液淤积和静脉扩张。静脉丛是形成肛垫的主要结构，痔的形成与静脉丛的病理性扩张、血栓形成有必然的联系。直肠肛管位于腹腔最下部，可引起直肠静脉回流受阻的因素很多，如长期的坐立、便秘、妊娠、前列腺肥大、盆腔巨大肿瘤等。

3. 其他 长期饮酒和进食大量刺激性食物可使局部充血；肛周感染可引起静脉周围炎，使静脉失去弹性而扩张；营养不良可使局部组织萎缩无力。以上因素都可诱发痔的发生。

【分类和临床表现】痔根据其所在部位的不同，分为以下三类：

1. 内痔 主要临床表现是出血和痔核脱出。无痛性间歇性便后出鲜血是内痔的常见症状。未发生血栓、嵌顿、感染时内痔无疼痛，部分患者可伴发排便困难。内痔的好发部位为截石位3、7、11点。内痔的分度：①Ⅰ度：便时带血、滴血或喷射状出血，便后出血可自行停止，无痔脱出；②Ⅱ度：常有便血，排便时有痔脱出，便后可自行还纳；③Ⅲ度：偶有便血，排便或久站、咳嗽、劳累、负重时痔脱出，需用手还纳；④Ⅳ度：偶有便血，痔脱出不能还纳或还纳后又脱出。

2. 外痔 主要临床表现是肛门不适、潮湿不洁，有时有瘙痒。如发生血栓形成及皮下血肿有剧痛，称为血栓性外痔。

3. 混合痔 表现为内痔和外痔的症状可同时存在。混合痔逐渐加重，呈环状脱出肛门外，脱出的痔块在肛周呈梅花状，称为环状痔。脱出痔块若被痉挛的括约肌嵌顿，以致水肿、淤血甚至坏死，临床上称为嵌顿性痔或绞窄性痔。

【诊断】诊断主要靠肛门直肠检查。首先做肛门视诊，内痔除Ⅰ度外，其他3度都可在肛门视诊下见到。对有脱垂者，最好是在蹲位排便后立即观察，可清晰见到痔块大小、数目及部位。直肠指诊虽对痔的诊断意义不大，但可了解直肠内有无其他病变，如直肠癌、直肠息肉等。最后做肛门镜检查，不仅可见到痔块的情况，还可观察到直肠黏膜有无充血、水肿、溃疡、肿块等。血栓性外痔表现为肛周暗紫色长条圆形肿物，表面皮肤水肿、质硬、压痛明显。

【治疗】治疗应遵循三个原则：一是无症状的痔不需要治疗；二是有症状的痔重在减轻或消除症状，而非根治；三是以保守治疗为主。

1. 一般治疗 在痔的初期和无症状静止期的痔，只需增加纤维性食物，改变不良的大便习惯，保持大便通畅，防治便秘和腹泻。热水坐浴可改善局部血液循环。肛管内注入油剂或栓剂，有润滑和收敛作用，可减轻局部的瘙痒不适症状。血栓性外痔有时经局部热敷，外敷消炎止痛药物后，疼痛可缓解而不需手术。嵌顿痔初期也采用一般治疗，用手轻轻将脱出的痔块推回肛门内，阻止再脱出。

2. 注射疗法 对Ⅰ、Ⅱ度出血性内痔的效果较好。注射硬化剂的作用是使痔和痔块周围产生无菌性炎症反应，黏膜下组织纤维化，致使痔块萎缩。用于注射的硬化剂很多，常用的硬化剂有5%苯酚植物油、5%鱼肝油酸钠、5%盐酸奎宁尿素水溶液、4%

明矾水溶液等，忌用腐蚀性药物。

3. 胶圈套扎疗法　可用于治疗Ⅰ、Ⅱ、Ⅲ度内痔。原理是将特制的胶圈套入到内痔的根部，利用胶圈的弹性阻断痔的血运，使痔缺血、坏死、脱落而愈合。胶圈套扎器种类很多，可分为牵拉套扎器和吸引套扎器两大类。如无胶圈套扎器，可用两把血管钳替代。先将胶圈套在第一把血管钳上，然后用这把血管钳垂直夹在痔的基底部，再用第二把血管钳牵拉套圈绕过痔核上端，套落在痔的根部。注意痔块脱落时有出血的可能。Ⅱ、Ⅲ度内痔应分2~3次套扎，间隔3周，因一次性套扎可引起剧烈疼痛；Ⅰ度内痔可一次套扎完毕。

4. 多普勒超声引导下痔动脉结扎术　适用于Ⅱ~Ⅳ度的内痔。采用一种特制的带有多普勒超声探头的直肠镜，于齿状线上方2~3cm探测到痔上方的动脉直接进行结扎，通过阻断痔的血液供应以达到缓解症状的目的。

5. 手术疗法

（1）**痔单纯切除术**　主要用于Ⅱ、Ⅲ度内痔和混合痔的治疗。可取侧卧位、截石位或俯卧位，骶管麻醉或局麻后，先扩肛至4~6指，显露痔块，在痔块基底部两侧皮肤上做V形切口，分离曲张静脉团，直至显露肛管外括约肌。用止血钳于底部钳夹，贯穿缝扎后，切除结扎线远端痔核。齿状线以上黏膜用可吸收线予以缝合；齿状线以下的皮肤切口不予缝合，创面用凡士林油纱布填塞。嵌顿痔也可用同样的方法急诊切除。

（2）**吻合器痔上黏膜环切术**　主要适用于Ⅲ、Ⅳ度内痔、非手术疗法治疗失败的Ⅱ度内痔和环状痔，直肠黏膜脱垂也可采用。主要方法是通过管状吻合器环行切除距离齿状线2cm以上的直肠黏膜2~4cm，使下移的肛垫上移固定，该术式在临床上通用名称为PPH手术，也称痔上黏膜环切钉合术。与传统手术比较，具有疼痛轻微、手术时间短、患者恢复快等优点。

（3）**血栓外痔剥离术**　用于治疗血栓性外痔。在局麻下将痔表面的皮肤梭形切开，摘除血栓，伤口内填入油纱布，不缝合创面。

第九节　肛　瘘

肛瘘是指肛门周围的肉芽肿性管道，由内口、瘘管、外口三部分组成，是常见的直肠肛管疾病之一。内口常位于肛窦，多为一个；外口在肛周皮肤上，可为一个或多个。经久不愈或间歇性反复发作。任何年龄都可发病，多见于青壮年男性。

【病因病理】大部分肛瘘由直肠肛管周围脓肿引起，脓肿自行破溃或切开引流处形成外口，位于肛周皮肤。由于外口生长较快，脓肿常假性愈合，导致脓肿反复发作破溃或切开，形成多个瘘管和外口，使单纯性肛瘘成为复杂性肛瘘。瘘管由反应性的致密纤维组织包绕，近管腔处为炎性肉芽组织，后期腔内可上皮化。结核、溃疡性结肠炎、Crohn病等特异性炎症、恶性肿瘤、肛管外伤感染也可引起肛瘘，但较为少见。

【分类】按瘘管位置高低分类，肛瘘可分为：

1. 低位肛瘘　瘘管位于外括约肌深部以下。可分为低位单纯性肛瘘（只有一个瘘管）和低位复杂性肛瘘（有多个瘘口和瘘管）。

2. 高位肛瘘　瘘管位于外括约肌深部以上。可分为高位单纯性肛瘘（只有一个瘘管）和高位复杂性肛瘘（有多个瘘口和瘘管）。

【临床表现】瘘外口流出少量脓性、血性、黏液性分泌物为主要症状。较大的高位肛瘘，因瘘管位于括约肌外，不受括约肌控制，常有粪便及气体排出。由于分泌物的刺激，使肛门部潮湿、瘙痒，有时形成湿疹。当外口愈合，瘘管中有脓肿形成时，可感到明显疼痛，同时可伴有发热、寒战、乏力等全身感染症状，脓肿穿破或切开引流后，症状缓解。上述症状的反复发作是瘘管的临床特点。

【诊断】检查时在肛周皮肤上可见到单个或多个外口，呈红色乳头状隆起，挤压时有脓液或脓血性分泌物排出。外口的数目及与肛门的位置关系对诊断肛瘘很有帮助：外口数目越多，距离肛缘越远，肛瘘越复杂。确定内口位置对明确肛瘘诊断非常重要。肛门指诊时在内口处有轻度压痛，有时可扪到硬结样内口及条索样瘘管。肛镜下有时可发现内口，自外口探查肛瘘时有造成假性通道的可能，宜用软质探针。以上方法不能肯定内口时，还可自外口注入美蓝溶液 1～2mL，观察填入肛管及直肠下端的白湿纱布条的染色部位，以判断内口位置；碘油瘘管造影是临床常规检查方法。

MRI 扫描多能清晰显示瘘管位置及与括约肌之间的关系，部分患者可显示内口所在位置。

对于复杂、多次手术的、病因不明的肛瘘患者，应做钡灌肠或结肠镜检查，以排除 Crohn 病、溃疡性结肠炎等疾病的存在。

【治疗】肛瘘不能自愈，不治疗会反复发作直肠肛管周围脓肿，治疗方法主要有以下两种：

1. 堵塞法　0.5% 甲硝唑、生理盐水冲洗瘘管后，用生物蛋白胶自外口注入。治愈率较低，约为 25%。该方法无创伤无痛苦，对单纯性肛瘘可采用。最近亦有用动物源生物条带填充在瘘管内，疗效尚待观察。

2. 手术治疗　原则是将瘘管切开，形成敞开的创面，促使愈合。手术方式应根据内口位置的高低、瘘管与肛门括约肌的关系来选择。

（1）肛瘘切开或切除术　适用于低位肛瘘。方法是先用探针从外口向内口穿出，沿探针切开或切除瘘管，敞开创面，坐浴换药至愈合。低位复杂性肛瘘可分期处理。手术的关键是尽量减少肛门括约肌的损伤，防止肛门失禁，同时避免瘘的复发。

（2）肛瘘挂线疗法　该法是利用橡皮筋或有腐蚀作用的药线的机械性压迫作用，缓慢切开肛瘘。适用于距肛门 3～5cm 内，有内外口低位或高位单纯性肛瘘，或作为复杂性肛瘘切开、切除的辅助治疗。它的最大优点是不会造成肛门失禁。被结扎的肌组织发生血运障碍，逐渐坏死、断开，但因为炎症反应引起的纤维化使切断的肌与周围组织粘连，肌不会收缩过多且逐渐愈合，从而可防止被切断的肛管直肠环回缩引起的肛门失禁。挂线同时亦能引流瘘管，排除瘘管内的渗液。此法还具有操作简单、出血少、不用换药及在橡皮筋脱落前不会发生皮肤切口愈合等优点。手术在骶管麻醉或局麻下进行，将探针自外口插入后，循瘘管走向由内口穿出，在内口处探针上缚一消毒的橡皮筋或粗丝线，引导穿过整个瘘管，将内外口之间的皮肤切开后扎紧挂线。术后要每日坐浴及便后坐浴使局部清洁。若结扎组织较多，在 3~5 日后再次扎紧挂线。一般术后 10~14 日被扎组织自行断裂。

第十节　肛　裂

肛裂是齿状线以下肛管皮肤层裂伤后形成的小溃疡。方向与肛管纵轴平行，长 0.5~1.0cm，呈梭形或椭圆形，常引起肛周剧痛。多见于青中年人，绝大多数肛裂位于肛管的后正中线上，也可在前正中线上，侧方出现肛裂者极少。若侧方出现肛裂应想到肠道炎症性疾病（如结核、溃疡性结肠炎及 Crohn 病等）或肿瘤的可能。

【病因病理】肛裂的病因尚不清楚，可能与多种因素有关。长期便秘、粪便干结引起的排便时机械性创伤是大多数肛裂形成的直接原因。肛门外括约肌浅部在肛管后方形成的肛尾韧带伸缩性差、较坚硬，此区域血供亦差；肛管与直肠成角相延续，排便时，肛管后壁承受压力最大，故后正中线处易受损伤。

急性肛裂可见裂口边缘整齐，底浅，呈红色并有弹性，无瘢痕形成。慢性肛裂因反复发作，底深不整齐，质硬，边缘增厚纤维化、肉芽灰白。裂口上端的肛门瓣和肛乳头水肿，形成肥大乳头；下端皮肤因炎症、水肿及静脉、淋巴回流受阻，形成袋状皮垂向下突出于肛门外，称为前哨痔。肛裂、前哨痔、肛乳头肥大常同时存在，称为肛裂"三联征"。

【临床表现】肛裂患者有典型的临床表现，即疼痛、便秘和出血。疼痛多剧烈，有典型的周期性：排便时由于肛裂内神经末梢受刺激，立刻感到肛管烧灼样或刀割样疼痛，称为排便时疼痛；便后数分钟可缓解，称为间歇期；随后因肛门括约肌收缩痉挛，再次剧痛，此期可持续半小时至数小时，临床称为括约肌挛缩痛；直至括约肌疲劳、松弛后疼痛缓解，但再次排便时又发生疼痛。以上称为肛裂疼痛周期。因害怕疼痛不愿排便，久而久之引起便秘，粪便更为干硬，便秘又加重肛裂，形成恶性循环。排便时常在粪便表面或便纸上见到少量血迹，或滴鲜血，大量出血少见。

【诊断】依据典型的临床病史、肛门检查时发现的肛裂"三联征"，不难做出诊断。应注意与其他疾病引起的肛管溃疡相鉴别，如 Crohn 病、溃疡性结肠炎、结核、肛周肿瘤、梅毒、软下疳等引起的肛周溃疡相鉴别，可以取活组织做病理检查以明确诊断。肛裂行肛门检查时，常会引起剧烈疼痛，有时需在局麻下进行。

【治疗】急性或初发的肛裂可用坐浴和润便的方法治疗；慢性肛裂可用坐浴、润便加以扩肛的方法；经久不愈、保守治疗无效且症状较重者可采用手术治疗。

1. 非手术治疗　原则是解除括约肌痉挛，止痛，帮助排便，中断恶性循环，促使局部愈合。具体措施如下：①排便后用 1：5000 高锰酸钾温水坐浴，保持局部清洁。②口服缓泻剂或液状石蜡，使大便松软、润滑；增加饮水和多纤维食物，以纠正便秘，保持大便通畅。③肛裂局部麻醉后，患者侧卧位，先用示指扩肛后，逐渐伸入两中指，维持扩张 5 分钟。扩张后可解除括约肌痉挛，扩大创面，促进裂口愈合。但此法复发率高，可并发出血、肛周脓肿、大便失禁等。

2. 手术疗法

（1）**肛裂切除术**　即切除全部增殖的裂缘、前哨痔、肥大的肛乳头、发炎的隐窝和深部不健康的组织直至暴露肛管括约肌，可同时切断部分外括约肌皮下部或内括约肌，创面敞开引流。缺点为愈合较慢。

（2）**肛管内括约肌切断术**　肛管内括约肌为环形的不随意肌，它的痉挛收缩是引起肛裂疼痛的主要原因。手术方法是在肛管一侧距肛缘 1～1.5cm 做小切口达内括约肌下缘，确定括约肌间沟后分离内括约肌至齿状线，剪断内括约肌，然后扩张至 4 指，电灼或压迫止血后缝合切口，可一并切除肥大乳头、前哨痔，肛裂在数周后自行愈合。该方法治愈率高，但手术不当可导致肛门失禁。

目标检测

一、选择题

A1 型题

1. 关于直肠肛管的解剖，下列哪项不对（　）
   A. 齿状线以上是黏膜，齿状线以下是皮肤
   B. 齿状线以上主要是直肠上下动脉供应
   C. 齿状线以下的静脉从属直肠下静脉丛
   D. 齿状线以下的淋巴液主要回流到腹股沟淋巴结
   E. 齿状线以上的直肠黏膜受阴部内神经支配

2. 肛管的长度为（　）
   A. 0.5cm　　　B. 1～2cm　　　C. 3～4cm　　　D. 4cm　　　E. 4～5cm

3. 肛门内括约肌与外括约肌的皮下部交界处称之（　）
   A. 齿状线　　B. 半月线　　　C. 黏膜线　　　D. 白线　　　E. 肛瓣

4. 肛门镜、乙状结肠镜、纤维结肠镜检查最易发生的危险是（　）
   A. 直肠大出血　　　　　　　　　　B. 肛门撕裂引起大便失禁
   C. 内痔出血　　　　　　　　　　　D. 直肠、乙状结肠破裂穿孔
   E. 交叉感染致癌细胞种植性转移

5. 肛裂常发生在肛管的（　）
   A. 前正中位　　B. 左侧位　　C. 右侧位　　D. 后正中位　　E. 左前位

6. 肛管直肠周围脓肿常继发于（　）
   A. 肛裂　　B. 肛瘘　　　C. 肛窦炎　　　D. 内痔注射　　E. 直肠息肉

7. 肛瘘多由哪种手术引起（　）
   A. 内痔注射疗法　　　　　　　　　B. 肛裂切除法
   C. 血栓性外痔切开取栓子　　　　　D. 肛周脓肿切开或穿破
   E. 内痔环切术

8. 肛瘘的手术疗法中影响手术效果的关键步骤在于（　）

A. 要广泛切除瘘管周围的瘢痕组织

B. 切除瘘管后应一期缝合

C. 正确地找到内口，将内口切开或切除并且不损伤括约肌

D. 必须用探针穿入肛瘘内口再切开

E. 以上所述都不是

9. 直肠肛周脓肿手术治疗中哪一点不对（　）

A. 切口应在红肿、压痛或波动最显著的部位

B. 坐骨肛管间隙脓肿可以做放射状切口

C. 脓肿切开后应注意脓肿排出量

D. 切口边缘的皮肤和皮下组织应适当切除

E. 每次排便后用 1：5000 高锰酸钾溶液坐浴并更换敷料

10. 内痔是由于下列哪一项静脉扩大、曲张所致（　）

A. 直肠上静脉 　　　　B. 直肠下静脉 　　　　C. 直肠上静脉丛

D. 直肠下静脉丛 　　　E. 肛管静脉

11. 痔核一般多发生在（　）

A. 截石位 12、6、9 点钟处 　　　B. 胸膝位 3、7、11 点钟处

C. 截石位 3、7、11 点钟处 　　　D. 胸膝位 12、6、9 点钟处

E. 以上所述都不是

12. 排便时肛门疼痛，大便带鲜血，最常见于哪种病（　）

A. 肛瘘 　　　B. 肛裂 　　　C. 内痔 　　　D. 血栓性外痔　E. 直肠癌

13. 肛管直肠疾病，下列哪一种可以发生恶变（　）

A. 肛裂 　　　B. 肛瘘 　　　C. 直肠息肉 　　　D. 内痔 　　　E. 直肠脱垂

14. 除幼年性息肉外，直肠息肉多发生在（　）

A. 2～8 岁 　　　　B. 12～16 岁 　　　　C. 20～30 岁

D. 30～40 岁 　　　E. 40 岁以上

15. 直肠癌的早期症状是（　）

A. 骶尾部剧痛 　　　B. 便秘或大便变细 　　　C. 便血

D. 排尿不畅或疼痛 　　E. 下腹胀痛

16. 直肠癌的主要转移途径是（　）

A. 直接蔓延 　　　　B. 淋巴转移 　　　　C. 血行转移

D. 种植转移 　　　　E. 血行加直接蔓延

17. 关于直肠癌淋巴转移，下列错误的应是（　）

A. 肿瘤侵犯肠壁愈深，蔓延周径越多，淋巴转移率越高

B. 向肠内生长的癌肿，淋巴转移率较低

C. 高位直肠癌不会发生向下转移的可能

D. 下段直肠癌向上方和侧方转移为主

E. C 和 D 两者

18. 胡某，男，40 岁。近几个月来排便增多，偶有便血，肛门坠胀。门诊按内痔注射治疗，症状仍不能缓解。此时应首先做（ ）

A. 钡灌肠检查　　　　　　B. 直肠乙状结肠镜　　　　C. 纤维结肠镜检查

D. 直肠内 B 超检查　　　　E. 盆腔 CT 检查

19. 韩某，男，8 岁。经常大便出血，鲜血时见于大便表面，每日大便 1～2 次，无其他痛苦，偶有像草莓样肉团脱出肛外。直肠指检距肛门 5～6cm 处可触及葡萄状肿块，质软，指套有血迹。应考虑（ ）

A. 内痔　　　　　　　　　B. 肛乳头肥大　　　　　　C. 直肠脱垂

D. 直肠癌　　　　　　　　E. 直肠息肉

20. 刘某，女，30 岁。近半年来排便次数增多，下腹部隐痛，有里急后重，大便检查有脓细胞及少量吞噬细胞，经内科按慢性痢疾治疗无效。此时应首先做（ ）

A. 纤维结肠镜检查　　　　B. 直肠镜　　　　　　　　C. 直肠指检

D. 钡灌肠检查　　　　　　E. CEA 检查

21. 周某，男，30 岁。肛门外经常不洁，分泌物有恶臭，时有肛门处肿痛，检查发现距肛门口 2.5cm 处，有乳头状突起，触诊有条索状与肛门相连，且有压痛。该患者属何种疾病，如何处理（ ）

A. 外痔，无须处理

B. 血栓性外痔，行血栓切除

C. 肛管癌，行 Mile's 术

D. 单纯性肛瘘，行挂线或瘘管切开或切除治疗

E. 肛裂，行切除术

B 型题

(22～24 共用题干)

A. 排便时痔核不脱出肛门，便时滴血

B. 排便时痔核不脱出肛门，痔核较小

C. 排便时痔核脱出肛门，便后痔核可自行复位

D. 痔核反复脱出，且不能自行还纳

E. 肛门外剧痛脱出，且不能自行还纳

22. Ⅱ期内痔（ ）

23. Ⅲ期内痔（ ）

24. 血栓性外痔（ ）

(25～27 共用题干)

A. 注射治法　　　　　　　B. 痔单纯切除术　　　　　C. 内痔环切术

D. 一般不需特殊治疗　　　E. 挂线治疗

25. Ⅰ、Ⅱ期内痔出血应选择（ ）

26. 较大且孤立的内痔或混合痔应选择（ ）

27. 严重的环形痔应选择（　）

二、问答题

1. 简述齿状线的解剖意义及其临床意义。

2. 简述内痔的临床表现、诊断及治疗方法。

3. 常见便血的病因有哪些？如何进行鉴别诊断？

第三十一章　肝脏疾病

📘 **学习目标**

1. 掌握：原发性肝癌的临床表现、诊断方法和手术治疗。
2. 熟悉：肝脓肿的病因、诊断、鉴别诊断和治疗。
3. 了解：肝脏解剖；肝海绵状血管瘤的手术时机；寄生虫性和非寄生虫性肝脓肿的病因、临床表现和治疗原则。
4. 具备运用临床知识对肝脏疾病进行正确诊断及治疗的能力。

第一节　概　述

一、肝脏解剖概要

肝是人体最大的实质性消化器官，质地柔软，大小因人而异。成人肝脏重1200~1500g。

肝脏大部分位于右上腹部。为不规则的楔形，右侧钝厚而左侧扁窄，外观可分膈、脏两面，肝的膈面和前面分别有左、右三角韧带、冠状韧带、镰状韧带及肝圆韧带，将肝脏固定在膈肌及前腹壁上。门静脉、肝动脉和肝总管在肝脏面横沟各自分出左、右干进入肝实质内，称为第一肝门；肝静脉是肝血液的流出管道，三条主要的肝静脉在肝后上方的静脉窝进入下腔静脉，称为第二肝门；肝脏还有小部分血液经过数支肝短静脉流入肝后方的下腔静脉，又称为第三肝门。

肝内有若干平面缺少管道的分布，这些平面是肝内分区的自然界线，称为肝裂。是肝脏分叶的表面标志，对肝脏手术有重要意义。以起自胆囊窝中部、向后上方到腔静脉窝的正中裂为界，将肝分为左、右两半。左、右半肝又以叶间裂为界，分成左外叶、左内叶、右前叶、右后叶和尾状叶；左外叶和右后叶又以段间裂为界分成上、下二段，尾状叶也分成左、右二段。这种肝叶划分法，对于肝脏疾病的定位诊断和开展肝叶切除术都具有重要的临床意义。

二、肝脏的生理功能

肝脏有重要的生理功能和再生能力，目前较明确的生理功能包括：

1. 分泌胆汁　每日持续不断地分泌胆汁 600～1000mL，经胆管流入十二指肠，帮助脂肪消化及脂溶性维生素 A、D、E、K 的吸收。

2. 代谢功能　肝脏是合成蛋白质的最重要部位，主要在蛋白质代谢过程中起合成、脱氨和转氨作用；还参与脂肪、维生素、激素的代谢。

3. 凝血功能　肝脏是合成或产生许多凝血物质的场所，如凝血因子 V、VII、VIII、IX、X、XI 和 XII。

4. 解毒作用　人体代谢过程中产生的毒物或外来的毒物主要在肝脏中解毒。

5. 吞噬和免疫作用　肝脏通过网状内皮细胞系统的 Kupffer 细胞的吞噬作用，将细菌、抗原抗体复合物、色素和其他碎屑从血液中除去。此外，肝内有铁、铜、维生素 B_{12}、叶酸等造血因素，故间接参与造血。肝又储藏大量血液，当急性失血时，能输出相当量的血液，以维持循环血量的稳定。

第二节　肝脓肿

一、细菌性肝脓肿

细菌性肝脓肿是大肠杆菌、金黄色葡萄球菌、厌氧链球菌等引起的肝化脓性感染。主要表现为高热、肝区疼痛和肝大。

【病因与病理】 肝脓肿的病因可分为：①胆源性：是最常见的病因，多由胆道感染如化脓性胆管炎引起，可以形成多个小的脓肿；②血源性：全身各个部位的化脓性感染，如中耳炎、痈、全身的脓毒症等，细菌均经动脉进入肝脏，也可因腹腔内的感染如坏疽性阑尾炎、菌痢、痔核感染等经门静脉进入；③外伤性：细菌经肝损伤处直接进入肝脏；④邻近组织、器官感染：细菌经淋巴系统侵入；⑤病因不明。

【临床表现】 包括：①部分病人可在发病前有原发病的表现，例如胆道感染的右上腹疼痛和触痛、发热、黄疸。②高热，多为弛张热，伴有出汗，呈消耗外貌。③肝区持续性胀痛或钝痛，靠近肝膈面的脓肿，疼痛可牵涉到右肩部。④消化道症状，如恶心、呕吐、饱胀、食欲缺乏等。⑤黄疸、贫血或浮肿，发病时间较长的可出现消瘦、恶病质。

实验室检查白细胞计数升高，明显左移；长期病者可有贫血。B 超检查应首选，能确定病变的部位、性质和有无液化，并可导引穿刺抽出脓液而确诊。X 线检查可能见右膈肌抬高、活动受限。必要时可做 CT 和 MRI 检查。

【诊断】 根据病史、临床表现、辅助检查结果，即可诊断本病，诊断性穿刺抽出脓液可确诊本病。

【鉴别诊断】 细菌性肝脓肿主要与阿米巴性肝脓肿鉴别，见表 31-1。

1. 阿米巴肝脓肿　此病起病较缓慢，常继发于阿米巴痢疾后，大便或乙状结肠镜检查可发现阿米巴滋养体或包囊，多在右叶，为单发性，在 B 超导引下穿刺为棕褐色无臭脓液。抗阿米巴药物治疗有效。如合并感染，鉴别较难，可先按细菌性肝脓肿治疗。

2. 原发性肝癌 当肝癌合并组织坏死、液化，可类似肝脓肿表现，但肝癌患者有乙肝病史、甲胎蛋白（AFP）升高，B 超、CT 检查肝肿物有丰富血供可做出鉴别。

表 31-1 细菌性肝脓肿和阿米巴肝脓肿的鉴别

	细菌性肝脓肿	阿米巴肝脓肿
病史	继发于胆道感染或其他化脓性疾病后	继发于阿米巴痢疾后
临床症状	起病急，全身中毒症状明显，有寒战、高热	起病较缓慢，病程长，可有高热或不规则发热、盗汗
血液化验	白细胞计数及中性粒细胞可明显升高，血液细菌培养阳性	白细胞计数可升高，如无继发细菌感染，血液细菌培养阴性，血清学阿米巴抗体检测阳性
粪便检查	无特殊表现	部分病人可找到阿米巴滋养体或者包囊
脓液	多为黄白色脓液，涂片和培养可发现细菌	大多为棕褐色脓液，无臭味，镜检有时可找到阿米巴滋养体。若无混合感染，涂片和培养无细菌
诊断性治疗	抗阿米巴药物治疗无效	抗阿米巴药物治疗有好转
脓肿浓重	较小，常为多发性较小，常为多发性	较大，多为单发，多见于肝右叶

【治疗】 肝脓肿必须早期诊断、积极治疗。过去较强调手术，目前更多采用非剖腹手术的引流治疗。

1. 全身支持治疗 给予充分营养支持，纠正水和电解质紊乱及酸碱平衡失调。可采用肠内或肠外营养支持，给予维生素、血浆清蛋白、血浆或人体免疫球蛋白增强营养和免疫能力。贫血者可少量多次输血。

2. 抗生素治疗 早期应大剂量使用广谱抗生素。选用针对大肠杆菌、金黄色葡萄球菌、厌氧菌的抗生素，如青霉素类、头孢菌素类、甲硝唑等药物。

3. 经皮肝穿刺脓肿置管引流治疗 下列情况应及时给予手术引流：①全身症状明显，脓肿为单发且有脓液时；②非手术治疗无效的胆源性肝脓肿；③脓肿穿破进入胸腔、心包或腹腔；④慢性肝脓肿。

4. 中医中药治疗 以清热解毒为主，可根据病情选用五味消毒饮和柴胡解毒汤加减。

二、阿米巴性肝脓肿

阿米巴性肝脓肿常继发于肠道阿米巴感染之后，其原虫从结肠溃疡进入肠系膜静脉，后经门静脉进入肝脏。阿米巴性肝脓肿多为单发，常见于右半肝。

【治疗】 首先选用非手术治疗，应用抗阿米巴药物如甲硝唑、氯喹、依米丁等，慢性患者需加强全身支持治疗。大多数病人可获得良好疗效。外科手术治疗措施包括：

1. B 超引导下穿刺置管引流术 适用于病情严重、脓肿较大、有穿破可能或继发细菌感染者。穿刺引流应在严格无菌操作下施行，且引流管应接闭式引流瓶。

2. 切开引流 适用于经穿刺置管引流治疗无效，或脓肿位于不能穿刺的部位而又有穿破危险者。除无细菌感染者采用闭式引流外，处理与细菌性肝脓肿相同。

第三节 肝包虫病

肝包虫病又称肝棘球蚴病，系绦虫的蚴或包囊感染所致。细粒棘球绦虫寄生在犬、狐、狼等终宿主体内，人、羊和牛是中间宿主。人与人之间不传染，肝包虫病多流行于我国新疆、青海、甘肃、宁夏、西藏、内蒙古、陕西和四川西部地区。

【病因病理】犬绦虫寄生在犬的小肠内，虫卵随粪便排出污染食物、水源等，人误食后即被感染。虫卵在人的十二指肠内，经肠内消化液作用，蚴脱壳而出，穿过肠黏膜，进入门静脉系统，约75%被阻留于肝脏内，少数可通过肝脏随血流散布肺及全身各处。

【临床表现】发病年龄跨度大，以20~40岁最多。多数患者无症状，主要表现为上腹肿物，边缘清楚、表面光滑、囊性感，但泡球蚴病肿块较硬、表面有结节感。肿物可压迫胃肠道引起上腹胀痛、食欲减退、恶心、呕吐等；位于肝上部的囊肿可抬高膈肌，影响呼吸；压迫门静脉可出现脾大、腹水等。有时也可因对蚴虫过敏出现荨麻疹、哮喘、腹痛等。如囊肿并发感染，酷似肝脓肿，有发热、肝区疼痛、白细胞增多、核左移等。如囊肿破裂，可因破入部位不同而出现相应症状，破入胆管可引起黄疸、胆绞痛等胆道梗阻症状；破入腹腔可出现较轻的腹膜刺激征和过敏症状；破入胸腔可形成液气胸，出现呼吸困难。

【诊断】早期临床表现不明显，往往不易发觉。在询问病史时应了解患者居住地区，是否有与犬、羊等接触史。除以上临床症状、体征外，需进行以下检查：

1. 包虫皮内过敏试验或血清免疫试验 为肝包虫的特异性试验，阳性率达90%~95%。囊肿破裂或并发感染时，阳性率增高；包囊坏死或外囊钙化可转为阴性；手术摘除包囊后，阳性反应仍保持2年左右。肝癌、卵巢癌及结核包块等曾见有假阳性。

2. X线检查 可见到横膈升高或局限性隆起，动度受限，肝影增大。有时可显示圆形、密度均匀、边缘整齐的阴影，或有弧形囊壁钙化影。

3. 超声波检查 能显示囊肿的大小和所在的部位，有时可发现子囊的反射波。

4. CT与MRI检查 可显示轮廓清晰的占位性病变。

【治疗】肝包虫病的治疗方法有药物治疗、穿刺、刮吸及手术治疗，手术治疗为目前治疗肝包虫病的主要手段。手术的原则是清除内囊，防止囊液外溢，消灭外囊残腔，预防感染。具体方法有全囊肿摘除术、内囊摘除加外囊缝合术、肝切除术等。

第四节 原发性肝癌

原发性肝癌是我国常见的恶性肿瘤之一，是指原发于肝实质细胞或胆管细胞的恶性肿瘤。高发于40~50岁，男性比女性多见。根据对我国恶性肿瘤死亡率的调查，原发性肝癌的死亡率居第二位，仅次于肺癌。

【病因及病理】肝癌的发病原因和发病机理，至今还不是十分清楚。目前认为与肝硬化、病毒性肝炎、黄曲霉素等某些化学致癌物质和水土因素有关。

原发性肝癌的大体类型可分为三型：巨块型、结节型和弥漫型。现在新的分类为：微小肝癌（直径≤2cm），小肝癌（5cm≥直径>2cm），大肝癌（10cm≥直径>5cm）和巨大肝癌（直径>10cm）。原发性肝癌根据细胞学观察可分为肝细胞型肝癌、胆管细胞型肝癌和混合型肝癌三种。以肝细胞型最多见，占91.5%。根据癌细胞分化程度，将肝细胞型分为四级：高分化为Ⅰ级，中度分化为Ⅱ级和Ⅲ级，低度分化为Ⅳ级，以中度分化为多见。癌细胞分化程度不同，产生甲胎蛋白能力各异，对临床诊断和治疗效果都有一定的影响。

原发性肝癌主要通过血运转移，最常见的是通过门静脉形成癌栓向肝内扩散，甚至阻塞门静脉主干引起门静脉高压的临床表现；也可通过肝静脉进入下腔静脉形成癌栓或向全身播散，转移至肺、脑、骨等；还可直接侵入胆管形成胆管癌栓，造成胆道梗阻。淋巴转移为通过肝门淋巴结向腹腔淋巴结转移。肝癌生长过快导致包膜破溃、腹腔内出血并腹膜种植转移。

【临床表现】原发性肝癌早期缺乏典型症状，从症状出现到获得诊断，如不治疗，常于半年内死亡。如采用甲胎蛋白（AFP）与B超普查，可检出早期无症状和体征的病例，并可能在症状出现前平均8个月做出诊断，为早期手术切除和延长生存时间提供可能。

1. 早期症状　原发性肝癌早期缺乏典型症状，表现无特征性。有上腹部不适、胀痛、刺痛、食欲下降、无力并伴有进行性肝大者，或肝硬化患者出现进行性肝大、疼痛加重者等，应考虑肝癌或癌变的可能。对可疑患者，应用甲胎蛋白检测，可以发现一些"临床前期"的患者。

2. 中、晚期症状　肝区疼痛为最常见症状，多为胀痛、钝痛和刺痛，呈进行性加重，以夜间和劳累后明显，休息和治疗后多不能缓解。病变侵及横膈或腹膜后时，可有肩背或腰部胀痛；肝右后上部的侵犯亦可有胸痛。

原发性肝癌的并发症主要有肝性脑病、上消化道出血、癌肿破裂出血及继发感染。

【诊断】肝癌早期诊断较困难，一旦出现了典型症状与体征，肝癌诊断并不困难，但多数已属晚期。

1. 血清甲胎蛋白（AFP）测定　对诊断肝细胞肝癌具有相对专一性，是当前诊断原发性肝癌最常用的指标。AFP对流免疫电泳法阳性或定量超过400μg/L持续1个月以上，并能排除妊娠、活动性肝病、生殖腺胚胎性肿瘤及某些胃肠道恶性肿瘤等，即可诊断为肝细胞癌。有30%的肝细胞肝癌患者的AFP始终为阴性。

2. 血液酶学检查　肝癌患者血清中γ-谷氨酰转肽酶、乳酸脱氢酶、碱性磷酸酶同工酶等可高于正常，但由于缺乏特异性，多作为辅助诊断。

3. 超声检查　可显示肿瘤的大小、形态、所在部位及肝静脉或门静脉内有无癌栓等，其诊断符合率可达90%，能发现直径1.0cm或更小的癌灶。

4. 放射性核素肝扫描　应用^{198}金、^{99m}锝、^{131}碘玫瑰红、^{113m}铟等进行肝扫描，常可见肝脏肿大，失去正常的形态，占位病变处常为放射性稀疏或放射性缺损区，能发现直径

1～2cm 的肿瘤，对肝癌诊断的阳性符合率为 85%～90%。

5. CT 检查 分辨率高，可检出直径 1.0cm 左右的微小癌灶。近年来，开展的动脉CT（CTA）、经动脉门静脉造影 CT（CTAP）、碘油增强 CT（LP－CT）、多排螺旋 CT 等技术对肝脏小病灶的检出、定性和外科手术都具有重要意义。

6. 选择性腹腔动脉或肝动脉造影检查 对血管丰富的癌肿，有时可显示直径为0.5～1cm 的占位病变。可确定病变的部位、大小和分布，特别是对小肝癌的定位诊断是目前各种检查方法中最优者。

7. MRI 对肿瘤的良恶性，特别是肝血管瘤的鉴别优于 CT。显示血管与肿瘤的关系更清楚。

8. 细胞检查 在 B 型超声引导下行细针穿刺针吸细胞学检查，可以确诊，但有导致出血、肿瘤破裂和针道转移等危险。

此外，对经过各种检查仍不能确定诊断，但又高度怀疑或已定性诊断为肝癌的病人，必要时应做剖腹探查。

【鉴别诊断】

1. 继发性肝癌 常有原发病灶如胃癌、结肠癌、乳腺癌、妇科肿瘤、鼻咽癌等。患者有原发肿瘤的病史，AFP 不增高，肠道肿瘤有 CA19－9、CEA 升高。B 超、CT 检查有典型的影像可做鉴别。

2. 肝血管瘤 AFP 阴性，B 型超声能做出鉴别，CT 延期扫描可见门静脉期逐渐强化为等密度，MRI 在 T_1 加权像呈均匀低信号，T_2 加权像为明显高信号，成为特征的"灯泡征"。

3. 肝脓肿 典型病例有寒战、发热、肝痛、白细胞升高并核左移等表现。B 超及CT 增强都可发现血供不丰富或无血供。

肝癌还需要与肝包虫病，右肾上腺、结肠肝曲、胃等处的肿瘤相鉴别。

【治疗】早期发现、早期诊断及早期治疗，根据病情发展的不同阶段进行综合治疗，是提高疗效的关键。

早期诊断、早期治疗是提高疗效的关键。外科治疗以手术切除的效果最好，目前仍是治疗肝癌首选和最有效的方法。综合治疗是防止术后复发、提高生活质量、延长生存期的主要措施。

1. 手术治疗

（1）**肝切除** 手术切除后 5 年生存率可达 30%～50%，如为微小肝癌可达 90% 左右，小肝癌为 75% 左右。

（2）**对不能切除的肝癌的外科治疗** 对于不能切除的肿瘤，可根据具体情况，术中采用肝动脉栓塞、微波固化、射频、液氮冷冻等治疗；或行肝动脉结扎加插管、皮下埋藏药盒等，留待术后给予栓塞、灌注放射性核素微球或化疗药物治疗。

2. 介入治疗 是除手术切除外有效的治疗方法。对于不能切除的肝癌、切除后复发肝癌，可做 X 线下经导管肝动脉化疗栓塞治疗；此外，B 超导引下的射频、瘤内无水酒精注射、微波固化均有良好的疗效。

3. 其他治疗 包括：①免疫治疗：如免疫多糖类药物、白细胞介素 – 2（IL – 2）、干扰素、肿瘤细胞疫苗等。②化学治疗：是肝癌非手术治疗的主要方法，可通过肝动脉灌注及全身治疗，常用药物有氟尿嘧啶、丝裂霉素、表阿霉素等。化学治疗的效果是肯定的，但肿瘤的耐药性和严重的副反应常常妨碍化疗的实施。③放射治疗：对不能手术的肝癌有作用，多主张做经血管的内放射治疗，也可外放射治疗。④中医中药治疗：根据不同病情，采用辨证施治、攻补兼施的方法。此外，临床上已有使用中药介入治疗，取得可喜的疗效。

目标检测

一、选择题

A1 型题

1. 阿米巴原虫是沿何途径进入肝内形成阿米巴肝脓肿的（ ）

    A. 肝静脉　　　B. 肝动脉　　　C. 胆道　　　D. 淋巴道　　　E. 门静脉属支

2. 原发性肝癌早期转移途径为（ ）

    A. 肺内转移　　　　　　B. 淋巴转移　　　　　　C. 直接浸润转移

    D. 肝内进行转移　　　　E. 骨转移

3. 对疑有早期原发性肝癌的患者，应首先用哪一种方法检查较好（ ）

    A. 同位素肝扫描　　　　　　　　B. 血清甲胎蛋白动态观察检查

    C. 肝区超声波检查　　　　　　　D. 血清 γ – 谷氨酰转肽酶

    E. 选择性肝动脉造影

4. 肝癌血行肝外转移最多见于（ ）

    A. 肾　　　B. 胰　　　C. 脑　　　D. 肺　　　E. 胃

5. 下列哪种情况适宜做穿刺检查（ ）

    A. 肝管细胞癌　　　　B. 继发性肝癌　　　　C. 肝包囊虫病

    D. 阿米巴肝脓肿　　　E. 肝细胞癌

6. 细菌性肝脓肿最常见的原因是（ ）

    A. 坏疽性阑尾炎　　　　B. 溃疡性结肠炎　　　　C. 细菌性心内膜炎

    D. 胃十二指肠溃疡穿孔　　E. 胆道感染

7. 左右半肝划分的标志为（ ）

    A. 镰状韧带　　　　　　B. 门静脉　　　　　　C. 肝总管

    D. 下腔静脉右缘至胆囊中部　E. 下腔静脉左缘至胆囊中部

8. 细菌性肝脓肿中等大小，主要治疗措施为（ ）

    A. 全身应用抗生素　　　　　　B. 输血，应用抗生素

    C. 穿刺抽脓，应用抗生素　　　D. 全身支持疗法，应用抗生素

    E. 手术切开引流

9. 原发性肝癌主要应鉴别的疾病是（ ）

    A. 肝硬化　　　　　　　B. 慢性肝炎　　　　　　C. 肝内胆管结石

D. 多囊肝　　　　　　　　　E. 肝肉瘤

10. 目前肝癌早期宜采用哪种治疗为主（　）

　　A. 放射疗法　　B. 化学疗法　　C. 手术切除　　D. 中医中药　　E. 免疫疗法

A2 型题

11. 张某，男，38 岁。肝硬化病史 6 年，因上消化道出血不止行 TIPS 治疗后，病人出现睡眠障碍。此时较没有意义的检查方法是（　）

　　A. 血氨　　　　B. 脑电　　　　C. 诱发电位　　D. 脑 CT　　　　E. 智力测验

12. 胡某，男，36 岁。单位健康体检发现 AFP > 500μg/L，肝功能正常，HBsAg（+），HBeAg（+），HBcAb（+）。最可能的诊断是（　）

　　A. 生殖腺胚胎瘤　　　　　　B. 慢性活动性肝炎　　　　　C. 肝硬化晚期

　　D. 肝癌二期　　　　　　　　E. 亚临床肝癌

13. 李某，男，39 岁。无肝炎病史，近期出现上腹不适，AFP > 500μg/L，B 超检查未见肝癌声像图。进一步的诊断措施为（　）

　　A. 反复 B 超检查　　　　　　　　　B. 彩色超声检查

　　C. 肝脏 CT 检查　　　　　　　　　D. 肝脏 CT 结合 B 超检查

　　E. 肝脏 CT 结合肝动脉造影

14. 王某，男，59 岁。3 年前诊断为乙型肝炎后肝硬化，每半年做一次 B 超检查。近日发现肝右叶 3cm×3cm 肿物，有光晕，AFP 阴性。最可能的诊断为（　）

　　A. 结节性肝硬化　　　　　　B. 巨块型肝癌　　　　　　C. 硬化型肝癌

　　D. 肝血管瘤　　　　　　　　E. 脂肪肝

二、问答题

1. 简述肝癌的临床表现及诊断、术式选择。

2. 简述肝癌不同病理类型与预后的相关性。

3. 原发性肝癌有何临床特点？

第三十二章 门静脉高压症与上消化道出血

■ 学习目标

1. 掌握：门静脉高压症的临床表现、诊断和治疗原则。
2. 熟悉：门静脉高压症的病理改变；上消化道出血的临床表现及处理原则。
3. 了解：门静脉的组成及结构特点；脾切除后的并发症。
4. 具备对上消化道大出血应用三腔二囊管进行抢救的能力。

第一节 门静脉高压症

门静脉高压症是门静脉血回流受阻导致门静脉压力增高所引起的病症，临床表现为脾大、脾功能亢进、腹水、食管胃底静脉曲张破裂出血等。

【解剖特点】门静脉由肠系膜上、下静脉和脾静脉汇合而成，经肝静脉流入下腔静脉，位于两个毛细血管网之间，一端是腹部内脏的毛细血管网，另一端是肝小叶内的肝窦，门静脉内无静脉瓣膜。门静脉与腔静脉之间存在 4 个交通支（图 32 - 1），即胃底 - 食管下段交通支、直肠下端 - 肛管交通支、前腹壁交通支、腹膜后交通支，当门静脉血入肝血流受阻时，可通过这些交通支分流到腔静脉。其中胃底 - 食管下段交通支是门静脉高压症引起上消化道出血的主要血管。

【病因】分为肝外型和肝内型。

1. 肝外型　肝前门静脉高压症的常见病因是肝外门静脉血栓形成（如脐炎、腹腔内感染、创伤等）、先天性病变（闭锁、狭窄或海绵样变等）和外在压迫（转移癌、胰腺炎等）。肝后门静脉高压症的原因有巴德 - 吉亚利综合征、缩窄性心包炎等。

2. 肝内型　是常见的病因，分为肝窦型、窦前型和窦后型。在我国，最常见的是肝炎后肝硬化引起肝窦变窄或闭塞，形成肝窦和窦后阻塞性门静脉高压症；窦前型常见病因是肝血吸虫病。

【病理生理】门静脉正常压力为 $1.27 \sim 2.35 kPa$（$13 \sim 24 cmH_2O$），高于此压力则为门静脉高压。压力增高形成后，可导致：

1. 脾肿大、脾功能亢进　门静脉血流受阻后，首先出现充血性脾大，脾窦扩张，

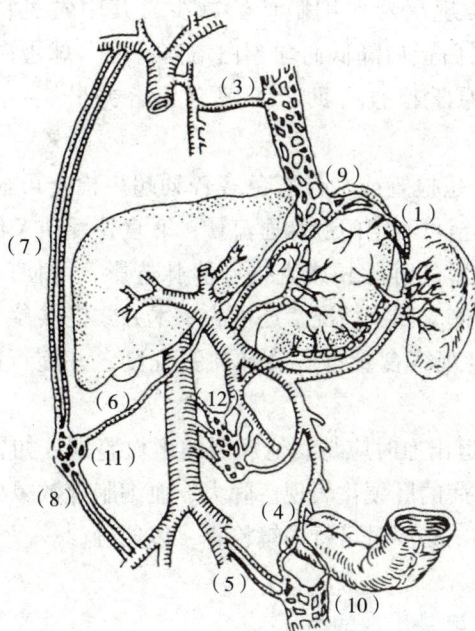

图 32 - 1　门静脉系与腔静脉系之间的交通支

(1) 胃短静脉；(2) 胃冠状静脉；(3) 奇静脉；(4) 直肠上静脉；(5) 直肠下静脉、肛管静脉；
(6) 脐旁静脉；(7) 腹上深静脉；(8) 腹下深静脉；(9) 胃底 - 食管下段交通支；
(10) 直肠下段、肛管交通支；(11) 前腹壁交通支；(12) 腹膜后交通支

脾内纤维组织增生，吞噬细胞增生和作用增强，导致周围血细胞减少，最常见的是白细胞和血小板减少，称为脾功能亢进。

2. 腹水　主要是由于：①门静脉压增高致门静脉毛细血管滤过压增加；②肝硬化肝脏合成白蛋白能力下降，引起低蛋白血症；③血浆胶体渗透压下降和淋巴液生成增加，导致从肝表面、肠浆膜面漏出液体；④继发醛固酮分泌增加，导致钠、水潴留。

3. 交通支扩张　食管下段 - 胃底静脉交通支离门静脉主干和腔静脉最近，压力差最大，易破裂引起上消化道出血。前腹壁交通支扩张可出现腹壁静脉曲张，容易发现。直肠下端 - 肛管交通支扩张可形成痔，可有大便带血。

【临床表现】本病多有血吸虫病或肝炎病史。主要表现为脾肿大、脾功能亢进、腹水、呕血或黑便或非特异性全身症状（如疲乏、嗜睡、厌食等）。曲张的食管、胃底静脉一旦破裂，立刻出现消化道大出血，患者可因血小板减少、肝功能不良导致凝血功能障碍而不容易止血。出血后肝脏灌注不良、缺氧可发展为肝性脑病。

体检可发现腹壁静脉曲张，可能触及脾脏和质硬而不规整的肝脏，但有时肝硬化缩小而难以触及，腹部可叩出转移性浊音。如有肝炎病史，可有蜘蛛痣、肝掌等慢性肝病的表现。

【诊断】主要根据肝炎和血吸虫等肝病病史和脾大、脾功能亢进、呕血或黑便、腹水等临床表现，门静脉高压症一般诊断不困难。下列辅助检查有助于诊断：

1. 实验室检查 血常规呈现血细胞计数减少，其中常见白细胞和血小板减少。肝功能检查常反映在血浆白蛋白降低而球蛋白增高，白、球蛋白比例倒置，凝血酶原时间延长。乙型肝炎病原学检查有助于了解有无合并肝炎。AFP 检测有助于排除肝癌。

2. 影像学检查 ①B 超检查或加做彩色多普勒超声检查可显示肝脏病变、有无腹水，测量门静脉内径，甚至可测定门静脉血流量；②食管吞钡 X 线检查可显示食管下段静脉曲张；③腹腔静脉造影的静脉相或直接肝静脉造影，可使门静脉系统和肝静脉显影，确定静脉受阻部位及侧支回流情况，还可为手术方式提供参考资料。

3. 内镜检查 可直接观察食管胃底静脉曲张程度，并施行内镜下的注射硬化剂、曲张静脉套扎等治疗。

【鉴别诊断】上消化道出血时应与其他病因的出血鉴别，如胃癌、溃疡病、胆道出血等。但是，门静脉高压症的肝硬化表现、脾大、血细胞计数减少，较容易同其他疾病引起的上消化道出血鉴别。必要时可行内镜检查，以便确诊。

【治疗】

1. 食管胃底静脉曲张破裂出血的治疗

（1）维持血容量 建立有效的输液通道，可做锁骨下静脉或颈静脉穿刺，输液，输血或血浆、血浆增量剂。监测呼吸、脉搏、血压、尿量和中心静脉压，测定血红蛋白、血细胞比容，以便调整输液速度和输液量。

（2）药物止血 ①血管加压素可促进内脏小动脉收缩、血流量减少，从而减少门静脉血流。常用 20U 加入 5% 葡萄糖 200mL 于 20～30 分钟内滴入，必要时 4 小时后可重复使用；或者行选择性肠系膜上动脉插管，滴注血管加压素，每分钟 0.2～0.4U，疗效则较好。②生长抑素收缩内脏血管减少门静脉血流，能有效控制出血，是目前认为对食管胃底静脉破裂出血的首选药物，常用首次剂量 250μg 静脉推注，以后每小时 250μg 静脉滴注维持至出血停止。③其他止血药物如氨甲苯酸、维生素 K、云南白药等均可以应用。

（3）应用三腔二囊管止血 该管有三腔，分别与用以压迫胃底的圆形气囊、压迫食管下段的椭圆形气囊及胃腔相通。其原理是利用充气的气囊分别压迫胃底和食管下段的曲张静脉以达到止血目的。使用时按插入胃管方法插入该管，抽出胃液证实进入胃腔后，先往胃囊注气 150～200mL，将管向外拖出至感觉受阻时（约 40cm），用 250g 的重力牵引。如果经胃腔管冲洗胃腔，胃液逐渐变清，说明已经压迫胃底出血，达到止血目的；如果患者仍有呕血，则再向食管气囊注气 100～150mL，以压迫食管下段的曲张静脉。每压迫 12 小时应放空气囊 10～20 分钟，以免受压的黏膜坏死。一般压迫 24 小时，放气时先放食管气囊，后放胃气囊，如再无出血，可继续留置 12～24 小时才拔除。如先后压迫胃气囊、食管气囊后胃管仍有出血，需考虑有无其他原因引起的出血。

（4）内镜治疗 在准备手术的情况下，可行紧急纤维内镜检查，能明确出血的部位并直接注射硬化剂至曲张静脉或行食管曲张静脉套扎术等止血措施，但由于受内镜的视角限制，胃底曲张静脉出血可能较难止血。

（5）**经颈静脉肝内门体分流术** 是采用介入放射方法，经颈静脉途径在肝内从肝静脉穿刺门静脉并放置支架支撑建立通路，使压力高的门静脉血流向肝静脉进入腔静脉，从而达到降低压力的目的。此方法适用于出血经非手术治疗无效而肝功能失代偿不能紧急手术者，但支架的狭窄和闭塞率较高。

（6）**紧急手术** 当非手术方法治疗无效时，无明显黄疸、无明显肝性脑病、腹水基本控制在中度以下，应行紧急手术。紧急手术应以贲门周围血管离断术为首选，该术式对患者打击较轻，对肝功能影响较小，手术死亡率及并发症发生率低，术后生存质量高，而且操作简单，易于在基层医院推广。

2. 择期手术

（1）**肝功能的判定** 行门静脉高压症手术前，必须评估患者的肝功能，才能避免可能出现的肝脏衰竭。目前常用的是 Child - Pugh 肝功能分级（表 32 - 1），按照分值相加，5～6 分为 A 级，7～9 分为 B 级，10～15 分为 C 级，C 级肝功能不宜行择期手术。

表 32 - 1 肝功能的 Child - Pugh 分级标准

计分项目	1分	2分	3分
血浆清蛋白（g/L）	>35	28～35	<28
血清胆红素（μmol/L）	<34.2	34.2～51.3	>51.3
凝血酶原时间延长（秒）	<4	4～6	>6
腹水	无	轻度	中度
肝性脑病（度）	无	Ⅰ～Ⅱ	Ⅲ～Ⅳ

（2）**门 - 体静脉分流术** 有非选择性分流和选择性分流两类。目前极少应用非选择性分流术如门静脉 - 下腔静脉端侧分流术。选择性分流术有中心性或远端的脾静脉 - 肾静脉分流术，门静脉 - 腔静脉限制性分流或人造血管"桥式"（H 形）分流术。

（3）**断流手术** 即手术阻断门奇静脉间的反常血流，达到止血的目的。如贲门周围血管离断术，手术包括切除脾脏减少门静脉血流、结扎切断从胃角切迹到贲门以上 6～8cm 范围的胃和食管周围的血管，包括高位食管支或同时存在的异位高位食管支。这种手术相对简单，能达到有效止血。目前已发现，断流术后胃黏膜下仍有反常血流，还可合并门静脉高压性胃黏膜病变，导致术后再出血。

3. 脾大、脾功能亢进的治疗 如晚期血吸虫病或脾静脉栓塞，可行单纯脾切除手术，效果良好。

4. 顽固性腹水的治疗 可应用带有单向阀门的转流管行腹腔静脉转流术，但该管容易堵塞。门 - 体分流术（TIPS）也有一定疗效。彻底的治疗方法是肝移植，能有效解决门静脉高压和腹水，是治疗良性终末期肝病的理想方法。

知识拓展

巴德－吉亚利综合征

巴德－吉亚利综合征（Budd－Chiari syndrome）是指由肝静脉或其开口以上的下腔静脉阻塞引起的以门静脉高压和下腔静脉高压为特征的一组疾病，是肝后型门静脉高压症，最常见者为肝静脉开口以上的下腔静脉隔膜和肝内静脉血栓形成。1845 年和 1899 年 Budd 和 Chiari 分别描述了本病，故称 Budd－Chiari 综合征，也称为布－加综合征。

附：脾切除的适应证

正常脾的大小为长 12～14cm、宽 7～10cm、厚 3～4cm，重 100～250g。脾是一个重要的免疫器官，有极丰富的血液循环。脾切除术是治疗脾脏原发性和继发性疾病的常用手术方法，包括治疗脾功能亢进、脾破裂、游走脾、脾囊肿、脾肿瘤、脾动脉瘤和脾脓肿等。其适应证主要有：①脾脏是腹腔内最易因外伤而发生破裂的脏器。脾破裂可分为外伤性和自发性两类。外伤性脾破裂常见，又分闭合性和开放性两种。常用的手术方法有全脾切除、部分脾切除。②门静脉高压症脾切除术，适合于门静脉高压症所致充血性脾大和脾功能亢进。西方国家多为酒精性肝硬化，而我国多为肝炎后肝硬化和血吸虫病性肝硬化。③血液系统疾病。

第二节　上消化道大出血的鉴别诊断和治疗原则

上消化道包括食管、胃、十二指肠、空肠上段和胆道。上消化道大出血在临床上很常见，成年人如果急性出血一次在 800mL 以上，或占总循环血量的 20%，即可出现休克体征。

【病因】上消化道出血的病因多达几十种，常见病因有以下 5 种：

1. 胃十二指肠溃疡　最常见，约占一半。大出血的溃疡一般位于十二指肠球部后壁或胃小弯，由溃疡基底动脉被侵蚀破裂所致。

2. 门静脉高压症　约占 25%。是危及生命的上消化道大出血最常见的病因。食管胃底曲张的静脉破裂出血多是肝硬化门静脉高压症的并发症，出血常很突然，多表现为大量呕吐鲜血。

3. 出血性胃炎　约占 5%。其中糜烂性胃炎与服用非甾体抗炎药物、肾上腺皮质激素药物有关；而应激性溃疡多发生在大手术、休克、烧伤等损伤后。

4. 胃癌　占 2%～4%。癌组织缺血坏死，表面发生糜烂或溃疡，侵蚀血管引起大出血。

5. 胆道出血　各种原因导致肝内血管与胆管沟通，以致大量血液涌入胆道，再进入十二指肠而出现呕血和便血，称胆道出血。临床常见的病因有胆道感染、肝外伤、肝胆肿瘤、医源性损伤等。胆道出血三联征是胆绞痛、梗阻性黄疸和消化道出血。

【临床分析】上消化道大出血的临床表现取决于出血的速度和出血量的多少，而出血的部位高低则是次要的。如果出血很急、量很多，则既有呕血，也有便血；反之，出血量不大，则常表现为便血。不同部位出血有不同的特点，上消化道大出血的部位大致可分为以下三区：①食管或胃底出血（曲张静脉破裂），一般很急，来势很猛，一次出血量常达500~1000mL，常引起休克。临床上主要表现是呕血，采用积极的非手术疗法止血后，仍可反复呕血。②胃或十二指肠球部的出血（溃疡、糜烂性胃炎、胃癌），一次出血量一般不超过500mL。临床上可以呕血为主，也可以便血为主。③球部以下出血（胆道出血），量一般不多，一次为200~300mL。临床表现以便血为主，临床特征是周期性出血，间隔期一般为1~2周。

正确的诊断必须结合病史、体检、实验室检查和其他辅助检查等进行分析。胃十二指肠溃疡患者，多有溃疡病史，典型的上腹疼痛，抗酸解痉药物有效。胃部分切除术后的患者，应考虑有吻合口溃疡的可能。肝硬化、门静脉高压症患者常有肝炎或血吸虫病史，X线或内镜检查有食管静脉曲张。进行性体重下降和厌食应考虑消化道肿瘤。出血性胃炎可有服用阿司匹林等非甾体类抗炎药和类固醇类抗炎药病史，或发生在严重创伤、大手术、重度感染和休克等应激状态后。体检时发现有蜘蛛痣、肝掌、腹壁皮下静脉曲张、肝脾肿大、腹水、巩膜黄染等表现，多可诊断为食管或胃底曲张静脉破裂的出血。胆道出血多有胆绞痛及寒战、高热和黄疸。

实验室检查：出血早期，血红蛋白、红细胞计数和血细胞比容等并无变化。一般需经3~4小时以上才能反映出失血的程度。肝功能试验、血氨测定、磺溴酞钠（BSP）试验、凝血功能检查等都有助于胃十二指肠溃疡与门静脉高压症引起大出血的鉴别。前者肝功能正常，血氨不高，磺溴酞钠试验无潴留；后者肝功能明显异常，血氨升高，磺溴酞钠明显潴留，凝血功能异常。

临床分析应多从上述5种常见的主要病因中探讨。尤其注意以下4种情况：①临床上无症状的溃疡病，多见于十二指肠溃疡；②门静脉高压症出血后食管静脉曲张不明显，无明显肝硬化体征；③出血性胃炎；④无症状的早期胃癌，多为胃角附近的溃疡型癌。此外，仍需注意一些少见或罕见的疾病如食管裂孔疝、胃息肉、胃和十二指肠良性肿瘤、剧烈呕吐所形成的贲门黏膜撕裂综合征（Mallory–Weiss综合征）及血友病或其他血液疾病。

【辅助检查】

1. 三腔管检查　将三腔管放入胃内后，将胃气囊和食管气囊充气压迫胃底和食管下段，用等渗盐水经第三腔将胃内存血冲洗干净。如果无再出血，则可认为是食管、胃底曲张静脉破裂出血；如果吸出的胃液仍含血液，则以胃十二指肠溃疡或出血性胃炎出血可能较大。需要指出的是，肝硬化患者并发胃十二指肠溃疡较一般人为多，为10%~15%。因此，肝硬化患者即使已有食管或胃底静脉曲张，也不能排除溃疡出血的可能。

2. 内镜检查　出血早期内镜检查是上消化道出血诊断的首选方法，可明确出血的部位和性质，并可同时进行止血治疗（双极电凝、激光、套扎和注射硬化剂等）。

3. X 线钡餐检查 对于没有内镜检查条件、内镜检查未发现或不能确定出血病变时，应在出血停止后 36 ~ 48 小时进行 X 线钡餐检查。可采用不按压技术做双重对比造影，明确出血的部位。

4. 选择性腹腔动脉或肠系膜上动脉造影 如胃内有大量积血和血块影响内镜检查，行选择性腹腔动脉或肠系膜上动脉造影可帮助明确出血部位，并可同时行栓塞止血，对急诊手术前定位诊断亦很有意义。

5. 核素检查 常用静脉注射^{99m}锝（Tc）标记的红细胞，行腹部扫描，只要出血速度每分钟达 0.05 ~ 0.1mL，核素就能聚积在血管溢出部位显像，对确定胃肠道出血相当敏感。

【治疗】

1. 初步处理 应迅速建立两条静脉通道，先滴注平衡盐溶液，同时进行血型鉴定、交叉配血，备足量的全血或红细胞。如果收缩压降至 70 ~ 90mmHg，脉率增速至每分钟 130 次，表示失血量约达全身总血量的 25%，患者黏膜苍白，皮肤湿冷，表浅静脉塌陷。此时即应大量补液、输血，将收缩压维持在 90mmHg 以上，脉率在每分钟 100 次以下。每 15 ~ 30 分钟测定血压、脉率，同时结合尿量观察和中心静脉压监测，可作为补液、输血速度和输血量的监测指标。

2. 病因治疗

（1）**胃十二指肠溃疡大出血** 30 岁以下的患者，常是急性溃疡，经过初步处理后，出血多可自止。中等量的消化性溃疡出血，可经内镜用电凝、激光和微波治疗。如果患者年龄在 50 岁以上或病史较长的慢性溃疡，可行胃大部切除术。年老体弱或有重要器官功能不全的患者，可行出血点缝扎、迷走神经切断加幽门成形术。如果十二指肠溃疡位置很低，靠近胆总管或已穿透胰头，则可切开十二指肠前壁，用粗丝线缝合溃疡面，同时结扎胃十二指肠动脉和胰十二指肠动脉，旷置溃疡，再施行胃部分切除术。吻合口溃疡的出血多难自止，应早期施行手术，切除胃空肠吻合口，再次行胃空肠吻合，并同时行迷走神经切断术。重要的是，如果发现原十二指肠残端太长，有胃窦黏膜残留的可能，应再次切除原残端，才能获得持久的疗效。

（2）**门静脉高压症引起的食管胃底曲张静脉破裂出血** 应视肝功能的情况决定处理方法。对肝功能差的患者（有黄疸、严重腹水或处于肝性脑病前期者），应积极采用三腔管压迫止血，或在纤维内镜下注射硬化剂或套扎止血，必要时可急诊做经颈静脉肝内门体分流术。对肝功能好的患者，保守治疗无效时，应积极采取紧急手术止血，不但可以防止再出血，而且是预防发生肝性脑病的有效措施。手术方式有断流术和分流术两类。常用的手术方法是贲门周围血管离断术。

（3）**出血性胃炎** 可采用非手术治疗。药物治疗与消化性溃疡大致相同。可静脉注射 H_2 受体拮抗剂或质子泵抑制剂，以抑制胃酸分泌。天然或人工合成生长抑素不但能减少内脏血流量，抑制促胃液素的分泌，且能有效地抑制胃酸分泌，止血效果显著。如果仍然不能止血，则可采用胃大部切除术，或选择性胃迷走神经切断术加行幽门成形术。

（4）**胃癌引起大出血** 根据局部情况行根治性胃大部或全胃切除术。

（5）**胆道出血** 多采用非手术疗法，包括抗感染和止血药物。如果出血不能停止，可先进行超选择性肝动脉造影，明确出血灶后，同时进行栓塞（常用吸收性明胶海绵）止血。如仍不能止血，则应积极采用手术治疗，结扎病变侧的肝动脉分支或肝固有动脉，术中行胆道镜检查或术中胆道造影，都有助于确定出血病灶的部位。肝叶切除既能控制出血，又可清除病灶，适用于其他方法难以止血，且明确病灶局限于一侧肝内者。

3. 部位不明的上消化道大出血 对于部位不明的上消化道大出血，经过积极的初步处理后，血压、脉率仍不稳定，应考虑早期行剖腹探查，以期找到病因，进行止血。急诊手术的主要目标是止血，若条件允许，可对原发病做治愈性手术。术中应按顺序全面仔细检查：首先检查常见出血部位胃和十二指肠；第二步检查有无肝硬化和脾大，同时注意胆囊和胆总管情况；第三步检查空肠上段。经过上述检查仍未发现病变，而胃或十二指肠内确有积血，应纵行切开胃窦前壁，进行探查。胃壁切口不宜太小，需要时可长达 10cm 或更长，以便在直视下检查胃内壁的所有部位。如果仔细检查胃内壁后仍不能发现任何病变，必要时纵行切开幽门，检查十二指肠球部后壁靠近胰头的部分有否溃疡存在。术中还可以配合内镜和血管造影检查，以求确切找到出血部位。

目标检测

一、选择题

A1 型题

1. 门静脉高压症行外科治疗的主要目的是（ ）
    A. 预防和控制食管胃底曲张静脉破裂大出血
    B. 改善肝功能
    C. 治疗脾功能亢进
    D. 治疗肝性脑病
    E. 治疗腹水

2. 门静脉高压症大出血的特点（ ）
    A. 发生急，来势猛，一般不引起休克　　B. 发生急，出血量大
    C. 右上腹绞痛后黑便　　　　　　　　　D. 剧烈呕吐，呕血及黑便
    E. 只有便血，无呕血

3. 门静脉高压症时受影响最早的侧支血管为（ ）
    A. 脐静脉　　　　　　　　B. 胃冠状静脉　　　　　　C. 直肠上静脉
    D. 腹膜后静脉　　　　　　E. 腹壁上静脉

4. 门静脉高压症的主要外科并发症不包括（ ）
    A. 消化道出血　　　　　　B. 腹水　　　　　　　　　C. 肺感染
    D. 脾功能亢进　　　　　　E. 血细胞减少

A2 型题

5. 魏某，男，37 岁。以"车祸伤及左侧腹 3 小时，腹痛 1 小时"急诊入院。入院

时查体：神志清楚，精神一般，心肺听诊未及明显异常。腹部稍膨隆，左上腹压痛明显，无肌紧张及反跳痛，移动性浊音阳性，肠鸣音减弱。其可能诊断为（　　）

A. 急性腹膜炎 　　　　B. 脾脏破裂 　　　　C. 急性化脓性阑尾炎

D. 消化道穿孔 　　　　E. 肠梗阻

A3 型题

（6~7 题共用题干）

王某，男，55 岁。因"呕血 3 次，解黑便 1 次"急诊入院。入院前 2 小时患者呕血 3 次，每次约 300mL；半个小时前解黑便 1 次，量不多。入院时检查：神志清，精神萎靡，意识淡漠，烦躁，T 37.2℃，P 95 次/分，R 24 次/分，BP 85/50mmHg。入院急查床边腹部彩超，未见明显异常。

6. 下列哪项急救处置不恰当（　　）

A. 血压、脉搏、呼吸监测 　　　　B. 注意观察意识状态

C. 积极补液，输血，纠正休克 　　　　D. 给予镇静剂

E. 积极术前准备

7. 应采取的急救措施中哪项是不恰当的（　　）

A. 应用止血药 　　　　B. 留置胃管

C. 快速建立静脉通路 　　　　D. 急查血常规

E. 输液后 1 小时静推呋塞米

二、问答题

1. 简述消化道大出血的临床表现及急救方法。

2. 门静脉的解剖特点有哪些？

第三十三章　胆道疾病

学习目标

1. 掌握：急性梗阻性化脓性胆管炎的临床特点和治疗原则。

2. 熟悉：胆道疾病的各种检查方法；急、慢性胆囊炎，胆囊结石，肝内、外胆管结石的诊断及治疗。

3. 了解：胆道系统的解剖和生理。

4. 具备对胆道常见疾病初步诊断及处治能力。

第一节　概　述

一、胆道系统解剖生理概要

1. 胆道系统解剖概要　　肝内胆管、肝外胆管组成胆道系统。肝外胆管是指左、右肝管及肝总管、胆囊和胆囊管、胆总管。

（1）胆管　分为肝内胆管和肝外胆管。肝内胆管的行程是：起自毛细胆管→小叶间胆管→肝段、肝叶胆管→肝内部分的左右肝管。从出肝左右肝管开始为肝外胆管，汇合成肝总管，再与胆囊管汇合成胆总管。胆管的影像如同一棵树。左右肝管位于肝门横沟内，左肝管细长，为 2.5 ~ 4cm，右肝管粗短，长 1 ~ 3cm。肝总管长约 3cm，直径 0.4 ~ 0.6cm。胆总管长 7 ~ 9cm，直径 0.6 ~ 0.8cm。胆总管分为 4 段：①在十二指肠上缘部分为十二指肠上段，其左侧为肝动脉，门静脉位于两者后方，此段是胆道外科手术常切开的部位；②十二指肠后方为十二指肠后段；③继续下行至胰头后方为胰腺段；④穿过十二指肠壁至乳头部分为十二指肠壁内段，此段有 Oddi 括约肌围绕，以控制胆汁和胰液的排出和防止十二指肠液反流。80% ~ 90% 的人胆总管与主胰管汇合形成膨大的壶腹（Vater 壶腹）。肝胆管解剖常有变异，包括存在副肝管（6% ~ 10%），肝叶胆管汇合异常，不汇合成左肝管或右肝管而直接汇合进入肝总管，胆胰管过早汇合或者分别注入十二指肠等。

（2）胆囊　呈梨形，位于肝脏脏面的胆囊窝内。长 5 ~ 8cm，宽 3 ~ 5cm，容量 40 ~ 60mL。胆囊分为胆囊底、胆囊体和胆囊颈三部分，但无明显界限。胆囊底为盲端，向左上方延伸为体部，胆囊体借疏松组织及其壁上的腹膜返折附于肝脏脏面的胆囊窝上，胆囊窝内有小血管、淋巴管或迷走小胆管，手术中应妥善处理，以免术后出血或形成胆汁漏。胆囊颈为胆囊体向上弯曲变窄部分，颈上部呈囊性扩大，称 Hartmann 袋，结石常滞留于此处。胆囊颈延伸成胆囊管，长 2~3cm，直径 0.2cm~0.4cm，汇入胆总管。胆囊管汇入胆总管有很多变异，如汇入右肝管、与肝总管较长的并行段、从不同角度和位置汇入胆总管等，手术中需加以注意。

（3）**胆囊三角（Calot 三角）**　是由胆囊管、肝总管、肝下缘构成的三角区域。胆囊动脉发自肝右动脉，也有发自其他动脉如肝固有动脉、肝左动脉等，无论发自何处的胆囊动脉，90% 以上均由此区通过。通过此区的还有肝右动脉、副右肝管。胆囊淋巴结位于胆囊管和肝总管相汇处夹角的上方，可作为手术寻找胆囊动脉和胆管的重要标志。胆总管由胃十二指肠动脉、肝总动脉等相互吻合成丛状的血管网供血。胆囊和肝外胆道的静脉直接汇入门静脉。胆囊淋巴流入胆囊淋巴结和胆总管周围淋巴结，肝外胆管淋巴引流到肝总管和胆总管后方淋巴结。

2. 生理功能　胆道系统具有分泌、储存、浓缩与输送胆汁的功能。

（1）**胆管有输送胆汁、分泌黏液的功能**　成人肝细胞和胆管每日分泌胆汁 800~1200mL，受神经内分泌调节。当进食时，刺激十二指肠黏膜分泌促胰液素和胆囊收缩素（CCK），引起胆囊平滑肌收缩、Oddi 括约肌松弛，使胆汁流入十二指肠。胆管还分泌少量的黏液保护胆管黏膜不受胆汁的侵蚀。

（2）**胆囊有浓缩、储存和排出胆汁的作用**　胆囊黏膜吸收水和电解质的功能很强，可将胆汁浓缩 5~10 倍后储存。根据食物的种类和数量由体液和神经调节排出胆道。胆囊黏膜能分泌少量黏液（每日约 20mL）以保护和润滑黏膜。当胆囊管梗阻时，胆汁中胆红素吸收，胆囊内仅存胆囊黏膜分泌的无色透明的黏液，故为"白胆汁"，这时的胆囊又称为胆囊积水。

二、特殊检查方法

胆道疾病大多数可根据病史、临床表现和实验室检查做出诊断。但是，如果为明确疾病的位置、性质及鉴别诊断的需要，还需选择一些特殊检查。

1. 超声检查　B 型超声已经成为胆道疾病的筛选性检查方法。由于其具备无创、经济、准确的优点，是胆道疾病首选的检查方法，对胆囊结石的诊断准确率达 95% 以上。胆道结石一般显示强光团伴声影，如梗阻胆管，可见胆石以上的胆管扩张。对阻塞性黄疸的判断，根据胆管扩张部位、程度，以及是否强光团或回声增强、有无声影等，诊断准确率可达 90% 以上。此外，超声检查可使用特殊探头，直接在手术中检查；还可以通过十二指肠镜置入超声探头，避免肠气和腹壁脂肪的干扰，做内镜超声检查，对鉴别十二指肠乳头、胆总管下段的病变有特殊的意义。

2. 经皮肝穿刺胆道造影　是一种有创性检查，在 X 线监控或 B 超导引下用细长的穿刺针经皮肤穿刺肝内胆管，然后注入造影剂使肝内外胆管迅速显影，能得到清楚的胆管树的直接影像，对诊断胆道结石、判断胆道阻塞的原因和部位有很大的帮助。如果胆道梗阻引起黄疸，还可以同时置管引流（PTCD），使胆道减压、缓解黄疸。此检查的必要条件是无出、凝血功能障碍。检查后可能出现的并发症有胆汁漏出、出血、胆道感染等，应注意避免，一旦出现应做相应的处理，必要时紧急行胆道引流手术。

3. 内镜逆行胆胰管造影　也是一种有创性检查，使用纤维十二指肠镜，直视下从十二指肠乳头开口插入导管，注入造影剂后照片，获得肝内外胆管和胰管的影像，也可取材活检。如合并有胆管开口狭窄或胆总管结石，可同时作 Oddi 括约肌切开或使用网篮套出结石。此检查可同时观察十二指肠乳头病变，其危险性在于可以诱发急性胰腺炎和胆道感染。

4. CT、MRI 或磁共振胆胰管造影（MRCP）　具有成像无重叠、对比分辨力高的特点。能清楚显示肝内外胆管扩张的范围和程度，对结石的分布，肿瘤的大小、部位和胆管梗阻的水平显示都非常清楚，但费用稍高。CT 及 MRI 检查安全、准确且无损伤。

5. 术中和术后胆道造影　胆道手术中经胆囊管或胆总管置管行胆道造影，当时就能了解胆道病变的情况，为手术方式的选择提供有意义的影像资料。手术后经术中放置的 T 管或胆道引流管造影，有助于确定结石残留和胆总管下端通畅的情况，确定能否拔除 T 管或引流管。

6. 胆道镜检查　胆道镜是适用于胆道检查和治疗的纤维内镜或电子内镜，外径一般在 0.5cm 以下。胆道镜能直接观察胆管内有无病变及病变的性质、部位，且能作为手术的补充治疗，如取出结石、扩张狭窄、活体组织检查、局部止血等。术中胆道镜可从胆总管切开处插入胆管内检查，术后胆道镜可经 T 管瘘管或皮下空肠袢插入。

7. 其他的放射学检查　包括腹部平片、口服法胆囊造影、静脉法胆道造影、低张十二指肠造影等。这些方法由于阳性率低、对疾病判断作用有限、影像不够清晰等原因，逐步被更现代化的检查手段代替，临床上已较少应用。

三、胆石症

胆石症指发生在胆囊和胆管的结石。自然人群中的发病率达 10% 左右。女性发病高于男性。

1. 病因　多数学者认为，胆石症主要与胆道感染、梗阻和代谢异常等因素有关。

（1）**胆道感染**　由于各种原因所致的胆汁滞留，细菌或寄生虫入侵胆道而致感染。胆汁内的大肠杆菌产生 β - 葡萄糖醛酸酶，使可溶性的结合胆红素水解为非结合胆红素，后者与钙结合形成胆红素钙，进而沉淀积聚，形成胆红素结石。炎症而脱落的上皮、细菌、虫卵（常见为蛔虫、华支睾吸虫）和成虫的尸体常构成结石的核心。

（2）**代谢异常**　胆汁内的主要成分为胆盐、卵磷脂和胆固醇。正常情况下，这 3 种成分按一定比例组成混合胶粒呈溶解状态，如胆盐成分减少或胆固醇分泌过多，均可使胆固醇呈过饱和状态，析出结晶，沉淀成为胆固醇结石。此种胆汁被称为致石性胆汁。

2. 结石的类型及分布　按结石的组成成分不同，分为以下 3 类：

（1）**胆固醇结石**　占结石总数的 50%，其中 80% 发生于胆囊。结石外观呈白黄、淡灰黄色或黄色。质硬，表面光滑，呈多面体、圆形或椭圆形，剖面见放射状排列的条纹，大小不一。X线检查多不显影。

（2）**胆色素结石**　占结石总数的37%，其中75%发生于胆管。以胆色素为主要成分。外观呈棕黑色或棕褐色，大小不一，形状可为粒状或长条状，质地松软易碎，剖面呈层状，无核心。松软不成形的胆色素结石，称为泥沙样结石。X线检查常不显影。

（3）**混合性结石**　占结石总数的6%，其中60%发生于胆囊，其余在胆管。主要由胆红素、胆固醇、钙盐等混合而成。结石剖面呈层状，有的中心呈放射状而外周呈层状。因其含钙盐较多，X线检查常显影。

此外，结石又可按部位分为胆囊结石和胆管结石，胆管结石又分为肝内和肝外胆管结石，胆固醇结石多发生在胆囊，胆色素结石多发生在胆管。

第二节　胆囊结石与胆囊炎

一、胆囊结石与急性胆囊炎

胆囊结石是临床常见病、多发病，常与急性胆囊炎并存。主要见于成年人，以女性多见。

【**病因**】胆囊结石患者的胆汁中可能存在促成核因子，促使成核和结石形成；胆囊收缩功能减低，胆囊内胆汁淤滞也利于结石形成。

急性胆囊炎的致病因素主要包括：①胆囊管梗阻：80%由胆囊结石引起，其他因素如胆囊管扭转、狭窄和蛔虫堵塞等。当胆囊管受上述因素影响梗阻后，胆囊内胆汁浓缩，高浓度胆盐刺激胆囊黏膜上皮，引起炎症变化。②致病菌入侵：可经胆道逆行或血循环入侵，致病菌主要为革兰阴性杆菌，如大肠杆菌、产气杆菌和绿脓杆菌等。③创伤、化学性刺激：部分急性胆囊炎发生于较大的手术和严重创伤后，胆囊收缩功能降低，胆汁淤滞，胆盐浓度增高，刺激胆囊黏膜发生炎症反应；胰液反流入胆囊亦可引起非结石性胆囊炎等。

【**病理**】根据胆囊内结石嵌顿与否、炎症反应的程度，可有不同的病理变化。

1. 急性单纯性胆囊炎　病变起始于胆囊管梗阻，导致胆囊内压升高，胆囊黏膜层充血水肿，渗出增加。

2. 化脓性胆囊炎　炎症继续发展，累及胆囊壁全层，囊壁水肿、增厚和血管扩张，浆膜有纤维性和脓性渗出物。

3. 急性坏疽性胆囊炎　胆囊内压持续升高，压迫囊壁致血液循环障碍，引起胆囊缺血坏疽。

4. 胆囊穿孔　当胆囊壁血供持续障碍时，可致囊壁坏死穿孔，导致胆汁性腹膜炎。

【**临床表现**】可因结石的大小、部位、性质，有无梗阻、感染等而不同。1/3患者终身无症状，仅在体检、手术时发现的结石，称为静止性胆囊结石。单纯性胆囊结石、无梗阻和感染时，常无临床症状或仅有轻微的消化系统症状。

当胆囊结石嵌顿于胆囊颈部时，可出现下列症状和体征：

1. 腹痛 常发生于进油腻饮食后，表现为右上腹部突发剧烈绞痛，为阵发性，可向右肩胛部或背部放射。检查：右上腹部有压痛和肌紧张。有时可在右上腹部肋缘下触及肿大而有触痛的胆囊。若胆囊穿孔，疼痛程度加重，右上腹部肌紧张范围扩大，有明显压痛、反跳痛。检查者将左手平放于患者的右肋部，拇指置于右腹直肌外缘与肋弓交界处，嘱患者缓慢深吸气，使肝脏下移，若因拇指触及肿大胆囊发生疼痛而突然屏气，称为墨菲征（Murphy）阳性。

2. 消化道症状 常伴恶心、呕吐、食欲不振、腹胀、腹部不适等消化道症状。

3. 中毒症状 病变继续发展，胆囊坏死、穿孔，引起急性腹膜炎。患者出现不同程度的体温升高、脉搏加速等感染征象，严重全身中毒症状明显，出现寒战、高热和白细胞计数明显增高征象。

4. Mirizzi 综合征 结石持续嵌顿和压迫胆囊壶腹部及颈部，可造成胆囊管狭窄或胆囊胆管瘘，以及反复发作的胆囊炎、胆管炎和梗阻性黄疸，称 Mirizzi 综合征。

5. 辅助检查 实验室检查白细胞计数及中性粒细胞比例增高；有些患者可伴血清转氨酶及胆红素的异常。B 超检查示胆囊增大，囊壁增厚，大部分患者可见到胆囊结石影像。必要时可选择 CT 或 MRI 检查。

【诊断及鉴别诊断】病史中典型胆绞痛发作是诊断的主要依据，如经 B 超检查发现胆囊结石可确诊，胆囊炎症则见胆囊肿大、壁增厚。

需要鉴别的疾病包括急性阑尾炎、胃十二指肠溃疡穿孔、急性胰腺炎、急性肝炎、右侧胸膜炎等。

【治疗原则】

1. 非手术治疗 病情较轻的急性胆囊炎、胆石症患者，可予以禁食、胃肠减压、补液、控制感染、解痉止痛等治疗。待病情缓解后，进一步查清病因，再择期手术。对年老体弱、全身情况差的患者可考虑溶石疗法。

2. 手术治疗

（1）胆囊切除术 适用于：①发病在 48～72 小时，经非手术治疗无效且病情继续发展者。②伴胆囊坏疽或穿孔、弥漫性腹膜炎、急性化脓性胆管炎、急性坏死性胰腺炎等。③无症状结石，存在慢性胆囊炎且胆囊增大或萎缩，或结石直径超过 2cm，或曾发生过胆原性胰腺炎者。行胆囊切除时，术中见胆总管扩张至 1.0cm 以上，胆总管可触及结石及肿瘤或术中胆管造影发现胆管结石，术中胆管穿刺抽出脓液、血性胆汁或泥沙样胆色素颗粒，应同时行胆总管探察术，放置 T 管引流。

（2）胆囊造口术 适用于极少数病情危重，不能耐受较长时间手术或局部炎症水肿、粘连严重者，仅在局麻下行胆囊造口术，达到减压引流的目的。3 个月后病情稳定时再行胆囊切除术。

二、慢性胆囊炎

慢性胆囊炎大多数继发于急性胆囊炎，是急性胆囊炎反复发作的结果，有 70%～95% 合并胆囊结石。

【病因病理】胆囊炎症反复发作，纤维组织增生，胆囊壁增厚，长此以往瘢痕形成，胆囊萎缩，失去收缩和浓缩胆汁的功能，并与周围组织粘连；胆囊管因结石嵌顿或炎症闭锁，胆汁中的胆色素被胆囊黏膜吸收，胆囊黏膜分泌黏液性物质，使胆囊内积液体呈透明无色状而称"白胆汁"。

【临床表现】

1. 症状和体征　常不典型，多数患者有典型胆绞痛病史。而后反复出现腹胀不适、厌食油腻、暖气等消化不良症状及右上腹和肩背部隐痛。但较少出现畏寒、高热和黄疸症状。体检示右上腹有轻压痛和不适感。

2. 辅助检查　B超检查显示胆囊壁厚，胆囊腔缩小或萎缩，可伴有结石。核素扫描或胆囊造影表现为胆囊显影时间延迟或不显影，排空功能减退或消失。

【诊断及鉴别诊断】因为症状体征没有特异性，诊断有时困难。有右上腹疼痛，过去有急性胆囊炎病史，或B超发现胆囊结石，可以做出诊断。此外，B超还可发现胆囊壁增厚、胆囊缩小、排空障碍等而做出诊断。胆囊造影胆囊不显影，也是诊断依据之一。对不典型病例，即使超声诊断慢性胆囊炎，临床上也需做适当的检查排除慢性胃炎、溃疡病、慢性肝炎等疾病。

【治疗】伴有胆囊结石或胆囊萎缩无功能者应行胆囊切除术。其他病例手术要慎重，可先做非手术治疗，包括低脂饮食、服消炎利胆药物、中医中药治疗等。如积极治疗无效，又确切排除其他引起同样症状的疾病，仍可以考虑胆囊切除。

第三节　肝外胆管结石与急性胆管炎

【分类】胆管结石根据结石的原形成部位和来源不同，分为原发性和继发性胆管结石。在胆管内形成的结石，称为原发性胆管结石，其形成与肝内感染、胆汁淤积、胆道蛔虫有密切关系，以胆色素结石或混合性结石为主；胆管内结石来自于胆囊者，称为继发性胆管结石，以胆固醇结石多见。胆管结石根据结石所在部位，分为肝外胆管结石和肝内胆管结石。

【病理】

1. 肝外胆管结石　多位于胆总管下端，其病理改变主要有以下几个方面：

(1) **胆管梗阻**　多为不完全性，梗阻近侧的胆管有不同程度的扩张，管壁增厚，胆汁淤积。

(2) **继发性感染**　胆管梗阻后，胆管壁充血、水肿、炎性渗出，加重梗阻。继发化脓性感染，脓液积聚于胆管内，管腔内压力升高，细菌和毒素随脓性胆汁逆流入血液循环，导致脓毒症、感染性休克和多器官功能衰竭。

(3) **肝细胞损害**　胆道化脓性感染可致肝细胞坏死或肝脓肿形成。长期胆汁淤积、继发感染可致肝细胞变性、坏死，肝小叶结构破坏，最终导致胆汁性肝硬化。

(4) **胆源性胰腺炎**　胆石嵌顿于胆总管壶腹部时，致胰液排出受阻甚至逆流，可引起胆源性胰腺炎。

（5）**其他** 感染还可引起胆道大出血、胆源性细菌性肝脓肿、胆管炎性狭窄。

2. 肝内胆管结石 发生于左右肝管及其以上分支胆管内的结石，可局限于一叶肝内胆管，也可广泛分布于两叶，以左肝外叶和肝后叶居多。肝内胆管结石多合并肝外胆管结石，除具备肝外胆管结石的病理变化外，还有肝内胆管狭窄、胆管炎或肝胆管癌的病理变化。

【临床表现】当结石导致胆管梗阻并继发感染时，可出现典型的夏柯三联征（Charcot 征）即腹痛、寒战高热和黄疸。

1. 腹痛 剑突下或右上腹部绞痛，呈阵发性刀割样，或持续性疼痛阵发性加剧。常向右后肩背部放射，伴有恶心、呕吐。主要是由于结石嵌顿于胆总管下端或壶腹部，引起胆总管梗阻，刺激胆总管平滑肌和 Oddi 括约肌痉挛所致。进食油腻食物和体位改变常为诱发因素。

2. 寒战、高热 多数患者胆绞痛后，出现寒战、高热，体温可高达 39～40℃，呈弛张热。是由于胆管梗阻继发感染后，细菌和脓性胆汁逆流，随肝静脉扩散，进入体循环引起的全身感染症状。

3. 黄疸 结石堵塞胆管而不能松动后，胆红素逆流入血，患者出现黄疸。由于黄疸的轻重程度与梗阻的程度、是否继发感染及梗阻近段胆管扩张是否导致结石的松动有关，故临床上黄疸多呈间歇性和波动性变化。

4. 单纯性肝内胆管结石 可无症状或有肝区和患侧胸背部持续性胀痛，合并感染时除有 Charcot 三联征外，还易并发胆源性肝脓肿、胆管支气管瘘，感染反复发作可导致胆汁性肝硬化、门静脉高压症等，甚至并发肝胆管癌。

5. 辅助检查 合并感染时，白细胞计数及中性粒细胞比例明显升高；肝细胞损害时，血清转氨酶和碱性磷酸酶增高；血清胆红素、尿胆红素升高，尿胆原降低或消失，粪中尿胆原减少。B 超检查可显示胆管内有结石影，近端扩张。必要时可行 CT、MRI、PTC、ERCP 检查，了解结石的部位、数量、大小及胆管梗阻的部位和程度。

【治疗原则】肝外胆管结石的主要治疗方法为手术治疗。

1. 急性胆管炎的治疗原则

（1）**一般治疗** ①禁食，如有呕吐、明显腹胀等可放置胃管；②纠正水、电解质平衡紊乱和酸碱平衡失调；③解痉止痛；④可同时使用利胆药物；⑤使用敏感抗生素；⑥护肝及纠正凝血功能异常。

（2）**胆管引流** 是最主要的治疗，通过胆管引流以缓解胆管内高压，减少细菌、毒素吸收。胆管引流分为：①非手术引流：是简单有效的方法，包括超声导引下的经皮胆管穿刺引流（PTCD）、经内镜从十二指肠乳头插管的鼻胆管引流（ENBD）。由于引流管容易脱落，只能短期引流作为过渡治疗，如治疗后好转，可行彻底的手术治疗；如引流效果不好，可行急诊手术。②手术引流：急性胆管炎患者，如血压稳定，体液和酸碱平衡已纠正，可行手术治疗。手术方法是胆总管探查、取石、T 管引流术。

2. 胆管结石的手术治疗原则和方法 手术治疗应达到取尽结石、去除结石和感染的病灶、解除胆道狭窄并保持胆汁引流通畅，防止结石复发。具体方法有：

（1）**胆总管切开探查、取石，T管引流**　有下列情况可行胆总管探查：①术前检查证实胆管有扩张；②过去有过梗阻性黄疸的病史或手术前有黄疸存在；③过去有过典型胆绞痛、反复发作胆管炎或胆源性胰腺炎；④手术中发现胆总管病变，如触及结石、蛔虫、肿物、胰头肿物，胆总管直径 1cm 以上，胆汁为脓性、血性或有泥沙样胆汁。T管引流后还可以通过 T 管造影检查有无结石残留。术后结石残留可通过 T 管行胆道镜取石。

（2）**胆肠吻合术**　如结石很多致不能取尽而胆管上端又无狭窄时，可选择胆肠吻合手术。吻合方式有胆总管十二指肠吻合、间置空肠胆总管十二指肠吻合、胆总管空肠（Roux－en－Y）吻合等。

（3）**Oddi 括约肌成形术**　经十二指肠切开 Oddi 括约肌，避免胆肠吻合，适用于胆管远端出口狭窄病例。

3. 内镜治疗　如胆囊已切除或仅有胆总管结石时，可行内镜下 Oddi 括约肌切开取石。将十二指肠镜插至十二指肠，从十二指肠乳头置入取石网篮，将结石取出。在开腹手术中、手术后，也可以使用胆道镜取石。

第四节　急性梗阻性化脓性胆管炎

急性梗阻性化脓性胆管炎是在胆道梗阻的基础上，并发胆道系统的急性化脓性细菌感染，亦称急性重症型胆管炎。

【病因】常见原因是胆道结石，其次为蛔虫、胆管狭窄或胆管、壶腹部的肿瘤等。引起胆道感染的致病菌有大肠杆菌、变形杆菌、克雷伯菌、假单胞菌、厌氧菌等；多为两种以上细菌混合性感染。

【病理】胆管完全梗阻后引起梗阻以上胆管扩张，胆管壁充血、水肿、增厚，黏膜糜烂，形成溃疡；肝脏充血、肿大，肝细胞肿胀、变性，肝内胆小管内胆汁淤积；继发感染后，胆管腔内充满脓性胆汁，胆道内压力升高，胆管内细菌和毒素即可逆行进入肝窦，造成肝急性化脓性感染、肝细胞坏死，并发多发性胆源性细菌性肝脓肿；胆小管破裂可与门静脉形成瘘，引起胆道出血。大量细菌、毒素进入血循环，可导致脓毒症和感染性休克，甚至发生多脏器功能障碍或衰竭。

【临床表现】患者多有胆道疾病史或胆道手术史。起病急骤，进展快，并发症凶险。临床表现除具有一般胆道感染的 Charcot 三联征外，还可出现休克、中枢神经系统受抑制的表现，故常称为 Reynolds 五联征。

1. 症状　患者突然发生剑突下或右上腹部胀痛或绞痛，继之寒战、高热伴恶心、呕吐。若病情继续发展，多数患者可出现明显黄疸；若为一侧肝内胆管梗阻，可不出现黄疸；近半数患者很快出现神经系统症状，如神情淡漠、嗜睡、神志不清，甚至昏迷；合并休克时也可表现为躁动、谵妄等。严重者可在短期内出现代谢性酸中毒、感染性休克的表现。

2. 体征　腹部触诊可有不同程度的上腹压痛或腹膜刺激征，可扪及肿大的肝脏、胆囊，肝区有叩击痛。

3. 中毒表现 可见急性病容，神志改变，全身发绀，体温持续升高至39～40℃以上，呈弛张热型，出冷汗，脉搏细速，可达120次/分以上，血压下降。

4. 辅助检查 实验室检查白细胞计数升高，大于$2.0 \times 10^9/L$，中性粒细胞比例明显升高，可出现中毒颗粒；血小板计数降低；凝血酶原时间延长。影像学检查B超、CT、PTC和ERCP检查有助于明确梗阻部位、原因和程度。

【治疗】紧急手术以抢救患者生命。通过置管引流迅速解除胆道梗阻，达到有效减压和减轻感染的目的。手术力求简单有效，通常采用胆总管切开减压、取石、T管引流术。在准备手术的同时，必须全身支持治疗，积极抗休克，补充血容量，改善微循环，纠正代谢性酸中毒，必要时使用肾上腺皮质激素、维生素、血管活性药物等以维持主要脏器功能，同时给予对症治疗，如降温、吸氧等；联合使用足量、有效的抗生素，控制感染。

第五节 肝内胆管结石

肝内胆管结石可以单独存在，也可以与肝外胆管结石并存。一般为胆红素结石。左外叶最常见，长期的胆管结石或炎症可诱发胆管癌。

【病因】肝内胆管结石的发病原因与胆道的细菌感染、寄生虫感染及胆汁滞留有关。

【临床表现】

1. 症状 可多年无症状或仅有上腹部和胸背部胀痛不适。绝大多数患者以急性胆管炎就诊，主要表现为寒战高热和腹痛，除合并肝外胆管结石或双侧肝胆管结石外，局限于某肝段、肝叶的可无黄疸。严重者出现急性化脓性梗阻性胆管炎、全身脓毒症或感染性休克。反复胆管炎可导致多发性肝脓肿；长期梗阻甚至导致肝硬化，表现为黄疸、腹水、门静脉高压和上消化道出血、肝功能衰竭。

2. 体征 触及肿大的肝脏，肝区有压痛和叩击痛。有其他并发症则晚期出现相应的体征。

【诊断】肝内胆管结石的诊断，除了在临床上提高对本病的认识外，确诊主要依靠影像学检查。应用的诊断方法有B超、胆道X线检查、CT、PTCD、ERCP、胆道子母镜、MRCP、胆道镜等。

【治疗】手术治疗是最主要的方法。治疗原则同胆管结石。

1. 取石治疗 切开胆管至左右肝管，直视下取出结石，或者在手术中行B超检查协助定位并按照位置取出结石，术中胆道镜检查取石是达到取净胆管内结石目的的最有效方法。

2. 胆肠吻合 对于合并胆管狭窄，切开狭窄后必须要防止术后再狭窄，重建胆汁引流的通道，因此需做各种胆管空肠（Roux-en-Y）吻合手术。但是，取净结石是肝内结石手术的基础要求，胆肠吻合手术应在取净结石的基础上施行，不能用以代替取石手术。

3. 肝切除 对局限于肝段、肝叶的结石,在确定没有其他部位结石的基础上,可考虑肝段、肝叶切除手术。尤其是存在结石的肝段、肝叶合并纤维化、萎缩时,更应积极考虑做肝切除手术。

第六节 胆道肿瘤

一、胆囊息肉样病变

胆囊息肉样病变是泛指胆囊壁向腔内呈息肉状生长的异常赘生物,又称胆囊息肉样病变,良性多见。

【分类】胆囊息肉样病变的分类尚有争议。

1. 肿瘤性息肉样 包括腺瘤和腺癌,以腺瘤为主。

2. 非肿瘤性息肉样 常见的有胆固醇息肉、炎性息肉、腺肌性增生等。

【临床表现】

1. 症状和体征 一般无特殊临床表现。常为右上腹疼痛或不适,症状多较轻微。餐后可有腹胀、恶心呕吐、消化不良等。部分患者仅在体格检查时发现。腹部检查可有右上腹深压痛。若胆囊管梗阻,可扪及肿大的胆囊。

2. 影像学检查 B超、CT检查可协助诊断。B超检出率较高,可见向胆囊腔内隆起的回声光团,不伴声影,但很难分辨其良、恶性。

【治疗】

1. 观察随访 良性病变者,可定期随访观察,视病情发展再做决定。

2. 手术治疗 适用于:①病变直径大于1cm,基底较宽者;②短期内病变增大迅速者;③伴有胆囊结石或有明显症状者。手术方法为胆囊切除术。有恶变者,按胆囊癌处理。

二、胆囊癌

胆囊癌不常见,仅占所有癌的1%左右,常发生于60~70岁的老年人,女性发病为男性的3~4倍。

【病因】目前病因尚未明确,但约有70%的胆囊癌患者合并胆囊结石。可能与结石长期刺激胆囊黏膜、发生慢性炎症致细胞异常增生有关。胆囊的良性肿瘤也有发生癌变的可能。

【病理】胆囊体部和底部为胆囊癌的多发部位。82%为腺癌,其次是未分化癌、鳞状上皮癌和混合性癌。浸润性癌使胆囊壁呈弥漫性增厚,乳头状癌突出于囊腔内可阻塞胆囊颈和胆囊管而发生胆囊积液。胆囊癌可直接侵犯周围组织,亦可通过淋巴、血循环、种植等途径转移。其中以淋巴转移为多见,多先累及胆囊周围和门静脉周围淋巴结,后可转移至胰头部和腹膜后淋巴结,肝内转移者主要为直接侵犯和经淋巴转移。

【临床表现】

1. 原位癌 无临床症状或仅有类似慢性胆囊炎、胆石症的表现，如右上腹持续性隐痛、食欲不振、恶心等。

2. 早期肿瘤 侵犯浆膜和胆囊床，可出现类似急性胆囊炎和结石梗阻的症状，如腹痛、黄疸、发热和感染等。

3. 晚期肿瘤 广泛转移，患者有腹痛、黄疸、恶心、呕吐、恶病质、贫血等。腹部触及胆囊和肿块，有的患者腹水征阳性。

实验室检查：癌胚抗原（CEA）或肿瘤标志物，如 CA19 – 9、CA – 125 等在有些胆囊癌患者中可呈阳性表现，但缺乏特异性。B 超、CT 检查可见胆囊壁有均匀增厚，囊内常有实质性光团；亦可发现肝受侵犯或淋巴结转移征象。

【治疗原则】

1. 原位癌 适用单纯胆囊切除术，是本病的主要治疗方法。

2. 早期病变 适用胆囊癌根治性切除术。除行胆囊切除外，还应包括附近肝组织楔形切除及胆囊引流区域的淋巴结清扫，或肝右叶切除等。

3. 姑息性手术 适用于晚期癌肿不能切除者，以引流胆汁，缓解黄疸、瘙痒等症状。手术方法包括肝总管空肠吻合术、PTCD、胆总管肝总管内撑支架等。

三、胆管癌

胆管癌指原发于左、右肝管至胆总管下端的肝外胆管癌。以 50 ~ 70 岁男性多见。胆管癌的发病率在逐年增高，上段胆管癌发病多于下段。

【病因】 病因不明，与胆管结石、原发性硬化性胆管炎、先天性胆管扩张症、慢性炎性肠病等有关。

【病理】 组织类型以腺癌多见，此外有低分化癌、未分化癌、鳞状细胞癌等。大体形态有：①乳头状癌，向腔内生长。②结节状硬化癌，向腔内突出。③弥漫性癌，胆管壁广泛增厚，管腔狭窄，癌肿生长缓慢，主要沿胆管壁向上、下浸润。淋巴转移为主要的转移方式，较少经血行转移。

【临床表现】 主要为进行性加重的梗阻性黄疸，常伴有全身皮肤瘙痒，尿色深黄，可有白陶土色粪便；上腹部隐痛、胀痛和绞痛，向腰背部放射，伴恶心、呕吐、食欲不振、消瘦、乏力等；腹部检查发现肝大、触痛、质硬；胆囊缩小不可触及，肿瘤位于胆囊以下部位即胆管下端者，可触及胆囊；部分患者可有腹水。

实验室检查胆红素、AKP 和转氨酶升高。B 超可确定肿瘤部位和范围，显示肝内胆管扩张、肝门部肿块影，但不能辨别病变性质。PTCD、ERCP 可了解癌肿的位置及范围，CT 检查等做出临床诊断。

【治疗】 手术切除肿瘤是主要的治疗手段。对中上段早期胆管癌在切除肿瘤后行胆管空肠 Roux – en – Y 吻合术；下段胆管癌需行胰十二指肠切除术；晚期患者无法切除者，可行胆肠吻合术、PTCD 和经 PTC 或 ERCP 置入支撑支架。

第七节　先天性胆道疾病

一、先天性胆道闭锁

先天性胆道闭锁是指新生儿出生后胆管无内腔而呈完全闭塞。病变可发生在胆道的任何部位，女性多于男性。

【临床表现】患儿出生后 1～2 周，生理性黄疸不但不消退，而且更明显并逐渐加重。大便呈灰白色，尿如浓茶样。随着黄疸加深，患儿出现呕吐、腹泻、体重减轻，半年内病情恶化，易合并感染。体检可发现巩膜皮肤明显黄染，肝大、质硬，脾脏也可肿大。晚期出现腹水和门静脉高压。实验室检查肝功能受损，总胆红素和直接胆红素明显升高。

【诊断】新生儿黄疸持续 2 周以上，且逐渐加重，应考虑胆道闭锁。通过 B 超检查可发现患儿胆管无腔隙，CT、MRI 可显示胆管病变位置。

【治疗】主要采取手术治疗。手术方法有扩张胆管与空肠吻合术、肝门空肠吻合术。对肝内胆道闭锁者可行部分肝移植，已取得良好的疗效。

二、先天性胆管扩张

先天性胆管扩张是指胆道系统发育不良形成囊肿和胆道狭窄，病变可分布在肝内和肝外胆管。

【病因】过去曾认为此病是先天性胆总管壁发育不良引起。目前认为，先天性胆管扩张是胎儿期就发生的胆胰管汇合畸形引起，由于胰管在胆总管下端括约肌以上就与胆管汇合，使压力较高的胰液逆流入胆总管内，使胆管内膜受损，发生纤维性变，加上胆总管末端的相对梗阻，胆道内压增加，最终形成胆管囊性扩张。

【临床类型】先天性胆管扩张的分型方法较多，较为简单和明确的是 Flanigan 分类。Ⅰ型为胆总管囊状扩张，Ⅱ型为胆总管憩室，Ⅲ型是末端膨出，Ⅳ型为肝内外胆管囊状扩张，Ⅴ型为肝内胆管囊状扩张。其中Ⅳ型和Ⅴ型也称为 Caroli 病。

【临床表现】出现临床症状可能在新生儿、儿童甚至成年人，女性多见。典型表现为腹痛、黄疸、右上腹部肿物，但不一定合并出现。如囊肿较大可压迫胃致腹胀、呕吐。合并感染时主要为胆管炎的表现，即腹痛、寒战发热、黄疸。成年患者容易产生结石和发生癌变。晚期可出现胆汁性肝硬化和门静脉高压症的临床表现。

【诊断】典型的腹痛、黄疸、右上腹肿物的新生儿和儿童容易诊断。B 超检查可获得较准确诊断。CT、PTC、ERCP、MRCP 均能做出定位诊断。Ⅴ型患者需要与肝囊肿鉴别，穿刺囊肿有胆汁可确诊。

【治疗】一经确诊应尽早手术。鉴于囊肿容易产生结石和发生癌变，不宜单纯做囊肿空肠吻合术，应手术切除囊肿、胆肠吻合。肝内局限性病变应做包括囊肿的肝切除术。如全肝弥漫性病变，可考虑行肝移植手术。

目标检测

一、选择题

A1 型题

1. 引起胆囊炎的原因 90% 以上是由于（　　）
     A. 慢性胰腺炎　　　　　　　B. 胆总管梗阻　　　　　　C. 胆囊隆起性病变
     D. 胆囊结石　　　　　　　　E. 胆囊管梗阻

2. 以夏科（Charcot）三联征为典型表现的疾病是（　　）
     A. 急性憩室炎　　　　　　　B. 急性出血性胰腺炎　　　C. 急性胆管炎
     D. 十二指肠憩室　　　　　　E. 胃溃疡

3. 黄疸患者合并肿大而无触痛的胆囊时，最可能是（　　）
     A. 急性胆囊炎　　　　　　　　　　　　B. 慢性胆囊炎，胆囊积水
     C. 胆囊颈部结石嵌顿　　　　　　　　　D. 中下段胆管癌
     E. 胆总管下段结石

4. 下列需要急行胆道减压的疾病是（　　）
     A. 急性胆囊炎　　　　　　　　　　　　B. 胆囊结石
     C. 肝内胆管结石　　　　　　　　　　　D. 急性梗阻性化脓性胆管炎
     E. 胆囊结石嵌顿

5. 急性胆囊炎最严重的并发症是（　　）
     A. 细菌性肝脓肿　　　　　　B. 胆囊积脓　　　　　　　C. 胆囊坏疽穿孔
     D. 并发急性胰腺炎　　　　　E. 胆囊十二指肠内瘘

A2 型题

6. 吴某，女，45 岁。反复腹痛、发热、黄疸 1 年，近 3 日上述症状加重，高热、黄疸不退。入院查体：T 40℃，P 120 次/分，BP 70/50mmHg。该患者首选的治疗为（　　）
     A. 大剂量抗生素治疗感染后择期手术
     B. 全胃肠外营养后手术
     C. 立即手术
     D. 积极抗休克同时及早手术
     E. 应用血管收缩剂，血压升至正常后及早手术

7. 李某，女，40 岁。右上腹阵发性绞痛伴恶心、呕吐 3 小时来院急诊。体温37℃，右上腹轻压痛，Murphy 征（－）。既往检查胆囊内有小结石。对该患者首先考虑胆囊结石合并（　　）
     A. 急性胆囊炎　　　　　　　B. 急性胆管炎　　　　　　C. 急性胆绞痛
     D. 急性胰腺炎　　　　　　　E. 急性胃炎

8. 赵某，女，45 岁。胆囊结石 5 年，曾胆绞痛发作 3 次。B 超示胆囊结石 5 枚，直径 1～2cm。首选的治疗方法是（　　）

A. 胆囊切除   B. 溶石治疗   C. 体外震波碎石治疗

D. 抗感染治疗   E. 排石治疗

A3 型题

(9~11 题共用题干)

迟某，女，44 岁。反复发作上腹部疼痛 3 年。近 3 日上腹绞痛，伴发热、寒战，皮肤巩膜黄染。

9. 该患者首选的检查方法是（   ）

     A. B 超   B. CT   C. MRI   D. PTC   E. ERCP

10. 该病最可能的原因是（   ）

     A. 肿瘤   B. 结石   C. 蛔虫   D. 炎性狭窄   E. 先天畸形

11. 若患者出现神志淡漠，嗜睡，BP 90/50mmHg，最有效的治疗措施是（   ）

     A. 纠正水、电解质和酸碱平衡紊乱   B. 给予有效足量抗生素

     C. 应用肾上腺皮质激素   D. 紧急手术解除胆道梗阻并减压

     E. 使用多巴胺等药物维持血压

二、问答题

1. 简述胆囊结石的手术指征。

2. 急性梗阻性化脓性胆管炎有哪些主要的临床表现?

第三十四章 胰腺疾病

学习目标

1. 掌握：急性胰腺炎、胰腺癌的病理、临床表现、诊断和治疗。
2. 熟悉：慢性胰腺炎的病理、临床表现、诊断和治疗。
3. 了解：胰腺囊肿的病理、临床表现、诊断和治疗。
4. 具备对胰腺疾病的初步诊断及一般处理能力。

第一节 概 述

一、胰腺解剖概要

胰腺位于上腹中部腹膜后位，斜向左上方紧贴第一、二腰椎体前方，位于胃及小网膜后方，十二指肠降部与脾之间。正常成人胰腺长 15~20cm，宽 3~4cm，厚 1~3cm，重 75~125g。分为头、颈、体、尾 4 个部分。胰头被十二指肠 C 型环包绕，后方有胆总管下段和下腔静脉。胰头下部向后、向左突出，包绕肠系膜上动、静脉，称为胰腺钩突。胰腺的血供丰富。胰头部血供来源于胃十二指肠动脉和肠系膜上动脉的胰十二指肠前、后动脉弓。胰体尾部血供来自于脾动脉的胰背动脉和胰大动脉及胃网膜左动脉的短支，过胰横动脉构成胰腺内动脉网。胰腺的静脉回流与同名动脉伴行，胰头部血液经胰十二指肠静脉，体尾部血液经脾静脉汇入门静脉。

胰管分主胰管和副胰管。主胰管由胰尾行至胰头部，横贯胰腺全长，直径 2~3mm。约 85% 的人主胰管与胆总管在肠壁内汇合形成一"共同通道"，末端膨大形成胆胰壶腹，亦称 Vater 壶腹。壶腹周围有括约肌（Oddi 括约肌），通常开口于十二指肠大乳头。Oddi 括约肌主要包括胆管括约肌、胰管括约肌和壶腹括约肌，它具有控制和调节胆总管和胰管的排放，以及防止十二指肠内容物反流的重要作用。一部分患者虽有共同开口，但两者之间有分隔，少数患者两者分别开口于十二指肠。副胰管在胰颈部由主胰管分出，在十二指肠大乳头上方开口于十二指肠副乳头。

二、胰腺的生理特点

胰腺具有外分泌和内分泌两种功能。胰腺的外分泌物为胰液，是一种透明的等渗碱性液体，pH 为 7.4～8.4，每日分泌量为 750～1500mL，其主要成分为水、碳酸氢钠和胰腺细胞分泌的各种胰酶。胰酶主要有胰淀粉酶、胰蛋白酶、糜蛋白酶、弹性蛋白酶、胶原酶、羧基肽酶、氨基肽酶、胰脂肪酶、胰磷脂酶、胰麦芽糖酶、核糖核酸酶和脱氧核糖核酸酶等。胰液的分泌受迷走神经和体液调节的双重支配，以体液调节为主。胰腺的内分泌来源于胰岛。胰岛是大小不一、散布在腺泡之间的细胞团，胰体尾部较多。人体胰岛主要由 A、B、D 三种细胞组成，其中 β（B）细胞分泌胰岛素，约占胰岛细胞的 80%；α（A）细胞分泌胰高血糖素，约占胰岛细胞的 10%；δ（D）细胞分泌生长抑素，约占胰岛细胞的 8%。另外还有其他少数胰岛细胞，如 PP 细胞分泌胰多肽，D1 细胞分泌血管活性肠肽，G 细胞分泌促胃液素（胃泌素）等。

第二节　胰腺炎

一、急性胰腺炎

急性胰腺炎是一种常见的急腹症。临床上按病理分类可分为水肿性和出血坏死性。前者多见，病情轻，具有自限性，预后良好；后者较少见，病情险恶，炎症多波及邻近组织，可并发多种脏器损害，病死率高。

【病因与发病机制】急性胰腺炎的病因和发病机制目前尚未完全阐明。在我国，胆道疾病为常见病因，占 50% 以上，称为胆源性胰腺炎。在西方国家，主要与过量饮酒有关。

常见病因如下：

1. 胆道疾病　胆道因结石、炎症阻塞胆总管末端，此时肝脏分泌的胆汁可经过"共同通道"反流入胰管引起急性胰腺炎。此外造成胆总管末端阻塞的原因还有胆道蛔虫及内镜下手术操作引起十二指肠乳头水肿、Oddi 括约肌痉挛等。

2. 过量饮酒　是引起急性胰腺炎的常见原因，其机制可归纳为：①酒精的刺激作用，大量饮酒能刺激胰腺分泌，引起 Oddi 括约肌痉挛和胰管梗阻，使胰管压力增高；②酒精对胰腺小管和腺泡有直接损伤作用。

3. 十二指肠液反流　当十二指肠内压升高时，十二指肠液可反流入胰管引起胰腺炎。常见病变有穿透性十二指肠溃疡、十二指肠乳头旁憩室、先天性十二指肠环状胰腺、十二指肠炎性狭窄、胰腺钩突部肿瘤和胃次全切除术后输入襻淤滞症等。

4. 其他　暴饮暴食、手术创伤、内镜逆行胰胆管造影、脓毒症、病毒感染、妊娠、高脂血症、高钙血症和某些药物如雌激素、避孕药等均可引起急性胰腺炎。

【病理】基本病理改变是胰腺呈不同程度水肿、充血、出血和坏死。

1. 急性水肿性胰腺炎　病变轻、胰腺呈局限性或弥漫性水肿、充血。镜下可见腺泡及间质性水肿，中性粒细胞及单核细胞浸润，可有轻度出血或局灶性坏死，胰腺周围可有积液。此型多见，预后良好。

2. 急性坏死性胰腺炎　病变重，病变以胰腺实质广泛的出血、坏死为特征。胰腺肿胀、肥厚，出血呈深红色，坏死灶呈散在或块状分布。病灶大小不等，呈灰黑色，后期坏疽时为黑色。腹腔及腹膜后间隙有血性渗液，胰腺周围组织可见散在的黄白色皂化斑或小块状坏死灶。镜下可见脂肪坏死和腺泡严重破坏，间质壁坏死，大片状出血，腺泡及小叶结构破坏，胰腺导管扩张，动脉血栓形成。坏死灶外有炎性细胞围绕。晚期坏死胰腺组织合并感染，形成胰腺或胰周脓肿。

【临床症状】

1. 腹痛　是主要临床症状。常常于饱餐和饮酒后突然发生，呈持续性，剧烈腹痛，起始于上腹正中，胆源性者腹痛起始于右上腹，累及全胰呈束带状腰背部疼痛。

2. 腹胀　腹胀与腹痛同时存在，腹胀程度通常反映病情的严重程度，早期为反射性肠麻痹所致，严重时由腹膜后炎性刺激所致。腹腔积液时腹胀更为明显，患者排气、排便停止。

3. 恶心呕吐　发作早，呕吐剧烈而频繁。其特点是呕吐后症状不能缓解。呕吐物为胃十二指肠内容物，饮酒后常可见咖啡色物。

4. 其他　早期常有中度发热，约38℃。胆源性胰腺炎伴胆道梗阻者可伴寒战、高热。胰腺坏死有感染时，高热为主要症状之一。黄疸因结石嵌顿在胆总管远端引起，亦可由胰头部水肿压迫胆总管所致。

【体格检查】

1. 轻型　上腹正中、偏左有压痛，无腹膜炎体征。

2. 重症　有不同程度的休克症状，上腹部或全腹部出现腹膜炎体征，压痛、反跳痛及肌紧张。伴有急性肺功能衰竭者有呼吸急促、呼吸困难和发绀。严重病例两侧胁腹部皮肤可见片状灰紫色斑（Grey – Turner 征），脐周皮肤也可见青紫色斑（Cullen 征），是由于胰液外溢至皮下组织间隙，溶解皮下脂肪，毛细血管破裂出血所致。

【实验室检查】

1. 胰酶测定　血、尿淀粉酶测定是诊断急性胰腺炎的主要手段之一。血清淀粉酶一般在发病 1～2 小时后开始升高，24 小时达高峰，可持续 4～5 日。淀粉酶 >500U/L（正常值40～180U/L，Somogyi 法）应考虑诊断急性胰腺炎。尿淀粉酶在起病 12～24 小时后开始升高，其下降缓慢，可持续 1～2 周。尿淀粉酶明显升高（正常值 80～300U/L，Somogyi 法）具有诊断意义。淀粉酶升高的程度并不完全反映疾病的严重程度。血清脂肪酶明显升高（正常值 23～300U/L）是诊断急性胰腺炎较客观的指标。

2. 血清钙　血钙降低与脂肪组织坏死和组织内钙的形成有关，其下降程度与预后明显相关。若血钙低于 2.0mmol/L，常预示病情严重。

3. 血糖　较长时间禁食后血糖仍超过 11.0mmol/L，同时伴有血钙明显降低，预示预后不佳。

4. 其他　白细胞升高，血气分析及 DIC 指标异常。

【影像学诊断】

1. B超　常可显示胰腺弥漫性肿大和胰周液体积聚。水肿病变胰腺呈均匀的低回声分布；出血坏死时可出现粗大的强回声。缺点是易受腹部胃肠气体干扰。

2. CT 是诊断胰腺炎及判断其程度的首选检查方法。急性水肿性胰腺炎时，胰腺弥漫增大，密度不均匀，边界模糊，胰腺周围有渗出液；出血坏死型可在肿大的胰腺内出现泡状密度减低区，增强时更为明显。动态 CT 扫描可作为了解病情进展及治疗效果的重要依据。

3. MRI 可提供与 CT 相同的诊断信息。

4. ERCP 术 由于消化内镜的发展，目前可于十二指肠大乳头逆行造影显示胆总管和胰管情况，了解梗阻部位及胰管扩张程度。并可于内镜下行十二指肠大乳头切开、取石等相关操作，对胆源性胰腺炎的效果明显，但手术风险性较大，可根据临床情况考虑。

【临床诊断及分型标准】

1. 轻型急性胰腺炎 也称急性水肿性胰腺炎。主要表现为腹痛、恶心、呕吐；血、尿淀粉酶增高，一般全身状态良好，腹膜炎局限于上腹部。经及时液体治疗短期内可好转，死亡率低。

2. 重症急性胰腺炎 也称出血坏死性胰腺炎。除轻型急性胰腺炎的症状外，腹痛范围可波及全腹，呈弥漫性腹膜炎，腹胀明显，肠鸣音减弱，出现全身中毒症状，休克，脏器功能障碍和严重的代谢障碍，腹腔穿刺液为血性。实验室检查：白细胞增多（$\geqslant 16 \times 10^9$/L），血糖升高（>11.1mmol/L），血钙降低（<1.87mmol/L），血尿素氮或肌酐增高，酸中毒，PaO_2 下降 <8kPa（60mmHg），出现肾衰竭、ARDS、DIC，死亡率高。

【局部并发症】急性胰腺炎常并发胰腺坏死、胰周积液、胰腺脓肿、急性胰腺假性囊肿等。

1. 胰腺及胰周组织坏死 指胰腺实质的弥漫性或局灶性坏死，伴有胰周脂肪坏死。胰腺坏死根据感染与否又分为感染性胰腺坏死和无菌性胰腺坏死。增强 CT 是目前诊断胰腺坏死的最佳方法。

2. 急性液体积聚 发生于胰腺炎病程的后期，位于胰腺内或胰周，无囊壁包裹的液体积聚。通常靠影像学检查发现，表现为无明显囊壁包裹的急性液体积聚，多会自行吸收，少数可发展为急性假性囊肿或胰腺脓肿。

3. 胰腺及胰周脓肿 胰腺和（或）胰腺周围的包裹性积脓，由胰腺组织和（或）胰周组织坏死液化继发感染所致。脓液培养有细菌或真菌生长。感染征象是其最常见的临床表现。

4. 急性胰腺假性囊肿 指急性胰腺炎后形成的有纤维组织或肉芽囊壁包裹的胰液积聚。急性胰腺炎患者的假性囊肿少数可通过触诊发现，多数通过影像学检查确诊，常呈圆形或椭圆形，囊壁清晰。

【治疗】根据不同的临床分型，选择恰当的治疗方法。

1. 轻型急性胰腺炎 治疗均采用非手术疗法。

(1) 禁食和胃肠减压 持续有效的胃肠减压是治疗胰腺炎的有效方法，其能够间接减少胰腺分泌，同时减轻呕吐和腹胀。

（2）**补液、维持水电解质酸碱平衡** 根据液体出入量及热量需求，静脉补充液体、电解质和热量，纠正水与电解质酸碱平衡紊乱。

（3）**镇痛和解痉** 吗啡、哌替啶可引起 Oddi 括约肌痉挛，因此宜同时应用解痉药（山莨菪碱、阿托品）。

（4）**抑制胰腺分泌及胰酶抑制剂** 抗胆碱能药（如山莨菪碱、阿托品）、H_2受体拮抗剂可抑制胃肠分泌从而减少胰腺分泌。生长抑素能有效地抑制胰腺外分泌及胃酸分泌。胰蛋白酶抑制剂如抑肽酶，具有一定的抑制胰蛋白酶的作用。

（5）**营养支持** 早期禁食，完全胃肠外营养（PN）。腹痛、腹膜炎和肠梗阻症状减轻后应尽早恢复肠内营养。

（6）**预防和治疗感染** 早期给予抗生素治疗，选择针对肠源性革兰阴性杆菌的抗生素，如喹诺酮类、头孢他啶、亚胺培南、甲硝唑等。预防真菌感染，可采用氟康唑等。

2. 重症急性胰腺炎 病因不同，病期不同，治疗方法亦不完全相同。

（1）**胆源性胰腺炎的治疗原则** 凡伴有胆道下端梗阻或胆道感染的患者，应早期或急诊手术（72 小时以内），手术目的以解除梗阻、通畅胆道引流为主，术中可根据情况行胰腺周边坏死组织清除和小网膜囊及胰腺区引流术。手术方法可选择经纤维十二指肠镜下 Oddi 括约肌切开取石及鼻胆管引流，或实施开腹手术。凡无胆道梗阻者先行非手术治疗，待病情缓解后，再做胆石症手术，大多数需要实施胆囊切除术，可采用腹腔镜胆囊切除术或开腹胆囊切除术，争取行术中胆道造影，发现或怀疑有胆总管内结石者，应探查胆总管。

（2）**非胆源性重症急性胰腺炎治疗原则** 先行非手术治疗，治疗措施与轻型急性胰腺炎相同。重点是加强监护治疗，纠正血流动力学异常，营养支持，防治休克、肺水肿、急性呼吸窘迫综合征（ARDS）、急性肾功能障碍及脑病等严重并发症。

手术适应证：①对治疗中出现感染者应及时手术。②若患者过去的非手术治疗不够合理和全面，则应加强治疗 24 小时，病情继续恶化者也应行手术治疗。③胰腺脓肿形成。④急性胰腺假性囊肿形成，当囊肿 >6cm，经 B 超、CT 等检查证实确实无感染坏死组织者，可做经皮穿刺引流术；囊肿经过 3 个月仍不吸收者，做囊肿空肠内引流术。

手术方法主要是胰腺感染坏死组织清除术及小网膜囊引流加灌洗，有胰外后腹膜腔侵犯者，应做相应腹膜后坏死组织清除及引流，或经腰侧做腹膜后腔引流。有胆道感染者，加做胆总管引流。如坏死感染范围广泛且感染严重者，需做胃造瘘及空肠造瘘（肠内营养通道）。必要时创口敞开灌洗引流。

二、慢性胰腺炎

慢性胰腺炎是由多种原因所致的胰腺弥漫性或局限性炎症。其临床特征是反复发作性上腹部疼痛，伴不同程度的胰腺内外分泌功能减退或丧失。

【病因】慢性胰腺炎是一个多因素的疾病，在我国以胆道疾病为主要原因，其次是长期酗酒。急性胰腺炎发生坏死感染后，可以引起胰管狭窄，导致慢性阻塞性胰腺炎。

甲状旁腺功能亢进的高血钙可刺激腺体外分泌，胰管内蛋白凝聚形成胰腺结石也可导致慢性胰腺炎。病理改变为胰腺组织的不可逆性破坏，包括腺泡减少、腺体萎缩、纤维增生、钙化和瘢痕狭窄。

【临床表现】

1. 腹痛　腹痛是慢性胰腺炎的主要症状，通常位于上腹剑突下或偏左，向腰背部呈束腰带状放射。平时为隐痛，发作时呈持续性剧痛。

2. 消瘦　消瘦程度与发作次数及持续时间有明显联系。

3. 脂肪泻　为疾病发展到胰腺外分泌减少所致。腹泻的特征是排便次数增多，粪不成形，恶臭，粪便有油光。镜下可见脂肪球。

4. 糖尿病　为疾病晚期表现，由于内分泌腺遭受破坏，胰岛素分泌减少所致。

5. 恶心呕吐　多为腹痛发作时的伴随症状。呕吐严重者应警惕是否合并十二指肠或结肠梗阻。

【诊断】　主要诊断依据是：反复发作性腹痛，体重减轻，胰腺内、外分泌功能逐渐衰竭。腹部平片显示胰腺钙化或结石影。B超显示胰腺肿大或萎缩，边缘不整，胰管扩张，胰腺内钙化和结石影。CT检查显示胰腺腺体形态改变，胰管扩张和钙化。ERCP显示胰管不规则串珠状扩张，结石影。

【治疗】

1. 非手术治疗　主要目的是控制腹痛，治疗胰腺内分泌及外分泌功能不全。

（1）**病因治疗**　包括饮食控制，戒酒，高蛋白、高纤维素、低脂饮食。消化不良，特别对脂肪泻患者，口服胰酶制剂。

（2）**治疗糖尿病**　控制饮食，胰岛素替代治疗。

（3）**缓解疼痛**　可应用一般止痛药或长效抗胆碱能药物。

（4）**营养支持**　采用有计划的肠外和（或）肠内营养。

2. 手术治疗

（1）**手术治疗原则**　解除胰管梗阻，解除或缓解疼痛和处理胆道疾病。

（2）**手术方式**　①胰管空肠侧侧吻合术：适合于胰管扩张 >1cm，要求胰腺空肠吻合口 >6cm。②胰腺切除术：适合于胰腺纤维化严重而无胰管扩张者，行胰腺局部切除或全胰切除。③保留十二指肠的胰头切除术：适合于胰头部炎性肿大，局限性严重纤维化而胰体尾胰管不扩张者。④胰头切除及胰管引流术：适用于胰头部纤维增生性同时伴有胰体尾部胰管扩张者。⑤内脏神经破坏手术：仅适合于其他方法对疼痛缓解无效者，可采用内脏神经切断术或无水酒精注射神经节，破坏神经功能。

第三节　胰腺假性囊肿

胰腺假性囊肿是最常见的胰腺囊肿病变，多继发于急慢性胰腺炎或胰腺损伤后，也可由外伤引起。其形成原因是胰管破裂和损伤，胰液外溢积聚在网膜囊内，刺激周围组织及器官的浆膜形成纤维包膜，但因内壁无上皮细胞覆盖，故称其为假性囊肿。囊肿多位于胰体尾部。

【临床表现】

1. 假性囊肿本身所引起的症状 囊肿占位引起上腹胀满或囊内炎症可引起上腹部持续性疼痛，常可涉及季肋部、腰部和背部。

2. 囊肿压迫周围脏器所引起的症状 压迫消化道可引起上腹不适、恶心、呕吐；压迫胆总管下端可引起黄疸。

3. 消耗性症状 急慢性炎症所致的消耗可使患者明显消瘦，体重下降。胰腺内外分泌功能不足引起消化吸收不良。

【诊断】 有急慢性胰腺炎或上腹部外伤史，上腹部逐渐膨隆腹胀，可触及囊性肿物。血常规检查往往有白细胞数增高，部分患者血、尿淀粉酶升高。X线钡餐造影可见胃、十二指肠、横结肠受压移位。B超检查可确定囊肿的部位、大小，且可识别囊肿的性质。CT检查不但可显示囊肿，还能显示囊肿与胰腺的关系及鉴别是否肿瘤性囊肿。

【治疗】 胰腺假性囊肿可无症状，囊肿形成的早期（<6周），其囊壁较薄，如无严重感染，全身无中毒症状及囊肿较小，可采取保守治疗。

手术治疗的指征：①持续腹痛不能忍受；②囊肿增大（≥6cm），出现压迫症状；③合并囊内出血、感染等并发症者。出现以上情况时应及时手术治疗。手术治疗的方式有以下3种：

1. 囊肿切除术 常限于胰体尾部囊肿，行保留（或不保留）脾脏的胰体尾切除术。

2. 外引流术 适用于囊肿继发性感染、胰腺脓肿、囊壁薄不能完成内引流者及患者全身情况差，不能耐受内引流手术者。亦可经皮穿刺置管行外引流术。外引流的缺点是易形成胰腺瘘。

3. 内引流术 囊壁成熟者采用内引流术。适用于大的假性胰腺囊肿，壁厚、无囊内感染和出血者。

（1）囊肿空肠吻合术 是假性胰腺囊肿的首选手术方法。

（2）胃囊肿吻合术 适用于假性囊肿位置较高、与胃后壁粘连紧密者。

第四节 胰腺癌和壶腹部癌

一、胰腺癌

胰腺癌是一种较常见的恶性肿瘤，其发病率有明显增加的趋势。男性比女性多见，癌肿好发于胰头部。恶性程度高，不易早期发现，切除率低，预后差。

【病理】 胰腺癌包括胰头癌、胰体尾部癌，临床上以胰头部为最多见，其次是体尾部，全胰癌较少。组织分类常见的依次为导管细胞腺癌、腺泡细胞癌、黏液性囊腺癌。

胰腺癌具有早期向周围神经和血管浸润并易经血运和淋巴系统发生转移的生物学行为特点。胰腺癌转移和扩散的途径，最多见的是淋巴结转移和局部浸润：①直接浸润：早期即可穿破胰管壁向周围组织浸润、转移。胰体尾部癌较胰头癌更易发生胰外浸润。

沿神经末梢扩散是胰腺癌特有的转移方式，癌细胞可直接破坏神经束膜，或经神经束膜的脉管周围侵入神经束膜间隙，并沿此间隙扩散。②淋巴转移早，多见于胰头前后、幽门上下、肝十二指肠韧带内、肝总动脉、肠系膜上动脉和腹主动脉旁淋巴结，晚期可转移至锁骨上淋巴结。③血行转移和腹腔种植是晚期胰腺癌的主要转移方式。

【临床表现】最常见的临床表现为腹痛、黄疸和消瘦。胰头癌以腹痛、黄疸、上腹胀不适为最常见；胰体尾癌则以腹痛、上腹胀不适、腰背痛为多见。

1. 上腹痛和上腹饱胀不适 是常见的首发症状。早期因肿块压迫胰管，使胰管不同程度地梗阻、扩张、扭曲及压力增高，可出现上腹部不适或隐痛、钝痛、胀痛等。腹痛位于中上腹深处，胰头癌偏右，体尾癌偏左，疼痛常持续性疼痛，饭后 1 ~ 2 小时加剧。中晚期肿瘤浸润腹腔神经丛时，使腹痛症状加剧，常有腰背痛，直至昼夜腹痛不止。

2. 黄疸 是胰头癌的最主要症状和体征。由癌肿浸润和压迫胆总管下段所致。黄疸呈进行性加重，伴皮肤瘙痒。胆道完全梗阻，黄疸加深，大便呈陶土色。

3. 消瘦乏力 患病初期即有消瘦乏力，这与腹痛、饮食减少、睡眠不足和癌肿消耗有关。

4. 消化道症状 如食欲缺乏、腹胀、消化不良、腹泻或便秘、恶心、呕吐等，晚期癌肿侵犯十二指肠可出现消化道出血或梗阻。

5. 其他 胰头癌致胆道梗阻合并胆道感染，可出现寒战、高热。晚期患者可扪及腹部肿块，出现腹水和恶病质。少数病人有轻度糖尿病表现。

【诊断】胰腺癌早期无特异症状。原因不明的上腹及腰背部疼痛、消瘦、乏力，凡中年以上，近期体重明显下降，难以解释的消化道症状，或用胰腺炎不能解释的胰腺酶类变化者，需做进一步检查明确诊断。

1. 实验室检查

(1) 血清生化学检查 早期可有血、尿淀粉酶增高，血糖增高，尿糖阳性。黄疸时，血清总胆红素和结合胆红素升高，碱性磷酸酶升高。

(2) 肿瘤标记物检查 癌胚抗原（CEA）、胰胚抗原（POA）、糖链抗原（CA19 - 9）、胰腺癌相关抗原（PCAA）和胰腺癌特异抗原（PaA）可有升高，但缺乏特异性。肿瘤标记物联合检测可提高诊断的敏感性。相对而言，CA19 - 9 对胰腺癌的诊断较为敏感，特异性较好。

2. B 超 为诊断胰腺癌的首选方法。胰腺癌的声像图为：①胰腺呈局限性肿大或弥漫性肿大；②癌肿轮廓不规则，局部呈高回声、低回声或斑状回声；③癌肿压迫阻塞胆管和胰管，可见胆囊肿大，肝内外胆管扩张，胰管扩张。

3. CT 诊断准确性高于 B 超。可显示胰胆管扩张和直径 >0.5cm 的胰腺病变，还可发现腹膜后淋巴结转移和肝内转移。通过静脉注射造影剂后，高性能 CT 血管成像（CTA）检查能够显示肿瘤与邻近血管的关系，对判断胰腺癌能否行根治性切除有较大帮助。

4. MRI 或磁共振胆胰管造影（MRCP） 单纯 MRI 诊断并不优于增强 CT，MRCP

可显示肝内外胆管扩张、胰管扩张。

5. 经皮肝胆管穿刺造影（PTC）　适用胰腺癌引起胆管扩张或伴有黄疸者。可显示肝内外胆管扩张、胆囊肿大、胆管狭窄、充盈缺损、管壁僵硬。

6. 内镜逆行胰胆管造影（ERCP）　可直接观察十二指肠乳头区并能进行活检，收集胰液行细胞学、生化和酶学检查。造影可显示主胰管不规则狭窄、管壁僵硬、中断、移位，以及其末端呈鼠尾状截断。胆管、胰管均有扩张呈"双管状"表现。

7. 超声内镜（LEUS）　超声内镜不受腹壁和胃肠道气体的影响，具有定位准确和充分显示病变的优点。

8. 胃肠钡餐 X 线　可显示胰腺癌压迫引起胃和十二指肠形态改变的间接征象，胃十二指肠球部出现阴影缺损。

9. 细针穿刺细胞学　对难以确定诊断，但又高度怀疑的病例，可在 B 超或 CT 引导下采用细针穿刺胰腺肿块做细胞学检查。

【治疗】胰腺癌的治疗原则是早期手术治疗。手术切除是其有效的治疗方法。尚无远处转移的胰腺癌均应争取手术切除以延长生存时间和改善生存质量。

1. 根治性手术

（1）**胰十二指肠切除术**　是胰头癌的标准术式，切除范围包括肝总管以下胆管（包括胆囊）、胰头（包括钩突部）及远端胃、十二指肠和部分空肠上段，同时清除肝十二指肠韧带内、腹腔动脉旁、胰头周围及肠系膜血管根部的淋巴结。切除后重建胰管、胆管和胃肠道通路。

（2）**保留幽门的胰十二指肠切除术**　适用于幽门上下淋巴结无转移，术中十二指肠切缘肿瘤细胞病理检查阴性者。

（3）**胰体尾切除术**　适用于胰体尾部癌。

2. 姑息性手术　适用于高龄患者，肿瘤不能切除，已有肝转移或患者合并明显心肺功能障碍不能耐受较大手术者。

（1）**解除胆道梗阻**　可行胆囊空肠吻合术或胆管空肠吻合术，也可行内镜下放置胆道支架以解除梗阻。

（2）**解除或预防十二指肠梗阻**　可行胃空肠吻合术。

（3）**解除晚期胰腺癌的顽固性疼痛**　术中双侧腹膜后内脏神经节周围注射95%乙醇行化学性内脏神经切断术或腹腔神经节切除术，以减轻疼痛。

（4）**区域性介入治疗**　经肝总动脉、脾动脉及肠系膜上动脉等插管局部灌注化疗药物，同时做放射治疗，争取使原不能切除的胰腺癌获得再次手术切除的机会。

二、壶腹部癌

壶腹部癌是指胆总管末端、壶腹部和十二指肠乳头附近的癌肿。其恶性程度明显低于胰头癌，手术切除率高于胰头癌，术后 5 年生存率可达40%～60%。

【病理】壶腹部癌的组织类型以腺癌多见，其次为乳头状癌和黏液癌。肿瘤生长阻塞胆管开口，引起黄疸。十二指肠乳头癌可致十二指肠梗阻和上消化道出血。壶腹部癌的转移方式以淋巴转移为主，出现比胰头癌晚，远处转移多转移到肝脏。

【诊断】

1. 临床表现 壶腹部癌与胰头癌的临床表现很相似。常见的临床症状为黄疸、消瘦和腹痛。

（1）**黄疸** 是壶腹部癌最主要的症状。黄疸出现早，黄疸深浅呈波动性是本病的特点，主要由于肿瘤组织坏死、脱落，可使胆道暂时再通。随着肿瘤生长，黄疸呈进行性加深，可出现皮肤瘙痒，大便呈陶土色。

（2）**腹痛** 胰胆管梗阻，内压升高，可引起患者上腹饱胀不适、腹痛；合并急性胰腺炎，出现持续疼痛；当并发胆道感染时，可出现腹痛、畏寒、发热、黄疸加深。

（3）**其他** 可有消化道出血、消瘦、乏力等症状。

2. 实验室检查

（1）**血清生化检查** 黄疸患者，血清总胆红素和结合胆红素升高，血清碱性磷酸酶（ALP）、谷氨酰转肽酶（γ-GT）升高可出现于血清总胆红素升高之前。

（2）**肿瘤标记物检查** CEA、CA19-9可升高，但缺乏特异性。CA19-9可作为随访观察项目。

3. 影像学检查 同胰腺癌检查，ERCP是确诊壶腹部癌的主要手段，内镜可直接观察乳头病变，并可行组织活检。MRCP为无创性胆道及胰管影像检查方法。

【治疗】壶腹部癌的根治性术式为胰十二指肠切除。对难以耐受胰十二指肠切除的高危患者、病变仅局限于十二指肠乳头者可行乳头局部切除术。肿瘤不能切除者，可行胆肠吻合术以解除胆道梗阻。

目标检测

一、选择题

A1 型题

1. 在我国，急性胰腺炎诱因中最常见的是（ ）
　　A. 上腹外伤　　　　　　　B. 胆道蛔虫症　　　　　　C. 胆道结石
　　D. 饮酒　　　　　　　　　E. 暴饮暴食

2. 胰腺疾病与胆道疾病相互关系的解剖基础是（ ）
　　A. 胆总管与胰管有共同通道及出口　　　B. 胆总管与胰腺紧贴，并位于其后方
　　C. 胰腺炎胰腺肿大时常能压迫胆总管　　　D. 均属肝门部器官
　　E. 均受肝内胆汁分泌压的影响

3. 胰腺癌最好发的部位是（ ）
　　A. 胰腺头部　　B. 胰腺体部　　C. 胰腺尾部　　D. 全胰腺　　E. 异位胰腺

4. 急性胰腺炎发病之初 3~4 小时，最有诊断价值的是（ ）
　　A. 尿淀粉酶增高　　　　　　　　　　B. 血淀粉酶增高
　　C. 血尿素氮、肌酐增高　　　　　　　D. 血白细胞计数增高
　　E. 血脂肪酶增高

5. 慢性胰腺炎最常见的症状是 （ ）

    A. 腹痛   B. 脂肪泻   C. 腹泻

    D. 饱胀、嗳气   E. 呕吐

6. 早期出现无痛性黄疸的疾病是 （ ）

    A. 胆总管下端结石   B. 急性胰腺炎   C. 胰腺假性囊肿

    D. 壶腹部癌   E. 胆囊癌

A2 型题

7. 闫某，女，54 岁。有胆囊结石病史 8 年。上腹剧痛 2 日，向腰部放射，伴恶心、呕吐，血淀粉酶升高 2 倍。以下最有价值的检查是 （ ）

    A. 腹部平片   B. 上消化道钡餐   C. 心电图

    D. 腹部 CT   E. 胃镜

8. 李某，男，65 岁。进行性黄疸 3 个月，伴中上腹持续性胀感，夜间平卧时加重，渐消瘦。查体：慢性消耗性面容；皮肤、巩膜黄染；腹平坦，脐右上方深压痛，未及块物；Courvoisier 征阳性。首先考虑的诊断是 （ ）

    A. 慢性胆囊炎   B. 胆石症   C. 原发性肝癌

    D. 胃癌   E. 胰头癌

9. 叶某，男，40 岁。晚餐后 5 小时开始上腹疼痛，向左肩、腰、背部放射及恶心、呕吐、腹胀。现已 37 个小时。曾有胆结石史。体检：R 24 次/分，T 38.9℃，BP 90/75mmHg。巩膜可疑黄染，全腹压痛，以上腹部显著，伴肌紧张和反跳痛，移动性浊音阳性。血白细胞 16×10^9/L，中性粒细胞 89%。为确定诊断，最有价值的检查是 （ ）

    A. 测定血淀粉酶   B. 测定尿淀粉酶

    C. 腹腔穿刺液检查并测定淀粉酶   D. 腹部超声检查

    E. 腹部 X 线检查

A3 型题

(10 ~ 13 题共用题干)

赵某，男，45 岁。酗酒后 8 小时出现中上腹疼痛，放射至两侧腰部，伴恶心、呕吐。体检腹部有压痛，肌紧张及两侧腰腹部出现蓝棕色斑，BP 75/55mmHg，P 110 次/分。

10. 下列检查应首先选择 （ ）

    A. 血、尿常规   B. 尿淀粉酶测定   C. 胸腹部 X 线平片

    D. 血清淀粉酶测定   E. 腹部 B 型超声检查

11. 最可能的诊断是 （ ）

    A. 急性胆囊炎   B. 急性胃炎   C. 急性肠梗阻

    D. 急性胰腺炎   E. 急性胆管炎

12. 对诊断困难者应进一步采取 （ ）

    A. 剖腹探查   B. ERCP 检查

    C. 抗感染治疗下严密观察   D. 抗休克治疗

E. 腹腔穿刺

13. 在诊断尚未确立之前，不应采用的是（　　）

    A. 禁食、胃肠减压　　　　B. 吗啡类止痛药　　　　C. 胰酶抑制剂

    D. 体液补充　　　　　　　E. 营养支持

二、问答题

1. 如何早期诊断急性重症胰腺炎？

2. 简述急性胰腺炎的非手术治疗方法。

第三十五章　周围血管和淋巴管疾病

学习目标

1. 掌握：动脉硬化闭塞症、下肢深静脉血栓形成的病因、临床表现、诊断及治疗。
2. 熟悉：周围血管病的常见症状；下肢静脉曲张的相关临床检查方法、治疗。
3. 了解：淋巴水肿的诊断与处理。
4. 具备对常见周围血管及淋巴管疾病进行诊断及初步处理的能力。

第一节　概　述

【解剖生理概要】

1. 解剖概要　血液循环系统由心脏和血管组成。周围血管系统则是血液运行的管道系统，由动脉、静脉和毛细血管组成。淋巴系统包括淋巴管、淋巴组织及淋巴器官，其中流通着淋巴液。周围循环系统由周围血管系统和淋巴系统组成。

血液和淋巴液在心脏的泵力、血管的弹性、肌肉收缩及瓣膜的作用下，在各自的管道内周而复始地循环流动，将氧气、营养物质等不断地输送到人体的各器官、组织，使生命得以维系。

2. 解剖生理特点　动脉和静脉血管壁一般可分为三层，即内膜、中膜、外膜。内膜最靠近管腔，表面由内皮细胞构成，下面有薄层结缔组织及少量弹性纤维。内皮细胞腔内膜是与血流相接触的滑动面，带负电荷，能抗血细胞凝集，有防止血液凝固和血栓形成的作用。中膜位于内外弹性膜之间，比内膜层厚，主要由平滑肌、弹性纤维和胶原纤维组成。此层的结构决定血管的弹性。动脉的中膜主要由平滑肌细胞、成纤维细胞、胶原纤维和散在的弹性组织构成。外膜为管壁最外面的一层，主要由结缔组织构成。较大的血管在外膜内含有小动脉、静脉，营养血管壁。

各类血管由于其在整个血管系统中所处的部位不同、管径大小和管壁的厚度及构成管壁的内皮、弹性纤维、平滑肌和胶原纤维4种主要成分的相对比例有很大差别，使其各自具有不同的机能特点。静脉管腔大、管壁薄，含有较少的中膜弹力纤维和平滑肌，管腔容易受周围组织挤压而塌陷。其中有静脉瓣，可防止血液逆流。主动脉和大动脉中膜内的弹性纤维特别丰富，管壁有较强的弹力，能高度扩张及弹性回缩。中、小动脉管壁中的弹性纤维逐渐减少，平滑肌相对增多。其管壁的收缩和舒张可改变管腔的大小，从而影响血流阻力和局部血流量。

毛细血管呈网状分布，遍布于全身各处（软骨、角膜、毛发、牙釉质除外），位于小动脉和小静脉之间，管壁很薄，由单层的内皮细胞和基膜构成，与周围组织紧密相连，管径平均 $7 \sim 9 \mu m$。血流缓慢，有利于血液和组织间进行物质交换。

【临床表现】

1. 症状 主要有疼痛及感觉异常两个方面的表现。

（1）**疼痛** 是周围血管疾病的常见症状。肢体动脉闭塞类疾病因肢体缺血表现为"间歇性跛行"和静息痛。"间歇性跛行"是指患者步行到一定距离时出现小腿疼痛或不适，迫使其停止步行，稍息片刻，疼痛缓解后才能重新行走，其可有沉重、酸痛、胀痛、刺痛、钝痛或锐痛之感觉。所谓静息痛是指患者在不运动状态时疼痛，通常夜间加重，如因动脉缺血导致的组织缺血及缺血性神经炎可引起持续疼痛；如因动静脉急性炎症或缺血坏死者可有静息痛，间歇性加重伴有感觉异常。此外，肢体静脉瓣膜功能不全时也可出现疼痛，如因静脉回流障碍者可因淤血而胀痛。要注意的另一个方面是，因动脉而致的疼痛与所处环境温度有关，在热环境下可得到缓解，反之加重；而因静脉致疼痛者多与体位有关，嘱患者将患肢平放或抬高患肢疼痛会有所减轻，站立位时可加重疼痛。

（2）**感觉异常** 主要有肢体的沉重、麻木、针刺、蚁行、灼热、发凉感甚或无知觉等。当静脉病变时，如静脉瓣膜功能不全时可引起肢体沉重感、酸胀感，但当抬高患肢或平卧时，症状消失。如若早期动脉供血不足也可引起肢体的疲倦、沉重感及肢体发凉等感觉，稍加休息可缓解。另外，如动脉缺血引发神经损害时，可有麻木、蚁行、针刺、灼热等感觉。

2. 体征

（1）**肿胀** 当静脉回流障碍时可出现肿胀，如下肢深静脉血栓形成、下肢深静脉瓣膜功能不全均可引起肢体不同程度的肿胀。慢性静脉疾病时除浅静脉曲张外，常伴有小腿胀痛、足靴区色素沉着和溃疡等。由于静脉瓣膜功能不全而引起的肿胀，通常在平卧或抬高肢体后及清晨起来后减轻，行走后或久立后加重。淋巴水肿的特点是皮肤毛孔粗糙，皮肤增厚样改变。

（2）**皮温改变** 皮肤的温度与血流有明显的关系。当肢体缺血时，肢体尤其是肢体远端皮肤温度明显低于健侧，但当静脉阻塞时由于血流淤积肢体皮温可高于正常。

（3）**皮色改变** 皮肤色泽能反映肢体循环情况和皮肤营养状况。皮肤颜色苍白或发绀伴皮温降低往往提示动脉供血不足；皮肤苍白甚或伴有淤点淤斑时则提示失去血供；如果皮肤暗红皮温稍高则意味着静脉淤血。Buerger 试验可反映肢体缺血情况，即平卧时将患肢抬高 $70° \sim 80°$，持续 1 分钟左右，观察足底，正常可见淡红色或微白，而见苍白或蜡白色者，提示肢体动脉供血不足；再将肢体下垂于床沿呈坐位，正常人足部颜色可于 10 秒内恢复，如恢复时间超过 45 秒，也提示动脉供血障碍。另外，静脉反流性疾病患者在立位稍久时可见肢体皮肤颜色潮红或发绀。

（4）**肿块** 在静脉曲张时，其皮下肿块为静脉迂曲形成，外观为蚯蚓状、球状，偶可触及静脉内结石，当肢体抬高时肿块即消失。如因浅静脉形成血栓者，可见沿静脉走行区皮下索条状红肿，触痛明显，颜色发红，长度可达数厘米或数十厘米；另外，浅表的动脉瘤、静脉瘤、结节性多动脉炎、血管动静脉瘘等均可在皮下出现性状不一的肿块。要注意的是，因动脉瘤致肿块者可触及其搏动。结节性血管炎者初期也可见皮下红肿硬节。

（5）**营养障碍** 主要表现为坏疽或溃疡。当动脉缺血引起肢体营养障碍时，皮肤松弛，汗毛脱落，趾（指）甲生长缓慢，肌肉萎缩等，如果缺血严重者可出现肢体坏疽，可为干性坏疽，如感染可呈湿性坏疽伴臭味，坏疽大多从趾（指）开始；静脉疾病也可发生营养障碍，静脉血淤常发生于足靴区，表现为色素沉着、皮炎、湿疹、溃疡，发生溃疡常在小腿下 1/3 处，尤以内侧多见，其底部被湿润的肉芽覆盖、易出血，周围炎症浸润疼痛明显，愈合缓慢，容易复发。

第二节 动脉硬化闭塞症

动脉硬化性闭塞症，是一种由于大、中动脉硬化，内膜出现斑块，从而引发动脉狭窄、闭塞而导致下肢慢性缺血改变的周围血管常见疾病。其临床特点为：下肢发凉、麻木、间歇性跛行、皮色苍白或潮红紫暗、肢端营养不良等。男性占绝大多数，发病年龄大多 45 岁以上。

【**病因病理**】目前本病的病因和发病机制尚未完全清楚。但是高龄、高血压、高脂血症、吸烟、糖尿病、肥胖等是其高危因素。其发病机制目前有血管内膜损伤及平滑肌细胞增殖学说、脂质浸润学说及血流动力学损伤学说。

【**临床表现**】动脉硬化性闭塞症的临床表现与动脉硬化闭塞的程度、部位和侧支循环的多少有密切关系。

1. 症状 早期的症状主要为肢体发凉、间歇性跛行，可有肢体麻木、沉重无力、酸痛、刺痛及烧灼感，继而出现静息痛。

2. 体征

（1）**皮肤温度下降** 根据病变闭塞部位的不同，其皮肤温度由大腿股部至足部均可降低，但通常在远端足趾处其皮温明显下降。

（2）**皮肤颜色变化** 有闭塞的动脉血供不足时，根据其病程的长短及侧支循环情况，可有皮肤苍白，潮红、青紫、发绀等改变。初期一般呈苍白，如时间久者可出现潮红、青紫等。

（3）**肢体失养** 主要表现为肌萎缩、皮肤萎缩变薄、骨质疏松、发脱落、趾甲增厚变形、坏疽或溃疡。坏疽以足趾远端为最常见。溃疡多发生于缺血局部压迫后或外伤后，如踝关节突出处等。

（4）**动脉搏动减弱或消失**　根据闭塞部位，可扪及胫后动脉，足背动脉及腘动脉、股动脉搏动减弱或消失。

3. 物理及实验室检查

（1）**一般检查**　包括心电图、心功能及眼底检查，血脂、血糖检查。通过一般检查可判定患者的动脉硬化和高脂血症的情况，以及是否患有糖尿病等。

（2）**彩色多普勒血管超声检查**　能够对本病做出诊断，特别是双功彩色超声多普勒，可以清晰地显示血管腔形态及血流状态，以了解病变部位和缺血严重程度。

（3）**血管造影**　磁共振血管造影（MRA）或计算机扫描动脉造影（CTA）能提供周围血管的解剖形态，动态观察侧支情况、腔内斑块等相关情况。

【诊断】发病年龄45岁以上，男性多见，常有高血压病、冠心病、糖尿病或脑血管硬化疾病等疾病史；可有全身动脉硬化表现，血胆固醇、甘油三酯、β-脂蛋白增高；肢体多普勒血管超声提示动脉内管腔狭窄或闭塞，动脉腔内有硬化斑块形成；MRA或CTA直接直观地显示动脉闭塞改变；肢体远端缺血改变，如皮肤色苍白、潮红，皮温降低；足背及胫后动脉搏动减弱或消失等。

【治疗】

1. 非手术疗法　治疗原则是调血脂、改善血压、改善血液高凝状态、促进侧支循环形成。如使用阿司匹林、前列地尔、阿加曲班、纤溶酶、烟酸占替诺等药物。

2. 手术疗法　原则是建立旁路血流。具体的有动脉内膜剥脱术、经皮腔内血管成形术、支架置入、旁路转流术和清创术、截肢术等。

3. 创面处理　干性坏疽的创面，应予消毒包扎，预防继发感染。湿性坏疽及腐烂的可清理创面。必要时可应用抗生素。

第三节　下肢静脉曲张

下肢静脉曲张是指下肢大隐或小隐静脉系统处于过伸态，以蜿蜒、迂曲为主要病变的一类疾病。长期站立或负重人群中发病率较高，如营业员、教师、体力工作者等。临床上以大隐静脉系统发病为多。

【病因病理】病因主要是先天性浅静脉壁薄弱或瓣膜关闭不全，出现血液反流及静脉内压力持久升高，导致静脉迂曲扩张。其常见诱因为习惯性便秘、重体力劳动、慢性咳嗽等。寒冷因素是重要的诱因之一，本病与遗传因素有关。

其病理改变为：在小腿肌肉收缩时，血流动力学发生改变，由于保护血液单向流动的静脉瓣膜遭到破坏，深静脉血液逆流入浅静脉，因浅静脉缺乏肌肉筋膜支持，仅为皮下疏松结缔组织包绕，再加上静脉壁薄弱，因此导致静脉增长、变粗、曲张；从而进一步导致静脉血淤积，渗透活性的粒子，尤其是纤维蛋白原的漏出、5-羟色胺及儿茶酚胺等增多，导致皮肤和皮下组织出现营养不良性变化。

【临床表现】单纯性下肢静脉曲张的发生，多见于纺织工、理发员、售货员、交通警察及警卫员等经常从事站立的工作者。早期可无明显症状。静脉曲张较重时，患者在站立稍久后，患肢有酸胀、麻木、困乏、沉重感，容易疲劳，平卧休息或抬高患肢后，上述症状可消失。患肢浅静脉在站立位时隆起、扩张、迂曲成团，以小腿和足踝部明显，常无肿胀。若并发血栓性浅静脉炎，局部出现红、肿、痛，局部压痛明显，静脉呈硬条索状。血栓机化及钙化后可形成静脉结石。病程长、静脉曲张较重者，足靴区皮肤可出现萎缩、脱屑、色素沉着、湿疹及慢性溃疡等。静脉曲张因溃疡侵蚀或外伤致破裂可发生急性出血。

【诊断】下肢静脉曲张有明显的形态特征，诊断较容易。但常需进行以下检查和试验以明确浅静脉瓣膜功能、下肢深静脉回流情况和交通支瓣膜功能情况。

1. 下肢静脉功能检查

（1）**大隐静脉瓣膜功能及大隐静脉与深静脉之间交通支瓣膜功能试验**　患者仰卧，抬高患肢使曲张静脉空虚，在大腿根部扎止血带阻止大隐静脉血液倒流。然后让患者站立，松解止血带后10秒内，大隐静脉立即自上而下充盈，提示大隐静脉瓣膜功能不全；若在松解止血带前30秒内大隐静脉已部分充盈曲张，松解止血带后充盈曲张更为明显，说明大隐静脉瓣膜及其与深静脉间交通支瓣膜功能不全；若松解止血带前30秒内大隐静脉即有充盈曲张，而松解止血带后曲张静脉充盈并未加重，说明大隐静脉与深静脉间交通支瓣膜功能不全，而大隐静脉瓣膜功能正常。

（2）**小隐静脉瓣膜及小隐静脉与深静脉之间交通支瓣膜功能试验**　除止血带扎于腘窝外，试验方法与上述试验相同，结果及意义相似。

（3）**深静脉通畅试验**　患者站立时，在患肢大腿根部扎止血带以阻断大隐静脉回流，然后嘱患者交替伸屈膝关节10～20次。若浅静脉曲张明显减轻或消失，提示深静脉通畅；若静脉曲张不减轻，甚至加重，说明深静脉阻塞。

（4）**交通静脉瓣膜功能试验**　患者仰卧，抬高患肢使曲张静脉空虚，在大腿根部扎止血带阻止大隐静脉血液倒流。从足趾向上至腘窝缚扎第一根弹力绷带，再自止血带处向下缚扎第二根弹力绷带；让患者改站立位，一边向下松解第一根弹力绷带，一边向下缚扎第二根弹力绷带，如果在两根绷带的间隙内出现曲张静脉，即提示该处交通静脉瓣膜功能不全。

2. 下肢静脉造影　有顺行性与逆行性两种造影方法。单纯性下肢静脉曲张顺行造影见浅静脉明显扩张，交通支静脉可有扩张及逆流，深静脉正常；逆行造影见造影剂逆流通过隐股静脉瓣，大隐静脉近端呈囊状扩张，而股静脉瓣膜无逆流。

3. 血管超声检查　多普勒超声检查可以观察瓣膜关闭活动及有无血液逆流，也能观察静脉反流的部位和程度。

4. 其他检查　如容积描记等，对诊断也有一定帮助。

> **知识拓展**
>
> **Buerger 运动**
>
> 　　患者平卧，同时将双脚抬高45°～60°，可架在棉被或倒置在椅背上，直到脚部皮肤发白、有刺痛感为止，持续2～3分钟。然后，患者坐于床缘或椅

子，双腿自然下垂，脚跟踏于地面，踝部施行背屈、跖屈及左右摆动动作；其次，脚趾上翘并尽量伸开，再向下收拢，每一组动作持续3分钟，此时脚部应变为完全粉红色。如果此时肤色变蓝或疼痛时，应立刻平躺，高举脚部，直到感觉舒服为止；最后，患者恢复平卧姿势，双脚放平，并覆盖保暖，卧床休息5分钟后，抬高脚趾、脚跟运动10次。如此每日3次，每次操作5～10次。

【治疗】

1. 非手术治疗　适用于：①范围小、程度轻且无症状者；②妊娠期妇女；③全身情况差，重要生命器官病变，手术耐受力差者。

（1）穿用弹力袜套保护　适用于长期从事站立工作或强体力劳动者。

（2）适量运动　强调做工间操，或经常走动、踝关节伸屈活动，使腓肠肌能发挥有效的泵作用，以减轻浅静脉内的压力。

（3）注射疗法　将硬化剂注入曲张的静脉内，静脉内膜发生无菌性炎症反应，使曲张静脉血管腔粘连闭塞。常用的硬化剂有5%鱼肝油酸钠、3%十四羟基硫酸钠、酚甘油溶液及5%油酸乙醇胺溶液等。

（4）处理并发症　有血栓性浅静脉炎者给予外用药物及局部热敷治疗；有湿疹和局部溃疡者可抬高患肢并行创面湿敷，加强局部换药并酌情给予抗生素治疗；有出血者行抬高患肢和局部加压包扎，必要时予以缝合止血。

2. 手术疗法　目的是去除曲张静脉和防止复发，为最常用的方法。凡深静脉通畅，无明显手术禁忌者，均宜施行手术治疗。手术方法有：

（1）大（小）隐静脉高位结扎术　适用于大（小）隐静脉瓣膜功能不全，而大（小）隐静脉与深静脉间交通支瓣膜功能正常者。

（2）交通支结扎术　适用于大（小）隐静脉与深静脉间交通支瓣膜功能不全，而大（小）隐静脉瓣膜功能正常者。

（3）大（小）隐静脉剥脱术　临床最为常用，适用于大（小）隐静脉瓣膜功能不全，以及大（小）隐静脉与深静脉间交通支瓣膜功能不全者。

3. 微创治疗　近年出现了静脉腔内激光治疗（EVLT）、内镜筋膜下交通静脉结扎术（SEPS）、旋切刀治疗及静脉内超声消融治疗等微创方法，有替代传统治疗方式的趋势。

第四节　下肢深静脉血栓形成

下肢深静脉血栓形成是指血液在髂静脉及其远端的管腔内不正常凝结，阻塞静脉腔，导致下肢静脉回流障碍。如未及时治疗，将影响生活和工作能力。

【病因病理】1846年，威尔啸（Virchow）提出了静脉血栓形成的三大因素，即静脉损伤、血流缓慢和血液高凝状态。

1. 血管损伤　手术、外伤、骨折、化学药物等因素可以直接导致血管壁损伤，损伤可造成血管内皮脱落及内膜下层胶原裸露或血小板等凝聚、黏附，形成血栓。

2. 血流缓慢　久病卧床、手术中生理性反应、术后肢体制动、久坐状态或血管受压狭窄等情况均可引起肢体血流缓慢，血小板和白细胞的聚集及黏附而形成血栓。

3. 血液高凝　妊娠、产后、长期服用避孕药、肿瘤组织裂解产物、大面积烧伤等因素均可使血液呈高凝状态。此时，血小板数增高，凝血因子含量增加而抗凝血因子活性降低，形成血栓。

【临床表现】根据血栓发生的部位，分成以下3种类型：

1. 中央型　髂-股静脉血栓形成。

（1）症状　患肢沉重、胀痛或酸痛，可有股三角区疼痛。在初期时由于病情轻、症状不明显，往往被忽略。

（2）体征　全下肢肿胀明显，患侧髂窝、股三角区有疼痛和压痛；肢体皮肤温度可增高。左侧发病多于右侧。

2. 周围型　股-腘静脉及小腿端深静脉处血栓形成。

（1）症状　大腿或小腿肿痛、沉重、酸胀，发生在小腿深静脉者疼痛明显，不能踏平行走。

（2）体征　皮肤颜色正常或稍红。局限于小腿深静脉者，往往呈跛行，腓肠肌压痛明显，Homans征阳性（即仰卧时，双下肢伸直，将踝关节过度背屈，会引发腓肠肌紧张性疼痛）。

3. 混合型　全下肢深静脉血栓形成

（1）症状　全下肢沉重、酸胀、疼痛。

（2）体征　下肢肿胀，股三角、腘窝、腓肠肌处压痛明显。如果体温升高和脉率加速不明显，皮肤颜色变化不显著者称股白肿。如果病情严重，肢体肿胀明显，影响了动脉供血时，则足背及胫后动脉搏动减弱或消失；肢体皮肤青紫，皮温升高，称股青肿。后者可发生肢体坏疽。

4. 并发症及后遗症

（1）并发症　血栓脱落，随血流回流至肺动脉处，可引发肺栓塞，因肺栓塞可致死。

（2）后遗症　下肢静脉血栓形成后，可破坏静脉瓣膜，遗留下深静脉瓣膜功能不全综合征。

【实验室及物理检查】

1. 超声多普勒检查　彩色多普勒超声可从影像、回声等征象对下肢深静脉血栓形成进行诊断，是无创检查中较理想的方法。

2. 下静脉造影检查　是一种有创检查方法，可分为逆行和顺行静脉造影。

3. 凝血系列指标检查　包括出凝血时间、凝血酶原时间及纤维蛋白原等测定；其中D二聚体在血栓形成时明显增高。

【诊断】根据临床表现，结合辅助检查，一般不难做出临床诊断。

【治疗】

1. 非手术疗法

（1）一般治疗　卧床休息和抬高患肢 1~2 周，避免活动和用力排便，以免引起血栓脱落。垫高床脚 20~25cm，改善静脉回流，减轻水肿和疼痛。开始下床活动时，需穿弹力袜或用弹力绷带。

（2）溶栓治疗　常用药物有尿激酶、重组链激酶和重组纤溶酶原激活物，静脉滴注 7~10 日。

（3）抗凝疗法　常作为溶栓治疗与手术取栓的后续治疗。常用的抗凝药物有肝素和香豆素类衍生物。

（4）祛聚疗法　临床常用的有低分子右旋糖酐、阿司匹林和双嘧达莫（潘生丁）等，扩充血容量、稀释血液、降低血黏度，防止血小板凝聚。

（5）中药　可用消栓通脉汤。

2. 手术疗法

（1）静脉血栓取除术　可切开静脉壁直接取栓，现多用 Fogarty 带囊导管取栓，手术简便。

（2）经导管直接溶栓术　近年开展的血管腔内治疗技术，适用于中央型和混合型血栓形成。

（3）血管移植术　各种手术的目的均是加强侧支循环，克服血液回流障碍。手术方式有原位大隐静脉移植术、大隐静脉转流移植术、带蒂大网膜移植术。

第五节　下肢淋巴水肿

由于淋巴液回流障碍致淋巴液在皮下组织积聚，称为淋巴水肿。肢体肿胀，皮肤增厚、粗糙、坚如象皮，故又称"象皮肿"。可发生于外生殖器和四肢，而以下肢为最多见。

【病因病理】下肢淋巴水肿发病的原因可分为两大类：

1. 原发性淋巴水肿　由淋巴管发育异常所致，大多数是淋巴管发育不良，少数为淋巴管异常增生扩大。根据发病时间，分为：①先天性淋巴水肿，出生时即发病，有家族史者称为 Milroy 病；②获得性早发性淋巴水肿，35 岁前发病，有家族史者称 Meige 病；③获得性迟发性淋巴水肿，35 岁后发病。

2. 继发性淋巴水肿　如感染（链球菌感染、丝虫感染）、肿瘤压迫、癌肿施行放射治疗和淋巴结清扫术后等引起的淋巴水肿。

【临床表现】主要表现为一侧肢体肿胀，开始于足踝部，逐渐涉及整个下肢。早期形成柔软凹陷性水肿，皮肤尚正常。晚期因组织间隙中积聚的蛋白浓缩、皮下组织的炎症和纤维化等原因，水肿呈非凹陷性，皮肤增厚、干燥、粗糙、色素沉着，出现疣或棘状物。淋巴水肿的程度可分为：①轻度：肢体水肿呈凹陷性，抬高肢体后可减退或消失，皮肤无纤维化样损害；②中度：水肿压之不凹陷，抬高肢体水肿消退不明显，皮肤有中度纤维化；③重度：出现象皮肿样皮肤变化。继发性淋巴水肿常有复发性淋巴管炎和逐渐加重的淋巴水肿。淋巴管炎发作时，局部红肿、疼痛，淋巴结肿大压痛，常伴有突发性寒战和高热。

【诊断】晚期下肢淋巴水肿具有典型的象皮腿特征，诊断并不困难。能引起下肢肿胀的疾病较多，如深静脉血栓形成、血管神经性水肿、动静脉瘘等，但上述疾病都有各自的病史和表现，鉴别诊断一般较易。对下肢肿胀原因不明者，为了排除或区别淋巴病变的原因，可以做放射性核素淋巴管造影和淋巴管造影检查，前者为目前诊断淋巴水肿最有价值的方法。

【治疗与预防】

1. 非手术疗法 包括抬高患肢、穿弹力袜、限制水盐摄入、使用利尿剂、预防感染及烘绑疗法。烘绑疗法有电辐射热治疗器和烘炉法两种。温度一般调节在 60～80℃，每日 1 次，每次 1 小时，20 次为 1 个疗程。同时使用弹力绷带将患肢加压包扎，每个疗程相隔 1～2 个月。通过反复热效应刺激，使局部组织代谢活动加强，促进淋巴管的再生与淋巴回流的恢复。

2. 手术疗法 目前应用的手术疗法有如下 3 种：①促进淋巴回流的手术：如带蒂皮瓣移植术、大隐静脉移植术和大网膜移植术等；②重建淋巴循环的手术：如淋巴静脉系统吻合术和原有淋巴系统桥接术等；③切除病变组织的手术，如皮下淋巴脂肪抽吸术等。

灭蚊和丝虫病的防治，是预防丝虫感染引起淋巴水肿的主要措施。对于溶血性链球菌感染所造成的淋巴管炎，初次发作时就要彻底处理，抗生素的用量要足够，疗程适当延长。足癣是致病菌侵入的一个常见因素，应予积极处理。

目标检测

一、选择题

A1 型题

1. 下肢动脉缺血的主要表现是 （ ）

    A. 肢体肿胀   B. 皮肤变色   C. 溃疡

    D. 间歇性跛行   E. 关节活动不便

2. 下肢深静脉血栓形成的主要治疗原则是 （ ）

    A. 抗凝、去聚、溶栓   B. 抗炎、消肿   C. 热敷

    D. 使用抗生素   E. 外用药

3. 淋巴水肿时，以下措施不妥的是 （ ）

    A. 热敷   B. 气压治疗   C. 绑扎疗法   D. 溶栓治疗   E. 绑烘疗法

4. 具有"下肢肿胀"表现的疾病是 （ ）

    A. 腰椎间盘突出   B. 动脉硬化闭塞症

    C. 下肢深静脉血栓形成   D. 血管炎

    E. 大动脉炎

5. 下肢深静脉血栓形成的最严重并发症是 （ ）

A. 下肢肿胀　　　　　　　B. 静脉曲张　　　　　　C. 肺栓塞

D. 下肢溃疡　　　　　　　E. 足靴区色素沉着

6. 下肢静脉曲张的原因（　　）

A. 静脉瓣膜关闭不全，血液倒流　　　B. 感染

C. 高血压　　　　　　　　　　　　　D. 动脉缺血

E. 肢体肿胀

A2 型题

7. 张某，男，80 岁。肢体肿胀伴皮肤增厚，淋巴结肿大。对其采取的措施不妥的是（　　）

A. 抗生素　　　B. 溶栓　　　C. 利尿　　　D. 外敷药　　　E. 气压治疗

8. 赵某，男，70 岁。近 3 个月来走路沉重，有糖尿病史，出现间歇性跛行，偶有麻木。首先考虑的疾病是（　　）

A. 淋巴水肿　　　　　　　B. 静脉曲张　　　　　　C. 动脉硬化闭塞症

D. 静脉炎　　　　　　　　E. 脑梗死

9. 朱某，女，45 岁。下肢足靴区色素沉着 3 年。体格检查下肢略肿胀、表面血管突出迂曲，长时间行走有沉重感。应考虑为哪一种疾病的可能（　　）

A. 下肢深静脉血栓形成　　B. 动脉硬化闭塞　　　　C. 下肢静脉曲张

D. 色素性皮肤病　　　　　E. 淋巴水肿

A3 型题

（10~12 题共用题干）

崔某，女，38 岁。左下肢肿胀两日伴有疼痛感，不能行走，之前曾剖腹产 6 日。查体：左下肢肿胀，膝下髌骨下缘 15cm 处周径 42cm，右侧同一处周径 39cm；左膝上 10cm 处周径 56cm，右侧同处 53cm。Homans 征呈阳性。

10. 初步诊断是（　　）

A. 静脉曲张　　　　　　　B. 动脉硬化闭塞症　　　C. 深静脉血栓形成

D. 淋巴水肿　　　　　　　E. 下肢感染

11. 为进一步确诊，下列哪项检查最可靠（　　）

A. 血常规　　　　　　　　　　　　　B. 尿常规

C. 下肢多普勒血管超声　　　　　　　D. 凝血功能测定

E. 病理学检查

12. 治疗原则是（　　）

A. 利尿　　　B. 溶栓　　　C. 抗生素　　　D. 外用药　　　E. 绑扎疗法

二、问答题

1. 简述下肢动脉硬化闭塞症的临床表现及诊断、治疗。

2. 简述下肢深静脉血栓形成的病因病理、表现和治疗。

3. 淋巴水肿有何临床特点？

4. 下肢浅静脉曲张的治疗方法有哪些？

第三十六章　泌尿、男性生殖系统外科疾病的临床表现及检查

学习目标

1. 掌握：泌尿、生殖系统疾病的主要症状与特征。
2. 熟悉：泌尿、生殖系统疾病的体检和实验室检查。
3. 了解：泌尿、生殖系统疾病的器械和影像学检查。
4. 具备对泌尿外科疾病患者进行系统检查、选择检查方法及明确诊断的能力。

泌尿外科学是外科学的一门分支学科，专门研究、诊断、处理男性泌尿生殖系统和女性泌尿系统及肾上腺外科疾病。全面系统地了解患者病史、掌握症状与体征，运用各种检查手段和诊断方法，对诊断、治疗和预防泌尿外科疾病有重要的意义。

第一节　泌尿、男性生殖系统的解剖生理

一、泌尿、男性生殖系统解剖概要

泌尿系统解剖见图 36 - 1。

1. 肾脏　肾脏位于腹膜后间隙上部脊椎两侧，成人肾脏长 10 ~ 12cm，宽 5 ~ 6cm，厚 3 ~ 4cm，重 120 ~ 150g。左肾约平于第 11 胸椎至第 2 腰椎，右肾因肝脏压迫而较左肾略低半个锥体。肾脏分为肾实质和肾盂。肾实质又分为皮质与髓质。皮质在肾外层，主要含肾小球；髓质在内层，主要含肾小管。肾小管在髓质内构成放射状锥体，基底向外，尖端向内形成乳头，深入小盏杯中。肾盂连接各小盏，与输尿管相通，在肾的纵切面上可见 8 ~ 15 个锥体（图 36 - 2）。肾盂容量为 6 ~ 8mL，肾表面由内向外依次覆盖三层被膜，即纤维囊、脂肪囊和肾筋膜。肾门由肾动脉、肾静脉及输尿管组成，由前至后分别为静脉、动脉和输尿管。肾动脉源于腹主动脉分支，肾静脉进入下腔静脉。呼吸时肾脏上下移动 2 ~ 3cm，移动范围超过 5cm 时可定为游离肾。右肾可在肋缘下触及，左肾一般难以触及。

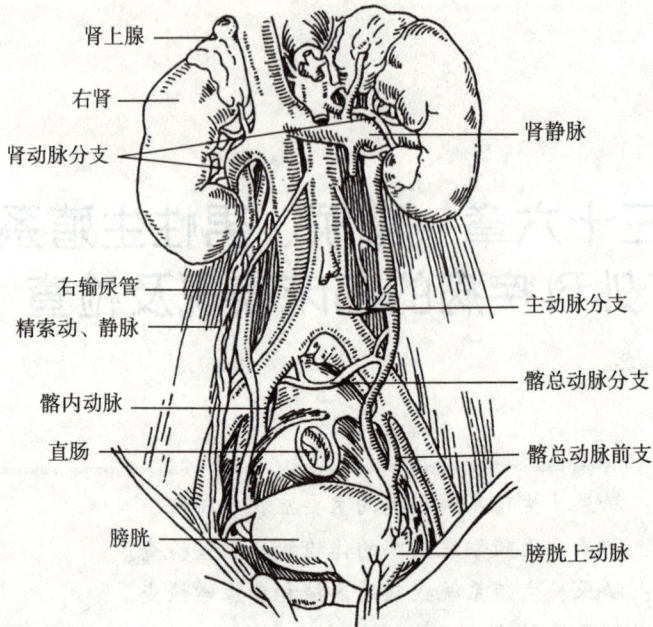

图 36 - 1　泌尿系统解剖

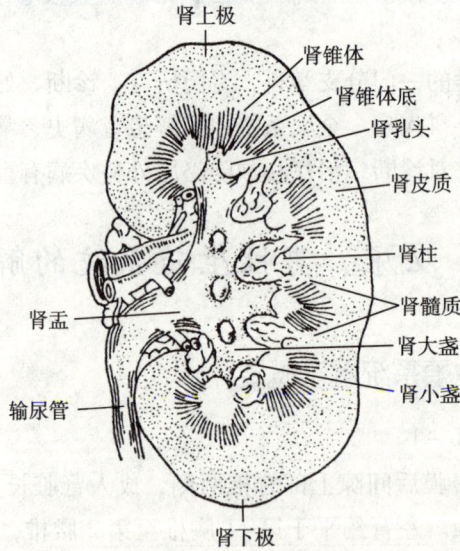

图 36 - 2　左肾纵切面图

2. 输尿管　输尿管在腹膜后，上起自肾盂，沿脊柱两侧下降，止于膀胱入口，全长 25 ~ 30cm，直径 0.4 ~ 0.7cm。其组织结构由外向内为纤维组织层、肌层和黏膜层。临床上将输尿管分成三段：起始部至越过髂血管处为腹段；越过髂血管处与膀胱壁之间的一段为盆段；位于膀胱壁内的一段为壁内段。输尿管有 3 个生理狭窄部：上部在肾盂输尿管交界处；中部在输尿管跨过髂血管进入骨盆处；下部为输尿管入膀胱处（图36 - 3）。在输尿管进入膀胱处，男性有输精管与之交叉跨过，女性有子宫动脉横过。输尿管血供来源很多，在一般情况下，纤维外膜不被剥脱，即使有长段的输尿管游离，亦不致发生缺血性坏死。输尿管是一条具有弹性的肌性管道，有一定的收缩和扩张性。当有结石移行至输尿管时，可引起输尿管痉挛性收缩而产生肾绞痛症状。

3. 膀胱　膀胱位于盆腔前部，为腹膜间位器官，其形态与位置随容量而变化，成人正常容量为 300～500mL。膀胱顶部及上部有腹膜覆盖，充盈时腹膜随膀胱上升，前壁即形成无腹膜区。因此，在尿滞留时行耻骨上膀胱穿刺不会误伤腹腔脏器。膀胱肌层由纵横交错的 3 层肌纤维构成，称逼尿肌。各层肌肉在膀胱和尿道相连处增厚，称尿道内括约肌，该处又称膀胱颈。膀胱腔内有许多重要标志（图 36-4）。膀胱的血供十分丰富。膀胱的贮尿与排尿由交感、副交感神经和脊神经分别管理，共同参与膀胱生理性排尿活动。

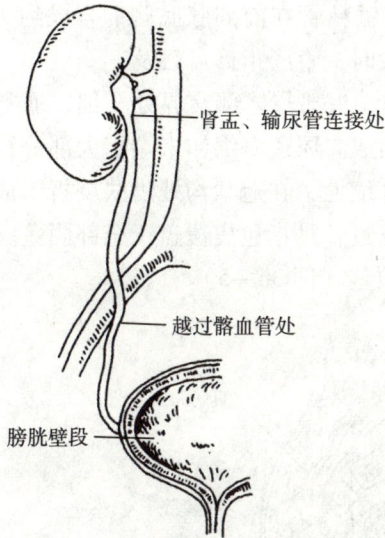

图 36-3　输尿管解剖及生理狭窄　　图 36-4　膀胱腔内标志（女性）

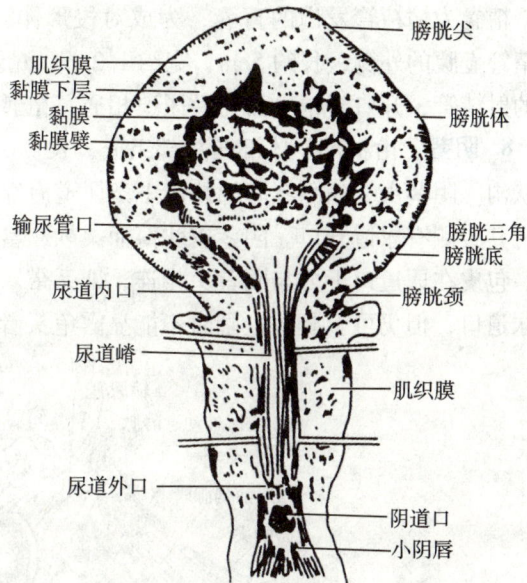

4. 尿道　男性尿道是排尿、排精的同一通道，起自膀胱尿道内口，贯穿前列腺、尿生殖膈，止于阴茎的尿道外口，全长 16～22cm，分为三部：①尿道前列腺部：长约3cm，周围有前列腺、精阜和射精管；②尿道膜部：长仅 1cm，有尿道外括约肌围绕，是尿道最狭窄部位；③尿道海绵体部：长约 15cm，膜部以下至阴茎根部的一段尿道又称尿道球部。全程均由尿道海绵体包绕，阴茎松弛时呈"S"形，阴茎勃起时呈"L"形。临床上以尿道外括约肌为界，分成前尿道与后尿道。女性尿道是单一的尿路通道，直而短，全长 3～4.5cm。

5. 前列腺　形态为扁平栗子状，横径约4cm，纵径约3cm，前后径约2cm，重约20g。其共分 5 叶，即前叶、中叶、后叶和两个侧叶。前列腺中叶及两个侧叶肥大，均可压迫尿道引起尿潴留。膀胱下动脉分支由腺体侧面 5、7 点钟部位进入腺体，手术治疗时应特别注意此两点的出血。前列腺距肛缘 4～5cm，可经直肠指诊触及，其正中有一纵行浅沟称中央沟，前列腺增生时该沟会变浅或消失。

6. 睾丸、附睾 睾丸左右各一，呈卵圆形，表面光滑，长4~5cm，厚3~4cm，重15g左右，分别由精索悬吊于阴囊内。睾丸外层为白膜。睾丸内含有很多曲细精管，在其后上汇合成由12~15个输出管组成的睾丸网；输出管最后合而为一，离开睾丸即成附睾管，此管长约6cm，在睾丸之后盘曲而成附睾，上端是附睾头，下端是附睾尾，中间狭长部分称附睾体。附睾尾部以后变直而成输精管。腹主动脉分出的睾丸动脉供应睾丸和附睾的血运。右侧精索内静脉汇入下腔静脉；左侧精索内静脉接近直角汇入左肾静脉而易引起曲张。

7. 输精管、精囊 输精管在精索后方进入腹股沟管至盆腔，经膀胱与输尿管之间向内下方斜行，近正中线处与精囊相接。输精管全长45cm左右，直径2~3mm，管壁厚，触之呈坚实的圆索状。

精囊为输精管发出的盲囊，为成对梭形体，以倒"八"字形紧贴膀胱底、腹膜与输精管壶腹的外侧，长约5cm，宽约1.2cm。精囊与输精管在前列腺底侧汇合成约2cm长的射精管，开口于精阜而与后尿道相通。精囊肿大时，直肠指诊可触及。

8. 阴茎 由根部、体部与头部组成，长7~9cm。头部与体部交界处较细，通常称冠状沟。阴茎由2条阴茎海绵体和1条尿道海绵体组成。尿道海绵体末端扩大部分称龟头，其腹侧有尿道开口。阴茎皮肤薄而柔软，富有伸缩性，在冠状沟处皮肤反折形成包皮。包皮在尿道口下方与阴茎头相连，即系带。包皮过长是指包皮覆盖于全部阴茎头部和尿道口，但仍可上翻；上翻时不能显露龟头者称包茎（图36-5）。

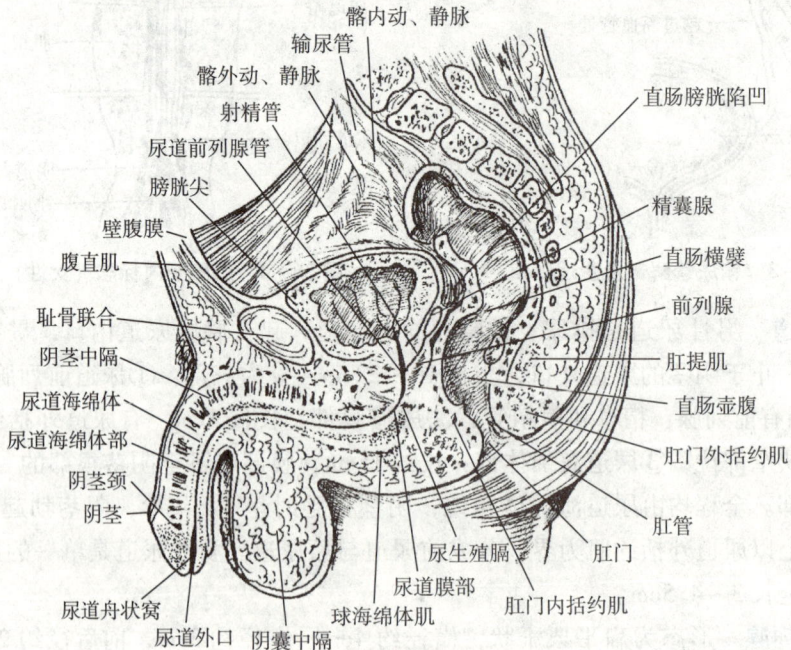

图36-5 男性盆腔纵切面

二、泌尿、男性生殖系统生理

1. 泌尿系统生理　肾脏的生理功能主要是形成和排泄尿液，机制十分复杂，而其功能是靠肾小球和肾小管来实现的，两者构成肾单位，成人一个肾脏约有 200 多万个肾单位。正常人双肾每分钟接受心脏输送的血液为 1000 ~ 1500mL，经过肾小球的毛细血管的过滤和肾小管的重吸收及排泄，最后成为尿液的只有 2mL。正常情况下，成人每日排出的尿量为 1000 ~ 1500mL，比重为 1.010 ~ 1.020 之间。由于肾脏对细胞外液成分和容量进行持续性调节，使机体的内环境保持动态平衡。

泌尿系统的其他部分除膀胱有暂时储尿和控制排尿的功能外，其他均基本只起排尿通道的作用。

2. 男性生殖系统生理　睾丸主要产生精子和分泌雄激素。睾丸的曲细精管上皮是产生精子的基础。曲细精管上皮由精原细胞及支持细胞构成。从精原细胞发育到成熟的精子为一个生殖周期，需 64 ~ 74 日。成人每克睾丸组织 1 日约产生 1 千万个精子。睾丸的间质细胞分泌雄性激素，其中主要是睾酮，有促进副性腺和生殖器官正常形态的发育和功能的完善，促使男性性征的发展和参与新陈代谢等作用。

附睾是精子的贮藏所，精子排入附睾后受附睾液的直接哺育，获得了使卵子受精的能力。排精时，由于附睾及输精管的收缩，精子随同精液通过射精管和尿道射出体外。

阴茎是泌尿和生殖系统的排泄器官。当阴茎海绵窦扩张充血时，静脉一时性阻塞，外筋膜的限制使阴茎勃起，完成性交和射精过程。

第二节　泌尿、男性生殖系统外科疾病的主要临床表现

一、排尿异常

1. 尿频　正常成人排尿白天 4 ~ 6 次，夜间 0 ~ 1 次，每次尿量约 300mL。尿频指患者排尿次数明显增多而每次尿量减少，严重时几分钟排尿一次，每次尿量仅几毫升。引起尿频的原因常由泌尿、生殖系统炎症和各种原因所致的膀胱容量减少或残余尿量增多引起。

2. 尿急　有尿意，排尿迫不及待且难以自控，需即刻排尿。多伴尿频、尿痛。常见于膀胱、后尿道炎症及膀胱容量过小者。

3. 尿痛　排尿过程中出现尿道不同程度的烧灼样痛、刺痛。多与膀胱、尿道炎症或结石有关。尿痛常与尿频、尿急伴随，三者同时出现，称为膀胱刺激征。

4. 排尿困难　指排尿延迟、费力、尿不尽、尿线细、射程短、尿流缓而不畅或呈滴沥状等。多由下尿路梗阻所致，常见于良性前列腺增生症。

5. 尿潴留　指膀胱充满尿液而不能排出。分急、慢性两类。急性尿潴留为突然不能自行排尿，尿液潴留在膀胱内，伴膀胱区胀痛难忍；常见于膀胱出口以下尿路梗阻，如急性前列腺炎、脊髓麻醉、尿道损伤、结石、会阴部手术等。慢性尿潴留常由膀胱颈

部以下尿路不全性梗阻或神经源性膀胱功能障碍所致；主要表现为有排尿困难、耻骨上区膨隆、不适或疼痛，严重时出现充溢性尿失禁。

6. 尿流中断 指排尿过程中尿流突然中断，改变体位后又可继续排尿，常伴远端尿道疼痛。多见于膀胱结石在膀胱颈部形成球状活塞，阻断排尿过程所致。

7. 遗尿 指睡眠时尿液不自主地经尿道流出而尿湿床者。2～3岁前多为功能性；3岁以上常为病理性，由感染、尿道瓣膜病、神经源性膀胱等引起。

8. 漏尿 指尿液不经尿道口而由泌尿系其他部位或身体其他器官排出体外。漏尿应与尿失禁鉴别。漏尿常见于外伤、产伤、手术、感染、肿瘤等所致的尿道瘘、尿道阴道瘘、膀胱阴道瘘、尿道直肠瘘、输尿管阴道瘘及先天性输尿管开口异位、膀胱外翻、脐尿管瘘等。

9. 尿失禁 指尿液不自主地经尿道流出。尿失禁分为以下4类：

(1) **真性尿失禁** 又称持续性尿失禁，指控制排尿能力丧失，尿液不分昼夜不断流出，使膀胱空虚。常见于尿道括约肌损伤、先天性或获得性的神经源性疾病引起的尿失禁。

(2) **急迫性尿失禁** 因严重尿频、尿急，膀胱不受意识控制排出尿液而出现的尿失禁。常见于急性膀胱炎、神经源性膀胱度及重度膀胱梗阻。

(3) **压力性尿失禁** 当腹压突然增高时，如喷嚏、大笑、咳嗽等，出现尿液不自主流出。多见于经产妇和年老体弱者，与盆底肌肉及膀胱支持组织松弛有关。

(4) **充盈性尿失禁** 又称假性尿失禁，因膀胱过度充盈使膀胱内压大于尿道阻力，导致尿液不断溢出。多见于良性前列腺增生、尿道狭窄等引起慢性尿潴留的患者。

知识拓展

病理性尿频

引起尿频的原因分为生理性及病理性。

生理性尿频多见于大量饮水、咖啡、茶、啤酒、西瓜或精神状态紧张时，可引起尿量增多而形成。

下列因素可导致病理性尿频的发生：①泌尿系统感染：膀胱黏膜敏感性增强，排尿中枢因炎症刺激而一直处于兴奋状态，可发生尿频。②膀胱内占位性病变：如膀胱肿瘤、结石、异物等机械性刺激膀胱黏膜，引起神经放射性尿频。③膀胱容量减少：如膀胱内占位、膀胱外压迫、膀胱挛缩、膀胱部分切除等。膀胱内稍有尿液即可刺激膀胱黏膜引起排尿中枢兴奋而发生尿频。④下尿路梗阻：残余尿量增多，使相应的膀胱容量减少而引起尿频，如良性前列腺增生、膀胱颈抬高、尿道狭窄、前列腺癌等。⑤神经系统疾病：如帕金森病、多发性神经硬化症导致的中枢排尿反射紊乱而引起尿频。⑥邻近膀胱的其他器官或组织的病变，如阑尾炎、输尿管末端结石、盆腔炎、肿瘤等，均可刺激膀胱而发生尿频症状。

二、尿液异常

1. 血尿　是指有血液随尿排出。根据尿液中血液含量，分肉眼血尿和镜下血尿两类。肉眼能见到血色者称肉眼血尿，通常 1000mL 尿液中含 1mL 血液即肉眼可见；在显微镜下每高倍视野中红细胞计数 >3 个为镜下血尿。根据出血部位与血尿出现阶段的不同，肉眼血尿可有以下 3 种情况：

（1）*初始血尿*　提示出血部位在尿道，多为炎症所致。

（2）*终末血尿*　提示病变在后尿道、膀胱颈部，多为炎症所致。

（3）*全程血尿*　最常见，提示病变位于膀胱或以上部位，以肿瘤可能性大。

另外，血色较鲜红提示下尿路出血，血色较暗提示上尿路出血；血尿中伴大小不等的血块提示病变在膀胱，血尿伴蚯蚓状血块提示病变在肾及输尿管。

2. 脓尿　离心尿每高倍视野白细胞 >5 个为脓尿，重者尿混浊呈脓性，提示有感染。致病菌通常为大肠杆菌、变形杆菌、葡萄球菌等；如为结核杆菌和淋球菌感染，称特异性感染。

3. 乳糜尿　是指尿液中含乳糜或淋巴液，呈乳白色。如含大量红细胞，尿呈红褐色，称乳糜血尿。

4. 晶体尿　是在各种条件影响下，尿中有机或无机物质沉淀、结晶而形成。常由于尿液中盐类呈过饱和状态所致。

三、尿道分泌物

血性分泌物提示尿道肿瘤；外伤后尿道滴血提示尿道损伤；黄色、黏稠脓性分泌物提示淋菌性尿道炎；少量无色或白色稀薄分泌物，提示支原体、衣原体引起的非淋菌性尿道炎；清晨排尿前或大便后尿道口少量黏稠分泌物，提示慢性前列腺炎。

四、疼痛

肾盂输尿管连接处或输尿管急性梗阻时可发生肾绞痛，常由于结石所致，疼痛位于肋脊角、腰部和上腹部，呈阵发性剧痛，并可放射至会阴部，多伴有恶心、呕吐。膀胱疼痛位于耻骨上区域，急性尿潴留时症状明显，慢性尿潴留时症状轻微。睾丸、附睾及会阴痛大多是由相关器官或组织的炎症引起，呈钝痛或刺痛，严重时可引起剧痛。

五、肿块

较严重的肾脏疾病，上腹部触诊可触及不同肿块。如晚期肾肿瘤可触及质硬、表面高低不平并且较固定的肿块；肾结核可触及肿大的肾脏，表面不光滑，质地不一，与周围组织粘连固定；肾积水表面光滑，有囊质感；多囊肾为双肾表面呈囊性结节；肾脏外伤可引起肾周出血和尿外渗，常可触及痛性肿块。隐睾可在痛侧腹股沟区触及近似睾丸的肿块；睾丸、附睾的炎症或肿瘤可在阴囊内扪及相应的肿块；肛门指诊前列腺部位扪及肿块，应考虑前列腺癌的可能。

六、性功能障碍

阳痿是指阴茎不能正常勃起进行性交，或阴茎虽能勃起但不能维持足够的硬度以完成性交，前者称完全性阳痿，后者称不完全性阳痿。早泄是指阴茎尚未插入阴道或正在进入或进入阴道不久即射精者。无性交或手淫活动情况下发生射精者称遗精，若在梦中发生遗精又称梦遗。精液中含血液称血精，其外观为红色或棕红色或仅有血丝，精液镜检可见多量红细胞。性功能障碍可由精神心理因素、血管病变、神经病变、内分泌疾病、药物及全身性疾病引起。早泄大多数为功能性因素所致，只有反复而持续发生时才认为是异常。

第三节　泌尿、男性生殖系统外科检查

一、体格检查

在全面系统检查的同时，对泌尿男性生殖系统器官所在部位应做重点检查。

1. 一般检查　接诊患者时应注意其气味，如尿失禁者常有尿臭味，阴茎癌合并感染者可闻到恶臭味。

2. 肾区检查　注意观察上腹部、腰部或脊肋角处有无肿胀、隆起。触诊时患者取仰卧下肢屈曲位，检查者站在患者右侧，左手向上托起患者脊肋角处，右手在同侧上腹部做双手触诊（图36－6）。正常肾一般不能触及，深吸气时右肾下极有时可触及。肾积水、肾肿瘤常可触及囊性或质硬肿块。肾下垂者坐位或立位时可触及肾脏的一部分或全部。上尿路炎症或急性梗阻者肾区常有压痛和叩击痛。肾动脉狭窄、肾动脉瘤或动静脉瘘时，在上腹部或腰部可听到血管杂音。

3. 输尿管检查　输尿管结石或炎症时，其走行径路可有压痛。输尿管下端较大的肿瘤、结石，经直肠或阴道有时可触及。

4. 膀胱区检查　排尿后膀胱区仍隆起、触及囊性肿块、叩之浊音，提示尿潴留；较大的膀胱肿瘤或结石，与下腹部其他肿瘤鉴别时，先应排空膀胱，再做下腹、直肠双合诊。

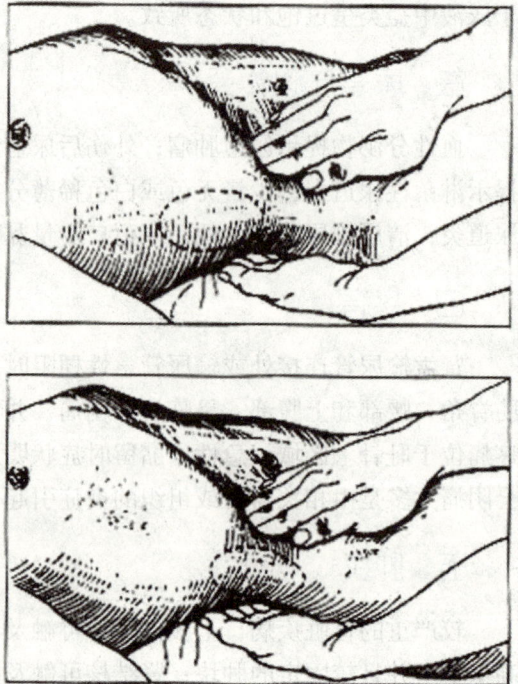

图36－6　肾脏触诊

5. 男性生殖系统检查 检查内容如下:

(1) 阴毛多少与分布状况。

(2) 阴茎与尿道外口有无阴茎弯曲和尿道口位置异常,包皮过长或包茎;尿道口有无红肿和分泌物;阴茎和冠状沟处有无肿物或溃疡;阴茎海绵体和尿道有无硬结或压痛。

(3) 阴囊及其内容物,取站立位,观察阴囊大小,皮肤有无红肿和流脓窦道;触摸睾丸、附睾时,注意大小、形状、质地,有无触痛、硬结或肿块;精索有无增粗、输精管有无僵硬和结节;阴囊内摸不到睾丸者,应对同侧腹股沟部做详细检查;阴囊肿物应做透光试验,阳性者为睾丸鞘膜积液。

(4) 前列腺和精囊排空膀胱,取胸膝位或站立弯腰位做直肠指检,正常成人精囊不易触及,前列腺似栗子大小,质地中等,富弹性,表面光滑,中央沟存在;疑有病变时应注意其大小、质地、有无结节和压痛,中央沟是否变浅或消失。前列腺按摩方法:示指伸入直肠,由外侧向中间、自上到下按压前列腺 2 ~ 3 次,再轻按中央沟一次,收集前列腺液送检(图 36 - 7),但急性前列腺炎时禁忌按摩。

6. 女性尿道、阴道检查 取截石位,注意尿道口识别,观察其大小、位置及有无肉阜或肿瘤、有无阴道膨出等。通过咳嗽增加腹内压,可以诱发压力性尿失禁患者的溢尿。触诊阴道前壁时,可同时检查尿道、膀胱颈和膀胱三角区。双合诊检查可以了解浸润性膀胱癌侵犯周围组织的程度。

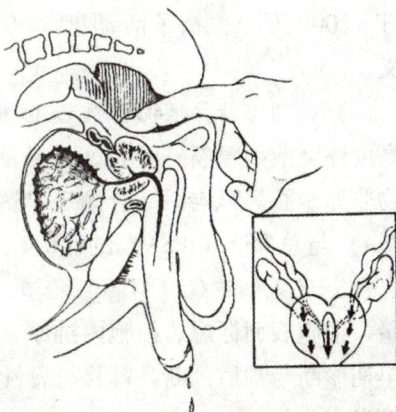

图 36 - 7 直肠指检、前列腺按摩

二、辅助检查

1. 实验室检查

(1) 尿液检查 ①标本收集:尿常规宜用新鲜尿,男性先清洁阴茎头、女性清洗外阴部后,再取中段尿,亦可由导尿或耻骨上膀胱穿刺采集。各种 24 小时尿液标本需根据项目要求留取。②尿三杯试验:应在一次连续排尿过程中收集,分别取初始、中段和末段尿各 10 ~ 20mL。离心后镜检可初步判断脓尿或血尿来源与病变部位:第一杯异常,提示病变在尿道;第三杯异常,提示病变在膀胱颈部或后尿道;三杯均异常,提示病变在膀胱或上尿路。③尿细菌学检查:尿沉渣直接涂片染色镜检,可初步鉴定细菌种类;尿培养菌落数 $>10^5$/mL 者,提示尿路感染,同时做药敏试验可供用药参考;动物接种和聚合酶链反应(PCR)检测可帮助诊断泌尿系结核。④尿脱落细胞学检查:取新鲜尿做细胞学检查,可作为尿路上皮性肿瘤早期诊断、术后随访和普查的方法,阳性者提示尿路可能有上皮性肿瘤存在。⑤肿瘤标志物测定:膀胱肿瘤抗原(BTA)测定,膀胱癌诊断正确率达 70% 左右。其他如癌胚抗原(CEA)、核基质蛋白(NMP22)、尿纤维蛋白降解产物（FDP）、端粒酶活性等，对膀胱移行细胞癌筛选和术后随访有一定意义。

（2）**前列腺液检查**　正常前列腺液稀薄，呈乳白色，含较多卵磷脂颗粒，白细胞数每高倍视野 <10 个，不含红细胞。镜检白细胞每高倍视野 >10 个，提示炎症；若前列腺液呈血性，可能为前列腺精囊炎、结核或肿瘤。前列腺液培养和 PCR 检测对查明病原体有帮助。前列腺按摩前宜做尿常规检查，当取前列腺液失败时，留按摩后初段尿 10 ~ 15mL 送检，若白细胞数较按摩前明显增多，可间接提示前列腺炎。

（3）**精液检查**　检查前需 5 日无排精，用手淫或性交体外排精收集精液。正常精液乳白色、不透明，量为 2 ~ 6mL，黏稠度适中，30 分钟内液化，pH 值 7 ~ 8，精子数每毫升 >2000 万个，精子活动度 >60%，正常形态 >60%，对判断男性生育力有重要意义。

（4）**前列腺特异性抗原测定（PSA）**　正常男性血清 PSA <4ng/mL，若 >10ng/mL，应高度怀疑前列腺癌。但 PSA 水平受年龄增长、前列腺炎症、前列腺穿刺活检与按摩、药物非那雄胺等影响。结合测定 PSA 复合物（cPSA）、PSA 密度（PSAD）及游离 PSA（fPSA）与总 PSA（tPSA）的比值，对鉴别良性前列腺增生与前列腺癌有帮助。

（5）**流式细胞仪（FCM）检查**　可快速而精确地定量分析细胞大小、形态、DNA 含量、细胞表面标志、细胞内抗原、激素受体和酶活性等。对泌尿、男性生殖系统肿瘤的早期诊断与预后判断，肾移植急性排斥反应及男性生育力的判断，可提供敏感和可靠的信息。

（6）**肾功能检查**　①尿比重测定：反应肾浓缩功能和排泄废物功能，尿比重固定或接近 1.010，提示肾浓缩功能严重受损。②内生肌酐清除率：主要反映肾小球滤过率。（90 ± 10）mL/min 为正常；50 ~ 80mL/min 为肾功能轻度损害；20 ~ 50mL/min 为中度损害；<10mL/min 为重度受损。③血肌酐和尿素氮：正常人血肌酐为 42 ~ 133μmol/L，尿素氮为 2.5 ~ 5.0mmol/L，两者均升高提示肾功能受损。

2. 器械检查

（1）**导尿检查**　插入导尿管可了解尿道有无狭窄或梗阻，测定膀胱内压、容量与残余尿量，做尿液引流或解除尿潴留及注入造影剂做膀胱尿道造影等。

（2）**残余尿**　排空尿液测定正常时无残余尿，排尽后用 B 型超声检测膀胱内残留尿液 >50mL 时，提示残余尿量增多，多见于良性前列腺增生。

（3）**尿道金属探条**　用于探查尿道有无狭窄，并做狭窄尿道的扩张。用法制（F）作计量单位，以 21F 为例，其直径 7mm、周径 21mm。尿道扩张时，以 18 ~ 20F 为首选，依次由细到粗；金属探条不能插入时，可改用丝状探子引导与其配套的金属探条通过狭窄部位达到治疗目的（36 - 8）。

（4）**尿道膀胱镜**　可直接窥视膀胱、尿道内的各种病变并做活检、治疗等；通过逆行插入输尿管导管，取分侧肾盂尿标本和做逆行造影，了解上尿路情况；在膀胱镜下向输尿管、肾盂内置入双 "J" 管，做尿液内引流等。

（5）**输尿管镜**　通过硬性或软性输尿管镜，可直接观察输尿管和肾盂内病变。亦

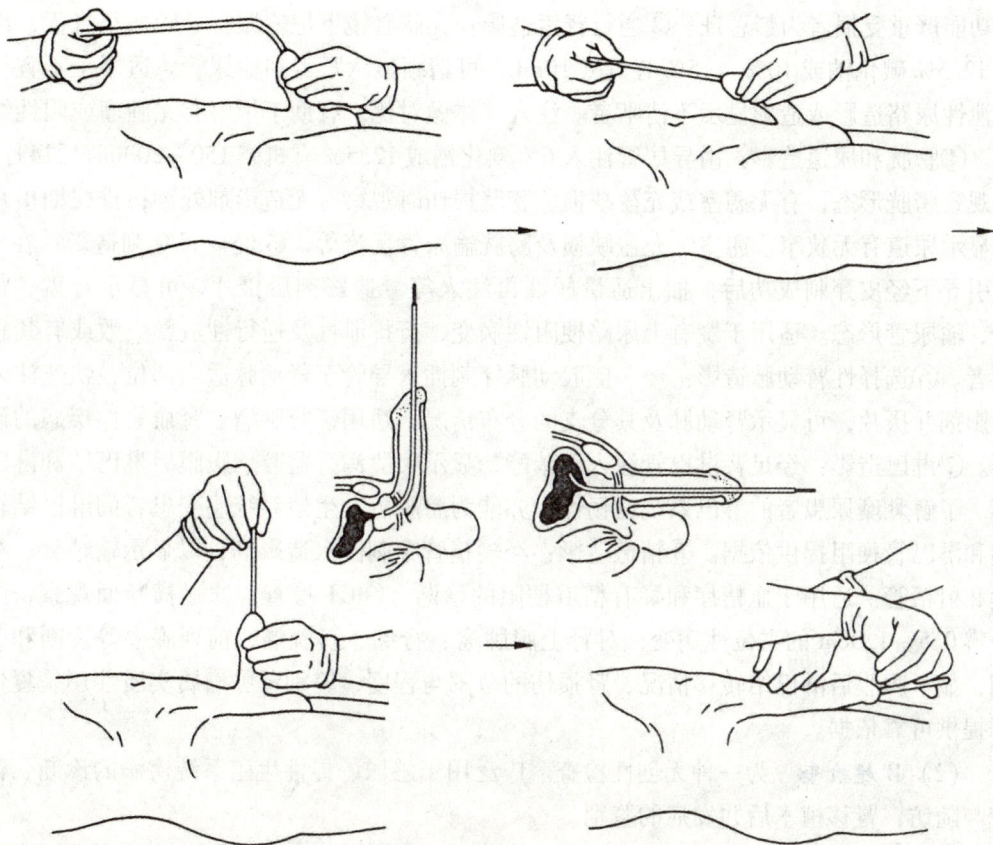

图 36 - 8　尿道探条插入的方法

可直视下进行碎石或套石，切除或电灼表浅肿瘤、取活组织检查及输尿管狭窄部扩张等腔内手术。

（6）**前列腺细针穿刺活检**　在 DRE 发现前列腺结节或 PSA 异常升高时，可在直肠超声定位引导下，经直肠或会阴两种途径行前列腺穿刺活检，是目前诊断前列腺癌最可靠的检查方法。

（7）**尿流动力学**　通过测定膀胱、尿道的压力和尿流率，以及肌电图、尿路动态放射学检查，可了解下尿路的输送、储存和排出尿液的功能，为下尿路的梗阻及排尿功能障碍的诊断、治疗和疗效判定提供重要依据。

3. 影像学检查

（1）**X 线检查**　①尿路平片（KUB）：范围包括双肾、输尿管、膀胱和后尿道。能显示双肾位置、轮廓、大小，腰大肌阴影，不透光结石或钙化影。侧位片可鉴别不透光阴影来源。②排泄性尿路造影：即静脉尿路造影（IVU），造影剂从尿路排泄时可显示肾功能和尿路形态，了解有无扩张、狭窄、受压、移位和充盈缺损。肾损伤时可观察有无造影剂外渗。造影前需做碘过敏试验和肠道准备。静脉注射 20mL 有机碘造影剂后 5 分钟、15 分钟、30 分钟和 45 分钟分别摄片；肾功能不良者需做延迟摄片。一般剂量显影不良可用双倍或大剂量（2mL/kg）造影剂静脉滴注或快速注射。碘过敏、妊娠和肝肾功能严重受损者为禁忌证。③逆行肾盂造影：在膀胱镜下把输尿管导管插至肾盂，注入 12.5% 碘化钠或 10% ~ 15% 有机碘 10mL，可清晰显示肾盂和输尿管。适用于不宜行排泄性尿路造影或造影显示不清晰者。注入气体做对比，有助于了解有无肿瘤或阴性结石。④膀胱和尿道造影：由导尿管注入 6% 碘化钠或 12.5% 有机碘 150 ~ 200mL 后摄片，可观察膀胱形态，有无憩室或充盈缺损。膀胱损伤时观察有无造影剂外渗；排尿期摄片可显示尿道有无狭窄、憩室、充盈缺损及膀胱输尿管反流等。⑤经皮肾穿刺造影：在 B 超引导下经皮穿刺成功后，抽出适量尿液再注入等量造影剂后摄片，可显示肾盂、肾盏、输尿管形态。适用于疑有上尿路梗阻性病变，行排泄性及逆行性造影失败或有禁忌证者。⑥选择性肾动脉造影：经一侧股动脉穿刺插入导管至肾动脉适当部位，快速注入造影剂并摄片，可显示肾动脉及其分支的分布情况。适用于肾肿瘤、肾血管性疾病的诊断。⑦淋巴造影：经足背淋巴管注入碘苯酯，显示腹股沟、盆腔、腹膜后淋巴结和淋巴管。了解乳糜尿患者的淋巴系统通畅性，亦能为膀胱癌、生殖系统癌变患者的淋巴结转移和淋巴管梗阻提供依据。⑧精道造影：经输精管穿刺注入造影剂，以显示输精管、精囊和射精管。适用于血精症和疑有精道梗阻的诊断。⑨CT 检查：通过横断面观察，能分辨 0.5 ~ 1.0cm 的占位性病变，对肾上腺肿瘤、肾癌、膀胱癌、前列腺癌等诊断和分期，显示腹膜后淋巴结转移情况、肾损伤的范围与程度，鉴别肾肿瘤属实质性还是囊性可提供可靠依据。

(2) B 超检查　为一种无创性检查。广泛用于泌尿、男性生殖系统疾病的诊断、治疗与随访，肾移植术后并发症的鉴别。

(3) 磁共振成像（MRI）　通过多方向、多层面成像，组织分辨力高。对泌尿、男性生殖系统肿瘤的诊断和分期，肾上腺疾病、肾移植排斥反应的诊断，肾囊性病变的鉴别可提供比 CT 更可靠的依据。

(4) 放射性核素肾图　能测定肾小管分泌功能与显示有无上尿路梗阻。通过动态和静态显像可了解肾吸收、浓集和排泄的全过程及核素在肾内的分布情况，用于肾占位性、血管性和尿路梗阻性病变的诊断及肾移植术后监护。肾上腺皮质髓质显像对肾上腺疾病的诊断有价值，骨显像可显示全身骨骼有无转移癌。

目标检测

一、选择题

A1 型题

1. 关于血尿哪项是错误的（　　）

　　A. 红细胞每高倍视野 >3 个称为镜下血尿

　　B. 几乎所有急性肾炎均有血尿

　　C. 血尿见于肾血管畸形

　　D. 运动性血尿是肾小球滤过膜暂时性变化引起

　　E. 三杯实验第三杯呈血尿表示病变在肾小球

2. 根据血尿来源不同，临床上血尿分为（　　）

    A. 功能性血尿　　　　　　　　　　B. 器质性血尿

    C. 肉眼血尿、镜下血尿　　　　　　D. 原发性血尿、继发性血尿

    E. 肾小球性及非肾小球性血尿

3. 临床上鉴别肾小球源性血尿及非肾小球源性血尿的方法是什么（　）

    A. 新鲜尿离心沉渣高倍镜检查

    B. 新鲜尿离心沉渣相差显微镜检查及尿红细胞容积分布曲线

    C. 新鲜尿离心沉渣显微镜检查

    D. 新鲜尿离心沉渣油镜检查

    E. 肉眼观察尿的颜色

4. 尿中 β_2 微球蛋白增多而血中 β_2 微球蛋白不增高，此时出现的蛋白尿属于（　）

    A. 肾小球性蛋白尿　　　　B. 溢出性蛋白尿　　　　C. 分泌性蛋白尿

    D. 肾小管性蛋白尿　　　　E. 组织性蛋白尿

5. 关于管型的描述，正确的是（　）

    A. 红细胞管型，常见于急性肾炎

    B. 白细胞管型，常见于急性肾衰竭

    C. 脂肪管型，常见于肾盂肾炎

    D. 蜡样管型，常见于肾病综合征

    E. 上皮细胞管型，常见于慢性肾炎晚期

6. 区别血尿和血红蛋白尿的主要方法是（　）

    A. 观察血尿颜色　　　　　B. 做尿胆原测验　　　　C. 做尿潜血实验

    D. 做尿三杯实验　　　　　E. 做尿沉渣镜检

7. 尿中出现蜡样管型见于（　）

    A. 慢性肾小球肾炎　　　　B. 慢性肾功能不全　　　　C. 急性肾小球肾炎

    D. 慢性间质肾炎　　　　　E. 肾肿瘤

A2 型题

8. 赵某，男，25 岁。反复检查尿蛋白阳性，尿液分析以白蛋白为主。此种蛋白尿属于（　）

    A. 溢出性蛋白尿　　　　　B. 生理性蛋白尿　　　　C. 肾小管蛋白尿

    D. 选择性蛋白尿　　　　　E. 非选择性蛋白尿

9. 李某，男，42 岁。B 超发现左肾结石 1cm×1cm 大小。平时无明显症状，偶尔有腰部酸胀不适感。既往体健，无排石史。为明确诊断还应做（　）

    A. 膀胱镜检查　　　　　　B. 尿培养　　　　　　　　C. CT

    D. KUB + IVU　　　　　　E. CT

二、问答题

1. 简述血尿的分类及其临床意义。

2. 简述前列腺特异性抗原的临床意义。

第三十七章　泌尿系统损伤

学习目标

1. 掌握：膀胱损伤的病因、临床表现、鉴别诊断和治疗。
2. 熟悉：肾和尿道损伤的病因、病理类型、诊断、鉴别诊断和治疗。
3. 了解：输尿管损伤的病因、临床表现、鉴别诊断和治疗。
4. 具备对泌尿系统损伤患者早期诊断及紧急处理的能力。

泌尿系统损伤以男性尿道损伤最多见，肾、膀胱次之。输尿管损伤最少见，多见于医源性损伤。泌尿系统损伤的主要表现为出血和尿外渗，严重肾损伤发生大出血可引起休克，继发感染严重时可导致尿瘘、尿道狭窄或脓毒症，早期诊断并正确处理对预后极为重要。

第一节　肾损伤

肾深藏于肾窝，位置隐蔽，受周围组织器官保护，有一定的活动度，不易受损。但肾质地脆，受到暴力打击时也可造成损伤。肾损伤在泌尿系统损伤中最多见，常是多发性损伤的一部分。

【病因与分类】肾损伤分为：

1. 开放性损伤　由锐器、枪弹等直接贯穿所致，损伤部位与外界相通，常合并胸、腹部脏器损伤。

2. 闭合性损伤

（1）直接暴力　由腰、腹部直接受到撞击或挤压所致。

（2）间接暴力　由高处坠落产生对冲力或突发暴力使肾急剧扭转所致。

3. 医源性损伤　体外冲击波碎石、经皮肾穿刺活检、经皮肾镜碎石术等医疗操作可造成不同程度的肾损伤。

此外，肾本身病变，如积水、肿瘤、囊性变等更易受损，轻微受损也可导致"自发性"肾破裂。

【病理】闭合性损伤为临床最多见，根据损伤的病因和程度不同，可分以下几种类型（图37-1）：

1. 肾挫伤　肾实质局部形成淤斑或包膜下血肿，包膜及肾盂黏膜完整，血尿轻微，可自行愈合。

2. 肾部分裂伤　肾实质部分裂伤，伴肾盏肾盂黏膜破裂，常有明显血尿；伴肾包膜破裂，则形成肾周围血肿和尿外渗。多能自行愈合，不需手术。

3. 肾全层裂伤　包括肾盏肾盂黏膜和肾包膜在内的肾实质深度裂伤，可有明显血尿和肾周围血肿与尿外渗；肾碎裂或横断伤常导致肾组织缺血，伤情严重，多需手术治疗。

4. 肾蒂血管损伤　肾蒂或肾段血管部分或全部撕裂，可发生大出血和休克，导致迅速死亡；血管内膜损伤形成血栓可使肾丧失功能。此类损伤应做抢救手术。

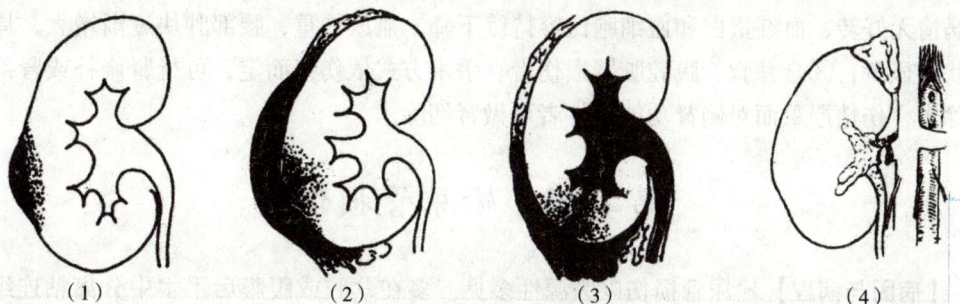

图37-1　肾损伤的分类
（1）肾挫伤；（2）肾部分裂伤；（3）肾实质全层裂伤；（4）肾蒂血管损伤

【临床表现】

1. 休克　重度肾裂伤、肾蒂伤及合并胸、腹部脏器损伤者，因出血和创伤可出现严重休克，甚至危及生命。

2. 血尿　可出现轻微血尿或大量肉眼血尿。但血尿与伤情常不一致，如肾蒂断裂、肾横断伤，肾盂、输尿管断裂或被血块堵塞时血尿不明显或无血尿。血尿停止后再度出血或血尿延续时间长者，常与继发感染有关。

3. 疼痛　包膜下血肿、腰部软组织损伤、血与尿渗至肾周围，均可引起腰、腹部疼痛；血块阻塞输尿管时可引起肾绞痛。

4. 腰腹部肿块　肾周围血肿和尿外渗时上腹部、腰部可出现肿块。

5. 发热　血肿和尿外渗继发感染可出现发热等全身症状。

【诊断】

1. 病史与体检　有典型的腹部、腰背或下胸部外伤史和临床表现，但要特别注意肾损伤的严重程度，有时与症状轻重并不一致及常有合并其他脏器损伤的特点。

2. 实验室检查　尿中含较多红细胞，血红蛋白、血细胞比容持续下降示有活动性出血。

3. 特殊检查　排泄性尿路造影可了解双肾功能，显示肾裂伤时造影剂外渗和损伤程度；B超和CT能提供肾实质裂伤部位、程度及血、尿外渗范围的依据；动脉造影能显示肾动脉和肾实质损伤情况，并做肾动脉栓塞控制出血；必要时可行胸、腹腔穿刺了解有无其他脏器损伤。

【治疗】

1. 紧急处理　补液、输血防治休克；检查有无合并其他脏器损伤；观察病情变化，做好手术探查的准备。

2. 保守治疗　肾损伤多数可经保守疗法治愈，主要措施：绝对卧床休息 2~4 周，伤后 2~3 个月内避免剧烈活动以防止再度出血；严密观察血压、脉搏、呼吸、体温、尿颜色、腰部肿块及血红蛋白、血细胞比容的变化；补充血容量和热量，纠正水、电解质紊乱；早期应用抗生素预防感染；使用止血、镇静止痛剂等。

3. 手术治疗　适用于：①开放性肾损伤；②重度闭合性肾损伤，经积极抗休克治疗病情无好转，血红蛋白和血细胞比容持续下降，血尿加重，腰部肿块逐渐增大，局部症状明显者；③合并胸、腹腔脏器损伤者。手术方式依伤情而定，可行肾修补或肾部分切除术，伤情严重而对侧肾功能良好者可做肾切除术。

第二节　输尿管损伤

【病因与病理】输尿管损伤以医源性多见。多在盆腔或腹膜后手术中分离粘连组织和处理术中出血时误伤或误扎所致。亦可由输尿管内进行器械检查和操作（如活检、碎石、套石、插入输尿管导管等）引起。盆腔、腹膜后放疗常可造成放射性损伤。偶尔由枪弹、锐器伤所致，常合并腹部脏器损伤。

输尿管损伤分为钳夹伤、结扎、切断、撕裂伤、外膜剥脱后缺血坏死等，可引起缺血性坏死、尿外渗、尿性腹膜炎、漏尿、感染、肾积水等一系列病理变化。

【临床表现】损伤类型不同，临床表现各异。腔内器械损伤黏膜时可出现明显血尿。输尿管被切断或撕裂时，术中可见损伤部位术野渗尿；尿外渗可引起腰痛、腹痛、腹胀、肌紧张和压痛，出现腹部尿性囊肿、腹壁伤口渗尿、阴道漏尿甚至形成经久不愈的尿瘘；一旦尿液流入腹腔则出现尿性腹膜炎；尿外渗继发感染可有寒战、高热。输尿管单侧被结扎数日后引起伤侧腰部胀痛、肾区叩击痛、发热和肌紧张，最终可导致肾积水和肾萎缩；孤立肾或双侧输尿管被结扎则可出现无尿和尿毒症。

【诊断】疑有输尿管损伤时，静脉注射靛胭脂，术中能看到损伤处有蓝色尿液流出；术后通过膀胱镜观察，可见健侧输尿管口喷蓝色尿，而伤侧则常无；在窥阴器下观察阴道内可有蓝色液体溢出。术后 B 超、CT、排泄性造影可显示损伤部位、尿外渗范围、肾积水；逆行造影显示梗阻和造影剂外渗；肾图可了解有无梗阻。

【治疗】

1. 紧急处理　积极抗休克，应用抗生素预防感染、处理其他合并损伤。术中发现应立即修复，术后发现者应立即彻底引流尿外渗，争取早期手术修复。

2. 手术治疗　术中发现输尿管钳夹伤或小穿孔，可置入双 J 管作支架和引流尿液，留置 7~10 日后经膀胱镜拔除；输尿管被结扎应立即拆除线结，必要时可切除缺血坏死段作对端吻合术，留支架管 3 ~ 4 周；输尿管被切断或部分缺损可做对端吻合术或输尿管膀胱再植术，若缺损过长可做膀胱肌瓣输尿管成形术、回肠代输尿管术或自体肾移植术。晚期输尿管狭窄、尿漏、肾积水应择期做相应处理。

第三节　膀胱损伤

膀胱充盈时顶部高于耻骨联合，其壁紧张而薄，失去骨盆保护，易受暴力导致膀胱损伤。

【病因与病理】

1. 开放性损伤　多由枪弹、锐器等贯穿引起，常合并直肠或阴道等损伤。

2. 闭合性损伤　膀胱充盈时，下腹部受到暴力打击或挤压，易发生膀胱壁破裂；骨盆骨折时，骨片可刺破膀胱壁。膀胱镜检查或经尿道前列腺、膀胱肿瘤电切术亦可引起医源性膀胱穿孔。膀胱闭合性损伤病理类型分为：①膀胱挫伤：仅有膀胱黏膜或肌层损伤。②膀胱破裂：腹膜内型破裂位于有腹膜覆盖的顶部或后壁，伴腹膜破裂，尿液流入腹腔引起腹膜炎；腹膜外型破裂位于无腹膜覆盖的膀胱壁，尿外渗至耻骨后间隙及膀胱周围（图 37 - 2）。

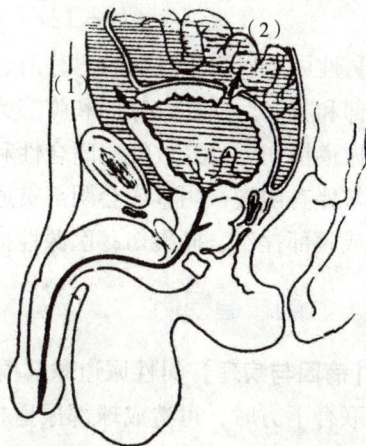

图 37 - 2　膀胱破裂的分类
(1) 膀胱腹膜外破裂；(2) 膀胱腹膜内破裂

【临床表现】膀胱挫伤仅有下腹部不适和轻微血尿，膀胱全层破裂则有下列明显症状。

1. 休克　骨盆骨折、出血、尿外渗、腹膜炎和合并其他损伤，常发生休克。

2. 血尿与排尿困难　有尿意但不能排尿或仅排出少量血尿。

3. 腹痛　腹膜外破裂时，血肿和尿外渗引起下腹部疼痛、肌紧张和压痛，直肠指诊触及有压痛肿物；腹膜内破裂时，尿流入腹腔可出现腹膜炎和移动性浊音。

4. 尿瘘　开放性损伤可出现体表伤口漏尿；合并直肠、阴道损伤时常有直肠或阴道漏尿。闭合性损伤尿外渗继发感染后破溃可形成尿瘘。

【诊断】根据外伤史和临床表现，结合以下两项检查有助于明确诊断。

1. 导尿　注水试验导尿管能顺利插入膀胱，但仅流出少量血尿。经导尿管注入灭菌生理盐水 200mL，停留片刻后回抽，吸出量明显减少或明显增加，即液体进出量差异很大，均提示膀胱破裂。

2. 膀胱造影　自导尿管注入造影剂 300mL 后摄前后位和斜位片，放出造影剂后再摄片，可见造影剂渗至膀胱周围或腹腔内，显示膀胱破裂部位。亦可注入空气造影，若膈下同时出现游离气体，提示为腹膜内膀胱破裂。

【治疗】

1. 紧急处理 应尽早采取补液、输血、止痛和镇静等措施防治休克。

2. 保守治疗 仅有膀胱挫伤或破裂口较小的腹膜外损伤，经持续导尿7～10日，应用广谱抗生素预防感染，多可自行愈合。

3. 手术治疗 膀胱破裂伴出血、尿外渗或合并其他脏器损伤，病情严重应尽早施行急诊手术，清除血肿和尿外渗，修补破裂口，并做耻骨上膀胱造瘘或留置导尿管引流尿液。合并其他脏器损伤者应同时给予相应处理。

第四节 尿道损伤

男性尿道以尿生殖膈为界分前、后两段。前尿道包括阴茎部和球部，后尿道包括前列腺部和膜部。损伤以球部和膜部为多见。

尿道损伤分为开放性、闭合性和医源性损伤三大类。开放性损伤由锐器、弹片伤所致，常伴有阴囊、阴茎或会阴部贯通伤；闭合性损伤是骑跨伤、骨盆骨折等引起的尿道球部或膜部挫伤、撕裂伤；医源性损伤是由尿道腔内器械直接损伤所致。

一、前尿道损伤

【病因与病理】男性尿道球部损伤多为会阴部骑跨伤所致。当硬物把会阴部挤压在耻骨联合下方时，可造成球部尿道挫伤、裂伤或完全断裂。挫伤时仅局部水肿、出血，愈合后不发生狭窄；全层裂伤时，血肿和尿外渗愈合后可引起尿道狭窄。尿道完全断裂时因两断端退缩、分离，血肿与尿外渗愈合后常发生尿道闭锁。若阴茎筋膜破裂，血和尿渗入会阴浅袋内，使阴茎、阴囊、会阴淤血肿胀并可扩展到下腹壁（图37-3）；若处理不当，继发感染可形成脓肿和尿瘘。

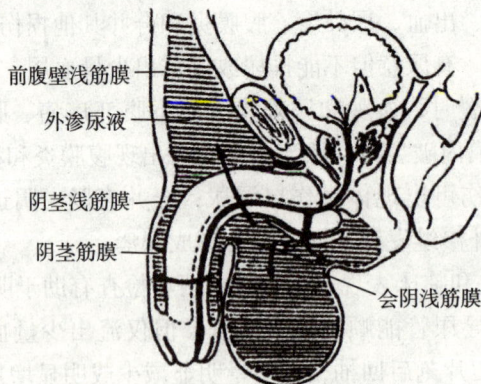

图37-3 尿道球部损伤的尿外渗范围

【临床表现】会阴部骑跨伤后出现局部疼痛、尿道口流血或初血尿、尿痛、排尿困难或尿潴留。血肿和尿外渗可引起阴茎阴囊、会阴部、下腹壁淤血肿胀，继发感染时有发热等。开放性损伤常有会阴部皮肤创口漏尿，处理不当可形成尿瘘。

【诊断】根据外伤史和上述临床表现可做出初步诊断。在无菌条件下试插导尿管，能顺利进入膀胱，提示尿道挫伤或部分裂伤；若插入受阻且流出血液，提示尿道断裂。尿道造影能显示造影剂外渗，了解尿道损伤部位和程度。

【治疗】

1. 球部尿道损伤大出血，立即做会阴部压迫止血和抗休克治疗。

2. 尿道挫伤和轻度裂伤应用抗生素预防感染，多饮水，持续导尿1~2周。

3. 尿道重度裂伤或完全断裂时，早期行血肿清除、尿道修补或端端吻合术，术后留置导尿管2~3周，排尿不畅者定期做尿道扩张。晚期严重狭窄者，可经尿道内狭窄部冷刀切开或电切术，亦可经会阴部切口做瘢痕切除和尿道吻合术。

4. 尿瘘可行瘘管搔刮术或瘘管切除修补术。

知识拓展

外伤性尿道狭窄

尿道狭窄是由于尿道器质病变造成尿道管腔狭小，阻力增加，发生排尿困难；分为外伤性、炎症性和先天性。以往淋菌性尿道炎引起的尿道狭窄最多见，现在外伤性尿道狭窄多于炎症性，狭窄的部位以球部尿道最多见，占50%以上，后尿道次之。是因损伤时尿道黏膜连续性破坏，局部出血、尿外渗等引发炎症反应，导致结缔组织增生和纤维化形成瘢痕，瘢痕的增生和收缩都可引起尿道管腔变小产生尿道狭窄。若尿道损伤程度轻，早期处理适当，伤后无感染，愈合后局部瘢痕组织就少，不影响排尿；反之，即使是轻度损伤，亦可发生狭窄。

二、后尿道损伤

【病因和病理】骨盆骨折时附着于耻骨下支的尿生殖膈突然移位，产生剪切样暴力，可使穿过于此的膜部尿道撕裂或前列腺尖部尿道断裂。后尿道损伤亦可由骨盆骨折端刺伤和尿道内器械检查或手术引起。后尿道断裂时，常因骨折和血管丛损伤发生严重出血，形成膀胱和前列腺周围血肿和尿外渗（图37-4）。

【临床表现】后尿道损伤，常因大出血引起创伤性、失血性休克；伤后发生排尿困难和尿潴留；尿道口可无或仅有少量流血；血肿和尿外渗可引起下腹部疼痛、肌紧张和压痛。伴尿生殖膈撕裂时可有会阴、阴囊血肿

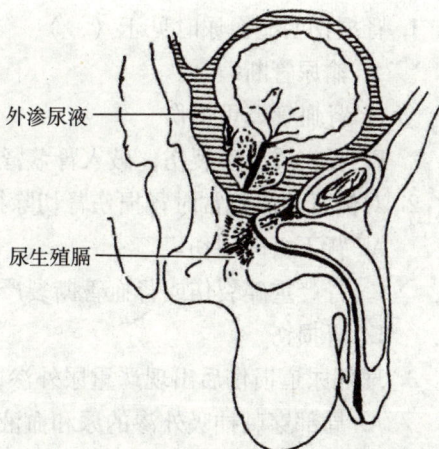

外渗尿液

尿生殖膈

图37-4 尿道膜部损伤的尿外渗范围

和尿外渗。

【诊断】根据外伤史和临床表现，可做出初步诊断。直肠指诊时直肠前方可触及柔软、有压痛的血肿，有时可触及浮动的前列腺尖部。若指套有血迹提示合并直肠损伤。X 线检查，骨盆前后位片可见骨盆骨折；尿道造影能显示造影剂外渗，或尿道狭窄、梗阻、中断的影像特点。

【治疗】

1. 紧急处理 骨盆骨折致后尿道损伤时，患者应平卧勿随意搬动，以免加重损伤；休克者应予补液、输血抗休克；应用抗生素预防感染；尿潴留者，不宜插导尿管以免加重损伤和招致感染，可行耻骨上膀胱穿刺抽出尿液。

2. 手术治疗 尿道吻合术是早期恢复尿道连续性最理想的方法，但常因伤情严重而难以施行。近年来多主张伤情稳定后，在局麻下行耻骨上膀胱造瘘，3 周后夹管试排尿，若排尿通畅可拔除膀胱造瘘管；若不能排尿则提示尿道狭窄或闭锁，需待 3 个月后再行二期尿道瘢痕切除和尿道端端吻合术。对伤情较轻者，仍有人采用早期尿道会师复位术治疗。方法为做下腹部切口，清除血肿后切开膀胱，用尿道会师用的尿道探条，将导尿管自膀胱颈向尿道外口引出，再由此导尿管把另一根多孔导尿管引入膀胱；然后将一根粗尼龙线的两端分别在尿道前方穿过前列腺尖和会阴部，固定于股内侧做皮肤牵引；术后留置导尿管 3 ~ 4 周，若拔管后排尿通畅，可免二期手术。

术后并发尿道狭窄者，需行定期尿道扩张；若狭窄严重可经尿道内冷刀切开或电切术治疗。合并直肠损伤宜早期立即修补并做暂时性结肠造瘘；尿道直肠瘘，则待 3 ~ 6 个月后再行修补术。

目标检测

一、选择题

A1 型题

1. 肾损伤明显血尿时见于 （ ）
   A. 输尿管断裂 　　　　　　　　　B. 肾盂广泛撕裂
   C. 肾血管严重损伤 　　　　　　　D. 输尿管血块堵塞
   E. 肾实质深度裂伤，破入肾盏肾盂

2. 对侧肾功能正常时肾损伤肾切除指征是 （ ）
   A. 肾下极碎裂伤 　　　　　　　　B. 肾上极碎裂伤
   C. 肾严重碎裂伤或肾血管撕裂严重 　D. 肾被膜裂伤
   E. 肾损伤

3. 球部尿道损伤后出现严重尿外渗，局部处理方法应是 （ ）
   A. 局部穿刺抽吸外渗的尿和血液 　　B. 局部热敷
   C. 理疗 　　　　　　　　　　　　D. 尿外渗部位多处切开引流
   E. 消炎预防感染即可

4. 下列哪种症状、体征和检查可确诊为后尿道完全断裂 （ ）

A. 会阴部血肿

B. 下腹及骨盆部皮下淤斑

C. 骨盆挤压痛

D. 插导尿管不能进入膀胱

E. 尿道造影，见造影剂外渗于后尿道周围未进入膀胱

5. 下列哪种检查，不适合于肾损伤（　　）

A. 大剂量静脉肾盂造影　　　B. 逆行尿路造影　　　C. B 超检查

D. CT 检查　　　　　　　　　E. 肾动脉造影

6. 肾损伤非手术治疗法应除外（　　）

A. 抗休克治疗　　　　　　　　　　　B. 密切观察

C. 应用止血剂、止痛和镇静剂　　　　D. 抗感染治疗

E. 血尿转清后即可下床活动

7. 骑跨伤常造成尿道哪个部位损伤（　　）

A. 阴茎部　　　B. 球部　　　C. 膜部　　　D. 前列腺部　　　E. 膀胱颈部

8. 尿道膜部损伤时，尿生殖膈没损伤时，尿外渗至（　　）

A. 会阴部　　　　　　　　　　B. 阴囊部　　　　　　　　C. 阴茎部

D. 膀胱前列腺周围　　　　　　E. 下腹壁

A2 型题

9. 张某，男，28 岁。骑跨伤 8 小时，排尿困难，尿道口流血，排尿时会阴部疼痛加重。体检：阴囊明显肿大，有血尿外渗，尿管不能插入。其最佳处理方法是（　　）

A. 以金属导尿管导尿　　　　　　B. 立即施行尿道外修补

C. 行尿道会师　　　　　　　　　D. 耻骨上膀胱造瘘

E. 施行尿道修补和引流积血尿外渗

10. 贺某，男，30 岁。从高处跌下，左腰部着地，伤后腰痛并有肉眼全程血尿，有小血块，查体：BP 110/70mmHg，P 100 次/分；左腰部青紫压痛，腹部无压痛反跳痛。可初步诊断为（　　）

A. 膀胱损伤　　　　　　B. 输尿管损伤　　　　　　C. 脾损伤并肾损伤

D. 肾损伤　　　　　　　E. 肾挫伤

二、问答题

1. 闭合性肾损伤患者进行手术治疗的指征有哪些？

2. 简述后尿道损伤的临床表现、诊断和治疗方法。

第三十八章　泌尿、男性生殖系统感染与结核

学习目标

1. 掌握：泌尿、男性生殖系统感染的临床表现、诊断和治疗。
2. 熟悉：膀胱炎、前列腺炎、泌尿系统结核的病理改变。
3. 了解：泌尿、男性生殖系统感染的病因。
4. 具备对泌尿、男性生殖系统感染和结核患者进行诊断及处理的能力。

泌尿、男性生殖系统感染是致病微生物侵入泌尿、男性生殖系统而引起的炎症反应，一般指普通致病菌引起的非特异性感染，是泌尿外科最常见的疾病之一。临床上通常称之为尿路感染，感染累及肾、肾盂及输尿管时称为上尿路感染，累及膀胱和尿道时则称为下尿路感染。致病菌多为革兰阴性杆菌，如肾积脓、肾皮质多发性脓肿、急性细菌性膀胱炎、前列腺炎、附睾炎、睾丸炎；感染通过上行、血行、淋巴和直接 4 种途径。

泌尿、生殖系统结核多来自肺或骨关节结核，随着生活水平的提高和卡介苗接种预防的普及，发病率有所下降。

第一节　肾积脓与肾皮质多发性脓肿

一、肾积脓

肾化脓性感染导致肾组织广泛破坏或尿路梗阻后肾盂、肾盏积水继发感染而形成的脓性囊腔称为肾积脓。

【病因】　多由肾结石、肾积水、肾盂肾炎、肾结核等，并发化脓性感染所致。病原菌多为革兰阳性球菌和阴性杆菌，亦可为结核分枝杆菌。

【临床表现与诊断】　表现为全身感染性症状，畏寒、高热、腰痛和肾区肿块。血白细胞增多。病程长者贫血、消瘦、盗汗；若尿路无梗阻，常有脓尿、尿频、尿急，膀胱镜检查可见患侧输尿管口流脓。B超和CT可显示患肾积脓；排泄性造影提示患肾功能减退或无功能。

【治疗】补充营养，应用抗生素，纠正水、电解质紊乱等全身治疗。施行脓肾造瘘引流术。全身状况改善后，若患肾丧失功能而对侧肾功能正常，可做患肾切除术。

二、肾皮质多发性脓肿

【病因】多由疖、痈、扁桃体炎等体内病灶的细菌，经血行播散至肾皮质内形成多发性小脓肿。肾皮质形成多发性小脓肿称为肾疖，多个小脓肿互相融合形成较大的脓肿称肾痈。肾痈穿破肾包膜可引起肾周围炎或肾周围脓肿。致病菌多为金黄色葡萄球菌，亦有大肠埃希菌和变形杆菌等。

【临床表现与诊断】表现为起病突然，畏寒、高热和腰部胀痛，肾区有明显的压痛、叩击痛和肌紧张；血白细胞增多，当脓肿与集合系统相通后，尿检可有脓细胞或菌尿。血培养致病菌生长。B超和CT可显示脓肿；尿路造影见肾盂肾盏受压、变形和患肾功能减退。

【治疗】早期应用有效的抗生素，若肾脓肿形成或并发肾周围脓肿可作切开引流术。

第二节　急性细菌性膀胱炎

【病因与病理】急性细菌性膀胱炎女性发病率高于男性，因女性尿道短而直，且尿道外口常有处女膜伞、尿道口处女膜融合等解剖异常；会阴部常存在大量致病菌，性交、导尿、个人不卫生或抵抗力下降时均可导致上行感染。男性常继发于急性前列腺炎、良性前列腺增生、肾感染、尿路结石、尿道狭窄等。亦可继发于邻近器官感染，如附件炎和阑尾脓肿。致病菌多数为大肠埃希菌。炎症以尿道内口及膀胱三角为显著，表现为黏膜充血水肿、点状出血、浅表溃疡和有脓苔覆盖。

【临床表现与诊断】患者起病突然，可出现严重的尿频、尿急、尿痛、尿不尽感和急迫性尿失禁，常伴终末血尿或全程血尿；膀胱区常有压痛；一般无全身症状或仅有低热，继发于急性肾盂肾炎或急性前列腺炎者可有高热。诊断时应了解男性有无前列腺炎或良性前列腺增生，女性有无阴道炎、尿道炎、尿道旁腺炎；若尿道口有脓性分泌物，应做涂片找淋病奈瑟菌。尿检白细胞增多，可有红细胞；尿培养有致病菌生长。

【治疗】多饮水、口服碳酸氢钠碱化尿液，可减少膀胱、尿道刺激症状。使用颠茄、阿托品等药物，配合热敷、热水坐浴可解除膀胱痉挛。应用复方磺胺甲唑、喹诺酮类、头孢菌素类药物控制感染。绝经后妇女适当用雌激素治疗，可减少膀胱感染复发。

第三节　男性生殖系统感染

男性生殖系统感染中常见的有前列腺炎和附睾炎。前列腺炎是指前列腺受到致病菌感染和某些非感染因素刺激而出现的骨盆区域不适或疼痛、排尿异常、性功能障碍等临床表现。前列腺炎是成年男性的常见疾病，高发年龄在31~40岁。

附睾炎可发生于单侧或双侧，分为急性附睾炎和慢性附睾炎。急性多见于中青年，常由泌尿系统感染和前列腺炎、精囊炎、性传播疾病扩散所致；慢性多由急性附睾炎治疗不彻底而形成。

一、前列腺炎

根据目前对前列腺的基础和临床研究情况，按 1995 年美国国立卫生研究院提出的分类法，将前列腺炎分为四型：急性细菌性前列腺炎（Ⅰ型）；慢性细菌性前列腺炎（Ⅱ型）；慢性前列腺炎/慢性骨盆疼痛综合征（Ⅲ型）；无症状性炎症性前列腺炎（Ⅳ型）。

（一）急性细菌性前列腺炎（Ⅰ型）

【病因】多由尿道上行感染所致。致病菌多为大肠埃希菌，少数为葡萄球菌、淋病奈瑟菌等。感染后前列腺腺泡中有大量白细胞浸润，严重者可发展为前列腺脓肿。

【临床表现与诊断】起病突然，寒战高热、全身不适、尿频、尿急、尿痛，会阴部坠胀痛，可伴终末血尿、排尿困难和急性尿潴留。直肠指诊：前列腺发热肿胀、触痛明显；脓肿形成时前列腺饱胀，有波动感。B 超和 CT 对诊断有帮助。

【治疗】卧床休息，补充营养和水分；应用抗生素和解痉、止痛、退热等药物治疗。急性尿潴留时忌导尿，可做耻骨上膀胱穿刺造瘘引流尿液。脓肿形成者可经会阴切开引流。急性期禁做前列腺按摩和穿刺，以免感染扩散。

（二）慢性细菌性前列腺炎（Ⅱ型）

【病因】由尿路逆行感染或后尿道排空时感染尿液逆流入前列腺管所致，亦可由直肠内细菌侵袭（直接侵入或淋巴扩散）和血行感染引起。感染尿液在前列腺组织内形成微结石及药物不易弥散入前列腺组织内，可能是感染难以控制的重要原因。致病菌以大肠埃希菌为主，少数为变形杆菌、克雷伯菌属、淋病奈瑟菌等。

【临床表现与诊断】常有尿路感染史。多数患者有程度不等的尿路刺激征、尿道不适和"滴白"，可有膀胱区、会阴部、腰骶部、腹股沟、睾丸等疼痛或不适。少数出现血精或性功能障碍。直肠指诊：前列腺饱满、有压痛或体积小、质地不均。尿液白细胞可增高；前列腺液白细胞每高倍视野 >10 个，卵磷脂小体减少，培养可有细菌生长。B 超示前列腺组织结构混乱、界限不清；膀胱镜检查见后尿道和精阜充血水肿。

【治疗】选用喹诺酮类、头孢菌素类、复方磺胺甲唑、红霉素等，长疗程、联合或轮回用药，以防产生耐药性。配合前列腺按摩、热水坐浴、超短波、射频或微波、中医中药等综合治疗，劝导患者戒酒、忌辛辣食物、有规律的性生活和养成良好的卫生习惯有助于康复。

（三）慢性前列腺炎/慢性骨盆疼痛综合征（Ⅲ型）

此型又分为ⅢA 型（炎症性）和ⅢB 型（非炎症性）两种亚型。慢性非细菌性前列腺炎是慢性前列腺炎中最为常见的类型，约占慢性前列腺炎的90%以上。

【病因】病因尚不明确。前列腺内和射精管尿液反流、膀胱颈和后尿道神经肌肉功能失调等可能是重要原因。酗酒、食辛辣、夫妻长期分居或性交中断、盆腔充血和会阴部受压（如长途骑车）等常为诱因。

【临床表现与诊断】无反复尿路感染史。临床症状与Ⅱ型前列腺炎类似，部分患者有排尿踌躇、尿线变细、尿后滴沥、射精疼痛及神经官能症。前列腺液细菌培养阴性；镜检白细胞数每高倍视野 > 10 个（ⅢA 型）或正常（ⅢB 型）。肛门指诊前列腺较饱满、轻压痛。膀胱镜检查可有轻中度膀胱颈部梗阻。尿动力学检查常有异常。

【治疗】适当应用抗生素，如喹诺酮类、复方磺胺甲唑、米诺环素或阿奇霉素等。采用 α 受体阻滞剂、前列腺按摩、布洛芬和镇静剂综合治疗，常可收到较好的效果。但ⅢB 型不必常规使用抗生素。

（四）无症状性炎症性前列腺炎（Ⅳ型）

患者无主观症状，常在不育原因检查或前列腺活检时发现。一般不需治疗。

二、附睾炎

【病因】急性附睾炎常继发于尿道炎、前列腺精囊炎、前列腺手术或长期留置导尿管者。感染沿射精管、输精管逆行至附睾。致病菌以大肠埃希菌和葡萄球菌多见。慢性附睾炎多由急性附睾炎治疗不彻底所致，部分与慢性前列腺炎、精囊炎有关。

【临床表现与诊断】急性附睾炎起病突然、高热、寒战，阴囊疼痛，并沿精索向腹股沟放射。患侧阴囊红肿、附睾肿大、触痛明显，精索增粗。慢性附睾炎常感阴囊坠胀痛，附睾可摸到硬结并有压痛。B 超检查急性期附睾肿大、回声不均、血流增加。

【治疗】急性期卧床休息，托高阴囊，局部热敷；应用抗生素和退热止痛剂；脓肿形成时可切开引流。慢性附睾炎反复发作、疼痛剧烈、久治不愈，可考虑手术切除。

三、睾丸炎

（一）急性非特异性睾丸炎

【病因】感染的原因和致病菌与急性附睾炎类似。感染多由输精管逆行至附睾，再蔓延到睾丸。亦可由血行播散引起。

【临床表现与诊断】起病急，寒战高热，伴恶心、呕吐。睾丸钝痛或剧痛，向腹股沟放射；阴囊皮肤红肿，睾丸肿大，触痛明显。血白细胞增多。急性睾丸炎需与睾丸扭转相鉴别，后者无泌尿系感染史，早期表现为睾丸向上收缩、移位或呈横位，附睾可在睾丸前扪及，精索呈麻绳状扭曲，托起阴囊睾丸疼痛加重。多普勒超声检查，前者血流增加，后者血流减少甚至消失。

【治疗】全身应用抗生素；卧床休息、托高阴囊、局部冷敷或热敷；亦可用0.5%利多卡因封闭精索，以减轻症状和改善血流。

知识拓展

睾丸扭转

睾丸扭转是由于精索顺其纵轴旋转导致睾丸的血液供应突然受阻而造成的睾丸急性缺血、坏死的病变。发病多位于左侧，可能与左侧精索较长有关。以20岁以内者多见，12~18岁者占65%，是青少年急性阴囊疼痛的主要原因。睾丸扭转大多起病突然，局部症状较重，全身症状较轻。睾丸扭转患者阴囊疼痛超过24小时后疼痛可逐渐缓解。查体附睾的轮廓往往触摸不清；将阴囊抬高后睾丸扭转患者患侧阴囊疼痛加剧。

（二）急性腮腺炎睾丸炎

【病因】流行性腮腺炎是睾丸炎的常见病因。由腮腺炎病毒经血行侵入睾丸所致。多见青春后期男性，严重者可导致睾丸萎缩和不育。

【临床表现与诊断】多在流行性腮腺炎发病后3~4日，出现阴囊红肿、睾丸肿大、触痛明显，伴高热甚至虚脱。血白细胞可增高。尿中可查到病毒。

【治疗】全身使用抗病毒药物，一般不用抗生素。其他治疗同急性非特异性睾丸炎。

第四节　泌尿、男性生殖系统结核

泌尿、生殖系统结核是结核杆菌侵犯泌尿、生殖器官引起的慢性特异性感染。自链霉素等抗结核药物问世后得到有效控制，但近年来又有恶化趋势，主要原因包括：抗结核治疗不规范产生大量耐药菌株；对结核病的疫情控制放松了警惕；某些疾病导致人体免疫系统损坏，易罹患结核病。

一、泌尿系统结核

【病因与病理】绝大多数源于肺结核，少数来源于骨、关节结核或消化道结核。首先发生肾结核，进而波及输尿管、膀胱、尿道和男性生殖系统。

原发病灶结核分枝杆菌，经血行播散到双肾肾小球毛细血管丛中，在肾皮质内形成多发性微结核灶。若免疫力强，可自行愈合，不出现症状；若免疫力差，肾皮质内未愈合的病灶穿过肾小球基底膜，侵入邻近肾小管发展为不易愈合的肾髓质结核，进而发生肾乳头溃疡，干酪坏死，蔓延至肾盏、肾盂或波及全肾，并累及尿路其他部位，以及生殖系统而出现临床症状（图38－1）。

肾结核病灶逐渐扩大、相互融合并坏死形成干酪性脓肿，破溃后成为结核性空洞。纤维化和钙化为肾结核的病理特点，病灶愈合时因纤维化可发生尿路狭窄。

肾盏颈狭窄可形成闭合性脓肿；肾盂出口狭窄或输尿管壁增厚、钙化、僵硬与管腔狭窄，可加速肾组织破坏，形成结核性脓肾；若肾脏广泛钙化，输尿管完全闭合，无含菌尿进入膀胱，症状缓解，尿液恢复正常，这种情况称为"肾自截"。

膀胱结核初期为黏膜充血、水肿，然后形成结核结节和结核性溃疡并侵及肌层引起纤维化。这种病变，若引起对侧输尿管口狭窄或呈"洞穴状"，失去抗反流作用，可造成对侧肾积水或输尿管反流。膀胱发生广泛纤维化，可使容量显著减少，形成挛缩膀胱。结核性溃疡穿透膀胱壁，可形成膀胱阴道瘘或膀胱直肠瘘。

尿道结核纤维化可发生尿道狭窄。后尿道结核经逆行感染可引起前列腺、精囊、输精管和附睾结核。

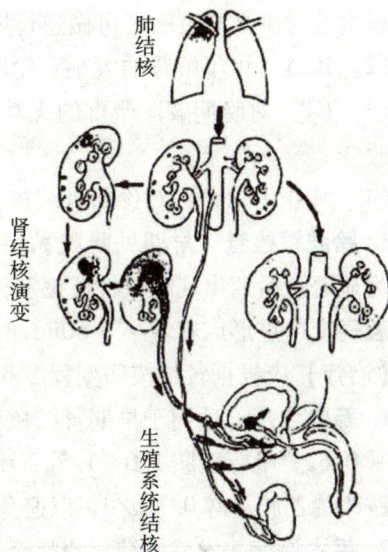

图 38 - 1　泌尿、男性生殖系统结核发病原理

【**临床表现**】肾结核病程较长，早期多无明显症状，仅尿中可发现结核分枝杆菌。当病变发展到肾髓质和累及膀胱时，即出现进行性加重的膀胱刺激症状。

1. 尿频、尿急和尿痛　呈进行性加重，每日排尿可达数十次，甚至类似尿失禁。与含结核菌的尿液刺激膀胱、结核性膀胱炎、结核性溃疡、膀胱挛缩有关。

2. 脓尿、血尿　脓尿呈米汤样，含碎屑和大量脓细胞。血尿以终末血尿为主，多与结核性膀胱炎或结核性溃疡有关，少数由肾脏病变引起。

3. 肾区疼痛和肿块　不常见。一般为腰部钝痛或肾区叩击痛，偶有因血块、脓块通过输尿管时引起的绞痛。合并肾积脓或肾积水时，肾区有时可触及肿块。

4. 全身症状　严重的肾结核，可出现消瘦、贫血、低热、盗汗、高血压等。伴对侧重度肾积水者可出现肾功能不全的症状。

【**诊断**】肾结核是慢性膀胱炎的常见原因。慢性膀胱炎用一般抗感染治疗无好转；尿呈酸性、有脓细胞，培养无细菌生长；肺结核或骨关节结核患者，尿检含蛋白和红细胞；男性附睾、输精管触及硬结、阴囊有慢性窦道。凡遇以上情况者，应考虑肾结核，做下列进一步检查有助于诊断。

1. 实验室检查　尿呈酸性、含蛋白，镜检有脓细胞和红细胞；连续 3 次 24 小时尿沉渣找抗酸杆菌，阳性率达 50% ~ 70%；尿结核分枝杆菌培养阳性率为 80% ~ 90%；应用酶联免疫吸附试验或放免测定法检测尿或血清中结核的抗原抗体，以及 PCR 检测。上述对泌尿系统结核的诊断均有参考意义。

2. 影像学检查

(1) **X 线检查**　腹部平片可见肾区或输尿管钙化影。静脉尿路造影早期可显示肾盏边缘呈虫蚀样改变，亦可显示肾盏颈狭窄或肾盏消失、空洞形成等；破坏严重者肾显影不清或不显影；输尿管结核表现为僵硬、管腔不规则或狭窄；还可了解对侧肾功能和有无肾积水。对少数碘过敏者可做逆行尿路造影。

（2）B超 可了解肾的大小、轮廓，有无空洞、钙化和肾积水。

（3）CT 对晚期破坏严重的无功能肾能清楚地显示扩大的肾盏、肾盂、空洞、钙化等改变。

（4）MRI水成像 对诊断肾结核对侧肾积水有特殊优越性。

3. 膀胱镜检查 早期见膀胱黏膜充血水肿和结核结节，以患侧输尿管口附近及三角区为显著。后期出现结核性溃疡和瘢痕，患侧输尿管口呈"洞穴状"，有时可见喷脓尿。若病变严重形成容量小于50mL的挛缩膀胱，则忌行膀胱镜检查。

【治疗】应根据肾结核病变程度和患者全身状况，选择最适当的治疗方案。

1. 药物治疗 适用于早期肾结核和术后继续治疗。常用药物和方案：异烟肼0.3g，利福平0.6g，吡嗪酰胺1.0~1.5g，维生素C 1.0g，平均每日1次，顿服；2个月后吡嗪酰胺改为乙胺丁醇0.75g/d，以避免肝毒性。一般需服药半年以上。

2. 手术治疗 术前抗结核治疗至少2周，术后需继续用药6个月以上。

（1）肾切除术 适用于一侧肾结核破坏严重，对侧肾功能正常；或双侧肾结核，一侧无功能，对侧病变较轻，功能尚好者。一侧结核肾无功能，对侧肾积水，若功能代偿不良者，应先行积水肾造瘘，待功能改善后，再考虑切除无功能肾。

（2）保留肾组织的肾结核手术 局限在一极并与肾盂相通的空洞或与肾盂不相通的结核性脓肿，可行肾部分切除或病灶清除术，但保留的肾组织应健康。

（3）输尿管狭窄及挛缩膀胱的治疗 肾结核病情稳定、肾功能良好、输尿管狭窄局限，可做狭窄段切除再吻合或做输尿管膀胱再植术。膀胱病情稳定、容量小于50mL，可做胃肠扩大膀胱术；若膀胱挛缩并尿道狭窄，应考虑尿流改道术。

（4）挛缩膀胱的手术治疗 肾结核并发挛缩膀胱，在患肾切除及抗结核治疗3~6个月，待膀胱结核完全愈合后，对侧肾正常、无结核性尿道狭窄的患者，可行肠膀胱扩大术。挛缩膀胱的男性患者往往有前列腺、精囊结核引起后尿道狭窄，不宜行肠膀胱扩大术，尤其并发对侧输尿管扩张肾积水明显者，为了改善和保护积水肾仅有的功能，应施行输尿管皮肤造口或回肠膀胱或肾造口这类尿流改道术。

二、男性生殖系统结核

男性生殖系统结核多数继发于肾结核，先累及前列腺、精囊，再经输精管蔓延至附睾。部分由血行感染。

【临床表现】早期多无症状。重者出现会阴或直肠不适、血精、精液减少和不育。附睾肿大，可触及结节、轻压痛；若形成寒性脓肿并累及阴囊皮肤，破溃后出现经久不愈的窦道。输精管呈串珠样增粗、变硬。直肠指诊前列腺、精囊可触及硬结。

【诊断与鉴别诊断】有上述表现者，应考虑男性生殖系统结核。进一步检查精液和前列腺液可查到结核分枝杆菌。需与男性生殖系统结核鉴别的疾病包括：慢性前列腺炎、前列腺癌、慢性附睾炎等疾病。

【治疗】药物治疗同肾结核。附睾结核若经抗结核治疗无效或寒性脓肿破溃形成慢性窦道，可行附睾和窦道切除术。

目标检测

一、选择题

A1 型题

1. 导致尿路感染最常见的致病菌是（　　）
    A. 金黄色葡萄球菌　　　　B. 大肠埃希菌　　　　C. 变形杆菌
    D. 粪链球菌　　　　　　　E. 沙雷杆菌

2. 慢性肾盂肾炎患者经系统治疗，尿常规已正常，还应做哪项检查，以判断治疗效果（　　）
    A. 定期复查尿常规　　　　B. 尿白细胞计数　　　　C. 静脉肾盂造影
    D. 尿细菌培养　　　　　　E. 检查肾区有无叩痛

3. 下列哪一项不是急性肾盂肾炎的感染途径（　　）
    A. 血行性感染　　　　　　B. 直接蔓延　　　　　　C. 淋巴性感染
    D. 上行性感染　　　　　　E. 密切接触性感染

4. 急性膀胱炎期间不应做（　　）
    A. 热水坐浴　　　　　　　B. 膀胱镜检查　　　　　C. 多饮水
    D. 卧床休息　　　　　　　E. 使用抗菌药物

5. 急性前列腺炎患者直肠指诊的特点是（　　）
    A. 前列腺增大，无压痛　　　　　　B. 前列腺增大，压痛明显
    C. 前列腺质地变硬　　　　　　　　D. 前列腺表面扪及结节
    E. 前列腺按摩后尿道可见血性液体

6. 下列哪一项不是女性尿道炎发病率高于男性的原因（　　）
    A. 女性对细菌抵抗力低于男性
    B. 女性尿道短，直而宽，尿道括约肌薄弱
    C. 妇科炎症可直接蔓延导致尿道炎
    D. 尿道口与阴道口和肛门接近
    E. 老年女性常发生尿道肉阜导致尿流不畅

7. 泌尿系统感染最常见的致病微生物是（　　）
    A. 葡萄球菌　　　　　　　B. 大肠杆菌　　　　　　C. 衣原体和支原体
    D. 肠球菌　　　　　　　　E. 变形杆菌

8. 孕妇患急性肾盂肾炎最适合的抗感染药物是（　　）
    A. 头孢类　　　　　　　　B. 氨基糖苷类　　　　　C. 喹诺酮类
    D. 半合成青霉素类　　　　E. 磺胺类

A2 型题

9. 董某，男，35 岁。近半年来出现尿频、尿不尽，肛周隐痛不适，拟诊为慢性前列腺炎。下面检查结果哪一项有诊断意义（　　）

A. 尿常规检查：白细胞每高倍视野 2～4 个

B. B 超：前列腺被膜增厚

C. 前列腺液常规检查：白细胞每高倍视野 20～30 个，卵磷脂小体减少

D. 前列腺液培养阴性

E. 直肠指诊可扪及前列腺增大

10. 朱某，女，58 岁。尿频、尿急、尿痛、小腹痛伴终末血尿 2 日，尿常规每高倍视野见大量红、白细胞。最适宜的进一步检查是（　　）

    A. 膀胱镜检查　　　　　　　B. 泌尿系 B 超　　　　　　　C. 逆行肾盂造影

    D. 静脉肾盂造影　　　　　　E. 中断尿细菌培养加药敏测定

11. 洪某，男，28 岁。右侧肾结核无功能伴左肾严重积水，膀胱挛缩，查体：血肌酐 768μmol/L，血红蛋白 82g/L。应选择哪项处理最好（　　）

    A. 肠道扩大膀胱术　　　　　　　　B. 左肾造瘘术

    C. 右肾切除术　　　　　　　　　　D. 右肾切除＋左肾造瘘术

    E. 抗结核治疗同时行左肾造瘘术

B1 型题

（12～13 题共用备选答案）

    A. 膀胱镜检查　　　　　　　　　　B. 细菌学培养加药敏测定

    C. 尿道分泌物涂片检查　　　　　　D. 前列腺液常规检查

    E. 前列腺穿刺检查

12. 诊断急性膀胱炎应该做（　　）

13. 诊断慢性前列腺炎应该做（　　）

（14～15 题共用备选答案）

    A. 恶心、水肿、贫血、少尿　　　　B. 急迫性尿失禁

    C. 发热、盗汗、消瘦、食欲减退　　D. 肾自截

    E. 肾区疼痛和肿块

14. 膀胱挛缩的晚期表现是（　　）

15. 双肾结核肾组织广泛破坏时可导致（　　）

二、问答题

1. 简述慢性非细菌性前列腺炎的临床分型及诊断。

2. 影响肾结核诊断的原因有哪些？

第三十九章　尿石症

学习目标

1. 掌握：上尿路结石的临床表现、诊断及治疗原则。
2. 熟悉：尿石症的病理生理及预防。
3. 了解：尿石症的病因及尿石的理化性质。
4. 具备对尿路结石的诊断、鉴别诊断及对症处理的能力。

第一节　概　述

尿石症又称泌尿系结石，是泌尿外科最常见的疾病之一。尿石症的发病男性多于女性，约3：1，有明显的地区性，我国长江以南，如贵州、广东、福建、江西、湖北、安徽等省为高发区。尿石可见于肾、膀胱、输尿管和尿道的任何部位。肾和输尿管结石合称为上尿路结石，膀胱和尿道结石合称为下尿路结石，其中上尿路结石较为常见。临床表现因结石所在部位不同而有异，肾与输尿管结石的典型表现为肾绞痛与血尿，是常见急腹症之一，膀胱结石主要表现是排尿困难和排尿疼痛。

【尿石成因】尿石症的病因较复杂，至今为止未完全阐明。多数学者认为尿石形成是多因素综合作用的结果。

1. 内在因素

（1）种族遗传因素　有些与结石有关的疾病如肾小管性酸中毒、胱氨酸尿症都是由于常染色体的显性遗传所致的肾小管功能障碍，原发性高草酸尿症及高嘌呤症及某些高尿酸血症也起源于先天性酶缺欠。结石病者家族的结石病率高于非结石者家族，除生活条件的接近外，也可能包括一些遗传因素的影响。

（2）饮食与营养　不喜欢饮水的人容易发生结石。婴儿过早的用粮食喂养而乳品不足即容易长膀胱结石。相反，成年人多吃乳品又会导致钙的吸收过多。肉类和糖也都促进肠道吸收钙。肉类，尤其动物内脏含较多嘌呤，增加尿的尿酸和降低 pH，易形成尿酸结石。近40年来，我国上尿路结石的发病率大幅度上升，与人民生活改善、饮食结构变化有关。

（3）代谢异常　甲状旁腺功能亢进症导致骨钙大量溶出并促进肠道钙的吸收引起

高血钙和高尿钙是尿石症的一个重要原因。皮质醇症造成骨脱钙也可合并结石。少数甲状腺功能亢进患者也可发生高血钙和高尿钙。痛风患者由于体内嘌呤代谢紊乱导致高尿酸血症及高尿酸尿症。后者不但可引起尿酸结石，而且还可导致草酸钙结石的形成。胱氨酸尿症是肾近曲小管对胱氨酸、赖氨酸和鸟氨酸重吸收不良的遗传性缺陷，可导致胱氨酸结石的形成，占尿石症总数的 1% ~3%。

(4) **药物** 溃疡患者大量饮牛乳和碱性药物即可产生结石 - 乳碱综合征。结石还可因服矽酸镁而含少见的矽酸盐。治疗青光眼的乙酰唑胺、维生素 D 中毒、大量用抗坏血酸（可转变为草酸）、皮质激素及磺胺等均可发生结石，阿司匹林也有增加尿草酸的作用。

(5) **尿路因素** 梗阻可使尿中已形成的晶体或颗粒滞留，继续长大成石，还可以合并感染。膀胱结石容易发生于男性，肾结石容易发生在多囊肾、海绵肾、肾盂输尿管畸形和狭窄的患者，结石发生于肾内型肾盂也多于肾外型肾盂者，这些都显示梗阻在结石形成上的作用。尿内晶体颗粒也可附着在受损害的黏膜上形成滞留而生长成为结石。尿路感染，尤其致病菌有分解尿素产生氨的作用时，pH 值的提高、黏蛋白的聚合，细菌本身和感染产物都可促进结石的形成。尿路中的异物如缝线、导尿管都可诱发结石。

2. 外在因素 气候条件似乎有相当重要的作用，炎热的天气下因出汗而导致尿的浓缩，增加结石成分的过饱和度并诱发促进物的活性。食物对摄入钙的关系远大于水，而水中的钙又有结合食物草酸减少其吸收的作用，水中还有镁等其他元素的作用。自然条件还对食物的种类、产量、供应时间等有显著影响，缺少乳品和动物蛋白的地区小儿膀胱结石较多，水果、蔬菜丰富的地区食物草酸含量较高，鱼肉、乳品多的地方尿钙和尿酸的排泄量略高。

【尿石的成分与性质】 尿石由基质与晶体组成。基质多为有机质，如黏蛋白、黏多糖等；晶体以草酸盐、磷酸盐、尿酸盐和尿酸为多见，其中以草酸盐和磷酸盐的混合结石占多数，占 80% 左右，次为磷酸盐或磷酸镁铵结石，占 20% 左右。尿石的形态和色泽取决于其理化性质、生成的部位和有无合并感染等。草酸盐结石多为棕褐色或棕黑色，质硬，粗糙，不规则，常呈桑葚样；磷酸钙或磷酸镁铵结石多呈灰白色或灰褐色，易碎，表面粗糙，不规则，外形似鸟粪状，故又称鸟粪石，在 X 光片中可见分层现象；尿酸结石多为黄褐色，质硬，光滑或不规则，常为多发，纯尿酸结石在 X 光片中不被显示；胱氨酸结石光滑，淡黄至黄棕色，蜡样外观。肾结石可呈鹿角形，输尿管结石多为枣核形，膀胱结石多为椭圆形。常见结石特性（表 39 - 1）。

表 39 - 1 常见尿石物理特性

尿石名称	外形	表面	颜色	硬度	X 线显影度
草酸钙	圆或卵圆形	粗糙	深褐	坚硬	+ + +
磷酸盐	不定形或鹿角形	颗粒状	微黄	较硬	+ + +
碳酸盐	成块	光滑或稍粗糙	灰白	脆	+ + +
尿酸盐	圆或卵圆形	光滑或粗糙	黄至褐	坚实	±

续表

尿石名称	外形	表面	颜色	硬度	X线显影度
胱氨酸	不定	光滑	淡黄	较脆	±
黄嘌呤	圆或卵圆形	光滑	棕黄	坚实	±

【病理生理】尿石症的病理生理改变与结石的部位、大小、数目、继发感染和梗阻的程度等有关。尿路结石在肾和膀胱内形成，可自然排出，或停留在尿路某一部位。绝大多数输尿管结石和尿道结石是结石排出过程中停留在该处所致。尿路结石可引起泌尿系统直接损伤、梗阻、感染和恶性变。肾盏结石可在原位而不增大，亦可增大并向肾盂发展。当结石阻塞肾盂输尿管连接处或输尿管时，可引起急性完全性梗阻或慢性不完全性梗阻。前者在及时解除梗阻后，可无肾脏损害。慢性不完全性梗阻导致肾积水，使肾实质逐渐受损而影响肾功能。结石梗阻于肾盏颈部时，可导致肾盏积水或积脓，进一步引起肾实质感染、疤痕形成，甚至发展为肾周感染；结石阻塞肾盂、输尿管连接处或输尿管时，可引起尿路急性完全性梗阻或慢性不全性梗阻，后者可导致肾盂积水和肾功能损害；结石可直接损伤尿路黏膜引起出血和感染，合并梗阻时更易发生感染，感染和梗阻又促使结石的长大和再形成。结石在肾盂或膀胱内偶可引起恶变。结石在肾内逐渐长大，充满肾盂及部分或全部肾盏，形成鹿角形结石。可继发感染，亦可无任何症状。

【预防】目前，随着人们生活水平的不断提高，结石的发病率也在不断增高。完全去除结石，消除其病因是最好的预防方法。但大多数尿石症的病因难于根除，因此需长期注意预防。

1. 养成多饮水的习惯　每日尿量2000~2500mL，外观无色或淡黄色。

2. 饮食调节和药物预防　根据结石成分和尿液分析结果选择食物。草酸盐结石患者，宜少吃土豆、菠菜等，口服维生素B_6，可减少尿中草酸盐的排出，口服氧化镁。磷酸盐结石患者宜低磷低钙饮食，口服氯化铵酸化尿液。尿酸盐结石的患者，宜少进含嘌呤丰富的肝、肾及豆类，口服枸橼酸合剂或碳酸氢钠，碱化尿液，使尿液pH值保持在6.5以上。

3. 调节尿液酸碱度　如尿酸盐、草酸盐结石在酸性尿中形成，磷酸盐、碳酸盐结石在碱性尿中形成。

4. 解除尿路梗阻因素　积极治疗尿路感染。

5. 长期卧床者　应多活动，减少脱钙。

6. 防治代谢性疾病　如甲状旁腺功能亢进者应行手术治疗。

第二节　肾及输尿管结石

肾及输尿管结石合称为上尿路结石，多发生于中壮年，男、女比例为3:1~9:1，左右侧发病相似，双侧结石占10%。肾、输尿管结石的主要症状是绞痛和血尿，常见并发症是梗阻和感染。

结石进入输尿管时，常停留或嵌顿于生理狭窄处，即肾盂输尿管连接处、输尿管跨越髂血管处及输尿管膀胱连接处。由于输尿管内径自上而下由粗变细，结石位于输尿管下 1/3 处最为多见。

【临床表现】 上尿路结石的临床表现因结石的部位、大小、形状、有无梗阻和感染等而异，其中运动后血尿是最常见的表现，且常常伴有剧烈的绞痛。

1. 症状

（1）疼痛 是尿路结石最重要和最常见的症状。小而活动的结石可阻塞输尿管而突发剧烈绞痛，呈阵发性，沿输尿管径路向下腹部、会阴和大腿内侧放射，伴有恶心、呕吐、面色苍白和出冷汗；较大的结石可无症状或腰部胀痛。

（2）血尿 多于运动后或绞痛发作后出现。以显微镜下血尿多见，亦可为肉眼血尿。血尿加疼痛是尿路结石的主要特征，发生率为 40% ~ 90%。

（3）膀胱刺激征 下段输尿管结石或伴感染时，可出现尿频、尿急、尿痛。

（4）脓尿 肾和输尿管结石并发感染时尿中出现脓细胞，临床可出现高热、腰痛。肾、输尿管结石的常见并发症是梗阻和感染，不少病例因尿路感染症状就医。

（5）其他 结石梗阻可引起肾积水，肾功能不全；孤立肾或双侧尿路结石因梗阻而引起无尿，即所谓结石梗阻性无尿；有的患者尚可出现胃肠道症状、贫血等。

2. 体征 肾结石可有肾区压痛和叩击痛，合并感染时则更加明显；合并肾盏积水往往可以扪及增大的肾脏；输尿管结石可沿输尿管径路有腹部深压痛。

【诊断】 根据临床表现、尿液检查和影像学检查，诊断多无困难。诊断应明确结石的部位、大小、数目、形态、有无梗阻和感染及肾功能等，并尽可能明确引起结石的原因。有时需与急性胆囊炎、胆石症、急性阑尾炎及卵巢囊肿蒂扭转等疾病进行鉴别。

1. 实验室检查

（1）尿常规 多有较多的红细胞，运动后尿液中红细胞多于运动前，对诊断有帮助。女性要排除月经期尿液被血染的影响。尿液中有时可发现与其尿路结石成分相同的结晶。

（2）血、尿生化检查测定 血钙、血磷、血尿酸和 24 小时尿钙、尿尿酸、尿草酸含量，有助于了解患者代谢状态，寻找结石的病因。测定血尿素氮和肌酐可了解肾功能情况。

2. 影像学检查

（1）X 线检查 ①腹部平片：95% 以上的尿路结石患者能在腹部平片中发现高密度结石阴影，并可显示结石的部位、形状、大小和数目。②排泄性尿路造影：经静脉注射有机碘溶液，不仅能显示结石，而且可显示肾脏结构和功能的改变，发现结石生成的局部因素，如肾盂输尿管连接处狭窄等。透 X 线的结石可显示负性阴影。

（2）B 型超声检查 结石呈现强光团，其后伴有声影，对透 X 线的结石有重要诊断价值，并能提供肾脏有无积水等情况。

3. 输尿管肾镜检查 若腹部 X 线平片未能显示结石、排泄性尿路造影有充盈缺损而不能明确诊断时，可做输尿管肾镜检查，直接观察输尿管、肾盂内病变，并可进行治疗。

【治疗】治疗的主要目的是除去结石、保护肾功能和防止结石复发。治疗方法的选择取决于结石的位置、大小、数目、形态，有无梗阻和感染，肾功能及有无确定的病因等。治疗方法分为手术疗法与非手术疗法两大类，手术疗法又分为开放性手术与非开放性手术两种。但当绞痛发作时，首先应该使症状缓解，而后再选择治疗方案。

1. 肾绞痛的处理　首要的任务是镇痛和解除肾盂和输尿管平滑肌痉挛。

（1）解痉止痛　黄体酮（女性月经期不能用）、哌替啶及阿托品、钙通道阻滞剂、消炎痛（吲哚美辛）。

（2）针刺疗法　取穴肾俞、三阴交等，采用强刺激手法，或0.5%普鲁卡因2mL做穴位内封闭。

2. 非手术疗法　适于结石直径小于0.8cm、表面光滑、形态规则，尿路无梗阻和无严重感染者。常用方法有解痉、镇痛、利尿，中药与"总攻"疗法，调节尿液酸碱度和控制尿路感染等。

（1）解痉镇痛　常用阿托品、654-2、维生素K、黄体酮、哌替啶或针刺等。针刺常取肾俞、膀胱俞、三阴交等穴。

（2）利尿　大量饮水或静脉输液，使尿液每日排出量在2000mL以上，可稀释尿液，使尿液中形成结石的物质浓度下降，晶体沉积成石的机会减少，对结石有"内冲洗"作用，既有利于结石的排出，也有益于控制尿路感染。尤其睡前和夜间饮水，保持夜间尿液呈稀释状态，可预防结石的形成和长大。

（3）中药与"总攻"疗法　中药金钱草、车前草、石韦、萹蓄、瞿麦、木通、滑石、白茅根等具有利尿排石的作用，亦可适当选用双氢克尿噻、依他尼酸或呋塞米等利尿药配合治疗。

（4）调节尿液酸碱度　口服枸橼酸合剂、碳酸氢钠可使尿液碱化，对尿酸和胱氨酸结石的预防和治疗有一定的意义；口服氯化铵可使尿液酸化，对防止感染性结石的生长有益。

（5）特殊药物的应用　口服别嘌醇对纯尿酸结石有治疗作用，口服Thiola可溶解胱氨酸结石，尿素分解酶抑制剂如乙酰异羟肟酸（AHA）能溶解感染性结石，口服维生素B_6和氧化镁能减少内源性草酸的形成，亚甲蓝能减少钙与草酸的结合，对草酸钙结石有防治作用。

（6）选择抗菌药物　对治疗结石合并的尿路感染和减少结石的形成也有一定作用。

3. 手术疗法　近年来尿路结石的手术治疗方法有很大发展，肾脏局部低温和肾脏离体手术的开展已能最大限度地保留肾脏和取净结石；由于腔内泌尿外科手术的发展和体外震波碎石技术的应用，可使大部分尿路结石经非开放性手术取净。

（1）手术治疗指征　一般认为直径大于1.0cm的结石自排的机会较小，特别是常见的草酸结石，因表面不光滑，难以排出。结石引起的梗阻影响到肾功能，或经非手术治疗无效者，均应考虑手术治疗。近年来由于体外震波碎石及腔内泌尿外科的发展，手术指征发生了一定的变化。

（2）手术治疗的原则　①双侧肾结石：一般情况下应先取手术简单安全的一侧。

原则上如总肾功能尚好时，应先行梗阻严重的一侧；若总肾功能不良，宜先选择肾功能较好的一侧。如结石难以除去，患者病情严重，可经膀胱镜行输尿管插管，进入肾盂做引流或先行肾造口术。必要时手术前可配合人工肾或腹膜透析治疗。②一侧肾结石对侧输尿管结石：应先行梗阻严重的输尿管取石术。③双侧输尿管结石：应先取梗阻严重的一侧。对有原发尿路梗阻的肾结石，例如合并肾盂输尿管连接处狭窄的，在取石的同时需做肾盂成形术以矫正梗阻。对有原发性甲状腺功能亢进的肾结石患者应先做甲状旁腺手术，术后有的肾结石可自行溶解。对于因结石引起的急性梗阻性无尿症，手术取石解除梗阻后，应注意多尿期的水、电解质及酸碱代谢紊乱的防治。

（3）**手术方式** ①非开放性手术疗法：包括经膀胱镜碎石或取石术、输尿管套石术、输尿管镜取石或碎石术、经皮肾镜取石或碎石术等。②开放性手术疗法：包括耻骨上膀胱切开取石术、输尿管切开取石术、肾盂切开取石术、肾实质切开取石术、肾部分切除术、肾切除术和离体肾脏切开取石术等。适用于肾结石 >2cm 或输尿管结石 >1.5cm，有梗阻、感染、肾积水癌变者。

4. 体外震波碎石（ESWL） 通过 X 线或超声波对尿路结石进行定位，应用液电效应或压电晶体产生强大的冲击波，将震波聚焦后进行碎石。除结石以下尿路有梗阻或严重感染、妊娠、过于肥胖不能聚焦者外，上尿路结石和下段输尿管结石均适用此疗法。经 ESWL 治疗后，可有一过性肾绞痛、发热及血尿等并发症。

第三节　膀胱及尿道结石

膀胱及尿道结石合称为下尿路结石。

一、膀胱结石

膀胱结石分为原发性膀胱结石和继发性膀胱结石。前者是指在膀胱内形成的结石，多由于营养不良引起，多发于儿童。随着我国经济的不断发展，儿童膀胱结石现已呈下降趋势。继发性膀胱结石则是指来源于上尿路或继发于下尿路梗阻、感染、膀胱异物或神经源性膀胱等因素而形成的膀胱结石。在经济发达地区，膀胱结石主要发生于老年男性，且多患前列腺增生症或尿道狭窄；而在贫困地区则多见于儿童。

【临床表现】膀胱结石的典型症状是排尿中断并感疼痛，疼痛放射至阴茎头部及远端尿道，伴排尿困难和膀胱刺激症状。小儿患者常用手搓拉阴茎头，改变姿势后，症状缓解后继续排尿。结石较大者这种症状更为显著。结石在膀胱中的刺激及其引起的膀胱炎使患儿排尿频繁，同时因造成黏膜溃疡，可以发生血尿，最初常表现为终末血尿。因腹压增加常并发脱肛。前列腺增生并发膀胱结石时，排尿困难加重或伴感染症状。结石位于膀胱憩室者，常无上述症状，仅表现为尿路感染。

【诊断】根据典型症状常可做出初步诊断。应注意病因学诊断。较大的膀胱结石可通过直肠指检，以及能显示结石声影的 B 超，可同时发现前列腺增生症等，为无创伤性检查。X 线腹平片能显示绝大多数结石。经尿道插入金属探子有触及结石的感觉，但只能在成人应用，在小儿因不能合作有损伤尿道的危险。膀胱镜检查是诊断膀胱结石最可靠的方法。不论结石是否透X线均可查知，且可查清结石的具体特征，并可发现有无其他病变，如前列腺增生、膀胱憩室、炎症改变及癌变等。

【治疗】膀胱结石的治疗原则是取净结石，纠正结石成因。膀胱感染严重时，应用抗生素治疗。治疗方法如下：

1. 膀胱镜取石或碎石术　采用超声、激光或气压弹道碎石。

2. 耻骨上膀胱切开取石术　简便易行，安全可靠，不需特殊设备，且能同时处理膀胱内其他病变。

3. 体外冲击波碎石　因其痛苦小、创伤小，目前应用广泛。

二、尿道结石

尿道结石可分为原发性和继发性两类。原发性尿道结石指在尿道内生成的结石，尿道狭窄、感染、潴留性囊肿、黏膜损伤、憩室及异物等为其病因，较少见。继发性尿道结石指结石先在尿道上方的泌尿系统中形成后排入尿道并停留在尿道内，多停留在尿道生理膨大部位及狭窄部的近侧，故尿道结石多见于尿道前列腺部、球部、阴茎部、舟状窝及尿道外口处，较常见。

【临床表现】主要表现为排尿困难，排尿费力，可呈滴沥状，有时出现尿流中断及尿潴留。排尿时有明显的疼痛，且放射至阴茎头部。后尿道结石有会阴和阴囊部疼痛。阴茎部结石在疼痛部位可摸到肿物，用力排尿时可将结石排出。完全梗阻则发生急性尿潴留。并发感染者尿道有脓性分泌物。女性尿道憩室结石少见，主要为下尿路感染症状，有尿频、排尿痛、夜尿多、脓尿及血尿，性交痛为突出的症状，有时有尿道排脓。男性尿道憩室中结石除尿道有分泌物及尿痛外，在阴茎下方还可出现一逐渐增大且较硬的肿物，有明显压痛但无排尿梗阻症状。

【诊断】男性前尿道结石在阴茎或会阴部可摸到结石，后尿道结石可经直肠摸到。女性患者经阴道可摸到结石及憩室。X线摄片能显出结石阴影。尿道金属探条检查有特殊的感觉和声响。尿道镜能直接观察结石。

【治疗】前尿道结石在近端压迫尿道，经尿道口注入液状石蜡，向尿道口挤出。用钳夹或细长镊子夹出，也可用细金属弯钩将结石钩出。尿道狭窄应先切开狭窄处再取石。较大结石嵌顿者行尿道外切开取石。舟状窝结石经尿道外口取石。后尿道结石可推入膀胱内再按膀胱结石处理。尿道结石应尽量避免做尿道切开取石，以防止尿道狭窄。

> **知识拓展**
>
> ### 体外震波碎石
>
> 体外震波碎石的治疗原理是将体外冲击波聚焦于结石后将其击碎成泥沙状，使之经尿道随尿液排出体外而达到治疗目的。碎石是在监视器（X线、B超）下进行的，能准确击碎结石，一次性治疗只需要30分钟，不用住院，不

影响工作和生活，对直径超过 0.5cm 的结石，采取碎石后，再服用药物可以促进结石排出。碎石后应多饮水，增加尿量，多运动。肾结石需配合采取一定的体位排石，亦可配合应用排石药物以利结石排出。排石过程中可能会出现结石堵塞输尿管造成疼痛等症状，应及时与经治医生联系，以便妥善处理。

目标检测

一、选择题

A1 型题

1. 肾损伤明显血尿时见于（　　）
   A. 输尿管断裂　　　　　　　　　　　B. 肾盂广泛撕裂
   C. 肾血管严重损伤　　　　　　　　　D. 输尿管血块堵塞
   E. 肾实质深度裂伤，破入肾盏肾盂

2. 上尿路结石的成分主要是（　　）
   A. 磷酸镁铵　　B. 尿酸铵　　　C. 草酸钙　　　D. 胱氨酸　　　E. 磷酸钙

3. 右肾绞痛伴有血尿，进一步检查，应先进行（　　）
   A. 膀胱镜　　　　　　　　B. 腹部平片　　　　　　　C. X 线平片
   D. 尿找肿瘤细胞　　　　　E. CT

4. 与活动有关的血尿和腰腹疼痛，首先应考虑的是（　　）
   A. 急性阑尾炎　　　　　　B. 急性肾盂肾炎　　　　　C. 上尿路结石
   D. 卵巢囊肿扭转　　　　　E. 膀胱癌

5. 腹部平片不易显影的尿结石是（　　）
   A. 磷酸盐结石　　　　　　B. 草酸盐结石　　　　　　C. 碳酸盐结石
   D. 尿酸结石　　　　　　　E. 混合结石

A2 型题

6. 罗某，男，45 岁。阵发性右腹绞痛 1 日，伴恶心呕吐，无发热，腹痛发作时向右下腹放射，伴尿频、尿痛等症状。查体：腹软，右下腹有压痛，无反跳痛，膀胱区不胀，血白细胞正常，尿常规白细胞 0~1 个，红细胞每高倍视野 7~10 个。最可能的诊断是（　　）
   A. 阑尾炎　　B. 肾肿瘤　　C. 肾结石　　D. 肾结核　　E. 输尿管结石

7. 胡某，男，10 岁。1 年来时有尿频、尿急、尿痛和排尿困难、尿流中断，改变体位后又能继续排尿。首先应考虑（　　）
   A. 急性膀胱炎　　　　　　B. 前列腺炎　　　　　　　C. 尿道狭窄
   D. 膀胱结石　　　　　　　E. 输尿管结石

8. 董某，男，30 岁。突发左腰部绞痛伴镜下血尿，左腰部轻度压痛和叩击痛，无肌紧张。应考虑（　　）

A. 肾肿瘤　　　　　　　　B. 肾结核　　　　　　　　C. 急性肾盂肾炎

D. 肾输尿管结石　　　　　E. 肾积水

9. 肾盂结石，1.2cm，IVP 检查右肾功能正常，轻度积水，输尿管通畅。首选的治疗方法是（　　）

A. 中药排石　　　　　　　B. 消炎止痛　　　　　　　C. 手术取石

D. 体外震波碎石　　　　　E. 大量饮水

10. 诊断尿路结石首选的 X 线检查是（　　）

A. 逆行肾盂造影　　　　　B. 静脉尿路造影　　　　　C. 肾动脉造影

D. CT　　　　　　　　　　E. 腹部平片 + 静脉尿路造影

二、问答题

1. 简述上尿路结石的临床表现及诊断。

2. 简述下尿路结石的常见病因及治疗方法。

第四十章 尿路梗阻

■ 学习目标

1. 掌握：尿路梗阻的临床表现、诊断及治疗原则。
2. 熟悉：尿路梗阻的病理变化。
3. 了解：肾积水、急性尿潴留的常见病因。
4. 具备对尿路梗阻疾病的初步诊断及一般处理的能力。

第一节　概　述

泌尿系统从肾小管开始，经过肾盏、肾盂、输尿管、膀胱，直至尿道外口都是管道，尿液运行其中，任何部位的阻塞即可构成泌尿系统梗阻，也常称为尿路梗阻。泌尿系统正常功能需要保持管腔的通畅，管腔梗阻影响尿的分泌和排出。虽然梗阻的原因和部位各有不同，但持续梗阻终将导致肾积水、肾功能损害，甚至肾衰竭。膀胱以上的梗阻，直接影响肾，肾积水发生较快，但一般仅一侧肾受影响。如果梗阻在膀胱以下，初期有膀胱可作缓冲，对肾的影响较慢，但两侧肾都可发生肾积水。

泌尿系统许多疾病既可以是尿路梗阻的原因，又可以是梗阻的结果。如感染和结石可引起梗阻，而梗阻又可以是感染和结石的诱因，三者关系密切，相互影响。有些泌尿系统本身或以外的病变本身并不严重，但其引起的管腔梗阻可造成一系列严重后果。因此，解除管腔梗阻有时是治疗许多泌尿系统疾病的关键。

【梗阻原因和部位】泌尿系统梗阻原因很多，根据其性质可分为机械性梗阻和动力性梗阻两大类，以机械性的占多数。根据梗阻发生部位又可分为上尿路梗阻和下尿路梗阻。

引起尿路梗阻的主要原因见图40-1。

1. 机械性梗阻　泌尿系统管腔内或泌尿系统附近器官的病变均可导致尿路机械性梗阻。依据病因不同，可分为：

（1）**先天性梗阻**　由泌尿系统和生殖系统先天性畸形所致，常见于小儿，如肾盂输尿管交界处狭窄、下腔静脉后输尿管、输尿管膨出症、输尿管异位开口、后尿道瓣膜症等。

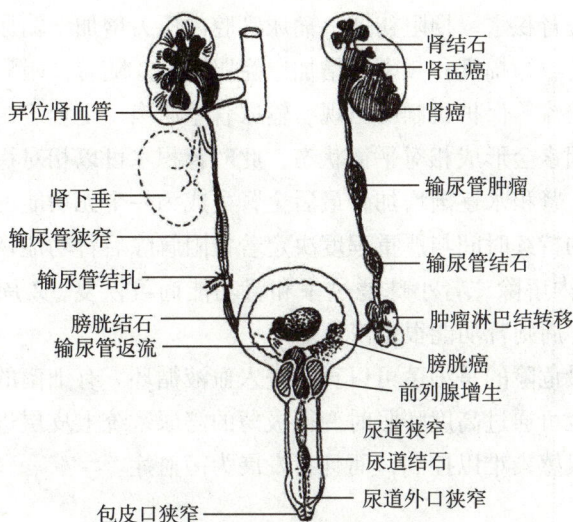

图 40 - 1 尿路梗阻的常见原因

(2) **后天性梗阻** 泌尿系统管道内肿瘤、结石、炎性狭窄、结核、外伤、腹腔或盆腔纤维化、肿瘤浸润等。

(3) **医源性梗阻** 如手术器械检查造成的损伤、肿瘤放射治疗后的反应等。

2. 动力性梗阻 在尿路器官的肌肉或其支配神经发生病变时，尿液不能顺利地从上向下排出体外，产生尿液淤积。常见的原因为神经源性膀胱功能障碍等。

3. 上尿路梗阻 梗阻部位在膀胱以上，多由结石、肿瘤所致。腹膜后的病变压迫输尿管时也可发生上尿路梗阻。

4. 下尿路梗阻 梗阻部位发生在膀胱尿道，常见原因为前列腺增生、尿道狭窄等。

【病理生理】尿路梗阻引起的基本病理改变是梗阻以上的尿路扩张。初期管壁肌增厚，增加收缩力，尚能克服梗阻；后期失去代偿能力，管壁变薄、肌萎缩和张力减退。膀胱以下发生长期的严重梗阻，可使输尿管膀胱连接部活瓣作用丧失，尿液自膀胱逆流至一侧或双侧输尿管，而导致肾积水。单侧输尿管出现完全梗阻时，肾盂内压升高，压力经集合管传至肾小管、肾小球，如压力相当于肾小球滤过压时，肾小球即停止滤过，尿液形成亦停止。梗阻后一段时间，作为一种保护机制，会出现自肾盂向周围结构的反流现象，肾盂内尿液直接进入肾实质的静脉和淋巴管内，并经肾窦渗至肾盂和肾的周围，此时肾盂内压下降，肾小管、肾小球囊内压力亦随之降低，肾小球滤过恢复，在梗阻时起到保护肾组织的作用，使急性短时间梗阻不致严重损害肾组织。随着梗阻时间的延长，肾血流量恢复正常并逐渐减少，肾小球滤过率受肾小管内压力的升高、肾血流量的减少等因素综合影响而逐渐下降。超过 24 小时，肾功能即将出现一定程度的不可逆变化，梗阻时间过久，肾将出现实质萎缩、硬化等不可逆的病理改变。

输尿管部分梗阻（单侧或双侧）所产生的结果与完全梗阻截然不同，其主要表现为梗阻近端的尿路扩张，输尿管、肾盂积水，肾组织萎缩，肾功能逐渐丧失。输尿管部分梗阻后肾盂输尿管积水的发生与梗阻后尿量的多少有关，尿量多时容易出现肾积水，尿量少时则可不出现肾积水。梗阻初期，输尿管腔内压力增加，输尿管延长、扩张，同时会有有限的输尿管收缩幅度和频率的增加以克服阻力。随着梗阻病程的进展，肾小球滤过率降低、肾盂反流等保护机制的出现、输尿管壁肌肉一定程度的增殖及肾盂、肾盏的适应性等多方面因素会形成相对平衡状态，此时肾积水可以相对稳定。一旦平衡被打破，病变继续发展，肾积水逐渐增加，最后全肾可成为一个无功能的巨大水囊。

泌尿系统梗阻的持续时间与严重程度决定着梗阻解除后肾功能恢复的可能性。完全性梗阻如在 24 小时内解除，肾小球滤过率和肾功能尚可恢复，2 周后解除，仅可恢复 45%～50%，超过 6 周则肾功能很难恢复。

泌尿系统梗阻最危险的是细菌可以直接进入血液循环。有细菌的尿可经过肾盏穹隆部裂隙进入血液，也可通过高度膨胀时变得极薄的泌尿系统上皮层进入血液。因此，梗阻合并感染时，不仅感染难以控制，而且易发展为菌血症。

第二节 肾积水

尿液从肾盂排出受阻，造成肾内压力升高、肾盏肾盂扩张、肾实质萎缩，称为肾积水。

【病因】任何原因引起的泌尿系统梗阻，最终都可造成肾积水，但由于梗阻的病因、部位和程度的差异，不同患者肾积水的临床表现和过程不尽相同。特发性肾积水，又称原发性肾积水，多由肾盂输尿管连接处先天性病变引起，病变包括肾盂输尿管连接部的狭窄、高位连接、异位血管和纤维束压迫、粘连等，发展比较缓慢，可长期无明显症状，达到一定体积时才出现腹部肿块。而结石、肿瘤、炎症和结核所引起的继发性肾积水，主要以原发病的症状和体征为临床表现，很少以肾积水为首发病象，多在原发症状加重而检查时发现肾积水。近年来，随着影像学的发展，肾积水常由超声检查发现，临床并无症状。长时间梗阻所引起的肾积水，最终会导致肾功能逐渐减退乃至衰竭。

肾积水有时呈间歇性发作，称为间歇性肾积水。可见于输尿管或肾盂输尿管连接部梗阻，发作时可出现患侧腹部绞痛、恶心呕吐、尿量减少；经数小时或更长时间后，疼痛消失，随后排出大量尿液。在某些生理状态下如正常妊娠期常有轻度肾、输尿管积水，称为生理性肾积水。

【临床表现】泌尿系统梗阻由于原发病因、梗阻部位、程度和时间长短不同，肾积水的临床表现也不一样或全无症状。如先天性肾盂输尿管连接处狭窄、肾下极异位血管或纤维束压迫输尿管等引起的特发性肾积水，又称原发性肾积水，发展常较缓慢，症状不明显或仅有腰部隐痛不适，当肾积水达严重程度时，腹部可出现包块。部分患者肾积水呈间歇性发作，称为间歇性肾积水。发作时患侧腰腹部剧烈绞痛，伴恶心、呕吐，尿量减少，患侧腰腹部可能扪及包块。经过若干时间后，排出大量尿液，疼痛缓解，腰腹部包块明显缩小或消失。泌尿系统各部位的结石、肿瘤、炎症或结核引起的继发性肾积水，多数表现为原发病变的症状和体征，很少显现出肾积水的病象。上尿路梗阻如结石等致急性梗阻时，可出现肾绞痛、恶心、呕吐、血尿及肾区压痛等。亦有的仅出现腰腹部包块或无任何临床症状，常为 B 超检查发现。下尿路梗阻时，主要表现为排尿困难和膀胱不能排空，甚至出现尿潴留，而引起肾积水出现的症状常较晚，临床多表现为不同程度的肾功能损害，严重者出现贫血、乏力、衰弱、食欲不振、恶心、呕吐等尿毒症症状。

肾积水如并发感染，则表现为急性肾盂肾炎症状，出现寒战、高热、腰痛及膀胱刺激症状等。如梗阻不解除，感染的肾积水很难治愈，或可发展成为脓肾，腹部有可能扪及包块，患者常有低热及消瘦等。

【诊断】 由于肾积水是泌尿系统梗阻的结果，因而肾积水的诊断方法与梗阻的诊断基本相同。首先应确定是否存在肾积水，继而应查明肾积水的病因、病变部位、梗阻程度、是否合并感染及肾功能损害的情况等。

尿液常规检查和培养，对了解肾积水是否合并感染十分重要；必要时行结核杆菌和脱落细胞的检查，有助于肾积水的病因诊断。血液生化检查能够了解肾功能情况，以及体内的水、电解质平衡及酸碱平衡状况。

X 线检查对肾积水的诊断有重要价值。如肾积水系结石所致，泌尿系统平片可见到尿路结石影及积水增大的肾轮廓。肾积水一般须经静脉尿路造影确诊。早期可见肾盏、肾盂扩张，肾盏杯口消失或呈囊状显影；当肾功能减退时，肾实质显影时间延长，显影不清楚，此时，采用大剂量延缓造影或可获得较好的显影效果。静脉尿路造影患肾显影不清晰时，可行逆行肾盂造影。经膀胱镜将输尿管导管插至肾盂，可见尿液似连线状滴出。逆行肾盂造影常可获得较清晰的肾积水影像。但对肾积水采用此方法检查有引起严重感染的危险，逆行插管时必须严格无菌操作及应用抗生素。双侧肾积水时，切勿两侧同时做逆行肾盂造影。如逆行插管失败，可改为 B 超引导下经皮肾穿刺造影。MRI 水成像对肾积水的诊断有独到之处，可以代替逆行肾盂造影和肾穿刺造影。CT 能清楚地显示肾积水程度和肾实质萎缩情况，对输尿管行三维成像可以确定梗阻的部位及病因。

放射性核素肾显像可以区别肾囊肿和肾积水，并可了解肾实质损害程度及分侧肾功能测定。肾图检查，尤其是利尿肾图，对判定上尿路有无梗阻及梗阻的程度有一定帮助。

【治疗】 肾积水的治疗应根据梗阻的病因、发病缓急、梗阻的严重程度、有无并发症及肾功能损害情况等综合考虑。

1. 病因治疗 去除病因是肾积水最根本的治疗。如梗阻尚未引起肾功能不可恢复的病变，解除梗阻后，可获得良好的治疗效果，治疗后肾积水及肾功能均会有所改善。治疗方法的选择取决于病因的性质，先天性肾盂输尿管连接部狭窄可行肾盂成形术，肾、输尿管结石可行碎石或取石术，前列腺增生可行前列腺摘除术，这些手术近年很多可采用内腔镜进行。

2. 肾造瘘术 若肾积水病因暂时不能去除或因患者一般情况差暂时不能行病因治疗时，应在梗阻部位以上先行引流，待情况改善后，再施行去除病因的治疗。当梗阻原因不可能解除时，肾造瘘术则可作为肾积水永久性的治疗措施。

3. 肾切除术 当肾积水严重，肾功能严重受损，或伴有严重感染如肾积脓时，如对侧肾功能良好，可行患肾切除术。

第三节 良性前列腺增生

良性前列腺增生简称前列腺增生，亦称前列腺肥大，是以下尿路症状为主要临床表现的老年男性常见病，其组织学表现为前列腺上皮细胞和间质细胞的增多，而非细胞个体的增大，正确的命名应为前列腺增生。目前认为，前列腺增生的下尿路症状并非全部由前列腺体积增大、尿道阻力增加引起，老年性的膀胱逼尿肌功能障碍也是重要原因之一。

【病因病理】良性前列腺增生的病因为多种因素相互作用，迄今并不完全清楚。老龄和有功能的睾丸是发病的基础，两者缺一不可。该病不发生于年轻人，也不发生在青少年时期切除睾丸者。研究发现，前列腺细胞的增生是由上皮细胞和基质的增殖与细胞凋亡的减少共同引起的，睾酮与双氢睾酮、雌激素、上皮和基质的相互影响，各种生长因子的作用等因素均可能在前列腺增生的发病中单独或协同起着重要作用。

前列腺由腺体和前纤维肌区构成，而腺体部分则可分为占70%的外周带、占25%的中央带及占5%的移行带（图40-2）。射精管通过的部位为中央带，良性前列腺增生发生于围绕尿道精阜部位的移行带，而前列腺癌多数起源于外周带。正常前列腺由腺体细胞和间质细胞组成，构成正常前列腺的任何细胞均能增生，因而前列腺增生包括了腺体增生和间质增生。一般认为，主要由纤维肌肉构成的间质增生是前列腺增生的主要病理特征。前列腺增生时，间质成分可由正常的45%增长至60%，而腺体成分的比例有所下降，其中平滑肌细胞起着重要作用。前列腺内尤其是围绕膀胱颈部的平滑肌上含有丰富的α肾上腺素能受体，这些受体的兴奋导致平滑肌在膀胱逼尿肌收缩时并不松弛，造成下尿路的动力性梗阻。

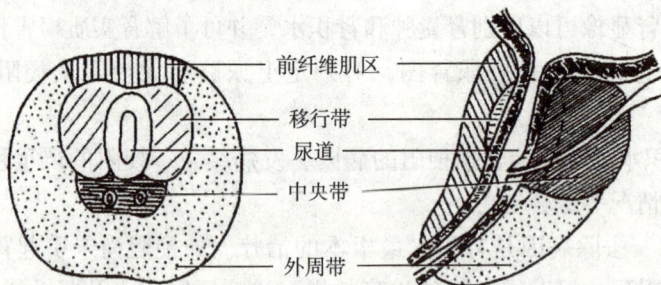

前纤维肌区
移行带
尿道
中央带
外周带

图40-2 前列腺解剖示意

前列腺增生时，增大的腺体向两侧和向膀胱内突出，有时仅突入膀胱如指头状，造成膀胱出口堵塞。增生的前列腺腺体可将外周的腺体压扁形成假包膜（外科包膜），与增生的腺体有明显的界限。随着前列腺体积的增大，膀胱内输尿管间嵴向两侧延伸，输尿管口向外后方移位，前列腺段尿道弯曲、伸长，尿道受压变窄，精阜亦随增生的腺体向下移至接近外括约肌处。增大的腺体直接压迫后尿道并使后尿道延长变窄，增加排尿阻力，造成机械性梗阻。

前列腺增生造成膀胱出口梗阻，其原因包括肌肉张力增加所致的动力性梗阻和腺体增大压迫尿道所致的机械性梗阻。梗阻初期尿道内阻力增加，膀胱逼尿肌收缩力加强，肌肉代偿性肥厚，成为粗糙的网状结构即小梁，尿路上皮通过小梁间空隙突出成囊状，严重时形成憩室。逼尿肌可能发生不稳定的收缩，产生膀胱内高压，有时出现尿失禁。这种逼尿肌的不稳定在去除梗阻原因后可以消失。尿路梗阻不能解除，膀胱的代偿功能逐渐降低，逼尿肌收缩力减弱，最终不能排空膀胱尿而出现残余尿。随着残余尿量的逐渐增加，逼尿肌收缩无力，患者会出现充溢性尿失禁。长期排尿困难使膀胱高度扩张，可导致输尿管内压增加，输尿管末端抗反流功能丧失，发生膀胱输尿管反流，梗阻和反流可引起肾盂内压力增加，肾积水，肾血流量减少，皮质变薄和肾功能损害，最终会导致肾功能丧失。由于梗阻后膀胱内尿液潴留，容易继发感染和结石。在上述一系列病理生理改变中，如果合并感染，会加速、加剧病程的进展。

【临床表现】良性前列腺增生的症状是随着下尿路梗阻所引起的病理改变的发展而逐渐出现的，一般见于 50 岁以上的男性。症状决定于梗阻的程度、病变发展的速度，以及是否合并感染和结石，而不在于前列腺本身的增生程度。增生未引起梗阻或轻度梗阻时可全无症状，症状亦可以时轻时重。前列腺增生临床上主要有膀胱刺激症状、梗阻症状及梗阻的并发症等 3 组症状。

1. 膀胱刺激症状　尿频常是前列腺增生患者最初出现的症状。早期是因前列腺充血刺激所引起，夜间较显著，夜尿次数增加。梗阻加重，膀胱残余尿量增多时，有效容量缩小，尿频亦逐渐加重。膀胱逼尿肌功能的不稳定会使患者出现尿频、急迫性尿失禁等症状。

2. 梗阻症状　进行性排尿困难是前列腺增生最重要的症状，发展常很缓慢。有轻度梗阻时，可出现排尿踌躇、迟缓及排尿时间延长、尿后滴沥等症状。

梗阻加重后排尿费力，尿线细、射程缩短，患者须加腹压以帮助排尿，尿流断续而无力，终呈滴沥状。梗阻加重到一定程度，排尿时不能排尽膀胱内全部尿液，出现膀胱残余尿。梗阻程度愈重，残余尿量愈大。过多的残余尿可使膀胱逼尿肌功能减低，逐渐发生慢性尿潴留，并可出现少量尿液自尿道口溢出，为充溢性尿失禁。前列腺增生的任何阶段中都可能发生急性尿潴留，多数因气候变化、饮酒、劳累等因素使前列腺腺体和膀胱颈部突然充血、水肿所致。

3. 其他并发症状　前列腺增生腺体表面毛细血管及小血管充血扩张，过度牵张时会出现镜下或肉眼血尿，是老年男性血尿的常见原因之一，偶有大量出血形成膀胱内血块者。合并下尿路感染时，尿频、尿急、排尿困难等症状加重，并会出现尿痛。伴有膀胱结石时症状更为明显，并可伴有血尿和排尿中断。晚期可出现肾积水和肾功能不全的表现。

长期排尿困难导致腹压增高，发生腹股沟疝、脱肛或内痔等，偶尔可掩盖前列腺增生的症状，造成诊断和治疗上的错误。

【诊断】50 岁以上男性出现典型的排尿不畅的临床表现，须考虑有前列腺增生的可能。一般需做下列检查：直肠指检是重要的检查方法，每例前列腺增生患者均需做此项检查。指检时多数患者可触到增大的前列腺，表面光滑，质韧、有弹性，边缘清楚，中间沟变浅或消失，即可做出初步诊断。指检结束时应注意肛门括约肌张力是否正常。B超可经腹壁、直肠或尿道途径进行。经腹壁超声检查时膀胱需要充盈，扫描可清晰显示前列腺体积大小，增生腺体是否突入膀胱，还可以测定膀胱残余尿量。经尿道途径可准确分辨增生移行带与外周带的情况，因系有创检查，故较少采用。B超还可以了解膀胱有无结石及上尿路有无继发积水等病变。

尿流率检查可以确定前列腺增生患者排尿的梗阻程度。检查时要求排尿量在 150 ~ 200mL，如最大尿流率 <15mL/s，表明排尿不畅；如 <10mL/s，则表明梗阻较为严重，常是手术指征之一。如果排尿困难主要是由于逼尿肌功能失常引起，应行尿流动力学检查，通过测定排尿时膀胱逼尿肌压力变化等，可了解是否存在逼尿肌反射不能、逼尿肌不稳定和膀胱顺应性差等功能受损情况。

前列腺特异性抗原（PSA）测定对排除前列腺癌，尤其前列腺有结节或质地较硬时十分必要。PSA 敏感性高，但特异性有限，许多因素都可影响 PSA 的测定值，如前列腺增生也可使 PSA 增高。

有血尿的患者应行静脉尿路造影和膀胱镜检查，以除外合并有泌尿系统肿瘤的可能。

【鉴别诊断】 前列腺增生引起排尿困难，应与下列疾病鉴别：

1. 膀胱颈挛缩 亦称膀胱颈纤维化，多为慢性炎症所致，发病年龄较轻，多在 40 ~ 50 岁出现排尿不畅症状，但前列腺体积不增大，膀胱镜检查可以确诊。

2. 前列腺癌 前列腺有结节，质地坚硬或血清 PSA 升高，鉴别需行 MRI 和系统前列腺穿刺活组织检查。

3. 尿道狭窄 多有尿道损伤及感染病史，行尿道膀胱造影与尿道镜检查，不难确诊。

4. 神经源性膀胱功能障碍 临床表现与前列腺增生相似，有排尿困难、残余尿量较多、肾积水和肾功能不全，但前列腺不增大，为动力性梗阻。患者常有中枢或周围神经系统损害的病史和体征，如有下肢感觉和运动障碍，会阴皮肤感觉减退、肛门括约肌松弛或反射消失等。静脉尿路造影常显示上尿路有扩张积水，膀胱常呈"圣诞树"形。尿流动力学检查可以明确诊断。

【治疗】 前列腺增生的治疗方法包括药物治疗、手术治疗及非手术微创治疗，治疗方法的选择必须同时考虑梗阻的严重程度和患者的全身情况，尤其是心、肺、肾功能状况。

1. 等待观察 良性前列腺增生可能在长时间内呈稳定状态，因而对症状较轻、前列腺轻度增生的患者可单纯观察，不予以特殊治疗，但应密切随诊，需要时选择适当的治疗方法。

2. 药物治疗 前列腺增生的治疗药物较多，主要包括 α 肾上腺素能受体阻滞剂、5α-还原酶抑制剂及植物药等几大类，对轻至中度的前列腺增生患者症状的缓解有比较明显的作用。α₁受体主要分布于前列腺基质平滑肌上，由于前列腺增生时基质增生较上皮增生更为显著，应用 α_1 受体阻滞剂可达到降低前列腺平滑肌张力，减少尿道阻力，改善排尿状态的作用。常用药物包括坦索罗辛、特拉唑嗪、阿夫唑嗪等。

3. 手术治疗 对于梗阻症状严重，膀胱残余尿量超过 50mL，曾经出现过急性尿潴留，或有膀胱结石、感染、肾功能损害等并发症的患者，应争取早日手术治疗。有严重心、肺、肝、肾功能不全者，应先通过留置导尿管或耻骨上膀胱造瘘术引流尿液，待一般情况好转后再行手术。前列腺增生患者所行前列腺切除术是切除前列腺增生的部分，而非整个前列腺。切除的方法可分为经尿道切除术和开放性切除两种，经尿道前列腺切除术是通过内腔镜切除设备，采用电切环切除增生的前列腺组织，具有效果好、创伤小、患者恢复快等特点，是前列腺增生手术治疗的首选方法。此外，经尿道前列腺汽化切除、钬激光剜除等方法的应用也越来越广泛。开放性手术包括耻骨上经膀胱前列腺切除术和耻骨后前列腺切除术等不同途径，适用于前列腺体积重度增大的患者。

4. 其他疗法 对于药物治疗效果不佳，又难以耐受手术治疗的患者可采用非手术疗法。经尿道微波、射频等热疗、前列腺尿道网状支架置入、前列腺体外超声聚焦治疗、经尿道前列腺针刺消融、经尿道电化学治疗、经尿道气囊高压扩张等方法，均具有一定的临床疗效，可用于一般情况较差，不能耐受手术或不愿接受手术的患者。

对严重的重要脏器功能不全情况无法改善、各种治疗方法效果差的患者，可持续留置导尿管或耻骨上膀胱造瘘管，定期更换，维持引流尿液通畅。

第四节 急性尿潴留

尿潴留是指膀胱内充满尿液而不能排出，常常由排尿困难发展到一定程度引起。尿潴留分为急性与慢性两种。前者发病突然，膀胱内胀满尿液不能排出，十分痛苦，临床上常需急诊处理；后者起病缓慢，病程较长，下腹部可触及充满尿液的膀胱，但患者却无明显痛苦。

【病因】引起尿潴留的病因很多，可分为机械性和动力性梗阻两类。

1. 机械性梗阻 最多见，如良性前列腺增生、前列腺肿瘤，膀胱颈梗阻性病变如膀胱颈挛缩、膀胱颈部肿瘤，先天性后尿道瓣膜、各种原因引起的尿道狭窄、肿瘤、异物和尿道结石；此外，盆腔肿瘤、处女膜闭锁的阴道积血、妊娠的子宫等均可以引起尿潴留。

2. 动力性梗阻 指膀胱出口、尿道无器质性梗阻病变，尿潴留系排尿动力障碍所致。最常见的原因为中枢和周围神经系统病变，如脊髓或马尾损伤、肿瘤，糖尿病等，造成神经源性膀胱功能障碍引起。直肠或妇科盆腔根治性手术损伤副交感神经分支；痔疮或肛瘘手术及腰麻术后可出现排尿困难，引起尿潴留。此外，各种松弛平滑肌的药物如阿托品、普鲁苯辛、654-2等，偶尔亦可致排尿困难引起尿潴留。

【临床表现】急性尿潴留发病突然，膀胱内充满尿液不能排出，胀痛难忍，辗转不安，有时从尿道溢出部分尿液，但不能减轻下腹疼痛。慢性尿潴留多表现为排尿不畅、尿频，常有排尿不尽感，有时出现尿失禁现象。少数患者虽无明显慢性尿潴留梗阻症状，但往往已有明显上尿路扩张、肾积水，甚至出现尿毒症症状，如全身衰弱、食欲不振、恶心、呕吐、贫血、血清肌酐和尿素氮显著升高等。

【诊断】根据病史及典型临床表现，尿潴留诊断并不困难。体格检查时常可见到半球形膨胀的膀胱，用手按压有明显尿意，叩诊为浊音。B超检查可明确诊断。尿潴留应与无尿鉴别，后者是指肾衰竭或上尿路完全梗阻，膀胱内空虚无尿，两者含义不同，不能混淆。

【治疗】急性尿潴留的治疗原则是解除病因，恢复排尿。当暂不能明确病因或梗阻一时难以解除时，应先引流尿液，再行进一步检查和处理。

1. 急性尿潴留　治疗原则是解除病因，恢复排尿。如病因不明或梗阻一时难以解除，应先引流膀胱尿液解除病痛，然后做进一步检查明确病因并进行治疗。急诊处理可行导尿术，是解除急性尿潴留最简便常用的方法。尿潴留短时间不能解除者，最好放置导尿管持续引流，1周左右拔除。急性尿潴留患者在不能插入导尿管时，可采用粗针头耻骨上膀胱穿刺的方法吸出尿液，可暂时缓解患者的痛苦。有膀胱穿刺造瘘器械可在局麻下直接或B超引导下行耻骨上膀胱穿刺造瘘，持续引流尿液。若无膀胱穿刺造瘘器械，可手术行耻骨上膀胱造瘘术。如梗阻病因不能解除，可以永久引流尿液。急性尿潴留放置导尿管或膀胱穿刺造瘘引流尿液时，应间歇缓慢地放出尿液，避免快速排空膀胱，内压骤然降低而引起膀胱内大量出血。

2. 慢性尿潴留　若为机械性梗阻病变引起，有上尿路扩张肾积水、肾功能损害者，应先行膀胱尿液引流，待肾积水缓解、肾功能改善，经检查病因明确后，针对病因择期手术或采取其他方法治疗，解除梗阻。如系动力性梗阻引起，多数患者需间歇清洁导尿；导尿困难或上尿路积水严重者，可做耻骨上膀胱造瘘术或其他尿流改道术。

知识拓展

导尿术注意事项

导尿术要求严格无菌操作，预防尿路感染。插入尿管动作要轻柔，以免损伤尿道黏膜，若插入时有阻挡感可更换方向，再插见有尿液流出时再插入2cm，勿过深或过浅，尤忌反复抽动尿管。对小儿或疑有尿道狭窄者，尿管宜细。对膀胱高度膨胀且又极度虚弱的患者，第一次导尿量不可超过1000mL，以防大量放尿，导致腹腔内压突然降低，大量血液滞留于腹腔血管内，造成血压下降，亦可因膀胱突然减压，导致膀胱黏膜急剧充血，引起尿血。留置导尿时，应经常检查尿管固定情况，有否脱出，必要时以无菌药液每日冲洗膀胱一次；每隔5～7日更换尿管一次，再次插入前应让尿道松弛数小时，再重新插入。膀胱过度充盈患者导尿时速度不能过快，否则可以产生休克或膀胱出血，应缓慢分次地放出尿液，每半小时150～200mL，反复多次，逐渐排空膀胱尿液。

目标检测

一、选择题

A1 型题

1. 肾损伤明显血尿时见于（ ）

    A. 输尿管断裂　　　　　B. 肾盂广泛撕裂　　　　　C. 肾血管严重损伤

    D. 输尿管血块堵塞　　　E. 肾实质深度裂伤，破入肾盏肾盂

2. 良性前列腺增生最早出现的症状往往是（ ）

    A. 尿频　　B. 排尿困难　　C. 血尿　　D. 尿痛　　E. 尿急

3. 良性前列腺增生最重要的症状是（ ）

    A. 无痛性肉眼血尿　　　B. 进行性排尿困难　　　C. 尿频

    D. 尿急　　　　　　　　E. 尿痛

4. 前列腺增生梗阻症状主要决定于（ ）

    A. 前列腺增生的部位　　　　　B. 前列腺体积大小

    C. 患者年龄　　　　　　　　　D. 前列腺硬度

    E. 有无并发症

5. 前列腺增生手术切除部位应是（ ）

    A. 受压迫而狭窄的后尿道　　　B. 全部前列腺

    C. 前列腺增生部分　　　　　　D. 前列腺增生部分和前列腺外科包膜

    E. 后尿道和精阜

6. 急性尿潴留时最常用的处理方法是（ ）

    A. 利尿　　　　　　　B. 针灸　　　　　　　C. 膀胱穿刺抽尿

    D. 膀胱造瘘　　　　　E. 导尿

7. 急性尿潴留病因中，属于机械性梗阻的是（ ）

    A. 腰麻和肛管直肠术后　　　　B. 外伤性高位截瘫

    C. 使用药物阿托品、普鲁苯辛后　　D. 腹泻或长期使用利尿剂

    E. 尿道结石

A2 型题

8. 刘某，男，72 岁。排尿困难 2 年，有终末排尿痛，1 个月前因尿潴留，留置导尿 7 日，拔除尿管后仍排尿困难。肛诊前列腺增生；B 超可见中叶向膀胱内突出 4cm 左右，膀胱内有结石 3cm，双肾无积水，心、肝功能好。其最佳治疗是（ ）

    A. 耻骨后膀胱外前列腺切除术　　B. 经膀胱前列腺切除术

    C. 膀胱造瘘　　　　　　　　　　D. 前列腺尿道支架网置入

    E. 留置导尿管

9. 侯某，男，68 岁。5 年来有尿频及排尿困难。查体：肛诊查前列腺肥大；B 超示双肾正常，前列腺肥大，残余尿 200mL；BP 160/100mmHg。无心肺疾病。理想

的治疗方法是（　　）

  A. α 受体阻滞剂 　　　　　　　　　　 B. 留置导尿

  C. 双睾丸切除，膀胱造瘘 　　　　　　 D. 前列腺切除术

  E. 前列腺尿道留网状支架

10. 韩某，男，76 岁。排尿困难 3 年，多次尿潴留，每次导尿后拔除尿管仍不能排尿，现留置导尿管。查体：肛门指诊前列腺Ⅱ°增大，质硬；B 超示双肾无积水，前列腺Ⅱ°增大。患者不能平卧，心功能不全，有长期慢性气管炎病史。该患者最佳治疗方法是（　　）

  A. 耻骨后膀胱前列腺切除术 　　　　　 B. 经膀胱前列腺切除术

  C. 经尿道前列腺电切除 　　　　　　　 D. 局麻下膀胱造瘘双睾丸切除术

  E. 继续留置导尿

A3 型题

（11～13 题共用题干）

杨某，男，29 岁。突然发生尿潴留，以往有排尿中断史，检查发现膀胱区膨隆。

11. 以下哪项检查最有诊断意义（　　）

  A. B 超 　　　　　　　 B. MRI 　　　　　　　 C. 膀胱尿道镜

  D. CT 　　　　　　　　 E. 腹部平片

12. 最有可能的诊断是（　　）

  A. 尿道结石 　　　　　 B. 前列腺增生 　　　　 C. 膀胱结石

  D. 输尿管结石 　　　　 E. 尿道狭窄

13. 最适当的处理是（　　）

  A. ESWI 　　　　　　　 B. 大量饮水 　　　　　 C. 内镜碎石

  D. 膀胱切开取石 　　　 E. 尿道切开取石

二、问答题

1. 简述尿路梗阻的分类。

2. 简述急性尿潴留的治疗方法。

3. 简述良性前列腺增生的临床特点。

第四十一章　泌尿、男性生殖系统肿瘤

1. 掌握：膀胱癌的临床表现、诊断及术式选择。
2. 熟悉：膀胱癌的病理分型和分期；前列腺癌的治疗方法。
3. 了解：肾肿瘤的诊断与处理方法。
4. 具备对泌尿、男性生殖系统肿瘤的初步诊断能力。

第一节　肾肿瘤

肾肿瘤是泌尿系统较常见的肿瘤之一，多为恶性，发病率仅次于膀胱癌。临床上常见的肾肿瘤包括源自肾实质的肾癌、肾母细胞瘤，以及发生于肾盂肾盏的移行细胞乳头状肿瘤。成人恶性肿瘤中肾肿瘤仅占 2% ~3%，其中绝大部分是肾癌，肾盂癌较少见。婴幼儿中最常见的恶性实体肿瘤是肾母细胞瘤，发病率占 20% 以上。

一、肾癌

肾癌通常指肾细胞癌，也称为肾腺癌，占原发肾恶性肿瘤的 85%。同时，占成人恶性肿瘤的 3%。肾细胞癌在泌尿、生殖系统肿瘤中的发病率在膀胱癌、前列腺癌之后，居第三位。目前，我国尚无肾细胞癌发病率的流行病学调查结果。尽管肾细胞癌的患病年龄趋于年轻，但该病的发病高峰在 50 ~60 岁人群，男女之比为 2:1，无明显的种族差异。

【病因】肾细胞癌的病因不清。目前认为与环境接触、职业暴露、染色体畸变、抑癌基因缺失等有密切的关系。流行病学调查结果显示，吸烟是唯一的一种肿瘤发生危险因素，即吸烟人群比非吸烟人群患肾细胞癌的危险性高两倍以上。此外，石棉、皮革等制品也与肾细胞癌的发生有很大的关系。肾癌亦有家族发病倾向，已发现有视网膜血管瘤家族性肾癌染色体异常，尤其是第 3、11 号染色体异常家族性肾癌。

【病理】肾细胞癌起源于近曲肾小管上皮，因此，肿瘤发生在肾皮质，常常外生性生长并侵犯肾周脂肪组织。这些特征性的病理变化有助于影像学诊断。肿瘤组织的大体标本外观呈黄色或橘黄色，因为肿瘤组织中充满了大量的脂类成分，尤其是以透明细胞为主的肿瘤组织更加明显。以颗粒细胞为主的肿瘤组织细胞核较大，组织呈灰白色。体积小的肿瘤组织切片质地比较均匀，大的肿瘤组织易合并出血、坏死等病理变化，可以继发组织囊性变、钙化。肾细胞癌的包膜是由于肿瘤组织压迫肾实质而形成的假包膜。

【临床表现】血尿、腰痛、可触及的包块被称为肾细胞癌的三联征。由于诊断技术的进步，以此三联征就诊的病例已经极为少见。具有此三联征的肾细胞癌患者事实上已经进入肿瘤的晚期。以血尿原因就诊的病例约占60%。此外，还有因肿瘤转移而出现的食欲减退、咳嗽、头痛等症状。CT、B超等无创性检查手段目前已经得到大大普及，许多患者并没有任何症状，甚至连血尿都很难发现。

肾细胞癌有很多肾外临床表现（也称为副瘤综合征），如红细胞增多、高钙血症、高血压、非转移性的肝功能异常。红细胞增多是由于肿瘤组织产生的红细胞生成素增加，或组织缺氧所致的红细胞生成素增加所致。研究人员在肿瘤组织中克隆出甲状旁腺素相关肽类，此物质具有部分甲状旁腺素功能，使得体内钙的含量增加。其他还有溶骨细胞激活因子、肿瘤坏死因子等也能够使体内钙的水平增加。高血压的发生率为40%，主要由于肿瘤组织能够产生肾素等血管收缩物质。非转移性肝功能异常被认为是肿瘤产生的肝毒性物质引起。通常，在肿瘤切除后肝功能可以自然恢复。

【诊断】肾癌临床表现多种多样，亦可全无症状，约半数患者无临床症状或体征，体检时由B超或CT偶然发现，称之为偶发肾癌或无症状肾癌。有的较早就出现转移症状，诊断较为困难。血尿、疼痛和肿块是肾癌的主要症状，出现上述任何一项症状，即应考虑肾癌的可能。肾癌术前诊断依赖于医学影像学检查结果，能提供最直接的诊断依据。

1. B超 是简便而无创伤的检查方法，发现肾癌的敏感性高。在体检时，B超可以经常发现临床无症状、尿路造影无改变的早期肿瘤。B超常表现为不均质的中低回声实性肿块，体积小的肾癌有时表现为高回声，需结合CT或肾动脉造影诊断。

2. X线检查 泌尿系统平片（KUB）可见肾外形增大，偶见肿瘤散在钙化。静脉尿路造影（IVU）可见肾盏肾盂因肿瘤挤压或侵犯，出现不规则变形、狭窄、拉长、移位或充盈缺损。肿瘤较大、破坏严重时患肾不显影，做逆行肾盂造影可显示患肾情况。对体积较小，B超、CT不能确诊的肾癌做肾动脉造影检查，可以显示肿瘤内有病理性新生血管、动-静脉瘘、造影剂池样聚集与包膜血管增多等。必要时注入肾上腺素，正常肾实质血管收缩而肿瘤内血管无反应。

3. CT 对肾癌的确诊率高，能显示肿瘤大小、部位、邻近器官有无受累，是目前诊断肾癌最可靠的影像学方法。CT表现为肾实质内不均质肿块，平扫CT值略低于或与肾实质相似，增强扫描后，肿瘤不如正常肾实质增强明显。

4. MRI 对肾癌诊断的准确性与CT相仿。T_1加权像肾癌常表现为不均质的低信号或等信号，T_2加权像则表现为高信号改变。

【治疗】

1. 肾癌根治术 根治性肾切除术是肾癌最主要的治疗方法。切口可以经11肋间或经腹途径，须充分暴露，首先结扎肾蒂血管可减少出血和癌细胞的扩散。近年来应用腹腔镜行肾癌根治切除术，具有创伤小、术后恢复快等优点。切除范围包括患肾、肾周脂肪及肾周筋膜、区域肿大淋巴结。肾上极肿瘤和肿瘤已累及肾上腺时，需切除同侧肾上腺组织。如果肿瘤不发生在中、下极，没有必要切除同侧肾上腺。局部淋巴结清扫在肾细胞癌根治术中的效果还存在争议。

2. 放疗 放疗可以作为肾细胞癌的新辅助治疗方法或手术后的辅助治疗方法。放疗的辅助效果难以定论。

3. 肾部分切除术 目前应用在单发的小肾细胞癌病灶，病灶一般 <4cm。患者的预后与肾癌根治术相似。

肾细胞癌的治疗方法还有激素治疗、化学治疗、生物治疗等，但是，这些治疗方法的效果尚不能肯定。

二、肾母细胞瘤

肾母细胞瘤也称 Wilms 瘤，是小儿最常见的肾实性肿瘤。患儿发病的高峰年龄为 3 岁。肾母细胞瘤发生率在性别上没有差别，左右侧上也没有差别。但是 5% 的病例为双侧发病。这种肿瘤也有家族性患病趋势，家族性患病占 1%。

【病理】肾母细胞瘤可发生于肾实质的任何部位，增长迅速，有纤维假膜。切面均匀呈灰白色，常有出血与梗死，间有囊腔形成。肿瘤破坏并压迫正常肾组织，可以侵入肾盂，但少见。肾母细胞瘤是从胚胎性肾组织发生，由间质、上皮和胚芽 3 种成分组成的恶性混合瘤。间质组织占肿瘤绝大部分，包括腺体、神经、分化程度不同的胶原结缔组织、平滑肌和横纹肌纤维、脂肪及软骨等成分。肿瘤突破肾包膜后，可广泛侵犯周围组织和器官。转移途径同肾癌，经淋巴转移至肾蒂及主动脉旁淋巴结，血行转移可播散至全身多个部位，以肺转移最常见，其次为肝，也可以转移至脑等。

【临床表现】腹部肿块是最常见也是最重要的症状，也有一些患儿出现血压升高。肿块常位于上腹一侧季肋部，表面光滑，中等硬度，无压痛，有一定活动度。少数肿瘤巨大，超越腹中线则较为固定。约 1/3 患儿有显微镜下血尿，肉眼血尿极少见。其他症状有腹痛、发热、高血压及红细胞增多症。偶有以肿瘤破溃表现为急腹症就诊者。晚期出现消瘦、食欲不振、恶心、呕吐、贫血等症状。

【治疗】肾母细胞瘤是应用手术、化疗和放疗综合治疗效果最好的小儿恶性实体肿瘤，综合治疗可显著提高术后生存率。早期经腹行患肾切除术。术前静脉注射长春新碱（VCR）等化疗，可代替术前照射。术后放射治疗配合放线菌素 D，每公斤体重 15μg，自手术日起每日静脉点滴共 5 日，第 1 与第 2 疗程间隔 6 周，以后每 3 个月 1 个疗程共 5 次。亦有用长春新碱（VCR）每平方米体表面积 1.5mg，每周 1 次共 10 次，以后每 2 周静脉注射 1 次作为维持量，可用至完成化疗期。两药同时应用疗效更好。术前放射治疗适用于曾用化疗而肿瘤缩小不明显的巨大肾母细胞瘤。术后放射应不晚于 10 日，否则局部肿瘤复发机会增多。综合治疗 2 年生存率可达 60%～94%，2～3 年无复发应认为已治愈。双侧肾母细胞瘤可配合上述辅助治疗行双侧肿瘤切除。Wilms 瘤对放疗比较敏感。但是，由于其可影响患儿的生长发育，影响心、肺和肝功能等，选择这种方法治疗一定要慎重。

第二节 膀胱肿瘤

膀胱癌的发病率在我国泌尿、生殖系统肿瘤中占第一位；在西方国家，尤其是欧洲、美国，其发病率位于前列腺癌之后，即第二位。膀胱癌的平均发病年龄 65 岁，男女之比为 2.7 : 1，白种人的患病率明显高于黑种人。大多数患者的肿瘤仅局限于膀胱，只有不到 15% 的病例出现远处转移。

【病因】 引起膀胱肿瘤的病因很多，吸烟是导致膀胱癌的重要因素之一，50% 的男性和 30% 的女性患者有长期吸烟病史。吸烟量与膀胱癌的发生有密切的相关性。某些化学物质的接触也与膀胱癌的发生关系明显，且有明显的剂量相关性，萘胺从吸烟者体内排入尿液并与膀胱接触是吸烟者患膀胱癌的重要因素。

【病理】 常与肿瘤的组织类型、细胞分化程度、生长方式和浸润深度有关，其中细胞分化程度和浸润深度对预后的影响最大。

1. 组织类型 95% 以上为上皮性肿瘤，其中绝大多数为移行细胞乳头状癌；鳞癌和腺癌各占 2% ~ 3%。近 1/3 的膀胱癌为多发性肿瘤。非上皮性肿瘤极少见，多数为肉瘤如横纹肌肉瘤，好发于婴幼儿。

2. 细胞分化程度 1973 年，WHO 根据膀胱肿瘤细胞的分化程度将其分为：①乳头状瘤；②尿路上皮癌 I 级，分化良好；③尿路上皮癌 II 级，中度分化；④尿路上皮癌 III 级，分化不良。为了更好地反映肿瘤的危险倾向，2004 年 WHO 将膀胱等尿路上皮肿瘤分为乳头状瘤、乳头状低度恶性倾向的尿路上皮肿瘤、低级别乳头状尿路上皮癌和高级别乳头状尿路上皮癌。这两种分级标准目前同时使用。

3. 生长方式 分为原位癌、乳头状癌及浸润性癌。原位癌局限在黏膜内，无乳头亦无浸润基底膜现象。移行细胞癌多为乳头状，低分化者常有浸润。鳞癌和腺癌为浸润性癌。不同生长方式可单独或同时存在。

4. 浸润深度 根据癌浸润膀胱壁的深度（乳头状瘤除外），多采用 TNM 分期标准，分为（图 41 - 1）：

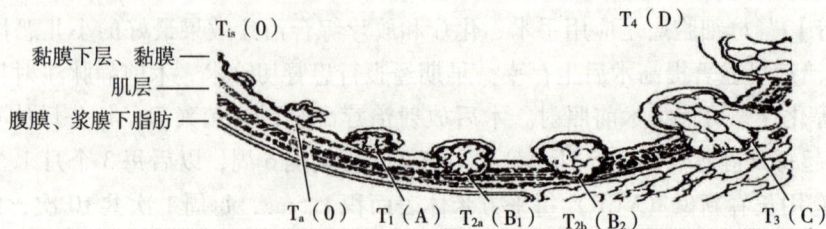

图 41 - 1 膀胱肿瘤分期

T_{is}（0）：原位癌。

T_a（0）：肿瘤细胞位于上皮。

T_1（A）：肿瘤细胞局限于固有层。

T_{2a}（B_1）：肿瘤侵及浅肌层。

T_{2b}（B_2）：肿瘤侵及深肌层。

T_3（C）：肿瘤侵及膀胱外脂肪或腹膜。T_{3a}：仅显微镜可见；T_{3b}：肉眼可见。

T_4（D）：肿瘤侵及前列腺等周围器官。T_{4a}：肿瘤侵及前列腺、子宫、阴道，T_{4b}：肿瘤侵及盆壁、腹壁。

5. 肿瘤的扩散　膀胱癌的扩散主要向深部浸润，直至膀胱外组织。浸润肌层时常已有局部淋巴结转移，浸润至膀胱外组织时，多数已有远处淋巴结转移，晚期可经血行主要转移至肝、肺、骨等处。膀胱癌好发部位在膀胱侧壁及后壁，其次为三角区和顶部。由于膀胱肿瘤多中心发病的特点，有时可先后或同时伴有肾盂、输尿管和尿道肿瘤。

【临床表现】　发病年龄大多为 50~70 岁。男性发病率显著高于女性，男女发病之比约为 4：1。血尿是膀胱癌最常见和最早出现的症状。常表现为间歇性肉眼血尿，可自行减轻或停止，易给患者造成"好转"或"治愈"的错觉而贻误治疗。出血量多少与肿瘤大小、数目及恶性程度不成比例。非上皮性肿瘤血尿一般较轻。

尿频、尿急、尿痛多为膀胱肿瘤的晚期表现，常因肿瘤坏死、溃疡或并发感染所致。少数广泛原位癌或浸润性癌起始即有膀胱刺激症状，预后不良。有时尿内混有"腐肉"样坏死组织排出；三角区及膀胱颈部肿瘤可梗阻膀胱出口，造成排尿困难，甚至尿潴留。

浸润癌晚期，在下腹部耻骨上区可触及肿块，坚硬，排尿后不消退。广泛浸润盆腔或转移时，出现腰骶部疼痛；阻塞输尿管可致肾积水、肾功能不全，出现下肢浮肿、贫血、体重下降、衰弱等症状。

【诊断】　中老年患者出现无痛性肉眼血尿，应首先想到泌尿系统肿瘤的可能，其中尤以膀胱肿瘤多见。下列检查方法有助于确诊。

1. 尿液检查　在患者新鲜尿液中，易发现脱落的肿瘤细胞，简便易行，故尿细胞学检查可作为血尿的初步筛选。肿瘤细胞分化良好时，不易与正常移行上皮细胞及因炎症或结石引起的变异细胞鉴别。近年采用尿液检查端粒酶活性、膀胱肿瘤抗原（BTA）、核基质蛋白（NMP22）等有助于提高膀胱癌的检出率。

2. 影像学检查　经腹壁 B 超简便易行，能发现直径 0.5cm 以上的肿瘤，可作为患者的最初筛选。能了解肿瘤部位、大小、数目及浸润深度，初步确定临床分期。IVU 可了解肾盂、输尿管有无肿瘤及膀胱肿瘤对上尿路的影响，如有患侧肾积水或肾显影不良，常提示肿瘤已侵及输尿管口。膀胱造影可见充盈缺损。CT 和 MRI 多用于浸润性癌，可发现肿瘤浸润膀胱壁深度及局部转移肿大的淋巴结。

3. 膀胱镜检查　可以直接观察到肿瘤所在部位、大小、数目、形态、有蒂还是广基，初步估计基底部浸润程度等。膀胱肿瘤位于侧壁及后壁最多，其次为三角区和顶部，可单发亦可多中心发生。还应注意有无膀胱憩室及憩室内有无肿瘤。应做肿瘤活检送病理检查，必要时应随机活检。

4. 膀胱双合诊　可了解肿瘤大小、浸润的范围、深度及与盆壁的关系。检查时患者腹肌应放松，检查者动作应轻柔，以免引起肿瘤出血和转移。由于影像学的广泛应用，此项检查现已较少应用。

【治疗】以手术治疗为主。根据肿瘤的临床分期、病理并结合患者全身状况，选择合适的手术方式。原则上 T_a、T_1 及局限的分化较好的 T_2 期肿瘤，可采用保留膀胱的手术。较大、多发、反复发作及分化不良的 T_2 期和 T_3 期肿瘤及浸润性鳞癌和腺癌，应行膀胱全切除术。

1. 表浅肿瘤（T_{is}、T_a、T_1）　原位癌（T_{is}）位于膀胱黏膜层内，可单独存在或在膀胱癌旁。部分细胞分化良好，长期无发展，可行化疗药物或卡介苗（BCG）膀胱灌注治疗，同时应密切随诊。原位癌细胞分化不良，癌旁原位癌或已有浸润并出现明显膀胱刺激症状时，应及早行膀胱全切除术。T_a、T_1 期肿瘤，以经尿道膀胱肿瘤切除术为主要治疗方法。如无电切设备，可做膀胱开放手术。表浅肿瘤亦可用内镜激光或光动力学治疗。为预防肿瘤复发，术后可采用膀胱内药物灌注治疗。常用药物有丝裂霉素、阿霉素、羟基喜树碱及 BCG 等，每周灌注 1 次，8 次后改为每月灌注 1 次，共 1～2 年。目前认为 BCG 效果最好，但不良反应如发热、膀胱刺激症状、出血性膀胱炎等发生率较高。

保留膀胱的各种手术治疗，约 50% 在 2 年内肿瘤可能复发，且常不在原来部位，实际上为新生肿瘤。10%～15% 的复发肿瘤恶性程度有增加趋势，对复发肿瘤治疗及时仍有可能治愈。因此，任何保留膀胱手术后的患者都应密切随诊，每 3 个月做 1 次膀胱镜检查，2 年无复发者，改为每半年 1 次。

2. 浸润肿瘤（T_2、T_3、T_4）　T_2 期分化良好、局限的肿瘤可经尿道切除或行膀胱部分切除术。T_3 期肿瘤如分化良好、单个局限、如患者不能耐受膀胱全切者可采用膀胱部分切除术。切除范围包括距离肿瘤缘 2cm 以内的全层膀胱壁，如肿瘤累及输尿管口，切除后需做输尿管膀胱吻合术。缝合切口前使用无菌蒸馏水浸泡冲洗，可减少切口肿瘤种植。根治性膀胱全切除术是膀胱浸润性癌的基本治疗方法，除切除全膀胱、盆腔淋巴结外，男性还应包括前列腺和精囊（必要时全尿道）；女性应包括尿道、子宫、宫颈、阴道前穹隆及卵巢等，同时行尿流改道。一般采用非可控性回肠膀胱术或结肠膀胱术等，对年轻患者选择可控性尿流改道术，可提高术后患者生活质量。年老体弱者可做输尿管皮肤造口术，手术简单，但输尿管口易发生狭窄。T_3 期浸润性癌膀胱全切术之前配合短程放射治疗，有可能提高 5 年生存率。化学治疗多用于有转移的晚期病例，药物可选用甲氨蝶呤、长春碱、阿霉素、顺铂等，有一定疗效，但药物毒性反应较大。

T_4 期浸润性癌常失去根治性手术机会，平均生存 10 个月，采用姑息性放射治疗或化学治疗可减轻症状，延长生存时间。

【预防】对膀胱肿瘤目前尚缺乏有效的预防措施，但对密切接触致癌物质的职业人员应加强劳动保护，嗜烟者早戒除，可能防止或减少肿瘤的发生。对保留膀胱的手术后患者，膀胱灌注化疗药物及 BCG，可以预防或推迟肿瘤的复发。

第三节　阴茎癌

阴茎癌在西方国家较为少见，但在我国过去曾为男性最为常见的恶性肿瘤。新中国成立以后，随着人民生活条件的改善和卫生保健工作的不断提高，阴茎癌的发病率日趋减少。

【病因病理】阴茎癌的发生与卫生习惯差有明确的关系。出生后就接受环切术的人几乎不发生阴茎癌。一般认为，包皮垢对阴茎头、包皮内板的慢性炎症刺激是导致阴茎癌的重要因素。此外，一些恶性倾向的病变，如阴茎角质化、阴茎黏膜白斑、凯拉增殖性红斑、阴茎乳头状瘤、巨大尖锐湿疣等，亦可恶变发展为阴茎癌。

阴茎癌绝大多数是鳞状细胞癌，基底细胞癌和腺癌少见。凯拉增殖性红斑是原位癌变。阴茎癌分为乳头型和结节型两种。癌从阴茎头或包皮内板发生。乳头型癌较常见，以向外生长为主，可穿破包皮，癌肿高低不平，常伴溃疡，有奇臭脓样分泌物，最后呈典型的菜花样，瘤体虽大，但可活动。结节型亦称浸润型癌，呈结节状，质较硬，亦可有溃疡，瘤体不大，向深部浸润可深入海绵体。由于尿道海绵体周围白膜坚韧，除晚期患者外，阴茎癌很少浸润至尿道引起排尿困难。阴茎癌主要通过淋巴转移，可转移至腹股沟、股部及髂淋巴结等处；还可经血行扩散，转移至肺、肝、骨、脑等，但较罕见。

【临床表现】发病多见于40~60岁有包茎或包皮过长的患者。肿瘤多始于阴茎头、冠状沟和包皮内板。因在包皮内生长，早期不易发现。若包皮上翻暴露阴茎头部，早期可见到类丘疹、疣状红斑或经久不愈溃疡等病变。若包茎或包皮过紧不能显露阴茎头部，患者觉包皮内刺痒、灼痛或触及包皮内硬块，并有血性分泌物或脓液自包皮口流出。随着病变发展，疼痛加剧，肿瘤突出包皮口或穿破包皮，晚期呈菜花样，表面坏死形成溃疡，渗出物恶臭。肿瘤继续发展可侵犯全部阴茎和尿道海绵体。体检时常可触及双侧腹股沟质地较硬、肿大的淋巴结。

【诊断】阴茎癌诊断不困难，但延误诊断较为常见。多数患者对本病的危害认识不足或羞于就医等，延误了治疗。40岁以上有包茎或包皮过长，发生阴茎头部肿物或包皮阴茎头炎、慢性溃疡、湿疹等经久不愈，有恶臭分泌物者，应高度怀疑阴茎癌，与肿瘤不易鉴别时需做活组织检查。肿瘤转移至腹股沟淋巴结肿大，质地常较硬、无压痛、较固定；感染所致常有触痛，不能鉴别时需行淋巴结活检。B超、CT和MRI等检查有助于确定盆腔有无淋巴结转移，转移灶大小及范围。

【治疗】肿瘤较小局限在包皮者，可仅行包皮环切术。瘤体较大一般需行阴茎部分切除术，至少在癌肿缘近侧2cm以上切断阴茎；如残留阴茎较短影响站立排尿，可将阴茎全切除，尿道移位于会阴部。有淋巴结转移者应在原发病灶切除术后2~6周，感染控制后行两侧腹股沟淋巴结清除术。激光治疗适合于表浅小肿瘤及原位癌的治疗。早期和年轻人阴茎癌，有主张先行放射治疗，如失败再行手术。但放射治疗效果不理想，大剂量照射有可能引起尿道瘘、狭窄等。化学治疗用博莱霉素（BLM）、顺铂（DDP）、5-氟尿嘧啶（5-FU）、甲氨蝶呤（MTX）、丝裂霉素（MMC）等，对阴茎癌有一定疗效；但单纯化疗效果并不理想，常用于配合手术和放射治疗。

【预防】有包茎及包皮过长且反复感染的患者应及早行包皮环切术。包皮过长易上翻暴露阴茎头者，应经常清洗，保持局部清洁。对癌前病变应给予适当治疗并密切随诊。

第四节 睾丸肿瘤

睾丸肿瘤比较少见，仅占全身恶性肿瘤的1%，是青壮年男性最常见的实体肿瘤，几乎都属于恶性。

【病因】睾丸肿瘤的病因尚不清楚，但是某些先天性和后天性的因素与其发生有重要的关系。隐睾与睾丸肿瘤的发生密切相关。约10%的睾丸肿瘤患者曾经有过隐睾病史。隐睾常常导致精原细胞瘤。然而，5%～10%的隐睾患者的睾丸肿瘤却发生在对侧正常下降的睾丸。位于腹腔的睾丸发生恶变的危险性最高1/20，腹股沟的睾丸稍低一些，约1/80。将未下降完全的睾丸固定在阴囊内并不能阻止睾丸恶变的可能，但便于发现恶变的睾丸。孕妇在妊娠期间服用大量雌激素是儿童患睾丸肿瘤的危险因素。此外，睾丸外伤、炎症等均可促使睾丸发生恶变。

【病理】睾丸生殖细胞肿瘤分为精原细胞瘤和非精原细胞瘤，后者又进一步分为胚胎瘤、畸胎瘤、绒毛膜细胞癌等。在胚胎发生期间，全能生殖细胞沿着正常的组织分化途径进行，最后成为精子细胞。如果这些全能生殖细胞沿着异常途径分化，将生成精原细胞瘤或胚胎癌。胚胎瘤在胚胎内还可以继续转化为畸胎癌。此外，胚胎瘤在胚胎外能够进一步转化为绒毛膜癌和卵黄囊瘤。

精原细胞瘤占生殖细胞肿瘤的35%，发病高峰一般在40岁左右。胚胎细胞癌占20%，分为成人型和婴儿型，后者也称卵黄囊肿瘤或内胚窦瘤肿瘤。婴儿的睾丸生殖细胞肿瘤以卵黄囊肿瘤最常见，成人则多以混合型为主，可以产生甲胎球蛋白（AFP）。畸胎瘤占5%，可以见于成人和儿童。绒毛膜细胞癌的发生率不足1%，单纯型更为少见。其临床进展十分迅速，恶性度大，早期即可有血行转移。混合型生殖细胞肿瘤约40%，多数为畸胎癌。

除了绒毛膜细胞癌以血行转移为主外，其余肿瘤均以淋巴转移为常见。

【临床表现】睾丸肿瘤较小时，临床症状不明显。肿瘤逐渐增大，表面光滑，质硬而沉重，有轻微坠胀或钝痛。附睾、输精管常无异常。少数患者起病较急，突然出现疼痛性肿块，局部红肿伴发热，多因肿瘤出血、梗死、坏死所致，易误诊为急性附睾炎或睾丸炎。隐睾患者在腹部或腹股沟部发现肿块并逐渐增大，常是隐睾发生恶变的表现。少数分泌绒毛膜促性腺激素（HCG）的睾丸肿瘤可引起乳房肿大、疼痛、女性化乳房。极少数患者因睾丸肿瘤转移病灶引起症状，如胸痛、咳嗽、咯血、颈部肿块等就医而被发现。

【治疗】根据睾丸肿瘤组织类型和临床分期选择不同的治疗方法。精原细胞瘤对放射治疗比较敏感，术后可配合放射治疗，亦可配合苯丙酸氮芥等烷化剂或顺铂为主的综合治疗。综合治疗 5 年生存率可达 50% ~ 100%。胚胎癌和畸胎癌切除患睾后，应进一步做腹膜后淋巴结清除术，并配合化学药物综合性治疗如顺铂、长春碱、博莱霉素、放线菌素 D 及环磷酰胺等，5 年生存率可达 30% ~ 90%。成年人畸胎瘤应作为癌进行治疗。

第五节 前列腺癌

前列腺癌是老年男性常见疾病，在欧美发病率极高，目前在美国前列腺癌的发病率已经超过肺癌，成为居首位的危害男性健康的肿瘤。随着我国人均寿命的不断增长、饮食结构的改变及诊断技术的提高等，近年来前列腺癌的发病率迅速增加。前列腺癌的病因尚不清楚，可能与种族、遗传、食物、环境、性激素等有关。有家族史的发病率高，有家族发病倾向的发病年龄也较轻。过多的动物脂肪摄入有可能促进前列腺癌的发展。现在也注意到某些基因的功能丢失或突变在前列腺癌的发病、进展及转移中起着重要作用。

【病理】 约 95% 的前列腺癌为腺癌；其余的 5% 中，90% 是移行细胞癌，10% 为神经内分泌癌（也称小细胞癌）和肉瘤。

前列腺癌的细胞学特征表现为细胞深染，细胞核大、明显，胞质含量较多，因此，单从胞质与胞核比例难以确定前列腺癌的诊断。前列腺上皮内肿瘤（PIN）是浸润性前列腺癌的前期。浸润性前列腺癌的病理特征是腺体结构缺乏基底层细胞。PIN 在病理检查中又可进一步分为高分级的 PIN（HGPIN）和低分级的 PIN（LGPIN）。在穿刺活检的标本中，80% 的 HGPIN 是浸润性前列腺癌，而 LGPIN 的浸润性前列腺癌的可能性仅约 20%。因此，如果活检的结果是 HGPIN，应再次活检，以明确是否有浸润性前列腺癌的存在。

60% ~ 70% 的前列腺癌起源于前列腺的外周带，10% ~ 20% 来自于移行带，5% ~ 10% 为中央带。在根治性前列腺癌切除的标本中，经常可以发现肿瘤在前列腺内呈多病灶发生，各肿瘤的分级也不尽相同。

【临床表现】 前列腺癌多数无明显临床症状，常在体检时做直肠指检或检测血清前列腺特异性抗原（PSA）值升高而做进一步检查被发现，也可在前列腺增生手术标本中发现。前列腺癌可以表现为下尿路梗阻症状，如尿频、尿急、尿流缓慢、尿流中断、排尿不尽，甚至尿潴留或尿失禁，血尿少见。前列腺癌出现远处转移时可以引起骨痛、脊髓压迫神经症状及病理性骨折。其他晚期症状有贫血、衰弱、下肢浮肿、排便困难、少尿或无尿等。少数患者以转移症状就医而无明显前列腺癌原发症状。

【治疗】

1. 局限病灶 早期前列腺癌一般病灶较小，肿瘤细胞分化也较好。由于这类患者年岁较大，肿瘤生长慢，因此，多数学者认为观察等待是更理智些的治疗方法。在 T_2 期以内的前列腺癌，如果没有远处转移，前列腺癌根治术能够使 70% ~ 80% 的患者获得满意的 10 年无肿瘤生存期。新辅助激素治疗在临床治疗上也取得一定的效果。新辅助激素治疗后，病灶边缘阳性率和包膜外扩散的发生率有明显的降低。但是，这些结果还有待于进一步观察。

2. 转移性前列腺癌　大多数的前列腺癌为激素依赖性的，70%～80%的转移性前列腺癌对各种雄激素阻断治疗有效。去势术是阻断雄激素治疗的主要方法。尽管睾丸产生绝大多数的体内循环雄激素，但肾上腺也分泌一些雄激素，如脱氢表雄酮、脱氢表雄酮硫酸盐、雄甾烯二酮等。一般认为，抑制睾丸雄激素和肾上腺雄激素（也称雄激素全阻断）比单纯阻断睾丸雄激素的临床效果更好些。

目标检测

一、选择题

A1 型题

1. 需要切除病肾及全长输尿管的疾病是（　　）

    A. 肾结核　　　　　　　　　B. 肾癌　　　　　　　　　C. 肾盂肾癌

    D. 肾母细胞瘤　　　　　　　E. 萎缩肾

2. 膀胱肿瘤在病理上最重要的是（　　）

    A. 组织类型　　　　　　　　B. 分化程度　　　　　　　C. 病变部位

    D. 浸润深度　　　　　　　　E. 生长方式

3. 肾癌淋巴结转移最先到何处（　　）

    A. 主动脉旁淋巴结　　　　　B. 腔静脉旁淋巴结　　　　C. 肾蒂淋巴结

    D. 腰淋巴结　　　　　　　　E. 髂淋巴结

4. 泌尿、男性生殖系统肿瘤中，哪个器官最常见（　　）

    A. 肾脏　　　　B. 膀胱　　　　C. 输尿管　　　　D. 睾丸　　　　E. 前列腺

5. 膀胱肿瘤早期症状哪个是正确的（　　）

    A. 镜下血尿　　　　　　　　　　　　B. 终末血尿

    C. 间歇性无痛性肉眼血尿终末加重　　D. 腰痛伴血尿

    E. 血尿伴膀胱刺激症状

6. CT 检查示膀胱肿瘤已浸润深肌层，这属于临床分期哪一期（　　）

    A. T_{is}　　　　B. T_1　　　　C. T_2　　　　D. T_3　　　　E. T_4

7. 阴茎癌最好的预防措施是（　　）

    A. 每日外阴清洗　　　　　　　　B. 治疗包皮龟头炎

    C. 包皮背侧纵切开术　　　　　　D. 应用抗生素

    E. 包皮环切术

8. 诊断膀胱癌最主要的检查方法是（　　）

    A. 尿脱落细胞检查　　　　　　　B. 膀胱镜检查，必要时活检

    C. 膀胱双合诊　　　　　　　　　D. B 超

    E. 静脉尿路造影

9. 肾癌患者出现血尿时肿瘤已（　　）

    A. 累及肾包膜　　　　　　　　　B. 转移至膀胱

    C. 累及肾周脂肪囊　　　　　　　D. 血行转移

　　E. 侵及肾盂肾盏

A2 型题

10. 赵某，男，58 岁。右腰痛 2 年，无痛性全程肉眼血尿 3 日。查体：右肾区叩痛，右肾可触及季肋下 3 指；尿常规：红细胞（+++）/HP；肾盂静脉造影可见右肾中盏移位拉长变形。应诊断为（　　）

　　A. 肾癌　　　　B. 肾囊肿　　　　C. 肾结核　　　　D. 肾盂癌　　　　E. 肾胚胎瘤

11. 胡某，男，75 岁。进行性排尿困难 6 个月，直肠指诊发现前列腺右侧有 2cm×2cm 硬结，1 周后行 PSA 检查为 120ng/mL，核素全身骨扫描示骨盆及腰椎系统放射性浓聚区，诊断为前列腺癌骨转移。对此患者现最适宜的治疗是（　　）

　　A. 根治性前列腺切除 + 放射治疗

　　B. 根治性前列腺切除 + 化疗

　　C. 根治性前列腺切除 + 盆腔淋巴结清扫

　　D. 前列腺切除 + 综合治疗

　　E. 双睾丸切除 + 抗雄性激素药物 + 放射治疗

12. 杨某，男，48 岁。间歇性无痛性肉眼血尿 3 个月。膀胱镜检示膀胱内右输尿管口外方有 1.0cm 肿瘤，乳头状有蒂约 0.2cm；静脉肾盂造影示双肾及输尿管正常。该患者应采取的最佳治疗方法（　　）

　　A. 膀胱部分切除　　　　　　　　　B. 膀胱切开肿瘤单纯切除

　　C. 经尿道膀胱肿瘤电切术　　　　　D. 膀胱部分切除 + 膀胱输尿管再植术

　　E. 膀胱内灌注抗肿瘤治疗

A3 型题

（13～15 题共用题干）

白某，男，50 岁。2 个月来间歇性无痛性全程血尿，近 3 日来加重伴有血块，B 型超声双肾正常，膀胱内有 2cm×1cm 肿物。

13. 根据病史与检查，最重要的进一步检查措施是（　　）

　　A. 尿常规　　　　　　　B. 尿脱落细胞检查　　　　　C. 膀胱镜检查

　　D. 静脉尿路造影　　　　E. CT

14. 治疗措施的选择主要是根据（　　）

　　A. 肿瘤大小　　　　　　B. 肿瘤数量　　　　　　　　C. 肿瘤类型

　　D. 肿瘤浸润程度　　　　E. 肿瘤分化程度

15. 目前最常用的治疗方法是（　　）

　　A. 口服药物　　　　　　B. 经尿道电切　　　　　　　C. 开放手术

　　D. 放疗　　　　　　　　E. 化疗

二、问答题

1. 膀胱肿瘤的治疗原则及术后随访方案是什么？

2. 前列腺癌流行病学变化的特点及原因有哪些？

3. 试述 PSA 在前列腺癌中的作用。

第四十二章 泌尿、男性生殖系统其他常见病

学习目标

1. 掌握：鞘膜积液的临床表现、诊断及术式选择；包皮过长与包茎的手术方法。
2. 熟悉：精索静脉曲张的临床表现、诊断及治疗方法。
3. 了解：尿道下裂的诊断与处理。
4. 具备对包茎、鞘膜积液、精索静脉曲张等常见疾病的初步诊断能力。

第一节　尿道下裂

尿道下裂指尿道外口向阴茎腹侧及近端移位的一种尿道海绵体及阴茎畸形，是男性下尿路及外生殖器较为常见的先天性畸形。每 125 ~ 250 个新生儿中有 1 例，远高于膀胱外翻及尿道上裂的发病率。

【病因】尿道下裂是由于生殖结节腹侧纵行的尿生殖沟自后向前的闭合过程停止所致。

【临床表现】本病临床表现为尿道外口位于阴茎腹侧，龟头扁平，包皮在腹侧裂开，似头巾状折叠于阴茎腹侧，阴茎向腹侧弯曲，勃起时更为显著。下弯畸形系由于尿道外口远端尿道海绵体不发育而形成纤维条索所致，尿道口越靠近近端，下弯畸形越明显。依据尿道外口的位置可将尿道下裂分为龟头型、阴茎型、阴囊型及会阴型，后两者为较严重的畸形。

除上述特征外，阴囊自中线处对裂，形似阴唇。合并隐睾时，因阴茎短小状似阴蒂，且尿道外口在会阴部呈漏斗状，酷似女性外阴，因而易将患儿误认为女性。可行染色体检查以确定患儿的遗传性别，并行 B 超及 CT 等检查以确定其性器官。

【治疗】尿道下裂需手术治疗，治疗原则为矫正阴茎下弯畸形及尿道成形，以恢复正常的排尿和勃起功能。手术原来多采用分两期进行，先矫正阴茎下弯畸形，然后二期行尿道成形术，而现在则多一期完成。手术需达到的目标为：功能良好、能性交的阴茎，可站立排尿，尿道外口接近龟头或冠状沟，外观满意。手术宜在学龄前完成，以减少对患儿的心理影响。

第二节　包皮过长与包茎

包茎是指包皮不能上翻使龟头外露，常由于包皮口狭窄或包皮与龟头粘连所致。包皮过长指包皮遮盖龟头和尿道外口，但可以翻转而显露龟头。绝大多数婴儿出生时都因包皮与龟头间的粘连而存在包茎或包皮过长，3 岁后由于阴茎的长大及包皮下包皮垢的积聚，包皮与龟头逐渐分开，而阴茎的间断勃起可使包皮自然翻转。3 岁后 90% 的小儿包皮均可翻转。包茎或包皮过长使包皮垢积聚于包皮下，易导致感染，反复感染会引起炎性粘连，甚至继发性的包茎或尿道外口狭窄。包皮垢是由包皮下的皮脂腺分泌物和上皮脱屑所形成的，实验证实其为致癌物。包皮垢及反复长期的慢性刺激是引起阴茎癌的主要因素。

【临床表现】包茎严重者包皮外口狭小如针孔，排尿时尿液积聚于包皮下，使包皮成球状鼓起。对包茎患儿若强行翻转包皮而未及时复位，将使包皮紧勒于阴茎冠状沟处，导致远端包皮及龟头血液及淋巴回流障碍，进而淤血水肿，称为包皮嵌顿。若不及时处理，可使包皮及龟头发生溃烂，甚至坏死。

【治疗】对包皮嵌顿应尽早行手法复位，如复位困难可于包皮背侧切开再行复位。如仍无法复位应行包皮环切术。包茎患儿应在控制局部感染后尽早行包皮环切术，对包皮过长的患儿，如包皮容易翻转，可暂不施行手术治疗，但需保持局部清洁。若局部反复发生感染，应在尽量控制感染后行包皮环切术。

第三节　隐　睾

隐睾或睾丸下降不全是指睾丸停留在腹膜后、腹股沟管或阴囊入口处。其发病率为 1/500。异位睾丸指睾丸已出腹股沟管外环口，但未降入阴囊而位于腹壁、股部或会阴部。在胚胎发育 3 ~ 7 月间，睾丸随鞘状突由腹膜后腰部经腹股沟下降至阴囊。若睾丸停留在途经的任何部位即形成隐睾或睾丸下降不全。

【病因病理】隐睾的病因包括：睾丸引带异常或缺如；睾丸对促性腺激素不敏感，失去下降的动力；母体缺乏促性腺激素而影响睾酮的产生，减弱睾丸下降的动力。由内分泌因素所致多为双侧性，而由局部或机械性因素所致多为单侧。正常情况下睾丸鞘状突进入阴囊前闭合形成睾丸引带，如未闭合则形成先天性交通性鞘膜积液。睾丸生精组织对温度敏感，正常时阴囊内温度较体温低 1.5 ~ 2℃，若睾丸未降入阴囊则较高的体温会损害生精上皮，影响精子的生成。

【临床表现】隐睾患者临床表现为一侧阴囊空虚，如睾丸位于腹股沟管内或外环口处，可于体检时触及，按压可有不适感。隐睾在 1 岁以后即可见到生精上皮的超微结构改变，2 岁时可出现光镜改变，青春期后大多出现萎缩。隐睾或睾丸位置异常不仅影响生育能力，且易发生恶变，恶变率为正常人的 25 ~ 40 倍。其诊断并不困难，但有时不易发现隐睾的确切位置。B 超检查有时可发现睾丸的位置。

【治疗】隐睾患儿1岁以内仍有自行下降至阴囊的可能。如不成功，可用绒毛膜促性腺激素（HCG）每周肌内注射2次，每次500U，1个疗程5000～10000U。如仍失败，隐睾手术治疗应于2岁前完成，2岁前手术可避免睾丸发生恶变，其恶变率与正常人无明显差别；3～10岁间手术虽可降低恶变率，但仍明显高于正常人；而10岁后手术则不能降低恶变率。隐睾手术的原则：如睾丸发育好，则行下降固定术；如睾丸已萎缩，应做切除。做隐睾下降固定术的患者应经常自我检查下降固定的睾丸，若有睾丸突然增大且无疼痛时，应及时就医，以尽早发现恶变睾丸肿瘤，早诊断，早治疗。

第四节　鞘膜积液

在胎儿发育过程中，7～9个月时睾丸由腹膜后经腹股沟下降进入阴囊，睾丸附着两层腹膜，紧贴睾丸表面为鞘膜脏层，而与阴囊壁接触的为鞘膜壁层，两层之间的间隙称鞘膜腔，内有极少量的淡黄色透明液体。附着睾丸的腹膜在下移时形成腹膜鞘状突。鞘状突在出生前后逐渐闭合，使得鞘膜腔与腹膜腔不相通。鞘膜腔内积聚的液体超过一定量而形成囊性病变称为鞘膜积液。

【病因病理】鞘膜积液分为原发性和继发性两种。原发性无明显诱因，病程进展缓慢。继发性多存在原发病，如局部创伤，急性或慢性睾丸炎、附睾炎、精索炎，以及寄生虫病引起的鞘膜积液等。

根据鞘状突是否闭合及鞘膜积液集聚部位的不同，将鞘膜积液类型进行以下区分（图42-1）：

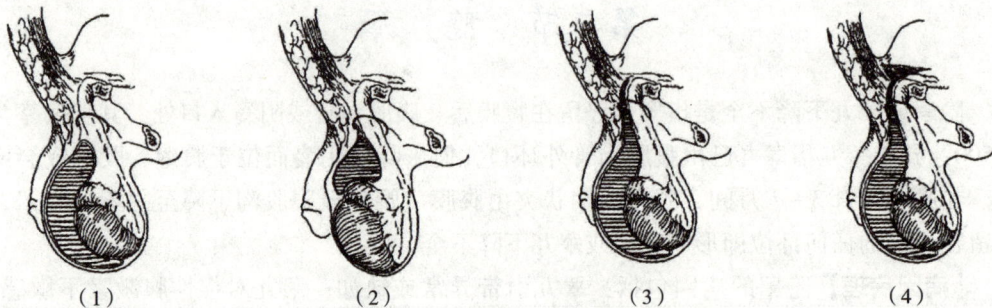

图42-1　各种类型的鞘膜积液

（1）睾丸鞘膜积液；（2）精索鞘膜积液；（3）婴儿型鞘膜积液；（4）交通性（先天性）鞘膜积液

1. 睾丸鞘膜积液　是鞘膜积液中最常见的类型。鞘状突正常闭合，睾丸鞘膜腔内积聚较多液体，使其呈梨状或球形，睾丸、附睾被包裹，体检时不易被触及。

2. 精索鞘膜积液　鞘状突两端闭合，精索部分鞘膜腔未闭合，沿精索形成椭圆或梭形的囊性肿物，内有积液，腔内积液与腹腔和睾丸鞘膜腔均不沟通。

3. 婴儿型鞘膜积液　鞘状突在腹股沟管内环处闭合，精索鞘膜未闭合，并与睾丸鞘膜腔相通，与腹腔不相通。

4. 交通性（先天性）鞘膜积液　因鞘状突完全未闭合，腹腔与睾丸鞘膜腔相通，鞘膜腔积液可经一小鞘膜管与腹腔相通，如腹腔内容物疝入鞘膜腔内，是为先天性腹股沟疝。

5. 混合型　睾丸鞘膜积液与精索鞘膜积液同时存在，但二者不通。同时可并发疝或睾丸下降不全。

【诊断】多数鞘膜积液患者无症状，若阴囊内囊性肿物体积较大，张力较高时，可有下坠感及牵扯痛，巨大的肿物可影响活动、排尿及性生活。睾丸鞘膜积液在阴囊内呈梨形或球状，表面光滑，囊性感，无触痛，睾丸及附睾不易触及。透光试验为阳性。先天性鞘膜积液张力较小，在站立位时积液增多，平卧位积液会减少，阴囊也缩小。精索鞘膜积液常位于睾丸上方或腹股沟部位，与睾丸有明显分界。继发性鞘膜积液常有原发病的症状和体征，也可谨慎地采取诊断性抽吸积液检查，辨别积液性质，找出继发病因。

【鉴别诊断】

1. 腹股沟疝　在平卧位时疝内容物可以还纳，咳嗽时腹股沟管内环口有冲击感，透光试验阴性，听诊可闻及肠鸣音。

2. 丝虫病鞘膜积乳糜液　常伴有腹股沟淋巴结肿大及阴囊象皮肿。透光试验可阴性，由鞘膜腔可穿刺出乳糜液，也可含有血液，有时可找到微丝蚴。

3. 睾丸肿瘤　肿瘤托起时有沉重感，质地坚硬，无弹性，阴囊内可能积少量血，透光试验阴性，可借助超声诊断。

4. 外伤性睾丸鞘膜积血　有外伤史，局部有压痛，透光试验为阴性，超声诊断可鉴别。

【治疗】

1. 非手术治疗　急性症状性鞘膜积液经对原发病治疗后，症状多缓解，积液逐渐消退。积液量少并无明显症状的成人患者，不需要特殊治疗。婴幼儿单纯性鞘膜积液往往可以自行吸收，不需要手术治疗。

2. 手术治疗　鞘膜积液手术可施行鞘膜翻转术，最好切除多余的鞘膜，否则术后阴囊依然肿大。术中要严密止血，避免术后发生血肿或感染。先天性（交通性）鞘膜积液，要在腹股沟内环处高位结扎鞘状突，防止术后复发。合并疝者可同时行疝修补术。

第五节　精索静脉曲张

精索静脉曲张系因静脉瓣膜功能不健全或血流受阻，精索静脉内血流淤滞，导致蔓状静脉丛迂曲扩张。多见于青少年，10岁以下很少发现，通常在青春期出现临床症状。有15%的健康男性青年可发现左侧精索静脉曲张，不育症男性左侧发病率则为40%；健康男性双侧病变不足10%，不育症男性则为20%。精索静脉曲张不能自然消退。

【病因】精索静脉曲张大约90%发生在左侧，原因是：左侧精索内静脉较右侧长8～12cm；左侧精索内静脉呈直角进入左肾静脉，血流阻力大；左侧精索内静脉瓣膜较右侧易出现功能障碍；左肾静脉位于肠系膜上动脉和腹主动脉之间，称为"胡桃夹现象"，左肾静脉容易受压，左侧精索内静脉压力也随之升高。右侧精索静脉曲张少见，多因下腔静脉栓塞或梗阻，影响血液回流。近年由于彩色多普勒超声诊断水平的提高，双侧精索静脉曲张的诊断较前明显增多。

肾肿瘤、肾积水或异位血管等均可使精索静脉回流受阻，引起精索静脉曲张，称为症状性或继发性精索静脉曲张。

【病理】精索静脉曲张可损害睾丸生精功能和精子质量已被证实，其机制虽有诸多理论解释，迄今尚无定论，目前公认是多种因素导致睾丸功能障碍。精索静脉曲张诱导睾丸间质细胞减少雄性激素的分泌，致使垂体性腺轴内分泌失衡；携带肾上腺代谢产物和肾毒素的肾静脉血逆流入精索内静脉，对睾丸产生有害作用；阴囊内曲张静脉逆流增加了血液静力压，阻碍血液有效回流，睾丸内静脉淤积、充血，睾丸缺氧；温度较高的体内血逆流至蔓状静脉丛，破坏热交换平衡，睾丸温度升高，抑制生精功能。此外，尚有精浆中活性氧增加，自体免疫反应的产生等原因。

【临床表现】精索静脉曲张严重程度和症状并非完全一致，重度精索静脉曲张症状可以很轻，轻度者则可很重。多数表现为阴囊部坠胀感，有时甚至疼痛，放射至下腹部、腹股沟区和腰部。站立过久、行走和劳动后症状加重，平卧休息后症状可缓解。也有伴头痛、无力、性功能障碍、神经衰弱等现象。

精索静脉曲张合并不育者，精液检查可见精子数目少，活动度降低，形态上无定型、不成熟和尖头精子数目增多。

【诊断】重度精索静脉曲张时，患者站立位即可见阴囊皮肤出现成团的蚯蚓状曲张静脉，可触及蚯蚓团状静脉，平卧位后，曲张的精索静脉缩小或消失。中度者仅在触诊时触摸到曲张静脉。轻度则触诊不明显，采用 Valsalva 方法检查，患者站位，屏气增加腹压方可触到曲张静脉。曲张静脉应在平卧时完全消失，如平卧时不消失应考虑为症状性精索静脉曲张，除局部检查外，尚需进行追寻原发病变的检查。

【治疗】无症状轻度精索静脉曲张者，可穿紧身内裤，托起阴囊，一般不需要特殊治疗；症状明显的重度精索静脉曲张，影响睾丸功能者，可考虑手术治疗。手术后精液质量改善的程度与术前睾丸功能状况有关，术前无精子症，精子数目过少，术后精子数目不会得到改善。

精索静脉曲张手术治疗的原则是经腹膜后在腹股沟管内环上方高位结扎并切断精索内静脉，通常 1~2 支，同时切除扩张的静脉分支。

腹腔镜精索静脉曲张结扎术适宜于双侧精索静脉曲张者。

目标检测

一、选择题

A1 型题

1. 鞘膜积液分型中哪种最常见（　　）

    A. 精索鞘膜积液　　　　　　　　　　　B. 继发性鞘膜积液

    C. 睾丸、精索鞘膜积液   D. 交通性鞘膜积液

    E. 睾丸鞘膜积液

2. 关于鞘膜积液的治疗，错误的是（ ）

    A. 婴儿的鞘膜积液常可自行吸收，不需要治疗

    B. 成人睾丸鞘膜积液，积液量大，有症状，行鞘膜翻转术

    C. 老年人睾丸鞘膜积液，可行抽吸治疗

    D. 精索鞘膜积液，需全部切除

    E. 交通性鞘膜积液，还应高位结扎鞘状突

3. 精索静脉曲张，左侧多于右侧的主要原因不是（ ）

    A. 左侧呈直角注入左肾静脉   B. 乙状结肠压迫

    C. 入肾静脉处瓣膜发育不全   D. 静脉壁的平滑肌薄弱

    E. 左肾下垂

4. 检查精索静脉曲张患者，应采取（ ）

    A. 左侧卧位   B. 站立位   C. 右侧卧位   D. 平卧位   E. 俯卧位

5. 关于精索静脉曲张的治疗，下列哪项是错误的（ ）

    A. 青少年患者主张早期手术   B. 高位结扎和切断精索内静脉

    C. 腹腔镜手术   D. 行精索内静脉栓塞

    E. 切除阴囊内部分扩张的静脉

6. 单侧隐睾手术治疗应在（ ）

    A. 2 岁以前   B. 3 ~ 6 岁   C. 7 ~ 10 岁

    D. 青春期   E. 婚后影响生育时

A2 型题

7. 高某，男，4 岁。右侧阴囊包块，质软，透光试验阳性，平卧后可消失。正确的诊断是（ ）

    A. 右侧睾丸鞘膜积液   B. 右侧睾丸交通性鞘膜积液

    C. 右侧斜疝   D. 右侧睾丸肿瘤

    E. 右侧附睾结核

8. 叶某，男，1 岁。B 型超声检查发现左侧睾丸位于腹股沟管内，经内分泌治疗 10 周后睾丸仍未下降到阴囊内。下一步治疗的最佳方法是（ ）

    A. 观察   B. 左睾丸切除术

    C. 继续内分泌治疗   D. 近期行左睾丸下降固定术

    E. 3 岁后行左睾丸下降固定术

9. 杨某，男，5 岁。右侧阴囊包块，卧位不消失，右睾丸未扪及，透光试验阳性。正确的诊断是（ ）

    A. 右侧斜疝   B. 精索鞘膜积液   C. 交通性鞘膜积液

    D. 右侧睾丸鞘膜积液   E. 右侧隐睾

A3 型题

（10～12 题共用题干）

唐某，男，26 岁。右侧阴囊增大不适半年。检查肿块约 2.0cm×2.5cm 大小。有囊性感，无压痛。平卧位不消失，透光试验阳性。双侧睾丸、附睾可清楚触及，大小、位置正常。

10. 初步诊断为（　　）

    A. 睾丸鞘膜积液　　　　　　B. 睾丸肿瘤　　　　　　　C. 腹股沟疝

    D. 精索鞘膜积液　　　　　　E. 阴囊象皮肿

11. 为进一步确诊，下列哪项检查最可靠（　　）

    A. X 线检查　　　　　　　　B. B 超　　　　　　　　　C. CT

    D. MRI　　　　　　　　　　E. 穿刺病理学检查

12. 治疗方法选择是（　　）

    A. 不需要特殊治疗　　　　　B. 穿刺抽出积液　　　　　C. 疝修补术

    D. 鞘膜翻转术　　　　　　　E. 鞘突高位结扎

二、问答题

1. 简述精索静脉曲张的病因、临床表现及诊断依据。

2. 简述鞘膜积液与其他疾病的鉴别诊断。

3. 简述包皮过长和包茎的病因、临床表现及治疗方法。

第四十三章　骨科概论

学习目标

1. 掌握：骨科理学检查的原则；关节检查和一般检查的方法及意义。
2. 熟悉：神经系统检查的方法及意义。
3. 了解：特殊检查的意义；骨折手法复位和外固定的适应证。
4. 具备对骨折初步诊断及检查处理的能力。

第一节　骨科理学检查的原则

骨科是各大医院最常见的科室之一，主要研究骨骼肌肉系统的解剖、生理与病理，运用药物、手术及物理方法保持和发展这一系统的正常形态与功能。

骨科理学检查的原则如下：

1. 高度的受伤观念　检查动作轻柔，切忌粗暴，以免增加患者痛苦或使病情加重。

2. 系统全面　要处理好全身和局部的关系，注意有无休克、重要脏器合并伤及重要全身性疾病。根据全身和局部伤病情况，制定治疗方案。

3. 认真细致　要过细的检查，有时需要反复检查，如实地反映客观情况，并做好记录。

4. 检查有序　按照视诊、触诊、叩诊、听诊、测量和其他特殊检查顺序进行。

5. 充分显露　检查上肢或腰背部时应脱去上衣，检查下肢时应脱去长裤，以免因衣服的遮盖而遗漏重要体征。

6. 两侧对比　许多体征只有在两侧对比之下才能显示出来，如肢体的长短、肌肉萎缩、关节活动度等。如两侧均有伤病，可与正常人对比。

第二节　一般检查内容

1. 视诊　皮肤有无擦伤、水肿、浅静脉怒张、溃疡、窦道等。有无肌萎缩。骨关节有无畸形、短缩，两侧是否对称。观察四肢躯干的姿势、活动度及步态。

2. 触诊　皮肤温度、张力、弹性、毛细血管充盈反应、压痛点及有无凹陷性水肿。

有无肌肉痉挛和萎缩。有无皮下捻发音及关节积液。骨性标志是否正常，有无骨擦音及异常活动度。包块的大小、质地、活动度、压痛，与周围组织的关系，有无波动，所属淋巴结是否肿大。

3. 叩诊 是否有局部叩击痛、放射痛及轴向叩击痛。

4. 动诊 检查关节的活动度及肌力大小，观察有无主动活动及活动范围，然后进行被动检查。

5. 测量 肢体长度、周径、轴线及关节主动、被动活动度。

（1）**肢体长度** ①上肢：全长自肩峰至尺骨茎突或中指尖。上臂由肩峰至肱骨外上髁。前臂自尺骨鹰嘴至尺骨茎突，或自肱桡关节至桡骨茎突。②下肢：全长自髂前上棘至内踝下端。大腿长度自髂前上棘至内收肌结节或膝关节间隙。小腿自膝关节间隙至外踝下端。

（2）**肢体周径** 选择肌肉萎缩或肿胀明显之平面，两侧对称平面测量对比。如髌上 10cm 处测量大腿周径。

（3）**肢体轴线测量** ①上肢轴线：上肢伸直、前臂旋后位，肱骨头、桡骨头和尺骨小头 3 点连成一条直线。上臂与前臂之轴线相交形成一向外偏的角度（5°～15°），称提携角；如该角度增大或减少，称肘外翻或肘内翻。②下肢轴线：患者仰卧或立位，两腿伸直并拢，正常时两膝内侧和两内踝可同时接触，髂前上棘、髌骨中点与第 1、2 趾之间连成一条直线。膝内翻，两踝并拢时两膝之间有距离；膝外翻，两膝并拢时两侧内踝间有距离。

第三节　神经系统检查

【一般检查】

1. 感觉 一般检查痛觉和触觉即可，必要时进一步检查温觉、两点辨别觉和实体觉。常用棉花签测触觉，用注射针头测痛觉；记录障碍边界，了解病损部位及程度，观察疾病进展状况及治疗效果。

2. 运动 检查步态、肌力及肌张力。肌力用 6 级分类法记录：

0 级：无肌肉收缩；

1 级：肌肉稍有收缩；

2 级：不对抗重力，能达到关节完全动度；

3 级：对抗重力，能达到关节完全动度，但不能对抗阻力；

4 级：对抗重力并加一定阻力，能达到关节完全动度；

5 级：正常。

3. 反射 检查各种深、浅反射，两侧对比，观察有无减弱、消失或亢进。并检查有无病理反射。

4. 神经营养和括约肌功能检查 检查皮肤有无出汗、萎缩，毛发和指甲情况。大小便有无失禁，肛门括约肌收缩力。

【周围神经的检查】

1. 一般方法

（1）患肢检查　注意有无伤口及其位置、范围、深度、周围软组织状况，有无感染，有无肿块等，以及有无合并损伤（如骨折、脱位）。如伤口已经愈合或没有伤口，只需观察瘢痕情况、血运及功能状况。此外，肢体姿势也能反映出不同的周围神经损伤，如桡神经损伤可出现垂腕，尺神经损伤可出现爪状指，正中神经损伤可出现"猿手"畸形，腓总神经损伤可出现足下垂。

（2）运动功能检查　肌力分级如前所述。

（3）感觉功能检查　一般检查痛觉和触觉，应双侧对比。实体觉与浅触觉为精细感觉；痛觉与深触觉为粗感觉，神经修复后粗感觉的恢复较早也较好。感觉功能障碍亦可用6级法区分其程度：

S "0" 级：完全无感觉；

S "1" 级：深痛觉存在；

S "2" 级：有痛觉及部分触觉；

S "3" 级：痛觉和触觉完全；

S "4" 级：痛、触觉完全，且有两点区别觉，但距离较大；

S "5" 级：感觉完全正常。

（4）反射　可由于神经或肌肉的受损而引起腱反射减退或消失。

（5）营养改变　周围神经损伤后，其支配区域可出现皮肤温度低、无汗、萎缩、指甲起嵴并呈爪状弯曲，也易出现外伤性慢性溃疡、冻伤等。无汗或少汗区一般与感觉消失的范围相符合。

（6）神经干叩击试验　神经损伤后或损伤神经修复后，在相应平面轻叩神经，其分布区会出现放射痛和过电感，这一体征对神经损伤的诊断和神经再生的进程有较大的判断意义。随着再生过程的不断进展，可在远侧相应部位叩击诱发此过敏现象。

2. 上肢神经检查法

（1）桡神经　主要有4个部位易发生损伤：①桡骨茎突处损伤，引起第一、二掌骨背侧之间的皮肤感觉消失；②肘部分支以下损伤，引起拇指掌指关节和指间关节及其他四指的掌指关节不能伸直，拇指不能外展，前臂旋后障碍，但无腕垂畸形；③肱骨干中1/3处损伤，除以上表现外尚可发生腕垂，并有肱桡肌瘫痪；④腋部损伤，肱三头肌瘫痪。

（2）正中神经　损伤多发生于肘部和腕部，主要表现为损伤后，不能用拇指和示指捡起一根细针。感觉分布为第一至三指和第四指桡侧掌面皮肤和相应手掌皮肤。对于新鲜损伤，以测试拇短展肌的功能为主；如果肘窝以上损伤，这表现为示指缺乏屈曲功能。对于陈旧损伤，则表现为大鱼际肌萎缩；如果肘窝以上损伤，则示指丧失屈曲功能、指萎缩、指甲弯曲。

（3）尺神经　其损伤后主要影响手的精细活动功能并可出现第四和第五手指的手掌和背面的尺侧感觉障碍。新鲜损伤表现为失去使用拇内收肌的收缩来夹物于伸直位的拇指与示指之间，只能借助拇指的屈曲来夹物。陈旧损伤表现为爪形手、骨间肌和拇内收肌萎缩。

（4）腱反射　包括肱二头肌腱反射和肱三头肌腱反射，应双侧对比。

3. 下肢神经检查法

（1）坐骨神经　可通过直腿抬高试验和加强试验来检查，一般抬高在60°以内出现坐骨神经痛就为阳性，此时缓慢降低患肢高度至放射痛消失时再被动背屈患肢踝关节以牵拉坐骨神经，如又出现放射痛为加强试验阳性。此外，还可通过检查坐骨神经支配区域的感觉、肌力及反射异常来诊断坐骨神经的损伤。

（2）腓总神经　损伤后主要表现为足下垂和内翻畸形，小腿外侧和足背皮肤感觉减退或消失。

（3）胫神经　损伤后主要表现为足趾背屈、踝关节不能跖屈，以及足底皮肤感觉减退或消失。

（4）股神经　损伤后主要表现为股四头肌力下降和大腿前方皮肤感觉减退或消失，股神经牵拉试验阳性。

（5）腱反射　包括膝反射和踝反射，应双侧对比。

【脊髓损伤检查法】包括感觉、运动、反射、交感神经及括约肌功能等。

1. 视诊　观察呼吸状况及四肢运动能力。

2. 触诊　检查躯干和肢体的触觉、痛觉、温觉等；检查有无尿潴留、肛门括约肌张力。此外还应检查脊柱以推断脊髓损伤的情况。

3. 动诊　检查肢体肌力、腱反射、提睾反射和腹壁反射等以了解损伤水平。此外，异常反射如球海绵体反射阳性可提示脊髓休克期已结束。

4. 量诊　在上述检查的同时记录下感觉平面的位置、程度及肌力等级。

【特殊检查】

1. 两点分辨试验　用两脚规针尖测定皮肤对两点间最小距离的分辨能力。全身各部位的差异较大，以手指最为灵敏，检查时应两侧对比，若距离增大表示该皮肤区有感觉减退。

2. Hoffmann 征　患者手及手臂肌肉放松，检查者用食、中指持夹患者中指使背伸，并用拇指弹刮其中指指甲，若引起拇指屈曲对掌反应者为阳性，表示患者有上神经元损害。部分正常人可双侧阳性。

3. Babinski 征　患者平卧，下肢肌肉放松，用棉花签棒自患者足底跟部开始划向足底面外缘到趾根部，若出现踇趾背伸，其余趾分开为阳性。阴性者踇趾及其余趾屈曲。阳性者表示锥体束有损害。

4. Oppenheim 征　检查者用拇指及示指从侧面分压患者胫骨两侧，自上向下推移，有踇趾背伸反应者为阳性。

5. Schaefer 征　检查者用手指用力捏患者跟腱，出现踇趾背伸者为阳性。

6. Gardon 征　检查者用手挤压患者腓肠肌，出现踇趾背伸反应者为阳性。

7. Chaddock 征　检查者用棉签棒在患者外踝下方沿脚背外缘向下划至踇趾根部，

出现踇趾背伸者为阳性。

以上第 4 至 7 项检查阳性均表示上神经元损害。

第四节　关节检查

通过检查四肢主要关节的活动度和肌肉神经支配情况，了解正常关节的活动范围，以识别关节活动的异常，并了解肌肉的神经支配，根据肌肉运动功能来判断某一神经是否损伤及损伤程度。

各关节的检查内容如下：

1. 肩关节

（1）肩部外形　肩关节脱位、三角肌瘫痪，呈"方肩"畸形；副神经损伤时斜方肌萎缩，表现为垂肩。

（2）压痛点　肱二头肌腱鞘炎在结节间沟处压痛，冈上肌损伤多在肱骨大结节上压痛；肩峰下滑囊炎在肩峰下方稍内侧压痛；肩部骨折处局部压痛。

（3）活动度　肩关节主动和被动活动度检查。

（4）特殊体征　①杜加斯征：当肩关节脱位时，手和肘不能同时接触对侧肩部及贴胸，为阳性。②疼痛弧：肩关节运动时，当冈上肌腱有病损时，肩外展在 70°～120° 之间能引起疼痛，疼痛最常见的部位在肩峰下，在此范围内肌腱与肩峰下面摩擦撞击，在此范围外无疼痛。

2. 肘关节

（1）肿胀、畸形和压痛点　肘部骨折、脱位时，局部可有肿胀、畸形及压痛点。

（2）提携角的改变　正常提携角为 5°～15°，大于 15°为肘外翻，小于 5°为肘内翻。

（3）活动度　肘关节主动和被动活动度的检查。

（4）前臂伸肌紧张试验　又称 Mills 征，患肢伸直肘关节，握拳、屈腕，然后将前臂旋前时，诱发肘外侧疼痛为阳性。见于肱骨外上髁炎或称网球肘。

（5）肘部骨性标志　正常肘关节伸直时，肱骨内、外上髁和尺骨鹰嘴突三个骨性标志应在一条直线上，肘关节屈曲时呈一等腰三角形称为肘后三角。肘关节后脱位时，肘后三角关系改变。

3. 腕关节肿胀、畸形和压痛点　桡骨远端 Colles 骨折，呈"餐叉"或"枪刺"畸形，局部肿胀、压痛。腕舟骨骨折时，鼻烟窝处肿胀和压痛。

4. 手部掌指关节和指间关节

（1）肿胀、畸形和压痛点　手部骨关节损伤、骨关节炎、类风湿关节炎等有畸形、肿胀及压痛。

（2）活动度　手部掌指关节和指间关节主动和被动活动度的检查。

5. 髋关节

（1）步态　髋关节外伤、感染、各种关节炎等可引起步态改变。

（2）压痛点及叩击痛　关节感染、结核、股骨颈骨折等，在关节前方均有压痛，纵向叩击肢体远端或叩击大转子可出现疼痛。

（3）**活动度**　髋关节主动和被动活动度的检查。

（4）**大转子位置的测量**　股骨颈骨折、髋关节后脱位时，大转子向上移位，可通过如下测得：①髂坐线：即髂前上棘至坐骨结节的连线。患者侧卧，髋关节半屈曲或伸直位时，正常时大转子顶点在髂坐线上。股骨颈骨折、髋关节后脱位时，大转子上移超出此线之上。②髂股三角：患者仰卧位，从髂前上棘向地平面画一条垂直线作为三角形底边，再自髂前上棘与股骨大转子顶端画一条连线，最后自大转子顶端画一条垂直于底边的线，为三角形水平边，比较两侧水平边的长度。股骨颈骨折或髋关节后脱位时，水平边变短。③Shoemaker线：自两侧大转子顶端与同侧髂前上棘连线的延长线，正常时相交于脐或脐上中线，一侧大转子上移，则延长线相交于脐下且偏离中线。

（5）**特殊体征**　①托马斯（Thomas）征：患者平卧位，健侧髋膝关节尽量屈曲，双手抱健膝，使腰部贴于床面，如患侧髋膝关节不能伸直，或虽能伸直但腰部出现前突，则Thomas征阳性，见于髋关节病变或髂腰肌痉挛。②单腿站立提腿试验：患者站立，患侧下肢负重，提起健肢髋膝屈曲，观察健侧臀皱襞，如健侧臀皱襞下垂，躯干向患侧倾斜为阳性，见于髋关节脱位或臀中、小肌麻痹，反之则为阴性。

6. 膝关节

（1）**观察**　①有无跛行，能否下蹲，单腿下蹲和起立动作有无困难，两侧对比。有无膝内翻（"O"形腿），有无膝外翻（"X"形腿）。②关节有无红、肿，皮肤温度情况。

（2）**压痛点**　内外侧间隙及侧副韧带处是否有压痛。

（3）**活动度**　膝关节主动和被动活动度的检查。

（4）**特殊体征**　①浮髌试验：膝伸直位，检查者一手掌按压髌上囊，使关节液集中于髌骨下，另一手示指以垂直方向挤压髌骨，如感觉髌骨浮动或有撞击股骨髁之感觉，即为阳性。见于关节积液、积血。②髌骨摩擦试验：膝关节伸直，股四头肌放松，检查者一手压住髌骨并使其在股骨髁关节面上、下、左、右摩擦移动，如有粗糙摩擦感或患者感觉疼痛，即为阳性。见于髌骨软化症、骨关节炎患者。③麦氏征：患者仰卧位，检查者一手握住踝部，另一手按住患膝部，使膝关节完全屈曲，当小腿于内收、外旋位，同时伸直膝关节时，如引起疼痛或响声为阳性，说明内侧半月板损伤。反之小腿外展、内旋，同时伸直膝关节，如有弹响或疼痛，表示外侧半月板损伤。④侧方挤压试验：膝伸直位，强力被动内收或外展膝部，一侧半月板受挤压，而另侧副韧带承受张力。此试验既可检查半月板有无损伤，又可检查侧副韧带有无损伤。⑤重力试验：患者侧卧位，患肢在上，检查者托住患者大腿，并嘱膝关节做主动屈伸活动，检查者可于小腿向下加一定压力，如引起内侧痛说明内侧半月板损伤，如引起外侧痛说明外侧副韧带损伤。反之，当患肢在下侧卧位做重力试验时，出现内侧痛表示内侧副韧带损伤，出现外侧痛表示外侧半月板损伤。⑥Apley试验：患者俯卧位，屈膝90°，检查者一条腿压在患者大腿上，双手握住足部，向下挤压并做内外旋转，如出现一侧疼痛，说明该侧半月板损伤。向上提起并做内外旋转，出现一侧疼痛，说明该侧副韧带损伤。⑦抽屉试验：患者仰卧位，屈膝 90°，足平放于床上，检查者握住小腿上部做前拉后推动作，正常时前后有少许动度。如前拉活动度加大，表明前交叉韧带断裂；如后推动度加大，表明后交叉韧带损伤。⑧关节内响声：盘状半月板、关节内游离体等，在膝关节屈伸活动时常有响声，有时伴有疼痛或不适感。

7. 踝关节与足

(1) 足部畸形　常见有扁平足、马蹄足、内翻足、外翻足、弓形足等。

(2) 肿胀　创伤、关节炎等均可出现肿胀。

(3) 压痛点　创伤及各种关节炎可有局限性压痛或较广泛的压痛。

(4) 足踝部关节主被动活动度的检查　踝关节中立位为足与小腿间呈 90°角。应检查跖屈、背屈、内外翻的角度。

第五节　特殊检查

1. X 线检查　骨与关节损伤、炎症、退变、肿瘤、瘤样病变、先天畸形等，常需 X 线拍片检查。一般摄正侧位，手足摄正斜位，脊柱必要时加摄斜位；此外，有的还需拍摄特殊位置，如舟状骨放大位片，跟骨髌骨的轴位片，颈椎 1、2 部位的张口位片等。必要时两侧对照。

2. 造影检查　关节内病变可通过造影辅助诊断。常用于肩关节、腕关节、髋关节和膝关节。造影剂有气体及有机碘剂两种，造影前需做碘过敏试验。血管损伤、动脉瘤、动静脉瘘、血管瘤、静脉栓塞等可通过动脉或静脉造影辅助诊断。

3. 计算机体层摄影检查　计算机体层摄影检查（CT）已在骨科临床广泛应用，它对许多疾病有重要的诊断价值，如骨肿瘤、椎间盘突出、椎管狭窄、脊柱损伤、骨折、炎症、骨坏死、先天畸形、退行性变等。螺旋 CT 可快速重建骨骼的三维图像。

4. 磁共振成像　磁共振成像（MRI）是近年来应用于临床的重要检查技术。对不同软组织分辨率高，尤其对脊柱脊髓、关节、肢体骨与软组织的疾病具有重要的诊断价值。

5. 放射性核素检查　通常应用 ^{99m} 锝（Tc）标记的磷酸化合物和有机磷酸盐作显像剂，静脉注射后，在血供丰富、代谢活跃的骨组织中分布浓聚。它对骨肿瘤、骨髓炎、骨坏死、骨代谢性疾病、骨移植术后成活情况，具有较重要的诊断价值。

6. 关节穿刺　关节因创伤积血、关节内感染、慢性创伤性炎症或其他关节炎而致的关节肿胀，为了诊断和治疗，常需做关节穿刺抽液，检查液体颜色、比重、细胞，必要时涂片染色查找细菌，做细菌培养及药物敏感试验。最常穿刺的是膝关节，其次为髋关节、肩关节、腕关节、肘关节。

7. 病理检查　在肿瘤或其他病变常需做活体组织病理检查，以确定诊断。活检的方法有穿刺活体组织检查和手术切取活体检查；在活体检查取材时，要选择在肿瘤组织与正常组织交界处、骨破坏处、软组织浸润处，要有足够大小。它对肿瘤和某些病变具有最终确诊意义。

8. 电生理检查 通过肌电图、诱发电位检查，对神经源性疾病或肌原性疾病具有鉴别意义，对周围神经损伤及修复后的恢复情况具有重要诊断价值，也可用于脊柱脊髓手术的术中监护。

9. 关节镜检查 关节镜是应用于关节疾病和损伤的一种诊疗器械。可用于肩、肘、腕、髋关节，最常用的是膝关节。通过关节镜直观检查或切取组织进行病理检查，有助于诊断。还可借助关节镜进行一些手术，如游离体摘除、半月板修复或切除术、关节滑膜切除术及交叉韧带修复术等。

10. 骨密度测定 目前对于骨质疏松的检测手段颇多。X线平片、单光子吸收法、双光子吸收法、双能X线吸收法、定量CT、超声波等均有助于骨质疏松的诊断。其中双能X线吸收法是目前较先进的检测方法，测量结果若低于正常成人峰骨量2.5个标准差以上，应视为骨质疏松。

第六节　骨折的手法复位

应用手法使骨折复位，称为手法复位。大多数骨折均可采用手法复位的方法矫正其移位，获得满意效果。进行手法复位时，其手法必须轻柔，并应争取一次复位成功。粗暴的手法和反复多次的复位，均可增加软组织损伤，影响骨折愈合，且可能引起并发症。因此，对于骨折的复位，应争取达到解剖复位或接近解剖复位。如不易达到时，达到功能复位即可。

手法复位的步骤是：

1. 解除疼痛 即使用麻醉解除肌痉挛和消除疼痛。可用局部麻醉、神经阻滞麻醉或全身麻醉，后者多用于儿童。

2. 肌松弛位 麻醉后，将患肢各关节置于肌松弛位，以减少肌肉对骨折段的牵拉力，有利于骨折复位。

3. 对准方向 骨折复位时，是将远侧骨折段对准近侧骨折段所指的方向。

4. 拔伸牵引 在对抗牵引下，于患肢远端，沿其纵轴以各种方法施行牵引，矫正骨折移位。绝大多数骨折都可施行手力牵引，也可将骨牵引的牵引弓系于螺旋牵引架的螺旋杆上，转动螺旋进行牵引，称螺旋牵引。术者用两手触摸骨折部位，根据X线片所显示的骨折类型和移位情况，分别采用反折、回旋、端提、捺正和分骨、扳正等手法予以复位。

第七节　骨折的外固定

外固定主要用于骨折经手法复位后的患者，也有些骨折经切开复位内固定术后，需加用外固定。目前常用的外固定方法有小夹板、石膏绷带、外展架、持续牵引和外固定器等。

1. 小夹板固定 指利用具有一定弹性的柳木板、竹板或塑料板制成的长、宽合适的小夹板，在适当部位加固定垫，绑在骨折部肢体的外面，以固定骨折。

（1）小夹板固定的指征　①四肢闭合性管状骨骨折，但股骨骨折因大腿肌牵拉力强大，需结合持续骨牵引；②四肢开放性骨折，创口小，经处理创口已愈合者；③四肢陈旧性骨折，仍适合于手法复位者。

（2）小夹板固定的优缺点　①优点：能有效地防止再发生成角、旋转和侧方移位；由于横带和固定垫的压力，可使残余的骨折端侧方或成角移位，能进一步矫正；一般不包括骨折的上、下关节，便于及早进行功能锻炼，防止关节僵硬。②缺点：必须掌握正确的原则和方法，绑扎太松或固定垫应用不当，易导致骨折再移位；绑扎太紧可产生压迫性溃疡、缺血性肌挛缩，甚至肢体坏疽等严重后果。特别是绑扎过紧引起的缺血性肌挛缩是骨折最严重的并发症，常导致严重的残废，应注意预防。

2. 石膏绷带固定　石膏绷带，用温水浸泡后，包在患者需要固定的肢体上，5～10分钟即可硬结成形，并逐渐干燥坚固，对患肢起有效的固定作用。近年来采用树脂绷带固定者日渐增多。

（1）石膏绷带固定的指征　①开放性骨折清创缝合术后，创口愈合之前；②某些部位的骨折，小夹板难以固定者；③某些骨折切开复位内固定术后，如股骨骨折髓内钉或钢板螺丝钉固定术后，作为辅助性外固定；④畸形矫正后矫形位置的维持和骨关节手术后的固定，如腕关节融合术后；⑤化脓性关节炎和骨髓炎患肢的固定。

（2）石膏绷带固定的优缺点　①优点：可根据肢体的形状塑型，固定作用确实可靠，可维持较长时间。②缺点：无弹性，不能调节松紧度，固定范围较大，一般须超过骨折部的上、下关节，无法进行关节活动功能锻炼，易引起关节僵硬。

（3）石膏绷带固定的注意事项　①应在石膏下垫置枕头，抬高患肢，以利消除肿胀。②包扎石膏绷带过程中，需将肢体保持在某一特殊位置时，助手可用手掌托扶肢体，不可用手指顶压石膏，以免产生局部压迫而发生溃疡。③石膏绷带未凝结坚固前，不应改变肢体位置，特别是关节部位，以免石膏折断。④石膏绷带包扎完毕，应在石膏上注明骨折情况和日期。⑤观察石膏绷带固定肢体远端皮肤的颜色、温度、毛细血管充盈、感觉和指（趾）的运动。如遇持续剧烈疼痛、患肢麻木、颜色发紫和皮温下降，则是石膏绷带包扎过紧引起的肢体受压，应立即将石膏全长纵向切开减压，否则继续发展可致肢体坏疽。⑥肢体肿胀消退引起石膏过松，失去固定作用，应及时更换。⑦石膏绷带固定过程中，应做主动肌肉舒缩锻炼，未被固定的关节应早期活动。

3. 持续牵引　牵引既有复位作用，也起外固定作用。持续牵引分为皮肤牵引和骨牵引。皮肤牵引是将宽胶布条或乳胶海绵条粘贴在皮肤上或利用四肢尼龙泡沫套进行牵引。骨牵引是用骨圆钉或不锈钢针贯穿骨端松质骨，通过螺旋或滑车装置予以牵引。

持续牵引的指征　①颈椎骨折脱位：枕颌带托牵引或颅骨牵引；②股骨骨折：大腿皮肤牵引或胫骨结节骨牵引；③胫骨开放性骨折：跟骨牵引；④开放性骨折合并感染；⑤复位困难的肱骨髁上骨折：尺骨鹰嘴骨牵引。

4. 外固定器　即将骨圆钉穿过远离骨折处的骨骼，利用夹头和钢管组装成的外固定器固定。利用夹头在钢管上的移动和旋转矫正骨折移位。

（1）**外固定器的指征** ①开放性骨折；②闭合性骨折伴广泛软组织损伤；③骨折合并感染和骨折不愈合；④截骨矫形或关节融合术后。

（2）**外固定器的优点** 固定可靠，易于处理伤口，不限制关节活动，可行早期功能锻炼。

第八节　牵引技术

牵引技术是利用持续的牵引力，对骨折或脱位的整复和固定、炎症肢体的制动、肢体挛缩畸形的矫治和功能锻炼等，都有一定的治疗作用。临床上常用的牵引技术有皮肤牵引、骨骼牵引和特殊牵引等。

一、皮肤牵引

【适应证】

1. 小儿股骨骨折的牵引。

2. 肱骨不稳定性骨折的牵引。

3. 成人下肢骨骼牵引的辅助牵引。

4. 肱骨骨折在外展架上牵引。

【禁忌证】

1. 皮肤损伤或炎症。

2. 对胶布过敏者。

【牵引设备】 复方安息香酊、胶布、扩张板、重锤、绷带和棉纸、牵引绳和滑轮、牵引支架、床脚抬高木梯（或垫）。

【操作步骤】

1. 按肢体粗细撕成适当宽度的胶布条，将扩张板粘在胶布条的中部。在扩张板孔处将胶布钻孔，穿绳打结。在要贴胶布的皮肤处涂复方安息香酊。对于下肢牵引，助手将扩张板放在距足跟下方二横指（3～4cm）处，保持在不和足跟接触的位置。胶布两端沿中线纵行剪开长约10cm的裂口，在复方安息香酊未干之前，将胶布贴在肢体内、外两侧皮肤上，并注意将胶布贴得平整无皱。然后将肢体用手牵引悬空，包扎绷带使胶布固定。对于小腿的皮肤牵引，外侧胶布应贴到低于腓骨小头处，以免压迫腓总神经。在踝部应垫好棉片，以防压迫产生疼痛。

2. 将下肢放在勃郎氏牵引支架上牵引，重量2～4.5kg，床脚抬高10cm。为防足下垂，足底和足背应按上述方法用胶布向上牵引固定，重量0.5kg，保持踝关节在90°左右的位置。

3. 下肢也可用托马氏牵引支架牵引，方法同前。

【术后处理】 皮肤牵引3～4日后，由于患肢肿胀消退，周径变小，绷带松动，影响牵引胶布贴敷的紧密度，易于引起胶布松脱或皮肤发生水疱，因此，必须经常检查并及时处理绷带松脱情况。小儿股骨骨折进行皮肤牵引的早期，由于伤肢肿胀，如果绷带包扎过紧，可能压迫踝部血管引起血循环障碍，要特别注意观察。

二、骨骼牵引

骨骼牵引的力量较大，持续使用的时间较长，且能做有效的调节，因而有较好的牵引效果。因为牵引的力量较大，必须有相应的对抗牵引。骨骼牵引一般不得超过 6～8 周，如需继续牵引，则应更换牵引部位或改用皮肤牵引。骨骼牵引在成人可用局麻，在小儿可用全麻。

（一）股骨髁上牵引技术

【适应证】

1. 有移位的股骨骨折、骨盆骨折。

2. 髋关节中心脱位、陈旧性髋关节后脱位。

3. 胫骨结节牵引过久，牵引钉松动或感染，必须换钉继续牵引时。

【操作步骤】

1. 将损伤的下肢放在勃郎氏牵引支架上。

2. 自髌骨上缘近侧 1cm 内画一条与股骨垂直的横线，在沿腓骨小头前缘与股骨内髁隆起最高点，各做一条与股骨髌上缘横线相交的垂线，相交的两点作为标志，即克氏针出点。

3. 常规消毒，戴无菌手套，2% 利多卡因局部浸润麻醉皮肤、皮下，接着进入骨膜下，注入足量麻药。

4. 穿针前应用 11# 刀片预先在大腿内侧标记点做一个小切口，刺入克氏针，用手摇钻钻至对侧骨皮质，而后敲击针尾使其穿出外侧皮肤标记点，使两侧牵引针外露部分等长。安装牵引弓，在牵引架上进行牵引。

5. 牵引重量，成人按体重的 1/7 或 1/8 计算，在牵引的一周到两周内经常测量肢体长度或做 X 线检查。

【术后处理】

1. 牵引处感染，每日碘伏消毒，感染严重时拔针。

2. 神经血管损伤，应及时手术探查。

3. 骨劈裂，应手术固定。

（二）胫骨结节牵引技术

【适应证】

1. 有移位的股骨骨折、骨盆骨折、髋关节脱位。

2. 股骨髁上牵引过久，牵引钉松动或感染，必须换钉继续牵引时。

【操作步骤】

1. 患者平卧位。

2. 选择适宜进针点：

（1）胫骨结节与腓骨小头连线中点外侧为进针点，相对应的内侧为出针点。

（2）胫骨结节下方 1.0~1.5cm 处画一条垂直于胫骨轴的直线（青壮年偏上，老年人偏下，儿童避开骨骺），以此交点为中心，向内外侧各 2~3cm 处画一交线，即为进针部位。

（3）胫骨结节向后一横指为进针部位。

3. 进针方向由外向内，垂直胫骨轴线进针。

4. 常规消毒，戴无菌手套，2% 利多卡因局部浸润麻醉皮肤、皮下，接着进入骨膜下，注入足量麻药。

5. 使两侧牵引针外露部分等长。安装牵引弓，在牵引架上进行牵引。双侧针尾以物品保护。

6. 牵引重量，成人按体重的 1/7 或 1/8 计算，在牵引的一周到两周内经常测量肢体长度或 X 线检查。

【术后处理】同上。

（三）跟骨牵引技术

【适应证】胫骨髁部骨折、胫腓骨不稳定性骨折、踝部粉碎性骨折、跟骨骨折向后上移位及膝关节屈曲挛缩畸形等。

【操作步骤】维持踝关节于中立位，内踝尖与足跟后下缘连线之中点为穿针部位。或者内踝顶点下 3cm 处，再向后画 3cm 的垂线，其顶点即是穿针点。从内侧向外侧穿针。治疗胫腓骨骨折时，针与踝关节面呈 15°，即进针处低，出针处高，有利于恢复胫骨的生理弧度。牵引重量为 3~5kg。

【术后处理】同上。

持续牵引的方法和牵引重量应根据患者的年龄、性别、肌发达程度、软组织损伤情况和骨折的部位来选择。其牵引重量太小，达不到复位和固定的目的；重量过大，可产生骨折分离移位。

第九节　局部痛点注射技术

关节及关节周围注射治疗是限制关节损害进一步加剧的主要治疗措施之一，其严格区别于传统的"封闭疗法"。前者是针对引起疼痛的发病病灶和相关部位，采用不同的药物进行直接注射，以达到治疗原发病变的目的；而后者仅仅根据疼痛部位注射以阻滞疼痛反射弧持续存在，以减轻疼痛为目的，注射前可以不明确诊断。这种治疗经常可缓解疼痛几个月，尤其可有助于长期缓解大拇指骨关节炎所致的疼痛，以及其他应用类固醇注射剂的适应证，包括急性结晶诱导的滑囊炎和肌腱抵止处骨病变等。

【用药原则及注意事项】

1. 皮质激素与常用制剂，如泼尼松龙、去炎松、利美达松、倍他米松，它们的抗炎指数、糖代谢指数、钠潴留指数、血浆半衰期各不相同，应根据具体病情、药物作用特点、不良反应和病变关节来确定剂量和疗程。一般经过 3 次激素注射后，对于效果不明显者，应及时修正诊断和调整治疗方案，同时要严格掌握皮质激素应用的适应证。

2. 皮质激素制剂对组织有刺激性，关节及关节周围注射后 1～2 日内可使疼痛加重，应在治疗前告知患者。患者诉述出现疼痛程度加重，这是正常的药物反应，不必紧张。可同时给予镇痛药处理，使疼痛得以缓解。

3. 维生素类与激素、局麻药配伍注射，主要是为了代替注射用水或生理盐水等稀释剂和减少额外的肌内注射操作，实际上维生素并无局部治疗作用。

4. 关节及关节周围注射治疗期间，应严格无菌操作，掌握安全有效的操作全过程，随时观察患者的反应。注射结束后，嘱患者平卧 15～20 分钟，如患者无异常反应方可离开。

5. 选用局麻药浓度不宜过高。一般情况下，利多卡因浓度不超过 0.5%，布比卡因浓度不超过 0.25% 为宜，根据注射部位不同，总容量应控制在 0.05～0.4mL/kg。

知识拓展

丹参及其有效成分对骨代谢的影响

丹参是唇形科鼠尾草属植物，又名赤参、紫丹参、红根等。为双子叶植物唇形科，其干燥根及根茎是一种中药。作为传统中药，丹参具有活血调经、祛瘀止痛、凉血消痈、清心除烦、养血安神的作用，是经典的活血化瘀中药。现代研究认为，丹参具有抗氧化、改善微循环、防止血栓等功能。有学者研究糖皮质激素型骨质疏松大鼠模型，发现丹参能促进骨髓间充质细胞向成骨细胞分化，并且增加成骨细胞的活性，提高体外培养的骨髓间充质干细胞（BMSCs）增殖速率，对 BMSCs 向成骨细胞分化有明确的诱导作用。试验表明，丹参可明显增加血清和骨痂中钙、锌的含量，降低骨折断端邻近骨组织中锌的含量，并认为丹参是通过提高骨痂中锌含量来加速骨痂组织生长和钙化过程。

目标检测

一、选择题

A1 型题

1. 大鱼际肌萎缩提示（　）
   A. 尺神经损伤　　　　B. 正中神经损伤　　　　C. 桡神经浅支损伤
   D. 桡神经深支损伤　　E. 尺神经运动支损伤

2. 右手示指主动屈曲受限，被动活动正常，其原因是（　）
   A. 指间关节损伤　　　B. 肌腱粘连或挛缩　　　C. 神经性麻痹
   D. 皮肤疤痕挛缩　　　E. 屈指肌腱痉挛

3. 腓总神经损伤可出现（　）

    A. 爪形手畸形   B. 垂腕手畸形   C. 猿手畸形

    D. 马蹄内翻畸形   E. 仰蹄畸形

4. 下列哪项与右手桡神经损伤无关（   ）

    A. 右手垂腕畸形   B. 右拇指不能背伸和外展

    C. 右手第 2～5 指掌指关节不能伸直   D. 右手虎口区感觉障碍

    E. 右拇指不能对掌

5. 石膏或夹板固定后，最应注意的是（   ）

    A. 松脱   B. 骨折再移位   C. 压迫性溃疡

    D. 血循环受阻   E. 石膏变形

6. 诊断骨、关节结核的辅助检查中最有实用价值的是（   ）

    A. CT   B. X 线平片   C. 结核菌素试验

    D. 血沉   E. 豚鼠接种

7. 在何种情况下可以排除骨折的可能性（   ）

    A. 无骨擦音及畸形   B. 无骨擦音及反常活动

    C. 无畸形及反常活动   D. 骨擦音、畸形及反常活动均无

    E. 以上均不是

8. 肱骨中下 1/3 交界处骨折时，患者最有可能出现哪些表现（   ）

    A. 前臂伸肌瘫痪"垂腕"，虎口处皮肤感觉障碍明显

    B. 屈腕能力减弱，环指和小指的远节指骨不能屈曲

    C. 屈腕能力减弱，拇指、示指不能屈曲，拇指不能对掌

    D. 拇指、示指、中指远节皮肤感觉障碍显著

    E. 各指不能相互靠拢，手内侧感觉丧失

9. Colles 骨折最有诊断意义的体征是（   ）

    A. 局部肿胀   B. 银叉状畸形   C. 局部压痛

    D. 反常活动   E. 骨擦音

A2 型题

10. 姜某，男，25 岁。2 个月前右腕部被摩托车挡风玻璃划伤。目前拇指无法对掌，5 指不能并拢，手部肌肉轻度萎缩，全手掌感觉障碍。最可能的损伤是（   ）

    A. 正中神经损伤   B. 尺神经损伤   C. 桡神经损伤

    D. 前臂内侧皮神经损伤   E. 正中神经与尺神经损伤

11. 塌方将一煤矿工人的骨盆部砸伤。3 小时后方被救出。查体：患者神志清，面色苍白，血压测不清。以下哪项检查是最有必要的（   ）

    A. 骨盆分离试验   B. 是否有腹膜刺激症状

    C. 腹部听诊   D. 腹腔诊断性穿刺

    E. 尿道口是否有血液滴出

A3 型题

(12～13 题共用题干)

崔某，女，34 岁。滑跌，右小腿出现疼痛，肿胀，稍有外旋畸形，足背感觉麻木，足趾不能背伸，但趾屈活动尚存在。X 线片示右胫骨下 1/3 骨折。

12. 最可能出现的并发症是（ ）

    A. 坐骨神经损伤　　　　B. 胫前神经损伤　　　　C. 胫后神经损伤

    D. 腓总神经损伤　　　　E. 腓浅神经损伤

13. 最有可能出现此神经损伤的骨折是（ ）

    A. 胫骨下 1/3 骨折　　　B. 胫骨中段骨折　　　　C. 腓骨中段骨折

    D. 胫骨平台骨折　　　　E. 腓骨颈骨折

二、问答题

1. 骨科理学检查的一般原则有哪些？

2. 骨折专有体征有哪些？

3. 骨折外固定的注意事项是什么？

第四十四章 骨 折

学习目标

1. 掌握：骨折的定义、分类、临床表现和治疗原则。
2. 熟悉：上下肢骨折的诊断、临床表现及治疗。
3. 了解：脊柱骨折和骨盆骨折的分类、治疗方法。
4. 具备对上下肢常见骨折初步的诊断、急救能力。

第一节 概 述

骨折定义为骨的完整性和连续性中断。

【病因】 骨折可由创伤和骨骼疾病所致，后者如骨髓炎、骨肿瘤所致骨质破坏，受轻微外力即发生的骨折，称为病理性骨折。

1. 直接暴力 暴力直接作用使受伤部位发生骨折，常伴有不同程度的软组织损伤。如车轮撞击小腿，于撞击处发生胫腓骨骨干骨折。

2. 间接暴力 暴力通过传导、杠杆、旋转和肌收缩使肢体远处发生骨折。如跌倒时以手掌撑地，依其上肢与地面的角度不同，暴力向上传导，可致桡骨远端骨折或肱骨髁上骨折。骤然跪倒时，股四头肌猛烈收缩，可致髌骨骨折。

3. 积累性劳损 长期、反复、轻微的直接或间接损伤可致使肢体某一特定部位骨折，如远距离行军易致第 2、3 跖骨及腓骨下 1/3 骨干骨折，称为疲劳性骨折。

【骨折的分类】

1. 根据骨折处皮肤、黏膜的完整性分类

（1）闭合性骨折 骨折处皮肤或黏膜完整，骨折端不与外界相通。

（2）开放性骨折 骨折处皮肤或黏膜破裂，骨折端与外界相通。骨折处的创口可由刀伤、枪伤由外向内形成，亦可由骨折端刺破皮肤或黏膜从内向外所致。如耻骨骨折伴膀胱或尿道破裂、尾骨骨折致直肠破裂均属开放性骨折。

2. 根据骨折的程度和形态分类

（1）不完全骨折 骨的完整性和连续性部分中断，按其形态又可分为：①裂缝骨折：骨质发生裂隙，无移位，多见于颅骨、肩胛骨等。②青枝骨折：多见于儿童，骨质和骨膜部分断裂，可有成角畸形。有时成角畸形不明显，仅表现为骨皮质劈裂，与青嫩树枝被折断时相似而得名。

（2）完全骨折 骨的完整性和连续性全部中断，按骨折线的方向及其形态可分为：①横形骨折：骨折线与骨干纵轴接近垂直。②斜形骨折：骨折线与骨干纵轴呈一定角度。③螺旋形骨折：骨折线呈螺旋状。④粉碎性骨折：骨质碎裂成三块以上；骨折线呈T形或Y形者，又称为T形或Y形骨折。⑤嵌插骨折：骨折块相互嵌插，多见于干骺端骨折，即骨干的坚质骨嵌插入骺端的松质骨内。⑥压缩性骨折：骨质因压缩而变形，多见于松质骨，如脊椎骨和跟骨。⑦凹陷性骨折：骨折片局部下陷，多见于颅骨。⑧骨骺分离：经过骨骺的骨折，骨骺的断面可带有数量不等的骨组织。

3. 根据骨折端稳定程度分类

（1）稳定性骨折 骨折端不易移位或复位后不易再发生移位者，如裂缝骨折、青枝骨折、横形骨折、压缩性骨折、嵌插骨折等。

（2）不稳定性骨折 骨折端易移位或复位后易再移位者，如斜形骨折、螺旋形骨折、粉碎性骨折等。

【骨折移位】大多数骨折骨折段均有不同程度的移位，常见有以下5种，并且常常几种移位可同时存在：①成角移位：两骨折段的纵轴线交叉成角，以其顶角的方向为准有向前、后、内、外成角；②侧方移位：以近侧骨折段为准，远侧骨折段向前、后、内、外的侧方移位；③缩短移位：两骨折段相互重叠或嵌插，使其缩短；④分离移位：两骨折段在纵轴上相互分离，形成间隙；⑤旋转移位：远侧骨折段围绕骨之纵轴旋转。

造成各种不同移位的影响因素为：①外界暴力的性质、大小和作用方向；②肌肉的牵拉作用，不同骨折部位由于肌肉起止点不同，肌肉牵拉造成不同方向移位；③骨折远侧段肢体重量的牵拉，可致骨折分离移位；④不恰当的搬运和治疗。

【临床表现】

1. 全身表现

（1）休克 骨折所致的休克主要原因是出血，特别是骨盆骨折、股骨骨折和多发性骨折，其出血量大者可达2000mL以上。严重的开放性骨折或并发重要内脏器官损伤时亦可导致休克。

（2）发热 骨折后一般体温正常。出血量较大的骨折，如股骨骨折、骨盆骨折，血肿吸收时可出现低热，但一般不超过38℃。开放性骨折，出现高热时，应考虑感染的可能。

2. 局部表现

（1）骨折的一般表现 为局部疼痛、肿胀和功能障碍。骨折时，骨髓、骨膜及周围组织血管破裂出血，在骨折处形成血肿，以及软组织损伤所致水肿，使患肢严重肿胀，甚至出现张力性水疱和皮下淤斑，由于血红蛋白的分解，可呈紫色、青色或黄色。

（2）骨折的特有体征 包括：①畸形：骨折段移位可使患肢外形发生改变，主要表现为缩短、成角或旋转畸形；②异常活动：正常情况下肢体不能活动的部位，骨折后出现不正常的活动；③骨擦音或骨擦感：骨折后，两骨折端相互摩擦时，可产生骨擦音或骨擦感。

具有以上三个骨折特有体征之一者，即可诊断为骨折。值得注意的是，有些骨折如裂缝骨折和嵌插骨折，可不出现上述三个典型的骨折特有体征，应常规进行 X 线拍片检查，以便确诊。

【现场急救】骨折急救的目的是用最为简单而有效的方法抢救生命、保护患肢、迅速转运，以便尽快得到妥善处理。

1. 抢救休克 首先检查患者全身情况，如处于休克状态，应注意保温，尽量减少搬动，有条件时应立即输液、输血。合并颅脑损伤处于昏迷状态者，应注意保持呼吸道通畅。

2. 包扎伤口 开放性骨折，伤口出血绝大多数可用加压包扎止血。大血管出血，加压包扎不能止血时，可采用止血带止血。最好使用充气止血带，并应记录所用压力和时间。

3. 妥善固定 固定是骨折急救的重要措施。凡疑有骨折者，均应按骨折处理。闭合性骨折者，急救时不必脱去患肢的衣裤和鞋袜，以免过多地搬动患肢，增加疼痛。若患肢肿胀严重，可用剪刀将患肢衣袖和裤脚剪开，减轻压迫。骨折有明显畸形，并有穿破软组织或损伤附近重要血管、神经的危险时，可适当牵引患肢，使之变直后再行固定。

4. 迅速转运患者 经初步处理，妥善固定后，应尽快地转运至就近的医院进行治疗。

【治疗原则】骨折的治疗有三大原则，即复位、固定和康复治疗。

1. 复位 是将移位的骨折段恢复正常或近乎正常的解剖关系，重建骨的支架作用。它是治疗骨折的首要步骤，也是骨折固定和康复治疗的基础。早期正确的复位，是骨折愈合过程顺利进行的必要条件。

2. 固定 即将骨折维持在复位后的位置，使其在良好对位情况下达到牢固愈合，是骨折愈合的关键。

3. 康复治疗 是在不影响固定的情况下，尽快地恢复患肢肌、肌腱、韧带、关节囊等软组织的舒缩活动。

第二节 上肢骨折

一、锁骨骨折

【应用解剖】锁骨是上肢与躯干的连接和支撑装置，呈 S 形。近端与胸骨柄形成胸锁关节，远端与肩峰形成肩锁关节。外侧有喙锁韧带固定锁骨。

【病因与分类】锁骨骨折好发于青少年，多为间接暴力引起。直接暴力常由胸上方撞击锁骨，导致粉碎性骨折，但较少见。锁骨骨折若移位明显，可引起臂丛神经损伤。骨折更多发生在锁骨中段。锁骨外端骨折常因肩部的重力作用，使骨折远端向下移位，近端则向上移位，移位程度较大者，应怀疑喙锁韧带损伤。锁骨中段骨折后，由于胸锁乳突肌的牵拉，近折端可向上、后移位，远折端则由于上肢的重力作用及胸大肌上份肌束的牵拉，使骨折远折端向前、下移位，并有重叠移位。儿童锁骨骨折多为青枝骨折，成人多为斜形、粉碎形骨折。

【临床表现和诊断】 骨折后，出现肿胀、淤斑，肩关节活动使疼痛加重。患者常用健手托住肘部，减少肩部活动引起的骨折端移动而导致的疼痛，头部向患侧偏斜，以减轻因胸锁乳突肌牵拉骨折近端活动而导致疼痛。检查时，可扪及骨折端，有局限性压痛，有骨摩擦感。根据物理检查和症状，可对锁骨骨折做出正确诊断。在无移位或儿童的青枝骨折时，单靠物理检查有时难以做出正确诊断，上胸部的正位 X 线拍片是不可缺少的检查方法。锁骨后有臂丛神经及锁骨下血管经过，若暴力作用强大，骨折移位明显，局部肿胀严重，还应仔细检查上肢的神经功能及血供情况，以便对锁骨骨折合并神经、血管损伤做出正确诊断。

【治疗】

（1）儿童的青枝骨折及成人的无移位骨折可不做特殊治疗。仅用三角巾悬吊患肢3~6周即可开始活动。

（2）有移位的中段骨折，采用手法复位，横形"8"字绷带固定。术后严密观察双侧上肢血循环及感觉运动功能，若出现肢体肿胀、麻木，表示固定过紧，应及时放松固定。

（3）在以下情况时，可考虑行切开复位内固定：①患者不能忍受"8"字绷带固定的痛苦；②复位后再移位，影响外观；③合并神经、血管损伤；④开放性骨折；⑤陈旧骨折不愈合；⑥锁骨外端骨折，合并喙锁韧带断裂。切开复位时，应根据骨折部位、骨折类型及移位情况选择钢板、螺钉或克氏针固定。在选用钢板时，要按锁骨形状进行预弯处理，并应将钢板放在锁骨上方，尽量不放在前方。

二、肱骨干骨折

【应用解剖】 肱骨外科颈下 1~2cm 至肱骨髁上 2cm 段内的骨折称为肱骨干骨折。在肱骨干中下 1/3 段后外侧有桡神经沟，有由臂丛神经后束发出的桡神经经内后方紧贴骨面斜向外前方进入前臂，此处骨折容易发生桡神经损伤。

【病因与分类】 肱骨干骨折可由直接暴力或间接暴力引起。直接暴力常由外侧打击肱骨干中段，致横形或粉碎形骨折。间接暴力常由于肘部着地或手部着地，暴力向上传导，加上身体倾倒所产生的剪式应力，导致中下 1/3 骨折。有时可因"掰腕"等运动，也可导致中下 1/3 骨折，多为斜形或螺旋形骨折。

【临床表现和诊断】 上臂可出现疼痛、肿胀、畸形、皮下淤斑，上肢活动障碍。检查可发现异常活动，骨摩擦感。X 线拍片可确定骨折的类型、移位方向。

若合并桡神经损伤，可出现垂腕，各手指掌指关节不能背伸，拇指不能伸，前臂旋后障碍，虎口区皮肤感觉减退或消失。

【治疗】 大多数肱骨干横形或短斜形骨折可采用非手术方法治疗，无论是手法复位外固定，还是切开复位内固定，术后均应早期进行康复治疗。

三、肱骨髁上骨折

【应用解剖】肱骨髁上骨折是指肱骨干与肱骨髁的交界处发生的骨折。肱骨干轴线与肱骨髁轴线之间有 30°~50°的前倾角，这是肱骨髁上容易发生骨折的解剖因素。在肱骨髁前、内侧，有肱动脉、正中神经经过。在神经、血管束的前面有坚韧的肱二头肌腱膜，后方为肱骨，骨折后神经、血管易受到损伤。在肱骨髁儿童若发生髁上骨折则因骺板受创损伤而在后期出现肘内翻或外翻畸形。肱骨髁上骨折多发生于 10 岁以下儿童，根据暴力的不同和骨折移位的方向，可分为屈曲型和伸直型。以伸直型多见。

（一）伸直型肱骨髁上骨折

【病因】多为间接暴力引起。当跌倒时，肘关节处于伸直或半屈位，掌部着地，使肱骨干与肱骨髁交界处发生骨折。常常是近折端向前下移位，远折端向上移位。如果在跌倒时，同时遭受侧方暴力，可发生尺侧或桡侧移位。

【临床表现和诊断】有手着地受伤史，肘部出现疼痛、肿胀、突出并处于半屈位，应想到肱骨髁上骨折的可能。局部检查明显压痛，有骨摩擦音及反常活动，肘前方可扪到骨折断端，肘后三角关系正常。要注意有无神经、血管损伤，要特别注意观察前臂肿胀程度，有无桡动脉搏动，手部的感觉及运动功能等。肘部正、侧位 X 线拍片，不仅能确定骨折的存在，更重要的是准确判断骨折移位情况，为选择治疗方法提供依据。必要时摄对侧肘关节正侧位以进行对比。

【治疗】

1. 手法复位外固定 受伤时间短，局部肿胀轻，没有血运障碍者，可进行手法复位外固定。切忌反复牵拉复位。

2. 手术治疗 在出现手法复位失败，有较小的创口且污染减轻，有神经、血管损伤等情况时，可选择手术治疗。

3. 康复治疗 无论手法复位外固定，还是切开复位内固定，术后均应严密观察肢体血循环及手的感觉、运动功能。并抬高患肢，早期进行手指及腕关节屈伸活动，有利于减轻水肿。4~6 周后可进行肘关节屈伸活动。

凡进行手术切开复位、内固定确切的患者，术后 2 周即可开始肘关节活动。

（二）屈曲型肱骨髁上骨折

【病因】多为间接暴力引起。跌倒时，肘关节处于屈曲位，肘后方着地，暴力向上传导至肱骨下端导致骨折。

【临床表现与诊断】受伤后，局部肿胀，疼痛，肘后凸起，皮下淤斑。检查可发现肘上方压痛，后方可扪到骨折端。X 线摄片可见典型的骨折移位，即远折端向前上移位，近折端向后下移位，骨折线呈由前上斜向后下的斜形骨折。骨折可出现尺侧或桡侧移位。很少合并神经、血管损伤。

【治疗】治疗的基本原则与伸直型肱骨髁上骨折相同。

四、前臂双骨折

【应用解剖】前臂骨由尺骨及桡骨组成。尺骨近端的鹰嘴窝与肱骨滑车构成肱尺关节。桡骨小头与肱骨小头构成肱桡关节。尺桡骨之间由坚韧的骨间膜相连。前臂处于中立位时，骨间膜最紧张，处于旋转位时较松弛。骨间膜的纤维方向呈由尺侧下方斜向桡侧上方，当单一尺骨或桡骨骨折时，暴力可由骨间膜传导到另一骨干，引起不同平面的双骨折，或发生一侧骨干骨折，另一骨的上端或下端脱位。当骨折时，由于肌肉的牵拉，常导致复位时十分困难。

【病因与分类】尺、桡骨干骨折可由直接、间接、扭转等暴力引起。

【临床表现和诊断】前臂可出现疼痛、肿胀、畸形及功能障碍。检查可发现骨摩擦音及反常活动。X线检查应包括邻近的肘关节或腕关节，以确定骨折的部位、骨折类型及移位方向，以及是否合并有桡骨头脱位或尺骨小头脱位。尺骨上1/3骨干骨折合并桡骨小头脱位，称为孟氏骨折；桡骨干下1/3骨折合并尺骨小头脱位，称为盖氏骨折。

【治疗】

1. 手法复位外固定 尺、桡骨骨干双骨折可发生多种移位，如重叠、成角、旋转及侧方移位等。若治疗不当可发生尺、桡骨交叉愈合，影响旋转功能。因此治疗的目标除了良好的对位、对线以外，特别注意防止畸形和旋转。手法复位成功后可采用小夹板固定。

2. 切开复位内固定的手术指征 ①手法复位失败；②受伤时间较短、伤口污染不重的开放性骨折；③合并神经、血管、肌腱损伤；④同侧肢体有多发性损伤；⑤陈旧骨折畸形愈合或不愈合。

3. 康复治疗 无论何种手术治疗，术后均应抬高患肢，密切观察肢体肿胀程度、感觉、运动功能及血运情况，警惕骨筋膜室综合征的发生。术后2周即开始练习手指屈伸活动和腕关节活动。4周以后开始练习肘、肩关节活动。8~10周后拍片证实骨折已愈合，才可进行前臂旋转活动。切开复位内固定术后即可康复锻炼。

五、桡骨远端骨折

【应用解剖】桡骨远端骨折是指距桡骨下端关节面3cm以内的骨折。这个部位是松质骨与密质骨的交界处，为解剖薄弱处，一旦遭受外力，容易骨折。桡骨下端关节面由背侧向掌侧、由桡侧向尺侧，分别形成掌倾角（10°~15°）和尺倾角（20°~25°）。桡骨茎突尺侧与尺骨小头桡侧构成尺桡下关节，与尺桡上关节一起，构成了前臂旋转活动的解剖学基础。

【病因与分类】多为间接暴力引起。身体跌倒时，手部着地，暴力向上传导，发生桡骨下端骨折。根据受伤的机制不同，可分为伸直型骨折、屈曲型骨折。

【临床表现和诊断】

1. 伸直型骨折 多为前臂旋前、腕关节处于背伸位、手掌着地时受伤。伤后除有局部疼痛、肿胀，检查局部压痛明显，腕关节活动受限外，可出现典型畸形姿势，即侧面看呈"银叉"状畸形，正面看呈"枪刺样"畸形。X线片可见骨折远端向桡、背侧移位，近端向掌侧移位。可同时伴有下尺桡关节脱位及尺骨茎突骨折。

2. 屈曲型骨折　多由于跌倒时，腕关节屈曲、手背着地受伤所引起。较伸直型骨折少见。受伤后，腕部下垂，局部肿胀，腕背侧皮下淤斑，腕部活动受限。检查局部有明显压痛。X线拍片可发现典型移位，近折端向背侧移位，远折端向掌侧、桡侧移位。可合并下尺桡关节损伤、尺骨茎突骨折和三角纤维软骨损伤。

【治疗】

1. 伸直型骨折　以手法复位外固定治疗为主，部分需要手术治疗，术后均应早期进行手指屈伸活动。

(1) 手术指征　严重粉碎骨折移位明显，桡骨下端关节面破坏。手法复位失败，或复位成功，但外固定不能维持复位。

(2) 方法　多经腕掌桡侧切口暴露骨折端，在直视下复位，解剖锁定板钢针固定。

2. 屈曲型骨折　基本原则同伸直型骨折。

第三节　下肢骨折及关节损伤

一、股骨颈骨折

【应用解剖】股骨头、颈是髋关节重要组成之一，是躯干与下肢的重要连接装置及承重结构。股骨颈的长轴线与股骨干纵轴线之间形成颈干角，为110°～140°，平均127°，若颈干角变大，为髋外翻，变小为髋内翻。由于颈干角改变，容易导致骨折和关节软骨退变，发生创伤性关节炎。矢状位上股骨颈的长轴线与股骨干的纵轴线也不在同一平面上，股骨颈有向前成角、平均12°～15°的前倾角。在髋部手术时应注意此角的存在。

成人股骨头的血液供应有多种来源：①股骨头圆韧带内的小凹动脉，提供股骨头凹部的血液循环；②股骨干滋养动脉升支，沿股骨颈进入股骨头；③旋股内、外侧动脉的分支，是股骨头、颈的重要供给动脉。旋股内侧动脉发自股深动脉，在股骨颈基底部关节囊滑膜反折处，分为骺外侧动脉、干骺端上侧动脉和干骺端下侧动脉进入股骨头。骺外侧动脉供应股骨头4/5～2/3区域的血液循环，是股骨头最主要的供血来源。旋股内侧动脉损伤是导致股骨头缺血坏死的主要原因。

【病因与分类】股骨颈骨折多数发生在中、老年人，与骨质疏松导致的骨质量下降有关。当遭受轻微扭转暴力则可发生骨折。

1. 按骨折线部位分类

(1) 股骨头下骨折　骨折线位于股骨头下，股骨头仅靠小凹动脉提供少量的血液供应，致使股骨头严重缺血，故发生股骨头缺血坏死的机会很大。

(2) 经股骨颈骨折　骨折线位于股骨颈中部，股骨头亦有明显供血不足，易发生股骨头缺血坏死，或骨折不愈合。

(3) 股骨颈基底骨折 骨折线位于股骨颈与大、小转子间连线处。因为有旋股内、外侧动脉分支吻合组成的动脉环提供血循环，所以对骨折部血液供应的干扰较小，骨折容易愈合。

2. 按 X 线表现分类

(1) 内收骨折 两侧髂嵴连线与远端骨折线的夹角称为 Pauwells 角，大于 50°，为内收骨折。由于骨折面接触较少，容易再移位，故属于不稳定性骨折。Pauwells 角越大，骨折端所遭受的剪切力越大，骨折越不稳定。

(2) 外展骨折 Pauwells 角小于 30°，为外展骨折。由于骨折面接触多，不容易再移位，故属于稳定性骨折。但若处理不当，也可发生移位，成为不稳定骨折。

【临床表现与诊断】中老年人有摔倒受伤史，伤后感髋部疼痛，下肢活动受限，不能站立和行走，应高度怀疑股骨颈骨折。有时伤后并不立即出现活动障碍，仍能行走，但数天后，髋部疼痛加重，逐渐出现活动后疼痛更加重，甚至完全不能行走，常说明受伤时可能为稳定骨折，以后发展为不稳定骨折而出现功能障碍。检查时可发现患肢出现外旋畸形，一般在 45°～60°之间。若外旋畸形达到 90°，应高度怀疑有转子间骨折。局部很少出现肿胀及淤斑，可出现局部压痛及轴向叩击痛，患肢短缩。X 线正侧位检查可明确骨折的部位、类型、移位情况，是选择治疗方法的重要依据，必要时行 CT 检查。

【治疗】

1. 非手术疗法 无明显移位的骨折，外展型或嵌入型等稳定性骨折，年龄过大，全身情况差，或合并有严重心、肺、肾、肝等功能障碍者，选择非手术方法治疗。3 个月后，骨折已基本愈合，可逐渐扶双拐下地，患肢不负重行走。6 个月后，骨已牢固愈合，可逐渐弃拐行走。

2. 手术疗法

(1) 手术指征 ①内收型骨折和有移位的骨折，由于难以用手法复位、牵引复位等方法使其变成稳定骨折，应采用手术切开复位，内固定术治疗；②65 岁以上老年人的股骨头下型骨折，由于股骨头的血循环已严重破坏，头的坏死发生率很高，再加上患者的全身情况不允许长期卧床，应采用手术方法治疗；③青少年的股骨颈骨折应尽量达到解剖复位，也应采用手术方法治疗；④由于早期误诊、漏诊，或治疗方法不当，导致股骨颈陈旧骨折不愈合，影响功能的畸形愈合，股骨头缺血坏死，或合并髋关节骨关节炎，应采用手术方法治疗。

(2) 手术方法 ①闭合复位内固定；②切开复位内固定；③人工关节置换术。

(3) 术后处理 手术后第二天，即可在床上起坐，活动膝、踝关节。3 个月内扶双拐下地不负重行走。术后 3 个月后可扶拐部分负重行走，骨愈合后可弃拐负重行走。对于人工关节置换术者可在术后 1 周开始下地活动。

二、股骨转子间骨折

【应用解剖】股骨上端上外侧为大转子，下内侧为小转子。转子间处于股骨干与股骨颈的交界处。

【病因与分类】大、小转子间位于股骨颈与股骨干的交界处是承受剪切应力最大的部位，转子间骨折多为间接暴力引起。好发于中老年骨质疏松患者。在跌倒时，患肢在过度外展或内收位着地时发生骨折。

【临床表现和诊断】转子部位出现疼痛、肿胀、淤斑，患肢活动障碍。检查发现转子间压痛，下肢外旋畸形明显，可达90°。测量可发现下肢短缩。X线摄片可明确骨折的类型及移位情况。

【治疗】多采取手术治疗，以闭合式切开复位，髓内固定为主。可以早日活动，避免并发症，减少死亡率。

三、股骨干骨折

【应用解剖】股骨干骨折是指转子下、股骨髁上这一段骨干的骨折。股骨干是人体最粗、最长、承受应力最大的管状骨。切开复位时，常以股骨嵴作为复位的标志。股骨干血运丰富，骨折处不仅营养血管破裂出血，且周围肌肉肌支也常被撕破出血，故局部出血量较大，严重时可引起休克。

【病因与分类】本病多数骨折由强大的直接暴力所致，一部分骨折由间接暴力所致。前者多引起横断或粉碎性骨折且伴有严重的软组织损伤，而后者多引起斜面或螺旋形骨折。儿童的股骨干骨折可能为不全或青枝骨折；成人股骨干骨折后，内出血可达500~1000mL。本病可分为以下3种情况的骨折：①股骨干上1/3骨折时，骨折近段因受髂腰肌，臀中、小肌及外旋肌的作用，而产生屈曲、外展及外旋移位；远骨折段则向后上、内移位。②股骨干中1/3骨折时，骨折端移位，无一定规律性，视暴力方向而异，若骨折端尚有接触而无重叠时，由于内收肌的作用，骨折向外成角。③股骨干下1/3骨折时，由于膝后方关节囊及腓肠肌的牵拉，骨折远端多向后倾斜，有压迫或损伤动、静脉的危险，而骨折近端内收向前移位。

要高度注意有无休克的发生，应对患者的全身情况做出准确判断。

【治疗】

1. 非手术疗法 对于儿童骨折患者可采用手法复位、小夹板固定及皮肤牵引。

2. 手术疗法

(1) 手术治疗的指征 ①非手术疗法失败；②同一肢体或其他部位有多处骨折；③合并神经血管损伤；④老年人的骨折，不宜长期卧床者；⑤陈旧骨折不愈合或有功能障碍的畸形愈合；⑥无污染或污染很轻的开放性骨折。

(2) 手术治疗方法 闭合式切开复位内固定术，固定物多采用钢板、髓内钉、外固定架等。

四、髌骨骨折

【应用解剖】髌骨位于膝关节前方，股骨的下端前面，是人体内最大的籽骨，包埋于股四头肌腱内，为三角形的扁平骨。

【病因与分类】暴力直接作用于髌骨，如跌倒时跪地，髌骨直接受力而发生骨折。直接暴力常致髌骨粉碎骨折；肌牵拉暴力常致髌骨横形骨折。髌骨骨折为关节内骨折。若修复不好，可导致创伤性关节炎或膝关节活动受限。

【临床表现及诊断】伤后膝前肿胀，有时可扪及骨折分离出现的凹陷。膝关节的正、侧位 X 线片可明确骨折的部位、类型及移位程度，必要时做 CT 检查。

【治疗】无移位的髌骨骨折采用非手术方法治疗。有移位的横形骨折，如果移位在 0.3cm 以内，可采用非手术方法治疗，移位超过 0.3cm 的应手术治疗，采用切开复位张力带钢丝固定，或钢丝捆扎固定，术后可早期膝关节活动。

五、胫骨平台骨折

【应用解剖】胫骨上端与股骨下端接触的面为胫骨平台，有两个微凹的凹面，并有内侧或外侧半月板增强凹面，与股骨髁的相对面形成运动轨迹，并增加膝关节的稳定性。

【病因与分类】胫骨平台骨折可由间接暴力或直接暴力引起。高处坠落伤时，力的传导由足沿胫骨向上，坠落的加速度又使体重的力向下传导，共同作用于膝部，同时由于侧方倒地产生的扭转力，导致胫骨内侧或外侧平台塌陷骨折。当暴力直接打击膝内侧或外侧时，导致外侧或内侧平台骨折或韧带损伤。

胫骨平台骨折的常见分型为 Schatzker 分型，共分为以下 6 型：

Ⅰ型：外侧平台劈裂骨折，常伴外侧半月板撕裂。

Ⅱ型：外侧平台劈裂骨折，关节面压痛多见。

Ⅲ型：外侧平台单纯压缩骨折。

Ⅳ型：内侧平台骨折，常合并膝关节脱位、血管损伤。

Ⅴ型：双侧平台骨折，易合并血管、神经损伤。

Ⅵ型：双侧平台骨折加胫骨干与干骺端分离，为粉碎爆裂骨折，常合并严重的局部软组织损伤、血管神经损伤和筋膜室综合征。

Ⅳ～Ⅵ型多为高能量损伤。

【临床表现和诊断】除有骨折表现外，要重点观察有无局部软组织损伤、血管神经损伤情况，并及时发现并预防筋膜室综合征的发生。影像学检查除常规摄 X 线外，常要行 CT、MRI 检查，必要时做血管造影检查。

【治疗】胫骨平台骨折的治疗以恢复关节面的平整和韧带的完整性，保持膝关节活动为目的。

1. Ⅰ型单纯劈裂骨折若无明显移位，采用下肢外固定固定 4～6 周。如移位明显，应切开复位，以保持关节面的平滑和恢复侧副韧带张力为目的。

2. Ⅱ型应撬起塌陷的骨块，恢复关节面平滑，同时植骨，以维持塌陷骨块的复位位置，并内固定。

3. Ⅲ型胫骨髁中央的塌陷骨折，由于不是重要负重区，在 1cm 以内的塌陷，只需用下肢石膏固定 4～6 周，即可开始功能训练。若骨折块塌陷超过 1cm 或有膝关节不稳定者，应行手术切开复位，撬起骨折块，在骨折块下植骨，并做内固定。

4. 无移位的胫骨内侧平台骨折只需石膏固定4～6周即可进行功能训练。如伴有骨折塌陷者，合并交叉韧带损伤者，应切开复位，恢复平台的平整及交叉韧带张力，或重建交叉韧带。骨折块复位后遗留的间隙，要植骨充填并做内固定，术后用石膏固定4～6周。

5. 对于第Ⅴ型骨折，为不稳定骨折，切开复位内固定。

6. 第Ⅵ型骨折切开复位解剖钢板固定。若内固定确实可靠，可在术后早期功能锻炼。

六、胫腓骨干骨折

【应用解剖】胫骨干横切面呈三棱形，在中、下1/3交界处，变成四边形。在三棱形和四边形交界处是骨折的好发部位。胫骨上1/3骨折，可致胫后动脉损伤，引起下肢严重血运障碍，甚至缺血坏死。小腿的肌筋膜与胫骨、腓骨和胫腓骨间膜一起构成四个筋膜室。由于骨折后骨髓腔内出血，或肌肉损伤出血，或血管损伤出血，都可引起骨筋膜室高压，导致肌缺血坏死，后期成纤维化，将严重影响下肢功能。胫骨的营养血管从胫骨干上、中1/3交界处进入骨内，在中、下1/3的骨折使营养动脉损伤，供应下1/3段胫骨的血循环显著减少；同时下1/3段胫骨几乎无肌肉附着，由胫骨远端获得的血循环很少，因此下1/3段骨折易发生延迟愈合或不愈合。腓骨颈骨折后发生移位可引起腓总神经损伤。

【病因与分类】由于胫腓骨表浅，又是负重的主要骨，易遭受直接暴力损伤，可引起胫腓骨同一平面的横形、短斜形或粉碎形骨折。而间接暴力引起的胫腓骨骨折往往不在同一平面上。

胫腓骨骨干骨折可分为三种类型：①胫腓骨干双骨折；②单纯胫骨干骨折；③单纯腓骨骨折。临床上以胫腓骨干双骨折为最多见。

【治疗】胫腓骨骨干骨折的治疗目的是矫正成角和旋转畸形，恢复胫骨上、下关节面的平行关系，恢复肢体长度。无移位的胫腓骨干骨折采用小夹板或石膏固定。有移位的胫腓骨骨折多采用闭合或切开复位内固定。若软组织损伤严重时，可采用外固定架固定。

不稳定的胫腓骨干双骨折在以下情况时，采用切开复位内固定：①手法复位失败；②严重粉碎性骨折或双段骨折；③污染不重，受伤时间较短的开放性骨折。

单纯腓骨干骨折，若不伴有胫腓上、下关节分离，亦不需特殊治疗。为减少下地活动时疼痛，用石膏固定3～4周。

七、踝部骨折

【应用解剖】踝关节由胫骨远端、腓骨远端和距骨体构成。较内踝略偏后，外踝与内踝不在同一冠状面上，外踝远端较内踝远端和后方低1cm左右。正常情况下，踝关节活动度为背屈20°～30°、跖屈45°～50°的活动度。踝关节的内翻及外翻活动主要发生在距下关节，内翻30°，外翻30°~35°。

【病因与分类】踝部骨折多为间接暴力引起，大多数是踝跖屈扭伤所致。由于间接暴力的大小、作用方向、踝足所处的姿势各不相同，因此发生不同类型的骨折。有时暴力直接打击也可发生复杂性骨折。

1. Ⅰ型内翻内收型 当踝关节在极度内翻位受伤时（旋后），暴力作用通过外侧副韧带传导至外踝，引起胫腓下韧带平面以下的外踝骨折。如果暴力作用很大，并未因外踝骨折而衰减，继续传导至距骨，致使其撞击内踝，引起内踝自下而上的斜形骨折。

2. Ⅱ型分为两个亚型 ①外翻外展型：踝关节极度外翻位时，暴力经内侧副韧带，牵拉内踝使之发生骨折。若暴力作用继续传导，距骨极度外翻撞击外踝和后踝，使外踝发生由下而斜向上外的斜形骨折，并同时发生后踝骨折，骨折多在胫腓下韧带平面。②内翻外旋型：暴力作用于外踝，首先导致外踝粉碎性骨折和后踝骨折，但胫腓下韧带完整。暴力继续传导，踝外旋力量使内侧副韧带牵拉内踝，导致内踝撕脱骨折。Ⅱ型骨折均为三踝骨折。胫腓下韧带完整，不发生踝关节脱位是此型骨折的特征。

3. Ⅲ型外翻外旋型 踝关节遭受外翻（旋前）暴力时，使内侧副韧带紧张，导致内踝撕脱骨折。若暴力作用不衰减，使距骨撞击外踝，导致胫腓下韧带断裂，发生胫腓下关节分离。若暴力继续作用，经胫腓骨间膜传导，引起胫腓下韧带平面以上腓骨的斜形或粉碎形骨折，有时暴力传导可达腓骨上端，发生高位腓骨骨折。

4. 垂直压缩型 常为高处跌落时胫骨下端受距骨垂直方向的压力，而发生塌陷型骨折。根据受伤时踝关节伸屈的角度不同，压缩重点部位可在胫骨下端的前缘、中部及后缘。常同时伴有腓骨下端的粉碎性骨折或斜形骨折。

【临床表现和诊断】受伤后，踝部肿胀明显，有淤斑，出现内翻或外翻畸形，活动障碍。检查可在骨折处扪到局限性压痛。踝关节正位、侧位X线片可明确骨折的部位、类型、移位方向。对第Ⅲ型骨折，需检查腓骨全长，若局部有压痛，应摄X线片，以明确诊断。

【治疗】踝关节结构复杂，暴力作用的机制及骨折类型也较多样，治疗的原则是在充分认识损伤特点的基础上，以恢复踝关节的结构及稳定性为原则。如果不对损伤机制、移位方向、踝关节稳定性等多种因素进行详细分析，则可能为今后的治疗及功能恢复带来困难。无移位的和无胫腓下关节分离的单纯内踝或外踝骨折，在踝关节内翻（内踝骨折时）或外翻（外踝骨折时）位石膏固定6~8周，固定期可进行功能锻炼。有移位的内踝或外踝单纯骨折，由于骨折块移位导致附着的韧带松弛，手法复位成功难以维持韧带张力，故应切开复位，螺钉内固定。胫腓下关节分离常在内、外踝损伤时出现，应首先手术修复内、外侧副韧带，复位、固定骨折，才能使胫腓下关节稳定，并用螺钉固定胫腓下关节。

Ⅰ型骨折为双踝骨折，为恢复韧带的张力，一般均应行切开复位，松质骨螺钉内固定8~12周。

Ⅱ型骨折为三踝骨折，内踝骨折采用松质骨螺钉，外踝骨折常需用钢板固定。影响胫骨1/3~1/4关节面的后踝骨折也需用松质骨螺钉或支持钢板内固定。

Ⅲ型骨折除需对内踝行切开复位、内固定外，外踝或腓骨骨折也应行钢板螺钉内固定，固定腓骨能保证胫腓下端稳定性。

垂直压缩性骨折需切开复位内固定或外固定架固定配合简单的内固定。

八、跟骨骨折

每只足由 26 块骨（不包括籽骨）组成并由韧带、关节连结成为一个整体。在足底有内纵弓、外纵弓和前面的横弓，这是维持身体平衡的重要结构。足骨具有弹性，以吸收震荡、负重，完成行走、跑跳等动作。足部骨折若破坏了这一结构，将带来严重功能障碍。因此足部骨折的治疗目的是最大限度恢复正常的解剖关系和生理功能。

【应用解剖】跟骨是足骨中最大的骨，以松质骨为主，呈长而略有弓形。跟骨骨折，塌陷，将使足底三点负重关系发生改变，引起步态的改变和足的弹性、减震功能降低，影响行走和负重。

【病因与分类】由高处坠落，足跟着地是跟骨发生骨折的主要原因。根据骨折是否影响距骨下关节，分为两类：

1. 不波及距骨下关节的跟骨骨折　①跟骨前端骨折，仅波及跟骰关节；②跟骨结节垂直骨折；③载距突骨折；④跟骨结节的鸟嘴状骨折。

2. 波及距骨下关节的骨折　①垂直压缩骨折，跟骨后关节面被距骨所传导的垂直暴力作用，使跟骨发生压缩或塌陷；②单纯剪切暴力骨折，剪切暴力使跟骨发生骨折；③剪切和挤压暴力骨折，骨折的跟骨除有前后两块外，前骨块有纵形裂开，在跖侧面还形成三角形骨块和跗骨窦处的柱状骨块；④粉碎骨折，跟骨的前、后及关节面均发生多数骨折。

【临床表现与诊断】坠落伤后出现跟部疼痛、肿胀、皮下瘀斑、足底扁平及局部畸形。跟部有局限性压痛，跟骨横径较健侧增宽，应怀疑有跟骨骨折。踝关节正位、侧位、斜位和跟骨轴位拍片，可明确骨折的类型、移位程度。CT 检查有助于了解骨折的类型，指导确定手术方案。

【治疗】跟骨骨折的治疗原则是恢复距下关节的对位关系和跟骨结节关节角，维持正常的足弓高度和负重关系。无移位的跟骨骨折可采用外固定 4~6 周。有移位的骨折可采用闭合或切开复位内固定能取得较为满意的疗效。对于功能差、症状严重、负重困难者，最后选择距骨下关节融合术或三关节融合术。

第四节　脊柱骨折

中柱和后柱骨折时刻并发脊髓或马尾神经损伤，特别是颈椎骨折–脱位合并有脊髓损伤者，据报告最高可达 70%，能严重致残甚至丧失生命。

每块脊椎骨由椎体与附件两部分组成。临床将整个脊柱分成前、中、后三柱。中柱和后柱包裹了脊髓和马尾神经，中柱和后柱骨折时并发脊髓或马尾神经损伤。由于胸腰段脊柱（T_{10}~L_2）处于两个生理弧度的交汇处，是应力集中之处，因此以胸腰段脊柱骨折最常见，脊柱骨折占全身骨折的 5% ~6% 。

【病因和分类】暴力是引起脊柱骨折的主要原因。

1. 胸腰椎骨折的分类

（1）单纯性楔形压缩性骨折 这是脊柱前柱损伤的结果。该型骨折不损伤中柱，脊柱仍保持其稳定性。此类骨折通常为高空坠落伤，足、臀部着地，身体猛烈屈曲，产生了椎体前半部压缩。

（2）稳定性爆破型骨折 这是脊柱前柱和中柱损伤的结果。通常亦为高空坠落伤，足、臀部着地，脊柱保持垂直，胸腰段脊柱的椎体受力最大，因挤压而破碎，由于不存在旋转力量，脊柱的后柱则不受影响，因而仍保留了脊柱的稳定性，但破碎的椎体与椎间盘可以突出于椎管前方，损伤了脊髓而产生神经症状。

（3）不稳定性爆破型骨折 这是前、中、后三柱同时损伤的结果。由于脊柱不稳定，会出现创伤后脊柱后突和进行性神经症状。

（4）Chance 骨折 为椎体水平状撕裂性损伤。从高空仰面落下，着地时背部被物体阻挡，使脊柱过伸，前纵韧带断裂，椎体横形裂开，棘突互相挤压而断裂，可以发生上一节椎体向后移位。这种骨折也是不稳定性骨折，临床上比较少见。

（5）屈曲 - 牵拉型损伤 屈曲轴在前纵韧带的后方。前柱部分因压缩力量而损伤，而中、后柱则因牵拉的张力力量而损伤；中柱部分损伤形成后纵韧带断裂；后柱部分损伤表现为脊椎关节囊破裂、关节突脱位、半脱位或骨折。这类损伤往往是潜在性不稳定型骨折，原因是黄韧带、棘间韧带和棘上韧带都有撕裂。

（6）脊柱骨折 - 脱位 又名移动性损伤。在强大暴力作用下，椎管的对线对位已经完全被破坏，在损伤平面，脊椎沿横面产生移位。通常三个柱均毁于剪力。损伤平面通常通过椎间盘，同时还有旋转力量的参与，因此脱位程度重于骨折。当关节突完全脱位时，下关节突移至下一节脊椎骨的上关节突的前方，互相阻挡，称关节突交锁。这类损伤极为严重，脊髓损伤难免，预后差。

2. 颈椎骨折的分类

（1）屈曲型损伤 这是前柱压缩、后柱牵张损伤的结果。常见的有：①前方半脱位（过屈型扭伤）：这是脊椎后柱韧带破裂的结果，有完全性与不完全性两种。完全性的棘上韧带、棘间韧带，甚至脊椎关节囊和横韧带都有撕裂，而不完全性的则仅有棘上韧带和部分性棘间韧带撕裂。这种损伤可以有 30% ~50% 的迟发性脊椎畸形及四肢瘫痪发生率，因此是一种隐匿型颈椎损伤。②双侧脊椎间关节脱位：因过度屈曲后中、后柱韧带断裂，暴力使脱位的脊椎关节突超越至下一个节段小关节的前方与上方。椎体脱位程度至少要超过椎体前后径的 1/2，脱位椎体的下关节突移位于下一个节段上关节突的前方。部分病例可有小关节突骨折，但一般骨折片较小，临床意义不大，该类病例大都有脊髓损伤。③单纯性楔形（压缩性）骨折：较为多见。X 线侧位片为椎体前缘骨皮质嵌插成角，或为椎体上缘终板破裂压缩，同时不同程度后方韧带结构破裂，该种情况多见于骨质疏松者。

（2）垂直压缩所致损伤 暴力系经 Y 轴传递，无过屈或过伸力量，例如高空坠物或高台跳水。分型为：①第一颈椎双侧性前、后弓骨折：又名Jefferson骨折，X线片上很难发现骨折线，有时在正位片上看到C_1关节突双侧性向外移位，侧位片上看到寰椎前后径增宽及椎前软组织肿胀阴影。CT检查最为清楚，可以清晰地显示骨折部位、数量及移位情况，而MRI检查只能显示脊髓受损情况。②爆破型骨折：为下颈椎椎体粉碎性骨折，一般多见于C_5、C_6椎体，破碎的骨折片不同程度凸向椎管内，因此瘫痪发生率可以高达80%，还可以合并有颅脑损伤，椎体骨折粉碎状，骨折线多为垂直状，骨折片可突出至椎管内，还可能发现有后弓骨折。

(3) 过伸损伤 ①过伸性脱位：最常发生于高速驾驶汽车时，因急刹车或撞车，由于惯性作用，头部撞于挡风玻璃或前方座椅的靠背上，并迫使头部过度仰伸，接着又过度屈曲，使颈椎发生严重损伤。部分病例，特别是年老者，原有的下颈椎后方的骨刺可以撞击脊髓，使受损脊髓的平面与骨折的平面不符合。本病的特征性体征是额面部有外伤痕迹。②损伤性枢椎椎弓骨折：此型损伤的暴力来自颏部，使颈椎过度仰伸，在枢椎的后半部形成强大的剪切力量，使枢椎的椎弓不堪忍受而发生垂直状骨折。以往多见于被缢死者，故又名缢死者骨折。目前多发生于高速公路上的交通事故。

【临床表现与诊断】

1. 有严重外伤病史，如高空坠落，重物撞击腰背部，塌方事件被泥土、矿石掩埋等。

2. 胸腰椎损伤后，主要症状为局部疼痛，站立及翻身困难。腹膜后血肿刺激腹腔神经节，使肠蠕动减慢，常出现腹痛、腹胀，甚至出现肠麻痹症状。

3. 检查时要详细询问病史、受伤方式、受伤时姿势、伤后有无感觉及运动障碍。

4. 注意多发伤，多发伤病例往往合并有颅脑、胸、腹脏器的损伤。先处理紧急情况，抢救生命。

5. 检查脊柱时，暴露面应足够，必须用手指从上至下逐个按压棘突，如发现位于中线部位的局部肿胀和明显的局部压痛，提示后柱已有损伤；胸腰段脊柱骨折常可摸到后凸畸形。

6. 影像学检查有助于明确诊断，确定损伤部位、类型和移位情况。X线摄片是首选的检查方法。凡有中柱损伤或有神经症状者均须做CT检查。CT检查可以显示出椎体的骨折情况，还可显示出有无碎骨片突出于椎管内，并可计算出椎管的前后径与横径损失了多少。CT片不能显示出脊髓受损情况，为此必要时应做MRI检查。在MRI片上可以看到椎体骨折出血所致的信号改变和前方的血肿，还可看到因脊髓损伤所表现出的异常高信号。

急救搬运脊柱骨折者从受伤现场运输至医院内的急救搬运方式至关重要。一人抬头，一人抬脚或用搂抱的搬运方法十分危险，因这些方法会增加脊柱的弯曲，可以将碎骨片向后挤入椎管内，加重脊髓的损伤。正确的方法是采用担架、木板甚至门板运送。先使伤员双下肢伸直，木板放在伤员一侧，三人用手将伤员平托至门板上；或二三人采用滚动法，使伤员保持平直状态，成一整体滚动至木板上。

【治疗】有其他严重多发伤者，应优先治疗其他损伤，以挽救伤员生命为主。

1. 胸腰椎骨折的治疗

（1）单纯性压缩性骨折的治疗　①椎体压缩不到1/5者，或年老体弱不能耐受复位及固定者可仰卧于硬板床上，骨折部位垫厚枕，使脊柱过伸，同时嘱伤员3日后开始腰背部肌锻炼；②椎体压缩高度超过1/5的青少年及中年伤者，可以采用双踝悬吊法。

（2）爆破型骨折的治疗　对没有神经症状的爆破型骨折的伤员，经CT证实没有骨块挤入椎管内者，可以采用双踝悬吊法复位，因其纵向牵引力较大，比较安全，但需小心谨慎。对有神经症状和有骨折块挤入椎管内者，不宜复位。对此类伤员宜经侧前方途径，去除突出椎管内的骨折片及椎间盘组织，然后施行椎体间植骨融合术，必要时还可置入前路内固定物。后柱有损伤者必要时还需做后路内固定术。

（3）Chance骨折　屈曲-牵拉型损伤及脊柱移动性骨折-脱位者，都需做经前后路复位及内固定器安装术。

2. 颈椎骨折的治疗

（1）对颈椎半脱位病例，在急诊时往往难以区别出是完全性撕裂或不完全性撕裂，为防止产生迟发性并发症，对这类隐匿型颈椎损伤应予以石膏颈围固定3个月。

（2）对稳定型的颈椎骨折，例如轻度压缩的可采用颌枕带卧位牵引复位，牵引重量3kg。复位后用头颈胸石膏固定3个月，石膏干硬后可起床活动。

（3）单侧小关节脱位者可以没有神经症状，特别是椎管偏大者更能幸免，可以先用持续骨牵引复位，牵引重量逐渐增加，从1.5kg开始，最多不能超过10kg，牵引时间约8小时。在牵引过程中不宜手法复位，以免加重神经症状。复位困难者仍以手术为宜，必要时可将上关节突切除，并加做颈椎植骨融合术。

（4）对爆破型骨折有神经症状者，原则上应该早期手术治疗，通常采用经前路手术，切除碎骨片、减压、植骨融合及内固定手术。但该类病例大部分病情严重，有严重并发伤，必要时需待情况稳定后手术。

（5）对过伸性损伤，大都采用非手术治疗。有椎管狭窄或脊髓受压者一般在伤后2~3周时做椎管减压术。

（6）对第Ⅰ型、第Ⅲ型和没有移位的第Ⅱ型齿状突骨折，一般采用非手术治疗，可先用颌枕带或颅骨牵引2周后上头颈胸石膏3个月。第Ⅱ型骨折如移位超过4mm者，愈合率极低，一般主张手术治疗。

第五节　骨盆骨折

【应用解剖】骨盆为一个骨性环形结构，它是由髂骨、耻骨、坐骨组成的髋骨连同骶尾骨构成的坚固骨环，后方有骶髂关节，前方有耻骨联合。躯干的重量经骨盆传递至下肢，它还起着支持脊柱的作用和保护着盆腔脏器的作用。骨盆有众多肌肉和韧带附着，骨盆骨折后将对盆腔内脏器产生重度损伤。

【分类】

1. 按骨折位置分类

（1）**骨盆边缘撕脱性骨折**　发生于肌肉猛烈收缩而造成骨盆边缘肌附着点撕脱性骨折，骨盆环不受影响。最常见的有：①髂前上棘撕脱骨折：缝匠肌猛烈收缩的结果；②髂前下棘撕脱骨折：股直肌猛烈收缩的结果；③坐骨结节撕脱骨折：腘绳肌猛烈收缩的结果。

（2）**骶尾骨骨折**　①骶骨骨折：按 Denis 分型。损伤分成三个区：Ⅰ区，在骶骨翼部；Ⅱ区，在骶孔处；Ⅲ区，为骶管区。Ⅱ区与Ⅲ区损伤分别会引起骶神经根与马尾神经终端的损伤。②尾骨骨折：往往连带骶骨末端一起有骨折，通常于滑跌坐地时发生，一般移位不明显。

（3）**骨盆环单处骨折**　骨盆环单处骨折不至于会引起骨盆环的变形，属于该类的骨折有：①髂骨骨折；②闭孔环处有 1~3 处出现骨折；③轻度耻骨联合分离；④轻度骶髂关节分离。

（4）**骨盆环双处骨折伴骨盆变形**　属于此类骨折的有：①双侧耻骨上、下支骨折；②一侧耻骨上、下支骨折合并耻骨联合分离；③耻骨上、下支骨折合并骶髂关节脱位；④耻骨上、下支骨折合并髂骨骨折；⑤髂骨骨折合并骶髂关节脱位；⑥耻骨联合分离合并骶髂关节脱位。产生这类骨折的暴力通常较大，例如交通事故，往往并发症也多见。

2. 按骨盆环的稳定性分类　Tile 分型基于骨盆的稳定性，将骨盆骨折分为三型，即 A 型（稳定型）、B 型（部分稳定型）、C 型（旋转、垂直均不稳定）。

3. 按暴力的方向分类　Young 和 Burgrss 基于损伤机制，将骨盆骨折分为四型，即侧方挤压损伤、前后挤压损伤、垂直剪力损伤及混合暴力损伤。

【临床表现】

1. 除骨盆边缘撕脱骨折与骶尾骨骨折外，都有强大暴力外伤史，主要是车祸、高空坠落和工业意外。

2. 骨盆骨折是一种严重多发伤，并发低血压和休克者常见；如为开放性损伤，病情更为严重。

3. 可发现下列体征：①骨盆分离试验与挤压试验阳性：医生双手交叉撑开两髂嵴，此时两骶髂关节的关节面凑合得更紧贴，而骨折的骨盆前环产生分离，如出现疼痛即为骨盆分离试验阳性。医生用双手挤压患者的两髂嵴，伤处出现疼痛为骨盆挤压试验阳性。②肢体长度不对称，有移位的骨盆骨折，可用测量来度衡。用皮尺测量胸骨剑突与两髂前上棘之间的距离，也可测量脐孔与两侧内踝尖端之间的距离，向上移位的一侧长度较短。③会阴部的瘀斑是耻骨和坐骨骨折的特有体征。④X 线检查可显示骨折类型及骨折块移位情况，但骶髂关节情况以 CT 检查更为清晰。只要情况许可，骨盆骨折病例都应做三维 CT 检查。

【并发症】骨盆骨折常伴有严重的并发症，而且常较骨折本身更为严重，应引起重视。常见的有：

1. 腹膜后血肿　骨盆各骨主要为松质骨，邻近又有众多动脉、静脉丛，血液供应丰富。一旦骨折可引起广泛出血，巨大血肿可沿腹膜后疏松结缔组织间隙蔓延至肠系膜根部、肾区与膈下，还可向前至侧腹壁。如为腹膜后主要大动、静脉断裂，患者可以迅速致死。

2. 腹腔内脏器损伤　分实质性脏器损伤与空腔脏器损伤。实质脏器损伤为肝、肾与脾破裂，表现为腹痛与失血性休克；空腔脏器损伤指充气的肠曲在暴力与脊柱的夹击下可以爆破穿孔或断裂，表现为急性弥漫性腹膜炎。

3. 膀胱或后尿道损伤　尿道的损伤远比膀胱损伤多见，坐骨支骨折容易并发后尿道损伤。

4. 直肠损伤较少见　是会阴部撕裂的后果，女性伤者常伴有阴道壁的撕裂。直肠破裂如发生在腹膜反折以上可引起弥漫性腹膜炎；如在反折以下，则可发生直肠周围感染。

5. 神经损伤　主要是腰骶神经丛与坐骨神经损伤。腰骶神经丛损伤大都为节前性撕脱，预后差；骶骨Ⅱ区与Ⅲ区的骨折则容易发生骶神经根损伤。骶神经损伤会发生括约肌功能障碍。

【骨盆骨折的急救】

1. 监测血压及脉搏。

2. 建立输血、补液途径，骨盆骨折可伴有盆腔内血管损伤，输液途径应建立于上肢或颈部。

3. 病情允许下及早完成 X 线和 CT 检查，并检查有无其他合并损伤。

4. 嘱患者排尿，如尿液清澈，表示尿道无损伤；排出血尿者表示有肾或膀胱损伤。如伤者不能自动排尿，应导尿。尿道口流血，导尿管难以插入膀胱内提示有后尿道断裂。

5. 诊断性腹腔穿刺有腹痛、腹胀及腹肌紧张等腹膜刺激症状者可进行诊断性腹腔穿刺。如抽吸出不凝的血液，提示有腹腔内脏器破裂的可能。

【治疗】

1. 有腹内脏器损伤及泌尿道损伤者应与相关科室协同处理。在进行腹腔手术时，应注意切勿打开后腹膜血肿。

2. 重度骨盆骨折送入外科监控室治疗。有休克时应积极抢救，危及生命的各种并发症应首先处理。对腹膜后出血，应密切观察，进行输血、补液。若低血压经大量输血、补液仍未好转，血压不能维持时，有条件的医院可做急诊动脉造影，还可在 X 线电视监控下做单侧或双侧髂内动脉栓塞。发现有大出血部位的应手术止血或直接骨盆填塞，以抢救生命。

3. 骨盆骨折本身的处理

(1) **骨盆边缘性骨折**　无移位者不必特殊处理。髂前上、下棘撕脱骨折可于髋、膝屈曲位卧床休息 3～4 周；坐骨结节撕脱骨折，则在卧床休息时采用大腿伸直、外旋位。只有极少数骨折片翻转移位明显者才需手术处理。

(2) **骶尾骨骨折**　都采用非手术治疗，以卧床休息为主，骶部垫气圈或软垫。3～4 周疼痛症状逐渐消失。

（3）**骨盆环单处骨折** 由于这一类骨折无明显移位，只需卧床休息。症状缓解后即可下床活动。

（4）**单纯性耻骨联合分离且较轻者** 可用骨盆兜悬吊固定。骨盆兜用厚帆布制成，其宽度上抵髂骨翼，下达股骨大转子，悬吊重量以将臀部抬离床面为宜，依靠骨盆挤压合拢的力量，使耻骨联合分离复位。骨盆悬吊治疗耻骨联合分离时间长，愈合差，分离超过 2.5cm 者目前大都主张手术治疗，在耻骨联合上缘用钢板螺钉做内固定。

（5）**骨盆环双处骨折伴骨盆环断裂** 主张手术复位及内固定，再加上外固定支架。如果患者有低血压伴有腹腔内出血或有尿道损伤需做剖腹术者，则于剖腹术结束后立即做骨盆前半部骨折或脱位的切开复位内固定术。间隔 7~9 天待情况稳定后做外固定支架固定，在髂嵴上钉骨针，安装上三角形支架，视暴力方向决定撑开骨盆，还是合拢骨盆。如果患者不需伤日做剖腹术的，一般延迟至 7~9 天后再做切开复位内固定与外固定支架安装手术。

知识拓展

降钙素与骨折

降钙素主要是由甲状腺 C 细胞分泌的，参与体内钙磷代谢的多肽类激素，是维持体内钙磷代谢的重要激素之一，降钙素与破骨细胞膜表面的降钙素受体特异性结合，通过抑制破骨细胞活性和数量，促进成骨细胞的形成，以及与下丘脑的降钙素受体结合而介导中枢止痛作用，主要用于骨代谢性疾病，如骨质疏松症及骨折等的治疗。临床试验显示骨质疏松性骨折术后早期使用鲑鱼降钙素可促进软骨骨痂向骨性骨痂的转化及成熟，提高患者的骨折愈合率，缩短患者骨折愈合时间。

目标检测

一、选择题

A1 型题

1. 易造成骨折不愈合的因素是（　　）

    A. 高龄   B. 糖尿病   C. 骨折部位血肿

    D. 骨折间有软组织嵌入   E. 畸形位置固定

2. 干骺端骨折的功能复位要求是（　　）

    A. 侧方移位应 100% 纠正

    B. 侧方移位应纠正，对位达 3/4 左右

    C. 侧方移位应纠正，对位达 4/5 左右

    D. 侧方移位应纠正，对位达 3/5 左右

    E. 侧方移位应纠正，对位至少达 3/5 左右

3. 骨折后，反复整复的最严重的并发症是（　　）

A. 骨折移位　　　　　　　　　　B. 骨折不愈合

C. 骨折端刺破皮肤骨外露　　　　D. 骨折延迟愈合

E. 皮肤坏死

4. 骨盆耻骨骨折引起尿道破裂，尾骨骨折引起直肠破裂，均为（　）

A. 粉碎性骨折　　　　　B. 开放性骨折　　　　　C. 病理性骨折

D. 闭合性骨折　　　　　E. 嵌顿性骨折

5. 下列哪种情况骨折愈合快（　）

A. 胫骨干中、下 1/3 骨折　　　　B. 儿童骨折

C. 牵引过度，骨折段分离移位　　D. 软组织嵌入

E. 反复手法复位

6. 最可能发生休克的骨折是（　）

A. 骨盆骨折　　　　　　B. 肱骨髁上骨折　　　　C. 尺骨鹰嘴骨折

D. 尺骨干骨折　　　　　E. Colles 骨折

7. 肱骨干骨折最常见的并发症是（　）

A. 肱动脉损伤　　　　　B. 肱静脉损伤　　　　　C. 桡神经损伤

D. 正中神经损伤　　　　E. 尺神经损伤

8. 诊断骨折的主要依据是（　）

A. X 线检查　　　　　　B. 病史与体征　　　　　C. 肢体畸形

D. 肢体功能障碍　　　　E. 全身表现

9. 下列骨折愈合标准中哪一项是错误的（　）

A. 局部无反常活动

B. 局部无压痛及纵行叩痛

C. X 线片显示骨折线模糊，有连续骨痂通过骨折线

D. 连续观察 2 周，骨折无移位

E. 骨折后已满 3 个月

A2 型题

10. 张某，男，25 岁。双耻骨骨折，伤后 10 小时无尿，血压、脉搏正常。为诊断有无合并损伤，最简捷的方法是（　）

A. 静脉肾盂造影　　　　B. 放置导尿管　　　　　C. 膀胱镜检查

D. 输尿管造影　　　　　E. 腹部及盆腔 B 超

11. 韩某，女，60 岁。外伤 1 天，左下肢短缩，足外旋约 50°，左髋部压痛，无肿胀。最可能的诊断是（　）

A. 左髋臼骨折　　　　　B. 左股骨头骨折　　　　C. 左股骨颈骨折

D. 左股骨转子间骨折　　E. 左股骨干骨折

A3 型题

（12 ~ 13 题共用题干）

男性矿工，井下作业时发生塌方砸伤背部，当即倒于地上，下肢无力不能行走，立

即来诊。检查见胸腰段后凸畸形并压痛，双下肢不全瘫，感觉异常平面位于双侧腹股沟水平。

12. 对该患者的正确搬运方法是（　　）

    A. 一人抱颈，一人抱腿　　　　　　B. 一人抬头，另一人抬足放于木板上

    C. 两人架其上肢助其走上担架车　　D. 两人将其躯干成一体滚动至木板上

    E. 一人抱颈，一人抱腰

13. 送至急诊室后，骨科首先应做的影像学检查是（　　）

    A. MRI　　　　B. CT　　　　C. B 型超声　　D. X 线　　　　E. 肌电图

二、问答题

1. 影响骨折愈合的因素有哪些？

2. 简述骨盆骨折的并发症。

3. 简述股骨颈骨折的治疗原则。

第四十五章　关节脱位

学习目标

1. 掌握：关节脱位的定义、临床表现、诊断及治疗原则。
2. 熟悉：肩、肘、髋关节脱位的诊断要点、鉴别诊断。
3. 了解：肩、肘、髋关节脱位的治疗原则及注意事项。
4. 具备对关节脱位诊断、鉴别诊断及处治的能力。

第一节　概　述

关节脱位也称脱臼，是指构成关节的两个关节面失去正常的对合关系，发生了错位。多因暴力作用所致，以肩、肘、下颌及手指关节最易发生脱位。

【临床表现与诊断】关节脱位具有一般损伤的症状和脱位的特殊性表现。脱位通常影响活动的关节，如踝、膝、髋、腕、肘，但最常见的是肩和手指关节。不活动的关节，如在骨盆的骶髂关节，当使关节固定在一起的韧带被牵拉或撕裂时，也能被分开。显著的椎骨间脱位，可损伤脊髓，导致瘫痪。

1. 一般表现

（1）局部疼痛、肿胀、淤血，出现功能障碍。

（2）可合并骨折、开放性损伤或血管、神经损伤。

2. 特殊表现

（1）畸形　关节脱位后肢体出现旋转、内收或外展和外观变长或缩短等畸形，与健侧不对称。

（2）弹性固定　关节脱位后失去正常的结构基础，未撕裂的肌肉和韧带可将脱位的肢体保持在特殊的位置，被动活动关节时有抵抗弹性，关节不能完成运动。

（3）关节盂空虚　关节脱位后出现关节盂空虚，如肩关节脱位有方肩畸形。

诊断中，有明显外伤史，局部疼痛与肿胀、畸形、弹性固定及关节盂空虚。X线检查可明确脱位的部位、程度、方向及是否合并骨折及移位。

【治疗原则】关节脱位的治疗原则是及时复位，妥善固定，合理的功能锻炼。

第二节　肩关节脱位

【解剖概要】参与肩关节运动的关节包括肱盂关节、肩锁关节、胸锁关节及肩胸（肩胛骨与胸壁形成）关节，但以肱盂关节的活动最为主要。临床习惯上将肱盂关节脱位称为肩关节脱位。肱盂关节由肱骨头与肩胛盂构成。肩胛盂平浅，由周围的纤维软骨及盂唇加深其凹度，增加肩关节的稳定性，使肩关节获得最大范围的活动。

【病因与分类】肩关节脱位的主要原因是由于创伤因素所引起，多为间接暴力所致。当上肢处于外展外旋位跌倒或受到撞击时，暴力经过肱骨传导到肩关节，使肱骨头突破关节囊而发生脱位。若上肢处于后伸位跌倒，或肱骨后上方直接撞击在硬物上，也可发生肩关节脱位。根据肱骨头脱位的方向可分为前脱位、后脱位、上脱位及下脱位四型，以前脱位最多见。前脱位时，由于暴力的大小、力作用的方向及肌肉的牵拉，肱骨头可能位于锁骨下、喙突下、肩前方及关节盂下。

【临床表现与诊断】有上肢外展外旋或后伸着地受伤史，肩部疼痛、肿胀、肩关节活动障碍，患者有以健手托住患侧前臂、头向患侧倾斜的特殊姿势即应考虑有肩关节脱位的可能。检查可发现患肩呈方肩畸形，肩胛盂处有空虚感，患肢呈弹性固定；Dugas征阳性，即手掌搭在健侧肩部时，肘部无法贴近胸壁，将患侧肘部紧贴胸壁时，手掌搭不到健侧肩部；X线正位、侧位片及穿胸位片可确定肩关节脱位的类型、移位方向及有无撕脱骨折。必要时行CT扫描。

【治疗】无论肩关节脱位的类型及肱骨头所处的位置不同，均应首先采用手法复位、外固定方式治疗。

1. 手法复位　一般采用局部浸润麻醉，用Hippocrates法（足蹬法）复位：患者仰卧，术者站在患侧床边，腋窝处垫棉垫，以同侧足跟置于患者腋下靠胸壁处，以足跟顶住腋部作为反牵引力，双手握住患肢于外展位做徒手牵引。牵引力须持续均匀，牵引一段时间后肩部肌逐渐松弛，此时内收、内旋上肢，肱骨头便会经前方关节囊的破口滑入肩胛盂内，可感到有弹跳及听到响声，提示复位成功。再做Dugas征检查，应由阳性转为阴性。

2. 固定方法　单纯性肩关节脱位复位后可用三角巾悬吊上肢，肘关节屈曲90°，腋窝处垫棉垫固定3周，合并大结节骨折者应延长1~2周。部分病例关节囊破损明显，或肩带肌肌力不足者，术后摄片会有肩关节半脱位。此类病例宜采用搭肩位胸肱绷带固定，即将患肢手掌搭在对侧肩部，肘部贴近胸壁，用绷带将上臂固定在胸壁，并托住肘部，如合并大结节撕脱骨折，必要时切开复位内固定。

第三节　肘关节脱位

【应用解剖】肘关节由肱骨下端肱骨小头、肱骨滑车、尺骨鹰嘴窝、桡骨头及关节囊、韧带构成。主要活动为伸屈，是成人第二常见的脱位关节。

【病因及分类】外伤是导致肘关节脱位的主要原因。当肘关节处于半伸直位时跌倒，手掌着地，暴力沿尺、桡骨向近端传导，尺骨鹰嘴处产生杠杆作用，前方关节囊撕裂，使尺、桡骨向肱骨后方脱出，发生肘关节后脱位。常伴有内外侧副韧带撕裂，从而导致肘关节不稳定。

【临床表现和诊断】肘部外伤后，局部出现疼痛、肿胀、活动障碍；可出现肘后突畸形；前臂处于半屈位，并有弹性固定；肘后出现空虚感，可扪到凹陷；肘后三角关系发生改变。同时应检查患肢的感觉、运动和血运情况，严重的肘关节后脱位可引起正中神经和尺神经的损伤。肘部正、侧位X线摄片可发现肘关节脱位的移位情况、有无合并骨折。

【治疗】

1. 复位

（1）手法复位　采用一人复位法，不用助手。2%普鲁卡因或1%利多卡因10mL肘关节内麻醉或臂丛麻醉。术者站在患者的前面，将患者的患肢提起，环抱术者的腰部，使肘关节置于半屈曲位置。以一手握住患者腕部，沿前臂纵轴做持续牵引，另一拇指压住尺骨鹰嘴突，亦沿前臂纵轴方向做持续推挤动作直至复位。

（2）切开复位　手法复位后摄片，如仍存在脱位或肘关节不稳，则提示合并骨折或内外侧韧带损伤，超过3周的陈旧性脱位，或合并神经血管损伤时应切开复位。

2. 固定　用长臂石膏托固定肘关节于屈曲90°，再用三角巾悬吊胸前2～3周。

3. 康复治疗　在固定期间即应开始肌锻炼。解除固定后应及早练习肘关节屈、伸和前臂旋转活动。

第四节　桡骨头半脱位

【应用解剖】桡骨头呈椭圆形，最近端为浅凹状关节面，与肱骨小头凸面形成关节，与肱尺关节一起完成屈伸活动。桡骨头的尺侧与尺骨鹰嘴半月切迹形成上尺桡关节，有环状带包绕，与下尺桡关节一同完成前臂旋转活动。桡骨头及颈位于肘关节囊内，没有韧带、肌腱附着。

【病因与分类】桡骨头半脱位多发生在5岁以下的儿童，常见给儿童穿衣及提拉动作时，由于桡骨头发育尚不完全，环状韧带薄弱，当腕、手被向上提拉、旋转时，肘关节囊内负压增加，使薄弱的环状韧带或部分关节囊嵌入肱骨小头与桡骨头之间，取消牵拉力以后，桡骨头不能回到正常解剖位置，而向桡侧移位，形成桡骨头半脱位。

【临床表现和诊断】儿童的腕、手有被向上的牵拉病史，患儿感肘部疼痛，活动受限，前臂处于半屈位及旋前位。检查肘部外侧有压痛，即应诊断为桡骨头半脱位。X线摄片可明确诊断。

【治疗】不用麻醉即可进行手法复位。术者一手握住小儿腕部，另一手托住肘部，以拇指压在桡骨头部位，肘关节屈曲至90°，做轻柔的前臂旋后、旋前活动，反复数次，并用拇指轻轻推压桡骨头即可复位。复位成功的标志是可有轻微的弹响声，肘关节旋转、屈伸活动正常。复位后无须固定，但须告诫家长不可再暴力牵拉。

第五节　髋关节脱位

髋关节是一种典型的杵臼关节，其周围有坚强的韧带与强壮的肌群，因此只有强大的暴力才会引起髋关节脱位。

髋关节脱位按股骨头脱位后的方向可分为前、后和中心脱位，以后脱位最为常见。

一、髋关节后脱位

全部髋关节脱位中，后脱位占85%～90%。

【脱位机制】大部分髋关节后脱位发生于交通事故。发生事故时，患者的体位处于屈膝及髋关节屈曲内收，股骨有轻度内旋，当膝部受到暴力时，股骨头即由髋关节囊的后下部薄弱处脱出。

【临床表现与诊断】

1. 明显外伤史，通常为高能量损伤。

2. 有明显的疼痛，髋关节不能主动活动，呈弹性固定状态。

3. 患肢缩短，髋关节呈屈曲、内收、内旋畸形。

4. 可以在臀部摸到脱出的股骨头，大转子上移明显。

5. 约有10%病例合并有坐骨神经损伤表现，大都为挫伤，以腓总神经损伤为主，2～3个月后多能自行恢复，多为脱出的股骨头或移位的骨折块压迫所致。如持续压迫得不到缓解，可出现不可逆的病理变化。

6. 影像学X线和CT检查可了解脱位情况及有无骨折情况。

【治疗】

1. 复位　髋关节脱位复位时必须在麻醉下才能进行。复位宜早，最初24～48小时是复位的黄金时期，应尽可能在24小时内复位完毕，超过48小时后再行复位将十分困难，并发症增多，关节功能亦明显减退。常用的复位方法为Allis法，即提拉法。

2. 固定、功能锻炼　复位后患肢做皮肤牵引或穿丁字鞋2～3周。卧床期间做股四头肌收缩动作，2～3周后开始活动关节，4周后扶双拐下地活动，3个月后可完全承重。

合并有关节内骨折，日后产生创伤性骨关节炎的机会明显增多，因此主张早期切开复位与内固定。

二、髋关节前脱位

【脱位机制】髋关节前脱位少见，有两种暴力可以引起髋关节前脱位。第一种暴力为交通事故，患者髋关节处于外展位，膝关节屈曲，并顶于前排椅背上，急刹车时膝部受力，股骨头即从髋关节囊前方内下部分薄弱区穿破脱出。第二种暴力为高空坠下，股骨外展、外旋下髋后部受到直接暴力。

【分类】前脱位可分成闭孔下、髂骨下与耻骨下脱位三种类型。

【临床表现与诊断】有强大暴力所致外伤史。患肢呈外展、外旋和屈曲畸形，根据典型的畸形表现，不难区分前脱位和后脱位。腹股沟处肿胀，可以摸到股骨头。X 线摄片可以了解脱位方向。

【治疗】

1. 复位 在麻醉下手法复位，以 Allis 法最为常用。患者仰卧于手术台上，术者握住伤侧腘窝部位，使髋轻度屈曲与外展，并沿着股骨的纵轴做持续牵引；一助手立在对侧以双手按住大腿上 1/3 的内侧面与腹股沟处施加压力。术者在牵引下做内收及内旋动作，可以完成复位。不成功还可以再试一次，两次未成功必须考虑切开复位。手法复位不成功往往提示前方关节囊有缺损或有卡压，用暴力复位会引起股骨头骨折。

2. 固定和功能锻炼 均同髋关节后脱位。

三、髋关节中心脱位

【脱位机制】髋关节中心脱位均伴有髋臼骨折。来自侧方的暴力，直接撞击在股骨粗隆区，可以使股骨头水平状移动，穿过髋臼内侧壁而进入骨盆腔。如果受伤时下肢处轻度内收位，则股骨头向后方移动，产生髋臼后部骨折。如下肢处于轻度外展与外旋，则股骨头向上方移动，产生髋臼爆破型粉碎性骨折，此时髋臼的各个区域都有毁损。

【分类】髋关节中心脱位可分成下列各型：

1. 第 I 型 单纯性髋臼内侧壁骨折（耻骨部分），股骨头脱出于骨盆腔内。

2. 第 II 型 后壁有骨折（坐骨部分），股骨头可向后方脱出。

3. 第 III 型 髋臼顶部有骨折（髂骨部分）。

4. 第 IV 型 爆破型骨折，髋臼全部受累。

【临床表现与诊断】

1. 暴力外伤病史。

2. 后腹膜间隙内出血甚多，可以出现出血性休克。

3. 髋部肿胀、疼痛、活动障碍；大腿上段外侧方往往有大血肿；肢体缩短情况取决于股骨头内陷的程度。

4. 可合并有腹部内脏损伤。

5. X 线检查及 CT 检查可以明确诊断。

【治疗】髋关节中心脱位可以合并低血容量性休克及腹部内脏损伤，必须及时处理。第 I 型中，股骨头轻度内移者，可不必复位，仅做短期皮肤牵引。股骨头内移较明显的，需用股骨髁上骨牵引，但常难奏效，最好做大转子侧方牵引。床旁摄片核实复位情况，一般牵引 4~6 周，3 个月后方能负重。髋臼骨折复位不良者、股骨头不能复位者、同侧有股骨骨折者都需要切开复位，用螺丝钉或特殊钢板做内固定。第 II、III 型脱位，髋臼损毁明显，治疗比较困难。一般主张做切开复位与合适的内固定。第 IV 型病例，髋臼损毁严重往往会发生创伤性骨关节炎，必要时可施行关节融合术或全髋置换术。

知识拓展

肩锁关节脱位

　　肩锁关节脱位是骨科脱位的一种，临床上常用简便的 Tossy 分型，对于 Tossy Ⅰ度、Ⅱ度肩锁关节脱位一般采用保守治疗，对于Ⅲ度肩锁关节脱位多主张采用手术治疗。肩锁关节脱位的手术方法较多，但还没有一种公认的有效和理想的手术方案。以往锁骨钩钢板广泛应用于肩锁关节脱位的治疗，取得了较好的疗效，但也存在术后肩关节疼痛、肩峰撞击、关节活动受限、钢板断裂及钢板取出后脱位复发等并发症。近年来，临床应用 Endobutton 技术治疗肩锁关节脱位取得了良好效果，通过 2 束 Ethibond 缝线重建其斜行束，使肩锁关节同时获得了矢状面和冠状面的稳定性，既使肩锁关节获得了早期的可靠固定，又保持合适的张力和弹性，肩锁关节仍有一定的微动，遵循了肩锁关节不能"过分固定"的原则。

目标检测

一、选择题

A1 型题

1. 肘关节脱位的正确治疗是（　　）

    A. 手法复位，肘部绷带包扎，随意活动

    B. 均应手术

    C. 手法复位，石膏托 90°固定 6 周

    D. 手法复位，石膏托 90°固定 3 周

    E. 手法复位次日即开始局部按摩治疗

2. 关于髋关节脱位，下列哪项是错误的（　　）

    A. 通常由较大暴力所致

    B. 临床表现为患肢缩短，髋关节屈曲、内旋、内收

    C. 可合并股骨头骨折

    D. 可合并坐骨神经损伤

    E. 复位后可允许慢步行走

3. 关节受伤后出现关节囊空虚，畸形，最可能的原因是（　　）

    A. 关节囊破裂　　　　　　　　　　B. 关节内骨折

    C. 关节面失去对合关系　　　　　　D. 关节内血肿

    E. 关节功能丧失

4. 单纯关节脱位时可出现（　　）

    A. 骨摩擦音　　　　　　B. 反常活动　　　　　　C. 关节饱满

    D. 肘后三角失常　　　　E. 鹰嘴固定压痛

5. 新鲜脱位是指关节脱位（　　）

    A. 未满 1 月　　　　　　　　B. 未满 3 周　　　　　　　　C. 未满 2 周

    D. 未满 1 周　　　　　　　　E. 未满 2 个月

A2 型题

6. 付某，女，54 岁。急刹车致右髋关节剧痛 3 小时。查体：右髋关节弹性固定，
踝关节活动障碍。最可能的损伤是（　　）

    A. 髋关节脱位　　　　　　　　　　　B. 髋关节骨折

    C. 髋关节脱位合并坐骨神经损伤　　　D. 髋关节脱位合并股神经损伤

    E. 髋关节脱位合并闭孔神经损伤

7. 刘某，男，15 岁。跑动中摔倒，手掌着地，感肘部剧痛，不能屈伸，尚可旋转，
检查肘部肿胀畸形，弹性固定于半伸位。最可能的诊断是（　　）

    A. 肘部软组织扭伤　　　　　B. 肘关节后脱位　　　　　C. 肱骨髁上骨折

    D. 上尺桡关节脱位　　　　　E. 桡骨小头脱位

A3 型题

(8 ~ 9 题共用题干)

老年女性，不慎跌倒，左髋部着地，当即左髋部剧痛，不能站立，急诊来院。检查
见左下肢短缩 2cm，髋关节屈曲、内旋畸形。

8. 最可能的诊断是（　　）

    A. 左髋关节前脱位　　　　　B. 左髋关节后脱位　　　　　C. 左髋关节中心脱位

    D. 左股骨颈骨折　　　　　　E. 股骨转子间骨折

9. 最常用的复位方法是（　　）

    A. Allis 法　　　　　　　　B. Hippocrates 法　　　　　C. Kocher 法

    D. Stimson 法　　　　　　　E. Pemberton 法

二、问答题

1. 简述髋关节脱位的分型、临床表现及治疗方法。

2. 简述肘关节脱位和肱骨髁上骨折的诊断要点。

3. 形成肩关节脱位典型体征的机制是什么？

第四十六章　手外伤

■ 学习目标

1. 掌握：手外伤一般检查的方法及处理原则。
2. 熟悉：常见手外伤的诊断、治疗及注意事项。
3. 了解：断肢再植的手术原则和适应证。
4. 具备对手外伤初步诊断及检查处理的能力。

第一节　手外伤的一般处理

手外伤是指腕关节以远的所有外伤，其所涉及的范围广、十分复杂，所以手外科已成为一门独立的学科。

【应用解剖】手的休息位即手处于自然静止状态的姿势。此时，手内在肌和外在肌、关节囊、韧带的张力处于相对平衡状态。表现为腕关节背伸10°～15°，轻度尺偏；掌指关节和指间关节半屈曲位，从示指到小指，越向尺侧屈曲程度越大。手的功能位是手可以随时发挥最大功能的位置，如张手、握拳、捏物等。表现为腕关节背伸20°～25°，轻度尺偏；拇指处于对掌位，其掌指关节和指间关节微屈。其他手指略微分开，掌指关节及近侧指间关节半屈位，远侧指间关节轻微屈曲，各指的关节屈曲位置较一致。其临床意义在于严重手外伤后，特别是估计日后关节功能难以恢复正常，甚至会发生关节强直者，在此位置固定可使伤手保持最大的功能。

【检查与诊断】检查时，应首先检查患者的全身情况，特别注意有可能危及患者生命的重要部位和重要器官的损伤。

1. 皮肤损伤的检查

（1）了解创口的部位和性质　根据局部解剖关系，初步推测皮下各种重要组织如肌腱、神经、血管等损伤的可能性。

（2）皮肤缺损的估计　估计创口皮肤是否有缺损，缺损范围大小；能否直接缝合或直接缝合后是否会影响伤口愈合；是否需要植皮，采取何种方法植皮。

（3）皮肤活力的判断　损伤的性质是影响损伤皮肤活力的重要因素，下列方法可以帮助判断皮肤的活力：①皮肤的颜色与温度：如与周围一致，则表示活力正常。如损伤局部呈苍白、青紫且冰凉者，表示活力不良。②毛细血管回流试验：按压皮肤表面时，皮色变白，放开按压的手指，皮色很快恢复红色者，表示活力良好。皮色恢复缓慢，甚至不恢复者，则活力不良或无活力。③皮瓣的形状和大小：舌状皮瓣和双蒂的桥状皮瓣活力良好，分叶状或多角状皮瓣其远端部分活力常较差，缝合后其尖端部分易发生坏死。④皮瓣的长宽比例：撕脱的皮瓣除被撕脱的部分有损伤外，其蒂部的血供也会有不同程度的损伤。因此，皮瓣存活的长宽比例要比正常皮肤切取皮瓣时为小。应根据皮肤损伤的情况而定，不能按常规的长宽比例来决定损伤皮肤的去留。⑤皮瓣的方向：一般来讲，蒂在肢体近端者，其活力优于蒂在远端者。⑥皮肤边缘出血状况：修剪皮肤边缘时，有点状鲜红色血液缓慢流出，表示皮肤活力良好。如皮肤边缘不出血，或流出暗紫色血液者，其活力差。

2. 肌腱损伤的检查 屈指肌腱断裂时该手指伸直角度加大，伸指肌腱断裂则表现为该手指屈曲角度加大，而且该手指的主动屈指或伸指功能丧失。还会出现一些典型的畸形，如指深、浅屈肌腱断裂，该手指呈伸直状态。掌指关节背侧近端的伸肌腱断裂则掌指关节呈屈曲位，近节指骨背侧伸肌腱损伤则近侧指间关节呈屈曲位，而中节指骨背侧的伸肌腱损伤则手指末节屈曲呈锤状指畸形。屈指肌腱的检查方法：固定伤指中节，让患者主动屈曲远侧指间关节，若不能屈曲则为指深屈肌腱断伤。固定除被检查的伤指外的其他三个手指，让患者主动屈曲近侧指间关节，若不能屈曲则为指浅屈肌腱断裂。当指深、浅屈肌腱均断裂时，则该指两指间关节不能屈曲。检查拇长屈肌腱功能，则固定拇指近节，让患者主动屈曲指间关节。

3. 神经损伤的检查 手部的运动和感觉功能分别由来自臂丛神经根组成的正中神经、尺神经和桡神经支配。神经损伤的主要表现：①正中神经：拇短展肌麻痹所致拇指对掌功能障碍及拇、示指捏物功能障碍，手掌桡侧半，拇、示、中指和环指桡侧半掌面，拇指指间关节和示、中指及环指桡侧半近侧指间关节以远背侧的感觉障碍；②尺神经：骨间肌和蚓状肌麻痹所致环、小指爪形手畸形；③桡神经：腕部以下无运动支，仅表现为手背桡侧及桡侧2个半手指背侧近侧指间关节近端的感觉障碍。

4. 血管损伤的检查 手部血液循环状况和血管损伤可通过手指的颜色、温度、毛细血管回流试验和血管搏动来判断。如皮色苍白、皮温降低、指腹瘪陷、毛细血管回流缓慢或消失，动脉搏动消失，表示为动脉损伤。手掌的两动脉弓完整时，尺、桡动脉的单独损伤，很少会引起手部血循环障碍。

5. 骨关节损伤的检查 局部疼痛、肿胀及功能障碍者，应疑有骨关节损伤。如手指明显缩短、旋转、成角或侧偏畸形及异常活动者则可确诊为骨折。凡疑有骨折者应拍摄X线片，了解骨折的类型和移位情况，为其治疗做准备。因此，X线拍片应列为手外伤的常规检查。除拍摄正侧位X线片外，还应加特殊体位摄照，特别是掌骨在侧位片时重叠，应加拍斜位片。

【治疗】

1. 现场急救 手外伤的急救处理包括止血、创口包扎、局部固定和迅速转运。

（1）止血 局部加压包扎是手部创伤最简便而有效的止血方法，即使尺、桡动脉损伤，加压包扎一般也能达到止血的目的。大血管损伤所致大出血才采用止血带止血。应用气囊止血带缚于上臂上 1/3 部位，记录时间，迅速转运。压力控制在 250 ~ 300mmHg，如时间超过 1 小时，应放松几分钟后再加压，以免引起肢体缺血性肌挛缩或坏死。

（2）**创口包扎**　用无菌敷料或清洁布类包扎伤口，防止创口进一步被污染，创口内不要涂用药水或撒敷消炎药物。

（3）**局部固定**　可因地制宜，就地取材，固定于腕平面以上，以减轻患者转运途中的疼痛和避免进一步加重组织损伤。

（4）**迅速转运**　赢得处理的最佳时间。

2. 治疗原则

（1）**早期彻底清创**　清创的目的是清除异物，彻底切除被污染和遭严重破坏失去活力的组织，使污染创口变成清洁创口，避免感染，达到一期愈合。清创越早，感染机会越少，疗效越好。一般应争取在伤后 6 ~ 8 小时内进行，时间较长的创口应根据污染程度而定。

（2）**正确处理深部组织**　损伤清创时应尽可能地修复深部组织，恢复重要组织如肌腱、神经、骨关节的连续性，以便尽早恢复功能。

（3）**一期闭合创口**　创口整齐，无明显皮肤缺损者采用直接缝合，但创口纵行越过关节、与指蹼边缘平行或与皮纹垂直者，应采用"Z"字成形术的原则，改变创口方向，避免日后瘢痕挛缩，影响手部功能。

（4）**正确的术后处理**　包扎伤口时用柔软敷料垫于指蹼间，用石膏托将患肢功能位固定，以利修复组织的愈合。一般应于腕关节功能位、掌指关节屈曲位、指间关节微屈位固定。固定时间依修复组织的性质而定，如血管吻合后固定 2 周，肌腱缝合后固定 3 ~ 4 周，神经修复后 4 周，关节脱位为 3 周，骨折 4 ~ 6 周。抬高患肢，防止肿胀。

合理药物治疗，如应用破伤风抗毒血清、抗生素预防感染，镇痛，消肿等。

术后 10 ~ 14 日拆除伤口缝线，组织愈合后尽早拆除外固定，开始主动和被动功能锻炼，并辅以物理治疗，促进功能早日恢复。

3. 手部骨折与脱位治疗　关节脱位复位后，应注意关节侧副韧带和关节囊的修复。掌、指骨骨折应立即复位，并根据情况用克氏针做内固定，且克氏针应尽量不穿入关节，以免影响关节功能。亦可采用微型钢板螺丝钉固定。

4. 肌腱损伤　肌腱损伤，有良好的皮肤覆盖时，均应进行一期修复。伸指肌腱无腱鞘，具有腱周组织，位于手背的疏松皮下组织中，术后粘连较轻，断裂后均主张一期修复，且术后效果良好。屈指肌腱，特别是从中节指骨中部至掌横纹，即指浅屈肌腱中节指骨的止点到掌指关节平面的屈肌腱鞘起点，亦称"无人区"，此区内有指深、浅屈肌腱。单纯指浅屈肌腱损伤可不予修复；而深、浅屈肌腱均损伤时，以往认为术后粘连而不修复，二期行肌腱移植术。

肌腱缝合的方法很多，如双十字缝合法、编织缝合法、钢丝抽出缝合法、Kessler 缝合法、Kleinert 缝合法等。肌腱缝合后一般应固定 3 ~ 4 周，待肌腱愈合后，拆除固定进行活动功能锻炼并辅以理疗。近年来认为肌腱缝合后早期活动有利于减少粘连和功能恢复。

5. 神经损伤 创口较清洁、皮肤覆盖良好、具有一定技术和修复条件者，应尽量在清创时一期进行修复。如缺乏条件可及时转送条件较好的医院治疗或将神经两断端的神经外膜固定于周围组织，防止神经退缩，记录损伤情况，待伤口愈合2~3周后转送上级医院再行修复。

第二节　常见的手外伤

1. 刺伤 由尖、锐利物造成，如钉、针、竹尖、小木片、小玻片等刺伤。特点是进口小，损伤深，可伤及深部组织，并可将污物带入深部组织内，导致异物存留及腱鞘或深部组织感染。

2. 切割伤 日常生活中的刀、玻璃、罐头等切割伤，劳动中的切纸机、电锯伤。伤口一般较整齐，污染较轻，伤口出血较多。伤口的深浅不一，常造成重要的深部组织如神经、肌腱、血管的切断伤。严重者导致指端缺损、断指或断肢。

3. 钝器伤 钝器砸伤引起组织挫伤。可致皮肤裂伤，严重者可导致皮肤撕脱，肌腱、神经、血管损伤和骨折。重物的砸伤，可造成手指或全手各种组织严重毁损。高速旋转的叶片，如轮机、电扇等，常造成断肢或断指。

4. 挤压伤 不同致伤物表现不同。如门窗挤压可引起指端损伤，如甲下血肿、甲床破裂、远节指骨骨折等；车轮、机器滚轴挤压，则可致广泛的皮肤撕脱甚至全手皮肤脱套伤，多发性开放性骨折和关节脱位，以及深部组织严重破坏。有时手指或全手毁损性损伤需行截肢（指）术。

5. 火器伤 如鞭炮、雷管爆炸伤和高速弹片伤，特别是爆炸伤，伤口极不整齐，损伤范围广泛，常致大面积皮肤及软组织缺损和多发性粉碎性骨折。由于污染严重、坏死组织多，容易发生感染。

第三节　断肢（指）再植

外伤所致肢（指）断离，没有任何组织相连或虽有残存的损伤组织相连，但在清创时必须切除的，称为完全性断肢（指）；凡伤肢（指）断面有主要血管断裂合并骨折脱位，伤肢断面相连软组织少于断面总量的1/4，伤指断面相连皮肤不超过周径的1/8，不吻合血管，伤肢（指）远端将会发生坏死，称为不完全性断肢（指）。

一、断肢（指）的急救

现场急救包括止血、包扎、保存断肢（指）和迅速转送。与手外伤急救处理相同。

离断肢体的保存视运送距离而定，如受伤地点距医院较近，可将离断的肢体用无菌敷料或清洁布类包好，勿须做任何处理，连同患者一起迅速送往医院即可。如需远距离运送，则应采用干燥冷藏法保存。

二、断肢（指）再植的适应证及禁忌证

断肢（指）再植的目的不仅是再植肢体的成活，更重要的是恢复其有用功能。

1. 全身情况　全身情况良好是断肢再植的必要条件，若有重要器官损伤应先抢救，可将断肢置于4℃冰箱内，待全身情况稳定后再植。

2. 肢体损伤程度　与受伤的性质有关，如切割伤常由切纸机、菜刀、斧头等所致。特点为断面整齐，污染较轻，血管、神经、肌腱等重要组织挫伤轻，再植成活率高，效果较好。碾压伤，如冲床、火车碾压，常需复杂的血管移植或移位方能再植，成功率和功能恢复均较差。

3. 再植时限　肢体离断后，再植时限原则上是越早越好，应分秒必争。一般以6～8小时为限，如伤后早期开始冷藏保存，可适当延长。上臂和大腿离断，时限宜严格控制，断指再植可延长至12～24小时。虽有个别病例数十小时断指再植成功者，亦不能成为有意耽误和无限延长再植时限的理由，而且随时限的延长成功率越低、功能也会越差。

4. ·离断平面　末节断指再植的成功，使目前断指再植已无明显的平面限制，断成两段的断指亦可再植，而且越是远端的断指，再植术后功能越好。

5. 年龄　青年人出于生活和工作的需要，对断肢（指）再植要求强烈，应尽量设法再植。小儿修复能力和适应能力强，亦应争取再植。老年人断肢（指）机会较少，且多有慢性器质性疾病，是否再植应予慎重。

6. 双侧上肢或下肢，或多个手指离断　可组织两组人员同时进行。原则是先再植损伤较轻的肢体，如有必要可行异位再植。多个手指离断应先再植拇指，并按其手指的重要性依次再植。

7. 再植禁忌证　有下列情况之一，禁忌再植：①合并全身慢性疾病，或合并严重脏器损伤，不能耐受长时间手术，有出血倾向者；②断肢（指）多发骨折、严重软组织挫伤、血管床严重破坏，血管、神经、肌腱高位撕脱，预计术后功能恢复差；③断肢（指）经刺激性液体或其他消毒液长时间浸泡者；④高温季节，离断时间过长，断肢（指）未经冷藏保存者；⑤合并精神异常，不愿合作，无再植要求者。

三、断肢（指）再植手术原则

1. 彻底清创　一般应分两组对肢体的近、远端同时进行，除遵循一般创伤的清创原则外，要仔细寻找和修整需要修复的重要组织，如血管、神经、肌腱，并分别予以标记。

2. 重建骨的连续性　对骨骼内固定的要求：简便迅速，剥离较少，确实稳固，愈合较快。可根据情况选用螺丝钉、克氏针、钢丝、髓内针或钢板内固定。

3. 缝合肌（肉）腱　重建骨支架后，先缝肌腱再吻合血管，一方面缝合的肌腱或肌组织作为适当的血管床，有利于吻合血管张力的调节。另一方面可避免先吻合血管再缝合肌腱时的牵拉对血管吻合口的刺激和影响。

4. 重建血液循环　吻合血管的数目尽可能多，动、静脉比例以 1∶2 为宜。一般先吻合静脉，后吻合动脉。也可先吻合一根静脉，再吻合一根动脉，开放血管夹，恢复肢体血运，然后再吻合其余静脉和动脉。血管吻合最好在手术显微镜下进行。

5. 缝合神经　应尽可能一期缝合，并应保持在无张力状态，如有缺损应立即行神经移植修复。

6. 闭合创口　断肢（指）再植的创口应完全闭合，不应遗留任何创面。

7. 包扎　温生理盐水洗去血迹，以便与健侧对比观察再植肢体皮肤颜色。多层松软敷料包扎，指间分开，指端外露，便于观察血液循环。手、腕功能位石膏托固定。

四、断肢（指）再植术后处理

1. 一般护理　病房应安静、舒适、空气新鲜，室温保持在 20～25℃。局部用一落地灯照射，以利血液循环观察并可局部加温。

2. 密切观察全身反应　一般低位断肢和断指再植术后全身反应较轻。高位断肢再植，特别是缺血时间较长的高位断肢再植，除了注意因血容量不足引起休克和再植肢体血循环不良外，还可能因心、肾、脑中毒而出现持续高热、烦躁不安甚至昏迷，心跳加快、脉弱、血压下降，小便减少和血红蛋白尿，甚至出现无尿，均应及时加以处理。

3. 定期观察再植肢（指）血液循环，及时发现和处理血管危象　再植肢体血循环观察的指标包括：皮肤颜色、皮温、毛细血管回流试验、指（趾）腹张力及指（趾）端侧方切开出血等。

血管危象由血管痉挛或栓塞所致，一旦发现应解开敷料，解除压迫因素，采用臂丛或硬膜外麻醉，应用解痉药物如罂粟碱、山莨菪碱（654－2）、苄唑啉等。有条件者，可行高压氧治疗。

4. 防止血管痉挛，预防血栓形成　除保温、止痛、禁止吸烟等外，保留持续臂丛或硬膜外管，定期注入麻醉药品，既可止痛，亦可保持血管扩张，防止血管痉挛。并适当应用抗凝解痉药物，如低分子右旋糖酐，成人 500mL 静脉滴注，每日 2 次，用 5～7 日，儿童用量酌减。还可适量应用复方丹参注射液和低分子肝素等。

5. 抗生素应用　肢体离断时，污染较重，加之手术时间长，应采用抗生素，以预防感染。

6. 再植肢（指）康复治疗　骨折愈合拆除外固定后，应积极进行主动和被动功能锻炼，并适当辅以物理治疗，促进功能恢复。若有肌腱、神经需二期修复者，应适时尽早修复。

> **知识拓展**
>
> **职业性手外伤原因**
>
> 　　手外伤的发生具有明显的性别、年龄、损伤部位、损伤类型及损伤原因的差异。男性发病较女性为多，比例值分布于 2.35∶1～2.42∶1 之间，以 18～

40 岁年龄段为多。源于该年龄段为青壮年，劳动强度与危险度较高，且男性比女性更多从事体力劳动与高危险性的手工业职业。患者安全防范意识普遍不高，74.45%的患者在劳动前未接受过系统规范的岗前培训与安全教育，造成患者在工作中由于操作不熟练、操作失误与操作时防护不当而导致手外伤。患者最易受到挤压伤、切割伤与绞伤，其余伤害类型相对例数较少。可根据患者多发伤害的类型，适当增加相关医疗设施的配备。患者以机械制造、汽摩配、制鞋业、塑料制品、服装制造业工人较多，脑力劳动者、电子业等受伤较少。

目标检测

一、选择题

A1 型题

1. 腕部割伤造成桡动脉、掌长肌、桡侧腕屈肌及正中神经断裂，如何处理（　　）

    A. 吻合桡动脉，保持手部血供

    B. 桡动脉结扎，吻合正中神经

    C. 吻合桡动脉，伤口缝合，后期做神经、肌腱修复术

    D. 彻底清创，修复断裂组织，伤口缝合，必要时桡动脉结扎

    E. 严密观察手部血供及出血情况，可仅做伤口缝合，后期进一步处理

2. 手活动的中心和支柱是（　　）

    A. 第二、三掌骨，小多角骨和头状骨　　　B. 拇指、第一掌骨和大多角骨

    C. 示指、舟状骨和月骨　　　　　　　　　D. 中指、环指和头状骨

    E. 小指，第 4、5 掌骨和钩状骨

3. 中节指骨骨折线位于指浅肌腱附着处近侧，其产生的畸形是（　　）

    A. 向掌侧成角移位　　　　　B. 向背侧成角移位　　　　　C. 向内侧成角移位

    D. 向外侧成角移位　　　　　E. 向背、内侧成角移位

4. 手的功能位是（　　）

    A. 手部各关节均屈曲呈握拳位

    B. 手部各关节伸直，各指均分开

    C. 腕关节背伸 10°~15°，各指呈半屈位

    D. 腕关节背伸 15°~20°，各指呈握拳状

    E. 腕关节背伸 20°~25°，各指分开，拇外展，对掌，相当于握小球体位

5. 关于屈指肌腱损伤，下列哪项是错误的（　　）

    A. 肌腱断裂有手指休息位的改变

    B. 指深屈肌腱断裂表现为近侧指间关节不能主动屈曲

    C. 指深、浅屈肌腱断裂，该指两指间关节不能主动屈曲

    D. 指深、浅屈肌腱断裂可同时修复

    E. 单纯指浅屈肌腱可不做修复

6. 关于手外伤治疗原则，下列哪项是错误的（　　）

    A. 早期彻底清创

    B. 清创可使用止血带

    C. 骨折不必急于复位固定，留待二期处理

    D. 有条件应尽量一期闭合伤口

    E. 尽量一期修复神经损伤

7. 在手部骨折和脱位的处理原则中，下列哪项是错误的（　　）

    A. 早期准确复位

    B. 牢固的固定

    C. 早期闭合创面

    D. 掌骨、指骨的开放性骨折留待二期处理

    E. 早期功能锻炼防止关节强直

8. 关于断肢的现场处理和保存，下列哪项是错误的（　　）

    A. 将断肢用清洁布类包好

    B. 放入冰块时，应将断肢包好放入塑料袋中

    C. 为迅速降温，将断肢直接放入冰水里

    D. 现场对断肢不需做冲洗和消毒

    E. 断肢在机器中时应将机器拆开取出断肢

9. 虎口挛缩畸形经手术松解后，要求置于保护位固定，意为（　　）

    A. 拇指最大限度的外展，对掌位

    B. 拇指最大限度的后伸，对掌位

    C. 拇指最大限度的外展，后伸位

    D. 拇指最大限度的外展，后伸，对掌位

    E. 拇指最大限度的外展，屈曲，对掌位

A2 型题

10. 田某，男，60 岁。因挤压伤致左手环指指端皮肤缺损，指骨外露。正确的处理是（　　）

    A. 直接缝合   B. 植皮   C. 断指再植

    D. 缩短指骨，残端缝合   E. 带蒂皮瓣移植

A3 型题

（11～12 题共用题干）

丁某，男，25 岁。右手绞伤 1 小时，血运好，3、4 掌骨骨折错位，手背皮肤缺损 4cm×3cm，基底为骨，肌腱（3～4 伸指肌腱）断裂。

11. 最佳治疗方法是（　　）

    A. 清创，肌腱缝合，手法复位石膏外固定

B. 清创，夹板外固定，肌腱二期处理

C. 清创，骨折内固定，肌腱缝合，腹部皮瓣石膏外固定

D. 清创，骨折内固定，肌腱缝合，植皮，石膏外固定

E. 换药，消炎以后二期处理

12. 手外伤处理的最基本要求是（　　）

A. 彻底清创　　　　　　B. 骨折的解剖复位　　　　C. Ⅰ期神经修复

D. Ⅰ期肌腱缝合　　　　E. 抗生素的应用

二、问答题

1. 手外伤的一般治疗原则有哪些？

2. 常见的手外伤有哪些种类？

3. 简述断指再植的手术顺序及注意事项。

第四十七章　周围神经损伤

学习目标

1. 掌握：周围神经损伤的临床表现和治疗方法。
2. 熟悉：上肢和下肢各种神经损伤的临床表现和治疗。
3. 了解：神经损伤的分类。
4. 具备对周围神经损伤患者进行系统检查并做出正确的诊断和治疗的能力。

第一节　概　述

周围神经分为脑神经、脊神经和自主神经。周围神经损伤的原因很多，常见有切割伤、挤压伤、牵拉伤、电灼伤和缺血性损伤等，常与机体其他损伤同时存在。因此，在处理各类损伤时，应仔细检查神经功能，以防漏诊。

【神经损伤的分类】

1. 神经传导功能障碍　神经传导功能障碍是神经损伤中最轻的一种。神经暂时失去传导功能，神经组织结构无明显改变。临床表现有运动障碍而无肌萎缩，痛觉迟钝而不消失，电生理反应仍存在。多在数日至数周内恢复，无后遗症。多由轻度牵拉和短时间挤压引起。

2. 神经轴索断裂　神经损伤后，神经轴索断裂，而神经内膜管保持完整。伤后神经远端发生变性。临床上该神经支配的感觉、运动功能丧失，肌肉萎缩，肌电反应消失。但多能自行恢复。

3. 神经断裂　神经完全断裂，临床上神经支配区感觉、运动功能丧失，肌电反应消失。需要手术修复。

【临床表现和诊断】

1. 运动功能障碍　受损神经支配的肌肉呈弛缓性瘫痪，主动运动、肌张力和反射均消失。

2. 感觉功能障碍　受损神经支配的皮肤感觉消失或减弱。

3. 自主神经功能障碍　支配区早期表现为皮肤潮红、皮温增高、干燥无汗；后期因血管收缩而表现皮温降低、苍白、皮纹变浅、变薄、无汗等现象。

4. 神经干叩击试验（Tinel 征） 即按压或叩击神经干，局部出现针刺性疼痛，并有麻木感向该支配区放射为阳性，表示为神经损伤的部位。当再生的神经轴突尚未形成髓鞘时，外界叩击可产生疼痛或放射痛，Tinel 征既可帮助判断神经损伤的部位，又可用于检查神经修复后再生神经纤维的生长情况。

5. 神经电生理检查 利用电刺激观察受损神经所支配肌肉的电反应情况。肌电图无动作电位引出，表现为纤颤电位和正相电位，神经传导速度减慢或消失。体感诱发电位可以了解感觉通路是否处于正常生理状态。

【治疗】

1. 非手术治疗 主要适用于神经传导功能障碍及神经轴突断裂者。多数闭合性神经损伤属此两种类型，因此原则上可非手术治疗观察 3 个月。3 个月后仍无神经再生表现，或虽然有所恢复，但停留在某一水平功能不再改善，且主要功能无恢复，应采取手术治疗。非手术疗法主要包括针灸、理疗、体疗、电刺激及神经营养药物治疗等。

2. 手术治疗

（1）**神经缝合术** 适用于神经断裂伤。切除两断端挫伤段或瘢痕后，精确对合断端，在没有张力的情况下进行缝合。缝合方法有神经外膜缝合和神经束膜缝合两种。

（2）**神经移植术** 适用于神经缺损较长无法直接缝合时，常选用自体腓肠神经游离移植。近年来在修复较长神经缺损时采用吻合血管的神经移植，如小隐静脉蒂腓肠神经移植。

（3）**神经松解术** 适用于神经受挫伤或慢性磨损，使神经与周围组织粘连或神经内瘢痕形成。手术是将神经从瘢痕组织中解放出来，恢复其传导功能。

（4）**神经移位术** 神经近端毁损，无法修复，将另一根不重要的神经切断，其近端移位到毁损神经的远端，以恢复较重要的神经功能。如可采用膈神经、副神经、肋间神经移位术治疗臂丛神经根性撕脱伤。

（5）**神经植入术** 神经远端在进入肌肉处损伤，无法缝接时，可将神经近端分成若干神经束，分别植入肌肉组织内，可通过神经再生恢复部分肌肉功能。亦可将感觉神经近端植入皮下而恢复皮肤感觉功能。

第二节 上肢神经损伤

一、臂丛神经损伤

【解剖概要】臂丛神经由第 5~8 颈神经根和第 1 胸神经根前支组成。上述各神经根出椎间孔后在前斜角肌外缘由颈$_{5、6}$组成上干，颈$_7$为中干，颈$_8$、胸$_1$组成下干。3 个神经干向外下走行，至锁骨中 1/3 后方，各干分成前、后两股。3 个后股组成后束，上干、中干的前股组成外侧束，下干的前股单独组成内侧束。各束向下外延伸到腋动脉后侧、外侧和内侧。后束分出肩胛上神经、肩胛下神经、胸背神经、桡神经和腋神经。外侧束分出肌皮神经和正中神经外侧头。内侧束分出正中神经内侧头、尺神经、臂内侧皮神经和前臂内侧皮神经。正中神经的内、外侧头合成正中神经。臂丛神经支配肩部、上臂、前臂和手的运动和感觉（图47－1 臂丛神经）。

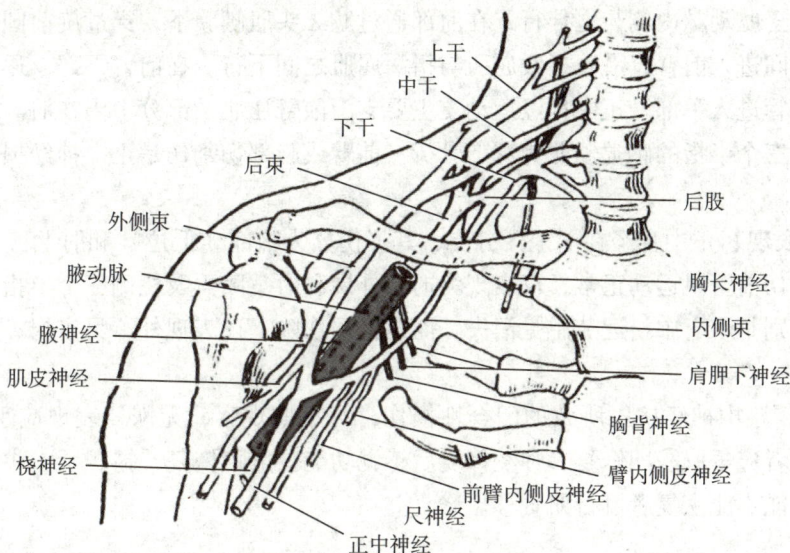

图 47－1　臂丛神经

【临床表现】

1. 上臂丛神经损伤　上臂丛包括颈$_{5,6,7}$，由于颈$_7$单独支配的功能障碍不明显，临床表现与上干损伤相似。主要表现为肩外展、屈肘功能障碍，颈$_{5,6}$支配区皮肤感觉减退或消失，主要为上臂外侧、前臂外侧和拇指、示指感觉异常。

2. 下臂丛神经损伤　下臂丛为颈$_8$、胸$_1$神经，即下干，损伤后表现为手指不能伸屈，手内在肌麻痹，而肩、肘、腕关节活动基本正常。颈$_8$、胸$_1$支配区皮肤感觉减退或消失，主要为环指、小指及前臂内侧、上臂内侧中、下部感觉异常。

3. 全臂丛神经损伤　表现为患肢除上臂内侧感觉正常外，其余所有感觉、运动功能完全丧失。

【诊断】腋神经、肌皮神经、桡神经、正中神经、尺神经中任何两根神经的组合损伤，或其中一根神经加前臂内侧皮神经的损伤，用其他部位损伤不能解释者，即可诊断为臂丛神经损伤。

【治疗】

1. 闭合性损伤　应确定损伤部位、范围、程度，先行非手术治疗，观察3个月。3个月后无恢复者，应积极手术探查。已明确为神经完全性损伤或根性撕脱伤者，应早期手术治疗。

2. 开放性锐器伤　立即手术探查。

3. 晚期臂丛神经损伤的治疗　利用剩余有功能的肌肉或已恢复的肌肉行肌腱移位术，以改善功能。如利用背阔肌移位恢复屈肘功能，斜方肌移位恢复肩外展功能等。

二、正中神经损伤

【解剖概要】 正中神经由臂丛内、外侧束发出的内、外侧头组成，位于腋动脉的浅侧，在上臂于肱动脉内侧与之伴行，在肘部通过肱二头肌腱膜下，穿过旋前圆肌肱骨头与尺骨头之间进入前臂，沿着指浅屈肌与指深屈肌之间下行。在前臂下部，逐渐走向浅面，通过腕管进入手部。正中神经运动支主要支配前臂屈肌及部分手内在肌。感觉支支配手掌桡侧三个半指的感觉。肱骨髁上骨折、前臂或腕部切割伤是正中神经损伤的最常见原因。

【临床表现】 正中神经在肘上无分支，其损伤分为腕部（低位）和肘上（高位）损伤。腕部损伤前臂肌运动正常，仅表现为拇指外展和对掌障碍及桡侧三个半指的感觉功能障碍，特别是示、中指远节感觉消失。而肘上损伤除上述表现外，另有拇、示、中指不能屈曲。

【治疗】 正中神经挤压所致的闭合性损伤，可短期观察，无恢复表现应手术探查。开放性损伤者应争取一期修复，神经修复后感觉功能一般可恢复，拇、示、中指屈曲及拇指对掌功能不能恢复者可行肌腱移位修复。

三、尺神经损伤

【解剖概要】 尺神经发自臂丛内侧束，在上臂内侧下行，经肱骨内上髁后方的尺神经沟，再穿过尺侧腕屈肌进入前臂，于腕部经尺管进入手部。尺神经运动支主要支配手的内在肌，感觉支支配手掌尺侧及尺侧一个半手指的皮肤感觉。

【临床表现】 尺神经易在腕部和肘部损伤，腕部损伤表现为环、小指爪形手畸形，手指外展、内收障碍，夹纸试验阳性，手掌尺侧半及尺侧一个半手指感觉障碍，特别是小指感觉障碍。肘上损伤除上述表现外，另有环、小指末节屈曲障碍。

【治疗】 尺神经损伤应尽早修复，但术后效果多不理想，尤以高位损伤疗效更差。原因是尺神经支配的肌肉大多为细小的手内在肌，极易萎缩变性。晚期重建主要是矫正爪形手畸形。

四、桡神经损伤

【解剖概要】 桡神经发自臂丛后束，于腋动脉之后斜行向下外方，绕过肱骨后外侧桡神经沟，从上臂外前方转至前臂，分为深（骨间背侧神经）、浅两支。桡神经运动支主要支配上臂及前臂的伸肌。浅支支配腕、手背桡侧（虎口部）及桡侧三个半指背侧感觉。肱骨干中下 1/3 骨折是桡神经损伤的最常见原因，桡骨头骨折脱位常造成桡神经深支损伤，前臂背侧切割伤有时也可损伤桡神经。

【临床表现】 根据损伤部位的不同，临床表现各异。桡神经在肘上损伤，主要表现为垂腕、垂拇、垂指畸形，桡侧三个半手指背侧皮肤，特别是手背虎口处感觉障碍。前臂桡神经深支损伤，则表现为垂拇、垂指畸形，腕背伸功能正常。

【治疗】 桡神经损伤多为骨折挤压、牵拉所致，骨折整复后可非手术治疗，观察

2~3个月。若无恢复，应手术探查修复。晚期功能不恢复者，可行肌腱移位重建伸腕、伸拇、伸指功能。

第三节 下肢神经损伤

坐骨神经由腰₄,₅及骶₁₋₃脊神经组成。出坐骨大孔经梨状肌下缘进入股后侧，在大转子和坐骨结节之间垂直下行，沿途发出肌支，支配内收肌、半腱肌、半膜肌和股二头肌。坐骨神经在大腿下1/3处分为胫神经和腓总神经。胫神经先与腘动脉，继之与胫后动脉伴行至内踝后下方转入足底；腓总神经沿股二头肌内侧缘向外下，绕腓骨颈进入小腿前外侧，分成深、浅两支。髋臼后缘骨折及髋关节后脱位可造成坐骨神经损伤，表现为膝关节屈曲障碍，小腿及足部所有的肌瘫痪，小腿后外侧和足部感觉消失。腓骨小头、腓骨颈部骨折可损伤腓总神经，出现小腿伸肌及腓骨长、短肌瘫痪，临床表现为足下垂及足内翻畸形。股骨髁上骨折及膝关节脱位，可损伤胫神经，出现小腿三头肌、屈趾肌及足底肌瘫痪和足部感觉障碍，呈仰趾畸形。

下肢神经损伤应早期手术探查。坐骨神经因行径较长，高位损伤者预后不佳；胫神经和腓总神经的低位损伤术后效果较好。修复后功能恢复不良，可行肌腱移位或关节融合术。

目标检测

一、选择题
A1型题

1. 尺神经损伤后出现爪状畸形的机制是（　）
   A. 指深屈肌腱的尺侧半由尺神经供应，尺神经损伤后4、5指深屈肌腱功能障碍出现爪状
   B. 示指及中指不呈爪状是因为支配两指的指深屈肌受正中神经支配
   C. 主要是因为手内在肌的瘫痪，出现掌指关节过伸、指间关节屈曲所致
   D. 主要是因为手内在肌的损伤，出现掌指关节屈曲、指间关节过伸所致
   E. 主要是因为手内在肌的损伤，出现掌指关节过伸、指间关节过伸所致

2. 腓骨上端骨折后足不能背伸、外翻，提示有（　）
   A. 闭孔神经损伤　　　B. 坐骨神经损伤　　　C. 股神经损伤
   D. 胫神经损伤　　　E. 腓总神经损伤

3. 肱骨中下1/3骨折容易并发（　）
   A. 动静脉损伤　　　B. 桡神经损伤　　　C. 缺血性肌肉痉挛
   D. 缺血性骨坏死　　　E. 损伤性骨化

4. 神经损伤与畸形的关系中，下列哪项是错误的（　）
   A. 垂腕、垂指畸形→桡神经损伤　　　B. 猿手畸形→正中神经损伤
   C. 爪形手畸形→尺神经损伤　　　D. 猿手畸形→桡神经损伤

E. 足下垂畸形→腓总神经损伤

A2 型题

5. 杜某,男,30 岁。直接暴力致左桡骨小头骨折合并该部位桡神经损伤。应该出现 (　)

    A. 不能伸肘关节、腕关节及掌指关节   B. 不能伸腕关节

    C. 能伸腕关节,但不能伸掌指关节   D. 不能伸末节指间关节

    E. 外展拇指功能丧失

6. 王某,男,56 岁。被自行车撞伤右膝外侧,拍片证实为腓骨小头骨折,检查发现踝关节不能主动背伸。可能并发 (　)

    A. 坐骨神经损伤   B. 胫神经损伤   C. 腓总神经损伤

    D. 胫前肌撕裂伤   E. 腓骨长短肌撕裂伤

7. 蔡某,女,25 岁。外伤致前臂双骨折,查体发现拇指对掌不能。考虑可能损伤 (　)

    A. 尺神经   B. 桡神经   C. 正中神经   D. 腋神经   E. 肌皮神经

A3 型题

(8 ~ 9 题共用题干)

吕某,男,20 岁。刀刺伤右上臂,伤后出现右手对掌困难,拇指和示指、中指屈曲功能障碍。

8. 该患者初步诊断是 (　)

    A. 正中神经损伤   B. 尺神经损伤   C. 桡神经损伤

    D. 肌皮神经损伤   E. 腋神经损伤

9. 如神经功能恢复不佳,远期右手可能表现的畸形为 (　)

    A. 爪形手畸形   B. 猿手畸形   C. 锅铲畸形

    D. 鹅颈畸形   E. 锤状指畸形

B1 型题

(10 ~ 12 题共用答案)

    A. 尺神经损伤   B. 正中神经损伤   C. 桡神经损伤

    D. 肌皮神经损伤   E. 腋神经损伤

10. 肱骨干骨折可损伤 (　)

11. 肱骨颈骨折可损伤 (　)

12. 肱骨髁上伸直型骨折可损伤 (　)

二、问答题

1. 简述各种神经损伤的分类。

2. 简述周围神经损伤的临床表现和诊断、治疗方法。

第四十八章 骨和关节感染

🛢 学习目标

1. 掌握：骨和关节感染的临床表现、诊断及治疗原则。
2. 熟悉：化脓性骨髓炎和化脓性关节炎的发生、发展特点。
3. 了解：化脓性骨髓炎的感染途径；化脓性关节炎的病因和病理分期。
4. 具备根据临床表现和辅助检查方法，对骨和关节感染进行诊断及处理的能力。

第一节 化脓性骨髓炎

化脓性骨髓炎是化脓性细菌感染，它涉及骨膜、骨质与骨髓组织。骨髓炎只是一个沿用的名称。本病可发生于任何年龄，常见于3～15岁儿童和青少年。男性多于女性。好发部位以股骨远端和胫骨近端的干骺部最多见（约占60%），其次是股骨近端、肱骨和桡骨远端。本病的感染途径大多是经血液循环播散，其次是创伤性和蔓延性感染。临床表现可分为急性和慢性，大多为急性。如急性化脓性骨髓炎没有及时治疗或治疗不当，可转化为慢性化脓性骨髓炎。少数低毒性细菌感染，如局限性骨脓肿等，一开始就是慢性发病。

一、急性化脓性骨髓炎

【病因】急性化脓性骨髓炎多数为血源性感染，少数由软组织感染蔓延或开放性骨折所致。最常见的致病菌是溶血性金黄色葡萄球菌（占80%～90%），乙型链球菌占第二位，其他的细菌有大肠埃希菌、嗜血属流感杆菌和产气荚膜杆菌，以及肺炎球菌和白色葡萄球菌。一般感染途径有：

1. 血源性 致病菌经过血液循环播散。先有身体其他部位的感染性病灶，如疖、痈、扁桃体炎和中耳炎，原发病灶处理不当或机体抵抗力下降，由细菌进入血液循环发生菌血症或诱发脓毒症，再到达骨组织发生感染，即血源性骨髓炎。

2. 创伤性 开放性骨折使细菌达到骨折处发生感染。另外，手术时无菌操作不当，也可引起感染。

3. 蔓延性 骨组织周围软组织感染直接蔓延所致感染，如手指软组织感染引起指骨骨髓炎。

【病理】急性化脓性骨髓炎的特点是骨质的破坏、坏死和骨质的修复同时并存，早期已骨质的破坏和坏死为主，晚期以骨质的修复和生成为主，后期有新生骨，成为骨性包壳。

1. 骨内病灶的形成 致病菌经过血源性播散，进入骨干骺端的毛细血管内。该处血管弯曲血流缓慢，菌栓容易停滞繁殖形成病灶。

2. 脓肿的蔓延 见图48-1。

（1）脓肿向骨髓腔蔓延 因骨骺板抵抗感染的能力较强，脓液不易通过，多向骨髓腔蔓延。

（2）骨膜下脓肿形成 随着骨内病灶融合和脓腔内高压，脓液可以沿着哈弗管和穿通管蔓延至骨膜下间隙将骨膜掀起成为骨膜下脓肿。脓肿也可突破干骺端骨皮质进入骨膜下形成脓肿。骨膜的掀起会剥夺了外层骨密质的血供而成为死骨。脓肿也可能再经过穿通管或骨小管返回骨髓腔。

（3）穿入关节 儿童骨骺板对感染的抵抗力较强，脓肿不易进入关节腔，但可引起关节内反应性积液。成人骺板无抵抗能力，脓肿易通过，进入关节，形成化脓性关节炎。若干骺端处于关节囊内，感染很快进入关节内，如股骨上端骨髓炎多并发化脓性髋关节炎。

3. 死骨和骨性包壳的形成 脓肿破坏了骨髓组织及内、外层骨质的血液供应。严重时骨质的内、外面都浸泡在脓液中而失去血供，这样便会形成大片的死骨。在死骨形成过程中，病灶周围的骨膜因炎性充血和脓液的刺激而产生新骨，包围在骨干的外层，形成"骨性包壳"，包壳上有数个小孔，包壳内有死骨、脓液和炎性肉芽组织，往往引流不畅，成为骨性无效腔。

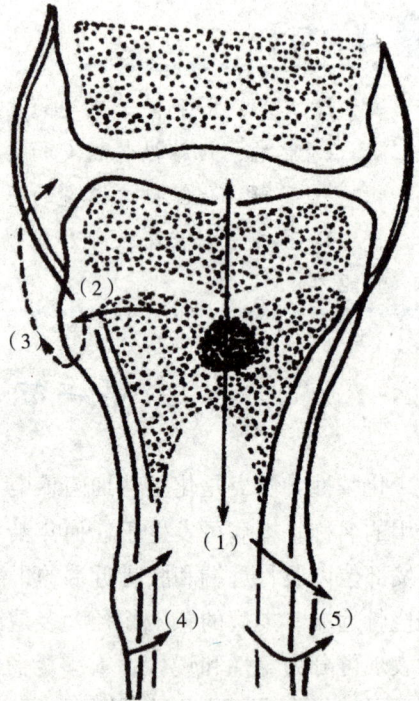

图48-1 急性化脓性骨髓炎扩散途径
（1）干骺端病灶向骨髓腔发展，可进入关节腔；（2）穿破骨皮质侵入骨膜下；（3）穿破骨膜至关节周围，可再进入关节；（4）骨膜下与骨髓腔经骨小管相通；（5）穿破骨膜至软组织

4. 转归

（1）经早期药物和支持治疗，及时适当的局部治疗，炎症消退，病变吸收而痊愈。

（2）急性期未得到及时正确的治疗，或因细菌毒力大，发生严重的败血症或脓毒血症而危及生命。

（3）转为慢性化脓性骨髓炎。

【临床表现及诊断】

1. 全身症状　起病急骤，全身症状严重，开始有寒战，继而高热至39℃以上，有明显的毒血症症状。儿童可有烦躁不安、呕吐与惊厥。重者有昏迷和感染性休克。

2. 局部症状　早期局部有剧痛或搏动性疼痛，肢体半屈曲状不敢活动，周围肌肉保护性痉挛，因疼痛抗拒做主动与被动运动。局部皮温增高，有局限性压痛，肿胀并不明显。如果病灶邻近关节，可有关节肿胀，但压痛不明显。数日后，疼痛更为明显，说明该处已形成骨膜下脓肿。脓肿穿破后成为软组织深部脓肿，此时疼痛反可减轻，但局部红、肿、热、压痛都更为明显。脓肿穿破皮肤后疼痛即刻缓解，体温逐渐下降，可形成窦道。

3. 实验室检查　白细胞计数及中性粒细胞增高，血培养获得致病菌的可能性较高，血沉增高，C反应蛋白升高，多有贫血，脓液培养有化脓性细菌。行细菌培养及药敏试验，以便选用有效抗生素。

4. 脓肿分层穿刺　选用有内芯的穿刺针，在压痛最明显的干骺端刺入，边抽吸边深入，抽出混浊液体或血性液可做涂片检查与细菌培养，涂片中发现多是脓细胞或细菌即可明确诊断。

5. X线检查　发病2周内X线检查多无明显异常。发病3周后的X线片可显示骨质脱钙、破坏，骨膜反应及层状新骨形成，周围软组织肿胀阴影等。少数病例有病理性骨折。

6. CT检查　较常规X线照片可以提前发现骨膜下脓肿，对细小的骨脓肿仍难以显示。

7. MRI检查　根据MRI影像的异常信号，可以早期发现局限于骨内的炎性病灶，并能观察到病灶的范围，病灶内炎性水肿的程度和有无脓肿形成，具有早期诊断价值。

8. 核素骨扫描　核素骨显像可显示病灶部位的血管扩张和增多，一般于发病后48小时即可有阳性结果。

9. 鉴别诊断及并发症　急性骨髓炎应与下列疾患鉴别。

（1）**软组织炎症**　如蜂窝织炎、丹毒等软组织炎症的全身中毒症状较轻，局部炎症较重，压痛范围较大且表浅。

（2）**急性化脓性关节炎**　肿胀压痛在关节间隙而不在干骺端，关节动度几乎完全消失。行关节穿刺抽液检查可明确诊断。

（3）**风湿性关节炎**　全身症状和局部症状均较轻，常为多关节游走性。

（4）**骨肿瘤**　部分恶性骨肿瘤也可以有肿瘤性发热。但起病不会急骤，部位以骨干居多数。特别是尤因（Ewing）肉瘤，常伴有发热、白细胞增多、"葱皮样"骨膜下新骨形成等现象，局部活组织病理检查可确诊。

骨髓炎常见的并发症有化脓性关节炎、病理性骨折、肢体生长障碍、关节挛缩及强直。

【治疗】

1. 全身支持治疗　充分休息，良好护理，给予富含蛋白质和维生素饮食，维持水、电解质平衡，少量多次输血。

2. 药物治疗 早期联合应用足量有效抗生素，以后依据细菌培养和药物敏感试验的结果及治疗效果进行调整。抗生素应持续使用至体温正常、症状消退后 2 周左右。

3. 局部治疗 用夹板、石膏或牵引等制动并抬高患肢，减少疼痛，防止关节挛缩畸形，防止病理性骨折。

4. 手术治疗 手术治疗宜早，最好在抗生素治疗后 48～72 小时仍不能控制局部症状时进行手术。手术有钻孔引流或开窗减压闭式灌洗引流，要充分减压，彻底冲洗。

二、慢性化脓性骨髓炎

【病因】形成慢性化脓性骨髓炎常见的原因为急性期未能及时和适当治疗，病情发展的结果，造成病灶大量死骨形成、异物和无效腔存在、局部广泛瘢痕组织及窦道形成。血液循环差，利于细菌生长，而抗生素又不能达到。或者是低毒性细菌感染，在发病时即表现为慢性骨髓炎。

【病理】

1. 包壳形成 由于较大死骨不能被吸收，成为异物及细菌的病灶，引起周围炎性反应，刺激骨膜深层的成骨细胞形成大量新生骨，包裹于死骨外面，形成包壳，可代替病骨起支持作用。骨壳通常有多个孔道，经孔道排出脓液及死骨碎屑。

2. 局限性骨脓肿形成 局限性骨脓肿属于一种特殊类型的慢性骨感染，多见于儿童和青年，通常发生于长骨的干骺端，多见于胫骨、股骨与肱骨。一般认为系细菌毒力较低，或因患者机体抵抗力较强而使骨髓炎局限于骨髓的一部分，脓肿被包围在骨质内，形成局限性骨脓肿。

3. 硬化性骨髓炎形成 是一种由低毒性感染引起的以髓腔消失、骨质增生硬化为特征的慢性骨感染。常见于儿童和青年人。好发于长管状骨骨干，如胫骨和股骨。

【临床表现及诊断】

1. 全身症状 慢性化脓性骨髓炎患者的全身症状几乎不明显，只有在局部引流不畅时，才有全身症状表现。

2. 局部症状 局部可有肿胀、疼痛和压痛。如有窦道，伤口流脓，偶有小块死骨排出，伤口长期不愈。皮肤菲薄色泽暗；或窦道口肉芽组织突起，流出臭味脓液。对肢体功能影响较大，肌肉萎缩，关节挛缩。如发生病理性骨折，可有肢体短缩或成角畸形。

3. X 线及 CT 等检查 对本病病理类型、病变类型及程度的判断均有意义。

（1）普通 X 线片可见骨质增生、增厚、骨髓腔不规则，有大小不等的死骨。

（2）窦道造影可了解窦道的深度、径路、分布范围及其与无效腔的关系。

（3）局限性骨脓肿的 X 线表现为长骨干骺端或骨干皮质圆形或椭圆形低密度骨质破坏区，边缘较整齐，周围密度增高为骨质硬化反应。

（4）硬化性骨髓炎的 X 线表现为长骨骨干局限或广泛的骨质增生硬化现象，骨皮质增厚，骨髓腔狭窄甚至消失，病骨密度增高常呈梭形。在骨质硬化区内一般无透明的骨破坏，但在病程较长的病例中，可见小而不规则的骨质破坏区。

（5）CT 及 MRI 检查对诊断、拟定手术方案均有极大帮助。

【治疗】

1. 治疗原则　以手术治疗为主，清除死骨、炎性肉芽组织和消灭无效腔。

2. 手术适应证　有死骨形成、无效腔、窦道流脓，有足够新骨形成包壳，能支持肢体者，均应手术治疗。

3. 禁忌证　在慢性骨髓炎急性发作时和大块死骨形成而包壳形成未充分时应行保守治疗。

4. 手术方法　手术前需取标本做细菌培养和药物敏感试验，最好在术前 2 日即开始应用抗生素，使手术部位组织有足够的抗生素浓度。

（1）**清除病灶**　在骨壳上开洞，进入病灶内，吸出脓液，清除死骨与炎性肉芽组织。病灶清除是否彻底是决定术后窦道能否闭合的关键。

（2）**消灭无效腔**　①碟形手术：清除病灶后用骨刀将骨腔边缘削去一部分，使成平坦的碟状，以容周围软组织贴近而消灭无效腔。②肌瓣填塞：无效腔较大者可将骨腔边缘休整后将附近肌肉做带蒂肌瓣填塞以消灭无效腔。③庆大霉素 - 骨水泥珠链填塞和二期植骨。2 ~ 3 周后即可拔去珠链。大型无效腔拔去珠链后尚需再次手术植入自体松质骨。④闭式灌洗：小儿生长旺盛，骨腔容易闭合，在伤口内留置 2 根橡胶管，一根为灌注管，另一根为吸引管。术后经灌注管滴入抗生素溶液。灌洗持续时间一般为 2 ~ 4 周，待吸引液转为清晰，连续 3 次细菌培养为阴性即可停止灌洗并拔管。

（3）**伤口的处理**　清除病灶后伤口应该一期缝合，并留置负压引流管，一般在术后 2 ~ 3 日，引流量逐渐减少，引流液不混浊时可拔除引流管。伤口周围软组织缺少不能闭合时，可敞开伤口，纱布填塞，包管型石膏，开洞换药。也可采用负压封闭引流技术（VSD），促进伤口的愈合。

第二节　化脓性关节炎

化脓性细菌引起的关节内感染，称为化脓性关节炎。多见于儿童，常为败血症的并发症，也可因手术感染、关节外伤性感染和关节火器伤所致。好发于髋、膝关节，其次为肘、肩和踝关节。

【病因】最常见的致病菌为金黄色葡萄球菌；其次为白色葡萄球菌、淋病双球菌、肺炎球菌和肠道杆菌等。

细菌进入关节内的途径主要为：①血源性传播；②邻近病灶直接蔓延，如股骨头或髂骨骨髓炎蔓延至髋关节；③开放性关节损伤发生感染；④关节手术后感染和关节内注射皮质类固醇后发生感染。

【病理】化脓性关节炎的病变发展过程可以分成三个阶段，这三个阶段有时演变缓慢，有时发展迅速而难以区分。

1. 浆液性渗出期　细菌进入关节腔后，滑膜明显充血、水肿，有白细胞浸润和浆液性渗出物。渗出物中含大量白细胞。关节软骨没有破坏，如治疗及时，渗出物可以完全被吸收而不会遗留任何关节功能障碍。

2. 浆液纤维素性渗出期 渗出物变为混浊，细胞增加。滑膜炎症加重，血管的通透性明显增加。大量的纤维蛋白沉积在关节软骨上可以影响软骨的代谢。白细胞释放出大量溶酶体，可以协同对软骨基质进行破坏，使软骨出现崩溃、断裂与塌陷。修复后必然会出现关节粘连与功能障碍。本期出现了不同程度的关节软骨损毁，部分病理改变已成为不可逆性。

3. 脓性渗出期 炎症已侵犯至软骨下骨质，滑膜和关节软骨都已破坏，关节周围亦有蜂窝织炎。渗出物已转为明显的脓性。修复后关节重度粘连甚至纤维性或骨性强直。本期病理改变已成为不可逆，愈后有重度关节功能障碍。

【临床表现及诊断】

1. 全身表现 一般都有外伤诱发病史。起病急骤，有寒战高热等症状，体温可达39℃以上，甚至出现谵妄、惊厥与昏迷。

2. 局部表现 病变关节迅速出现疼痛与功能障碍。浅表的关节，如膝、肘和踝关节，局部红、肿、热、痛明显；深部的关节，如髋关节，局部表现不明显。关节常处于半屈曲位，久之可发生关节挛缩，关节可发生半脱位或脱位。关节腔内积液在膝部最为明显，可见髌上囊明显隆起，浮髌试验可为阳性，张力高时使髌上囊甚为坚实，因疼痛与张力过高有时难以做浮髌试验。

3. 关节穿刺检查 关节穿刺和关节液检查是确定诊断和选择治疗方法的重要手段。关节液涂片检查可发现大量白细胞、脓细胞和细菌。细菌培养可鉴别菌种并找到敏感的抗生素。

4. 实验室检查 白细胞计数增高，中性粒细胞增高，血沉增快。镜检可见多量脓细胞。寒战期血培养可检出病原菌。

5. X线表现 早期只可见关节周围软组织肿胀的阴影，关节间隙增宽。接着出现关节间隙进行性变窄，软骨下骨质有虫蚀状骨质破坏。一旦出现骨质破坏，进展迅速并有骨质增生使病灶周围骨质变为浓白。至后期可出现关节挛缩畸形。

【治疗】治疗原则是早期诊断，早期处理，保留关节功能，减少残疾。早期积极正确的治疗，是避免肢体功能障碍的关键。

1. 全身治疗 全身抗炎支持治疗，原则同化脓性骨髓炎。

2. 局部治疗

（1）关节腔内注射抗生素 每日一次，抽出关节液后，注入抗生素。如果抽出液逐渐变清，而局部症状和体征缓解，说明治疗有效，可以继续使用。如果抽出液性质转劣而变得更为混浊甚至成为脓性，说明治疗无效，应改为灌洗或切开引流。

（2）经关节镜灌洗 在关节镜直视下反复冲洗关节腔，清除脓性渗液、脓苔与组织碎屑。灌洗清楚后在关节腔内留置敏感的抗生素，可望减轻症状。

（3）关节腔持续性灌洗 适用于表浅的大关节，如膝部在膝关节的两侧穿刺，经穿刺套管插入两根塑料管或硅胶管留置在关节腔内。每日经灌注管滴入抗生素溶液。引流液转清，经细菌培养无细菌生长后可停止灌洗拔管。

（4）**关节切开引流**　适用于较深的大关节，穿刺插管难以成功的部位，如髋关节，应该及时做切开引流术。切开关节囊，放出关节内液体，用盐水冲洗后，置2根管子后缝合切口，按上法做关节腔持续灌洗。

（5）**恢复治疗**　指导患者关节被动活动。一般在3周后即可鼓励病人做主动运动。没有下（上）肢功能锻炼器时应将局部适当固定，用石膏托固定或用皮肤牵引以防止或纠正关节挛缩。3周后开始锻炼，关节功能恢复往往不甚满意。

目标检测

一、选择题

A1 型题

1. 化脓性骨髓炎感染的组织是（　　）

    A. 骨髓　　　　　　　　　　B. 骨皮质和骨髓　　　　　　C. 骨膜和骨髓

    D. 骨膜、骨皮质和骨髓　　　E. 骨皮质和骨膜

2. 急性骨髓炎转为慢性骨髓炎的主要原因是（　　）

    A. 机体抵抗力低　　　　　　　　　　B. 细菌毒力太强

    C. 治疗不及时和不恰当　　　　　　　D. 局部血运不好

    E. 肢体活动过早

3. 急性血源性骨髓炎最常见的致病菌是（　　）

    A. 白色葡萄球菌　　　　　　B. 乙型链球菌　　　　　　　C. 金黄色葡萄球菌

    D. 大肠杆菌　　　　　　　　E. 肺炎双球菌

4. 急性血源性骨髓炎的好发部位是（　　）

    A. 尺桡骨　　　　　　　　　B. 肱骨、肩胛骨　　　　　　C. 胫骨、股骨

    D. 髋骨、骶骨　　　　　　　E. 脊椎骨

5. 血源性骨髓炎的病理特点是（　　）

    A. 死骨及无效腔形成

    B. 以骨质增生为主

    C. 以骨质破坏、坏死为主

    D. 骨质破坏、坏死与反应性骨质增生同时存在

    E. 以水肿、细胞浸润和炎症渗出为主

6. 化脓性膝关节炎的早期诊断中最有价值的方法是（　　）

    A. 关节肿胀及压痛　　　　　　　　　B. 浮髌试验阳性

    C. X 线摄片　　　　　　　　　　　　D. 关节穿刺抽液检查

    E. 血白细胞总数及中性粒细胞增高

7. 化脓性关节炎最常发生于（　　）

    A. 肩关节和肘关节　　　　　B. 腕关节和肘关节　　　　　C. 腕关节和髋关节

    D. 膝关节和髋关节　　　　　E. 踝关节和肘关节

A3 型题

(8~11 题共用题干)

高某，男，7岁。突发寒战、高热（39.8℃），烦躁不安，诉右股下方剧痛，膝关节呈半屈曲状，拒动。查体发现右小腿近端皮温尚可，压痛。

8. 最可能的诊断是（　）

    A. 风湿性膝关节炎   B. 化脓性膝关节炎

    C. 股骨下端化脓性骨髓炎   D. 创伤性膝关节炎

    E. 骨肿瘤

9. 初步拟诊为股骨下端化脓性骨髓炎，早期确诊主要依靠（　）

    A. 患儿高热、肢体肿痛   B. X 线摄片   C. 局部 CT 检查

    D. 化验白细胞升高   E. 局部分层穿刺抽得脓液

10. 经过穿刺，在病变区域穿刺抽出混浊液体，送细菌培养，最可能的结果是（　）

    A. 乙型链球菌   B. 金黄色葡萄球菌   C. 大肠杆菌

    D. 链球菌   E. 无细菌生长

11. 在骨膜或骨髓内抽得脓液后，最关键的治疗措施是（　）

    A. 局部引流

    B. 多次抽脓并注入抗生素

    C. 脓液细菌培养及药敏试验，依结果调整用药

    D. 局部固定防止病理性骨折

    E. 联合使用大量抗生素

二、问答题

1. 简述化脓性骨髓炎和化脓性关节炎的发病机制。

2. 简述慢性骨髓炎的病理、临床表现、诊断及治疗。

第四十九章　骨与关节结核

学习目标

1. 掌握：骨与关节结核的临床表现、诊断方法及治疗原则。
2. 熟悉：骨与关节结核的病理特点。
3. 了解：骨与关节结核的常用手术方法。
4. 具备对骨与关节结核进行初步诊断及个性化治疗的能力。

第一节　概　述

【病因】　骨与关节结核好发于儿童与青少年，是一种继发性结核病，原发病灶为肺结核或消化道结核。骨与关节结核的好发部位是脊柱，其次是髋关节、膝关节与肘关节。好发部位都是一些负重大、活动多、易于发生创伤的部位。骨与关节结核与生活贫困有着直接的关系。近年来随着耐药菌的出现，骨与关节结核的发病率又有所增加。

【病理】　骨与关节结核以原发于肺结核的占绝大多数。结核杆菌从原发病灶经血循环到达骨与关节部位，不一定会立刻发病。它在骨关节内可以潜伏多年，待机体的抵抗力下降，如外伤、营养不良、过度劳累等诱发因素，都可以促使潜伏的结核杆菌活跃起来而出现临床症状。最初病理变化是单纯性滑膜结核或单纯性骨结核，以后者多见。在最初阶段，病灶局限于长骨干骺端，关节软骨面完好。病变进一步发展，侵及关节腔，破坏关节软骨面，成为全关节结核。全关节结核不能被控制，继发感染，可破溃产生窦道，关节严重毁损，关节功能愈合差。

【临床表现】

1. 全身表现　一般无明显的全身表现，起病缓慢，多为慢性发病，有低热、乏力、盗汗、消瘦、食欲不振及贫血等症状；也有起病急骤，有高热及毒血症状，一般多见于儿童患者。

2. 局部表现

（1）病变部位大多为单发性，少数为多发性。

（2）病变部位有疼痛，初起不甚严重，活动后加剧。部分患者因病灶内脓液突破关节腔而产生剧烈疼痛。因髋、膝关节神经支配有交叉，髋关节结核疼痛患者可能感觉为膝关节疼痛。

（3）浅表关节可以查出有肿胀与积液，并有压痛，关节常处于半屈状态以缓解疼痛；至后期，肌萎缩，关节呈梭形肿胀。

（4）全关节结核在病灶部位积聚了多量脓液、结核性肉芽组织、死骨和干酪样坏死物质。因为缺乏红、热等急性炎性反应，称之为"冷脓肿"或"寒性脓肿"，也可以向体表破溃成窦道。

（5）冷脓肿破溃后产生混合性感染，引流不畅时，局部急性炎症反应也加重。

（6）脊柱结核的冷脓肿会压迫脊髓而产生肢体瘫痪。亦可能出现病理性脱位、病理性骨折、关节功能障碍、屈曲挛缩与椎体破坏形成脊柱后凸畸形、儿童肢体不等长等并发症。

3. 实验室检查 可有轻度贫血，白细胞计数一般正常，血沉增快，C反应蛋白的高低与炎症反应的程度相关。

（1）**结核菌素实验（PPD）** 常阴性，强阳性有助于诊断。

（2）**结核杆菌培养** 必要时脓肿穿刺，从单纯性冷脓肿获得脓液的结核杆菌培养阳性率约70%，从混合性感染窦道中获得脓液的结核杆菌培养阳性率极低。

（3）**结核分枝杆菌DNA检测** 具有快速、敏感性高、特异性强的特点，是诊断的重要参考。

4. 影像学检查 早期不能诊断，一般在起病2个月后方有X线片改变。核素骨显像可以早期显示出病灶，不能做定性诊断。CT检查可以发现普通X线片不能发现的问题，特别是显示病灶周围的冷脓肿有独特的优点，死骨与病骨都可以清晰地显露。MRI检查可以在炎性浸润阶段时显示出异常信号，具有早期诊断的价值。脊柱结核的MRI片还可以观察脊髓有无受压与变性。超声波检查可以探查深部冷脓肿的位置和大小。

5. 病理检查 关节镜检查及滑膜活检对诊断骨关节结核和滑膜结核很有价值。

【治疗】

1. 全身治疗

（1）**支持疗法** 注意休息、加强营养。有贫血者可给补血药，重度贫血或反复发热不退的可间断性输给少量新鲜血。混合感染的急性期可给以抗生素治疗。

（2）**抗结核药物治疗原则** 早期、联合、适量、规律、全程。

一线药物主要为异烟肼（INH）、利福平（RFP）、吡嗪酰胺（PZA）、乙胺丁醇（EMB）、链霉素（SM）。早期联合应用，即在一线药物中挑选三种，小剂量并长期应用，其中一种药物必须是能杀灭结核菌的。单味药物和短期应用会增加细菌的抗药性。

目前常用药物剂量为：INH为每日300mg；RFP每日450~600mg；PZA每日每公斤体重20~30mg；EMB每日750mg；SM每日0.75g。同时维生素B_6每日4mg。

常用的化疗方案为：2HRZS（E）/10HRE（强化期疗程2个月，巩固期疗程10个月）或3HRZS（E）/9HRE（强化期疗程3个月，巩固期疗程9个月）。

异烟肼、利福平和吡嗪酰胺的有效率可达97%，其主要副反应为肝损害，用药期间应定期检查肝功能。

治愈的标准为：①全身情况良好，体温正常，食欲良好；②局部症状消失，无疼痛，窦道闭合；③3次血沉都正常；④X线表现脓肿缩小乃至消失，或已经钙化，无死骨，病灶边缘轮廓清晰；⑤起床活动已1年，仍能保持上述4项指标。符合标准的可以停止抗结核药物治疗，但仍需定期复查。

2. 局部治疗

（1）局部制动　应用牵引、石膏和夹板固定，预防和矫正畸形，保持关节功能位，小关节结核固定时间为4~6周，大关节结核可延长至8~12周。

（2）局部注射抗结核药物　适用于单纯滑膜结核的早期。常用异烟肼100~200mg，每周1~2次。

（3）脓肿穿刺　脓肿大并有明显压迫症状而不宜立刻进行病灶清除者，可行穿刺吸脓减压。有时为了确诊，对可疑脓肿进行试验性穿刺，并将所吸取脓汁做细菌学检查。对寒性脓肿目前不主张进行反复穿刺抽脓并注入抗结核药物，因易诱发混合感染和瘘管形成。

3. 手术治疗　在全身支持疗法和抗结核药物的控制下，术前抗结核治疗4~6周，然后进行手术治疗，可以缩短疗程，预防或矫正畸形，减少残疾和复发。

（1）病灶清除术的适应证　包括：①病灶内有较大的死骨；②病灶内或其周围有较大脓肿，不易自行吸收；③窦道经久不愈；④单纯滑膜结核经非手术治疗无效；⑤单纯骨结核有向关节内穿破可能；⑥脊椎结核合并有脊髓压迫症状时。

（2）手术方式　切开引流、病灶清除术、关节融合术等。

第二节　脊柱结核

脊柱结核占全身骨与关节结核的首位，约占50%，其中以椎体结核占绝大多数，附件结核十分罕见。在整个脊柱中腰椎结核发生率最高，胸椎次之，颈椎更次之，至于骶椎尾椎结核则甚为罕见。

【病理】椎体以松质骨为主，它的滋养动脉为终末动脉，结核杆菌容易停留在椎体部位。椎体结核可分为中心型和边缘型两种。

1. 中心型椎体结核　多见于10岁以下的儿童，好发于胸椎。病变进展快，整个椎体被压缩成楔形。一般只侵犯一个椎体，也有穿透椎间盘而累及邻近椎体。

2. 边缘型椎体结核　多见于成人，腰椎为好发部位。病变局限于椎体的上下缘，很快侵犯至椎间盘及相邻的椎体。椎间盘破坏是本病的特征，因而椎间隙很窄。

【临床表现】

1. 全身表现　起病缓慢。有低热、疲倦、消瘦、盗汗、食欲不振与贫血等全身症状。儿童常有夜啼、呆滞或性情急躁等。

2. 局部表现

（1）疼痛　是最先出现的症状。通常为轻微钝痛，休息后症状减轻，劳累后则加重。早期疼痛不会影响睡眠，病程长者夜间也会疼痛。

（2）**姿势异常** 颈椎结核病人常用双手撑住下颌，头前倾，颈部缩短，姿势十分典型；腰椎结核患者腰部僵直，拾物时不敢弯腰，需挺腰屈髋曲膝下蹲才能取物，即拾物实验阳性。

（3）**畸形** 脊柱后凸畸形十分常见。

（4）**脊柱活动受限** 由于病椎周围肌肉保护性痉挛，受累脊柱活动受限。

（5）**压痛和叩痛** 病椎的棘突有压痛和叩痛。

（6）**寒性脓肿** 许多患者发现脓肿才来就诊。例如有咽后壁脓肿者妨碍呼吸与吞咽，睡眠时有鼾声。后期时可在颈侧摸到冷脓肿所致的颈部肿块。

（7）**神经系统** 检查相应神经支配区域的感觉和运动情况，有无反射及病理反射，肌力情况及大小便情况。

3. 影像学检查 X线片上表现以骨质破坏和椎间隙狭窄为主。CT检查可以清晰地显示病灶部位，有无空洞和死骨形成。CT检查对腰大肌脓肿有独特的价值。MRI具有早期诊断价值，在炎性浸润阶段即可显示异常信号，但主要用于观察脊髓有无受压和变性。

【治疗】目的是彻底清除病灶，解除神经压迫，矫正畸形，重建脊柱稳定。

1. 全身治疗 同概述。

2. 局部制动 常用石膏背心、支具、腰围等固定制动，固定时间一般为3个月。有助于缓解疼痛，防治畸形，避免病变扩散，减少体力消耗。

3. 寒性脓肿的治疗 如脓肿过大，宜先用穿刺法吸出脓汁，注入链霉素，以免发生继发性感染和脓肿破溃及窦道形成。在适当时机应尽早进行病灶清除术和脓肿切除或刮除术。

4. 手术治疗 切开排脓，或行彻底的病灶清除术。必要时需做植骨脊柱融合内固定术。术后抗结核药物治疗与局部制动。后凸畸形者可行矫形手术。合并有截瘫者，应手术解除压迫，加强护理。

第三节 髋关节结核

髋关节结核居下肢结核发病率的第一位。儿童及青壮年多见，单侧性的居多。

【病理】早期髋关节结核为单纯性滑膜结核或单纯性骨结核，前者多见。单纯性骨结核的好发部位在股骨头的边缘部分或髋臼的髂骨部分。至后期会产生寒性脓肿与病理性脱位。寒性脓肿可以通过前内方髋关节囊的薄弱点突出于腹股沟的内侧方，也可以流向后方，成为臀部寒性脓肿。

【临床表现及诊断】

1. 症状 本病多见于儿童和青少年。患者有低热、乏力、倦怠、食欲不振、消瘦及贫血等症状。起病缓慢，早期有髋部和膝部疼痛，疼痛随病变的发展而加重，活动时加重。

2. 肌痉挛和肌萎缩 由于疼痛引起的肌肉痉挛，有防止肢体活动的保护作用。长期痉挛和肢体失用使肌肉萎缩，股四头肌萎缩尤为明显。

3. 畸形　由于肌痉挛的作用，髋关节屈曲、内收挛缩畸形，托马斯征阳性，并可引起髋关节半脱位或全脱位，肢体相对地变短。在儿童如骨骺破坏影响生长长度，肢体短缩更明显。患者有不同程度的跛行，甚至不能走路。

4. 压痛　髋关节前部和外侧有明显的压痛。"4"字试验阳性。

5. 窦道形成　晚期常有窦道形成，大多在大粗隆或股内侧，关节可合并感染。

6. 影像学检查　X 线示局部早期有股骨头及髋臼骨质疏松，以后因软骨破坏关节间隙变窄，骨质可有不规则破坏，有死骨或空洞，甚至股骨头、股骨颈完全破坏，但少有新骨形成。可有病理性脱位。CT 与 MRI 检查可获得早期诊断，能清楚显示髋关节内积液多少，能揭示微小骨破坏病灶。MRI 还能显示骨内的炎性浸润。

【治疗】全身治疗和局部治疗同样重要。抗结核药物治疗一般维持 2 年。有屈曲畸形者应做皮肤牵引。畸形矫正后上髋人形石膏 3 个月。

1. 单纯滑膜结核的治疗　可以关节腔内注射抗结核药物每周 1 次，连续治疗观察 1~3 个月；上述治疗效果不明显做髋关节滑膜切除术，必要时做局限性病灶清除。有寒性脓肿形成时宜做彻底的病灶清除术。

2. 单纯骨结核的治疗　应行手术清除病灶加植骨术。术后髋人形石膏固定 3 周，以利病灶愈合。

3. 全关节结核的治疗　早期行病灶清除术。有髋关节纤维性强直，适宜做髋关节融合术。若病情完全控制，也可做全髋关节置换术。对髋关节有明显屈曲、内收或外展畸形者，可欧转子下矫形截骨术。下肢不等长可行肢体延长术。

第四节　膝关节结核

膝关节结核是常见的关节结核之一，居四肢关节结核的第二位。其发病率高可能与膝关节有丰富的骨松质及较多的滑膜有关。儿童和青少年患者多见。

【病理】起病时以滑膜结核多见。病变缓慢发展，以炎性浸润和渗出为主，滑膜肥厚充血，颜色稍灰暗，呈半透明状，有的部分显示豆渣或豆腐乳样，可有积液和粘连，肉芽组织蔓延至软骨上。

骨型结核多发生于股骨下端和胫骨上端的骨骺和干骺端。骨结核脓液可向关节内突破，成为全关节结核。

滑膜型结核和骨型结核都可能成为全关节结核，关节韧带结构的毁坏会产生病理性半脱位或脱位。病变静止后产生膝关节纤维性强直或骨性强直，有时还伴有屈曲或内、外翻畸形。

【临床表现及诊断】

1. 全身表现　起病缓慢，有低热、乏力、疲倦、食欲不振、消瘦、贫血等全身症状。血沉增高。儿童有夜啼表现。

2. 局部表现　膝关节肿胀和积液十分明显。检查时发现髌上囊肿大，浮髌试验阳性。后期寒性脓肿形成，溃破后成慢性窦道，经久不愈。晚期的膝关节结核，膝部呈梭形肿胀，膝关节半屈曲状，屈曲挛缩，纤维性强直，两下肢不等长，患者有跛行，甚至不能走路。

3. 膝关节穿刺 早期穿刺可得较清亮的液体，随着病程进展，抽出液逐渐变混浊，有纤维素混杂在内，最终变为脓性。

4. 影像学检查 X 线片上早期仅见髌上囊肿胀与局限性骨质疏松。病程较长者可见到进行性关节间隙变窄和边缘性骨腐蚀。至后期，骨质破坏加重，关节间隙消失，严重时出现胫骨向后半脱位。有窦道形成出现混合感染时则表现为骨硬化。CT 与 MRI 可以看到普通 X 线片不能显示的病灶，特别是 MRI 具有早期诊断价值。

5. 关节镜检查 对早期诊断膝关节滑膜结核具有独特价值。可在关节镜下行滑膜活切、滑膜切除、关节液培养等。

【治疗】

1. 全身治疗同概述。

2. 局部制动，牵引，可减轻局部症状，防止发生屈曲挛缩。

3. 滑膜型结核的治疗，还可关节内注射抗结核药物，每周 1 ~ 2 次，连续使用 3 个月。如效果不明显，应早期行滑膜切除术。

4. 骨型结核的治疗尽早清除病灶，以免向关节内扩散。

5. 全关节结核的治疗应彻底清除病灶，融合膝关节于功能位。

目标检测

一、选择题

A1 型题

1. 骨和关节结核好发的部位是（ ）

    A. 膝关节   B. 脊柱   C. 肘关节   D. 踝关节   E. 髋关节

2. 关节结核好发的部位是（ ）

    A. 肘关节   B. 腕关节   C. 膝关节   D. 髋关节   E. 踝关节

3. 脊柱结核合并早期截瘫的主要原因是（ ）

    A. 早期多由脓液、肉芽组织、死骨压迫脊髓

    B. 脊髓前动脉栓塞

    C. 脑脊膜炎

    D. 脊柱畸形引起的压迫

    E. 病理性脱位引起的压迫

4. 诊断成人脊柱结核最可靠的依据是（ ）

    A. 有低热、盗汗史

    B. 全身虚弱，贫血

    C. 血沉快

    D. 结核菌素试验阳性

E. X 线检查示相邻椎体边缘模糊、椎间隙变窄

5. 拾物试验阳性的骨关节疾病是（　　）

A. 髋关节结核　　　　　　B. 膝关节结核　　　　　　C. 化脓性髋关节炎

D. 化脓性膝关节炎　　　　E. 腰椎结核

6. 早期骨与关节结核首先应采用的治疗措施是（　　）

A. 积极进行功能锻炼以防关节僵硬

B. 手术清除病灶

C. 绝对卧床休息

D. 理疗促进病灶吸收

E. 抗结核药物治疗，充分休息加强营养

A3 型题

（7～9 题共用题干）

姜某，女，33 岁。以往有肺结核病史，近 1 个月来渐出现腰背痛，伴低热、盗汗。体格检查：胸$_{11}$、$_{12}$棘突明显压痛。

7. 对该患者最简便有效的诊断方法为（　　）

A. 血常规及血沉　　　　　B. 摄胸腰段 X 线检查　　　C. CT

D. OT 试验　　　　　　　E. 核素骨扫描

8. 有助于诊断的试验是（　　）

A. Dugas 征　　　　　　　B. 直腿抬高试验　　　　　C. Trendelenburg 征

D. 拾物试验　　　　　　　E. Thomas 征

9. 早期诊断确立后，下列哪项治疗措施不妥（　　）

A. 正规抗结核治疗　　　　　　　　　B. 卧硬板床休息

C. 立即手术，病灶清除　　　　　　　D. 全身支持疗法

E. 注意检查全身其他部位有无结核

二、问答题

1. 简述骨与关节结核的临床表现、治疗原则及术式选择。

2. 简述骨与关节结核的病理特点、鉴别诊断。

第五十章 非化脓性关节炎

学习目标

1. 掌握：类风湿关节炎的临床表现、诊断及治疗原则。
2. 熟悉：骨关节炎的临床表现、诊断和治疗原则。
3. 了解：骨关节炎、类风湿关节炎和强直性脊柱炎的病因和病理。
4. 具备对非化脓性骨关节炎的初步诊断及一般处理能力。

第一节 骨关节炎

骨关节炎是一种以关节软骨退行性变和继发性骨质增生为特征的慢性关节疾病。多见于中老年人，女性多于男性。好发于负重较大的膝关节、髋关节、脊柱及远侧指间关节等部位，该病亦称为骨关节病、退行性关节炎、增生性关节炎等。

【病因】骨关节炎与多种因素有关，诸如年龄、软骨营养、代谢异常，生物力学方面的应力平衡失调，生物化学的改变，酶对软骨基质的异常降解作用，累积性微小创伤，以及肥胖、关节负载增加等因素。另外，如关节内骨折等创伤，也可发生骨性关节炎。

【分类】骨关节炎分为原发性和继发性两类。原发性骨关节炎常无明显的病因，与遗传和体质有一定的关系，多见于中老年人。继发性骨关节炎可在局部原有病变的基础上发生，如骨关节的畸形、创伤或其他疾病。

【病理】最早、最主要的病理变化发生在关节软骨。它的发生发展是一种长期、慢性、渐进的病理过程。首先关节软骨局部发生软化、失去弹性、糜烂，导致软骨下骨外露；随后软骨下骨磨损最大的中央部位密度增加，骨小梁增粗，外周部位萎缩，囊样变。在软骨的边缘骨质增生，即骨赘形成。部分出现关节内游离体，滑膜充血、增厚。关节囊发生纤维变性和增厚，限制关节的活动。骨膜、关节囊及关节周围肌肉的改变使关节面上生物应力平衡失调，形成恶性循环，不断加重病变。

【临床表现及诊断】主要的症状是疼痛，初期为轻微钝痛，以后逐步加剧。活动多时疼痛加剧，休息后好转。患者常感到关节活动不灵活，关节僵硬，有时可出现关节交锁。晚期患者多伴有明显的滑膜炎症，关节肿胀；关节周围肌肉萎缩，活动时可有响声，有不同程度的活动受限；严重者出现关节畸形。

X线检查：软组织肿胀，非对称性关节间隙变窄，关节边缘有骨赘形成。晚期关节变形，关节表面不平整，边缘骨质增生明显，软骨下骨有硬化和囊腔形成。

实验室检查：无特异性。关节液检查可见白细胞增高，偶见红细胞。

【治疗】目的是缓解或解除症状，延缓关节退变，最大限度地保持和恢复患者的日常生活。骨性关节炎随着年龄的增长，不可逆转。

1. 非药物治疗 宣传教育，让患者适度关节功能锻炼，减轻体重，避免关节过度负重或活动；可配合局部物理疗法以缓解疼痛。

2. 药物疗法 非甾体消炎镇痛药物可以缓解疼痛。部分药物可延缓软骨退变。关节内注射玻璃酸钠溶液可起到润滑关节、保护关节软骨和缓解疼痛的作用。中草药内服或外部热敷、熏洗、浸泡等可缓解症状，延缓病程。

3. 手术疗法 保守治疗无效可行关节清理术、骨游离体摘除术，晚期可选用人工关节置换术或关节融合术等。

第二节 类风湿关节炎

类风湿关节炎是一种以关节病变为主的自身免疫性疾病，表现为全身多发性和对称性慢性关节炎，其特点是关节痛和肿胀反复发作进行性发展，最终导致关节破坏、强直和畸形；同时其他器官或组织也可受累。好发于手、腕、足等小关节，发病年龄25～55岁，女性多于男性，多见于温带及寒带地区。

【病因】病因尚不清楚，可能与下列因素有关：①自身免疫反应：在某些环境因素作用下人类白细胞相关抗原 HLA – DR4 与短链多肽结合，激活 T 细胞，可产生自身免疫反应，导致滑膜增殖、血管翳形成、炎性细胞聚集和软骨退变。②感染：本病发展过程的一些特征与病毒、支原体感染相关。③遗传因素：本病有明显的遗传特点。

【病理】类风湿关节炎基本病理变化是关节滑膜的慢性炎症。

早期滑膜充血、水肿，单核细胞、淋巴细胞和浆细胞浸润，纤维蛋白渗出。滑膜内皮细胞增生、肥厚，形成绒毛状皱褶，突入关节内；滑膜边缘部分增生形成肉芽组织血管翳，并逐渐覆盖于关节软骨表面。肉芽组织血管翳使关节软骨逐渐被破坏、吸收，仅有纤维组织覆盖。肉芽组织也可破坏软骨下骨，使骨小梁减少，骨质疏松。

后期关节面间肉芽组织逐渐纤维化，形成纤维性关节僵直，进一步发展为骨性强直。除关节外，关节周围的肌腱、腱鞘也有类似的肉芽组织侵入，使肌萎缩，继而发生挛缩，进一步影响关节功能。

除关节病变外，在关节附近的皮下组织内可出现皮下结节。病变尚可累及肌腱、韧带、肌肉、外周神经、动脉、心脏、肾脏、肺等组织和器官。

【临床表现和诊断】

1. 症状和体征 关节的肿胀与疼痛是本病的主要表现。累及多个关节，以手足部小关节最常受累，其次为大关节，少数为单关节或大小关节同时受累。有晨僵现象，症状多呈短暂性发作，经过一段缓解期后又可复发。严重者症状呈持续性，关节活动受限或关节变形、强直，如手指的鹅颈畸形、掌指关节尺偏等，甚至出现自发性肌腱断裂。

2. 实验室检查 常有贫血，血沉加快，C反应蛋白增高，血清IgG、IgA、IgM增高。血清类风湿因子的滴度较高。关节液外观混浊，黏稠度下降，黏蛋白凝固性差，糖含量降低，细菌培养阴性。

3. X线检查 早期仅表现为关节软组织的梭形肿胀、关节间隙增宽与骨端部位的骨质疏松。继而在关节囊或肌腱附着处的骨端边缘出现边界比较清楚的小圆形骨质破坏缺损，这是滑膜病变继发侵犯骨骼的结果。随着病变的进一步发展，关节软骨和骨质破坏，出现关节间隙变窄消失、关节畸形和关节强直。

4. 诊断标准 依据美国风湿病协会制定的标准，确诊本病需具备以下4条或4条以上标准：①晨起关节僵硬至少1小时（≥6周）；②3个或3个以上关节肿（≥6周）；③腕、掌指关节或近侧指间关节肿（≥6周）；④对称性关节肿（≥6周）；⑤皮下结节（≥6周）；⑥手、腕关节X线片有明确的骨质疏松或骨侵蚀；⑦类风湿因子阳性（滴度>1∶32）。

【治疗】 目前尚无特效疗法。治疗目的在于控制炎症，减轻症状，延缓病情进展，保持关节功能，预防和纠正畸形。

1. 非药物治疗 健康教育、加强营养、注意休息，对于关节肿痛明显者可行牵引或间断固定，鼓励病人系统地康复锻炼，预防关节僵硬和畸形。

2. 药物治疗 常分为三线。第一线的药物主要是非甾体类药物，其中昔布类消化道副作用较轻。第二线药物是免疫抑制剂，通过抑制机体的细胞免疫和体液免疫，使滑膜细胞浸润和骨质破坏减轻。如小剂量的甲氨蝶呤（每周5～10mg，可连续服用6个月至5年以上）。第三线药物主要是激素，对减轻症状疗效显著，但副作用大，停药后可加重甚至恶化，应严格掌握适应证，一般在其他疗法无效，或合并全身性血管炎、多脏器损害、严重贫血、持续高热及病情危重时才可应用，并需逐渐减量停药。

3. 手术治疗 早期可在关节镜下行关节清理、滑膜切除术；晚期，可根据病情行人工关节置换术或关节融合术。

第三节　强直性脊柱炎

强直性脊柱炎是脊椎的慢性进行性炎症，其特点是病变常从骶髂关节开始逐渐向上蔓延至脊柱，并可伴发关节外表现，导致脊柱强直和畸形。多见于16～30岁青壮年，男性多于女性。

【病因】 病因尚不清楚，但大多患者体内人类白细胞相关抗原HLA-B27的阳性率可达88%～96%。

【病理】 基本病理改变为原发性、慢性、血管翳破坏性炎症，韧带骨化属于继发的修复过程。强直性脊柱炎常先侵犯双侧骶髂关节，继而累及脊柱，也可先侵及单个髋关节。首先呈非特异性滑膜炎，有淋巴细胞和浆细胞浸润，滑膜增生，纤维蛋白渗出，关节软骨破坏，增生的纤维组织骨化导致骨性关节强直。在脊柱，小关节关节囊和椎间盘的纤维环骨化导致相邻脊椎的外周呈骨性连接和外观呈"竹节状"。晚期可出现脊椎的局灶性破坏和骨质疏松。

【临床表现及诊断】早期主要表现为下腰痛、两侧骶髂关节疼痛和僵硬，活动后缓解，随后症状逐渐向近心端发展，可出现胸腰椎疼痛和活动受限，胸廓扩展受限，肺活量减少。晚期可出现脊柱后凸畸形。

实验室检查：约96%的患者HLA-B27含量增高，类风湿因子大多为阴性，免疫球蛋白可轻度增高，病变活动期血沉加快，可合并贫血、血小板增高、C反应蛋白增高等。

X线检查：早期双侧骶髂关节骨质疏松，骨性关节面模糊，以后骶髂关节融合，继而出现多数小囊状骨质破坏区，邻近出现骨质增生硬化。晚期骨质破坏进展，关节间隙变窄，直至骨性关节强直。脊椎病变表现为小关节模糊和韧带骨化，典型表现为"竹节状"脊柱。

【治疗】治疗目的是缓解疼痛，防止畸形和改善功能。活动期患者应睡硬板床，低枕，仰卧，活动时带支架，防止驼背。服用吲哚美辛、布洛芬等非甾体抗炎药物可减轻疼痛。严重的骨质疏松可致椎体骨折，应服用治疗骨质疏松药物。病变侵及双侧髋关节可行人工关节置换术。脊柱严重后凸畸形可行椎体截骨矫正术。

目标检测

一、选择题

A1型题

1. 类风湿关节炎的诊断标准共有几项（　）
   A. 三项　　　B. 四项　　　C. 五项　　　D. 六项　　　E. 七项
2. 关于强直性脊柱炎，下列哪项是错误的（　）
   A. 主要侵犯骶髂关节和脊柱　　　B. 以中老年男性多见
   C. 90%~95%患者HLA-B27阳性　　　D. 类风湿因子阴性
   E. 多有明显腰背痛，多缺乏皮下结节
3. 下列哪项情况是类风湿关节炎的典型体征（　）
   A. 肩关节活动受限　　　B. 扳机指
   C. Finkelstein试验阳性　　　D. 鼓槌指
   E. 关节处红肿疼痛
4. 骨关节炎的疼痛最主要的特点是（　）
   A. 运动痛　　　B. 静止痛　　　C. 不定时痛　　　D. 阴雨天痛　　　E. 寒冷痛
5. 早期类风湿关节炎，除药物治疗外，还应选择（　）
   A. 截骨术　　　B. 关节清理术　　　C. 关节成形术
   D. 滑膜切除术　　　E. 钻孔减压术

二、问答题

1. 简述骨关节炎的临床表现、诊断和治疗原则。
2. 简述类风湿关节炎的临床表现、诊断和治疗原则。

第五十一章　运动系统慢性损伤

■ 学习目标

1. 掌握：狭窄性腱鞘炎、腱鞘囊肿、粘连性肩关节囊炎、肱骨外上髁炎的临床表现及治疗。

2. 熟悉：运动系统慢性损伤的治疗原则；胫骨结节骨软骨病的临床特点和治疗原则。

3. 了解：股骨头骨软骨病的诊断要点和治疗目的。

4. 具备对运动系统慢性损伤疾病的诊断及处理能力。

第一节　狭窄性腱鞘炎

狭窄性腱鞘炎常见于手指和腕部。手指指屈肌腱腱鞘炎，俗称"弹响指"或"扳机指"；拇长屈肌腱鞘炎，俗称"弹响拇"。腕部拇长展肌与拇短伸肌腱鞘炎，又称桡骨茎突狭窄性腱鞘炎，发病率最高。

【病因】手指长期、快速、用力活动，如轻工业工人手工劳动、演奏乐器，以及长期快速书写、打字等。其他如风湿和类风湿、产后，也可发生狭窄性腱鞘炎。

【病理】肌腱在跨越关节处，都有坚韧的腱鞘将其约束在骨膜上，以防止肌腱像弓弦样弹起，或向两侧滑移。因此，腱鞘和骨形成弹性极小的"骨–纤维隧道"（图51–1）。腱鞘的近侧或远侧缘较硬，在掌指关节处腱鞘增厚最明显，称为环状韧带。肌腱在此韧带边缘长期、过度用力摩擦后，即可发生肌腱和腱鞘的损伤性炎症。肌腱和腱鞘均有水肿、增生、粘连和变性。腱鞘的水肿和增生使"骨–纤维隧道"狭窄，进而压迫本已水肿的肌腱，在环状韧带区腱鞘腔特别狭窄而坚韧，故使水肿的肌腱被压成葫芦状，阻碍肌腱的滑

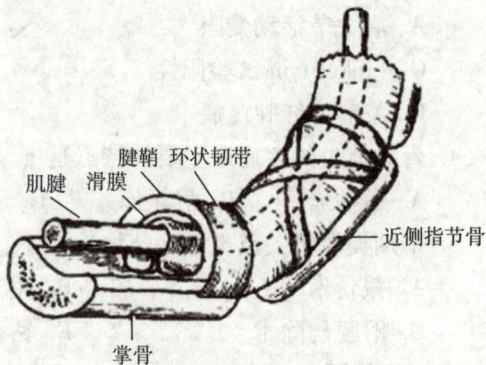

图51–1　骨–纤维鞘管

动。如用力伸屈手指，葫芦状膨大部在环状韧带处强行挤过，就产生弹拨动作和响声，并伴有疼痛，故称"弹响指"。而桡骨茎突部腱鞘，外面覆有腕韧带，拇长展肌与拇短伸肌形成一定角度，当腕关节和拇指活动时，该角度增大，摩擦力也随之增大，长期频繁活动，易在该处发生腱鞘炎。

此外，四肢肌腱经过"骨－纤维隧道"均可发生腱鞘炎，如肱二头肌长头腱鞘炎、拇长伸肌和指总伸肌腱鞘炎，以及腓骨长、短肌腱鞘炎。

【临床表现】

1. 桡骨茎突狭窄性腱鞘炎　腕关节桡侧疼痛，逐渐加重，无力提物。检查时皮肤无炎症，在桡骨茎突表面或其远侧有局限性压痛，有时可扪及痛性结节。握拳尺偏腕关节时，桡骨茎突处出现疼痛为阳性。

2. 弹响指和弹响拇　中、环指最多，示、拇指次之，小指最少。起病缓慢。初时，晨起患指发僵、疼痛，缓慢活动后减轻；随病程延长逐渐出现弹响伴明显疼痛，严重者患指不敢活动屈曲。患者自述疼痛常在近侧指间关节，而不在掌指关节。检查时可在掌骨头远侧掌横纹处摸到黄豆大小的痛性结节，屈伸患指该结节随屈肌腱上、下移动，或出现弹拨现象，并感到弹响即发生于此处。

【治疗】

1. 保守治疗　局部制动，限制手指和腕部的过度活动，给予理疗、热敷。

2. 注射治疗　腱鞘内注射醋酸泼尼松龙或得宝松有很好的疗效。但注射一定要准确，避免注入皮下或血管，一旦注入桡动脉浅支，则有桡侧三个手指血管痉挛或栓塞导致指端坏死的可能。

3. 手术治疗　如非手术治疗无效，可考虑行狭窄的腱鞘切除术：在局麻或臂丛麻醉下，纵向切开腱鞘狭窄部分，即可见到膨大的结节在腱鞘狭窄处上、下移动。彻底解除狭窄，直到肌腱可以正常滑动。

第二节　腱鞘囊肿

腱鞘囊肿是关节附近的一种囊性肿块，慢性损伤使滑膜腔内滑液增多而形成囊性疝出，或结缔组织黏液退行性变也可能是发病的重要原因。目前临床上将手、足小关节处的滑液囊疝（腕背侧舟月关节、足背中跗关节等处）和发生在肌腱的腱鞘囊肿统称为腱鞘囊肿。

【临床表现】本病以女性和青少年多见。腕背、腕掌侧桡侧屈腕肌腱及足背发病率最高，手指掌指关节及近侧指间关节处也常见到。偶尔在膝关节前下方胫前肌腱膜上也可发生这类黏液退行性变囊肿，但因部位较深，诊断较困难。

病变部出现一缓慢长大包块，小时无症状，长大到一定程度活动关节时有酸胀感。检查发现 0.5 ~ 2.5cm 的圆形或半球形包块，表面光滑，不与皮肤粘连。因囊内液体充盈，张力较大，触之如硬橡皮样实质性感觉。如囊颈较小者，略可推动；囊颈较大者，则不易推动，易误为骨性包块。穿刺可抽出透明胶冻状物质。重压包块有酸胀痛。

【治疗】

1. 非手术疗法　先用针头使囊内容物吸出，在囊内注入醋酸泼尼松龙 25mg，然后加压包扎，使囊腔粘连而消失。本方法简单，痛苦较少，复发率也较低。有时挤破可自愈。

2. 手术疗法　手术应完整切除囊肿。如系腱鞘发生者，应同时切除部分粘连的腱鞘；如系关节囊滑膜疝出，应在根部缝扎切除，以减少复发机会。

第三节　肱骨外上髁炎

肱骨外上髁炎是一种肱骨外上髁处伸肌总腱起点附近的慢性损伤性炎症，因网球运动员易发生此种损伤，故俗称"网球肘"。

【病因及病理】反复用力活动腕部的职业和生活动作均可导致这种损伤，如网球、羽毛球、乒乓球运动员，钳工、厨师和家庭妇女等。少数情况下，平时活动少的中老年文职人员，因肌肉软弱无力，即使是短期提重物也可发生肱骨外上髁炎，如出差提较重行李箱。

在前臂过度旋前或旋后位，被动牵拉伸肌（握拳、屈腕）和主动收缩伸肌（伸腕）将对肱骨外上髁处的伸肌总腱起点产生较大张力，如长期反复这种动作即可引起该处的慢性损伤性炎症。炎症可累及周围的筋膜、骨膜、滑膜。此外，也可出现伸肌总腱深处细小血管神经束穿过肌腱和筋膜时被卡压。

【临床表现】有明显的职业特点和明确的劳损史。肘关节外侧痛，以致不能持物。严重者扭毛巾、扫地等细小的生活动作均感困难。检查时，在肱骨外上髁有极敏锐的压痛。肘关节活动不受影响。伸肌腱牵拉试验（Mills 征）：伸肘，握拳，屈腕，然后前臂旋前，此时肘外侧出现疼痛为阳性。有时疼痛可牵涉到前臂伸肌中上部。

【治疗】

1. 限制腕关节的活动，尤其是限制用力握拳伸腕动作是治疗和预防复发的基本原则。必要时在桡骨头下方伸肌上捆扎弹性保护带，以减少腱起点处的牵张应力。

2. 痛点局部封闭，只要注射准确，均能取得极佳的近期效果。

3. 非手术治疗无效，反复发作者，可施行伸肌总腱起点剥离松解术或卡压神经血管束切除结扎术。

第四节　粘连性肩关节囊炎

粘连性肩关节囊炎过去称之为肩周炎或凝肩，本病是由多种原因致肩周肌、肌腱、韧带、滑囊、关节囊等发生炎性粘连、僵硬，以肩关节周围疼痛、活动受限为其临床特点。

【病因】中老年人，软组织退行性变，对各种外力的承受能力减弱是基本因素；长期过度活动，姿势不良等所产生的慢性致伤力是主要的激发因素；上肢外伤后肩部固定过久，肩周组织继发萎缩、粘连，或肩部急性挫伤、牵拉伤后治疗不当等均可发生此病。

颈椎病及心、肺、胆道疾病发生的肩部牵涉痛，长期使肩部肌持续性痉挛、缺血而形成炎性病灶，转变为真正的粘连性肩关节囊炎。

【临床表现及诊断】本病有自限性，发病年龄40～70岁，女性大于男性，左侧多于右侧，也可双侧先后发病。

表现为逐渐出现加重的肩部疼痛，与动作和姿势有明显关系，肩部各方向主动、被动活动均不同程度受限。随着时间的延长，疼痛的范围逐渐扩大，可放射到上臂或颈部。严重时夜间移动肩部而痛醒，患肢不能梳头、洗脸。

检查见肩部肌肉不同程度的萎缩，冈上肌腱、肱二头肌长短头肌腱及三角肌前后缘均可有明显的压痛。肩关节活动受限，以外展、外旋和后伸最明显，前屈影响最小。X线片见肩关节结构正常，可有不同程度的骨质疏松。

【鉴别诊断】

1. 颈椎病　有神经根刺激症状，被动活动大致正常，电生理检查阳性。疼痛与颈神经根分布一致。

2. 肩部肿瘤　疼痛进行性加重，固定患肢疼痛不能缓解。X线摄片可除外本病。

【治疗】

1. 功能锻炼　每日进行肩关节的主动活动，活动以不引起剧痛为限。

2. 理疗和推拿　早期给予理疗、针灸、适度的推拿按摩，可改善症状。

3. 痛点注射　可局部注射醋酸泼尼松龙，能明显缓解疼痛。

4. 药物治疗　疼痛持续、夜间难以入睡时，可短期服用非甾体抗炎药，并加以适量口服肌松剂。

对症状持续且重者，以上治疗无效时，在麻醉下采用手法或关节镜松解粘连，然后再注入类固醇或透明质酸钠，可取得满意疗效。

第五节　骨软骨病

骨软骨病基本病理是骨内压增高及静脉回流障碍，骨骺发生缺血坏死，最后出现修复与再生，所以又称骨软骨炎、骨骺缺血坏死等。大多数发生于骨骺生长活跃期（3～16岁），男性多于女性，下肢多于上肢，单侧居多。最常见的是股骨头、胫骨结节、脊柱、髌骨、月骨、足舟骨、跟骨结节及跖骨头等部位的骨骺。

一、股骨头骨软骨病

股骨头骨软骨病，又称扁平髋、Legg – Calve – Perthes 病等，是股骨头骨骺的缺血坏死。多发生于3～10岁儿童，男性多于女性，单侧多于双侧。

【病因】病因尚不明确，一般认为慢性损伤所致。外伤使骨骺血管闭塞，继发缺血坏死，至股骨头受压变形，髋关节畸形逐渐加重，髋臼关节面受损，形成髋关节的骨关节病。

【临床表现】 起病缓慢，病程长。早期最常见的症状是髋部疼痛，少数患者主诉患膝内上方牵涉痛，随疼痛加重而出现跛行。疼痛和跛行的程度与活动度有明显关系。Thomas 征阳性，表现为跛行步态，患肢短缩，髋关节屈曲内收畸形，外展、内旋受限。

晚期症状缓解，大腿和臀肌萎缩，患髋关节外展及旋转受限。未经治疗的患者成年后表现为骨性关节炎。

X 线检查：早期关节囊肿胀，关节间隙增宽，骺线加宽，与股骨颈相连区域有不规则骨质疏松。随后骨骺密度不均，囊样变，同时有骨骺碎裂，严重者可见股骨头进行性扁平。后期疏松区重新钙化，骨骺碎块融合，愈合后可见股骨头扁平、宽大、半脱位，股骨颈短而粗。

【鉴别诊断】

1. 髋关节暂时性滑膜炎 本病常继发于感染或过敏反应，有髋部疼痛及跛行，但发病急，局部压痛，关节活动受限。X 线检查只有关节囊肿胀，关节间隙增宽而无骨质改变。数周内可自愈。

2. 髋关节滑膜结核 肺部 X 线检查有时可查到肺结核或肺门阴影增大，可有结核中毒症状，髋关节活动障碍。髋关节 X 线片早期间隙增宽，逐渐变窄并有骨质破坏。血沉升高。

【治疗】 本病有自限性，但病变的股骨头、股骨颈和髋臼不同程度的畸形，最终将引起骨关节病及关节功能障碍。治疗的主要目的是避免或减轻对坏死骨骺的压力，使股骨头能包容在髋臼内，头臼相称，避免骨性关节炎的发生。

1. 非手术疗法 先行外展、内旋位牵引，解除肌肉痉挛，减轻股骨头受压并使股骨头被充分包容。然后，用外展支架保持双髋外展 40°、轻度内旋位。白天扶拐行走，夜间去除支架，但双下肢仍需保持外展内旋位。每 3~4 个月复查 X 线片，直至坏死骨骺重建完全，方可负重行走。重建过程约 2 年。

2. 手术疗法 可行髋关节滑膜切除术、软组织松解术、股骨头骨骺钻孔减压血管束植入，以及骨盆或股骨近端截骨术等。

二、胫骨结节骨软骨病

胫骨结节骨软骨病又称胫骨结节骨软骨炎、胫骨结节骨骺缺血坏死或 Osgood - Schlatter 病。胫骨结节骨骺尖端有髌韧带止点附着，股四头肌长期、反复、猛烈地收缩，应力集中于胫骨结节骨骺，使之发生慢性损伤、血运障碍，进而坏死，还可以出现不同程度的骨骺撕脱、破碎。

【临床表现】 本病好发于 12~16 岁好动的男孩，多有近期剧烈运动史。本病以胫骨结节逐渐肿大、疼痛为特点，伴伸膝乏力，疼痛与活动有明显关系。

查体：胫骨结节肿大、压痛明显。抗阻力伸膝时，疼痛加重。X 线片可见胫骨结节骨骺密度增高、"碎裂"或呈舌状隆起，周围软组织肿胀。

【治疗】本病有自限性，骨骺融合后骨化症状消失，但局部隆起不会改变。减少膝关节剧烈活动症状多会缓解。对症状重者，可行长腿管型石膏固定。对成年后仍有小块骨骺未融合并伴有长期局部疼痛者可行钻孔或植骨以促进融合。

应重视对本病的预防，如注意科学训练，运动量要适当。

目标检测

一、选择题

A1 型题

1. 肱骨外上髁炎的病因主要是（　　）

    A. 急性化脓性感染　　　　B. 结核　　　　　　C. 类风湿关节炎

    D. 风湿性关节炎　　　　　E. 慢性损伤

2. 狭窄性腱鞘炎，疗效较好的方法是（　　）

    A. 理疗　　　　　　　　　　　　B. 限制活动和石膏固定

    C. 体疗加内服药物　　　　　　　D. 伤湿止痛膏局部贴敷

    E. 醋酸强的松龙局部封闭

3. 狭窄性腱鞘炎最常发生的部位在（　　）

    A. 手和腕部　　B. 肘部　　　　C. 肩部　　　　D. 踝部　　　　E. 足趾部

4. 肩关节周围炎的病理变化主要发生在（　　）

    A. 盂肱关节周围　　　　　B. 肩锁关节周围　　　　C. 三角肌

    D. 冈上肌　　　　　　　　E. 冈下肌

5. 有关胫骨结节骨软骨病的描述哪项不对（　　）

    A. 多见于 10～15 岁男孩　　　　B. 治疗以减少运动量为主

    C. 可自愈　　　　　　　　　　　D. 运动后症状加重

    E. 不可局部封闭治疗

6. 肩前方疼痛，肩关节活动受限，X 线检查阴性。在下列治疗中极为重要的是（　　）

    A. 针灸按摩　　　　　　　　　B. 理疗、热疗

    C. 肩关节主动功能锻炼　　　　D. 局部注射醋酸氢化可的松

    E. 肩关节被动活动

B1 型题

（7～9 题共用答案）

    A. 肩部疼痛，活动受限

    B. 肘外侧痛并向前臂外侧放射

    C. 无痛性腕背侧肿块，挤压消失后又出现

    D. 拇指伸屈时疼痛，掌指关节掌面可扪及小结节，有压痛

    E. 右臀部疼痛沿股后外侧至腘窝

7. 肱骨外上髁炎可能出现的症状是（　　）

8. 腱鞘囊肿可能是（　　）

9. 狭窄性腱鞘炎可能是（　　）

二、问答题

1. 简述粘连性肩关节囊炎、肱骨外上髁炎的临床表现及治疗方法。
2. 简述胫骨结节骨软骨病的临床特点和治疗原则。

第五十二章　颈肩痛和腰腿痛

1. 掌握：颈椎病、腰椎间盘突出症的临床表现、诊断要点和治疗方法。
2. 熟悉：颈肩痛和腰腿痛的病因和鉴别诊断方法。
3. 了解：颈肩痛和腰腿痛的发病机制。
4. 具备对颈肩痛和腰腿痛疾病进行系统检查、初步诊断和一般处理的能力。

颈肩痛和腰腿痛是一组临床常见症状，其病因复杂，病程漫长，临床表现多样，治疗较困难。颈肩痛是指颈、肩、肩胛等处的疼痛，可伴有一侧或两侧上肢痛及颈脊髓受压症状。腰腿痛是指腰、腰骶、骶髂、臀部等处的疼痛，可伴有一侧或两侧下肢痛及马尾神经受压症状。

第一节　颈肩痛

颈肩痛在临床上很常见，多见于颈肩部软组织的急、慢性损伤及颈椎退变，少见于先天性因素所致。

一、颈肩部软组织急性损伤

【病因】颈肩部软组织急性损伤有两种情况：一种有外伤史，常见于颈肩部软组织的急性扭伤；另一种没有外伤史，即俗称的"落枕"，晨起突然发病，系因睡眠时头颈部位置不当，造成颈部肌肉被持续牵拉而出现急性疼痛。

【临床表现】外伤后或醒后起床时突发颈部疼痛，伴枕顶部或肩部放射痛，头颈不敢活动。

查体：颈僵硬，头被动偏向一侧，头颈活动明显受限，转头时靠躯干转动来实现。在颈椎棘突、横突、冈上肌、冈下肌、肩胛内角等处常有明确的压痛点（图 52 - 1）。颈椎 X 线侧位片，可见颈椎僵直，生理曲度减小或消失。

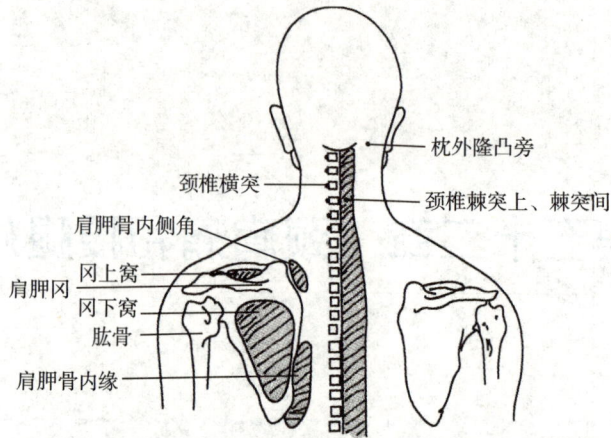

图52-1 颈部软组织损伤常见的压痛点

【治疗】

1. 颈部制动 用颈围领或颌枕带牵引。

2. 推拿及按摩 治疗"落枕"疗效好。

3. 激素治疗 皮质类固醇痛点注射。

4. 理疗及针灸 可促进急性损伤的恢复。

5. 药物治疗 非甾体类消炎镇痛药及活血化瘀的中药，可以口服或外用。

二、颈肩部软组织慢性损伤

【病因】

1. 长期劳损 颈部软组织在固定不变的姿势下长期受到牵拉，引起颈部肌肉劳损，常见于伏案工作者。

2. 外伤未愈 急性软组织外伤未得到治愈可转变为慢性损伤。

3. 风寒侵袭 软组织慢性损伤是一种无菌性炎症反应。

【临床表现】 患者多有长期低头动作病史，主要表现为颈肩部肌肉酸痛与不适，反复发作，可自行缓解。颈肩部可有或没有明确压痛点，查体有按压舒适感，有时可触及痉挛的肌肉。

【治疗】 重点是预防，纠正不良习惯，避免颈部长时间保持一个姿势不变。采用理疗、按摩及口服或外用非甾体类消炎镇痛药、活血化瘀的中药等治疗均能取得较好的疗效。

三、颈椎病

颈椎病是指颈部的椎体、椎间关节、椎间盘退变，引起脊髓、神经和血管等结构受压而表现出的一系列临床症状和体征。

【病因和病理】

1. 颈椎间盘退行性变 是颈椎病发生和发展的最基本原因。由于颈椎间盘退变而使椎间盘脱水萎缩，椎间隙狭窄，关节囊及韧带松弛，颈椎的稳定性下降，导致椎体、椎间关节、韧带等结构变性、增生、钙化，椎间盘突出，最后出现脊髓、神经、血管受到刺激或压迫的表现（图52-2）。

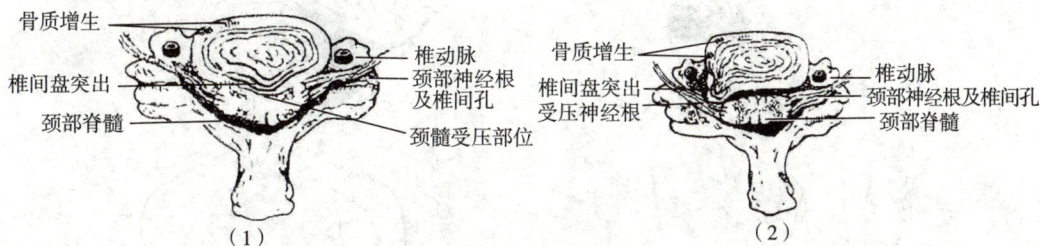

图52-2　颈椎间盘突出和骨质增生压迫脊髓、神经根、椎动脉
（1）向后方突出压迫脊髓；（2）向侧后方突出压迫神经根及椎动脉

2. 损伤　各种急、慢性损伤对已退变的颈椎和椎间盘，有加重、加速退变的损害而诱发颈椎病。外伤所致颈椎骨折与脱位所并发的脊髓或神经根损害不属颈椎病范畴。

3. 颈椎先天性椎管狭窄　在此基础上轻微的退行性变，就可出现压迫症状而发病。

需要注意的是，50岁以上人群颈椎X线平片大多显示不同程度的退变，然而只有少部分人发病，且影像学上神经、血管受压的程度与临床病情程度并非完全一致。

【临床表现】根据其对不同组织的压迫，将颈椎病分成下列4个类型。

1. 神经根型　此型发病率最高，是由于颈椎间盘向侧后方突出，以及钩椎关节或关节突关节增生、肥大，刺激或压迫神经根所致。颈部损伤、长期伏案工作劳累或"落枕"常为诱发因素，可急性起病或慢性起病。开始多为颈部不适或颈肩痛，伴上肢放射痛或放电样剧痛；皮肤麻木、过敏，上肢无力，手指活动不灵活。查体可有颈项部肌肉紧张，颈部压痛，颈椎活动受限，可有上肢感觉异常、肌力减退及腱反射改变。上肢牵拉试验（又称臂丛牵拉试验）阳性：医生一手推患侧头部，另一手向相反方向拉患侧手腕部，臂丛神经根被牵张刺激已受压神经根而出现放射痛（图52-3）。压头试验（又称椎间孔压缩试验）阳性：患者端坐，头后仰并偏向患侧，医生在其头顶按压，出现颈痛并向患手放射痛（图52-4）。

X线平片可见颈椎生理前凸变小或消失，颈椎不稳，钩椎关节及关节突关节增生，椎间隙及椎间孔狭窄，椎体前后缘骨质增生等。CT及MRI可见椎间盘突出、椎管狭窄及脊神经受压等情况。

2. 脊髓型　占颈椎病的10%~15%。由于颈椎退变结构压迫脊髓（多从前方压迫，并多见于颈下段），患者表现为上肢或下肢麻木无力、僵硬、双足踩棉花感，足尖不能离地、触觉障碍、束胸束腹感，双手精细动作差，不能用筷、写字，夹持东西无力，手持物经常掉落；在后期还可出现尿频或排尿、排便困难等症状。查体有感觉障碍平面，肌力减退，四肢腱反射亢进，而腹壁反射、提睾反射和肛门反射减弱或消失，Hoffmann征、髌阵挛、踝阵挛及Babinski征等阳性；随病情加重还可发生自下而上的痉挛性瘫痪，重者可出现四肢瘫。X线平片表现与神经根型相似；CT、MRI可显示脊髓不同程度的受压情况；脑脊液蛋白含量及动力学测定，可反映椎管通畅情况。

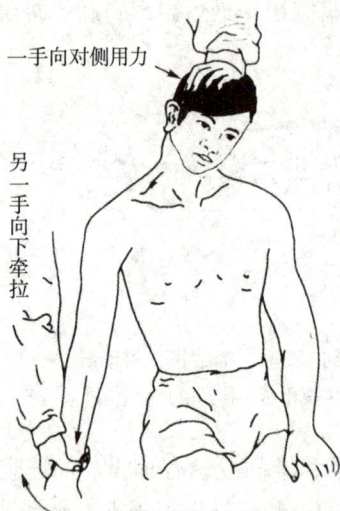

图52-3 臂丛牵拉试验

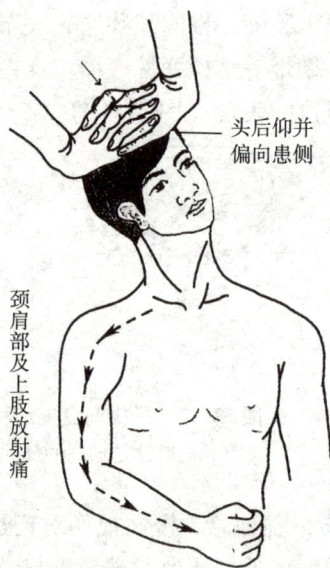

图52-4 椎间孔压缩试验

3. 椎动脉型 因颈椎退变致机械性压迫或颈椎节段性不稳，压迫或刺激椎动脉，使椎动脉狭窄、折曲或痉挛造成椎-基底动脉供血不全，产生一系列症状和体征。动脉硬化患者易发生此病，头部旋转引起眩晕是本病的主要特点，严重者甚可猝倒，但意识清醒。可有枕后痛、视觉障碍、耳鸣、耳聋、发音不清、恶心、呕吐等。因椎动脉周围有大量交感神经的节后纤维，受到刺激或压迫时可出现自主神经症状，表现为心慌、心悸、心律失常、胃肠功能减退等。本型神经系统检查可正常，椎动脉造影检查可有阳性发现。另有极少数患者椎体前方骨赘增生较大且尖锐，压迫食管产生吞咽不适，即"食管型颈椎病"。

4. 交感型 因交感神经受刺激或压迫产生一系列症状和体征。本型的发病机制尚不太清楚。主要表现为：①交感神经兴奋症状：如头痛或偏头痛，头晕特别在头转动时加重，有时伴恶心、呕吐；视物模糊、视力下降，瞳孔扩大或缩小，眼后部胀痛；心跳加速、心律不齐，心前区痛和血压升高；头颈及上肢出汗异常，以及耳鸣、听力下降，发音障碍等。②交感神经抑制症状：主要表现为头昏、眼花、流泪、鼻塞、心动过缓、血压下降及胃肠胀气等。查体颈部活动多正常，可有颈椎棘突间及椎旁小关节突周围软组织压痛，有时伴有心率、血压异常。X线平片、CT、MRI等检查结果可见一定程度的退变，但脊髓、神经结构受压多不明显。

【诊断】中年以上患者，根据病史、症状、体征，神经系统检查，结合X线平片（正位、侧位、双斜位、过伸及过屈位）、CT、MRI、肌电图等检查，可做出相应的诊断。诊断颈椎病须依据比较典型的症状和体征，同时影像学证实椎间关节退变，并压迫神经、血管，且影像学所见与临床表现相符合。有X线改变无临床表现者，不能诊断颈椎病，反之亦然。临床上神经根型常见，且表现典型易诊断。有时多种类型的症状同时出现，诊断比较困难，还易被误诊为心脏病或五官、神经系统的疾病可能，故鉴别诊断非常重要。

【鉴别诊断】

1. 脊髓型颈椎病

（1）肌萎缩侧索硬化症　40 岁左右突发多见，病情进展快，主要症状是肌无力，一般无感觉障碍。肌萎缩以手内肌明显，由远及近可出现肩和颈部肌肉萎缩。电生理检查（EMG）示胸锁乳突肌和舌肌出现自发电位。

（2）脊髓空洞症　青壮年多见。脊髓内有空洞形成，白质减少，胶质增生，可出现感觉分离现象，使痛觉、温觉消失，触觉及深感觉存在。因关节神经营养障碍，无疼痛感觉，导致无痛性关节又称夏科氏关节（Charcot 关节）形成。MRI 示脊髓内有与脑脊液相同的异常信号区。

2. 神经根型颈椎病　颈椎退变压迫单根或多根神经根，可出现与周围神经嵌压综合征相似的症状，如胸廓出口综合征、肘管综合征、腕管综合征和尺管综合征等；前者致压因素为颈椎间盘突出、颈椎钩椎关节增生等，而后者均有局部的骨性和纤维卡压神经的因素，仔细体检和影像学分析及 EMG 可以鉴别。

3. 椎动脉型颈椎病　表现复杂，鉴别困难，应排除美尼尔（Meniere）综合征和眼肌病变。颈椎影像学检查可显示椎动脉狭窄、迂曲或不通等，有助于该病的诊断。

4. 交感型颈椎病　常有神经症的表现，且少有客观依据。排除心脑血管疾病，X 线颈椎动力位摄片示有颈椎不稳时，可用 0.5% 普鲁卡因 5～8mL 行颈硬膜外封闭，如原有症状消失可诊断此病。

【治疗】 分为非手术治疗和手术治疗。

1. 非手术治疗

（1）颌枕带牵引　适用于除脊髓型以外的各型颈椎病。颈椎牵引取端坐位颌枕带牵引，牵引重量 3～5kg，每次持续时间 20～30 分钟，每日 1～2 次，10 日为 1 个疗程，可连续牵引 3 个疗程（图 52 - 5）。牵引后若症状反而加重者，不宜再用。

（2）颈围制动　限制颈椎活动，减少对神经或血管的刺激，使症状得到缓解。

（3）卧床休息　可减少颈椎负荷，使椎间关节的创伤性炎症消退，症状减轻或消失，一般需卧床 2～4 周。

（4）推拿按摩　轻柔操作，以免增加损伤。脊髓型禁用。

（5）理疗　可缓解肌肉紧张，减轻症状。

（6）药物治疗　症状严重时，可口服或外用非甾体类消炎镇痛药、肌松药、中药制剂。也可

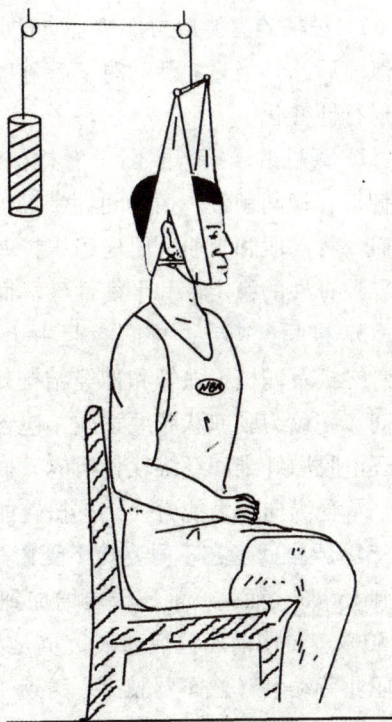

图 52 - 5　坐位颌枕带牵引

痛点注射皮质类固醇制剂。

（7）**预防**　定时改变颈部姿势、自我按摩颈部、睡眠时避免枕头过高等均有助于预防此病。

2. 手术治疗　手术指征：①非手术治疗半年无效或影响正常生活和工作者；②上肢某些肌肉尤其手内在肌无力、萎缩，经非手术治疗 4 ~ 6 周后仍有发展趋势者；③脊髓型颈椎病。

手术包括对脊髓、神经构成致压物的组织、骨赘、椎间盘和韧带切除或椎管扩大成形，使脊髓和神经得到充分减压，并通过植骨或内固定行颈椎融合，获得颈椎的稳定性。手术分为前路手术、前外侧路手术及后路手术三种。目的是解除脊髓压迫和使颈椎获得稳定。对于多节段受压，或伴有发育性椎管狭窄者，行后路椎板成形椎管扩大术。对于 1 ~ 2 个节段受压，而无椎管狭窄者，采用前路椎间盘及骨赘切除、椎体间植骨融合术，根据情况可同时做钢板内固定。脊髓型颈椎病，由于本型疾病自然史为症状逐渐发展加重，故确诊后应及时手术治疗。脊髓损伤较重且病程时间长者，手术疗效较差。

第二节　腰腿痛

一、概述

【解剖生理】

1. 脊柱的主要应力部位　脊柱是身体的支柱，在侧面呈 S 形，腰段呈生理性前凸，而骶段后凸。当直立活动时，各种应力均作用在腰骶段，故该处最易发生急、慢性损伤及退行性变化。

2. 脊柱的连接与平衡　脊柱依靠椎间盘、关节突关节、前后纵韧带、黄韧带、棘上韧带、棘间韧带、横突间韧带等组织结构将各脊椎连接成一体。骶棘肌、腰方肌、臀中肌、背部肌和腹肌等肌肉组织控制脊柱的稳定性。以上任何一种组织结构的病变，均会导致脊柱的稳定性和平衡性破坏而产生症状。

3. 椎间盘构成　椎间盘是由上、下软骨终板，中心的髓核及四周的纤维环构成。软骨终板及髓核无血管和神经结构，软骨板是 1mm 厚的透明软骨，位于椎体和椎间盘中间。髓核为胶冻状胶原物质，包含软骨细胞和胶原纤维结构，具有弹性和膨胀性。纤维环由胶原纤维和纤维软骨组成，横断面上呈环形层状排列，前方及两侧较厚，后外侧薄，承受纵向压力能力强，抗扭转能力差，当反复受扭转力时就容易撕裂。

4. 腰椎间盘在不同姿势下受力　以脊柱站立位受力负荷为 100% 计算，坐位时可增加到 150%，而站立前屈位可增加到 210%，坐位前屈则达 270%，用腰围支具后可减少约 30%。说明前屈位活动或负重是导致脊柱腰段退变或损伤的主要不良姿势，故有相关职业劳动者（汽车驾驶员、铸造工等）易于发生腰腿痛。

5. 腰神经走行　脊髓在腰₁椎管水平形成马尾神经，而腰神经则呈一角度向下、后、外经神经管出椎间孔。凡是腰段椎管狭窄或小关节退变、增生及椎旁肌肉痉挛等使神经根管及椎间孔狭窄的因素存在，均可刺激或压迫马尾神经、腰神经根而出现相应的临床症状和体征。

6. 脊柱三柱理论　是由 Denis 和 Ferguson 提出的，他们认为脊柱分为前、中、后三柱。①前柱：由前纵韧带、椎体和椎间盘的前 2/3 构成；②中柱：由后纵韧带、椎体和椎间盘的后 1/3 构成；③后柱：由椎弓、黄韧带、棘间韧带构成。在脊柱在活动中前柱成为压力侧，后柱成为张力侧。脊柱的稳定性则有赖于中柱的完整，而并非决定于后方韧带复合结构。脊柱三柱理论有利于对脊柱生物力学的理解。

【病因与分类】

1. 损伤　最常见，包括脊柱骨折和脱位、脊椎滑脱、椎间盘突出、腰部软组织急性损伤、肾挫伤等。

2. 长期积累性劳损　较急性外伤更为多见。

3. 退行性改变　是腰腿痛的另一常见原因，包括骨质疏松症、腰椎骨关节炎、小关节紊乱、椎管狭窄、黄韧带肥厚、椎体后缘骨质增生等。

4. 炎症　脊柱结核、骨髓炎、化脓性脊柱炎、强直性脊柱炎、类风湿关节炎、肌筋膜性纤维组织炎、神经根炎、硬膜外感染、肾炎等也可引起腰腿痛。

5. 发育及姿势异常　脊柱侧凸、脊柱裂柱、脊膜膨出、扁平足、血管畸形、多囊肾等异常均可以引起慢性腰痛。

6. 肿瘤　血管瘤、骨巨细胞瘤、脂肪瘤纤维瘤、肾肿瘤等也是腰腿痛的发病因素之一。

7. 其他　血管疾病、内分泌功能失调、精神因素等。

【疼痛性质】腰腿痛可涉及下列 3 种疼痛：

1. 局部疼痛　是指病变所在部位产生的疼痛，是由于病变本身或继发性肌痉挛所致，多表现为有明显的固定压痛点，麻醉剂局部封闭疗效好。

2. 牵涉痛　亦称反射痛，是脊神经分支受到刺激后，在同一神经其他分支所支配部位感到的疼痛，其疼痛部位较模糊，少有神经损害的客观体征，但可伴有肌痉挛。

3. 放射痛　是神经根受到损害的特征性表现，疼痛沿受损神经根向末梢放射，有较典型的感觉、运动、反射损害的定位体征，可出现肌肉萎缩和营养不良。

【压痛点】表浅疾患的压痛点常有特定的部位，如腰肌劳损压痛点在腰段骶棘肌中外侧缘；臀肌筋膜炎压痛点多在髂嵴内下方；棘上或棘间韧带劳损压痛点在棘突表面和相邻棘突之间；腰骶韧带劳损的压痛点在腰骶椎与髂后上棘之间；第三腰椎横突综合征压痛点在横突尖端；臀上皮神经炎压痛点在髂嵴外 1/3 等。深部结构病（小关节、椎体、椎间盘等）有深压痛或叩痛，不如软组织病变明确。

【治疗】腰腿痛可经非手术治疗多数得到缓解或治愈。

1. 卧床休息　是非手术治疗重要的治疗手段，疼痛严重者经过卧床能有效地缓解症状。下床活动时可戴腰围，尽量减少弯腰活动。

2. 功能锻炼　主要进行腰背肌锻炼，可以增强脊柱的稳定性，并延缓脊柱的退变（图 52-6）。

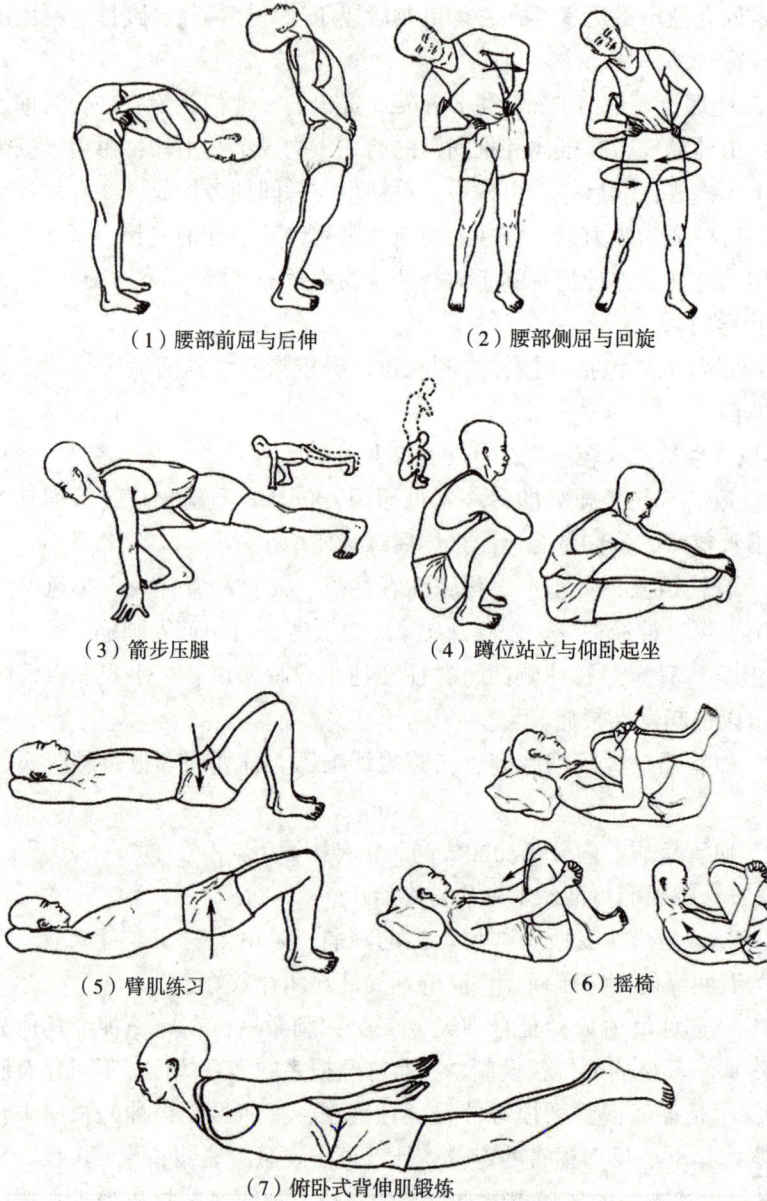

（1）腰部前屈与后伸　　　　（2）腰部侧屈与回旋

（3）箭步压腿　　　　（4）蹲位站立与仰卧起坐

（5）臀肌练习　　　　（6）摇椅

（7）俯卧式背伸肌锻炼

图 52-6　腰背肌功能锻炼

3. 牵引　采用牵引可降低椎间盘的压力，缓解肌肉痉挛，减轻炎症反应对神经根的刺激，是非手术治疗的主要方法之一（图 52-7）。

4. 按摩及推拿　按摩及推拿有舒筋活血、消肿止痛的作用，但禁止手法粗暴，以防损伤加重。

5. 痛点及硬膜外注射治疗　皮质类固醇痛点注射，每周 1 次，连续注射 3~4 次，可减轻局部炎症反应、缓解疼痛。严重神经根症状者可行椎管内注射，注意严格无菌操作，椎管内禁止反复注射。

6. 理疗　局部用温热理疗，可改善局部血液循环，不同程度地缓解疼痛。

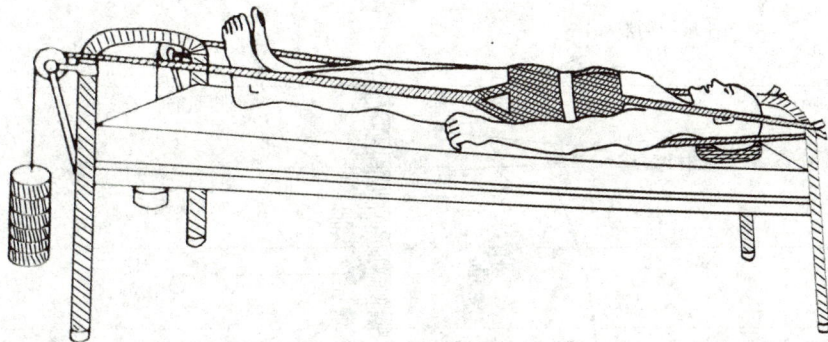

图 52 - 7　骨盆水平牵引

7. 药物治疗

（1）中成药　可舒筋活络、活血化瘀。

（2）非甾体类药物　可消炎镇痛。

【预防】有效的预防可避免或减轻腰腿痛的发病，如采取合适的劳动姿势、端正坐姿、避免单一姿势过久、行腰背肌肉锻炼等，在剧烈运动前要做好准备活动。

二、急性腰扭伤

腰部活动用力过大或姿势不协调，致腰部肌肉、筋膜、韧带、关节囊、滑膜等软组织出现撕裂、出血或轻微损伤，称急性腰扭伤，多发于青壮年人。

【病因】

1. 腰部肌肉猛烈收缩　易导致肌肉和筋膜损伤。如搬重物时，用力过猛。

2. 搬运重物时姿势不正确　可导致肌肉负荷过重或收缩不协调使肌肉韧带、筋膜甚至椎间小关节受到过度牵拉或扭转而受伤。

【临床表现】

1. 有腰扭伤病史　例如搬抬重物时突感腰部剧痛，不敢活动，甚至有局部撕裂感或响声；也可见于非暴力动作而发病，如弯腰系鞋带、扫地、打喷嚏等。

2. 腰痛　伤后立即出现腰部剧烈疼痛，不敢用力，持续性疼痛，活动时加重，休息时不缓解；在某一姿势时，疼痛明显，次日更重，一般止痛药效果不佳，有时在受伤时可感觉腰部有响声和断裂感。

3. 腰部活动困难　查体可见腰部僵硬，肌肉紧张，腰椎活动明显受限。压痛区可提示病变所在部位（图 52 - 8）：①棘上或棘间韧带损伤，压痛区在棘突上较浅或棘突间较深；②肌肉或筋膜损伤，压痛区在棘突旁、横突处或髂骨翼的后方肌肉附着处；③关节扭伤或滑膜嵌顿，压痛区在腰骶关节、骶髂关节；④椎间小关节损伤者可在棘突两旁较深处有压痛或不明显压痛，本病无下肢痛。

【治疗】

1. 制动、卧硬板床　疼痛较轻者，可佩戴腰围制动。疼痛严重者，应卧硬板床休息1周左右，使肌肉痉挛得到缓解，减轻疼痛，必要时可行骨盆牵引。

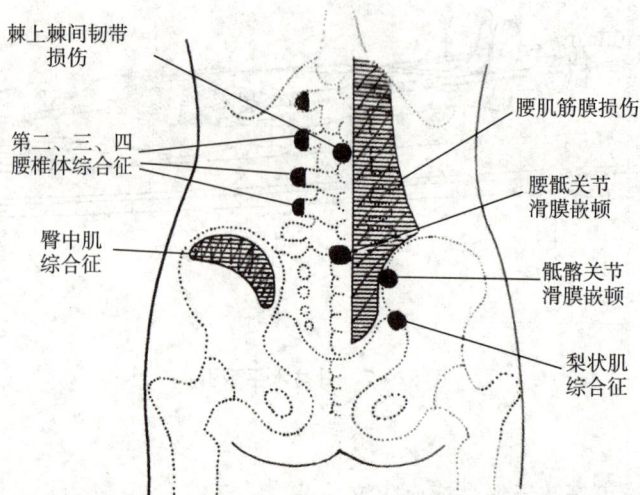

图 52 - 8　急性腰扭伤、慢性腰劳损疾病压痛区

2. 推拿　适用于椎间关节滑膜嵌顿者。对于肌肉、筋膜、韧带损伤，在发病初期，不主张牵引或按摩，因有加重损伤的可能。

3. 理疗　损伤 24 小时后可行局部温热治疗。

4. 痛点注射　痛点局限时，行醋酸泼尼松龙痛点注射，对腰肌、筋膜、韧带损伤效果好。

5. 药物治疗　根据病情可口服或同时局部外用药物，包括非甾体类消炎镇痛药及中药。

6. 功能锻炼　急性腰痛缓解后，应逐渐做腰背肌功能锻炼，以改善局部血液循环，防止组织粘连、肌萎缩、变性而演变成慢性腰痛，促进损伤恢复。

三、腰部软组织慢性损伤

腰部软组织慢性损伤是指腰部肌肉、韧带、筋膜、关节囊在反复、持续的外力作用下，而出现的积累性损伤。腰部软组织慢性损伤占腰痛患者的大多数，并且没有明确的暴力外伤史。最常见的是腰肌劳损和棘上、棘间韧带损伤等。

（一）腰肌劳损

腰肌劳损是腰部肌肉及其附着点的慢性积累性损伤，是腰痛的常见原因。

【病因和病理】

1. 长期的弯腰动作或姿势异常　腰部软组织处于不平衡状态，形成保护性肌痉挛，其组织受到长期牵拉，肌肉产生代偿性肥大、增生。因肌紧张致局部供氧不足，代谢产物聚集，刺激局部形成损伤性炎症。

2. 局部湿冷　与发病有一定关联。

3. 急性腰扭伤　治疗不当，可迁延成慢性腰肌劳损。

【临床表现】

1. 病史　有长期坐位、弯腰或脊柱畸形病史。

2. 慢性腰痛　为本病的主要症状，常为酸胀痛，久站、久坐、长期卧床等一个姿势过久均可出现，活动后可减轻。气候变化也会引发症状加重或复发。

3. 腰椎活动受限　部分患者腰椎活动受限，病变部位有压痛。X 线所见多无异常。

【治疗】

1. 理疗及按摩　可改善局部血液循环，促进炎症的吸收，但疗程较长。

2. 痛点注射　皮质类固醇痛点注射对痛点局限者有效。

3. 口服药物　疼痛严重者，可口服非甾体类消炎镇痛剂或活血化瘀的中药制剂。

4. 腰部肌肉锻炼　加强腰部肌肉锻炼是减轻症状、防止再发的根本措施。

5. 腰围固定　疼痛时可在工作中使用腰围，但不能长期使用，以免继发失用性肌萎缩。

（二）棘上、棘间韧带损伤

棘上韧带损伤、棘间韧带损伤也是慢性腰痛的常见原因之一。棘上韧带起于枕骨隆突止于第五腰椎棘突，附着于棘突尖上。颈段宽而厚，称为项韧带。胸段纤细腰段又增宽，故中胸段棘上韧带损伤多见。棘间韧带是连接两个棘突之间的腱性组织，由三层相互交叉排列纤维组成，易产生慢性损伤。这两种韧带主要是防止脊柱过度前屈，往往同时损伤。由于腰$_5$～骶$_1$处无棘上韧带，且处于活动度较大的腰椎和固定的骶椎之间，受力最大，故此处棘间韧带受损伤机会也最大。

【病因和病理】

1. 长时间脊柱前屈　棘上、棘间韧带的主要作用是防止脊柱过度前屈，脊柱前屈时韧带被拉紧，如果脊柱长时间持续前屈，棘上、棘间韧带就会始终处于紧张状态，导致韧带产生小的撕裂、出血、渗出，一些渗出的炎性物质就会刺激韧带的神经分支而引起腰痛，继之还可发生韧带退变和钙化，长期可致棘上韧带与棘突连接部因退变、破裂而从棘突上脱离。

2. 暴力　暴力可使棘上、棘间韧带破裂，韧带在愈合过程中固定和制动不良可形成较多瘢痕，从而引发慢性腰痛。

【临床表现】

1. 病史　一般无明确外伤史，但多有长时间弯腰动作而未及时改变姿势的病史。

2. 腰痛　为主要症状，在弯腰或腰部过伸时疼痛明显。部分患者疼痛可放射至骶部或臀部，但向下不超过膝关节。

3. 压痛点　检查损伤韧带处的棘突或棘突间可触及明显而局限的压痛点，有时可触及棘上韧带在棘突上滑动，压痛可在脊柱前屈时减轻和过伸时加重。X 线多无异常。棘间韧带损伤可通过超声和 MRI 检查证实。

【治疗】大多数经非手术疗法可治愈，但因脊柱未固定，受损的韧带一直处于活动状态，故愈合较慢。

1. 痛点注射　本病压痛点局限，因而皮质类固醇痛点注射可明显缓解疼痛。

2. 理疗　能促进局部炎症反应的吸收，对大部分患者有一定疗效。

3. 腰围制动、避免长时间弯腰　预防复发是治疗的重要措施，应避免长时间弯腰，注意定时改变姿势。

此外，合理的固定及康复训练也很重要。

四、腰椎间盘突出症

腰椎间盘突出症是指腰椎间盘发生退行性改变以后，在外力作用下，纤维环破裂，单独或者连同髓核、软骨终板向外突出，刺激或压迫窦椎神经和神经根引起的以腰腿痛为主要症状的一种病变。腰椎间盘突出症是骨科的常见病和多发病，是引起腰腿痛的最常见原因。

【病因】

1. 椎间盘退变　是导致腰椎间盘突出症的根本原因。腰椎间盘是整个脊柱中承受应力最大的部分，活动范围也大，最易发生突出。随着年龄的增长，椎间盘逐渐退变，变薄，纤维环和髓核的含水量逐渐下降，髓核失去弹性，纤维环也逐渐出现破裂，结构松弛。在劳损积累和外力的作用下，椎间盘发生破裂，髓核和纤维环甚至终板向后突出，可压迫神经产生症状。

2. 损伤　积累损伤是椎间盘退变的主要原因。反复弯腰、扭转等动作最易引起椎间盘损伤，故本病与职业有一定关系。驾驶员长期处于坐位和颠簸状态，从事重体力劳动者因过度负荷，均易造成椎间盘过早发生退变。急性外伤是本病诱发因素之一。

3. 妊娠　妊娠期间所有韧带都处于松弛状态，由于腹部重量的增加使腰骶部承受比平时更大的应力，故易发生腰椎间盘突出。

4. 遗传因素　有色人种本病的发病率较低。小于 20 岁的青少年患者中约 32% 有阳性家族史。

5. 发育异常　腰椎骶化、骶椎腰化和关节突不对称等腰骶部先天发育异常，使下腰椎承受异常应力，均会增加椎间盘的损害。

【病理及发病机制】椎间盘由髓核、纤维环和软骨终板构成，由于椎间盘承受躯干及上肢的重量，在日常生活及劳动中，易发生劳损。椎间盘仅有少量血液供应，营养主要靠软骨终板渗透，较为有限，因而极易发生退变。椎间盘的生化成分为胶原、蛋白多糖、弹性蛋白和水。在椎间盘退变时，Ⅰ型胶原增加而Ⅱ型胶原减少，髓核中出现Ⅰ型胶原。同时椎间盘中蛋白多糖、弹性蛋白含量明显下降，弹性纤维密度降低，易出现裂隙和不规则空洞等。髓核中的水分也由出生时的 90% 下降到 30 岁的 70%，至老年保持较稳定的状态。

椎间盘突出产生腰腿痛的机制，目前有争议，观点一致的理论有：①机械性压迫：一般认为，由于神经根受到突入椎管的髓核的急性机械性压迫从而产生腰腿痛症状，其突出的大小直接影响疼痛程度。②炎症反应：认为突出的髓核作为生物化学和免疫学刺激物，引起周围组织及神经根的炎症反应，成为引起患者临床症状的原因。

腰椎间盘突出绝大多数发生在腰$_{4\sim5}$、腰$_5$~骶$_1$两个椎间隙，其中腰$_{4\sim5}$节段占58%~62%，腰$_5$~骶$_1$节段占38%~44%。其余病例分布在腰$_{3\sim4}$及以上节段，占5%~10%；其中腰$_{1\sim2}$、腰$_{2\sim3}$节段的病例十分罕见，仅占全部患者1%左右。由于后纵韧带在后外侧相对薄弱，髓核易从此处突出，是椎间盘突出的好发部位。临床分为以下5型：

1. 膨出型 纤维环有部分破裂，但表层完整，髓核因压力作用向椎管内均匀膨胀，局限性隆起，形成表面光滑的膨胀隆起。这一类型非手术治疗大多可缓解或治愈。

2. 突出型 纤维环完全破裂，髓核较尖细突向椎管，仅有后纵韧带或一层纤维膜覆盖，表面高低不平。此型常需手术治疗。

3. 脱出型 纤维环、后纵韧带、纤维膜完全破裂，髓核穿破后纵韧带，形同菜花状，突出的椎间盘组织或碎块脱入椎管内，其根部仍然与椎间隙相连。需手术治疗。

4. 游离型 大块髓核组织穿破纤维环和后纵韧带，完全突入椎管，与原间盘脱离，可远离原间隙而掉入椎管的任何部位。需手术治疗。

5. Schmorl 结节及经骨突出型 前者是指髓核经上、下软骨板的发育性或后天性裂隙突入椎体松质骨内，后者是指髓核沿椎体软骨终板和椎体之间的血管通道向前纵韧带方向突出，形成椎体前缘的游离骨块。这两型临床上无神经症状，不需要手术治疗。

【临床表现】腰椎间盘突出症常见于20~50岁患者，男女之比为4:1~6:1，大多有腰部外伤史。患者多有弯腰劳动或长期坐位工作史，首次发病常在半弯腰持重或扭腰动作过程中发生。

1. 症状

(1) 腰痛 是最先出现的症状，发生率>90%。突出的髓核刺激窦椎神经产生腰痛。腰痛可出现在腿痛之前，亦可在腿痛同时或之后出现。

(2) 坐骨神经痛 95%左右的椎间盘突出发生在腰$_{4\sim5}$及腰$_5$~骶$_1$间隙，故多伴有坐骨神经痛，坐骨神经痛发生率高于腰痛，多为逐渐发生，疼痛为放射性，典型表现是从下腰部向臀部、大腿后外侧、小腿外侧至足跟部或足背的放射痛，咳嗽、打喷嚏、排便等腹内压增高因素均可加剧疼痛，有时也可与腰痛同时出现。行走时取前倾位、卧床时取弯腰侧卧屈髋屈膝位，可松弛坐骨神经，减轻疼痛。在高位椎间盘突出时（腰$_{2\sim3}$、腰$_{3\sim4}$），可压迫相应的上腰段神经根而出现大腿前内侧或腹股沟区疼痛，短时间内还可出现痛觉过敏，随着病程延长痛觉变得越来越迟钝或麻木。

(3) 马尾神经受压 髓核及椎间盘组织向正后方突出可压迫马尾神经，出现大、小便功能障碍，鞍区感觉异常，急性发病时符合急症手术的指征。

2. 体征

(1) 腰椎侧凸 为减轻疼痛，缓解突出的髓核对神经根的压迫或刺激，患者会将脊柱弯向一侧，久之脊柱呈现一种代偿性侧凸畸形（图52-9）。如髓核突出在神经根的外侧，上身向健侧弯曲，腰椎凸向患侧可松弛受压的神经根；当突出髓核在神经根内侧时，上身向患侧弯曲，腰椎凸向健侧可缓解疼痛。

(2) 腰部活动受限 腰椎前屈时进一步促使髓核向后移位加重对神经根的刺激，使疼痛加重，故患者腰部活动以前屈位受限最明显。

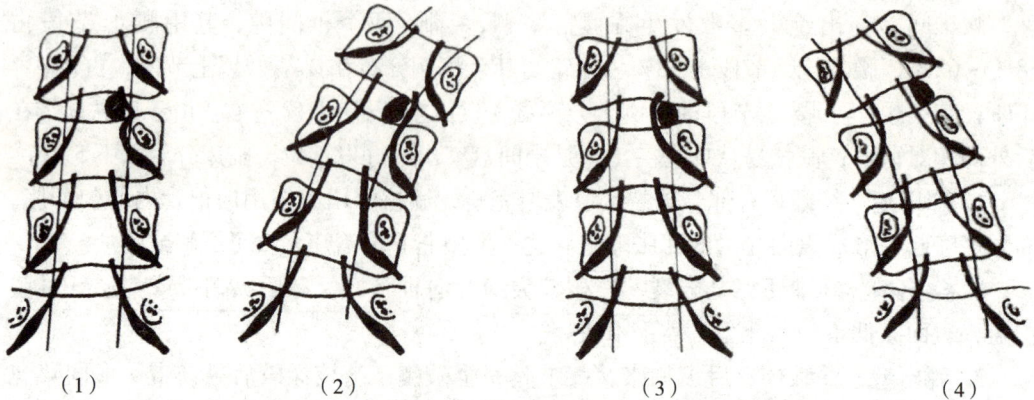

图 52 - 9　姿势性脊柱侧突与缓解神经根受压的关系

（1）椎间盘突出在神经根内侧时；（2）神经根所受压力可因脊柱凸向健侧而缓解；
（3）椎间盘突出在神经根外侧时；（4）神经根所受压力可因脊柱凸向患侧而缓解

（3）**压痛**　大部分出现在棘突间或棘突旁，按压棘突旁（椎旁 1cm 处）有沿坐骨神经的放射痛，约 1/3 患者腰部骶棘肌痉挛，使腰部固定于强迫体位。

（4）**直腿抬高试验及加强试验阳性**　患者仰卧后，伸直并慢慢抬高患侧下肢，如抬高过程中（约 60°以内），出现患侧臀部至大腿部的疼痛，称为直腿抬高试验阳性。这是因为正常人神经根有 4mm 的滑动度，下肢抬高到 60°~70°始感腘窝不适，而腰椎间盘突出症者神经根受压或粘连使滑动度减少或消失，抬高在 60°以内即可出现坐骨神经痛。在直腿抬高试验阳性时，缓慢降低患肢角度至疼痛消失，此时检查者再用手掌力推患足底部令踝关节被动背屈以牵拉坐骨神经，如再次出现放射痛者为加强试验阳性。直腿抬高试验及加强试验，是诊断腰椎间盘突出症的重要依据。

（5）**神经系统表现**　多数表现为感觉异常（感觉过敏或迟钝）、肌力下降、腱反射减弱。如腰$_{4~5}$椎间盘突出时（腰$_5$神经根受损），出现小腿前外侧、足背内侧痛、触觉减退及拇趾背伸肌力减弱；腰$_5$、骶$_1$椎间盘突出时（骶$_1$神经根受损），出现小腿后外侧、外踝附近及足外侧痛、触觉减退，趾及足跖屈力减弱，踝反射减弱或消失；中央型椎间盘突出在骶$_{3~5}$可压迫马尾神经，出现会阴部感觉异常，肛门反射减弱或消失，肛门括约肌肌力减弱；腰$_3$神经根受压，膝反射减弱或消失。

3. 辅助检查

（1）**X 线平片**　作为常规检查一般摄腰椎正、侧位片，若怀疑脊椎不稳定可以加照屈、伸动力位片和双斜位片。在腰椎间盘突出症的患者，腰椎平片的表现可以完全正常，但很多患者也会有一些阳性发现。在正位片上可见腰椎侧弯，在侧位片上可见生理前凸减少或消失，椎间隙狭窄。在平片上还可以看到纤维环钙化、骨质增生、关节突肥大、硬化等退变的表现。虽不能直接反映是否存在椎间盘突出，但在鉴别诊断上具有意义。

（2）**造影检查**　脊髓造影、硬膜外造影、椎间盘造影等方法可间接显示有无椎间盘突出及程度。由于操作有创、技术复杂、并发症多等缺点，所以目前临床已较少应用，仅在一般方法不能明确诊断时才慎重进行。

（3）CT 检查　能更好地显示骨性椎管形态，椎间盘突出的部位、大小，以及对神经根或硬膜囊压迫的程度等。腰椎间盘突出症在 CT 上的表现有椎间盘后缘变形突出、硬脊膜囊受压变形、硬膜外脂肪移位、硬膜外间隙中软组织密度影及神经根鞘受压移位等。CT 还能观察椎间小关节和黄韧带的情况，有较大的诊断意义。

（4）MRI 检查　对软组织的观察更具优势，可以更清晰、更全面地显示人体解剖结构的图像，对于腰椎间盘突出的诊断有极大帮助。可观察各椎间盘退变情况，能显示出突出的髓核组织与脊髓、神经根和马尾神经之间的关系，以及脊髓本身是否存在病变，并鉴别是否存在椎管内其他占位性病变。

（5）其他　肌电图等电生理检查可以了解神经受损的节段。

【诊断】典型的腰椎间盘突出症患者，可根据病史、症状、体征及 X 线平片上有相应节段的椎间盘退行性改变做出初步诊断，结合 X 线、CT、MRI 等，能准确做出病变间隙、突出方向、突出物大小、神经受压情况的诊断。诊断的重点应放在临床诊断上，许多情况下 CT 及 MRI 显示有不同程度的椎间盘病变，而临床上却无症状和体征，这时不应诊断本病。

【鉴别诊断】腰椎间盘突出症需要与腰痛、腿痛、腰痛伴有腿痛的疾病进行鉴别。

1. 腰肌劳损　中年人多发，与长期保持一种劳动姿势有关。主要症状是无明显诱因的慢性疼痛，腰痛为酸胀痛，劳累或过度休息均可加重，适当活动疼痛可以减轻。在疼痛区有固定的压痛点，一般在肌肉起止点。在压痛点进行叩击，疼痛反而减轻。直腿抬高试验阴性，下肢无神经受累表现。棘上、棘间韧带损伤者局部有明确压痛，往往脊柱过伸时疼痛加重，X 线检查无异常所见。痛点局部封闭有良好的效果。

2. 第三腰椎横突综合征　其主要症状是腰痛，少数可有沿骶棘肌向下放射的坐骨神经痛。这是由于第三腰椎横突较长，在腰部活动中与附近软组织发生摩擦、牵拉和压迫，而发生慢性损伤。检查见骶棘肌痉挛，第三腰椎横突尖压痛，无神经受累体征，下肢检查无异常。X 线示第三腰椎横突明显长于相邻的第二和第四腰椎，且呈水平位伸出，而无腰椎退行性改变。局部封闭有很好的近期疗效。

3. 梨状肌综合征　本病一般无腰部症状，多有臀部受凉、劳累及臀部急、慢性损伤病史。坐骨神经从梨状肌下缘或穿梨状肌下行，如梨状肌因外伤、先天异常或炎症而增生、肥大、粘连，均可以在收缩过程中刺激或压迫坐骨神经而出现症状。患者主要表现为臀部和下肢疼痛（坐骨神经痛），症状的出现和加重常与活动有关，休息可明显减缓。查体可见臀肌萎缩，俯卧位放松臀部时，可在臀中部触到横条索状较硬或隆起的梨状肌，臀部深压痛，梨状肌紧张试验可诱发疼痛，直腿抬高试验可呈阳性，但加强试验阴性。神经定位体征多不明确。髋内旋、内收受限并加重疼痛。腰椎的影像学检查无异常所见。

4. 腰椎管狭窄症　椎管狭窄症是指多种原因所致椎管、神经根管、椎间孔的狭窄，并使相应部位的脊髓、马尾神经或神经根受压的病变。本病特点是症状较重，但体征较轻。临床上以腰骶部慢性疼痛及神经源性间歇性跛行为主要表现，腰部后伸时，因椎管内有效间隙减小而使疼痛加剧，故腰部后伸受限，而腰椎前屈并不受限。临床表现是诊断本病的基本依据，结合 CT 和 MRI 检查可进一步明确诊断。

【治疗】

1. 非手术治疗 适应证：①初次发病，病程较短者；②休息后症状缓解者；③因全身疾病或局部皮肤病，不能手术者；④拒绝手术者。绝大多数腰椎间盘突出症的患者经非手术治疗可缓解或治愈。治疗方法包括：

（1）**严格卧硬板床休息** 在初次发作时，应严格卧床休息，包括进餐及排便均应卧位进行。卧床可减轻体重对椎间盘的压力及突出的髓核对神经根的刺激。严格卧床至少 3 周，可取得满意疗效。疼痛缓解后，可戴腰围逐步下床活动，腰围佩戴不超过 2 个月，3 个月内避免弯腰负重。

（2）**骨盆牵引** 骨盆牵引可增宽椎间隙，减少椎间盘内压，减轻对神经根的刺激。可持续或间断牵引，间断牵引者每日 2 次，每次 1~2 小时。

（3）**理疗、按摩** 可缓解肌肉痉挛，减轻椎间盘压力，但应注意避免暴力。

（4）**皮质类固醇硬膜外注射** 皮质类固醇硬膜外注射可明显减轻神经根周围的炎症反应，减轻疼痛，多用于症状严重者。一般用 1.7mL 的醋酸泼尼松龙加 2% 利多卡因 4mL，于对应突出间盘水平行硬膜外穿刺，将药物注入硬脊膜外隙，每周 1 次，3 次为 1 疗程。如若无效，不应再使用。

（5）**药物治疗** 急性期疼痛剧烈者，可口服非甾体类消炎止痛药物和肌松药，来减轻神经根水肿，缓解症状。

（6）**髓核化学溶解法** 将胶原蛋白酶或木瓜凝乳蛋白酶注入突出的髓核附近，使髓核组织及纤维环溶解，椎间盘内压降低，达到缓解症状的目的。蛋白酶可对正常组织产生溶解和破坏，故应小心使用，勿将其漏至髓核外面。

2. 手术治疗 手术治疗可在直视下切除突出的髓核组织及纤维环，剥离粘连的神经根，解除神经根症状。手术治疗有可能发生椎间盘感染、血管或神经根损伤、术后粘连、复发等并发症，且病程过长时因神经根变性手术效果欠佳，故应严格掌握手术指征。腰椎间盘突出症的手术适应证：①腰腿痛症状严重，反复发作，经半年以上非手术治疗无效，且病情逐渐加重，影响工作和生活者；②中央型突出有马尾神经综合征、括约肌功能障碍者，应急症手术；③有明显的神经受累表现者。手术方法有：

（1）**全椎板切除髓核摘除术** 取腰背后正中入路，切除病变两侧椎板和黄韧带，或部分关节突，充分减压神经根；保护好神经根，探查切除突出之髓核和纤维环等。适合椎间盘突出合并有椎管狭窄、椎间盘向两侧突出、中央型巨大突出及游离椎间盘突出。此术式减压充分。

（2）**半椎板切除髓核摘除术** 切除椎间盘突出侧的椎板和黄韧带。髓核摘除时由于术野较小，须谨慎操作。适合于单纯椎间盘向一侧突出者。

（3）**显微外科腰椎间盘摘除术** 在显微镜下采用小切口，经椎板间隙摘除椎间盘。适合单纯腰椎间盘突出。

（4）**经皮腰椎间盘切除术** 术前准确定位，术中经皮穿刺置入工作通道，在显示器影像设备的监视下切除突出之椎间盘。如果不能完全进入椎管或神经根粘连紧密，应果断改为开放手术。适用于单纯椎间盘突出。

（5）经皮髓核摘除术　在 X 线监视下，经皮用椎间盘镜或其他特殊设备，刺入椎间隙摘除突出的部分髓核，减轻椎间盘内压及对神经根的刺激，使症状缓解。对髓核脱出较大或已游离者，本法不适用。近年用于临床的还有经皮激光椎间盘减压术等。

（6）人工椎间盘置换术　是近年来临床新开展的术式，因其手术适应证尚存有争议，故须谨慎选择此手术。即用人工椎间盘来代替原损伤的椎间盘，可分为两类，一类是替代全部或部分纤维环和髓核，另一类仅置换髓核。

目标检测

一、选择题

A1 型题

1. 腰椎间盘突出症绝大多数是在哪个间隙突出（　　）
   A. 腰$_{2\sim3}$　　　　B. 腰$_{4\sim5}$　　　　C. 腰$_{3\sim4}$　　　　D. 腰$_5$、骶$_1$　　　E. 腰$_{1\sim2}$

2. 腰椎间盘突出症多见于（　　）
   A. 20～50 岁　　　　　　B. 20 岁以下　　　　　　C. 30～40 岁
   D. 20～30 岁　　　　　　E. 50 岁以上

3. 下列哪项说法不正确（　　）
   A. 腰椎间盘突出在神经根内侧时，脊柱凸向健侧可缓解疼痛
   B. 腰椎间盘突出在神经根外侧时，脊柱凸向患侧可缓解疼痛
   C. 腰椎间盘突出在神经根外侧时，脊柱凸向健侧不能缓解疼痛
   D. 腰椎间盘突出在神经根内侧时，脊柱凸向患侧不能缓解疼痛
   E. 腰椎间盘突出在神经根内侧时，脊柱凸向患侧可缓解疼痛

4. 椎管狭窄症的主要临床表现为（　　）
   A. 下腰痛　　　　　　　　B. 颅内高压　　　　　　　C. 马尾或腰神经受压
   D. 神经源性间歇性跛行　　E. 上楼抬腿吃力

5. 颈椎间盘突出症需要进行下列哪项检查（　　）
   A. 正位 X 线片了解椎间隙是否狭窄
   B. 侧位 X 线片了解椎间孔有无缩小
   C. 侧位过伸过屈位 X 线片了解椎间孔
   D. 侧位片了解椎间隙狭窄、椎体前后缘骨质增生情况
   E. 脊髓碘油造影了解椎体是否被破坏

6. 脊髓型颈椎病最早出现的症状是（　　）
   A. 颈肩痛向上肢放射　　　　　　　B. 四肢乏力，持物不稳
   C. 交感神经抑制症状　　　　　　　D. 眩晕
   E. 猝倒

A2 型题

7. 一青年腰痛半年，低烧、盗汗。X 线片示腰$_{1-2}$椎破坏，椎间隙狭窄，腰大肌阴影增宽。最有可能的诊断是（　　）

   A. 腰椎转移性肿瘤　　　　　　　　　B. 腰椎化脓性脊柱炎

   C. 腰椎结核　　　　　　　　　　　　D. 腰椎压缩性骨折

   E. 腰椎间盘突出症

B1 型题

（8～10 题共用备选答案）

   A. L$_3$ 神经根受压　　　　　B. L$_4$ 神经根受压　　　　　C. L$_5$ 神经根受压

   D. S$_1$ 神经根受压　　　　　E. L$_2$ 神经根受压

8. 小腿外侧，足部内侧感觉异常及足跗趾背伸力减弱（　　）

9. 外踝部，足背外侧感觉异常及踝反射异常（　　）

10. 膝反射消失（　　）

（11～13 题共用备选答案）

   A. 神经根型　　　　　　　　B. 脊髓型　　　　　　　　C. 交感神经型

   D. 椎动脉型　　　　　　　　E. 颈椎退变型

下列颈椎病最可能的诊断分型：

11. 徐某，女，50 岁。在转头时突然出现眩晕、头昏、恶心，3 分钟后缓解，既往有类似发作（　　）

12. 时某，女，48 岁。颈部不适 1 年，伴双下肢麻木，近 1 周来出现双上肢麻木乏力，行走困难。体检：手肌轻度萎缩，握力减弱，双下肢肌力减弱，肌张力增高。X 线片示 C$_{4-5}$间隙变窄，椎体后缘骨赘（　　）

13. 郝某，男，40 岁。颈肩痛向右上肢放射 2 年。查体：右手第 4、5 指感觉减弱，指力下降，肱三头肌反射迟钝，X 线片示 C$_{5-7}$间隙变窄，椎间孔变小，椎体后缘骨赘（　　）

二、问答题

1. 简述腰椎间盘突出症的神经系统表现、诊断、治疗方法。

2. 试述颈椎病的鉴别诊断。

第五十三章 骨肿瘤

1. 掌握：骨肿瘤的分类、临床表现、诊断及治疗原则。
2. 熟悉：骨肿瘤的外科分期；骨瘤、骨软骨瘤、骨样骨瘤的临床特征。
3. 了解：骨囊肿、骨纤维异样增殖症、软骨肉瘤、滑膜肉瘤、骨转移瘤的临床特征和治疗方法。
4. 具备较好的医患沟通及对骨肿瘤诊断及一般处理的能力。

第一节 概 述

凡发生在骨内或起源于骨各种组织成分的肿瘤，不论是原发性还是继发性，统称为骨肿瘤。原发性骨肿瘤根据肿瘤的形态结构，特别是分化类型、细胞间物质类型，分为良性和恶性两类。另一些病损类似肿瘤，称瘤样病变。继发性骨肿瘤，主要是指转移性骨肿瘤，指发生在其他器官的瘤细胞通过血液循环或淋巴转移到骨骼上，此类肿瘤皆属恶性。

【发病情况】骨肿瘤发病率不高，据统计男性为 1.112/10 万，女性为 1.060/10 万，但其对人体造成的危害很大，在骨科领域有非常重要的地位，因此应予以足够的重视。原发性骨肿瘤中，良性肿瘤比恶性肿瘤多见。良性肿瘤以软骨瘤和骨软骨瘤多见，恶性肿瘤以骨肉瘤和软骨肉瘤多见。骨肿瘤发病与年龄有关，如骨肉瘤好发生于青少年，骨巨细胞瘤好发生于成人。与解剖部位也有一定的关系，如骨肿瘤多见于长骨生长活跃的部位即干骺端，如股骨远端、胫骨近端、肱骨近端，而骨骺则通常很少受影响。

【临床表现】

1. 疼痛 疼痛是生长迅速的肿瘤最显著的症状。良性骨肿瘤多无疼痛，而恶性骨肿瘤一般都有明显疼痛，但有些良性肿瘤也会产生剧痛，如骨样骨瘤可因反应骨的生长而产生剧痛。恶性骨肿瘤的疼痛多为局部疼痛，开始呈轻度、间歇性，以后呈重度、持续性，夜间尤甚，并有压痛。良性肿瘤恶变时或合并病理骨折时，疼痛可突然加重。

2. 肿块与肿胀 良性骨肿瘤多以质硬、无痛性肿块为首发症状，生长较慢；恶性骨肿瘤多以弥漫性、生长迅速的肿块为主要表现，并有周围软组织肿胀、水肿，浅静脉充盈或怒张等表现。

3. 压迫症状 骨肿瘤肿块增大后，可产生压迫症状，如压迫周围的软组织可产生疼痛，压迫脊髓可致瘫痪，压迫消化道和泌尿道还可产生机械性梗阻症状等。

4. 功能障碍 骨肿瘤邻近关节时，会因疼痛和肿胀影响关节活动，使肢体常制动于半屈曲位。

5. 病理骨折 轻微外伤引起的骨折常考虑病理性骨折。本病的病理性骨折是由于肿瘤组织破坏了骨质，使骨的坚固性大幅度降低，而在轻微外力作用下就发生了，是有些骨肿瘤的首发症状，也是恶性骨肿瘤和骨转移癌的常见并发症。良、恶性骨肿瘤均可发生。

6. 转移和复发 恶性骨肿瘤可出现远处转移，多为血行转移，偶见淋巴转移，转移到其他部位引起相应临床症状，骨肿瘤治疗（如手术切除、截肢或放疗）后，还可能复发，少数良性骨肿瘤也有恶变成肉瘤的可能。

7. 全身症状 晚期恶性骨肿瘤可出现贫血、消瘦、食欲差、体重下降、低热、恶病质等全身症状。

【诊断】 骨肿瘤的诊断须依据临床表现、影像学和病理检查及生化测定来明确。

1. 影像学检查

（1）**X 线检查** X 线检查对骨肿瘤的诊断具有重要价值，能反映骨与相邻软组织的基本病变。骨肿瘤的破坏分为溶骨型、成骨型和混合型三型，也有些骨肿瘤对骨的反应表现为骨的沉积。临床上将因肿瘤细胞产生的类似骨的结构物，称为肿瘤骨。良性骨肿瘤的特点是边界清、密度均匀；多为膨胀性或外生性生长；病灶呈单房性或多房性，内可见点、环、片状骨化影，周围可产生硬化骨，无骨膜反应。恶性骨肿瘤的特点是边界不清、密度不均；病灶多呈不规则虫蚀样或筛孔样，有的还可见到骨膜反应的表现。如Codman 三角，多见于骨肉瘤，是骨膜被肿瘤顶起后骨膜下方新生骨继续顶起而呈现的三角形骨膜反应阴影。若骨膜的掀起形成同心圆或板层排列的骨沉积，则称为"葱皮样"现象，多见于尤因肉瘤。恶性肿瘤快速生长，超出骨皮质范围，同时又有血管长入，致肿瘤骨与反应骨沿放射状血管方向沉积，称为"日光射线"现象。前列腺癌骨转移，也可激发骨的成骨反应；而其他一些快速生长的恶性肿瘤很少有反应骨，X 线平片上则表现为溶骨性缺损，骨质破坏。

（2）**CT 和 MRI 检查** 可帮助确定骨与软组织病变的范围及与周围重要神经、血管的关系，为骨肿瘤的存在及明确其性质提供依据，帮助制定手术方案和评估治疗效果。

（3）**ECT 检查** 可以明确病灶范围，早发现骨转移灶，也可帮助了解异体骨、灭活骨的骨愈合情况。但特异性不高，不能单独作为诊断依据，须经 X 线平片或 CT 的证实。

（4）**DSA 检查** 可明确肿瘤血供情况，以利选择性血管栓塞和注入化疗药物；化疗前后对比检查还可了解新生血管的变化，监测化疗效果。

（5）**其他** 超声检查可发现软组织肿瘤和突出骨外的肿瘤情况，可寻找骨转移癌的原发灶。钡餐造影、脊髓造影、尿路造影、关节对比造影等可了解相邻骨组织的侵犯范围。

2. 病理检查　是目前确定肿瘤性质最准确和可靠的检查方法。采集活检标本分穿刺和切开 2 种。穿刺活检是使用特制穿刺活检针闭合穿刺，此法简便、出血少、正常间室屏障受干扰小、瘤细胞不易散落、较少造成病理性骨折，多用于脊柱及四肢的溶骨性病损。切开活检又分切取式和切除式，切取式破坏了肿瘤原有的间隔和屏障结构，易扩大肿瘤污染的范围；对体积小的肿瘤，最好选择切除术活检。骨与软组织肿瘤活检首选穿刺活检，术前穿刺活检的正确诊断率可达到 98% 以上。病理切片又分为冷冻和石蜡。前者诊断方法快速，术中即可获得大致的病理结果；后者可获得准确病理结果。当冷冻结果与术前临床诊断不符时，应特别注意结合临床症状及影像学检查，必要时等待石蜡切片做最后诊断。术中冷冻活检可用于软组织肿瘤术中快速诊断；骨肿瘤用术中快速冷冻活检弊端多，如骨肿瘤术中冷冻结果和术前不符时，手术计划就不能正常进行。

3. 生化测定　大多数化验正常。恶性骨肿瘤测定血钙、血磷、碱性磷酸酶、酸性磷酸酶等生化指标有重要的临床意义。骨质破坏迅速出现广泛溶骨性病变的骨肿瘤血钙可升高；在成骨性肿瘤如骨肉瘤中碱性磷酸酶可增高（血清碱性磷酸酶反映成骨活动情况）；男性前列腺癌骨转移患者血酸性磷酸酶可增高。骨髓瘤患者化验尿中的 Bence Jones 蛋白约一半出现阳性。

4. 现代生物学技术　这一技术的新发现可揭示与临床转归及预后相关的机制。利用遗传学研究骨肿瘤中常染色体上的基因异常及相关的 mRNA 可帮助肿瘤的诊断和分类，并更精确地预测肿瘤的行为，并能够对肿瘤切除术后的患者进行残余病变范围的评估和有无转移监测。

【外科分期】 外科分期是将外科分级（grade，G）、肿瘤解剖定位（territory，T）和区域性或远处转移（metastasis，M）结合起来，综合评价，用于制订手术方案，指导骨肿瘤治疗。

外科分级（G）依据临床表现、组织学形态、影像学特点和化验等方面的情况分为三级：即 G_0、G_1、G_2。①良性为 G_0：临床表现为肿瘤包裹完整，无卫星病灶，无转移；组织学分化良好，属良性表现；X 线示肿瘤为边界清楚、局限在囊内或外生隆起突向软组织。②低度恶性为 G_1：临床表现为生长缓慢，无跳跃转移，偶有远隔转移；组织学示中度细胞分化；X 线示肿瘤突破瘤囊，骨皮质破坏并向囊外生长。③高度恶性为 G_2：临床表现为生长快，症状明显，有跳跃转移现象，常发生局部及远隔转移；组织学示分化极差，有核分裂；X 线示边缘模糊，肿瘤扩散至软组织。

肿瘤解剖定位（T）是指肿瘤侵袭范围或肿瘤所在的部位，以肿瘤囊和间室为分界，可分为三种情况：即 T_0、T_1、T_2。①囊内为 T_0：是指肿瘤在囊内，没有突破瘤囊。②囊外间室内为 T_1：是指肿瘤在各个方向上都包在一个自然的屏障中（如骨、筋膜、滑膜组织和骨膜），即在间室中。③间室外为 T_2：是指肿瘤生长突破自然屏障，或因骨折、出血及手术污染而超出自然屏障，在间室外（如腘窝），是肿瘤具有侵袭性的标志。

区域性或远处转移（M）是指肿瘤区域或者远处发现转移病灶，分为二种情况，即

M_0、M_1，M_0为无转移，M_1为转移。

按 G、T、M 所组成的外科分期系统，可以分出良、恶性骨肿瘤的不同程度，确定手术类型后，可指导制定手术方法（见表53-1，表53-2，表53-3）。

【治疗】骨肿瘤治疗，以手术治疗为主，应按外科分期来选择手术界限和方法，尽量达到既切除肿瘤，又可保全肢体。良性骨肿瘤以手术治疗为主；恶性骨肿瘤多采用手术、化疗、放疗、免疫、中医药治疗等综合治疗。挽救肢体手术是治疗的方向。

表53-1 良性骨肿瘤的治疗依据

分期	分级	部位	转移	治疗要求
1	G_0	T_0	M_0	囊内手术
2	G_0	T_1	M_0	边缘或囊内手术 + 有效辅助治疗
3	G_0	T_2	M_0	广泛或边缘手术 + 有效辅助治疗

表53-2 恶性骨肿瘤的治疗依据

分期	分级	部位	转移	治疗要求
I$_A$	G_1	T_1	M_0	广泛手术：广泛局部切除
I$_B$	G_1	T_2	M_0	广泛手术：截肢
II$_A$	G_2	T_1	M_0	根治手术：根治性整块切除 + 有效辅助治疗
II$_B$	G_2	T_2	M_0	根治手术：根治性截肢 + 有效辅助治疗
III$_A$	G_{1-2}	T_1	M_1	肺转移灶切除，根治性切除或姑息手术 + 其他III$_B$
	G_{1-2}	T_2	M_1	肺转移灶切除，根治性解脱或姑息手术 + 其他

表53-3 手术界限

类型	切割面	镜下所见达到要求	手术方法 保肢	手术方法 截肢
囊内手术	在病损内	肿瘤限于边缘	囊内刮除	囊内截肢
边缘手术	在反应区 - 囊外	反应组织 ± 微卫星肿瘤	边缘整块切除	边缘截肢
广泛手术	超越反应区，经正常组织	正常组织 ± "跳跃病损"	广泛整块切除	广泛经骨截肢
根治手术	正常组织 - 间室外	正常组织	根治整块切除	根治解脱

1. 良性骨肿瘤的外科治疗

（1）刮除植骨术 适用于良性骨肿瘤及瘤样病变如骨囊肿、良性骨巨细胞瘤等。是一种彻底刮除病灶至正常骨组织，然后再植骨的手术方法。具体是将病变组织彻底搔刮干净后，用酒精、石炭酸或氯化锌涂抹骨腔壁，消灭残留瘤细胞，然后植骨或骨水泥、骨代用品填充骨缺损区。填充材料中以自体骨移植愈合较好，但来源少、疗程长；也可用其他生物活性骨修复材料，临床常用同种异体骨或人工骨填充。

（2）外生性骨肿瘤的切除 是在健康的骨质处，完整切除肿瘤及其附属病变组织的方法。如骨软骨瘤切除术，除切除肿瘤外，软骨帽及软骨外膜一并切除，以防止复发。

2. 恶性骨肿瘤的外科治疗

（1）保肢治疗 是目前发展的方向，由于成熟的化疗已促进和发展了保肢技术。实践证明保肢与截肢两种治疗方法的生存率和复发率相同，局部复发率均为5%～10%。采用合理外科边界完整切除肿瘤是手术的关键，广泛切除的范围应包括肿瘤、包膜、反应区及其周围的部分正常组织，即在正常组织中完整切除肿瘤，截骨平面应距肿瘤边缘3～5cm，软组织切除应距反应区外1～5cm范围。

保肢手术适应证：①肢体发育成熟；②ⅡA期或化疗敏感的ⅡB期肿瘤；③肿瘤能完整切除，血管、神经未受累；④术后复发和转移不高于截肢，术后肢体功能比义肢好；⑤患者要求保肢。

保肢手术禁忌证：①肿瘤侵犯周围的神经、血管；②在术前或术前化疗期间已有病理性骨折，瘤组织和细胞已广泛污染邻近正常组织；③肿瘤周围软组织条件差，如切除了主要动力肌群，或放疗、反复手术组织瘢痕化，或皮肤软组织感染；④活检污染周围正常组织或使切开周围皮肤瘢痕化，弹性差，血运不好。

保肢手术后的重建方法有：①瘤骨骨壳灭活再植术：将截下的标本去除瘤组织，经灭活后再植回原位。由于灭活后蛋白可引起机体产生较强免疫排斥反应，有较高的并发症，故逐渐废弃不用。②人工假体置换术：多为肿瘤型定制假体及可延长假体等，和普通关节假体置换不同。③异体骨关节移植术：取骨库超低温冻存的同种异体骨，移植到切除肿瘤的部位，再行内固定。④异体骨假体复合体：异体骨和人工假体复合在一起重建。

（2）截肢术或关节离断术 对于就诊较晚，肿瘤破坏广泛和对其他治疗无效的患者，为解除痛苦，将肿瘤肢体部分或全部切除的一种手术。截肢术应慎重选择并严格掌握手术适应证，还应考虑术后假肢的制作与安装。长管状骨下端的恶性肿瘤需高位截肢，上端的行关节离断术。

3. 化学治疗 化疗的开展，特别是新辅助化疗的应用，大大提高了恶性骨肿瘤患者的生存率和保肢率。对于骨肉瘤等恶性肿瘤，围术期的新辅助化疗已经常态化。化疗敏感者表现为：疼痛减轻，肿物变小，关节活动改善，升高的碱性磷酸酶下降；影像学示瘤体变小，肿瘤边界变清晰，钙化或骨化增加，肿瘤性新生血管减少。

4. 放射疗法 可强力地抑制恶性肿瘤细胞的生长繁殖。对放疗敏感的肿瘤术前术后配合放疗可明显控制病变进展，缓解疼痛症状，减少局部复发率；对病变广泛扩散不能手术者可单独进行放疗。尤因肉瘤对放疗敏感，骨肉瘤对放疗不敏感。

5. 其他治疗

（1）血管栓塞治疗 是应用血管造影，选择性将血管栓塞，主要用于：①血管丰富的肿瘤主要血管栓塞；②不能切除的恶性肿瘤姑息性栓塞；③放、化疗的辅助治疗。

（2）恶性骨肿瘤的温热－化学疗法 起到热疗与化疗的叠加作用。

（3）免疫治疗 尚没有明确的结果，正处于非常活跃的研究中。

第二节 瘤样病变

一、骨囊肿

骨囊肿是一种发生于髓内、单腔的、囊肿样的骨局限性的瘤样病损。囊腔内含有浆液或血清样液体。常见于儿童和青少年，好发于长管状骨干骺端，好发部位依次为肱骨近端、股骨近端、胫骨近端和桡骨远端。病变在骨生长过程中可逐渐移向骨干。

【临床表现】一般无明显症状，有时局部有隐痛或肢体肿胀。绝大多数因病理性骨折就诊。X 线表现为长骨干骺端圆形或椭圆形边界清楚的溶骨性破坏，呈单房或多房，骨皮质可膨胀变薄，但多不穿越生长板。

【治疗】病灶刮除，自体或异体骨移植填充缺损，适用于单纯性骨囊肿，是标准治疗。对于年龄小于 14 岁，病灶紧邻骨骺的患儿，应慎选手术，主要是由于术中易损伤骨骺，术后局部复发率高。近年有报道在囊腔内注射甲泼尼松龙，可恢复正常骨结构，效果良好。合并病理性骨折按骨折治疗原则处理，骨折后骨囊肿有的可自愈。

二、骨纤维异样增殖症

骨纤维异样增殖症也称为骨纤维发育不良，是以髓腔内骨纤维变性为特征的良性骨病。好发于青少年和中年人，多发生在 10~25 岁骨骼生长阶段。可单发或多发，骨髓腔内的病灶为稠密的纤维组织，排列紊乱，可见化生骨组织，呈纤维骨或编织骨。病灶内还可见黏液样变性，多核巨细胞及软骨岛，故称之为骨纤维异样增殖症。

【临床表现】病程缓慢，症状不明显，多在做 X 线时无意发现。病理性骨折是常见的并发症。X 线显示骨骼膨胀变粗，密质骨变薄，典型特征是骨髓腔扩大呈磨砂玻璃样变，边界清楚。在股骨近端的病损中可见股骨颈弯曲，酷似"牧羊人手杖"状。

【治疗】主要措施是手术刮除植骨。对发生在长骨处的，有的可做节段性切除；畸形者可行截骨矫形术。

第三节 良性骨肿瘤

一、骨瘤

骨瘤为良性骨肿瘤，是一种隆突于骨面的肿瘤，好发于青少年颅骨和下颌骨。发生在颅骨外板者呈扁圆形硬块，无痛；发生在颅骨内板，可能有相应的压迫症状，如眩晕、头痛等。发生在鼻旁窦者可表现为致密的象牙样骨性肿块；X 线片显示骨皮质外致密的边界清楚的骨性肿块。

【治疗】属 $G_0T_0M_0$。无症状不生长者可不治疗；有症状或影响美容者可在基底部做边缘手术切除，手术效果好。

二、骨软骨瘤

骨软骨瘤是位于骨表面的骨性突起物，顶面有软骨帽，中间有髓腔。实质上是骨生长方向的异常和长骨干骺区再塑形的错误，有时又称为骨疣。骨软骨瘤是最多见的良性肿瘤，占良性骨肿瘤的40%～50%，占所有骨肿瘤的12%～25%。它通常在青少年发现，有单发和多发两种。单发性骨软骨瘤也叫外生骨疣；仅1%恶变率；多发性骨软骨瘤也叫骨软骨瘤病，较少见，多数有家族遗传史，其恶变倾向较单发者为多。肿瘤结构包括正常骨组织及其上的软骨帽，有蒂状或广基两种。

【临床表现】肿瘤多见于生长活跃的干骺端，以股骨远端、胫骨近端和肱骨近端多见。主要表现是无痛性肿块，多因无意中发现无痛性骨性肿块而就诊。瘤体增大时可压迫周围组织或其表面的滑囊发生炎症，产生疼痛，可影响肌腱、血管和神经等组织结构的功能。多发可有肢体畸形、矮小和家庭遗传史。骨软骨瘤发生恶性变可出现疼痛、肿胀、软组织肿块等症状。

【X线表现】X线显示在干骺端可见单发或多发的从皮质突向软组织的骨性突起，有蒂状或宽广的骨基底，形如菜花等（图53－1），与正常骨相连，且髓腔相通，肿瘤表面有散在钙化点。肿瘤表面为不显影的软骨帽，由透明软骨构成，软骨帽可钙化，表面由薄层纤维膜覆盖，此膜为软骨外膜和与之相邻近的神经、血管。瘤骨可发生骨折。软骨帽和纤维包膜不显影，故实际肿瘤比X片显示的大。恶性变的骨软骨瘤X线平片可见原来稳定的骨软骨瘤再度生长，骨质破坏，呈现云雾状改变及钙化不规则等表现，单发骨软骨瘤宽基底者恶变率高。

【诊断】根据发病的年龄、肿块部位和形状、X线摄片，诊断多无困难。

【治疗】属 $G_0T_0M_0$。一般不需要治疗；当肿瘤明显增大疑有恶变或出现神经血管压迫、影响关节功能、关节畸形、自身骨折、表面滑囊反复感染等情况可考虑做切除术。切除范围应包括突出之骨、软骨帽、纤维膜或滑囊及基底部四周部分正常骨组织。

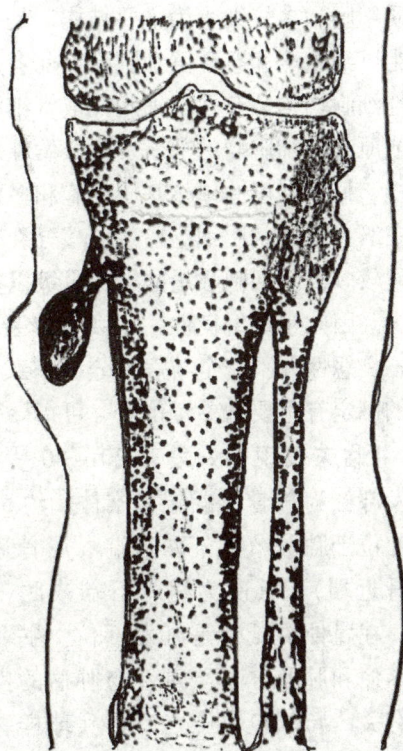

图 53－1　胫骨的骨软骨瘤

三、软骨瘤

软骨瘤是指以透明软骨为主要病变的软骨源性的良性肿瘤。好发于手、足的短管状骨，较多见的是位于骨干中心的内生软骨瘤，而偏心向外突出的呈骨膜软骨瘤或外生性软骨瘤较少见。多发性软骨瘤恶变多形成软骨肉瘤。

【临床表现】成人好发，分单发和多发两种，单发多见。以无痛性肿胀和畸形为主，有时也出现病理性骨折。

【X线表现】内生软骨瘤示髓腔内有椭圆形透亮点，为溶骨性破坏，皮质变薄呈囊状膨胀性骨质破坏透光区，溶骨内有不同程度的间隔或斑点状、环状、不规则状钙化影；骨膜下软骨瘤在一侧皮质形成凹形缺损，并可有钙化影。

【诊断】需与骨结核、骨巨细胞瘤、骨囊肿相鉴别，确定诊断需要病理检查。

【治疗】手术治疗为主，可行刮除植骨术，预后好。有恶变者应局部整块切除，必要时可做截肢术。

第四节 骨巨细胞瘤

骨巨细胞瘤为交界性或行为不确定性的肿瘤。起源于骨髓结缔组织间充质细胞，以基质细胞和多核细胞为主要结构，是一种潜在恶性或介于良、恶之间的溶骨性肿瘤。可分为巨细胞瘤和恶性巨细胞瘤。前者是一种具有局部侵袭性的良性肿瘤，由成片的单核瘤性细胞均匀分布在巨细胞样成骨细胞之间；而后者表现出原发性骨巨细胞瘤的恶性肉瘤或原有骨细胞瘤的部位发生继发性恶变。瘤组织以单核基质细胞及多核巨细胞为主要结构。根据肿瘤的单核基质细胞和多核巨细胞的多少及分化程度，Jaffe 将骨巨细胞瘤分为三级：Ⅰ级基质细胞稀疏，核分裂少，多核巨细胞甚多；Ⅱ级基质细胞多而密集，核分裂较多，巨细胞数量减少；Ⅲ级以基质细胞为主，核异形性明显，分裂极多，巨细胞量少。因此Ⅰ级偏良性，Ⅱ级有侵袭性，Ⅲ级为恶性。肿瘤的生物学行为、影像学表现、良恶性并不完全与病理分级一致，但 Jaffe 分级对肿瘤属性和程度的判定及治疗方案的制定有重要的参考价值，可指导手术方法的选择。

【临床表现】好发于 20~40 岁成人，好发部位为长骨干骺端和椎体。约50%的病变位于膝关节上下两骨端（股骨远端和胫骨近端），其次为桡骨下端或肱骨上端等。在扁骨中骶骨是好发部位。主要症状为疼痛和肿胀，其严重性与肿瘤的生长速度有关，局部包块压之有乒乓球样感觉及压痛，关节活动受限。

【影像学表现】病变典型的 X 线特征为长骨骨端偏心性、溶骨性、囊性破坏而无骨膜反应，病灶骨皮质膨胀变薄，呈肥皂泡样改变，无骨膜反应（图53-2），可并发病理性骨折。血管造影显示肿瘤血管丰富，并有动-静脉瘘形成。

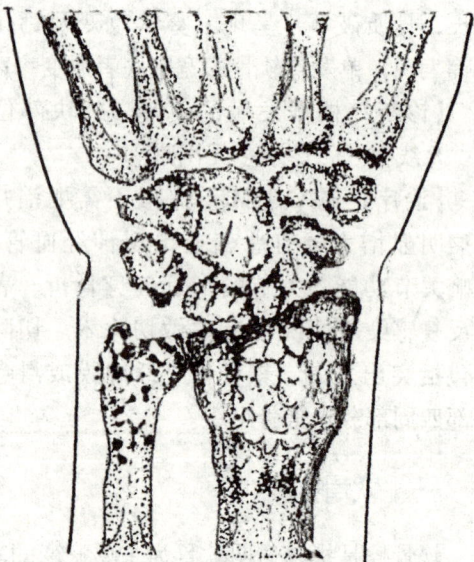

图53-2 桡骨下端的骨巨细胞瘤

CT、MRI 对判断肿瘤侵犯周围软组织、关节受累程度及早期发现肿瘤复发很有帮助。

【治疗】 属 $G_0T_{1\sim2}M_{0\sim1}$。以手术治疗为主，采用切除术加灭活处理，再植入自体或异体骨或骨水泥，但易复发。对复发者或Ⅱ级骨巨细胞瘤，临床表现有肿瘤侵袭者，应做肿瘤段截除、灭活再植或异体半关节移植或假体植入。属 $G_{1\sim2}T_{1\sim2}M_0$ 的恶性骨巨细胞瘤应做广泛或根治切除或截肢，化疗无效。对发生于手术困难部位的脊柱骨巨细胞瘤，为了处理残留的病灶，可以配合低剂量的放射治疗及化疗，但放疗后应警惕肉瘤变的发生。

第五节 恶性骨肿瘤

一、骨肉瘤

骨肉瘤是一种最常见的非常恶性骨肿瘤，其特点是肿瘤细胞直接形成骨样组织，也称成骨肉瘤，常形成梭形瘤体，可累及骨膜、骨皮质及髓腔，病灶切面呈鱼肉状，棕红或灰白色。存在多种亚型和继发性骨肉瘤。恶性程度高，预后差。

【临床表现和诊断】 好发于 10～20 岁青少年，以发病率最高，男多于女。主要侵袭生长迅速的干骺端，最好发部位为股骨远端、胫骨近端和肱骨近端的干骺端。全身骨骼都可受累，主要症状为疼痛，多为持续性，逐渐加重，夜间尤重。患部早期出现肿块，发展迅速，附近关节活动受限。局部皮温增高，浅静脉充盈或怒张，红外线照射时更明显，可出现震颤及血管杂音。患者早期可以伴有全身恶病质表现：清瘦、贫血、乏力、食欲减退等全身症状。溶骨性骨肉瘤因侵蚀皮质骨而导致病理性骨折。实验室检查可见血清碱性磷酸酶增高，血沉增快，血红蛋白降低。大量临床资料证明，血清碱性磷酸酶与骨肉瘤的预后密切相关。

【影像学表现】 X 线可表现为不同形态，密质骨和髓腔有成骨性骨硬化灶，溶骨性、混合性骨质破坏，形状不一，边界不清，骨皮质破坏，有明显骨膜反应，多表现为 Codman 三角或呈"日光射线"现象（图 53 – 3），病变穿过骨皮质可在软组织内形成不规则的肿瘤骨和不同大小的软组织肿块影。核素骨显像可以确定肿瘤的大小及发现转移病灶。化验检查可用来检测病变的形态。

CT、MRI 在显示肿瘤骨的病变边界、软组织的侵袭范围、与周围主要血管的关系等方面显像清晰，可帮助保肢术中对瘤段切除长度的准确定位。

【治疗】 采取综合治疗。属 $G_2T_{1\sim2}M_0$，术前术后大剂量化疗，手术主要根据肿瘤浸润范围和化疗反应做根治性瘤段切除术，灭活再植或人工假体置换等保肢手术或截肢术。骨肉瘤极易发生肺转移，属 $G_2T_{1\sim2}M_1$ 者，除上述治疗外，还可根据化疗效果、转移灶情况手术切除转移灶。近年来由于发现及时、化疗及时，骨肉瘤的 5 年生存率已提高至 50% 以上。

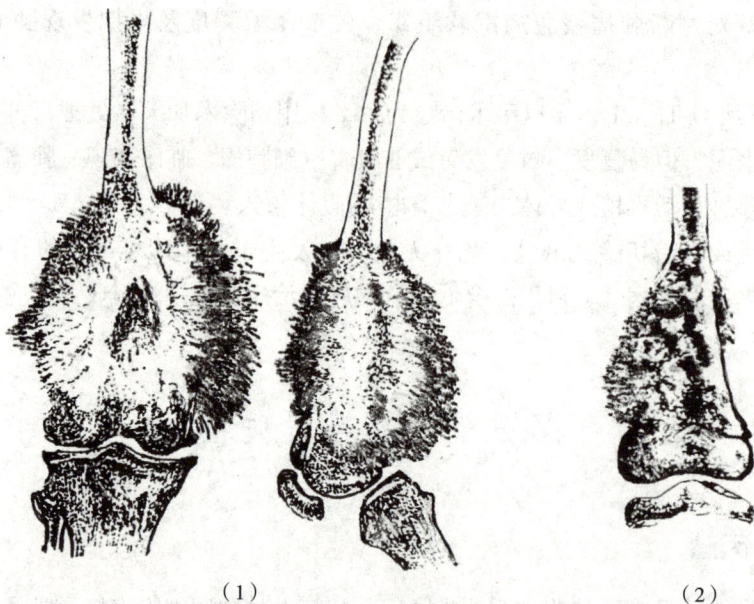

（1）　　　　　　　　　　　　　　　（2）

图 53 - 3　骨肉瘤

（1）可见日光放射状阴影；（2）可见骨破坏和骨膜增生

二、软骨肉瘤

软骨肉瘤是一类细胞有向软骨分化趋向的软骨性的恶性肿瘤，分原发和继发两种。原发性者恶性程度高；继发者多由骨软骨瘤、软骨瘤恶变而来，恶性程度相对低。特点是肿瘤细胞产生软骨，有透明软骨的分化，常出现黏液样变、钙化和骨化。

【临床表现】好发于 30 岁以上成人和老年人，男性稍多于女性。最好发部位是骨盆，其次是长骨近心端（股骨近端、肱骨近端）。主要症状为疼痛和肿块，由于发病缓慢，开始为轻度隐痛，以后逐渐加重。肿块增生较慢，但增大后也可产生压迫症状。继发者以中年人居多，发生在骨盆的，以髂骨最多，随肿瘤增大，可出现压迫盆腔脏器的症状。转移晚，愈后比骨肉瘤为佳。

【X 线表现】X 线表现为大小不等的密度减低的溶骨性破坏，边界不清，骨皮质膨胀、变薄或破坏，病灶中有斑点状或絮状骨化影，典型者可有云雾状改变。

【治疗】属 $G_2T_{1-2}M_0$。对放疗、化疗不敏感，主要治疗手段是手术治疗。保留肢体的局部广泛或根治性切除，预后良好，治愈率可达 35% 以上。位于骨盆者可依据肿瘤范围行局部广泛切除或半骨盆截除术。

三、尤因肉瘤

尤因肉瘤是起源于骨髓间充质结缔组织的原始细胞，以小圆细胞为主要结构的恶性骨肿瘤。

【临床表现】好发于儿童，是儿童第二常见的原发恶性肿瘤，男性稍多。发病部位多见于长骨骨干、骨盆和肩胛骨。主要症状为疼痛、肿胀，并进行性加重。压痛广泛，患肢活动受限。病程发展快，局部全身情况可迅速恶化，常伴有发热、白细胞增多、血沉增快、乏力、消瘦等全身症状，临床上需与急性骨髓炎做鉴别诊断。

X 线表现常见的特征是长骨骨干或扁骨发生较广泛的浸润性骨破坏，表现为长骨骨干广泛虫蛀样溶骨性破坏，皮质不完整，界限不清；有软组织肿胀阴影。骨膜反应常呈板层状或呈葱皮状表现。CT、MRI 在本病诊疗上是非常必要的。

【治疗】对放疗极为敏感，小剂量照射就能使局部疼痛明显减轻，肿瘤快速缩小。但由于转移早，单纯放疗远期效果差。应用化疗也很有效，但预后仍差。现常采用放疗加化疗和手术（保肢和截肢）的综合治疗，已使生存率提高到50%以上。

第六节　滑膜肉瘤

滑膜肉瘤为起源于滑膜组织的恶性肿瘤，比较常见。

【临床表现】多发于 15 ~ 40 岁青壮年，男性多于女性。好发于四肢大关节附近，以膝、踝部最常见，也见于大腿、肩胛带或上臂。有时可发生于肌腱和筋膜上，较关节部位更为多见。比其他软组织肉瘤的淋巴结转移机会多，可向肺转移。主要表现为关节附近的无痛肿块，大小不等，质硬韧，边界不明显。

X 线表现为肿瘤钙化或骨化，局部骨质破坏和软组织肿块。

【治疗】以手术治疗为主，主要为局部广泛切除或截肢。局部切除复发率高，术前术后配合放化疗可提高疗效。

第七节　骨转移瘤

随着恶性肿瘤发病率的增加，治疗效果改善，生存期延长，恶性肿瘤发生骨转移的机会明显增加。骨转移瘤是指原发于骨外器官或组织的恶性肿瘤，经血行或淋巴转移至骨骼并继续生长，形成子瘤。最容易发生骨转移的恶性肿瘤依次为乳腺癌、前列腺癌、肺癌、肾癌等。

【临床表现和诊断】骨转移瘤好发于 40 ~ 60 岁中老年患者，儿童则来自成神经细胞瘤。好发部位为躯干骨及四肢骨的近心端。主要症状是疼痛、肿胀、病理性骨折和瘫痪，以疼痛最为常见。

实验室检查：溶骨性骨转移时，可出现血清钙升高；成骨性骨转移时，可出现血清碱性磷酸酶升高；前列腺癌骨转移时，血清酸性磷酸酶升高。

X 线可表现为溶骨性（如甲状腺癌和肾癌）、成骨性（如前列腺癌）和混合型的骨质破坏，以溶骨性为多见。溶骨性 X 线表现为蚕食状不规则的骨质破坏；成骨性的 X 线表现为斑点状或块状致密阴影；混合型兼有成骨性和溶骨性的变化。骨扫描是检测转移性骨肿瘤敏感的方法。

【治疗】主要是姑息疗法。目的是延长寿命，解除症状，改善生活质量及保存一定生理功能。应针对原发癌和转移瘤进行放疗、化疗、激素疗法及手术治疗等综合治疗。对病理骨折、脊柱转移瘤可行固定手术；对不能耐受的剧痛，可做姑息性截肢、"三阶梯止痛治疗"等。其疗效取决于肿瘤的原发部位和疾病的发病范围。

目标检测

一、选择题

A1 型题

1. 内生性软骨瘤的治疗方案应选择（　　）

    A. 刮除植入松质骨　　　　　　　　　B. 肿瘤段切除

    C. 必要时可行人工关节置换手术　　　D. 截肢术

    E. 放疗、化疗、手术相结合

2. 最常见的良性骨肿瘤为（　　）

    A. 骨囊肿　　　　　　　B. 内生软骨瘤　　　　　C. 尤因瘤

    D. 骨巨细胞瘤　　　　　E. 骨软骨瘤

3. 骨软骨瘤临床表现为（　　）

    A. 生长较快，伴明显疼痛

    B. 肿块明显，并可见其表面静脉怒张

    C. X 线检查见骨膜反应

    D. 本身可无症状，但压迫周围组织可影响功能

    E. 肿块与周围界限不清

4. 骨巨细胞瘤的性质，属于（　　）

    A. 良性　　　B. 潜在恶性　　　C. 恶性　　　　D. 高度恶性　　　E. 性质不明

5. 骨巨细胞瘤的 X 线表现是（　　）

    A. 外生性，可见明显破坏　　　　　　B. 偏心性，位于骨端，溶骨性破坏

    C. 位于干骺端，可见有分格　　　　　D. 骨破坏，可见 Codman 三角

    E. 骨性破坏，可见片状钙化

6. 骨巨细胞瘤外科分级，属于（　　）

    A. $G_0T_{1\sim2}M_{0\sim1}$　　　　　　B. $G_{0\sim1}T_0M_0$　　　　　　C. $G_{0\sim1}T_{0\sim2}M_{0\sim1}$

    D. $G_2T_0M_1$　　　　　　　　E. $G_2T_0M_0$

7. 前列腺癌骨转移时哪一项化验指标升高（　　）

    A. 碱性磷酸酶　　　　　B. CEA 测定　　　　　C. 血中儿茶酚胺含量测定

    D. 谷丙转氨酶测定　　　E. 酸性磷酸酶

8. 骨肉瘤 X 线片可见病变（　　）

    A. 发生于骨端　　　　　　　　　　　B. 短管状骨多见

    C. 可见"日光射线"现象　　　　　　D. 可为膨胀性生长

    E. 与正常组织界限清楚

9. 内生软骨瘤的 X 线表现是（　　）

　　A. 溶骨性骨破坏　　　　　　　　　　B. 葱皮样骨膜反应

　　C. 日光放射状骨膜反应　　　　　　　D. 膨胀性低密度区内夹杂钙化斑块

　　E. 密度增高的肿瘤骨

10. 骨肉瘤最好发的部位是（　　）

　　A. 胫骨和肱骨　　　　　　B. 桡骨和股骨　　　　　　C. 股骨和胫骨

　　D. 脊柱和胫骨　　　　　　E. 股骨和髂骨

11. 良性骨肿瘤的 X 线表现是（　　）

　　A. 骨质破坏范围小　　　　　　　　　B. 边缘清楚，无骨膜反应

　　C. 边缘不清楚，有骨膜反应　　　　　D. 周围软组织常受侵犯

　　E. 呈多处虫蛀样破坏

12. 转移性骨肿瘤中，最多见的原发病灶是（　　）

　　A. 前列腺癌　　B. 乳腺癌　　　C. 肾癌　　　　D. 膀胱癌　　　E. 甲状腺癌

13. 骨肉瘤的典型临床表现不包括（　　）

　　A. 多见于年轻人

　　B. 好发于骨骺生长活跃部位

　　C. 出现蜂窝状骨吸收区，夹有钙化斑块

　　D. 骨膜下三角形新生骨（Codman 三角）

　　E. 早期肺转移

14. 恶性骨肿瘤的 X 线表现主要有（　　）

　　A. 边缘不清楚，骨质破坏，无骨膜反应

　　B. 边缘清楚，骨质破坏，骨膜反应明显

　　C. 边缘不清楚，骨质破坏，骨膜反应明显

　　D. 边缘不清楚，骨质增生，无骨膜反应

　　E. 边缘清楚，骨质增生，无骨膜反应

15. 确诊恶性骨肿瘤最主要的依据是（　　）

　　A. 家族史　　　　　　　　　　　　　B. 临床表现有明显的体征

　　C. 病理组织学检查　　　　　　　　　D. 化验检查

　　E. 影像学检查

A2 型题

16. 白某，女，15 岁。2 个月前出现右大腿下端肿痛。X 线片见股骨下端有境界不清的骨质破坏区，骨膜增生及放射状阴影，两端可见骨膜三角。最可能的诊断是（　　）

　　A. 骨髓炎　　　　　　　　B. 骨结核　　　　　　　　C. 骨转移

　　D. 骨巨细胞瘤　　　　　　E. 骨肉瘤

17. 肖某，男，35 岁。右手中指近节指骨肿胀，疼痛。查体：右手中指近节指骨膨隆，皮肤颜色正常，轻微压痛，关节运动不受限。可能性最大的诊断是（　　）

　　A. 骨囊肿　　　　　　　　B. 内生软骨瘤　　　　　　C. 骨巨细胞瘤

    D. 骨软骨瘤   E. 骨结核

18. 孙某，男，25 岁。膝部疼痛 2 个月，局部略肿，压痛。X 线片示胫骨上端呈肥
    皂泡样阴影，偏心性膨胀性生长，无骨膜反应。首先考虑的诊断是（   ）
    A. 骨肉瘤   B. 骨结核   C. 转移癌
    D. 骨巨细胞瘤   E. 多发性骨软骨瘤

二、问答题

1. 简述骨肿瘤的临床表现、诊断及治疗原则。

2. 如何鉴别骨肉瘤和尤因肉瘤？

主要参考书目

1. 谢建兴 . 外科学 . 第 5 版 . 北京：中国中医药出版社，2014.

2. 陈孝平 . 外科学 . 第 8 版 . 北京：人民卫生出版社，2013.

3. 李乃卿 . 西医外科学 . 北京：中国中医药出版社，2013.

4. 梁力建 . 外科学 . 第 6 版 . 北京：人民卫生出版社，2009.

5. 吴在德 . 外科学 . 第 7 版 . 北京：人民卫生出版社，2012.

6. 陈主初 . 病理生理学 . 北京：人民卫生出版社，2005.

7. 李光耀 . 西医临床医学 . 北京：中国中医药出版社，2014.

8. 郭曲练 . 临床麻醉学 . 第 3 版 . 北京：人民卫生出版社，2013.

9. 邓小明 . 危重病医学 . 第 3 版 . 北京：人民卫生出版社，2013.

10. 肖成云 . 外科学 . 武汉：华中科技大学出版社，2013.

11. 王忠诚 . 神经外科学 . 武汉：湖北科技大学出版社，2005.

12. 孙玉鹗 . 胸外科手术学 . 第 2 版 . 北京：人民军医出版社，2007.

13. 那彦群 . 中国泌尿外科疾病诊断治疗指南 . 北京：人民卫生出版社，2014.

14. 那彦群 . 实用泌尿外科学 . 北京：人民卫生出版社，2011.

15. 郑树森 . 外科学 . 北京：高等教育出版社，2004.

16. 吴孟超 . 外科学 . 第 8 版 . 北京：人民卫生出版社，2013.

17. 王岩 . 坎贝尔骨科手术学 . 第 12 版 . 北京：人民军医出版社，2013.

18. 龙明 . 外科学 . 第 7 版 . 北京：人民卫生出版社，2014.

19. 麻晓林 . 外科学精选模拟习题集 . 北京：人民卫生出版社，2009.